妇产科
诊疗基础与临床处置要点

（上）

薛晓英等◎主编

吉林科学技术出版社

图书在版编目（CIP）数据

妇产科诊疗基础与临床处置要点/ 薛晓英等主编.
-- 长春 : 吉林科学技术出版社, 2016.3
ISBN 978-7-5578-0154-0

Ⅰ. ①妇… Ⅱ. ① 薛…Ⅲ. ①妇产科病—诊疗Ⅳ.
① R71

中国版本图书馆CIP数据核字(2016) 第039880号

妇产科诊疗基础与临床处置要点

FUCHANKE ZHENLIAO JICHU YU LINCHUANG CHUZHI YAODIAN

主　　编　薛晓英　宗秀红　伦巍巍　龚水萍　芦延峰　阿艳妮
副 主 编　张　越　文　芳　梁江红　凡爱华
　　　　　彭传琴　沈　慧　李淑娟　程　莉
出 版 人　李　梁
责任编辑　孟　波　张　卓
封面设计　长春创意广告图文制作有限责任公司
制　　版　长春创意广告图文制作有限责任公司
开　　本　787mm×1092mm　1/16
字　　数　1097千字
印　　张　45
版　　次　2016年3月第1版
印　　次　2017年6月第1版第2次印刷

出　　版　吉林科学技术出版社
发　　行　吉林科学技术出版社
地　　址　长春市人民大街4646号
邮　　编　130021
发行部电话/传真　0431-85635177　85651759　85651628
　　　　　　　　　85652585　85635176
储运部电话　0431-86059116
编辑部电话　0431-86037565
网　　址　www.jlstp.net
印　　刷　虎彩印艺股份有限公司

书　　号　ISBN 978-7-5578-0154-0
定　　价　175.00元
如有印装质量问题　可寄出版社调换
因本书作者较多，联系未果，如作者看到此声明，请尽快来电或来函与编辑部联系，以便商洽相应稿酬支付事宜。

主编简介

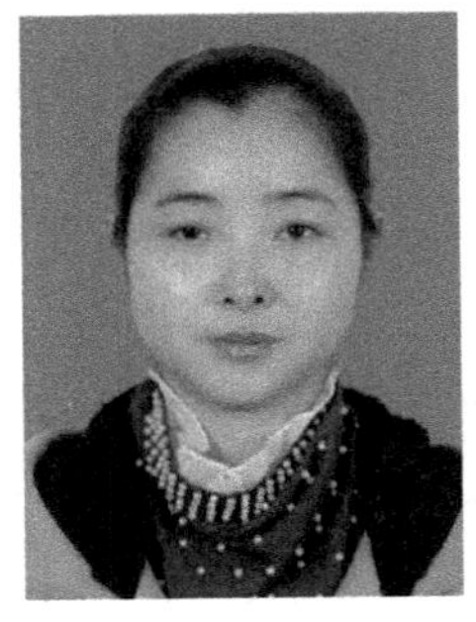

薛晓英

1971年出生。解放军第251医院，副主任护师资格。2003年毕业于第四军医大学，从事护理管理工作。主研的《军队医院护理病区独立运行的实践与效果评价》荣获军队科技进步三等奖。撰写护理学术论文50余篇，参编著作6部。

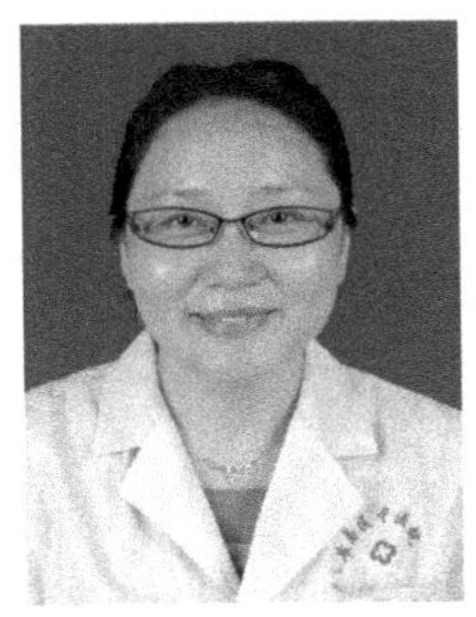

宗秀红

1973年出生。大学本科学历，主治医师。1998年毕业于潍坊医学院，同年于黄岛区中医医院工作，从事妇产科专业。擅长妇科肿瘤和内分泌疾病的诊治。曾在北京协和医院进修一年，发表专业文章数篇，参编著作3部。

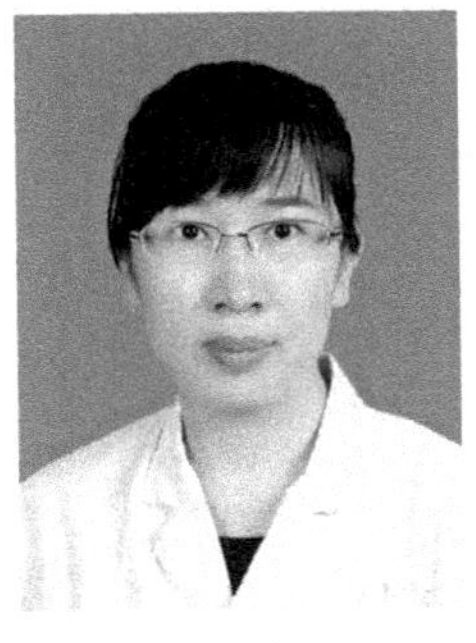

伦巍巍

1981年出生。2008年硕士毕业于郑州大学妇产科，2008年开始工作于郑州大学第三附属医院至今，主治医师。主要擅长妇科常见病、多发病的诊断、治疗、手术，妇科肿瘤的化疗，产科高危妊娠、产前诊断及遗传咨询等。2012年开始任第一届河南省围产医学会委员、郑州市中医妇科学会委员。目前参与尚未结项的科技厅项目2项。

编　委　会

主　编　薛晓英　宗秀红　伦巍巍
　　　　　龚水萍　芦延峰　阿艳妮

副主编　张　越　文　芳　梁江红　凡爱华
　　　　　彭传琴　沈　慧　李淑娟　程　莉

编　委　(按姓氏笔画排序)

凡爱华　湖北省孝感市妇幼保健院
马繁华　河南省南阳市中心医院
文　芳　湖北省荆州市中心医院
伦巍巍　郑州大学第三附属医院
芦延峰　河南科技大学第一附属医院
李淑娟　河南省安阳地区医院
沈　慧　湖北省孝感市中心医院
张　越　郑州市中医院
张金荣　郑州人民医院
阿艳妮　青岛市妇女儿童医院
宗秀红　青岛市黄岛区中医医院
胡　俊　湖北省孝感市中心医院
胡　萍　湖北省孝感市中心医院
秦彩云　中国人民解放军第一五三中心医院
袁修琼　十堰市太和医院
　　　　（湖北医药学院附属医院）
龚水萍　南昌市中西医结合医院

崔明华　十堰市太和医院
（湖北医药学院附属医院）
梁江红　十堰市太和医院
（湖北医药学院附属医院）
彭传琴　三峡大学第一临床医学院
宜昌市中心人民医院
程　莉　长春中医药大学附属医院
薛晓英　中国人民解放军第二五一医院

前　言

近年来，随着现代分子生物学、肿瘤学、遗传学、生殖内分泌学及免疫学等医学基础理论的深入研究和临床医学诊疗检测技术的进步，拓宽和深化了妇产科学的发展，对保障妇女身体和生殖健康及防治各种妇产科疾病起着重要的作用。

本书第一篇介绍妇产科的各种检查和治疗，第二篇介绍妇科各种常见疾病的诊断和治疗，第三篇介绍了常见产科各种疾病的诊断和治疗，第四篇详细地介绍了常见妇产科疾病的护理和护理管理。内容新颖，实用性强。有助于临床医师对疾病做出准确的判断和恰当的处理。

尽管编者们倾尽全力编写此书，但在医学知识日新月异的今天，编撰中仍然会存在一些不足之处，望同道们不吝赐教。

编　者

2016 年 3 月

目　录

第一篇　妇产科常用检查及治疗

第一章　妇产科检查 …… 1
　第一节　生殖道细胞学检查 …… 1
　第二节　女性生殖器官活组织检查 …… 7
　第三节　输卵管通畅检查 …… 12
　第四节　常用穿刺检查 …… 17
第二章　妇科特殊检查 …… 23
　第一节　基础体温测定 …… 23
　第二节　分泌物检查 …… 24
　第三节　阴道脱落细胞检查 …… 29
　第四节　活组织检查 …… 38
　第五节　输卵管通气术及通液术 …… 42
第三章　妇产科一般治疗 …… 44
　第一节　激光疗法 …… 44
　第二节　冷冻治疗 …… 45
　第三节　高热疗法 …… 50
　第四节　光治疗 …… 54
　第五节　高频电疗法 …… 55
第四章　妇产科的超声诊断 …… 57
　第一节　超声的物理特性、诊断原理及常用方法 …… 57
　第二节　妇科超声诊断 …… 58
　第三节　产科超声诊断 …… 70
　第四节　计划生育科的超声诊断 …… 78
　第五节　不孕不育的超声诊断 …… 80
　第六节　彩色多普勒超声和三维超声 …… 81
第五章　妇产科常见疾病的中医治疗 …… 87
　第一节　月经先期 …… 87
　第二节　月经后期 …… 90
　第三节　月经先后无定期 …… 94
　第四节　月经过多 …… 96

第五节　月经过少 …… 99
第六节　妊娠腹痛 …… 102
第七节　产后血晕 …… 105
第八节　产后痉证 …… 108
第九节　产后腹痛 …… 110
第十节　产后恶露不绝 …… 113
第十一节　产后发热 …… 116
第六章　妇产科内镜治疗 …… 122
第一节　宫外孕的腹腔镜手术治疗 …… 122
第二节　输卵管疾病的腹腔镜手术治疗 …… 125
第三节　卵巢囊肿的腹腔镜手术治疗 …… 131
第四节　子宫内膜异位症的腹腔镜手术治疗 …… 132
第五节　子宫肌瘤的腹腔镜手术治疗 …… 136
第六节　子宫恶性肿瘤的腹腔镜手术治疗 …… 140
第七节　宫腔镜治疗 …… 146

第二篇　常见妇科疾病

第七章　妇科常见症状 …… 149
第一节　白带 …… 149
第二节　下腹痛 …… 155
第三节　阴道出血 …… 160
第四节　下腹包块 …… 168
第五节　更年期综合征 …… 175
第六节　外阴症状 …… 176
第七节　阴道症状 …… 189
第八章　外阴阴道肿瘤 …… 197
第一节　外阴肿瘤 …… 197
第二节　阴道肿瘤 …… 204
第九章　子宫肿瘤 …… 213
第一节　宫颈癌 …… 213
第二节　子宫肌瘤 …… 228
第三节　子宫内膜癌 …… 232
第四节　子宫肉瘤 …… 236
第十章　卵巢肿瘤 …… 240
第一节　卵巢肿瘤概述 …… 240
第二节　卵巢上皮性肿瘤 …… 248
第三节　卵巢性索－间质肿瘤 …… 251
第四节　卵巢生殖细胞肿瘤 …… 252

第五节　卵巢继发性肿瘤……254
第十一章　输卵管肿瘤……256
第一节　输卵管良性肿瘤……256
第二节　输卵管恶性肿瘤……257
第十二章　子宫内膜异位性疾病……265
第一节　子宫内膜异位症……265
第二节　子宫腺肌病……272
第十三章　女性生殖内分泌疾病……274
第一节　女性性分化和性发育异常……274
第二节　经前期综合征……284
第三节　功能失调性子宫出血……289
第四节　痛经……294
第五节　闭经……296
第六节　多囊卵巢综合征……302
第十四章　妇科性传染性疾病……310
第一节　急性女性生殖道淋菌感染……310
第二节　女性生殖道梅毒螺旋体感染……313
第三节　生殖器疱疹……316
第四节　获得性免疫缺陷综合征……318
第五节　女性生殖道沙眼衣原体支原体感染……325
第十五章　妊娠滋养细胞肿瘤……327
第十六章　妇科恶性肿瘤合并妊娠……333
第十七章　围绝经期及绝经期有关疾病……342
第一节　绝经期综合征……342
第二节　骨质疏松……349
第三节　绝经与心血管疾病……353
第四节　绝经与阿尔茨海默病综合征……354
第五节　围绝经期及老年期性行为特点……356
第十八章　女性不孕症……359
第一节　输卵管性不孕……359
第二节　排卵障碍……362
第三节　其他原因引起的不孕症……372

第三篇　常见产科疾病

第十九章　妊娠期症状……376
第一节　恶心与呕吐……376
第二节　早期妊娠腹痛……379
第三节　早期妊娠阴道出血……382

第四节　中、晚期妊娠腹痛 …… 385
第五节　中、晚期妊娠阴道出血 …… 390
第六节　胎动频繁 …… 393
第七节　胎动消失 …… 395
第二十章　产前阴道大量出血 …… 398
第一节　流产 …… 398
第二节　前置胎盘 …… 407
第三节　胎盘早剥 …… 411
第二十一章　早产及胎膜早破 …… 415
第一节　早产 …… 415
第二节　胎膜早破 …… 419
第二十二章　异常分娩 …… 421
第一节　产力异常 …… 421
第二节　产道异常 …… 423
第三节　胎位异常 …… 426
第四节　难产的诊断与处理 …… 435
第二十三章　异常产褥 …… 438
第一节　产褥感染 …… 438
第二节　晚期产后出血 …… 442
第三节　产后尿潴留 …… 445
第四节　子宫复旧不良 …… 449
第五节　产后抑郁症 …… 450
第二十四章　分娩期并发症 …… 454
第一节　羊水栓塞 …… 454
第二节　子宫破裂 …… 458
第三节　脐带脱垂 …… 463
第四节　胎儿窘迫 …… 467
第五节　产后出血 …… 475
第六节　产后休克 …… 479
第七节　产后 DIC …… 486
第八节　软产道损伤 …… 489
第二十五章　产科手术 …… 495
第一节　会阴切开缝合术 …… 495
第二节　产钳术 …… 496
第三节　胎头吸引术 …… 499
第四节　臀位牵引术 …… 501
第五节　剖宫产术 …… 503
第六节　脐带脱垂复位术 …… 508
第七节　产后出血手术 …… 509

第八节 毁胎术…………513

第四篇 妇产科疾病的常见护理及管理

第二十六章 妇科疾病的护理…………517
第一节 妊娠滋养细胞疾病…………517
第二节 闭经…………526
第三节 痛经…………529
第四节 围绝经期综合征…………531
第五节 子宫内膜异位症…………534
第六节 子宫脱垂…………537
第七节 妊娠期高血压疾病…………540
第八节 妊娠期肝内胆汁淤积症…………547
第二十七章 正常产褥期妇女的护理…………550
第一节 产褥期妇女的身心变化…………550
第二节 产褥期妇女的护理…………551
第三节 正常新生儿的护理…………552
第二十八章 生殖系统炎症妇女的护理…………559
第一节 概述…………559
第二节 外阴部炎症…………561
第三节 阴道炎症…………563
第四节 子宫颈炎…………569
第五节 盆腔炎…………571
第二十九章 外阴、阴道手术妇女的护理…………575
第一节 外阴、阴道创伤…………575
第二节 先天性无阴道…………577
第三节 尿瘘…………579
第四节 盆底功能障碍性疾病…………581
第五节 外阴、阴道手术护理…………585
第三十章 护理质量管理…………587
第一节 概述…………587
第二节 护理质量管理的基本方法…………589
第三节 护理质量评价…………591
第四节 医院分级管理与护理标准类别…………595
第三十一章 护士长管理…………600
第一节 护士长的角色…………600
第二节 护士长的工作方法…………603
第三节 护士长的职责…………606

第三十二章　护理管理经济效用……608
第一节　护理成本控制……608
第二节　预算管理……611
第三十三章　病区科和急诊科护理管理制度……616
第一节　病区管理制度……616
第二节　急诊科护理管理制度……636
第三十四章　重症监护病房的管理与护理……652
第一节　概述……652
第二节　重症监护病房护理工作……656
第三节　常用监护技术……659
第三十五章　康复护理管理与护理……672
第一节　康复病房管理……672
第二节　康复护理文档管理……673
第三节　康复护理……677
第三十六章　异常产褥的护理……680
第一节　产褥感染……680
第二节　晚期产后出血……682
第三十七章　异常分娩的护理……684
第一节　产力异常……684
第二节　产道异常……689
第三节　胎位异常……694
参考文献……703

第一篇

妇产科常用检查及治疗

第一章　妇产科检查

第一节　生殖道细胞学检查

女性生殖道细胞包括来自阴道、宫颈、子宫和输卵管的上皮细胞。生殖道脱落细胞包括阴道上段、宫颈阴道部、子宫、输卵管及腹腔的上皮细胞，其中以阴道上段、宫颈阴道部的上皮细胞为主。临床上常通过生殖道脱落细胞检查来反映其生理及病理变化。生殖道上皮细胞受性激素的影响出现周期性变化，因此，检查生殖道脱落细胞可反映体内性激素水平。此外，此项检查还可协助诊断生殖器不同部位的恶性肿瘤及观察其治疗效果，既简便又经济实用。但是，生殖道脱落细胞检查找到恶性细胞只能作为初步筛选，不能定位，还需要进一步检查才能确诊。

一、生殖道细胞学检查取材、制片及相关技术

（一）涂片种类及标本采集

采取标本前 24 小时内禁止性生活、阴道检查、灌洗及阴道用药，取材用具必须清洁干燥。

1. 阴道涂片　主要目的是了解卵巢或胎盘功能。对已婚妇女，一般在阴道侧壁上 1/3 处用小刮板轻轻刮取浅层细胞（避免将深层细胞混入影响诊断），薄而均匀地涂于玻片上；对未婚阴道分泌物极少的女性，可将卷紧的已消毒棉签先经生理盐水浸湿，然后伸入阴道，在其侧壁上 1/3 处轻轻卷取细胞，取出棉签，在玻片上向一个方向涂片。涂片置固定液内固定后显微镜下观察。值得注意的是，因棉签接触阴道口可能影响涂片的正确性。

2. 宫颈刮片　是筛查早期宫颈癌的重要方法。取材应在宫颈外口鳞柱状上皮交接处，以宫颈外口为圆心，将木质铲形小刮板轻轻刮取一周，取出刮板，在玻片上向一个方向涂片，涂片经固定液固定后显微镜下观察。注意应避免损伤组织引起出血而影响检查结果。若白带过多，应先用无菌干棉球轻轻擦净黏液，再刮取标本。该取材方法获取细胞数目较少，制片也较粗劣，故目前应用已逐渐减少。

1996 年美国 FDA 批准了改善的制片技术——薄层液基细胞学（liquid - based cytology）

技术，以期改善由于传统巴氏涂片上存在着大量的红细胞、白细胞、黏液及脱落坏死组织等而造成的50%～60%假阴性。目前有Thinprep和AutoCyte Prep两种方法，两者原理类似。液基细胞学与常规涂片的操作方法不同在于，它利用特制小刷子刷取宫颈细胞，标本取出后立即洗入有细胞保存液的小瓶中，通过高精密度过滤膜过滤，将标本中的杂质分离，并使滤后的上皮细胞呈单层均匀地分布在玻片上。这种制片方法几乎保存了取材器上所有的细胞，且去除了标本中杂质的干扰，避免了细胞的过度重叠，使不正常细胞更容易被识别。利用薄层液基细胞学技术可将识别宫颈高度病变的灵敏度和特异度提高至85%和90%左右。此外，该技术一次取样可多次重复制片并可供作HPV DNA检测和自动阅片。

3. 宫颈管涂片　疑为宫颈管癌，或绝经后的妇女由于宫颈鳞－柱交接处退缩到宫颈管内，为了解宫颈管情况，可行此项检查。先将宫颈表面分泌物拭净，用小型刮板进入宫颈管内，轻刮一周作涂片。此外，使用特制“细胞刷”（cytobrush）获取宫颈管上皮细胞的效果更好。将“细胞刷”置于宫颈管内，达宫颈外口上方10mm左右，在宫颈管内旋转360°取出，旋转“细胞刷”将附着于其上的细胞均匀地涂于玻片上，立即固定。小刷子取材效果优于棉拭子，而且其刮取的细胞被宫颈管内的黏液所保护，不会因空气干燥造成细胞变性。

4. 宫腔吸片　怀疑宫腔内有恶性病变时，可采用宫腔吸片检查，较阴道涂片及诊刮阳性率高。选择直径1～5mm不同型号塑料管，一端连于干燥消毒的注射器，另一端用大镊子送入宫腔内达宫底部，上下左右转动方向，轻轻抽吸注射器，将吸出物涂片、固定、染色。应注意的是，取出吸管时停止抽吸，以免将宫颈管内容物吸入。宫腔吸片标本中可能含有输卵管、卵巢或盆腹腔上皮细胞成分。另外，还可通过宫腔灌洗获取细胞。用注射器将10ml无菌生理盐水注入宫腔，轻轻抽吸洗涤内膜面，然后收集洗涤液，离心后取沉渣涂片。此项检查既简单、取材效果好，且与诊刮相比，患者痛苦小，易于接受，特别适合于绝经后出血妇女。

5. 局部印片　用清洁玻片直接贴按病灶处作印片，经固定、染色、镜检。常用于外阴及阴道的可疑病灶。

（二）染色方法

细胞学染色方法有多种，如巴氏染色（papanicolaou stain）法、邵氏染色法及其他改良染色法。常用的为巴氏染色法，该法既可用于检查雌激素水平，也可用于查找癌细胞。

（三）辅助诊断技术

包括免疫细胞化学、原位杂交技术、影像分析、流式细胞测量及自动筛选或人工智能系统等。

二、正常生殖道脱落细胞的形态特征

（一）鳞状上皮细胞

阴道及宫颈阴道部被覆的鳞状上皮相仿，均为非角化性的分层鳞状上皮。上皮细胞分为表层、中层及底层，其生长与成熟受雌激素影响。因而女性一生中不同时期及月经周期中不同时间，各层细胞比例均不相同，细胞由底层向表层逐渐成熟。鳞状细胞的成熟过程是：细胞由小逐渐变大；细胞形态由圆形变为舟形、多边形；胞浆染色由蓝染变为粉染；胞浆由厚变薄；胞核由大变小，由疏松变为致密。

1. 底层细胞　相当于组织学的深棘层，又分为内底层细胞和外底层细胞。

（1）内底层细胞：又称生发层，只含一层基底细胞，是鳞状上皮再生的基础。其细胞学表现为：细胞小，为中性多核白细胞的4～5倍，呈圆形或椭圆形，巴氏染色胞浆蓝染，核大而圆。育龄妇女的阴道细胞学涂片中无内底层细胞。

（2）外底层细胞：细胞3～7层，圆形，比内底层细胞大，为中性多核白细胞的8～10倍，巴氏染色胞浆淡蓝，核为圆形或椭圆形，核浆比例1∶2～1∶4。卵巢功能正常时，涂片中很少出现。

2. 中层细胞　相当于组织学的浅棘层，是鳞状上皮中最厚的一层。根据其脱落的层次不同，形态各异。接近底层者细胞呈舟状，接近表层者细胞大小与形状接近表层细胞；胞浆巴氏染色淡蓝，根据储存的糖原多寡，可有多量的嗜碱性染色或半透明胞浆；核小，呈圆形或卵圆形，淡染，核浆比例低，约1∶10。

3. 表层细胞　相当于组织学的表层。细胞大，为多边形，胞浆薄，透明；胞浆粉染或淡蓝，核小固缩。核固缩是鳞状细胞成熟的最后阶段。表层细胞是育龄妇女宫颈涂片中最常见的细胞。

（二）柱状上皮细胞

又分为宫颈黏膜细胞及子宫内膜细胞。

1. 宫颈黏膜细胞　有黏液细胞和带纤毛细胞两种。在宫颈刮片及宫颈管吸取物涂片中均可找到。黏液细胞呈高柱状或立方状，核在底部，呈圆形或卵圆形，染色质分布均匀，胞浆内有空泡，易分解而留下裸核。带纤毛细胞呈立方形或矮柱状，带有纤毛，核为圆形或卵圆形，位于细胞底部，胞浆易退化融合成多核，多见于绝经后。

2. 子宫内膜细胞　较宫颈黏膜细胞小，细胞为低柱状，为中性多核白细胞的1～3倍；核呈圆形，核大小、形状一致，多成堆出现；胞浆少，呈淡灰色或淡红色，边界不清。

（三）非上皮成分

如吞噬细胞、白细胞、淋巴细胞、红细胞等。

三、生殖道脱落细胞在内分泌检查方面的应用

阴道鳞状上皮细胞的成熟程度与体内雌激素水平成正比，雌激素水平越高，阴道上皮细胞分化越成熟。因此，阴道鳞状上皮细胞各层细胞的比例可反映体内雌激素水平。临床上常用四种指数代表体内雌激素水平，即成熟指数、致密核细胞指数、嗜伊红细胞指数和角化指数。

（一）成熟指数（maturation index，MI）

是阴道细胞学卵巢功能检查最常用的一种。计算方法是在低倍显微镜下观察计算300个鳞状上皮细胞，求得各层细胞的百分率，并按底层/中层/表层顺序写出，如底层5、中层60、表层35、MI应写成5/60/135。若底层细胞百分率高称左移，提示不成熟细胞增多，即雌激素水平下降；若表层细胞百分率高称右移，表示雌激素水平升高。一般有雌激素影响的涂片，基本上无底层细胞；轻度影响者表层细胞<20%；高度影响者表层细胞>60%。在卵巢功能低落时则出现底层细胞：轻度低落底层细胞<20%；中度低落底层细胞占20%～40%；高度低落底层细胞>40%。

（二）致密核细胞指数（karyopyknotic index，KI）

即鳞状上皮细胞中表层致密核细胞的百分率。计算方法为从视野中数100个表层细胞及其中致密核细胞数目，从而计算百分率。例如其中有40个致密核细胞，则KI为40%。KI越高，表示上皮细胞越成熟。

（三）嗜伊红细胞指数（eosinophitic index，EI）

即鳞状上皮细胞中表层红染细胞的百分率。通常红染表层细胞在雌激素影响下出现，所以此指数可以反映雌激素水平，指数越高，提示上皮细胞越成熟。

（四）角化指数（cornification index，CI）

是指鳞状上皮细胞中的表层（最成熟的细胞层）嗜伊红性致密核细胞的百分率，用以表示雌激素的水平。

四、阴道涂片在妇科疾病诊断中的应用

（一）闭经

阴道涂片可协助了解卵巢功能状况和雌激素水平。若涂片检查有正常周期性变化，提示闭经原因在子宫及其以下部位，如子宫内膜结核、宫颈或宫腔粘连等；若涂片中中层和底层细胞多，表层细胞极少或无，无周期性变化，提示病变在卵巢，如卵巢早衰；若涂片表现不同程度雌激素低落，或持续雌激素轻度影响，提示垂体或以上或其他全身性疾病引起的闭经。

（二）功血

1. 无排卵型功血　涂片表现中至高度雌激素影响，但也有较长期处于低至中度雌激素影响。雌激素水平高时右移显著，雌激素水平下降时，出现阴道流血。

2. 排卵性功血　涂片表现周期性变化，MI明显右移，中期出现高度雌激素影响，EI可达90%左右。但排卵后，细胞堆积和皱褶较差或持续时间短，EI虽有下降但仍偏高。

（三）流产

1. 先兆流产　由于黄体功能不足引起的先兆流产表现为EI于早孕期增高，经治疗后EI下降提示好转。若再度EI增高，细胞开始分散，流产可能性大。若先兆流产而涂片正常，表明流产非黄体功能不足引起，用孕激素治疗无效。

2. 过期流产　EI升高，出现圆形致密核细胞，细胞分散，舟形细胞少，较大的多边形细胞增多。

（四）生殖道感染性疾病

1. 细菌性阴道病　常见的病原体有阴道嗜酸杆菌、球菌、加德纳尔菌和放线菌等。涂片中炎性阴道细胞表现为：细胞核呈豆状，核破碎和核溶解，上皮细胞核周有空晕，胞浆内有空泡。

2. 衣原体性宫颈炎　涂片上可见化生的细胞胞浆内有球菌样物及嗜碱性包涵体，感染细胞肥大多核。

3. 病毒性感染　常见的有单纯疱疹病毒Ⅱ型（HSV－Ⅱ）和人乳头状瘤病毒（HPV）。

（1）HSV感染：早期表现为：感染细胞的核增大，染色质结构呈“水肿样”退变，染

色质变得很细，散布在整个胞核中，呈淡的嗜碱性染色，均匀，有如毛玻璃状，细胞多呈集结状，有许多胞核。晚期可见嗜伊红染色的核内包涵体，周围可见一清亮晕环。

（2）HPV 感染：鳞状上皮细胞被 HPV 感染后具有典型的细胞学改变。在涂片标本中见挖空细胞、不典型角化不全细胞及反应性外底层细胞。典型的挖空细胞表现为上支细胞内有 1～2 个增大的核，核周有透亮空晕环或壁致密的透亮区，提示有 HPV 感染。

五、生殖道脱落细胞在妇科肿瘤诊断上的应用

（一）癌细胞特征

主要表现在细胞核、细胞及细胞间关系的改变。

1. 细胞核的改变　表现为核增大，核浆比例失常；核大小不等，形态不规则；核深染且深浅不一；核膜明显增厚、不规则，染色质分布不均，颗粒变粗或凝聚成团；因核分裂异常，可见双核及多核；核畸形，如分叶、出芽、核边内凹等不规则形态；核仁增大变多以及出现畸形裸核。

2. 细胞改变　细胞大小不等，形态各异。胞浆减少，染色较浓，若变性则内有空泡或出现畸形。

3. 细胞间关系改变　癌细胞可单独或成群出现，排列紊乱。早期癌涂片背景干净清晰，晚期癌涂片背景较脏，见成片坏死细胞、红细胞及白细胞等。

（二）宫颈/阴道细胞学诊断的报告形式

主要为分级诊断及描述性诊断两种。目前我国多数医院仍采用分级诊断，临床常用巴氏 5 级分类法：

1. 巴氏分类法

（1）其阴道细胞学诊断标准。

1）巴氏Ⅰ级：正常。为正常阴道细胞涂片。

2）巴氏Ⅱ级：炎症。细胞核普遍增大，淡染或有双核，也可见核周晕或胞浆内空泡。一般属良性改变或炎症。临床分为ⅡA 及ⅡB。ⅡB 是指个别细胞核异质明显，但又不支持恶性；其余为ⅡA。

3）巴氏Ⅲ级：可疑癌。主要是核异质，表现为核大深染，核形不规则或双核。对不典型细胞，性质尚难肯定。

4）巴氏Ⅳ级：高度可疑癌。细胞有恶性特征，但在涂片中恶性细胞较少。

5）巴氏Ⅴ级：癌。具有典型的多量癌细胞。

（2）巴氏分级法的缺点。

1）以级别来表示细胞学改变的程度易造成假象，似乎每个级别之间有严格的区别，使临床医生仅根据分类级别来处理患者，实际上Ⅰ、Ⅱ、Ⅲ、Ⅳ级之间的区别并无严格的客观标准，主观因素较多。

2）对癌前病变也无明确规定，可疑癌是指可疑浸润癌还是 CIN 不明确，不典型细胞全部作为良性细胞学改变也欠妥，因为偶然也见到 CIN Ⅰ伴微小浸润癌的病例。

3）未能与组织病理学诊断名词相对应，也未包括非癌的诊断。因此巴氏分级法正逐步被新的分类法所取代。

2. TBS 分类法及其描述性诊断内容　为了使妇科生殖道细胞学的诊断报告与组织病理学术语一致，使细胞学报告与临床处理密切结合，1988 年美国制定宫颈/阴道细胞学 TBS（the Bethesda system）命名系统。国际癌症协会于 1991 年对宫颈/阴道细胞学的诊断报告正式采用了 TBS 分类法。TBS 分类法改良了以下三方面：将涂片制作的质量作为细胞学检查结果报告的一部分；对病变的必要描述；给予细胞病理学诊断并提出治疗建议。这些改良加强了细胞病理学医师与妇科医师间的沟通。TBS 描述性诊断报告主要包括以下内容。

（1）感染：

1）原虫：滴虫或阿米巴原虫阴道炎。

2）细菌：①球杆菌占优势，发现线索细胞，提示细菌性阴道炎；②杆菌形态提示放线菌感染；③衣原体感染：形态提示衣原体感染，建议临床进一步证实；④其他。

3）真菌：①形态提示念珠菌感染；②形态提示纤毛菌（真菌样菌）；③其他。

4）病毒：①形态提示疱疹病毒感染；②形态提示巨细胞病毒感染；③形态提示 HPV 感染（HPV 感染包括鳞状上皮轻度不典型增生，应建议临床进一步证实）；④其他。

5）其他。

（2）反应性细胞的改变：①细胞对炎症的反应性改变（包括化生细胞）；②细胞对损伤（包括活组织检查、激光、冷冻和电灼治疗等）的反应性改变；③细胞对放疗和化疗的反应性改变；④宫内节育器（IUD）引起上皮细胞的反应性改变；⑤萎缩性阴道炎；⑥激素治疗的反应性改变：⑦其他。前 3 种情况下亦可出现修复细胞或不典型修复细胞。

（3）鳞状上皮细胞异常：①不明确诊断意义的不典型鳞状上皮细胞（atypical squamous cell undetermined significance，ASCUS）；②鳞状上皮细胞轻度不典型增生（LSIL），宫颈上皮内瘤变（CIN）Ⅰ级；③鳞状上皮细胞中度不典型增生，CINⅡ；④鳞状上皮细胞重度不典型增生（HSIL），CIN Ⅲ；⑤可疑鳞癌细胞；⑥肯定癌细胞，若能明确组织类型，则按下述报告：角化型鳞癌；非角化型鳞癌；小细胞型鳞癌。

（4）腺上皮细胞异常：①子宫内膜细胞团 - 基质球；②子宫内膜基质细胞；③未明确诊断意义的不典型宫颈管柱状上皮细胞；④宫颈管柱状上皮细胞轻度不典型增生；⑤宫颈管柱状上皮细胞重度不典型增生；⑥可疑腺癌细胞；⑦腺癌细胞（高分子腺癌或低分化腺癌）。若可能，则判断来源：颈管、子宫内膜或子宫外。

（5）不能分类的癌细胞。

（6）其他恶性肿瘤细胞。

（7）激素水平的评估（阴道涂片）。

TBS 报告方式中提出了一个重要概念——不明确诊断意义的不典型鳞状上皮细胞（ASCUS），即既不能诊断为感染、炎症、反应性改变，也不能诊断为癌前病变和恶变的鳞状上皮细胞。ASCUS 包括不典型化生细胞、不典型修复细胞、与萎缩有关的不典型鳞状上皮细胞、角化不良细胞以及诊断 HPV 证据不足，又不除外者。ASCUS 术语因不同的细胞病理学家可能标准亦不够一致，但其诊断比例不应超过低度鳞状上皮内病变的 2～3 倍。TBS 报告方式要求诊断 ASCUS，指出可能为炎症等反应性或可能为癌前病变，并同时提出建议。若与炎症、刺激、宫内节育器等反应性有关者，应于 3～6 个月复查；若可能有癌前病变或癌存在，但异常细胞程度不够诊断标准者，应行阴道镜活检。

（三）PAPNET 电脑涂片系统

近年来，PAPNET 电脑涂片系统，即计算机辅助细胞检测系统（computer – assisted cytology test，CCT），在宫颈癌早期诊断中得到广泛应用。PAPNET 电脑涂片系统装置包括三部分，即自动涂片系统、存储识别系统和打印系统，是利用电脑及神经网络软件对涂片进行自动扫描、读片、自动筛查，最后由细胞学专职人员做出最后诊断的一种新技术，其原理是基于神经网络系统在自动细胞学检测这一领域的运用。

PAPNET 可通过经验来鉴别正常与不正常的巴氏涂片。具体步骤为：在检测中心，经过上机处理的细胞涂片每百张装入片盒送入计算机房；计算机先将涂片分为 3000 ~ 5000 个区域不等，再对涂片上 30 万 ~50 万个细胞按区域进行扫描，最后筛选出 128 个最可疑细胞通过数字照相机进行自动对焦录制到光盘上，整个过程需 8 ~ 10 分钟；然后将光盘送往中间细胞室，经过一套与检测中心配套的专业高分辨率解像设备，由细胞学家复验。如有异议或不明确图像，可在显示器帮助下，显微镜自动找到所需观察位置，细胞学家再用肉眼观察核实。最后，采用 1991 年 TBS 分类法做出诊断报告及治疗意见，并附有阳性图片供临床医生参考。PAPNET 方法具有高度敏感性和准确性，并能克服直接显微镜下读片因视觉疲劳造成的漏诊，省时省力，适用于大量人工涂片检测的筛选工作。

（芦延峰）

第二节　女性生殖器官活组织检查

活组织检查是指在机体的可疑病变部位或病变部位取出少量组织进行冰冻或常规病理检查，简称为活检。在多数情况下，活检结果可以作为最可靠的术前诊断依据，是诊断的金标准。妇科常用的活组织检查主要包括外阴活检、阴道活检、子宫颈活检、子宫内膜活检、诊断性子宫颈锥形切除及诊断性刮宫。有时出于术中诊断的需要也可进行卵巢组织活检、盆腔淋巴结活检、大网膜组织活检以及盆腔病灶组织活检等，本节不作赘述。

一、外阴活组织检查

1. 适应证

（1）外阴部赘生物或溃疡需明确病变性质，尤其是需排除恶变者。

（2）外阴色素减退性疾病需明确其类型或排除恶变。

（3）疑为外阴结核、外阴尖锐湿疣及外阴阿米巴病等外阴特异性感染需明确诊断者。

（4）外阴局部淋巴结肿大原因不明。

2. 禁忌证

（1）外阴急性炎症，尤其是化脓性炎。

（2）疑为恶性黑色素瘤。

（3）疑为恶性滋养细胞疾病外阴转移。

（4）尽可能避免在月经期实施活检。

3. 方法　患者取膀胱截石位，常规外阴消毒，铺无菌孔巾，准备活检区域组织可用 0.5% 利多卡因作局部浸润麻醉。根据需要选取活检部位，以刀片或剪刀剪取或切取适当大小的组织块，有蒂的赘生物可以剪刀自蒂部剪下，小赘生物也可以活检钳钳取。一般只需局部压迫止血，出血多者可电凝止血或缝扎止血。标本根据需要作冰冻切片检查或以 10% 甲醛或 95% 酒精固定后作常规组织病理检查。

4. 注意事项

（1）所取组织须有足够大小，一般要求须达到直径 5mm 以上。

（2）表面有坏死溃疡的病灶，取材须达到足够深度以达到新鲜有活性的组织。

（3）有时需作多点活检。

（4）所取组织最好包含部分正常组织，即在病变组织与正常组织交界处活检。

二、阴道活组织检查

1. 适应证

（1）阴道壁赘生物或溃疡需明确病变性质。

（2）疑为阴道尖锐湿疣等特异性感染需明确诊断。

2. 禁忌证

（1）外阴阴道或宫颈急性炎症。

（2）疑为恶性黑色素瘤。

（3）疑为恶性滋养细胞疾病阴道转移。

（4）月经期。

3. 方法　患者取膀胱截石位，常规外阴消毒，铺无菌孔巾，阴道窥器暴露取材部位并再次消毒，剪取或钳取适当大小的组织块，有蒂的赘生物可以剪刀自蒂部剪下，小赘生物可以活检钳钳取。局部压迫止血、电凝止血或缝扎止血，必要时阴道内需填塞无菌纱布卷以压迫止血。标本根据需要作冷冻切片检查或以 10% 甲醛或 95% 乙醇同定后作常规组织病理检查。

4. 注意事项　阴道内填塞的无菌纱布卷须在术后 24～48 小时取出，切勿遗忘；其余同外阴活检。

三、宫颈活组织检查

1. 适应证

（1）宫颈糜烂接触性出血，疑有宫颈癌需确定病变性质。

（2）宫颈细胞学涂片 TBS 诊断为鳞状细胞异常者。

（3）宫颈脱落细胞涂片检查巴氏Ⅲ级或以上。

（4）宫颈脱落细胞涂片检查巴氏Ⅱ级，经抗感染治疗后反复复查仍为巴氏Ⅱ级。

（5）肿瘤固有荧光检查或阴道镜检查反复可疑阳性或阳性。

（6）宫颈赘生物或溃疡需明确病变性质。

（7）疑为宫颈尖锐湿疣等特异性感染需明确诊断。

2. 禁忌证

（1）外阴阴道急性炎症。

（2）月经期、妊娠期。

3. 方法

（1）患者取膀胱截石位，常规外阴消毒，铺无菌孔巾。

（2）阴道窥器暴露宫颈，拭净宫颈表面黏液及分泌物后行局部消毒。

（3）根据需要选取取材部位，剪取或钳取适当大小的组织块：有蒂的赘生物可以剪刀自蒂部剪下；小赘生物可以活检钳钳取；有糜烂溃疡的可于肉眼所见的糜烂溃疡较明显处或病变较深处以活检钳取材；无明显特殊病变或必要时以活检钳在宫颈外口鳞状上皮与柱状上皮交界部位选3、6、9、12点处取材；为提高取材的准确性，可在宫颈阴道部涂以复方碘溶液，选择不着色区取材；也可在阴道镜或肿瘤固有荧光诊断仪的指引下进行定位活检。

（4）局部压迫止血、出血多时可电凝止血或缝扎止血，手术结束后以长纱布卷压迫止血。

（5）标本根据需要作冰冻切片检查或以10%甲醛或95%乙醇固定后作常规组织病理检查。

4. 注意事项

（1）阴道内填塞的长纱布卷须在术后12小时取出，切勿遗忘。

（2）外阴阴道炎症可于治愈后再做活检。

（3）妊娠期原则上不做活检，以避免流产、早产，但临床高度怀疑宫颈恶性病变者仍应检察，做好预防和处理流产与早产的前提下做活检，同时须向患者及其家属讲明活检的必要性以及可能后果，取得理解和同意后方可施行。

（4）月经前期不宜做活检，以免与活检处出血相混淆，且月经来潮时创口不易愈合，并增加内膜在切口种植的机会。

四、诊断性刮宫与子宫内膜活检

诊断性刮宫简称诊刮，其目的是刮取宫腔内容物（子宫内膜及宫腔内其他组织）作病理组织检查以协助诊断。若要同时除外宫颈管病变，则需依次刮取宫颈管内容物及宫腔内容物进行病理组织学检查，称为分段诊断性刮宫（简称“分段诊刮”）。有时仅需从宫腔内吸取少量子宫内膜组织作检查，称为子宫内膜活检。子宫内膜活组织检查不仅能判断有无排卵和分泌期子宫内膜的发育程度，而且能间接反映卵巢的黄体功能，并有助于子宫内膜疾患的诊断。

1. 适应证

（1）月经失调或闭经，需了解子宫内膜变化及其对性激素的反应或需要紧急止血。

（2）子宫异常出血或绝经后阴道流血，需明确诊断。

（3）阴道异常排液，需检查子宫腔脱落细胞或明确有无子宫内膜病变。

（4）不孕症，需了解有无排卵或疑有子宫内膜结核。

（5）影像检查提示宫腔内有组织残留，需证实或排除子宫内膜癌、子宫内膜息肉或流产等疾病。

2. 禁忌证

（1）外阴阴道及宫颈急性炎症，急性或亚急性盆腔炎。

（2）可疑妊娠。

（3）急性或严重全身性疾病，不能耐受小手术者。

（4）手术前体温 >37.5℃。

3. 方法

（1）取材时间：不同的疾病应有不同的取材时间。

1）需了解卵巢功能：月经周期正常前 1～2 日或月经来潮 12 小时内取材。

2）闭经：随时可取材。

3）功血：如疑为子宫内膜增生过长，应于月经前 1～2 日或月经来潮 24 小时内取材；如疑为子宫内膜剥脱不全，则应于月经第 5～7 日取材。

4）不孕症需了解有无排卵：于月经期前 1～2 日取材。

5）疑有子宫内膜癌：随时可取材。

6）疑有子宫内膜结核：于月经期前 1 周或月经来潮 12 小时内取材，取材前 3 日及取材后 3 日每日肌肉注射链霉素 0.75g 并口服异烟肼 0.3g，以防引起结核扩散。

（2）取材部位：一般于子宫前、后壁各取一条内膜，如疑有子宫内膜癌，另于宫底再取一条内膜。

4. 手术步骤

（1）排尿后取膀胱截石位，外阴、阴道常规消毒。

（2）做双合诊，了解子宫大小、位置及宫旁组织情况。

（3）用阴道窥器暴露宫颈，再次消毒宫颈与宫颈管，钳夹宫颈，子宫探针缓缓进入，探明子宫方向及宫腔深度。若宫颈口过紧，可根据所需要取得的组织块大小用宫颈扩张器扩张至小号刮匙或中、大号刮匙能进入为止。

（4）阴道后穹隆处置盐水纱布一块，以收集刮出的内膜碎块。用刮匙由内向外沿宫腔四壁及两侧宫角有次序地将内膜刮除，并注意宫腔有无变形及高低不平。

（5）取下纱布上的全部组织固定于 10% 甲醛溶液或 95% 乙醇中，送病理检查。检查申请单上注明末次月经时间。

5. 注意事项

（1）阴道及宫颈、盆腔的急性炎症者应治愈后再做活检。

（2）出血、子宫穿孔、感染是最主要的并发症，术中术后应注意预防液体。有些疾病可能导致术中大出血，应于术前建立通路，并做好输血准备，必要时还需做好开腹手术准备；哺乳期、产后、剖宫产术后、绝经后、子宫严重后屈等特殊情况下尤应注意避免子宫穿孔的发生；术中严格无菌操作，术前、术后可给予抗生素预防感染，一般术后 2 周内禁止性生活及盆浴，以免感染。

（3）若刮出物肉眼观察高度怀疑为癌组织时，不应继续刮宫，以防出血及癌扩散；若肉眼观在未见明显癌组织时，应全面刮宫，以防漏诊及术后因宫腔组织残留而出血不止。

（4）应注意避免术者在操作时唯恐不彻底，反复刮宫而伤及子宫内膜基底层，甚至刮出肌纤维组织，造成子宫内膜炎或宫腔粘连，导致闭经的情况。

五、诊断性子宫颈锥切

宫颈锥切术是指锥形切除部分宫颈组织，包括宫颈移形带，以及部分或全部宫颈管组织。宫颈锥切术包括诊断性宫颈锥切术和治疗性宫颈锥切术，临床主要用于宫颈病变的明确诊断以及保守性治疗。近年，随着宫颈癌三级预防的不断推行，宫颈上皮内瘤样病变

（CIN）患者日趋年轻化，致使宫颈病变治疗趋向保守。宫颈锥切术作为一种能够保留生育功能的治疗方法而被临床广泛应用。同时，宫颈锥切术在诊断宫颈病变方面也显示出其特有的临床价值。

1. 适应证

（1）诊断性宫颈锥切的主要指征。

1）发现宫颈上皮细胞异常，尤其是细胞学诊断为重度鳞状上皮内病变（HSIL）或轻度鳞状上皮内病变（LSIL），而宫颈上未见肉眼病灶或是阴道镜检查无明显异常；

2）阴道镜无法看到宫颈病变的边界，或主要病灶位于宫颈管内，超出阴道镜能检查到的范围；

3）对于细胞学异常的患者，阴道镜检查不满意，主要是无法看清整个宫颈移形带，包括鳞柱交接区域；

4）有细胞学或是组织学证据表明宫颈腺上皮存在癌前病变或是癌变；

5）宫颈管诊刮术所得标本病理报告为异常或不能肯定；

6）细胞学、阴道镜和活组织检查结果不一致；

7）细胞学、阴道镜或活检可疑宫颈浸润癌；

8）宫颈活检病理诊断为 CIN，但无法明确排除宫颈微小浸润癌或浸润癌；

9）宫颈管诊刮发现 CIN 或宫颈微小浸润癌。只要有以上任何一种状况，都应做宫颈锥切以作进一步诊断。

（2）治疗性宫颈锥切的指征。

1）CINⅠ伴阴道镜检查不满意、CINⅡ或 CINⅢ；

2）宫颈原位鳞癌；

3）宫颈原位腺癌；

4）有生育要求的ⅠA 期宫颈浸润癌。

2. 禁忌证

（1）生殖器官急慢性炎症。

（2）有出血倾向者。

3. 方法　目前应用的锥切方法多种多样，有冷刀法、激光法和环行电切法。

（1）暴露术野，宫颈涂碘。

（2）12、3、6、9 点丝线缝合做牵引。

（3）切缘周边注射 1∶2000 肾上腺素生理盐水。

（4）海格式棒逐步扩宫口至 8 号，可作颈管搔刮。

（5）在病灶外 0.5cm 处用冷刀环切宫颈口，按 30°～50°角度向内侧作宫颈锥形切除。深度根据不同的病变可选择 1～2.5cm。

（6）宫颈锥切标本在 12 点处做标记，送病理。

（7）电凝止血创面，可吸收缝线左右两个八字缝合宫颈。

（8）阴道内置入长纱条一根。留置导尿管。

4. 注意事项

（1）宫颈锥切手术最好在月经干净后 3～7 天内实施，以免术后经血污染手术创面。

（2）手术后 4～6 周应探查宫颈管有无狭窄。

（3）诊断性宫颈锥切可用冷刀或 LEEP 刀，最好避免用电刀，以免破坏组织切缘，从而影响诊断。

（芦延峰）

第三节　输卵管通畅检查

输卵管通畅检查的主要目的是检查输卵管是否通畅，了解子宫和输卵管腔的形态及输卵管的阻塞部位。常用的方法有输卵管通气术、输卵管通液术、子宫输卵管造影术和选择性子宫输卵管造影术。其中输卵管通气术因有发生气栓的潜在危险，且准确性仅为 45%～50%，故临床上已逐渐被其他方法取代。近年来，随着介入技术的发展和内窥镜的临床应用，已普遍采取选择性输卵管造影术和采用腹腔镜直视下输卵管通液术来进一步明确输卵管的通畅情况，并根据输卵管阻塞部位的不同而进一步通过输卵管介入治疗或腹腔镜治疗改善其通畅程度。此外，还有宫腔镜下经输卵管口插管通液试验和宫腹腔镜联合检查等方法。

一、输卵管通液术

输卵管通液术（hydrotubation）是检查输卵管是否通畅的一种方法，并具有一定的治疗功效。即通过导管向宫腔内注入液体，根据注射液体阻力大小、有无回流及注入液体量和患者感觉等判断输卵管是否通畅。由于操作简便，无需特殊设备，广泛用于临床。

1. 适应证

（1）不孕症，男方精液正常，疑有输卵管阻塞者。

（2）检查和评价输卵管绝育术、输卵管再通术或输卵管成形术的效果。

（3）对输卵管黏膜轻度粘连有疏通作用。

2. 禁忌证

（1）内外生殖器急性炎症或慢性炎症急性或亚急性发作者。

（2）月经期或有不规则阴道出血者。

（3）可疑妊娠者。

（4）严重的全身性疾病，如心、肺功能异常等，不能耐受手术者。

（5）体温高于 37.5℃者。

3. 术前准备

（1）月经干净 3～7 日，禁性生活。

（2）术前半小时肌内注射阿托品 0.5mg，解痉。

（3）患者排空膀胱。

4. 方法

（1）器械：阴道窥器、宫颈钳、长弯钳、宫颈导管、20ml 注射器、压力表、Y 形导管等。

（2）常用液体：生理盐水或抗生素溶液（庆大霉素 8 万 U、地塞米松 5mg、透明质酸酶 1500U，注射用水 20～50ml），可加用 0.5% 的利多卡因 2ml 以减少输卵管痉挛。

（3）操作步骤。

1）患者取膀胱结石位，外阴、阴道、宫颈常规消毒，铺无菌巾，双合诊了解子宫的位置及大小。

2）放置阴道窥器充分暴露子宫颈，再次消毒阴道穹隆部及宫颈，以宫颈钳钳夹宫颈前唇。沿宫腔方向置入宫颈导管，并使其与宫颈外口紧密相贴。

3）用 Y 形管将宫颈导管与压力表、注射器相连，压力表应高于 Y 形管水平，以免液体进入压力表。

4）将注射器与宫颈导管相连，并使宫颈管内充满生理盐水，缓慢推注，压力不可超过 160mmHg。观察推注时阻力大小、经宫颈注入的液体是否回流，患者下腹部是否疼痛。

5）术毕取出宫颈导管，再次消毒宫颈、阴道，取出阴道窥器。

5. 结果评定

（1）输卵管通畅：顺利推注 20ml 生理盐水无阻力，压力维持在 60 ~ 80mmHg 以下，或开始稍有阻力，随后阻力消失，无液体回流，患者也无不适感，提示输卵管通畅。

（2）输卵管阻塞：勉强注入 5ml 即感有阻力，压力表见压力持续上升而不见下降，患者感下腹胀痛，停止推注后液体又回流至注射器内，表明输卵管阻塞。

（3）输卵管通而不畅：注射液体有阻力，再经加压注入又能推进，说明有轻度粘连已被分离，患者感轻微腹痛。

6. 注意事项

（1）所用无菌生理盐水温度以接近体温为宜，以免液体过冷造成输卵管痉挛。

（2）注入液体时必须使宫颈导管紧贴宫颈外口，防止液体外漏。

（3）术后 2 周禁盆浴及性生活，酌情给予抗生素预防感染。

二、子宫输卵管造影术

子宫输卵管造影术（hysterosalpingography，HSG）是通过导管向子宫腔及输卵管注入造影剂，在 X 线下透视及摄片，根据造影剂在输卵管及盆腔内的显影情况了解子宫腔的形态、输卵管是否通畅、阻塞的部位、输卵管结扎部位及盆腔有无粘连等，尤其是评价输卵管的最佳方法。

该检查损伤小，能对输卵管阻塞做出较正确诊断，准确率可达 80%，且具有一定的治疗作用。

1. 适应证

（1）了解输卵管是否通畅及其形态、阻塞部位。

（2）了解宫腔形态，确定有无子宫畸形及类型，有无宫腔粘连、子宫黏膜下肌瘤、子宫内膜息肉及异物等。

（3）内生殖器结核非活动期。

（4）不明原因的习惯性流产，于排卵后做造影了解宫颈内口是否松弛，宫颈及子宫是否畸形。

2. 禁忌证

（1）内、外生殖器急性或亚急性炎症。

（2）严重的全身性疾病，不能耐受手术者。

（3）妊娠期、月经期。

（4）产后、流产、刮宫术后 6 周内。

（5）碘过敏者。

3. 术前准备

（1）造影时间以月经干净3～7天为宜，最佳时间为月经干净的5～6天，当月月经干净后禁性生活。

（2）做碘过敏试验，阴性者方可造影；如果使用非离子型含碘造影剂不要求做碘过敏试验。

（3）术前半小时可肌内注射阿托品0.5mg，有助于解痉。

（4）术前排空膀胱，便秘者术前行清洁灌肠，以使子宫保持正常位置，避免出现外压假象。

4. 方法

（1）设备及器械：X线放射诊断仪或数字多动能X线胃肠机、子宫导管、阴道窥器、宫颈钳、长弯钳、20ml注射器。

（2）造影剂：目前国内外均使用含碘造影剂，分油溶性和水溶性两种。水溶性造影剂又分为离子型和非离子型。油溶性造影剂分为国产碘化油和进口的超液化碘油；油剂（40%碘化油）密度大，显影效果好，刺激小，过敏少，但检查时间长，吸收慢，易引起异物反应，形成肉芽肿或形成油栓；水溶性造影剂（离子型：76%泛影葡胺注射液；非离子型：碘海醇注射液或碘氟醇注射液等多种）中，非离子型造影剂应用较多，其吸收快，检查时间短，可以不做碘过敏试验，有时子宫输卵管边缘部分显影欠佳，细微病变不易观察，但随着碘当量的提高，造影效果明显改善，已经有逐渐取代油剂的趋势。

（3）操作步骤：

1）患者取膀胱截石位，常规消毒外阴、阴道，铺无菌巾，检查子宫位置及大小。

2）以窥阴器扩张阴道，充分暴露宫颈，再次消毒宫颈及阴道穹隆部，用宫颈钳钳夹前唇，探查宫腔。

3）将40%碘化油或非离子型水剂（如碘海醇、碘氟醇等）充满宫颈导管，排除空气，沿宫腔方向将其置入宫颈管内，徐徐注入造影剂，在X线透视下观察造影剂流经宫颈管、宫腔及输卵管情况并摄片。24小时（油剂）或20分钟（水剂）后再摄盆腔延迟片，以观察腹腔内有无游离造影剂及造影剂在腹腔内的涂抹或弥散情况、输卵管内造影剂残留情况，进而判断输卵管的通畅程度。

4）注入造影剂后子宫角圆钝，而输卵管不显影，则考虑输卵管痉挛，可保持原位，肌注阿托品0.5mg或针刺合谷、内关穴，20分钟后再透视、摄片；或停止操作，下次摄片前使用解痉挛药物或行选择性输卵管造影。

5. 结果评定

（1）正常子宫、输卵管：宫腔呈倒三角形，双输卵管显影，形态柔软，24小时或20分钟后摄片，盆腔内见造影剂散在均匀分布。

（2）宫腔异常：患宫腔结核时子宫常失去原有的倒三角形，内膜呈锯齿状不平；患子宫黏膜下肌瘤时可见宫腔充盈缺损；有子宫畸形时有相应显示。

（3）输卵管异常：患输卵管结核时显示输卵管形态不规则、僵直或呈串珠状，有时可见钙化点或盆腔钙化淋巴结；有输卵管积水时输卵管远端呈气囊状扩张，远端呈球形；24小时或20分钟后延迟摄片，盆腔内未见散在造影剂分布，说明输卵管不通；输卵管发育异常，可见过长或过短的输卵管、异常扩张的输卵管、输卵管憩室等。

6. 注意事项

（1）造影剂充盈宫颈管时，必须排尽空气，以免空气进入宫腔造成充盈缺损，引起误诊。

（2）宫颈导管与子宫颈外口必须紧贴，以防造影剂流入阴道内。

（3）导管不要插入太深，以免损伤子宫或引起子宫穿孔。

（4）注入造影剂时用力不要过大，推注不可过快，防止造影剂进入间质、血管。

（5）透视下发现造影剂进入血管或异常通道，同时患者出现咳嗽，应警惕发生油栓，立即停止操作，取头低脚高位，严密观察。

（6）造影后2周禁盆浴及性生活，可酌情给予抗生素预防感染。

（7）有时可因输卵管痉挛而造成输卵管不通的假象，必要时重复进行造影或做选择性输卵管造影。

三、选择性输卵管造影术

选择性输卵管造影术（selective salpingographyr，SSG）是通过将输卵管造影导管经宫颈、宫腔插至输卵管内口注入造影剂，在X线下透视及摄片，根据造影剂在输卵管及盆腔内的显影情况了解输卵管是否通畅、阻塞的部位及排除HSG时输卵管痉挛导致的输卵管未显影。该检查损伤小，能对HSG造成的假阳性做出更准确的判断，同时根据输卵管阻塞或通畅程度不同采取进一步的介入治疗即输卵管再通术（FTR），准确率可达90%～95%，且具有较好的治疗作用。

1. 适应证

（1）输卵管通而不畅或极不畅，要求治疗。

（2）HSG中输卵管未显影或部分显影，为区别输卵管痉挛还是张力高阻塞不通。

（3）HSG显示输卵管近端阻塞，区别是粘连完全阻塞，还是疏松粘连或分泌物较多之阻塞，此时可作再通术治疗。

2. 禁忌证

（1）内、外生殖器急性或亚急性炎症。

（2）严重的全身性疾病，不能耐受手术者。

（3）妊娠期、月经期。

（4）产后、流产、刮宫术后6周内。

（5）碘过敏者。除以上禁忌证外，还包括：①明显输卵管积水，伞端明显包裹；②结核性输卵管阻塞；③全身发热37.5℃以上。

3. 术前准备

（1）选择性输卵管造影时间以月经干净3～7天为宜，最佳时间为月经干净的5～6天，当月月经干净后禁性生活。

（2）做碘过敏试验，阴性者方可造影；如果使用非离子型含碘造影剂不要求做碘过敏试验。

（3）术前半小时肌内注射阿托品0.5mg，有助于解痉。

（4）术前排空膀胱，便秘者术前行清洁灌肠，以使子宫保持正常位置，避免出现外压假象。

4. 方法

（1）设备及器械：数字多动能 X 线胃肠机或数字减影血管造影机（DSA）、输卵管造影导管及外套管、导丝，阴道窥器、宫颈钳、长弯钳、20ml 注射器。

（2）造影剂：目前国内外均使用含碘造影剂，分为离子型（如 76% 泛影葡胺注射液）和非离子型（如碘海醇注射液或碘氟醇注射液等多种）。

（3）相关药品：庆大霉素 16 万 U、地塞米松 10mg 等。

（4）操作步骤。

1）患者取膀胱截石位，常规消毒外阴、阴道，铺无菌巾检查子宫位置及大小。

2）以窥阴器扩张阴道，充分暴露宫颈，再次消毒宫颈及阴道穹隆部，用宫颈钳钳夹前唇，探查宫腔。

3）在透视下将输卵管导管插入外套管中，置外套管于颈管内口，然后轻轻将导管送入输卵管开口处。

4）注入造影剂，输卵管显影后，注入治疗药液，再观察输卵管内有否残留和造影剂弥散盆腔情况。

5）若 SSG 显示输卵管近端阻塞，则可用导丝插入内导管直至输卵管口，透视下轻柔推进导丝，如手感有明显阻力或患者疼痛时停止，然后再注入造影剂显示输卵管再通情况。

6）术中密切观察有无手术反应，并及时处理。

5. 结果评定

（1）输卵管通畅：双输卵管显影，形态柔软，造影剂从输卵管伞端迅速弥散至盆腔，推注药液后输卵管内无造影剂残留，盆腔内见造影剂散在均匀分布。

（2）输卵管积水时：输卵管近端呈气囊状扩张，远端呈球形。

（3）输卵管不通时：输卵管不显影，盆腔内未见散在造影剂分布。

（4）输卵管发育异常：可见过长或过短的输卵管、异常扩张的输卵管、输卵管憩室等。

6. 注意事项

（1）导管进入宫腔时，动作要轻柔，尽量减少疼痛和导管对内膜损伤。

（2）注入造影剂时用力不要过大，推注不可过快，防止造影剂进入间质、血管。

（3）如果输卵管近端阻塞，尝试用输卵管介入导丝再通时，要分清导丝的头端，操作轻柔的同时询问患者的感受和透视下监视尤为重要，防止造成输卵管穿孔。

（4）造影后 2 周禁盆浴及性生活，可酌情给予抗生素预防感染。

四、妇产科内镜输卵管通畅检查

近年来，随着妇产科内镜的大量采用，为输卵管通畅检查提供了新的方法，包括腹腔镜直视下输卵管通液检查、宫腔镜下经输卵管口插管通液试验和宫腹腔镜联合检查等方法，其中腹腔镜直视下输卵管通液检查准确率可达 90% ~95%。但由于内镜手术对器械要求较高，且腹腔镜仍是创伤性手术，故并不推荐作为常规检查方法，通常在对不孕、不育患者行内镜检查时例行输卵管通液（加用亚甲蓝染液）检查。内镜检查注意事项同上。

（芦延峰）

第四节 常用穿刺检查

一、经腹壁穿刺术（abdominal paracentesis）

妇科病变多位于盆腔及下腹部，故可通过穿刺明确盆、腹腔积液性质或查找肿瘤细胞。腹腔穿刺术既可用于诊断又可用于治疗。穿刺抽出的液体，除观察其一般性状以外，还要根据病史决定送检项目，包括常规化验检查、细胞学检查、细菌培养、药敏试验等。

1. 适应证

（1）用于协助诊断腹腔积液的性质，并可做细胞学分析及染色体核型分析以利于诊断。

（2）对性质不明，贴近腹壁的囊肿，如可疑脓肿、血肿、淋巴囊肿等行囊肿囊内穿刺协助诊断。

（3）气腹造影时，作穿刺注入二氧化碳，拍摄 X 线片，盆腔器官可清晰显影。

（4）腹水量多时，可通过放出部分腹水，使呼吸困难等压迫症状暂时缓解，并使腹壁放松易于做腹部及盆腔检查。

（5）腹腔穿刺置管引流或注入抗肿瘤药物、抗炎药等行药物治疗。

2. 禁忌证

（1）疑有腹腔内严重粘连，特别是晚期卵巢癌广泛盆、腹腔转移致肠梗阻。

（2）有腹膜炎史及腹部手术史者应慎选穿刺部位，为避免损伤肠管，宜在 B 超引导下行穿刺。

（3）巨大卵巢与腹水易混淆，术前应仔细鉴别囊肿，不宜穿刺。

（4）妊娠 3 个月以上，子宫升入腹腔，穿刺易伤及子宫，慎行穿刺。

3. 方法

（1）经腹 B 型超声引导下穿刺，需膀胱充盈；经阴道 B 超指引下穿刺，则在术前排空小便。

（2）腹腔积液量较多及囊内穿刺时，患者取仰卧位；液量较少取半卧位或侧斜卧位。

（3）穿刺点一般选择在脐与左髂前上棘连线中外 1/3 交界处，囊内穿刺点宜在囊性感明显部位。

（4）常规消毒穿刺区皮肤，铺无菌孔巾，术者需戴无菌手套。

（5）根据适应证，选择不同穿刺针，如取少量液体，观察性状或送检验，可用 17～19 号长针头或套管针；如需大量放腹水或引流，可用腹壁穿刺器或 14～16 号套管针。

（6）穿刺一般不需麻醉，对于精神过于紧张者，0.5% 利多卡因行局部麻醉，深达腹膜。

（7）7 号穿刺针从选定点垂直刺入皮肤，达筋膜时可有阻力，穿过后即达腹膜，进腹腔有明显突空感。拔去针芯，见有液体流出，用注射器抽出适量液体送检。腹水检验一般需 100～200ml，其他液体仅需数毫升。若需放腹水则接导管，导管另一端连接器皿。放液量及导管放置时间可根据患者病情和诊治需要而定。如为检查，可放至腹壁松软易于检查即可；如为脓液引流，可放置较长时间。

（8）操作结束，拔出穿刺针。局部再次消毒，覆盖无菌纱布，固定。若针眼有腹水溢出可稍加压迫。

4. 穿刺液性质和结果判断

（1）血液：

1）新鲜血液：放置后迅速凝固，为避免刺伤血管应改变穿刺针方向，或重新穿刺。

2）陈旧性暗红色血液：放置10分钟以上不凝固表明有腹腔内出血。多见于异位妊娠流产或破裂、卵巢黄体破裂、急性输卵管炎或其他脏器如脾破裂等。

3）小血块或不凝固陈旧性血液：多见于宫外孕。

4）巧克力色黏稠液体：镜下见不成形碎片，多为卵巢子宫内膜异位囊肿破裂。

（2）脓液：呈黄色、黄绿色、淡巧克力色，质稀薄或浓稠，有臭味。提示盆腔及腹腔内有化脓性病变或脓肿破裂。脓液应送细胞学涂片、细胞培养、药物敏感试验。必要时行切开引流术。

（3）炎性渗出物：呈粉红色、淡黄色混浊液体。提示盆腔及腹腔内存在炎症。应行细胞学涂片、细胞培养、药物敏感试验。

（4）腹水：有血性、浆液性、黏液性等。应送常规化验，包括比重、总细胞数、红、白细胞数、蛋白定量、浆膜黏蛋白试验（Rivalta test）及细胞学检查。必要时检查抗酸杆菌、结核杆菌培养及动物接种。肉眼血性腹水，多疑为恶性肿瘤，应行细胞学检查。

（5）无任何液体吸出，多见于腹腔内液量极少、子宫直肠窝粘连、有机化血块等原因，也可能进针方向不对，未进入腹腔。

5. 注意事项

（1）严格无菌操作，以免腹腔感染。

（2）控制好针头进针的深度，防止刺伤血管及肠管。

（3）大量放液时，针头必须固定好，避免针头移动损伤肠管；放液速度不宜快，每小时放液量不应超过1000ml，一次放液不超过4000ml。放液时，腹部缚以多头腹带，逐步束紧；或压以沙袋，防止腹压骤减，并严密观察患者血压、脉搏、呼吸等生命体征，随时控制放液量及放液速度，若出现休克征象，应立即停止放腹水，并进行相应处理。

（4）向腹腔内注入药物应慎重，很多药物不宜腹腔内注入。

（5）术后卧床休息8～12小时，给予抗生素预防感染。

二、经阴道后穹隆穿刺术

直肠子宫陷凹是腹腔最低部位，故腹腔内的积血、积液、积脓易积存于此。阴道后穹隆顶端与直肠子宫陷凹相接，由此处穿刺，对抽出物进行肉眼观察、化验、病理检查，是妇产科临床常用的辅助诊断方法。

1. 适应证

（1）疑有腹腔内出血，如宫外孕、卵巢破裂等。

（2）疑盆腔内有积液、积脓时，可做穿刺抽液检查，以了解积液性质。以及盆腔脓肿的穿刺引流及局部注射药物。

（3）盆腔肿块位于直肠子宫陷凹内经后穹隆穿刺直接抽吸肿块内容物做涂片，行细胞学检查以明确性质。若高度怀疑恶性肿瘤，应尽量避免穿刺。一旦穿刺诊断为恶性肿瘤，应及早在短期内手术。

2. 禁忌证

（1）盆腔严重粘连，直肠子宫陷凹被较大肿块完全占据，并已凸向直肠。

（2）疑有肠管与子宫后壁粘连。

（3）临床高度怀疑恶性肿瘤。

（4）异位妊娠准备采用非手术治疗时，尽量避免穿刺，以免引起感染，影响疗效。

3. 方法

（1）排空膀胱，取膀胱截石位，外阴、阴道常规消毒、铺巾。

（2）阴道检查了解子宫、附件情况，注意后穹隆是否膨隆。阴道窥器充分暴露宫颈及阴道后穹隆，再次消毒。

（3）用宫颈钳钳夹宫颈后唇，向前提拉，充分暴露后穹隆，再次消毒。用22号长针头接5～10ml注射器，检查针头有无堵塞，在后穹隆中央或稍偏病侧，于阴道后壁与宫颈后唇交界处稍下方平行宫颈管刺入，当针穿过阴道壁，有落空感后（进针深约2cm），立即抽吸，必要时适当改变方向或深浅度，如无液体抽出，可边退针边抽吸。

（4）针管针头拔出后，穿刺点如有活动性出血，可用棉球压迫片刻。血止后取出阴道窥器。

4. 穿刺液性质和结果判断　基本同经腹壁腹腔穿刺。

5. 注意事项

（1）穿刺方向应是后穹隆中点进针与子宫颈管方向平行的方向，深入至直肠子宫陷凹，不可过分向前或向后，以免针头刺入宫体或进入直肠。

（2）穿刺深度要适当，一般2～3cm，过深可刺入盆腔器官或穿入血管。若积液量较少时，过深的针头可超过液平面，抽不出液体而延误诊断。

（3）有条件或病情允许时，先行B型超声检查，协助了解后穹隆有无液体及液体量多少。

（4）后穹隆穿刺未抽出血液，不能完全除外宫外孕，内出血量少，血肿位置高或与周围组织粘连时，均可造成假阴性。

（5）抽出液体均应涂片，送常规及细胞学检查。

三、经腹壁羊膜穿刺术

羊水中的细胞来自胎儿的皮肤、羊膜及胎儿的消化、呼吸、泌尿生殖系统的脱屑细胞。羊水中细胞和其他成分可反映胎儿的遗传信息和胎儿生长情况。在一定孕周，采取羊水或羊水中的脱屑细胞进行直接分析，或将羊水脱屑细胞培养作染色体和酶的生化分析以做出产前诊断及了解胎儿情况。羊水与胎儿关系密切，改变羊水成分，能影响胎儿发育，临床可用羊膜囊穿刺的方法，向羊膜囊内注入药物，达到治疗及终止妊娠的目的。

1. 适应证

（1）产前诊断：

1）需行羊水细胞染色体核型分析，染色质检查以明确胎儿性别，诊断或估价胎儿遗传病可能。包括孕妇曾生育过遗传疾病患儿；夫妻或其亲属中有患遗传性疾病；近亲婚配；孕妇年龄>35岁；孕早期接触大量放射线或可致畸药物；性连锁遗传病基因携带等。

2）需做羊水生化测定。怀疑胎儿神经管缺陷须测定AFP；孕37周前因高危妊娠引产须了解胎儿成熟度者；疑母儿血型不合须检测羊水中血型物质、胆红素、雌三醇以判定胎儿血型及预后者。

3）向羊膜腔内注入造影剂，显示胎儿解剖上的异常。脂溶性制剂粘在胎儿皮肤可显示胎儿表面的龛影或肿瘤。水溶性制剂被胎儿吞入可显示上消化道的轮廓。

（2）测定胎儿成熟度：

1）测定羊水中卵磷脂，鞘磷脂比值或作羊水泡沫试验观察胎肺成熟度。

2）测定羊水肌酐深度观察胎儿肾脏成熟度。

3）测定羊水橘黄色脱屑细胞，通过观察胎儿皮脂腺成熟程度，了解胎儿成熟度。

4）另外还可以通过测定羊水中钠、尿酸、肌酸、甲胎蛋白、淀粉酶及羊水磷脂类物质光密度了解胎儿成熟度。

（3）治疗：

1）胎儿异常或死胎需做羊膜腔内注药（依沙吖啶）引产终止妊娠。

2）必须短期内终止妊娠，但胎儿未成熟需行羊膜腔内注入皮质激素以促进胎儿肺成熟。

3）胎儿宫内发育迟缓者，可于羊膜腔内注入白蛋白、氨基酸等促进胎儿发育。

4）母儿血型不合须给胎儿输血。

5）羊水过多，胎儿无畸形，须放出适量羊水以改善症状及延长孕期，提高胎儿存活率。

6）羊水过少，胎儿无畸形，可间断于羊膜腔内注入适量生理盐水，以预防胎盘和脐带受压，减少胎儿肺发育不良或胎儿窘迫。

2. 禁忌证

（1）用于产前诊断。

1）孕妇曾有流产征兆。

2）术前 24 小时内二次体温在 37℃以上。

（2）用于羊膜腔内注射依沙吖啶等药物引产。

1）心、肝、肺、肾疾患在活动期或功能异常。

2）各种疾病的急性阶段。

3）有急性生殖炎症。

4）术前 24 小时内两次体温在 37. 5℃以上。

3. 术前准备

（1）孕周选择：胎儿异常引产，宜在孕 16 ~ 26 周之内；产前诊断，宜在孕 16 ~ 22 周，此时子宫轮廓清楚，羊水量相对较多，易于抽取，不易伤及胎儿，且羊水细胞易存活，培养成功率高。

（2）穿刺部位选择：

1）助手将子宫固定在下腹正中，于宫底下 2 ~ 3 横指下方中线或两侧选择囊性感明显部位作为穿刺点。

2）B 型超声定位：穿刺前先行胎盘及羊水暗区定位。可在 B 型超声引导下穿刺。亦可经 B 型超声定位标记后操作。穿刺时尽量避开胎盘，在羊水量相对较多的暗区进行。

3）中期妊娠引产常规术前准备：测血压、脉搏、体温，进行全身及妇科检查，注意有无盆腔肿瘤，子宫畸形及宫颈发育情况；血、尿常规、出、凝血时间、血小板和肝功能；会阴部备皮。

4. 注意事项

（1）严格无菌操作，以防感染。

（2）穿刺针应细，斜面制成长0.1cm，角度55度。进针不可过深过猛，尽可能一次成功，避免多次操作。最多不得超过3次。

（3）穿刺前应查明胎盘位置，勿伤及胎盘。经胎盘穿刺，羊水可能经穿刺孔进入母体血液循环而发生羊水栓塞。穿刺与拔针前后，应注意孕妇有无呼吸困难、发绀等异常。警惕发生羊水栓塞可能。

（4）抽不出羊水。常因针被羊水中的有形物质阻塞，用有针芯的穿刺针可避免。有时穿刺方向、深度稍加调整即可抽出。

（5）抽出血液。出血可来自腹壁、子宫壁、胎盘或刺伤胎儿血管，应立即拔出穿刺针并压迫穿刺点，加压包扎穿刺点。若胎心无明显改变，待一周后再行穿刺。

抽出血性羊水：可稍退针头，改变进针方向刺入，或另选穿刺部位再作穿刺。必要时可用试纸测试，若为碱性，则证实为羊水。

（6）若做羊水检查，为防止污染可先抽2ml羊水不用，再换20ml注射器，缓慢抽20ml羊水留待检查。若做治疗或造影，可先抽出等量羊水，再注入药物或造影剂。若做胆红素测定，应避光保存，立即送检。如做羊水细胞X、Y染色质检查，羊水标本采集后立即注入离心管送检，避免存放过久细胞核变质或有污染影响效果。

四、妇科超声介导下穿刺术

妇科常用介入性诊断技术之一是超声介导下穿刺术（ultrasonically guided centesis）。超声介导下盆腔穿刺术是在B型超声引导下，或经腹壁或经阴道后穹隆将穿刺针准确插入病灶或囊腔，达到协助确诊的目的。

1. 适应证

（1）卵巢瘤样病变：功能性卵巢囊肿，包括卵巢滤泡囊肿、卵巢黄体囊肿、多囊卵巢、卵巢子宫内膜异位症、卵巢炎性囊肿和卵巢冠囊肿。

（2）卵巢增生性疾病：卵巢过度刺激综合征。穿刺放出液体缩小卵巢体积，避免发生卵巢扭转。

（3）卵巢良性肿瘤：主要是卵巢浆液性囊腺瘤。穿刺抽出囊液可行细胞学检查辨别良恶性，或行囊内注射无水乙醇使囊腔闭合而治愈。

（4）盆腹腔包裹性积液：非特异性炎症渗出与周围组织粘连形成的盆腹腔假性囊肿和结核性包裹性积液。抽出液体行常规检查、细胞学检查和细胞培养及药敏试验。

（5）盆腹腔脓肿：缩小病灶，注入抗生素行局部药物治疗。

（6）异位妊娠：未破裂时行妊娠囊穿刺注入MTX杀胚。

（7）体外受精：胚胎移植辅助生殖技术在B型超声引导下经阴道穿刺取卵，行IVF－ET。

2. 禁忌证　同经腹腔穿刺及经阴道后穹隆穿刺。

3. 方法

（1）经阴道后穹隆穿刺：外阴、阴道严密消毒后，将消毒的B型阴道超声探头插入阴道，在穹隆部，显示盆腔囊肿后将穿刺部位置于穿刺引导线上，并准确测量穿刺深度。将阴道穿刺针经阴道探头上的导向器即穿刺引导管送达穹隆部，适当用力予以穿刺。通过显示器能够监视穿刺针沿引导线经穹隆壁进入盆腔及囊肿。随后以50ml注射器进行抽吸，若液体黏稠，可先注入生理盐水稀释后再抽吸。

（2）经腹壁腹腔穿刺：患者排尿后取仰卧或侧卧位，常规消毒铺巾，局部麻醉后以B超探头扫查穿刺部位，将穿刺针放入探头导向器的针槽内，抵达腹部皮肤后适当用力进行穿刺。穿刺成功后续步骤同经阴道后穹隆穿刺相同。对于卵巢子宫内膜异位囊肿或卵巢浆液性囊腺瘤抽吸液体后，可以注入无水乙醇使囊腔闭合。

4. 注意事项

（1）穿刺方向必须正确，以免损伤肠管和膀胱。最好以短促有力的手法进针。尽量避免针尖划破薄壁囊肿。

（2）囊内注入无水乙醇必须再次确定针尖位于囊腔内，避免乙醇外漏损伤周围组织。

（3）穿刺术后应给予广谱抗生素，预防术后感染。

（4）如发现盆腔肿块为实质性，应选用组织活检细针，将微小组织块送病检，残余碎屑行细胞学检查。

（伦巍巍）

第二章　妇科特殊检查

第一节　基础体温测定

一、原理

基础体温（basal body temperature，BBT）是指机体在静息状态下的体温，反映静息状态下机体能量代谢水平。妇女卵巢排卵后黄体产生黄体酮，黄体酮可作用于丘脑的体温调节中枢而使基础体温升高 0. 3 ~0. 5℃，一直持续到月经前 1 ~2 日或月经期的第 1 日，此后体温又降至原来水平。因此，正常有排卵的月经周期，将每日测得的基础体温画成连线则呈双相曲线；若无排卵，基础体温则无上升改变，而为单相曲线。但也有少数病例，体温中枢对黄体酮反应不敏感，则虽然有排卵及黄体形成，基础体温无后期升高，也为单相曲线。

二、方法

每晚睡前将体温表水银柱甩至 36℃以下，置于伸手可取的地方，第 2 日清晨醒来后（值夜班工作者充足睡眠 6 ~8 小时后）不讲话，也不活动，取体温表放于舌下，测口腔温度 5 分钟。每天测量体温时间最好固定不变。将测得的结果逐日记录于基础体温单上，并连成曲线。如果有影响体温的情况，如月经、性生活、失眠、感冒，或用药物治疗等，在体温单上注明，以便诊疗时参考。

三、典型的基础体温曲线

具有正常卵巢功能的育龄妇女，基础体温有其特有的曲线规律，在月经周期的前半期（卵泡期），基础体温波动于低水平线上（36. 5℃左右），在排卵期则更稍下降；然后上升进入后半期（黄体期），一般上升 0. 3 ~0. 5℃，在 36. 8 ~37℃，维持到月经来潮或月经前 1 ~2 日，体温再下降。排卵时体温下降有时不明显，并不是每个周期均出现。月经周期的长短差别，主要取决于卵泡期的长短，黄体期的天数基本上在 14 天左右。

四、临床应用

1. 掌握排卵期，指导避孕及受孕　一般认为排卵可能发生于基础体温转变（由低温上升）前 2 ~3 天内，体温上升 4 天以后至月经来潮前一段时间，即使有性生活，一般也不会受孕，故为安全期。在月经干净后至基础体温上升前 3 天为相对安全期，因此时只能预计何时体温上升，没有确切的时间，而且精子在女性生殖道内可以存活 2 ~3 天，仍有可能受孕，故而安全期也不甚安全。但测量多个月经周期的基础体温，掌握其曲线规律，可以作出安排，一般可达到避孕目的。

在基础体温上升前后2~3日内是排卵期范围，在此期有性生活容易怀孕，称易孕期。计划怀孕的妇女可于此时期受孕。

2. 了解卵巢功能

（1）了解有无排卵：凡不孕患者，首先应测量基础体温，了解有无排卵，再结合其他辅助检查，明确诊断，以便作出正确治疗方案。功能失调性子宫出血者，也应测量基础体温，从体温的曲线变化可以区分出血的类型，借此判断为有排卵性抑或无排卵性的出血以及排卵期出血。

（2）了解黄体功能：从黄体期的长短，体温上升的幅度以及下降的时间，可以推测黄体功能。黄体期的长短一般从排卵期体温下降后又上升的第一天开始算起，至下一次月经来潮为止。排卵期体温下降不明显时，则以体温上升的第一天算，有时体温呈爬坡样逐渐上升，则不易辨认。一般认为正常黄体期的天数为12~16日，如不足12日，乃因黄体过早萎缩所致。而黄体不健则表现为体温上升幅度不足0.3℃，但持续时间正常。此种体温表现被认为是由于黄体发育不良，黄体酮分泌不足所致。

黄体期末黄体的正常退化与体温的关系尚无一致意见，一般都在月经来潮日或来潮前1~2日基础体温突然下降，如过早、过晚下降，应考虑黄体退化异常。

3. 闭经类型的鉴别　闭经病例可以从基础体温鉴别是由于下丘脑—垂体—性腺功能不良所引起，抑或由于子宫体本身的器质性病变所引起。闭经而有良好的双相基础体温曲线，则病变在子宫，如子宫结核、宫腔粘连等；如基础体温持续单相型，则病变部位可能在卵巢、垂体或丘脑。

4. 预测早孕　妊娠后妊娠黄体的作用，雌、孕激素水平增高，基础体温于排卵后持续升高，基础体温上升持续18日，即可协助诊断早孕。若超过20日，其早孕诊断准确率达100%。

5. 先兆流产的诊断　基础体温能否反映妊娠异常，意见不一。如在孕期基础体温下降则常预示先兆流产，但亦有先兆流产至最后流产结束体温不降者。故单从基础体温诊断先兆流产并不十分可靠。

6. 治疗效果的观察　无排卵者用药物或物理刺激治疗后，判断有无疗效，测量基础体温为最简便而可靠的方法。多囊卵巢综合征患者术后、黄体功能不健治疗后，能否达到预期的目的，一般也以系统观察基础体温为参考。

总之，基础体温的测定是妇产科临床常用而有效的一种无创性检查，但在使用时必须注意，基础体温受许多因素特别是甲亢等内分泌代谢性疾病的影响，检查方法的正确使用也是结果判断正确与否的关键之一。

（伦巍巍）

第二节　分泌物检查

一、阴道分泌物检查

（一）正常阴道分泌物

阴道分泌物主要来自宫颈腺体分泌物及阴道黏膜细胞的渗出，此外还有子宫的内膜、前庭大腺的分泌等。正常阴道分泌物多为稀糊状，质均，透明或白色。pH≤4.5，一般无气味，量多少不等。于排卵期白带增多，清澈透明，稀薄似鸡蛋清样。排卵后白带渐多为混浊黏稠，量少，月经前量又增加，妊娠期白带较多。阴道分泌物中还有大量的微生物并保持着动态平衡。能产生过氧化物酶的乳酸杆菌，是阴道内主要的正常菌群，乳酸杆菌通过酵解糖原产生乳酸，而保持阴道较低的 pH 值。抑制厌氧菌生长，使阴道菌群维持平衡。

（二）阴道清洁度的检查

阴道分泌物用氯化钠溶液涂片，高倍镜检查，根据白细胞（或脓细胞），上皮细胞，杆菌，球菌的多少划分清洁度。Ⅰ～Ⅱ度为正常，Ⅲ度提示有炎症，Ⅳ度多见于严重阴道炎，Ⅲ～Ⅳ度者应注意查滴虫、真菌、沙眼衣原体、解脲支原体或细菌等检查，以确定病原体指导诊断及临床治疗。

（三）病原微生物检查

1. 滴虫

（1）悬滴法：取阴道分泌物涂于玻片上，滴两滴氯化钠溶液，低倍显微镜下观察，可见波状或螺旋状运动的虫体将周围白细胞或上皮细胞推动，在高倍镜下可见虫体为 8～45μm，呈顶宽尾尖倒置梨形，大小为白细胞的 2～3 倍，中心体顶端有前鞭毛 4 根，后端有后鞭毛 1 根，此时阴道分泌物的清洁度多为Ⅲ～Ⅳ度。阴道毛滴虫生长繁殖的适宜温度为 25～42℃。在检查时应注意保温，以便观察到滴虫的活动。

（2）染色法：用 1% 甲酚基盐氯化钠溶液染色，上皮呈红色，滴虫不着色，当临床高度怀疑滴虫感染而上述两种方法都找不到滴虫时，可采用培养法。

2. 白色念珠菌

（1）直接镜检法：取阴道深部分泌物涂于玻片上，滴上数滴 10% 的氢氧化钠或氢氧化钾溶液，显微镜下检查可见菌球及芽孢，此种方法的检出率可达 60%。

（2）涂片染色法：同法取分泌物做涂片，固定后用革兰染色，显微镜下可观察到成群的革兰阴性孢子、微菌丝及菌丝，此法阳性率 80%。

（3）培养法：当患者有真菌感染症状，上述两种方法检查阴性时可取培养法，将标本接种在培养基上，3～4 天后出现菌落，镜检可见芽孢群和菌丝，此法阳性率最高。

3. 细菌性阴道病

（1）分泌物性状：阴道分泌物匀质、稀薄，可多可少。

（2）pH >4.5。

（3）胺试验：分泌物与 10% 氢氧化钾溶液混合后出现胺味或鱼腥味，即胺试验阳性。

（4）分泌物涂片，革兰染色见线索细胞，线索细胞为阴道上皮细胞，因细菌繁殖覆盖细胞而使其边缘模糊不齐，同时可见背景细菌数量超过乳酸杆菌。

上述 4 项中有 3 项阳性可以诊断为细菌性阴道病。

4. 淋病奈瑟菌

（1）涂片法：以宫颈原位分泌物，涂片阳性率高。将宫颈表面脓液拭去，用棉拭子插入宫颈管 1cm，旋转 1 周，停留 10～30 秒，取出，将分泌物涂在玻片上，革兰染色后由镜检查，在多形核白细胞内找到成对的革兰阳性球菌，可确诊，阳性率 50%～60%。

（2）培养法：是确诊淋病的重要手段，取阴道分泌物培养 24～48 小时，根据菌落形态，革兰染色，氧化酶试验，糖发酵试验进行鉴定，敏感性中，特异性 90%。

（3）聚合酶链反应（PCR）法：PCR 基本原理是以体外酶促反应，模拟天然 DNA 的复制过程，进行体外 DNA 扩增，可检测到微量的淋球菌 DNA，敏感性较高。但也正由于敏感性很高，所取标本即使仅有极微量的污染，也可显示为阳性。

5. 沙眼衣原体

（1）培养法：沙眼衣原体是专性的细胞内寄生物，只能在细胞内生长，培养复杂，临床很少用。

（2）荧光素标记抗体法：用特制拭子伸入宫颈口 1cm，旋转 1 周，停留 10 ~ 30 秒，取出后涂片，自然干燥后应用甲醇固定，进行特异的荧光素标记抗体染色，置荧光显微镜下检查。若在上皮细胞内见到多处针头样大小不等的单个存在的苹果绿色荧光点，即为衣原体阳性。此法应用广泛。

（3）多聚酶链式反应（PCR）法：取宫颈分泌物检测沙眼衣原体 DNA。与 PCR 法检测淋病奈瑟菌相似，其敏感性高，特异性较强，但可因极微量的污染得出假阳性的结果。

6. 解脲支原体

（1）培养法：培养法是目前诊断支原体感染的常用方法。

（2）PCR 法：取宫颈分泌物检测解脲支原体 DNA，其敏感性高，特异性较强，但可因极微量的污染得出假阳性的结果。

7. 梅毒

（1）直接法：取病变处渗液或肿大淋巴结穿刺液为标本，在暗视野显微镜下查找梅毒螺旋体，梅毒螺旋体折光性很强，运动活泼，可见白色螺旋体，螺旋整齐，运动有规律，是确诊一期梅毒的可靠依据。

（2）荧光素标记抗体染色法：将病变部位的标本用梅毒螺旋体特异性荧光素标记抗体染色，能直接在荧光显微镜下显示梅毒螺旋体的荧光标记抗体。

（3）PCR 法：取病变处渗液或肿大淋巴结穿刺液标本，检测梅毒螺旋体 DNA，也与 PCR 法检测淋病奈瑟菌相似，其敏感性高，特异性较强，但可因极微量的污染得出假阳性的结果。

8. 单纯疱疹病毒　有两个血清型，引起生殖道感染以Ⅱ型为主，约占 85%。

（1）脱落细胞学检查：用棉拭子从生殖器疱疹患者的小疱基底部刮取细胞，以姬姆萨、瑞氏或巴氏染色，在光镜下查到多核的巨细胞及嗜酸性的核内包涵体，有助于诊断。阳性率高达 50% ~80%，但无特异性。

（2）PCR 法：PCR 技术检测单纯疱疹病毒 DNA，敏感性高，特异性强，为目前诊断单纯疱疹病毒感染的最准确方法，但也同样可因极微量的污染得出假阳性的结果。

9. 人乳头状瘤病毒（HPV）

（1）脱落细胞学检查：宫颈脱落细胞涂片行巴氏染色，以典型的挖空细胞为诊断依据，阳性检出率 3% ~8%，特异性高，敏感性极差。

（2）PCR 法：取宫颈分泌物检测人乳头状瘤病毒 DNA，敏感性、特异性高，虽然也同样可因极微量的污染得出假阳性的结果，但目前仍是临床常用方法。

10. 人巨细胞病毒

（1）脱落细胞学检查：拭子采取分泌物，涂片检查，光镜检测包涵体，阳性率极低。

（2）PCR 法：取宫颈分泌物检测人巨细胞病毒 DNA，因极微量的污染也可能得出假阳性的结果，但目前仍是临床常用方法。

二、宫颈黏液检查

子宫颈管内有很多腺体，腺细胞有分泌功能，随着月经周期中性激素水平的波动，宫颈黏液的量、性质、黏度、黏液结晶类型方面都有不同的改变，观察这些变化可以间接了解卵巢功能。

（一）子宫颈黏液的特性

子宫颈黏液主要来自子宫颈管的葡萄状腺体的分泌细胞，还混有少量子宫内膜与输卵管的分泌液。有正常卵巢功能的育龄妇女，宫颈黏液随着月经周期不同而有规律性的稀释和浓缩变化。黏液的主要成分是黏蛋白，而钠和钙在黏液的稀释和浓缩过程中起着重要作用，钠离子调节黏液的酸碱反应和渗透度，从而影响黏性和弹性以及黏液形成羊齿状结晶的能力。钙离子则控制着细胞膜内外的电位差，调节细胞膜的渗透性。粘蛋白和无机盐是形成羊齿状结晶的物质条件，而雌激素和孕激素之间的比例，控制了不同结晶现象的产生。

（二）子宫颈黏液的生理功能

1. 为精子建立适当的环境，保护精子，避免阴道内有害因素　精子在阴道内 pH 6.1～6.2 时就不活动，而在碱性黏液中活动度增加。故碱性的子宫颈黏液可为精子建立良好的环境。

2. 阻止精子在非排卵期进入子宫　宫颈黏液中的蛋白纤维交叉成网状，随着月经周期中时间的改变，蛋白纤维的粗细和网眼大小也随之改变，在雌激素的作用下，纤维变细、网眼变大，至排卵前网眼可达 10μm 直径；在黄体期，孕激素的作用使纤维变粗、网眼变小，仅 0.5～2μm 直径，比精子头部的直径还小，故可阻挡精子的穿入。

3. 保护精子免被白细胞吞噬　白细胞有吞噬精子的能力，当黏液稠厚时，精子上行速度缓慢，易被白细胞捕捉，在排卵期，黏液稀薄，下降速度快，精子上游的速度也快，被吞噬就减少。

4. 宫颈黏液有筛选精子的能力　只有活动能力最强的精子才能穿过宫颈黏液，那些病态、活动能力差的可被筛选掉。

5. 供给精子补充能量　精子在女性生殖道内的寿命与宫颈黏液中葡萄糖的浓度有关，葡萄糖含量低时，精子的寿命就短，在排卵期黏液中的葡萄糖含量最高，有利于精子较长时间的生存。

6. 宫颈黏液能保护子宫腔避免感染　妊娠期宫颈黏液变稠，形成塞子，塞住颈管，可减少细菌的侵入。黏液中还有过氧化酶、溶菌酶素等能溶解细菌外壁，使细菌易被白细胞吞噬。

（三）子宫颈黏液的检查

1. 黏稠度或延展性的检查　在雌激素的影响下，宫颈黏液含水量增加，愈接近排卵期，黏液越稀薄，延展性越高。至排卵期，宫颈黏液清澈透明，似鸡蛋清样，拉丝长度可达 10cm 左右。排卵后，宫颈黏液渐变得黏稠、混浊如胶冻，延展性降低，拉丝长度仅为 1～2cm。

检查时，先暴露子宫颈，拭净颈口的黏液，然后用干燥的长弯钳伸入宫颈管内 1cm 左右，钳取黏液，置于玻片上，另用一玻片蘸取黏液，拉成丝状观察长度。

2. 结晶类型的检查　从宫颈管取得黏液后，置于玻片上，不必涂抹，待其干燥后（或烘干）置显微镜下观察。从月经周期的第 7 天左右起，宫颈黏液渐次出现羊齿状的结晶，至排卵以后，羊齿状结晶渐消失，只有椭圆体状结晶。结晶的形态可分四型（图 2－1）。

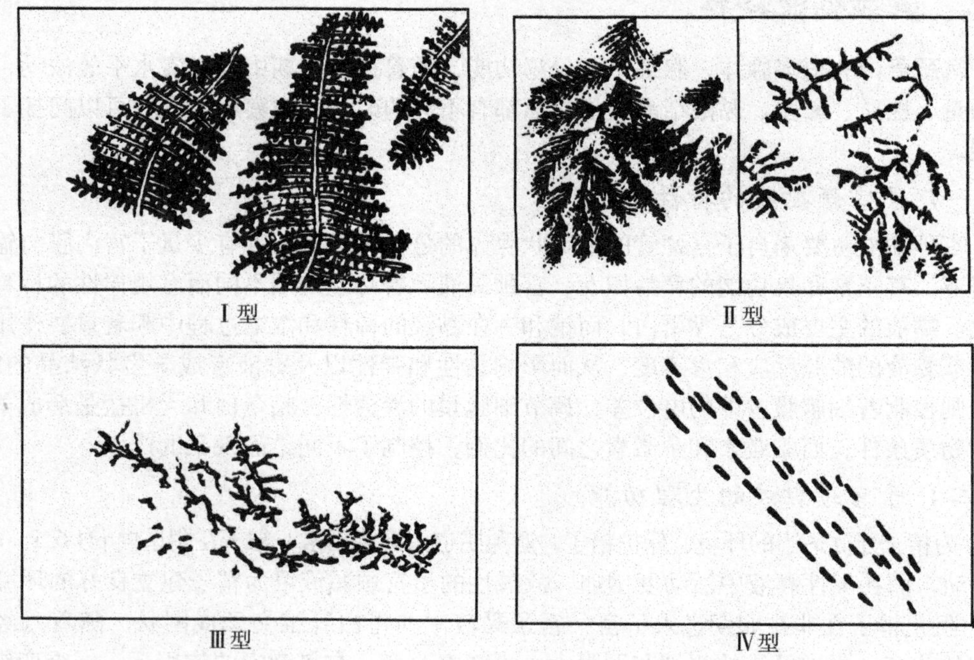

图 2－1　宫颈黏液结晶

Ⅰ型：典型的羊齿叶状结晶，主梗硬而直或略有弯曲，分枝密而长。

Ⅱ型：羊齿叶状结晶结构较稀疏，主梗软而弯曲，分枝短而不全，有时像金鱼草样分枝纤细。

Ⅲ型：羊齿叶状结晶已有离解，主梗断缺不全，分枝短而稀疏，呈离散存在。

Ⅳ型：已无羊齿叶状结构，片上仅见排列成行的狭长形椭圆体，较白细胞大 2～3 倍，透光度大，镜下有光感。

正常育龄妇女，月经周期中羊齿状结晶出现与消失有一定的规律性，在月经周期第 7 天左右开始出现，先是Ⅲ型结晶，逐渐转变为Ⅱ型，至排卵期则呈现典型的Ⅰ型结晶。排卵后又转为Ⅱ型，迅速成为Ⅲ型，再转变为椭圆体结晶（约在月经周期的第 22 天）。

3. 子宫颈黏液结晶检查的临床意义

（1）可以反映雌激素水平：闭经病例涂片中无羊齿状结晶或椭圆体表示雌激素水平极度低落。育龄妇女排卵期无典型的羊齿状结晶，拉丝长度不足 10cm，表示卵泡发育不良，雌激素水平不足。

（2）可以反映孕激素的水平：月经周期中的黄体晚期或早期妊娠期时，出现细小的羊齿状结晶，表示孕激素的水平不足。

（3）鉴别闭经的类型：定期做宫颈黏液检查，如结晶形态有正常的周期性变化，且在Ⅰ型结晶的相应时间，黏液拉丝有足够的长度，则说明卵巢功能良好，闭经原因在子宫本身。如闭经而黏液中无结晶出现，则闭经原因在性腺以上的部位。

（4）鉴别功能性子宫出血：功血（功能失调性子宫出血）病例在无流血时定期检查宫颈黏液，若在出血前还见到羊齿状结晶，说明是无排卵性功血。

（5）协助诊断早孕：如月经过期，黏液检查见椭圆体，黏液稠厚，拉丝仅1～2cm，椭圆体持续两周以上，则可能为妊娠（正确率90%以上）。如月经过期而黏液检查有羊齿状结晶，则是月经失调，不是妊娠。如果早孕检查见到不典型的椭圆体结晶，提示孕激素不足，有可能发生先兆流产。

（6）协助指导治疗：例如功血病例，用孕激素治疗而仍见到羊齿状结晶，提示用量不足。无排卵者在用促排卵药物后，观察黏液结晶的周期变化，有助于估价疗效。不孕病例，男女双方常规检查正常，在排卵期测定宫颈黏液中的含水量，可了解是否因黏液含水量不足（<93%）而使精子不易穿过，可及时纠正。

（伦巍巍）

第三节　阴道脱落细胞检查

阴道脱落细胞学检查，是通过观察女性生殖道脱落上皮细胞形态，早期诊断生殖道肉眼不易发现的恶性肿瘤及测定女性性激素水平的一项技术，由于方法简便，一直是防癌普查及妇科内分泌检查中不可缺少的手段之一。

一、涂片种类及标本采集

1. 阴道涂片　主要是了解卵巢或胎盘功能。对已婚妇女一般在阴道侧壁上1/3处轻轻刮取分泌物及细胞，以免混入深层细胞影响诊断。薄而均匀地涂于玻片上，置于95%乙醇固定。对未婚妇女用卷紧的无菌棉签先在氯化钠溶液中浸湿后，伸入阴道侧壁上1/3处涂抹，取出棉签，横放玻片上，向一个方向滚涂，置于95%乙醇内固定。

2. 宫颈刮片　是筛查早期宫颈癌的重要方法。取材应在宫颈外口鳞柱状上皮交界处，以宫颈外口为圆心，将木质小脚刮板轻轻刮取1周，避免损伤组织引起出血，影响结果。若白带过多，应先用无菌干棉球轻轻擦净黏液，再刮取标本。

3. 宫颈管吸片　用于了解宫颈管内情况。将宫颈表面分泌物拭净，以吸管轻轻放入宫颈口内，吸取宫颈管分泌物，制成涂片，也可用浸湿氯化钠溶液棉签伸入宫颈管内，轻轻旋转一周，取出做涂片。还可用宫颈双取器采取宫颈管细胞。宫颈双取器可同时采取宫颈鳞柱状上皮交界处及宫颈管上皮两处的标本。宫颈双取器顶端为毛刷，下连一个可活动的有毛刷的棱形架，架下方为一长柄，柄上有一活动套管。将双取器顶端的毛刷送入宫颈管内，带有毛刷的棱形架的斜面贴子宫颈外口表面，转动1周，取出双取器，将套管上移，棱形架和毛刷成一直线，在玻片上涂抹。涂片不宜太厚，也不要来回涂抹，以防细胞破坏。

4. 宫腔吸片　疑宫腔内有恶性病变时，可用宫腔吸片。先作妇科检查，明确子宫大小及位置，消毒外阴、阴道、宫颈口。将塑料管轻轻放入宫底部，上下左右移动吸取标本并制作成涂片。取出吸管时停止抽吸，以免将宫颈管内容物吸入。宫腔吸片标本可含有输卵管、卵巢或盆腔上皮细胞成分。

5. 局部印片　用清洁玻片直接贴按病灶处作印片，经固定、染色、镜检。常用于外阴及阴道的可疑病灶。

二、涂片染色方法

1. 巴氏染色法　目前常用的染色方法，适用于防癌及卵巢功能检查。
2. 绍氏染色法　主要适用于卵巢功能的测定。
3. 苏木素—伊红染色法　适用于防癌普查。

三、采集标本注意事项

（1）取标本前24小时禁性交、盆浴、阴道冲洗、阴道检查和上药等阴道内任何刺激，以免影响结果。

（2）采集标本时用的器械一定要干燥、清洁，不用润滑剂或任何化学物品。

（3）在做宫颈管吸刮片和宫颈吸片前必须严格消毒阴道及宫颈，注意无菌操作，以防感染。

（4）涂片及固定。取得标本后立即涂片，涂片时在玻璃片上向一个方向推移，涂布要薄厚均匀，涂片后立即固定于95%乙醇中，时间不少于15分钟，然后取出晾干。

四、正常阴道脱落细胞的来源及形态学特征

（一）阴道脱落细胞的来源及分布

阴道黏膜与子宫颈的阴道部被覆以复层鳞状上皮，至宫颈外口处移行为单层柱状上皮，再上行至子宫峡部组织内口处成为子宫内膜，在输卵管内则成为高柱状上皮。这些上皮细胞不断地更新、脱落，积聚于阴道后穹隆处，所以采取阴道后穹隆分泌液或用刮片刮取宫颈及阴道壁的上皮细胞，观察其形态学的特征，可供诊断、治疗的参考。正常阴道细胞涂片中常见的有下列数类。

1. 鳞状上皮细胞　约占脱落细胞数的80%，来源于阴道壁及子宫颈的阴道部。
2. 柱状上皮细胞　约占脱落细胞数的20%，来源于子宫颈的糜烂部、子宫颈管、子宫内膜、输卵管内膜。
3. 间质细胞　少见，仅见于月经期涂片中。
4. 非上皮性细胞　一般阴道涂片中多少有些白细胞，在炎症时，则可见到较多的中性粒细胞、浆细胞、淋巴细胞及红细胞。
5. 组织细胞（巨噬细胞）　形态大小不一，有吞噬功能，少见。
6. 微生物　如阴道杆菌、白色念珠菌、大肠杆菌、葡萄球菌等。

（二）细胞的形态学特征

1. 正常鳞形上皮细胞形态　女性生殖道的阴道以宫颈阴道部表面被覆复层鳞形上皮细胞，在正常卵巢功能影响下，复层鳞形上皮一般由十多层细胞组成。根据细胞的形态及成熟度，将复层鳞形上皮分为四层：从上皮底层到表面顺序分为基底层细胞、旁基底细胞、中层细胞和表层细胞四层（图2-2）。

2. 基底层细胞　细胞小而圆，直径为12~15 μm，胞质嗜碱，细胞核居中、圆形，染色质为均匀的网状结构，细胞核与细胞质比例为1∶1。这种细胞在涂片中较为少见，只有当炎症严重、上皮糜烂和溃疡影响到基底膜时才能见到。

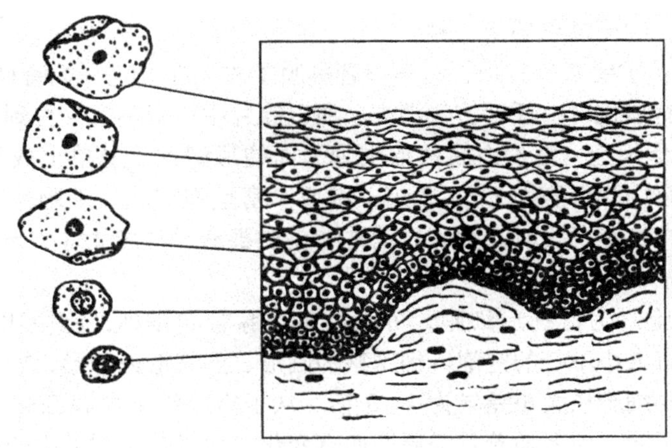

图 2－2 复层鳞状上皮的细胞分层

3. 旁基底细胞 也可称为外基底或中间基底细胞，形态呈圆形或卵圆形，主要特征是胞质厚而浓染，嗜碱性并富有弹性。细胞核居中或稍偏，形态、大小和染色与基底细胞相似，核质比例介于1：2～1：6。这种细胞较多出现在雌激素低落和宫颈有感染及炎症时。而在老年妇女阴道上皮高度萎缩时，旁基底细胞可能会出现退化的现象，此时细胞的胞质红染，核萎缩、致密。这种细胞亦可称为早熟角化细胞。

4. 中层细胞 是由旁基底细胞衍变而来的多形性细胞，常呈卵圆形、舟形或多边形。细胞质嗜碱、较薄，核大多位于中央，也可偏位。核质比例大于1：6。在正常卵巢功能影响下，涂片中多见的是一种多边形形态的细胞，但是此种细胞核常不萎缩，亦称角化前细胞。另外，妊娠时阴道上皮受孕激素的影响增生较盛，而角化受到抑制，中层细胞中舟形细胞特别多。这种细胞特点是胞质内糖原含量较丰富，故胞质厚而透明，在细胞边缘部尤为明显。细胞核卵圆，偏于一侧，核周透亮。此类细胞亦有“妊娠细胞”之称。当妊娠细胞成群脱落时，细胞排列常为特殊的“砌砖状”，较易识别。

5. 表层细胞 亦称角化鳞形上皮细胞。表层细胞形态表现是细胞扁平，为多边形，有时边缘有皱褶或褶卷，胞质极薄，嗜酸偶嗜碱，细胞核萎缩致密，核质比例大于1：10。

中层细胞和表层细胞都可呈多边形，区分点是前者核不萎缩而后者核萎缩。

以上四层细胞完全但是人为区分的，因为细胞在逐渐发育成熟过程中各层细胞之间并无明显的分界线，细胞分类是细胞学者们为了诊断上的需要根据细胞特点人为分类而成。

（三）正常柱形上皮细胞形态

女性生殖道的柱形上皮主要被覆在宫颈移行带以上部位，在组织学上柱形上皮与基底膜垂直，柱形上皮厚度可以从单层到假复层。上皮细胞的形态则根据其功能（保护、分泌、吸收）而有不同。

1. 柱形上皮细胞形态 涂片中的柱形上皮细胞形态为细长的圆柱形或圆锥形，细胞核位于细胞的基底部，圆形或卵圆形，染色质为均匀的细颗粒状结构。核仁比较明显，有时可出现多个核仁。胞质丰富，嗜碱，泡沫状透亮，或有单个或多个空泡。柱形细胞从形态上可分为黏液分泌细胞和纤毛细胞两类。

（1）黏液分泌细胞：主要来自宫颈管和子宫内膜上皮。细胞特点是胞质薄而有多个空泡，当空泡较大时，细胞核可偏于一侧。

（2）纤毛细胞：主要来自宫颈管和输卵管黏膜上皮，在细胞一端有许多纤毛垂直突出，呈浅伊红色，当细胞退化时，纤毛首先消失，所以涂片中一般不容易见到纤毛。

2. 宫颈内膜柱形细胞　宫颈内膜柱形细胞为高柱形细胞，呈单个或片状排列。细胞大小不甚一致，较子宫内膜细胞大1.5~2倍，胞质丰富呈泡沫状。细胞核圆形，常可有轻度畸形或双核，特别在细胞退化时，细胞质消失，仅剩裸核，裸核大小差异为5~7倍，有时还可见到一个小的核仁。

3. 子宫内膜细胞　为低柱形细胞，可呈堆集或脉管状排列，胞质比宫颈内膜细胞少，细胞边缘不清楚，有大小不一的空泡。细胞核为圆形、卵圆形或肾形，染色质排列有轻度不规则，在退行性变时细胞核大小差异为4~5倍。从子宫腔吸出内膜细胞与脱落于阴道中的细胞在涂片中表现不同，前者随着月经周期而有变化，而脱落于阴道中的内膜细胞周期性变化不明显。

五、癌细胞的特征

由于癌组织的代谢比正常组织高，癌细胞彼此之间的结合力较低，细胞脱落亦较正常细胞为快，所以癌组织面积即使很小，甚至在肉眼未能显示早期癌的病变，脱落细胞的数目已有很多。这就为早期诊断提供有利条件。阴道涂片中脱落的恶性细胞最常见的是鳞形上皮细胞。从脱落细胞中找到恶性细胞是诊断癌的重要参考依据，但不能确立癌的位置。而且脱落细胞容易变形，故对癌的最后确诊应以活组织病理检查为准。

上皮细胞的种类很多，形态也各有差异，但当细胞恶变后，就具有许多共同的特征。癌细胞的特征是综合性的。在所有特征中，细胞核形态和结构的改变是主要的依据。

（一）细胞核的改变

1. 核大　癌细胞在形成过程中，细胞核的蛋白合成很旺盛，比细胞质增长的速度快，所以细胞核增大十分明显，可增大2~5倍不等，甚至有巨核形成。但是有少数癌细胞，如小细胞型，细胞核可正常大小甚至变小。

2. 核畸形　某些癌细胞，特别是晚期癌细胞核失去原有规则均匀的形态。有核拉长、分叶、出芽、核边内凹等各种不规则奇怪状态，反映了DNA为非整倍体。但有些分化较高的肿瘤细胞核的畸形并不十分明显，因而较难识别。

3. 核深染　由于癌细胞核内染色质过剩、分布不均，使细胞核感染结块，有的甚至如墨水滴样，以至分不清楚其中结构。有的深浅不匀致核内可有透明区域。但某些正常细胞核在生理性退化固缩时也会有深染，这是一种退行性变，与癌细胞不难区别。后者核大而深染，前者核萎缩，并有极为丰富的胞质。

4. 核膜增厚并不规则　由于细胞核内染色质分布不均，尤其在早期癌时染色质常向核边作离心性集结，故形成核膜不均匀地增厚、皱褶或凹凸不平。

（二）细胞质的改变

细胞质改变在诊断癌细胞中不是主要的依据，但细胞质的变化却说明了该细胞分化成熟的程度。有些癌细胞其形态如基底细胞或更小，细胞核增大不明显，用巴氏染色法染色后细胞质常染成显著的鲜红或橘黄色。这类细胞质特殊着色在诊断时较有诊断价值。但是大部分已分化的癌细胞的胞质染色无特殊变化。

(三) 核质比例失常

癌细胞的发展过程中，核增大速度超过细胞成熟速度，因此核质之间比例不能维持原状态，造成核质比例的失调，即癌细胞核质比超过原来正常上皮细胞核与胞质的比例。核质比例失常对大多数已分化的癌细胞的诊断具有重要的作用。

(四) 整个细胞的改变

为一种非特征性的改变，可作为诊断时参考。主要表现为细胞与核不成比例的增大，细胞之间大小差别很大，甚至高达10倍，而且细胞可变得奇形怪状，如纤维状、蝌蚪状等。

(五) 涂片背景

癌组织发生出血、坏死时涂片中出现一些现象，称之为“阳性背景”或“肿瘤背景”。肿瘤背景包括涂片中有细胞碎片、炎性渗出物、陈旧性或新鲜出血（图2－3）。

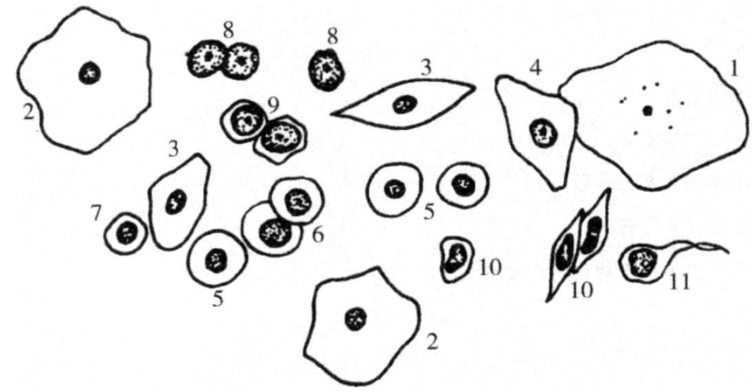

图2－3　涂片中鳞状上皮细胞及癌细胞

1. 表层细胞，角化不全；2. 表层细胞；3. 中层细胞；4. 中层细胞，核增大；5. 旁基底细胞；6. 旁基底细胞核增大；7. 基底细胞；8. 圆形裸核癌细胞；9. 圆形癌细胞；10. 小细胞型鳞癌细胞；11. 蝌蚪形癌细胞

六、阴道脱落细胞学诊断的报告形式

报告形式主要为分级诊断及描述性诊断，国内目前多用分级诊断法，应用巴氏五级分类法较多。

(一) 巴氏五级分类法

巴氏Ⅰ级：正常。为正常阴道细胞涂片。

巴氏Ⅱ级：炎症。细胞核普遍增大，淡染或有双核，也可见核周晕或胞浆内空泡。一般属良性改变或炎症。临床分为ⅡA及ⅡB。ⅡB是指个别细胞核异质明显，但又不支持恶性；其余为ⅡA。

巴氏Ⅲ级：可疑癌。主要是核异质，表现为核大、深染，核形不规则或双核。对不典型细胞，性质尚难肯定。

巴氏Ⅳ级：高度可疑癌。细胞有恶性特征，但在涂片中恶性细胞较少。

巴氏Ⅴ级：癌。具典型的多量癌细胞。

（二）TBS 分类法及其描述性诊断内容

为了使宫颈阴道细胞学的诊断报告与组织病理学术语一致，使细胞学报告与临床处理密切结合，1988 年美国制订阴道 TBS（the bethesds system）命名系统（表 2－1），1991 年被国际癌症协会正式采用。我国目前应用较少，但在逐步推广。TBS 分类法、TBS 描述性细胞病理学诊断报告中包括：为临床医师提供有关标本（涂片）质量的信息，病变的描述，细胞病理学诊断及对处理的建议。TBS 描述性诊断的主要内容包括：

表 2－1　阴道脱落细胞学的 TBS 分类法

标本质量

　满意

　大致满意但有以下不足（描述其不足原因）

　不满意（描述其原因）

概述（选择性）

　良性的细胞改变

　　感染　滴虫性阴道炎

　　　　　真菌，形态学拟似白色念珠菌

　　　　　阴道菌群，主要为球菌

　　　　　形态学拟似放线菌

　　　　　单纯疱疹病毒所致的细胞学改变

　　　　　其他*

　　反应性改变

　　　　　碱性细胞改变并发于：

　　　　　　炎症（包括典型的修复现象）

　　　　　　萎缩性改变及炎症（萎缩性阴道炎）

　　　　　　放射后改变

　　　　　　放置官内节育器后改变

　　　　　　其他

上皮细胞异常

　鳞状细胞

　　不典型的鳞状细胞，其意义尚未能确定（定性**）

　　低级别（low grade）鳞状上皮内病变

　　　（LISL）包括：人乳头状瘤病毒

　　　（HPV）轻度不典型增生，CIN

　　高级别（high grade）鳞状上皮内病变（HISL）

　　　包括中度及重度不典型增生，原位癌，CIN_2 及 CIN_3

　　鳞状细胞癌

　腺上皮细胞

　　　内膜细胞，绝经期后妇女。细胞显示为良性

续表

不典型的腺上皮细胞，其意义尚未能确定（定性**）
宫颈管腺癌
子宫内膜腺癌
子宫外的腺癌
腺癌，来源不明
其他恶性肿瘤（标定其特征）
内分泌水平评估（只用于阴道细胞）
内分泌水平与年龄及病史不符（标定其特征）
不能评估内分泌水平（标定其特征）

注：* HPV 所致的细胞学改变—挖空细胞异形增生。湿疣性异形增生的属低级别 LSLL。

** 对意义未明确的不典型鳞状上皮细胞，应尽可能进一步定性，或倾向于反应性改变或癌前病变或癌。

1. 感染　有无真菌、细菌、原虫、病毒等感染。可诊断为滴虫性阴道炎、念珠菌性阴道炎、细菌性阴道病、衣原体感染、单纯疱疹病毒或巨细胞病毒感染，以及人乳头状瘤病毒（HPV）感染等。

2. 反应性和修复性改变　如炎症（包括萎缩性阴道炎）或宫内节育器引起的上皮细胞反应性改变，以及放射治疗后的反应性改变。

3. 上皮细胞异常

（1）鳞状上皮细胞异常：①不典型鳞状上皮细胞，性质待定。②低度鳞状上皮内病变：包括 HPV 感染，鳞状上皮轻度不典型增生，宫颈上皮内瘤样病变Ⅰ级。③高度鳞状上皮内瘤样病变：包括鳞状上皮中度和重度不典型增生及原位癌，宫颈上皮内瘤样病变Ⅱ级和Ⅲ级。④鳞状上皮细胞癌。

（2）腺上皮细胞异常：①绝经后出现的良性子宫内膜细胞。②不典型增生腺上皮细胞，性质待定。③宫颈腺癌。④子宫内膜腺癌。⑤宫外腺癌。⑥腺癌，性质来源待定。

4. 其他恶性肿瘤细胞　阴道细胞学检查具有简单、迅速、无痛苦、诊断率高等优点，已被广泛应用于临床及防癌普查，但也有其局限性。因阴道与外界相通，各种干扰因素较多，特别是炎症时，异形的细胞有时与癌细胞难以区别，此外，当癌在子宫颈管、宫腔、输卵管时，不能直接刮片取材，因此阳性率较低。阴道脱落细胞学检查，只能初步说明有否癌症，不能确定部位，也不能了解有无浸润，故最后的确诊，必须依靠做活组织检查。

七、阴道脱落细胞学的内分泌检查

（一）卵巢性激素对阴道上皮细胞的影响

阴道的复层鳞状上皮，尤其是阴道上段的上皮，其生长、发育、成熟直接受性激素的影响。因此通过阴道脱落细胞涂片检查，可以反映卵巢功能。阴道上皮细胞对雌激素的效应较其他激素更为敏感，所以阴道脱落细胞涂片可以作为临床判断雌激素水平的指标。

1. 雌激素　雌激素对阴道上皮的作用主要是使各层细胞增生并成熟，促使底层细胞向中层细胞分化，中层细胞向表层细胞分化，并成熟而脱落。在各层细胞发展的过程中，细胞核的结构，亦从疏松的网状成为致密紧缩，细胞质从厚到薄，染色从嗜碱到嗜酸。不同的年龄、月经周期中的不同阶段，由于雌激素的水平不一致而脱落的阴道上皮，亦随之而有不同的表现，因此可用以了解卵巢功能。

2. 孕激素　正常黄体期的阴道上皮是在经过雌激素作用的基础上，又受到雌、孕激素的协同作用，使细胞大量脱落，出现明显的堆聚现象，以中层细胞增多为主，有堆集皱褶和卷边。反之，孕激素对没有雌激素作用过的萎缩型阴道上皮的影响是极其轻微的，只能使阴道上皮轻度增生。涂片上只看到较为肥大的旁基底层细胞和中层细胞，细胞分散，平铺，无堆集和皱褶。

3. 雄激素　正常情况下女性体内雄激素水平甚低，不影响阴道上皮的变化。但若大剂量治疗时，则其对阴道上皮的作用类似孕激素。

（二）脱落细胞学诊断卵巢功能的标准

1. 卵巢功能低落　以底层细胞计数分级，轻度低落：底层细胞20%以下（有时底层细胞红染成致密核）；中度低落：底层细胞20%～40%；高度低落：底层细胞40%以上或全部为底层细胞，这类涂片见于产后、哺乳期闭经及绝经后的卵巢功能衰退者，以及卵巢切除术后、盆腔放射治疗后、原发或继发卵巢功能低落情况下，或胎儿、胎盘功能不良者。

2. 卵巢功能影响　当涂片中无底层细胞时，则以角化细胞或致密核表层细胞计数分级，此称为卵巢功能影响。

轻度影响：角化细胞或致密核表层细胞占20%以下。

中度影响：角化细胞或致密核表层细胞占20%～60%。

高度影响：角化细胞或致密核表层细胞占70%以上。

正常育龄妇女的阴道脱落细胞呈周期性变化，在一定幅度内波动。在早期卵泡期或月经前期多属雌激素轻度影响或略高。排卵期往往为中高度影响。在功能性闭经者，阴道涂片无周期性变化，且常处于低落状态。

（三）衡量激素水平的几种常用指数

1. 成熟指数（MI）　是以底层、中层、表层三细胞所占的百分比表示。例如底层细胞5%，中层细胞70%，表层细胞25%，以5/70/25来表示。这个方法反映了各层细胞的动态情况。当卵巢功能低落时，则左侧数字增大，称左移现象；当右侧数字增大时，称为右移现象，表示雌激素水平增高。若中层数字增大，称为居中，表示成熟不全。三层百分率相称为展开，表示有超量的雄激素影响。

2. 角化指数（CI）　指表层细胞中嗜酸性致密核细胞的百分率，这是鳞形上皮细胞中最成熟的细胞，用作表示雌激素的水平。

3. 胞质嗜伊红指数（EI）　指鳞形上皮细胞中，其胞质红染细胞的百分率。因这种红染的嗜酸性细胞绝大部分是表层细胞，故亦可作为了解雌激素水平的指标。但在阴道有炎症的情况下，因外界刺激干扰，细胞红染的机会增多，这就影响其正确性。

4. 致密核指数（KI）　指鳞形上皮细胞中的表层致密核细胞的百分率，它也表示雌激素的水平。所以MI、CI、EI、KI都是表示雌激素水平，指数百分率与雌激素水平皆成正比。

5. 皱褶指数（FI）　指在鳞形上皮细胞中，其胞质边缘皱褶细胞与扁平细胞的百分率，不管其胞质红染或蓝染，也不管其核的形态。此指数主要是衡量孕激素的水平。

6. 堆集细胞指数（CrI） 是指四个以上集合成群的细胞与分散的细胞数之比。其意义与皱褶指数相似。

体内激素是处于一个动态变化中，阴道上皮也随之而有不同的演变，故阴道细胞学检查不应该是单次的，必须定期作连续的观察，并结合病史、检查、基础体温等，才能作出比较正确的判断。

（四）女子一生中各阶段阴道涂片表现

1. 新生儿期 因受胎盘所分泌的性激素的影响，其阴道细胞涂片同成熟期妇女的阴道涂片非常相似，背景清晰，以中层细胞为主，少量表层细胞。成熟指数为约在0/95/5。以后胎盘激素影响逐渐消失，阴道上皮萎缩，成熟指数左移成100/0/0或70/30/0，大多数为外基底细胞，少量中层细胞，无表层细胞。

2. 儿童期 涂片成熟指数波动于100/0/0～70/30/0范围内。

3. 青春前期及青春期 9～10岁时卵巢开始发育，性激素分泌逐渐增加，阴道上皮增生。随着年龄的增长，成熟指数逐渐右移，然卵巢功能尚不稳定，可于阴道涂片中表现出来。至12～15岁时，卵巢发育渐趋成熟，性激素渐活跃，成熟指数0/70/30或0/60/40。

4. 生育期 在这时期，卵巢发育成熟，卵泡按期排卵，阴道细胞受不同的性激素的影响而有周期性变化。

（1）月经期：涂片内出现子宫内膜细胞和大量红细胞、黏液、多形核白细胞及细菌等。在行经之初，涂片内仍显示有黄体酮影响，在行经后数天，则开始有雌激素的作用，表现为表层细胞逐渐增多。

（2）卵泡期：从月经干净到排卵前，也是卵泡开始发育至成熟的阶段。此期细胞涂片多数为卵巢功能中度影响，少数为轻度影响，个别出现高度影响。成熟指数0/80/20～0/60/40，角化指数15%～30%。

（3）排卵期：约行经前14天。以卵巢功能中、高度影响为主，极个别可出现轻度影响，雌激素水平达高峰。成熟指数0/35/65～0/30/70，角化指数45%～70%。

（4）排卵后期：此期黄体开始分泌孕激素，涂片背景较混浊，细胞较聚拢成群，胞质开始卷褶。由于孕激素影响，角化指数较排卵期略低。

（5）黄体期：在雌激素、孕激素作用下，细胞脱落量增多，涂片以卵巢功能中、轻度影响为主，少数见高度影响。成熟指数0/80/20～0/60/40，角化指数20%～30%。

（6）月经前期：此时黄体已萎缩，孕激素、雌激素都下降，涂片中以卵巢功能轻度影响为多，中度影响次之，偶可见高度影响。

（7）更年期、绝经期：由于卵巢衰退不同，故涂片表现的个体差异很大。一般是无排卵型，一开始有一定的雌激素影响，以后逐渐减弱至绝经期。卵巢进入衰竭阶段，涂片表现较稳定，无明显波动。初期涂片表现呈拥挤型，成熟指数均为10/80/10，最后呈萎缩型，成熟指数40/40/20～100/0/0。

（伦巍巍）

第四节 活组织检查

活组织检查是指在机体的病变部位或可疑病变部位采取少量组织进行冰冻或常规病理检查，简称为活检。在多数情况下，活检结果可以作为最可靠的术前诊断依据。妇科常用的活组织检查主要包括：外阴活检、阴道活检、宫颈活检、子宫内膜活检、诊断性子宫颈锥形切除及诊断性刮宫。有时出于术中诊断的需要也可进行卵巢组织活检、盆腔淋巴结活检、大网膜组织活检以及盆腔病灶组织活检等，本节不作赘述。

一、外阴活组织检查

（一）适应证

（1）外阴部赘生物或溃疡需明确病变性质。

（2）外阴色素减退性疾病需明确其类型或排除恶变。

（3）疑为外阴结核、外阴尖锐湿疣及外阴阿米巴病等外阴特异性感染需明确诊断。

（4）外阴淋巴结肿大原因不明。

（二）禁忌证

（1）外阴急性炎症。

（2）疑为恶性黑色素瘤。

（3）疑为恶性滋养细胞疾病外阴转移。

（4）尽可能避免在月经期施行。

（三）方法

患者取膀胱截石位，常规外阴消毒，铺无菌孔巾，以0.5%利多卡因作局部浸润麻醉。根据需要选取取材部位，以刀片或剪刀剪取或切取适当大小的组织块，有蒂的赘生物可以剪刀自蒂部剪下，小赘生物也可以活检钳钳取。局部压迫止血、电凝止血或缝扎止血。标本根据需要作冰冻切片检查或以适当固定液（多为10%甲醛或95%乙醇）固定后作常规组织病理检查。

（四）注意事项

（1）所取组织须有足够大小，一般要求须达到直径5mm以上。

（2）表面有坏死溃疡的病灶，取材须达到足够深度以达到新鲜有活性的组织。

（3）有时需作多点活检。

（4）所取组织最好包含部分正常组织。

二、阴道活检

（一）适应证

（1）阴道壁赘生物或溃疡需明确病变性质。

（2）疑为阴道尖锐湿疣等特异性感染需明确诊断。

（二）禁忌证

（1）外阴阴道急性炎症。

（2）疑为恶性黑色素瘤。

（3）疑为恶性滋养细胞疾病阴道转移。

（4）月经期。

（三）方法

患者取膀胱截石位，常规外阴消毒，铺无菌孔巾，阴道窥器暴露取材部位并再次消毒，剪取或钳取适当大小的组织块，有蒂的赘生物可以剪刀自蒂部剪下，小赘生物可以活检钳钳取。局部压迫止血、电凝止血或缝扎止血，必要时阴道内需填塞无菌纱布卷以压迫止血。标本根据需要作冰冻切片检查或以适当固定液（多为10%甲醛或95%乙醇）固定后作常规组织病理检查。

（四）注意事项

阴道内填塞的无菌纱布卷须在术后24～48小时取出，切勿遗忘；其余同外阴活检。

三、宫颈活检

（一）适应证

（1）宫颈糜烂接触性出血，疑有宫颈癌需确定病变性质。

（2）宫颈脱落细胞涂片检查巴氏Ⅲ级或以上。

（3）宫颈脱落细胞涂片检查巴氏Ⅱ级，经抗感染治疗后复查仍为巴氏Ⅱ级。

（4）肿瘤固有荧光检查或阴道镜检查可疑阳性或阳性。

（5）宫颈赘生物或溃疡需明确病变性质。

（6）疑为宫颈尖锐湿疣等特异性感染需明确诊断。

（二）禁忌证

（1）外阴阴道急性炎症。

（2）月经期、妊娠期。

（三）方法

（1）患者取膀胱截石位，常规外阴消毒，铺无菌孔巾。

（2）阴道窥器暴露宫颈，拭净宫颈表面黏液及分泌物后行局部消毒。

（3）根据需要选取取材部位，剪取或钳取适当大小的组织块：有蒂的赘生物可以剪刀自蒂部剪下；小赘生物可以活检钳钳取；有糜烂溃疡的可于肉眼所见的糜烂溃疡较明显处或病变较深处以活检钳取材；无明显特殊病变或必要时以活检钳在宫颈外口鳞状上皮与柱状上皮交界部位选3点、6点、9点、12点处取材；为提高取材的准确性，可在宫颈阴道部涂以复方碘溶液，选择不着色区取材；也可在阴道镜或肿瘤固有荧光诊断仪的指引下进行定位活检。

（4）局部压迫止血、电凝止血或缝扎止血，手术结束时以带尾纱布卷压迫止血。

（5）标本根据需要作冰冻切片检查或以适当固定液（多为10%甲醛或95%乙醇）固定后作常规组织病理检查。

（四）注意事项

（1）阴道内填塞的带尾无菌纱布卷须在术后12小时取出，切勿遗忘。

（2）外阴阴道炎症可于治愈后再作活检。

(3) 必要时妊娠期也可在做好预防和处理流产与早产的前提下做活检，但须向患者及其家属讲明活检的必要性以及可能后果，取得理解和同意后方可施行。

(4) 其余同外阴活检。

四、诊断性刮宫与子宫内膜活检

诊断性刮宫简称“诊刮”，其目的是刮取宫腔内容物（子宫内膜及宫腔内其他组织）作病理组织检查以协助诊断。若要同时除外宫颈管病变，则需依次刮取宫颈管内容物及宫腔内容物进行病理组织学检查，称为分段诊断性刮宫简称“分段诊刮”。有时仅需从宫腔内吸取少量子宫内膜组织作检查，称为子宫内膜活检。

（一）子宫内膜活检

1. 适应证

(1) 月经失调或闭经，需了解子宫内膜变化及其对性激素的反应。

(2) 子宫异常出血或绝经后阴道流血，需明确诊断。

(3) 阴道异常排液，需检查宫腔脱落细胞或明确有无子宫内膜病变。

(4) 不孕症，需了解有无排卵或疑有子宫内膜结核。

2. 禁忌证

(1) 外阴阴道及宫颈急性炎症，急性或亚急性盆腔炎。

(2) 可疑妊娠。

(3) 急性或严重全身性疾病，不能耐受小手术者。

(4) 手术前体温 >37.5℃。

3. 方法

(1) 取材时间：①月经周期正常需了解卵巢功能。于月经期前 1～2 日或月经来潮 12 小时内取材。②闭经。随时可取。③功血。如疑为子宫内膜增生过长，应于月经前 1～2 日或月经来潮 24 小时内取材；如疑为子宫内膜剥脱不全，则应于月经第 5～7 日取材。④不孕症需了解有无排卵。于月经期前 1～2 日取材。⑤疑有子宫内膜癌。随时可取。⑥疑有子宫内膜结核。于月经期前 1 周或月经来潮 12 小时内取材，取材前 3 日及取材后 3 日每日肌肉注射链霉素 0.75 g 并口服异烟肼 0.3g，以防引起结核扩散。

(2) 取材部位：一般于子宫前、后壁各取 1 条内膜，如疑有子宫内膜癌，另子宫底再取 1 条内膜。

4. 手术步骤

(1) 排尿后取膀胱截石位，外阴、阴道常规消毒，铺无菌孔巾。

(2) 做双合诊检查，了解子宫大小、位置及旁组织情况。先用阴道窥器暴露宫颈，再次消毒宫颈与宫颈管，钳夹宫颈前唇或后唇，子宫探针缓缓进入，探子宫方向及宫腔深度。

(3) 若宫颈内口过紧，可用宫颈扩张器扩张至小刮匙能进入为止。以专用活检钳或小刮匙按上述要求部位钳取或自上而下刮取宫腔内容物。有时若仅需少量组织或脱落细胞，对取材部位也无特殊要求，也可以一根无菌导尿管插入宫腔，以 50ml 注射器抽吸形成负压后抽动导尿管以获得宫腔组织，将所获得的组织置于无菌纱布上，同法再钳取或刮取另一条组织。

(4) 取下纱布上的全部组织固定于 10% 甲醛溶液或 95% 乙醇中，送病理检查。

5. 注意事项

（1）阴道及宫颈、盆腔的急性炎症者应治愈后再作活检。

（2）出血、子宫穿孔、感染是最主要的并发症，术中、术后应注意预防液体。有些疾病可能导致术中大出血，应于术前建立通路，并做好输血准备，必要时还需做好开腹手术准备；哺乳期、产后、剖宫产术后、绝经后、子宫严重后屈等特殊情况下尤应注意避免子宫穿孔的发生；术中严格无菌操作，术前、术后可给予抗生素预防感染，一般术后2周内禁止性生活及盆浴，以免感染。

（二）诊断性刮宫

1. 适应证

（1）子宫异常出血或阴道异常排液，需明确诊断。

（2）影像检查提示宫腔内有组织残留，需证实或排除子宫内膜癌、子宫内膜息肉或流产等疾病。

（3）月经失调或闭经，需了解子宫内膜变化及其对性激素的反应或需要紧急止血。

（4）不孕症，需了解有无排卵或疑有子宫内膜结核。

2. 禁忌证　外阴阴道及宫颈急性炎症，急性或亚急性盆腔炎。

3. 方法　一般不需麻醉。对宫颈内口较紧者，酌情给予镇痛剂、局麻或静脉麻醉。

（1）排尿后取膀胱截石位，外阴、阴道常规消毒，铺无菌孔巾。

（2）做双合诊，了解子宫大小、位置及宫旁组织情况。

（3）用阴道窥器暴露宫颈，再次消毒宫颈与宫颈管，钳夹宫颈，子宫探针缓缓进入，探明子宫方向及宫腔深度。若宫颈口过紧，可根据所需要取得的组织块大小用宫颈扩张器扩张至小号刮匙或中、大号刮匙能进入为止。

（4）阴道后穹隆处置盐水纱布一块，以收集刮出的内膜碎块。用刮匙由内向外沿宫腔四壁及两侧宫角有次序地将内膜刮除，并注意宫腔有无变形及高低不平。

（5）取下纱布上的全部组织固定于10%甲醛溶液或95%乙醇中，送病理检查。

4. 注意事项

（1）对出血、子宫穿孔、感染的防治基本与子宫内膜活检相同。

（2）若刮出物肉眼观察高度怀疑为癌组织时，不应继续刮宫，以防出血及癌扩散。

（3）若肉眼观察未见明显癌组织时，应全面刮宫，以防漏诊及术后因宫腔组织残留而出血不止。

（三）分段诊刮

分段诊刮的目的是为了区分子宫内膜病变与宫颈病变。主要适用于绝经后子宫出血或老年患者疑有子宫内膜癌，或需要了解宫颈管是否被累及时。分段诊刮多在出血时进行，操作时先不探查宫腔深度，以免将宫颈管组织带入宫腔混淆诊断。用小刮匙自宫颈管内口至外口顺序刮宫颈管一周，将所刮取宫颈管组织置纱布上，然后刮匙进入宫腔刮取子宫内膜。刮出宫颈管黏膜及子宫腔内膜组织分别装瓶送检。其余操作及注意事项均与一般诊刮相同。

（伦巍巍）

第五节 输卵管通气术及通液术

输卵管通气术及通液术都是测定输卵管是否通畅的方法，并且具有一定的治疗作用。由于输卵管通气术有可能发生气体栓塞的危险，故近年来临床上较少应用。但如应用 CO_2 和 O_2，而且注意遵守常规操作步骤，则此种危险多可以避免。近年来通液术已被广泛应用。

一、适应证

（1）原发性或继发性不孕症，男子精液正常，疑有输卵管阻塞者。

（2）检验和评价输卵管绝育术、输卵管再通术和输卵管成形术的效果。

（3）对输卵管腔轻度粘连有疏通作用。

（4）输卵管再通术后经宫腔注射药液，可防止吻合处粘连，以保证手术效果。

二、禁忌证

（1）内、外生殖器官急性炎症，慢性盆腔炎急性或亚急性发作时。

（2）月经期或有子宫出血者。

（3）有严重全身性疾病，如心、肺功能异常，不能耐受手术者。

三、时间选择

以月经干净后 3 ~7 日为宜。

四、方法

（一）输卵管通气术

1. 器械　阴道窥器、长弯钳、子宫颈钳、子宫颈导管、输卵管通气机。

2. 操作步骤

（1）患者排尿后取膀胱截石位，外阴、阴道常规消毒，铺无菌巾，双合诊了解子宫位置、大小。放阴道窥器暴露宫颈，再次消毒阴道及宫颈，用子宫颈钳钳夹宫颈前唇，沿宫颈方向置入子宫颈导管，并使其与宫颈外口紧密相贴。

（2）将子宫颈导管与输卵管通气机相连，徐徐通入气体，CO_2 或 O_2 均可，同时由助手用一听诊器在患者下腹部两侧进行听诊。当压力升达 70 ~100mmHg 时，压力表自动下降到 20 ~30mmHg，以及在下腹部听到气泡音（气体通过输卵管伞端进入腹腔内的气泡音），说明输卵管较通畅。如经重复试验，当加压达 140 ~150mmHg 时压力下降，说明输卵管原有轻度粘连或阻塞已经被分离，或痉挛已缓解而变通畅。

（3）术毕取出宫颈导管，再次消毒宫颈、阴道，取出阴道窥器。输卵管较通畅者，在坐起及站立时，常感到肩痛，这是由于经输卵管通入腹腔的气体上升刺激横膈的神经末梢所致。此时若作 X 线腹部透视，横膈下可见游离气体。双侧输卵管梗阻者则无此现象。

3. 注意事项

（1）手术前先作器械检查，使气体通过子宫颈导管，证实通畅，方可应用。

（2）通气术时子宫颈导管必须贴紧宫颈外口，以免漏气。

（3）通气时，速度不可过快（60ml/min 为宜），并随时注意患者的感觉，一般加压10mmHg 应稍停，最高气体压力一般不可超过 200mmHg，以免输卵管壁受伤或破裂，甚至引起内出血。

（4）通气压力不高即引起患者不适，可能为输卵管一时痉挛所致。可肌内注射阿托品0.5mg 加以证实。

（5）如需重复试验，应先放出气体，休息片刻后再进行，一般重复不应超过两次。

（6）手术后可酌情应用抗生素。

（7）前述横膈刺激症状严重者，有时可出现休克。应让患者取头低臀高位，使腹腔内气体趋向盆腔，可减轻刺激，往往症状即可缓解。

（二）输卵管通液术

1. 器械　阴道窥器、宫颈钳、长弯钳、子宫颈导管，另备注射液，20ml 注射器，简单压力表，Y 型接管及橡皮管。

2. 操作步骤

（1）排尿后取膀胱截石位，消毒，铺巾，阴道检查，暴露宫颈，夹持宫颈，插入导管同“输卵管通气术”。

（2）将宫颈导管与压力表，注射器用 Y 型接管相连。压力表应高于接管水平，以免注射液进入压力表。

（3）注射器内装有 20ml 无菌氯化钠溶液（内含庆大霉素 8 万 U），缓慢推注，压力不可超过 160mmHg（1mmHg = 133.3Pa）。若输卵管闭塞，注入 4 ~ 5ml 时，患者即感到下腹部胀疼，此时压力表上压力持续上升，不见下降。若输卵管较通畅，注入无菌氯化钠溶液20ml 毫无阻力，压力维持在 60 ~ 80mmHg 以下，患者并无腹胀不适，停止注射后，压力迅速自行下降，表示所注液体已顺利进入腹腔。反复试验情况均同。也可不用压力表，直接用注射器向宫颈导管内推注。凡经缓慢注入 20ml 氯化钠溶液而无阻力，患者亦无不适感者，说明输卵管较通畅；若勉强注入不足 10ml 即受阻（不易推进，同时患者感下腹部胀痛），停止推注后液体又回流至注射器内，表明输卵管壁塞；若再经加压注射，又能逐渐推进，表示输卵管原有轻度粘连已经分离。若要鉴别哪一侧输卵管梗阻，可在通液过程中将听诊器分别置于下腹部相当于输卵管处，若能听到液过水声，提示该侧输卵管较通畅。

（4）通液完毕后处理同“通气术”。

3. 注意事项

（1）注射用氯化钠溶液温度以接近体温为宜，以免液体过冷刺激输卵管发生痉挛。

（2）注射时务必使宫颈导管贴紧宫颈外口，以免液体外漏。

（3）术后两周内禁性生活及盆浴，并酌情应用抗生素。

（阿艳妮）

第三章　妇产科一般治疗

第一节　激光疗法

激光是20世纪60年代发展起来的一门新技术，被称为是20世纪最重大的四项科技成果（原子能、半导体、计算机、激光）之一。应用激光治疗疾病的方法称为激光疗法（laser therapy）。

一、激光的生物学效应

（一）热效应

光子作用于生物分子时被吸收和激活，并激活生物分子，被激活的生物分子通过与其他分子的多次碰撞，产生热效应。应用高能量密度的激光照射生物组织时，这种热效应可以使组织凝固、炭化和激化，是激光外科的基础。

（二）机械效应

激光作用于机体后，可以产生如光压效应、电致伸缩效应、反向压力效应，膨胀与声学效应尤为明显。这些机械效应使激光在作用于不同组织时，产生不同的治疗作用。

（三）电磁场效应

激光能产生很强的电磁场，作用于机体时，可改变组织的导电性，影响组织内自由基的形成，从而诱发细胞内各种生物学改变。

（四）光化效应

光能可以激活在组织内或细胞内发生的某些化学反应，由于激光的能量密度高，所以激光引起的这种光化反应同一般光辐射引起的有所区别。

（五）生物刺激效应

是生物体对低功率激光照射时所表现的复杂反应，可以使其恢复正常的生理状态，促进组织的再生，通过经络穴位调整机体阴阳平衡、气血运行和改善脏腑功能，并调节新陈代谢的过程。

二、妇产科应用

（一）妇科疾病

1. 宫颈上皮内肿瘤（CIN）　以往治疗主张子宫切除和冷冻治疗，但术中和术后并发症较多。利用CO_2激光治疗CIN，一次治疗成功率达76.4%，二次治疗成功率达98%，该项治疗具有安全、有效、迅速、简单和价廉等优点。

2. 阴道癌　常发生在阴道上 1/3 处，应用激光光动力学法效果满意。给患者按体重比例静脉注射血卟啉衍生物（HPD），48 小时后利用氩离子激光通过阴道镜由光纤照射病灶区，有报道其成功率达到 92%。

3. 慢性宫颈炎　是妇科常见病，可采用 CO_2 激光，或掺钕钇铝石榴石激光对病变部位照射，治愈率为 53% ~94%。

4. 宫颈肌瘤　也可利用 CO_2 激光进行切除治疗，术中出血少，术后无感染、粘连等并发症，且较少复发。

5. 盆腔炎　激光治疗方法较多，可利用氦－氖激光穴位照射法，常用穴位有关元、中极、大横、维胞，配穴有足三里、三阴交、归来、肾俞等。也可用氦－氖激光照射区，常用反射区有第 10 胸椎的卵巢反射区；第 10 胸椎至第 1 腰椎、第 2 ~4 骶椎的子宫反射区；第 11 胸椎至第 1 腰椎、第 1 ~3 腰椎的输卵管反射区。或者用氦－氖激光散焦直接照射下腹部。临床资料显示治疗效果满意。

6. 外阴白色病变　可利用 CO_2 激光或氦－氖激光照射，照射后局部皮肤变光泽、柔软，皲裂、溃疡消失，颜色粉红或接近正常。外阴溃疡利用激光照射也有一定的效果。

7. 外阴瘙痒症　利用 CO_2 激光汽化疗法，近期有效率达 90% 以上，但疗效不巩固。

8. 痛经　主要采用氦－氖激光穴位照射，选关元、中极穴配三阴交、足三里、血海、阴陵泉穴，可选子宫、交感、皮质下、神门等穴。

（二）产科疾病

1. 矫正胎位　用氦－氖激光照射双侧至阴穴，每次照射前应检查胎位，若已转成头位，应停止治疗。有报道臀位转胎成功率达 70%。

2. 妊娠期高血压疾病　也可使用氦－氖激光照射穴位，常用穴位有人迎、大椎、曲池、足三里、太冲穴等，也可选用耳穴如降压点、高血压点、降压沟，交感、神门等穴。

3. 催乳　可利用氦－氖激光直接照射乳头乳晕部位，一般照射 4 次即可见效，大部分病例乳量于照射后第 5 天开始增加，第 10 天达高峰，并一直维持恒定，母婴均未见任何不良反应。

（凡爱华）

第二节　冷冻治疗

利用制冷物质产生低温治疗疾病的方法称为冷冻疗法（cryotherapy）。低温冷冻治疗疾病有着悠久的历史，我国古代就利用冰块或冰盐水巾敷于乳房及颈部进行消肿或止痛。但由于温度不易控制，限制了冷冻治疗在临床上的应用和发展，随着技术水平的不断提高，现在低温冷冻技术已广泛应用于临床各科，特别是用于治疗某些浅表肿瘤和皮肤疾病。

一、冷冻的治疗作用

（一）镇痛解痉

冷可抑制细胞的活动，使神经敏感性降低而减轻疼痛，临床上可用于治疗偏头痛、牙痛和痛经等。

（二）消炎作用

低温可使细菌和病毒的代谢活力降低，并可消除坏死组织和较多的蛋白混合物，类似外科的清创作用，从而改善淋巴和血液循环，促进水肿和炎症的吸收，同抗生素合用有更好的疗效。

（三）降低体温

皮肤接触低温可加快体内热的传导散发，降低体温。用于高热患者和中暑患者、脑外伤和脑缺氧患者。

（四）免疫作用

肿瘤组织经超低温破坏后，虽失去活力，但抗原性依然保持，可促使机体出现自身免疫或相应的免疫反应。

二、冷冻的治疗方法

（一）冷冻治疗的种类

1. 接触冷冻　即将已制冷的冷冻探头直接置于病灶表面，起到快速冷冻作用，由于冻结迅速，一经接触即难以更改探头位置。因此，放置探头时必须对准治疗部位，精确冻结病灶，使周围正常组织不受损伤，如病灶过大，可分区、分次、循序进行，直至全部病变。

2. 喷射冷冻　即用特制喷头把液氮雾点状直接喷射在病变组织表面，使治疗位迅速降温，破坏力强，且不受病灶形状的限制，适用于表面积大、高低不平的弥散性浅表病灶。对菜花状恶性肿瘤尤为适用。治疗时必须用多层凡士林纱布覆盖周围正常组织，对其加以保护。

3. 穿刺冷冻　用较长的针形冷冻探头刺入病变组织进行冻结，形成以冷针为中心的深部冷冻灶，适用于体积大、部位深的恶性肿瘤。

近年应用氩氦超导手术系统这一高新科技手术仪器，在B超定位下，通过3mm粗针头经皮穿刺进入癌变组织中，然后插入直径2mm的氩氦刀，经计算机控制，监控刀尖部位温度及冷冻范围，由氩氦刀尖端输出高压常温氩气，氩气在刀尖迅速膨胀，在60秒内即冷冻，可将直径6cm病变组织的温度降至－136℃，这时病变组织已成一冰球，15分钟后再输出高压常温氦气（热媒），快速将冰球解冻，升温至20℃。这个降温后再升温的过程再重复1次，癌细胞在剧烈的冷热变化中被彻底摧毁。术中患者基本不出血，无痛苦，手术时间仅需30分钟，3天后患者即可出院，该设备具有多探头及定位系统可更精确定位和准确摧毁癌细胞而又不损伤病灶周围的正常组织，对患者损伤小，费用较低，患者容易接受，治疗范围包括各种实体性肿瘤。预计在妇科肿瘤的治疗方面有广阔的应用前景。

（二）冷冻后组织变化特点及适应证

1. 冷冻黏着　适用于白内障的晶体摘除。
2. 冷冻凝固　用于切除容易出血的肿瘤，或恶性转移性肿块的活检。
3. 冷冻后退行性变　用于杀死或破坏各种肿瘤组织。
4. 冷冻炎变　可用于视网膜剥离时网膜冷冻粘连术或输卵管冷冻绝育术。

三、冷冻术后处理

1. 预防感染 冷冻本身有防止感染的作用，一般无需用抗生素，但偶有感染，甚至并发破伤风的报道。因此，慎重起见，仍须坚持无菌操作，冷冻灶按手术切口处理，保持清洁干燥，亦可涂以1%～2%甲紫液，及时更换浸湿或污染的敷料；一旦感染，即应按化脓伤口处理，必要时加用抗生素。

2. 水疱或血疱 小型者可迅速自行吸收，无需处理；积液较多者，在无菌操作下穿刺抽吸，稍做加压包扎即可。

3. 组织坏死 病灶组织冷冻后必然有一坏死、脱落过程，如为浅表病灶，创面能迅速生长上皮，且很少形成瘢痕，无需特殊处理。如冻结较深，创面坏死游离，可适当剪除，敷以依沙吖啶（雷佛奴尔）纱条。皮肤缺损过大，一旦难以愈合或愈合后可能引起瘢痕挛缩、影响功能者，可待创面清洁后及时植皮，以加速愈合减少瘢痕形成。

4. 冷冻灶出血 冷冻有止血作用，一般不致出血。但在组织坏死脱落期，偶有出血较多者，一般均可经再次冷冻、局部用止血剂或压迫止血而愈。仅在搏动性（动脉）出血量多时，才需要手术结扎或缝扎止血。

5. 疼痛 仅个别冷冻后有较剧烈或持续时间较长的疼痛，一般给予止痛药后可缓解。

冷冻治疗的主要缺点：①用于恶性肿瘤治疗时，仅有局部作用，而无区域性作用；因而对有区域性淋巴转移的病例，缺乏疗效；②有充血、肿胀、坏死、脱落和渗出、排液过程，常需2～3周才能愈合，患者仍有一些痛苦和不便；③要达到彻底破坏病变组织的冷冻程度时，难免会伤及一些周围正常组织。此外，冷冻剂液氨来源尚有一定困难，虽非冷冻治疗本质问题，但使普及推广受到一定限制。

四、妇科应用

冷冻治疗妇科疾病的范围从外阴、子宫颈到子宫内冷冻，均取得了满意的临床治疗效果，鉴于冷冻治疗妇科疾病的临床效果良好，技术操作简单，并发症少，国内外越来越多的妇科医师主张推广使用。

（一）宫颈疾病

原则上只要排除癌肿，均可用冷冻治疗，该治疗操作简单，医疗费用低、疗效高，未发现有任何并发症，是治疗该病比较满意的治疗方法。

1. 宫颈糜烂 已婚妇女患宫颈糜烂者约30%，而有宫颈糜烂妇女的宫颈癌发生率较无宫颈糜烂者高7～10倍，因此积极治疗宫颈糜烂是预防宫颈癌的重要措施。罗国仪等报道（1985）液氮冷冻治疗宫颈糜烂，一次治愈率达90%，故被广泛应用。

为提高治愈率，必须：①保证冷头的平整接触。使用浸滑胶，可在冷头与宫颈病灶之间增加低温的传导，并填充于病灶表面凹陷处，使冷头平整接触。②快速冷冻、慢速复温。快速冷冻时，细胞内外同时形成冰晶，促使细胞死亡，冷冻要快速，输液管内径必须达到1.8～2.0mm，冷头必须中空、有气化舱。慢速复温时，细胞暴露于高浓度溶质作用下的时间长，破坏性长。③根据糜烂程度，调控冷冻时间。一般轻度或单纯型，冷冻2～3分钟；中度或颗粒型，则持续3～4分钟；重度或乳头型，则需4～5分钟。对中、重度者，施以两个冻融期，可提高一次治愈率。少数病例治疗后8～10周，如未完全愈合，应当进行第2次治疗，很少需要3次冷冻治疗。据统计，远期（7年）治愈率高达99.67%。

冷冻治疗的反应：①组织受寒冷刺激，出现反射性血管凝缩反应，大多表现为颜面潮红，少数头晕、恶心、心慌等，约经过10分钟，自行消失；②冷冻后2小时，阴道出现透明、淡黄色、水样排液，持续1~2周；少数病例排液较多，患者全身乏力、腰酸肢软。可能因排液中含电解质、钾离子丧失过多所致；给予口服氯化钾，即可缓解。冷冻后约1周，坏死组织及假膜脱落多，呈碎片样，随排液流出；少数假膜完整脱落，亦属正常。假膜脱落后暴露其下之毛细血管，局部刺激或用力过猛可致破裂，引起渗血，出血多者可填塞纱布、压迫止血。

与宫颈糜烂并存的其他类型慢性宫颈炎，如宫颈腺囊肿（先刺破并放液）、宫颈息肉（从根部先剪断其蒂）、宫颈接触出血等，同时冷冻、治愈率100%，宫颈肥大及宫颈外翻的治愈率约80%。

2. 宫颈白斑　可能为宫颈癌的癌前病变，应当积极治疗。为了冷冻全部病灶，可用冷针刺入病灶、深0.5cm，冻1分钟，再直接喷射病灶面2分钟，后用锥形冷头伸入颈管内1.5cm，接触冷冻，施行两个冻－融期，温度达－130℃。据报道，采用这种综合冷冻疗法治疗14例，其中10例经过2次治疗，余4例仅1次治疗。结果12例痊愈，2例好转。

3. 宫颈间变（不典型增生）　即宫颈癌前病变。过去用宫颈电烙、宫颈锥形切除术等治疗，但并发症多，如出血、感染、颈管狭窄等，并发症甚至高达17.2%。据报道，以液氮接触法治疗宫颈间变230例，并发症仅1例。经1~6年随访，细胞学复查呈阴性者93.75%。

治疗前需进行宫颈刮片和宫颈活组织检查，经细胞学及组织检查，确定诊断。为避免遗漏宫颈管内或较深的病灶，尤应刮取颈管内膜进行病理检查。以笠帽或锥形冷头．用加压接触法冷冻5分钟。两个冻－融期；必要时进行第2次冷冻治疗。治疗后必须长期严密随访。因为个别深在的病灶，冷冻达不到，可能继续发展；或原有癌灶小而深，漏诊，冷冻又未达到，则可通过随访及早发现，及早治疗。

4. 宫颈癌　冷冻治疗宫颈癌，以原位癌较多，常用于年轻、需要保留生育功能者，冷冻方法同宫颈糜烂。有主张常规用2~3个冻－融期。术后随访5~7年，治愈率可达50%~80%，甚至更高。为提高治愈率，有主张：①冷头伸入颈管内1.5~2.0cm；②充分暴露宫颈，使冷头放置适当，癌灶位于冷冻区域内；③多次冷冻，术后必须长期严密随访。

冷冻治疗宫颈浸润癌者也不少，一般采用接触法，常需2~3个冻－融期；癌灶面积大或呈菜花状，亦可用喷射法冷冻、多需数次治疗。治疗结束后经4~6周，癌灶坏死脱落、组织修复，使宫颈外观基本恢复正常，宫旁组织也相应地恢复或好转。宫颈涂片检查，癌细胞的转阴可能达100%。但深部、转移的浸润癌灶，接受不到冷冻的效应，因此冷冻不可能成为宫颈癌的根治性疗法。对晚期病例或因全身疾病不宜手术或放疗者，可作为姑息疗法，达到止血、减少排液、改善局部情况的作用，缓解症状，减轻患者痛苦。

（二）子宫内膜疾病

1967年，Cahan报告宫腔冷冻术。国内学者通过离体、连体子宫的宫腔冷冻实验研究，并用以治疗更年期功能性子宫出血等较多病例，收到良好效果，目前主要用于更年期功能性子宫出血、月经过多、盆腔瘀血等，经冷冻治疗后月经血量减少，仅为治疗前的1/10~1/4，甚至个别闭经，血红蛋白也上升。国外还用于治疗子宫内膜腺癌（癌灶仅局限于子宫），取得了相当于术前放疗的效果。有希望通过宫腔冷冻破坏子宫内膜，以影响孕卵着床，或通过输卵管开口处冻结、闭塞，以达到绝育目的，但动物实验效果不理想。

Cahan 所用的冷头为变曲圆柱形，类似宫颈扩张器，直径相当于 6 号扩张器，适用于冷冻宫腔两侧壁及宫角部的子宫内膜。有人设计一种扁平锥形冷头，适用于冷冻宫腔前、后壁的子宫内膜，还装有温差电偶以便测温，冷头、治疗器与输液软管连接，液氮为冷源。治疗器还装有电热丝，以备加热，防止颈管、阴道壁冻伤。

冷冻治疗前应给予骶麻或硬膜外麻醉，扩张宫颈至 8 ~ 10 号，再行刮宫，除去所有的内膜功能层，以直接冷冻基底层。冷冻分三区进行：右侧壁及右宫角、前后壁（根据宫腔宽度，有的前后壁应增加一区）和左侧壁及左宫角，每区冻 3 ~ 5 分钟，复温，再冷冻另一区。冷头温度宜控制在 -50 ~ -60℃，冷冻 4 分钟，可达到减少月经血量的目的，-70℃冷冻 4 分钟可达到人工绝经的目的。

（三）外阴疾病

1. 外阴白色病变　外阴白色病变是一组病变的总称，包括各种因素导致的皮肤及黏膜不等程度的变白或粗糙、萎缩状态。由于冷冻治疗安全、无痛、不需要麻醉、局部很少留瘢痕，因而应用冷冻治疗渐多。治疗前就经病理检验证实。消毒外阴后，行局部麻醉。选用不同式样的扁平冷头，紧贴病灶，冷冻 30 ~ 60 秒。如病变面积较大，则可分片冷冻，每片重复冷冻 2 次。术后冷冻区可出现水肿，渗液，痛感；局部用 0.5% 新霉素液湿敷。防止尿液浸渍，给予止痛药物。一般经 6 ~ 12 周痊愈，白斑上皮及萎缩、粘连等病变均可恢复到病前状态，外阴瘙痒消失。田雪萍等治疗 71 例，随访 4 ~ 7 年，治愈率高达 95.78%。有用喷射冷冻治疗的报道，但疗次多，疗程长，治愈率亦不如接触法高。

2. 外阴其他良性疾病　外阴乳头状瘤，血管瘤、外阴尖锐湿疣、外阴干枯症等，均可施行冷冻治疗，治愈不留瘢痕。

3. 外阴不典型增生、原位癌及浸润癌　不必要或不适于手术切除的病例，可行冷冻治疗，根据病灶情况，选用穿刺、接触、喷射或倾注法进行冷冻。一般需多次冷冻，才能治愈外阴不典型增生及原位癌。对浸润癌冷冻疗法只是辅助疗法之一，尤其是晚期外阴癌、复发外阴癌，冷冻可使瘤体缩小、止血止痛，是一种较好的姑息疗法。

（四）阴道疾病

阴道湿疣、乳头状瘤、血管瘤等，经多次冷冻治疗，使之坏死脱落，修复及愈合，效果良好。阴道上皮肉瘤如为单发病灶者，亦可用冷冻进行治疗。但应注意，约 15% 的病例，同时有宫颈原位癌，应一并予以冷冻治疗，阴道癌灶与膀胱、直肠邻近，特别是阴道多发性癌瘤和原发性癌瘤有转移者，必须严格掌握冷冻时间，冷冻的深广度，避免冻伤膀胱、直肠。

（五）其他

南方医院报道有 3 例宫颈肌瘤，直径约 1cm，堵住宫口、以致不孕。经液氮接触法冷冻，每周 1 次。6 ~ 8 次，瘤体显著缩小，后均妊娠并足月分娩。子宫内膜异位症、滋养细胞疾病、卵巢恶性肿瘤等等，因故不能手术或切除不净或不能耐受放疗、化疗，均可考虑冷冻治疗，不仅可以直接毁坏病变组织，且能产生免疫反应，以加强疗效，或为手术、放疗、化疗创造条件，是较好的辅助疗法之一。

（凡爱华）

第三节　高热疗法

利用体外加热治疗肿瘤可以追溯到公元前，但由于人工产热技术不成熟，热疗治疗癌症长时间处于停滞不前的状态。进入20世纪60年代以后，随着热疗治癌基础医学和临床医学的不断深入研究，加之加热设备和测温仪器的不断完善，高温治癌的临床应用越来越广泛，成为继手术、化疗、免疫疗法之后的又一种有效的治癌方法。

单独的高温疗法具有加热温度高、治疗时间长、患者较难配合的特点，故临床较少单独应用。大量体外实验和临床资料显示，高热疗法虽不能取代手术、化疗和放疗作为一种独立的肿瘤治疗方案，但它对化疗、放疗及手术等肿瘤治疗手段具有明显的增效和补充作用。正因为如此，高热疗法近来发展迅速，成为继手术、放疗、化疗及生物治疗之后又一重要的肿瘤治疗手段。

一、热疗治癌的生物学基础

（一）肿瘤选择性加热的基础

肿瘤内血管结构异常，生长紊乱扭曲，血流缓慢，管腔易堵塞，甚至使血流停滞。肿瘤的血管对热刺激不能产生正常反应，加热后血管不扩张，热不易散发，故加热后肿瘤的温度高于正常组织，可达到选择性破坏作用。

（二）肿瘤细胞对热的敏感性

癌细胞较正常细胞具有更高的热敏感性，研究证实发现正常的细胞组织可长时间耐受42～43℃而癌细胞组织经41.5～42℃，短时间内就将灭活，有人认为这是细胞恶变过程中获得的特性。

同时，加温引起癌细胞需氧量升高，使得本已因代谢旺盛、血液循环不畅处于无氧状态的癌细胞只能增加无氧糖酵解，结果导致pH值明显降低，研究提示这将增加细胞的热敏感性，并加速溶酶体对癌细胞的破坏作用。

（三）热对肿瘤细胞的杀灭作用

（1）热作用于肿瘤后，由于肿瘤血流缓慢，血供不足，肿瘤细胞内氧代谢减弱，无氧糖酵解改变了细胞的pH值，从而抑制肿瘤细胞的增殖，使肿瘤细胞的存活减少，细胞周围的进展延缓。

（2）热作用后肿瘤的损伤主要表现在细胞膜的通透性增高，细胞内多胺与低分子蛋白外移，多种酶的活性下降，细胞的生长和修复受影响而被杀灭。热能破坏溶酶体膜，大量释放溶酶体酶而致细胞自溶破坏。热还能引起染色体畸变，线粒体膜破坏，RNA、DNA和蛋白质的合成受抑制，DNA链断裂，影响细胞的生长、分裂和增殖。

（3）肿瘤受热作用后肿瘤细胞表面的抗原因子免疫原性增强，加上肿瘤细胞破坏后坏死产物释放出抗原，刺激机体的免疫系统，使机体对肿瘤的免疫力加强。

（四）热疗与放疗的联合应用

热疗与放疗联合应用不但有相加作用，还有互补作用。放疗同热疗并用可增强放疗的细胞致死效应，同时使射线损伤细胞的恢复发生障碍。S期细胞对放疗敏感性低，G和M期则高，而热疗治癌效应正好与此相反，尤其是DNA合成的S期热敏感性尤高，放疗同热疗合用可起到相互弥补的效应。

多数学者认为放疗前、中、后加热可以使细胞对放疗增敏，但放射与加温同时进行的增敏作用比放射前、后进行的都强。但有相当的难度。

（五）热疗同化疗的并用

某些抗癌药物在温度升高时细胞毒性作用增强，有的是相加作用（多柔比星、博来霉素、卡莫司汀、顺铂、环磷酰胺等），有的是协同作用（长春新碱、氟尿嘧啶、甲氨蝶呤等）。值得注意的是某些药物存在温度阈值。加热和药物同时给予增效最大。热疗与化疗的序贯常影响效果，但每种药物不同，喜树碱在热疗后给药效果不佳。当然，有些药物加热后不稳定，就不能应用，这也是在热疗和化疗合用时应该考虑到的。

二、热疗的技术和方法

热疗治癌临床应用的重要问题是根据加温范围要求的加温技术和温度测量技术。热疗根据加热范围的不同分为局部热疗和全身热疗两种方法。

（一）局部加温装置及方法

对机体的加热是区域性或局部的，其优点在于可以使肿瘤组织局部温度达到42.5℃以上，能在相对较短的时间内杀灭癌细胞。其局限性在于对远处播散的转移瘤无法实施治疗。局部热疗更适于浅表和体积较小的肿瘤。

局部热疗目前主要应用的是电磁波和超声波。

1. 电磁波　在范围广阔的电磁波谱中，物理学者和医学家根据多年的实践已优选出加温效果最好的波段，包括微波和射频。当然二者也可用于全身热疗。

（1）微波：微波系300～300 000MHz的电磁波，常用的是厘米波和分米波，前者如2450MHz（波长12.25cm），后者如915MHz（32.78cm）和435MHz（波长69cm），其中后者对肌肉等含水丰富组织有较大的穿透深度，有效作用深度可达到7～9cm，且加温均匀。微波的加温效应，它所引起的温度分布受多种因素的影响，其中有属于机器本身的如频率（波长）、辐射方式和辐射器类型、辐射强度等；也有属于辐射体的，如人体组织结构及生理特征等。

（2）射频：系10～30MHz的电磁波，常规用的是13.56MHz（波长22.1m）和27.12MHz（波长11.05m），利用电容或感应圈输出能量，由于人体脂肪本身的电学特性和生理学特性，治疗中往往出现脂肪过热的现象。

（3）电磁波热疗的方法：

1）电容式加温：这种方法在物理治疗中应用多年，也称为透热法，这种形式包括两个互相平行的极板，电场与极板方向垂直，临床可根据需要制成各种形式和大小的极板，也可在极板上加表面冷却装置。

2）电感式加温：是利用感应圈形成的交感磁场在组织内形成涡流使之加热，也称为磁感应加热。感应圈通过的方向可有3种，即饼状电极、同轴线圈组和同心线圈。

3）微波辐射器加温：微波辐射器有多种大小及形状，治疗时与人体间有一定距离，也有直接接触式的，或在辐射器口面通过循环冷水使皮肤冷却。使用辐射器辐射微波时应注意对工作人员及其他人员的安全防护。

4）多辐射技术：为了提高深在部位的温度，人们自然会想到利用多个辐射器交叉辐射，多辐射技术也就应运而生了。如 BSD－1000，就是 6 个辐射器呈环形排列的矩阵，用 50～110MHz 工作，据报道对盆腔肿瘤加温比较满意。

5）组织间热疗：由于人体某些特殊部位如颅内不便于加温，人们想到将组织间放疗的方法移植到肿瘤中，可选用以下方法：微波天线植入，排成矩阵；在瘤体内植入铁磁体，在体外用感应圈加热，使之附近产生涡流及多个电极植入肿瘤，分别与射频电流连接，进行肿瘤射频消融。

近年采用肿瘤射频消融这一原理，设计了一种多弹头自动导航频系统用于治疗肿瘤效果满意，由于这种仪器设备的先进性，已经成为肿瘤局部治疗的重要手段之一。这种技术借助 B 超或 MRI、CT 的引导，通过特制的穿刺针，插入肿瘤体内，推开内套针，其顶端有多根极细的电极针，如伞状包绕肿块，通过计算机测算出射频治疗所需要的高频率的射频波，激发组织进行等离子震荡，离子相互撞击产生热能，均匀分布在肿瘤内，快速地使组织产生高温、干燥，有效地使癌组织固化死亡，同时使肿瘤周围的血管组织凝固形成一个反应带，停止向肿瘤供血，防止肿瘤转移，以达到延长生存期、提高生活质量的目的。由于穿刺和治疗全过程都在电视屏幕监视下进行，其多极针的温度也能够实时显示，保证了手术的安全性。由于这种治疗方法无创、痛苦小、无需麻醉，可以在门诊局麻下进行，手术时间短，便于高龄、心肺功能差、无手术条件的癌症患者接受。

作为一种成熟的组织间热疗新技术，射频消融已经在国内外许多肿瘤治疗中心广泛应用，而且发展迅速，应用领域不断扩大，疗效也正被人们重视。由于其治疗的优点，在严格掌握适应证，强调术前、术后综合治疗的条件下，该项技术逐渐成为一项有前景的有效肿瘤局部治疗技术。

6）腔内热疗：人体自然存在的腔道为热疗提供了很大的方便，可将天线或电极放在体腔内对该部位的肿瘤直接加热，目前已有食管、直肠、阴道等部位的辐射器用于治疗相应部位的肿瘤。

2. 超声波　频率超过 20kHz 的机械振动称为超声波，其振动可使组织的分子产生摩擦，把动能转成热能。除了超声的热效应外，其非热效应在热疗治癌中也有一定的地位。所以超声波是热疗所利用的能源之一。而且这种能量具有穿透人体时保持方向性、脂肪不过热、能量分布均匀的优势。通过治疗仪器设备使之进入人体后，在癌组织聚焦为一点，在 0.5～1 秒内可使组织达到 65℃以上的高温效应和空化效应，从而在顷刻间使肿瘤组织产生凝固性坏死，失去增殖、浸润和转移能力，这些病灶最终被机体溶解吸收。

20 世纪 50 年代，美国 Fry 兄弟研制出高强度聚焦超声治疗技术（high intensity fo－cused ultrasound，HIFU），借助 X 线辅助定位，以脱汽水为介质，切除部分颅骨使超声波可以直接进入猴脑深部组织内，证实对深部组织具有定位治疗作用。但由于当时技术局限，并未取得突破性进展。

目前已经有高强度聚焦超声技术应用于临床。应用此种超声聚焦刀的优越性：定位准确，焦点能量高，除在癌组织处形成一维立体凝固性坏死灶外，周围正常组织安全无恙；且既无放射线损伤，无创伤，也不流血，同时也可避免手术时认为牵拉、挤压所造成的癌细胞移植与淋巴转移的缺点。患者的应激反应也明显低于其他外科治疗。在治疗中还能随时进行疗效量化判断，监测治疗效果。热疗后患者一般状况逐渐好转，免疫状态可有回升，无骨髓抑制现象，患者的一般状态、食欲、体重大部分有改善。但目前对骨骼阻挡或有含气的组织阻挡时，还不能采用这一治疗方法。病程到晚期的患者，如并发严重恶病质、严重腹水、多发转移癌灶的患者也不适合此种治疗。

由于这种治疗局限在原发病灶，游离在实体癌外面或已经转移至其他处的癌细胞可造成复发与转移，需要在热疗的同时配合少量化疗或放疗。由于热疗改变了癌细胞对化疗、放疗的敏感性，应用剂量可较常规剂量小很多，这样由此产生的不良反应也就很小。理论和实践证明，热疗并不排斥其他抗癌治疗，如放疗、化疗、手术等。

（二）全身加热装置及方法

全身热疗主要用于转移性肿瘤，而不是局限性肿瘤。由于肝和脑的耐受性差，全身加温一般只能加到42℃。

对于全身热疗而言，如何对人体进行安全有效的加温，并能精确地调节和控制温度，是治疗方案是否可行的关键，也是对全身热疗设备的更主要要求。

1. 红外线体表照射　红外线具有一定的穿透能力，可以穿透表皮到达皮下组织及皮下毛细血管网，主要加热皮下毛细血管网的血液，再通过血液的循环将热能传递给人体，逐渐升高患者整体体温。治疗时常将患者全身置于特制的加热舱内，通过加热舱壁及底部的加热板释放的红外线辐射，对机体进行加热。其优点是属于非侵入性治疗，对全身主要脏器功能影响较小，治疗费用相对较低；缺点是升温过程相对较长，整个治疗过程为4～5小时，容易引起部分患者局部皮肤烫伤。

2. 血液加热全身灌注热疗法　通过特制的全身灌注热疗设备，将患者的血液引到体外加热，然后再回输患者体内，引起患者体温上升，由于高热，细胞结构（蛋白质）改变，代谢紊乱，内环境失衡，从而达到杀灭癌细胞的目的。

方法：在患者股动脉及大隐静脉处各切1cm左右小切口，分别插入一根灌注管及引流管。通过引流管将血液输入“热交换器”，经这一设备，原来37℃的血液逐步升温后，从灌注管又回输入患者体内，经75～90分钟，患者温度达到42.5℃，不再继续升温，患者在这种高热状态下持续3小时左右，治疗结束。

其主要优点是升温过程相对较短；缺点是属于侵入性治疗，需要全身抗凝，治疗成本相对较高，治疗中对内脏器官功能水平要求较高。

应用全身热疗治癌时，须加强护理。由于体温升高，心率加速，心排血量增加，可高达18L/min，患者心、肺负担加大，且由于发汗丧失大量液体，如未适当补液可发生电解质紊乱，故治疗过程中要进行呼吸监控、心脏监护，并实时测温记录，血气分析应每30分钟1次。

三、临床应用

全身性加热疗法是一种全身性的肿瘤治疗方案，可以同时针对原发肿瘤和转移瘤进行治疗，加之目前已经证实它具有增强化疗疗效、增强免疫功能、抑制肿瘤血管形成和转移倾向、缓解疼痛等作用，因此，适用于大多数能耐受治疗的肿瘤患者。

从已发表的资料看，放疗与热疗联合使用，效果要比单独放疗或热疗效果好，联合治疗完全缓解率为47%～94%，而单独放疗为<39%，单独热疗为11%～21%。

（一）表浅肿瘤

应用热疗来治疗的表浅肿瘤主要有：乳腺癌、乳腺癌术后的胸壁侵犯、恶性黑色素瘤、浅表淋巴结转移癌，以及一部分软组织肉瘤等。

联合应用放疗、化疗的近期和远期效果均较好，优于单纯的放疗或化疗，即使对手术或放疗效果不理想的晚期较大的肿瘤或对放疗不敏感的肿瘤也有较好的疗效。

（二）深部肿瘤

胸腔、腹腔、盆腔、骨骼等部位的深部肿瘤可采用热疗，实体性肿瘤的治疗可选择多弹头自动导航射频系统和高强度聚焦超声波技术。国内学者对食管癌、胃癌、直肠癌、宫颈癌、膀胱癌、前列腺癌等体腔肿瘤采用体腔内热疗，与放疗化疗及药物综合应用，取得了较好的疗效，已有大量成功报道。

近来开展的经内镜微波组织凝固治疗，具有直观、疗程短、效果满意的优点，未见穿孔、出血等并发症。

手术、放疗、化疗、热疗及生物治疗的互相配合将是今后的方向。热疗将在肿瘤的治疗中做出更大的贡献。目前随着应用多弹头自动导航射频系统的仪器进行肿瘤射频消融或采用高强度聚焦超声波技术治疗恶性肿瘤的广泛开展，热疗将会促进我国的肿瘤治疗水平的进一步提高。

（阿艳妮）

第四节　光治疗

利用各种光辐射能（自然或人工光源）作用于人体达到预防和治疗疾病的一种物理疗法称为光疗法（light therapy）。光是物理治疗中常用的一种物理因子，应用历史悠久，一般可分为红外线、紫外线、可见光和激光疗法等，本节将重点阐述可见光疗法。

一、治疗作用

1. 温热作用　光被组织吸收后可产生热效应，红光穿透组织较深，可引起深部组织血管扩张，血液循环改善，此外温热作用还可提高吞噬细胞的功能，改善组织的营养代谢，有利于炎症的吸收和消散。

2. 化学作用　光被组织吸收后可引起体内的一些化学反应，如蓝紫光作用于机体后可通过化学降解作用将胆红素转变成水溶性低分子量的化合物；红光被机体吸收后，可产生光动力学作用，用于治疗肿瘤和瘢痕。

3. 不同颜色的光可引起不同的反应　红光具有兴奋作用，黄、绿光具有镇静作用，蓝、紫光具有抑制作用。但其具体机制尚待深入研究。

二、临床应用

可见光源很容易获得，普通的白炽灯就是一种可见光源，在灯头上加上不同颜色的滤光板就可以产生不同颜色的可见光。目前在临床上应用较多的主要是蓝紫光和红光。

（一）蓝紫光治疗新生儿黄疸

新生儿黄疸的血清胆红素浓度超过 342.0μmol/L 时，对脑细胞有毒性作用，可引起脑功能障碍，甚至死亡。主要原理是光使未结合胆红素分解为水溶性产物，即光－氧化胆红素，此产物经胆汁及大小便排出，而不能进入脑组织，减轻了胆红素对机体的损害作用。胆红素对400～500mm的光线吸收最强，吸收峰值在420～460nm。

治疗时用440～470nm的蓝紫光间断照射，每次照射6～12小时，停4小时后再照，总照射时间可达24～48小时，照射时应注意保护眼睛。适用于早产儿高胆红素血症、轻度溶血性疾病和胆红素代谢障碍的先天性疾病。

（二）红光的治疗作用

研究提示红光具有同红外线一致的生物学效应，但由于红光没有热效应，可以避免热作用产生的一些不良反应。

主要用于镇痛、消炎，促进吸收，缓解肌肉痉挛，促进组织再生，如外阴炎、前庭大腺炎、尿道外口炎、外阴血肿、会阴撕裂、产后腰痛、产后缺乳、外阴白斑等症均可尝试用红光照射。

（阿艳妮）

第五节　高频电疗法

应用频率100kHz～300GHz的振荡电流来治疗疾病的方法，称高频电疗法（high－frequency electrotherapy）。

一、作用特点

高频电流通过人体时，既有电场的作用，又有磁场的作用。

（一）特点

主要有：①对神经肌肉无兴奋作用；②产热明显；③有多种能量输出方式；④无电解作用。

（二）作用

1. 热作用　高频电流通过机体时，由于传导电流和位移电流分别引起机体内的导电损耗和介质损耗，因而在各种组织中产生程度不同的内源性温热作用。产热量多少主要取决于离子的迁移速度和机体不同组织的介电常数，此外在一定频率范围内，频率愈高热作用愈大，超过一定范围，组织产热作用可逐渐下降。

高频电流所产生的热一般具有下列治疗作用：止痛、消炎、改善局部血液循环、降低肌肉张力、加速组织生长修复、提高机体免疫功能，大剂量的高频电流可用于治癌。

2. 热外作用　热外作用确实存在，如中枢神经系统功能变化，神经纤维再生加速等，但机制尚有待深入研究。

二、临床应用

根据其波长和频率的不同，临床上较常用的高频电疗法包括短波疗法、超短波疗法和微波疗法。

（一）短波疗法

应用波长10～100m、频率3～30MHz的高频电流作用于人体的治疗方法，称短波疗法，也称感应透热疗法，常用短波电疗机波长为22m，频率为13.56MHz。

短波疗法的主要治疗作用有：

1. 对神经系统的影响　作用于感觉神经，可使其兴奋性降低，可用于坐骨神经痛等症的慢性期或恢复期。

2. 对血液循环的影响　使血管扩张，循环改善，适用于很多慢性、亚急性炎症的治疗。如妇科炎症的治疗等。

3. 对肌肉组织的影响　骨骼肌、平滑肌紧张度均反射性地降低，尤其是肌痉挛时比较明显（无论是肌肉本身受刺激或反射性引起的），可治疗食管、胃肠道、血管等痉挛。

4. 对其他器官的影响　如作用于垂体，可使甲状腺亢进功能恢复正常，作用于胰腺，可使血糖降低，作用于卵巢时能使其功能恢复等。

（二）超短波疗法

应用波长1～10m，频率30～300MHz的高频电流于临床治疗的方法，称超短波疗法，又称超短波电场疗法。常用波长6m，有大功率、小功率超短波治疗之分。

超短波的主要治疗作用：

1. 消炎作用　其良好的消炎作用，尤其适用于各类炎性疾病的急性期。

2. 对神经系统的作用　可抑制感觉神经起到镇痛作用，小剂量可促进神经生长。

3. 对心血管系统的作用　小剂量可使微血管扩张，改善微循环。

4. 对血液系统的作用　中小剂量可促进造血器官功能。

5. 对新陈代谢的影响　小剂量使分解代谢增加，组织淀粉酶耗量增加，血糖增加，糖耐量降低，大剂量使同化过程增加，血糖降低。

此外对性腺器官较敏感，大剂量时抑制其功能。

总之，临床上主要用于急性炎症、急性扭挫伤，治疗效果最好。如：皮肤、皮下及软组织的急性炎症、支气管炎、肾炎和五官科的急性、亚急性炎症等。

（三）微波疗法

应用波长为1mm～1m，频率300～3000MHz的特高频电流作用于人体以治疗疾病的方法，称微波疗法，是一种定向性电磁波辐射疗法。临床常用的是12.25cm（频率2450MHz）的微波。

按微波应用剂量的大小，临床应用较广泛的有：

1. 小剂量微波疗法　组织温度为42～45℃，作用同短波和超短波相似，主要用于镇痛、解痉，促进炎症消散和加速创面生长修复等。

2. 中剂量微波疗法　主要是热效应，组织温度为42～50℃，用以治疗各种肿瘤，即高温治癌。并可辅助其他治癌方法，如高温辅助放疗、高温辅助化疗、高温辅助光动力治疗以及高温辅助栓塞治疗等。

3. 大剂量微波疗法　组织加温达60℃以上，产生组织凝结效应。如利用其凝结和摧毁组织效应可治疗肝、肺、膀胱、子宫颈等恶性肿瘤；利用其止血显著并可切割组织的特性，可治疗消化道出血、子宫出血、面部巨大海绵状血管瘤、前列腺增生。此外，利用微波中止妊娠，辅助病理诊断，微波消毒等方面都有成功的报道。

（阿艳妮）

第四章　妇产科的超声诊断

第一节　超声的物理特性、诊断原理及常用方法

超声诊断于20世纪40年代应用于临床，50年代初B型超声仪问世，使其成为妇产科疾病诊断的首选辅助检查方法。随着科学技术的日新月异，近20年来相继推出了多普勒超声、彩色血流成像技术、腔内超声、超声造影、三维超声立体成像等先进便捷的超声技术，能为妇产科临床诊断提供更多、更确切的信息。

超声波的物理性能与声波相似，亦为疏密波。不同之处在于其频率极高，在2000赫兹以上，超过人的听觉感受范围，故称之为超声波。超声波的产生与接收都是通过换能器来完成的。将高频电压讯号作用于压电晶体，利用逆压电效应，晶体将以同一频率发生压缩与扩张，这种压缩与扩张可推动周围介质也产生压缩与扩张，形成疏密波即超声波。

实际医用诊断超声波的频率为1～10兆赫。

当两种不同组织其声阻抗之差>1/1000，超声通过时在其界面上即可产生反射。B型超声图像则以光点的大小、灰度、亮暗来显示各种图像。脏器之间、脏器内部、各种不同组织、各种正常组织之间、正常组织与病理组织之间、各种不同病理组织之间，其声阻抗皆有不同程度差异。因而构成众多界面，形成亮暗不等、疏密不等的多种多样排列光点，依此构成各种组织和脏器的剖面图。

为了方便理解超声图像的一些专用诊断语，解释一些常见的超声现象：

1. 声影　声束通过声衰减系数较大的结构时，声能急剧减弱。表现强回声的后方出现衰减暗区，称之为声影。如骨骼、结石等后方可见声影。因此，可利用声影作为标记寻找某些结构或病变。

2. 增强效应　被检查的结构或病变的衰减甚少时，其后方回声增强，称之为增强效应，例如囊肿等含液体的结构，其后方均有增强效应，利用此点作为鉴别囊实性肿物的标志。

3. 彗尾征　超声在靶内来回反射，形成彗尾状亮回声。例如超声波遇到金属避孕环、金属异物体或胃肠道气体时，由于声的混响而使强光团的后方尾随一串由宽变窄的光点，亮度越来越小，似彗星状。

4. 回声失落　探测环形物体时，两侧壁出现缺失暗区，是因角度关系，致使反射回声接收不到造成。

5. 侧壁效应　亦称边缘声影，即在球状含液体结构的两侧壁，各出现一条细狭的声影，称侧壁效应。

6. 透声　超声描述透声好为超声透过介质时，声能衰减少，其后方有增强效应；透声差为超声透过介质时，声能被大量吸收，其后方有声衰减。

超声检查要求解决两个问题：①显示脏器及病变（灶）的轮廓、大小、形态、部位；

②显示脏器或病变（灶）的内部结构。

目前妇产科常用的超声方法有经腹部超声（TAS）、经阴道超声（TVS）、经直肠超声（TRS）。TAS 扫描范围广泛，较大包块能见其全貌，但需充盈膀胱，肥胖患者清晰度较差；TVS 扫描角度在 70°～240°之间，探头频率 5～10MHz，聚集范围 6～10cm 内清晰度明显提高；TRS 主要观察子宫颈及浸润宫旁组织的程度，有时也用于未婚患者腹部扫查欠清晰者。近几年来，随着经阴道超声（TVS）显像检查应用的日益广泛，诊断和技术水平不断提高，TVS 在妇科领域中已经起到很重要的作用，大多数作者认为，TVS 优于腹部超声，TVS 探头频率高（5.0～10MHz），扫视角大（60°～240°），更接近子宫，提高了分辨力，无需充盈膀胱，患者易于接受，也不受膀胱多重反射的影响，超声检查时间短，成本低。三种方法各有优缺点，互补其不足，犹如腹部触诊、妇科双合诊和三合诊，可以结合应用。

（程　莉）

第二节　妇科超声诊断

妇科超声检查主要针对盆腔内生殖器，包括子宫、双卵巢、双输卵管、阴道。正常超声可显示部分为：子宫、双卵巢、阴道上 2/3 部分，而阴道下 1/3 和输卵管在正常情况下，前者因耻骨联合遮挡，后者因肠道气体干扰不能显示。

经腹部超声进行盆腔脏器检查，需膀胱适度充盈，在充盈膀胱良好透声区的后方，纵切面子宫呈倒置梨形（图 4－1），因子宫表面大部分覆盖一层腹膜，超声可见围绕子宫表面似为一层线样反光强的包膜，为子宫浆膜层。下方为较厚的中等回声的肌层，中央部分为宫腔呈线样回声，围绕宫腔线的为子宫内膜，其回声的强弱和厚度随月经的周期而变化。子宫总体表现为边缘光整，轮廓清晰，光点均匀。宫体与宫颈相连处可见一轻微角度，此处为子宫峡部，即子宫内口所在水平。经阴道超声检查时，因探头更接近子宫，图像清晰度更好，肌层回声及宫腔、内膜回声显示清晰（图 4－2）。

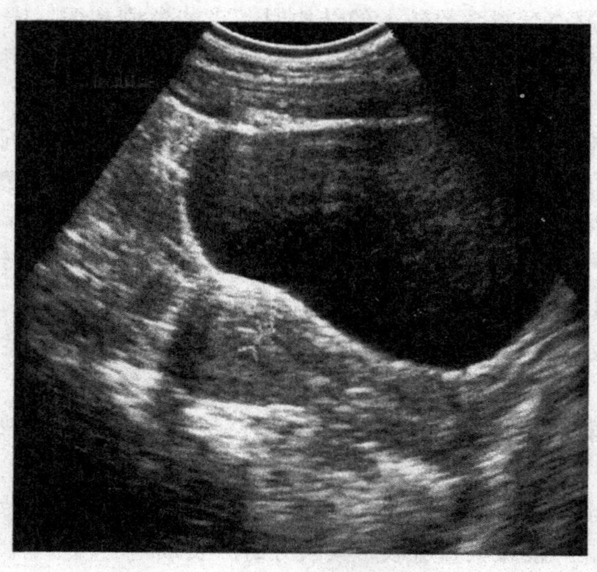

图 4－1　经腹超声检查纵切面子宫

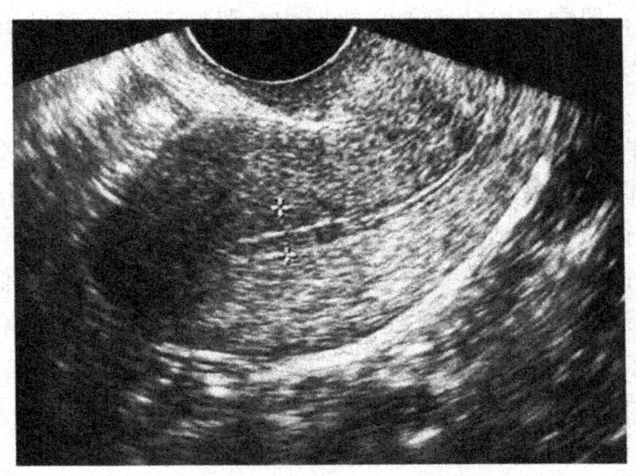

图4-2　经阴道超声检查纵切面子宫，肌层、内膜和宫腔线显示清晰

子宫的大小常因不同的发育阶段，经产妇与未产妇及体形的不同而有生理差异。在实际工作中，子宫体最大值一般为未产妇三径之和不超过15cm，经产妇子宫三径之和不超过18cm。

一、子宫肌瘤

（一）子宫肌瘤的超声表现

1. 子宫外形改变　除较小的肌壁间和黏膜下肌瘤，浆膜下肌瘤和宫颈肌瘤外，根据肌瘤的大小、数目、部位及生长方式不同子宫有不同的外形改变。

（1）子宫浆膜下肌瘤：瘤体向子宫体表面突起，子宫形态改变（图4-3）。

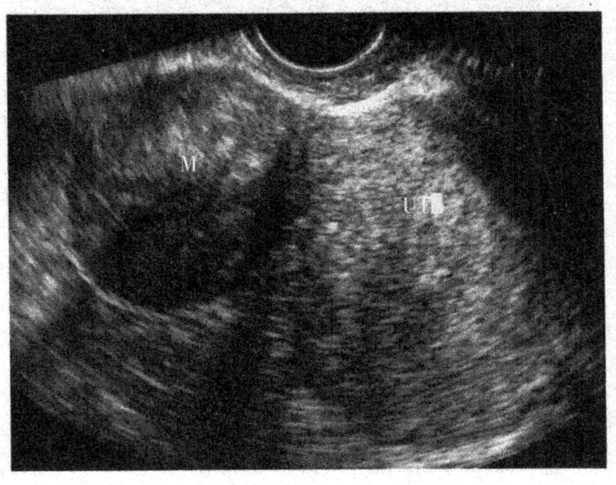

图4-3　子宫浆膜下肌瘤。UT：子宫；M：前壁低回声向外突起，为浆膜下肌瘤

（2）肌壁间肌瘤：肌瘤主要位于子宫肌层内，肌瘤与宫壁之间界线较清晰，可见假包膜，CDFI显示血流多呈半环或环状，较大肌瘤后方衰减。

（3）黏膜下肌瘤：瘤体突向子宫腔内，使子宫腔回声弯曲变形。当肌瘤完全突向宫腔时，宫腔内出现实质性占位，肌瘤与宫腔内膜之间有低回声裂隙。带蒂的黏膜下肌瘤可以突入宫颈管内，形成颈管内实质性占位，CDFI可见血流来自于子宫壁相连的蒂。

2. 肌瘤回声　根据肌瘤内结缔组织纤维多少及有无变性，肌瘤回声常见有以下三种：

（1）回声减弱型：最为常见，瘤体回声比子宫回声弱，呈实质性低回声。

（2）回声增强型：比子宫回声增强，肌瘤内纤维组织相对较丰富。瘤体周围常可见到低回声环，为假包膜；也有较大的肌瘤呈栅栏样回声增强。

（3）混合型：肌瘤回声不均质，可见大小不等的低回声、等回声及稍强回声光团混合，其后方回声衰减。

（二）子宫肌瘤变性的超声表现

在不同的体质状况下肌瘤会有变性，常见的子宫肌瘤变性的超声表现有：

1. 玻璃样变和囊性变　又称透明变性，最常见，这是由于肌瘤中心部位距假包膜的营养血管较远，血管不足造成。肌瘤漩涡状结构消失被均匀透明样物质取代，超声表现为变性部分回声明显偏低，失去漩涡状结构（图4－4）。子宫肌瘤玻璃样变进一步发展，细胞坏死液化即发生囊性变，玻璃样变和囊性变可间杂发生。

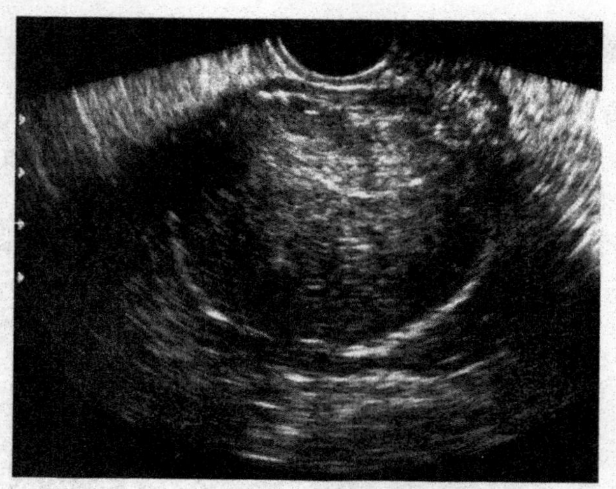

图4－4　子宫肌瘤玻璃样变，回声明显偏低，失去漩涡状结构

2. 红色样变　是肌瘤的一种特殊类型的坏死，可能与肌瘤内小血管退行性变造成的血栓、出血、溶血有关。

3. 钙化和脂肪变性　肌瘤血液循环障碍后，可以有脂肪变性，超声表现为均质的强回声（图4－5），进一步钙盐沉着，声像图上可以出现散在斑状、环状或团状的较强回声，后方有声影（图4－6）。

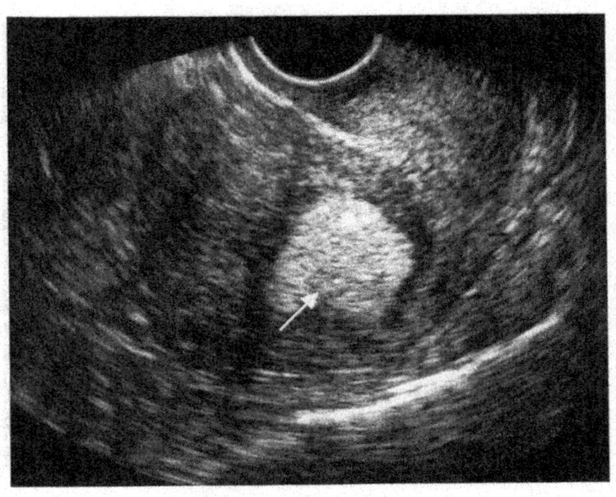

图 4－5　子宫肌瘤脂肪变性。箭头：均质强回声的脂肪变性，后方无声影

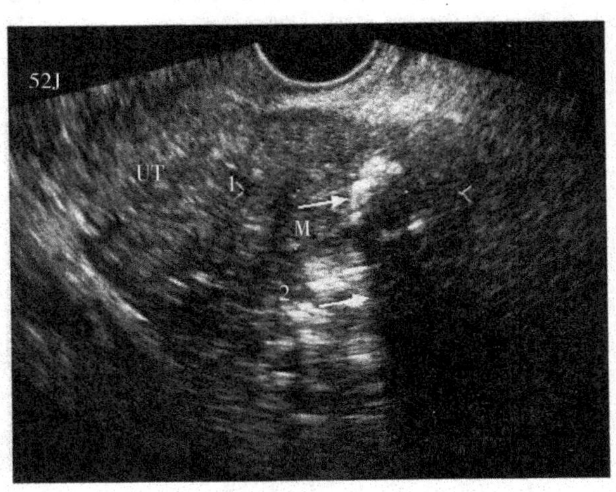

图 4－6　子宫肌瘤钙化。M：肌瘤；箭头：斑状钙化回声，后方声影

4. 肉瘤样变　肌瘤在短期内迅速长大，内回声杂乱复杂，间有不规则的暗区或低回声，边缘不规整，CDFI 除原有的环状或半环状血流外，内部血流丰富，不规则，血流阻力变低，RI 大多 <0.4。结合声像图和临床表现，应高度怀疑肌瘤恶性变。

二、子宫内膜异位症

子宫内膜异位症的病变具有广泛性和多形性的特征，常见侵犯的部位是卵巢、子宫肌层、宫骶韧带、盆腔腹膜等。

卵巢子宫内膜异位又称卵巢“巧克力”囊肿，超声表现根据不同表现可分为：

1. 囊肿型　囊内呈细密光点回声，随探头可出现光点轻微飘动现象（图 4－7）。

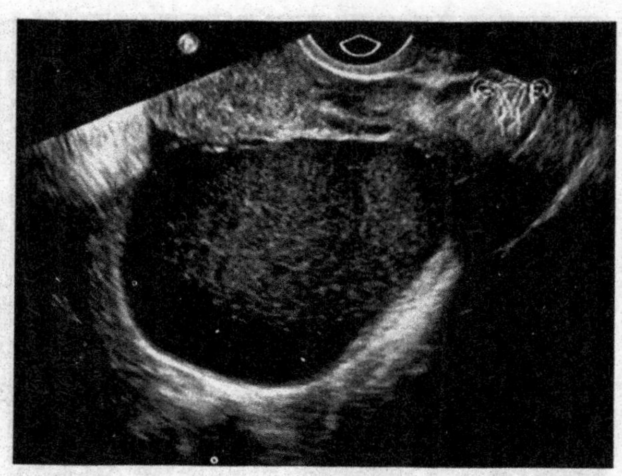

图4－7　卵巢内膜异位症囊肿（囊肿型）

2. 多囊型　细密光点中见数条光带将囊肿分隔成多房，隔上或见血流。

3. 混合型　细密光点中见散在偏强回声（图4－8）。

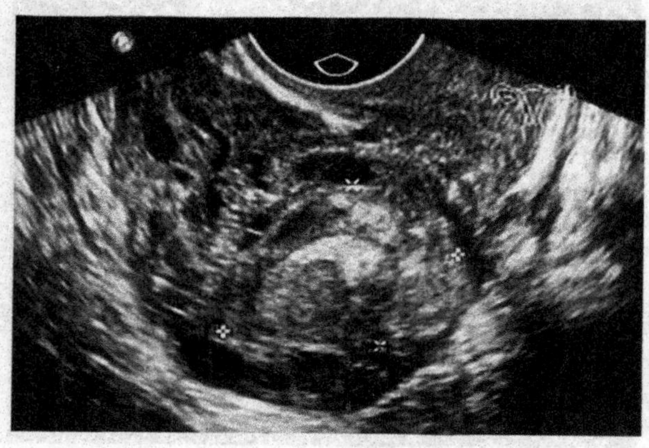

图4－8　卵巢内膜异位症囊肿（混合型）

4. 实体型　由于血流机化和纤维沉着超声可呈典型实质性图像。常不易与卵巢肿瘤区别（图4－9）。

卵巢子宫内膜异位囊肿型和多囊型较为常见，混合型和实体型多见于绝经后妇女。

子宫内膜异位症彩色多普勒表现为：囊肿壁上可见少许血流信号，可记录到中等阻力（RI为0.5左右）、低速（PSV为15cm/s左右）血流频谱。一般囊内无血流信号。若囊肿内有分隔，隔上可见少许血流信号。

当子宫内膜腺体及间质侵入子宫肌层时，称为子宫腺肌病。子宫呈球形增大，三径之和常大于15cm，因侵犯后壁较为常见，宫腔内膜线“前移”，肌层回声普遍增高，呈分布不均粗颗粒状，有时后方栅栏状衰减使子宫肌层回声普遍降低（图4－10）。病灶与正常肌层之间没有清晰的边界。彩色多普勒超声表现子宫病灶内血流较正常肌层增多，弥散分布，较杂乱，无包膜，环状血流。

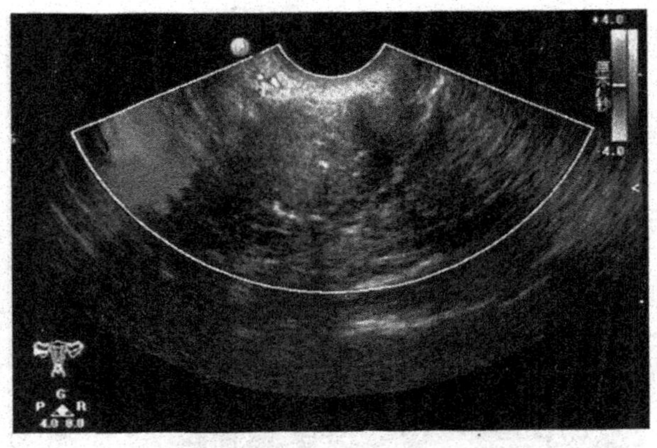

图4-9　卵巢内膜异位症囊肿（实体型）

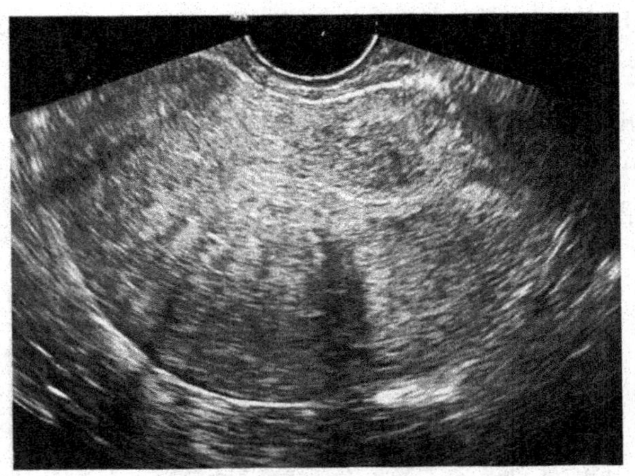

图4-10　子宫腺肌病病灶位于子宫后壁

三、异位妊娠

输卵管妊娠本位型：是指输卵管妊娠位于管腔内，未破裂前。

1. 无论何种类型的输卵管妊娠，超声表现类似，主要有

（1）子宫正常大或略大，子宫腔内无妊娠囊、胎体或胎心等特征性回声，可有内膜增厚。

（2）子宫旁或卵巢旁可见到边缘模糊不清的混合性包块回声，大多为增粗的输卵管，为环状回声（图4-11），周边可有血流，但大多为增粗输卵管的营养血流，少见妊娠绒毛血流。输卵管妊娠本位型包块内见妊娠囊，胎儿存活，可见心搏。子宫直肠窝可见半月形无回声区，为盆腔积液。

2. 输卵管妊娠间质部　输卵管间质部妊娠仅占输卵管妊娠的2%～4%。但因输卵管间质部是输卵管子宫肌层内部分，如妊娠诊断、治疗不及时，子宫肌层破裂，将严重出血，则危及患者生命。

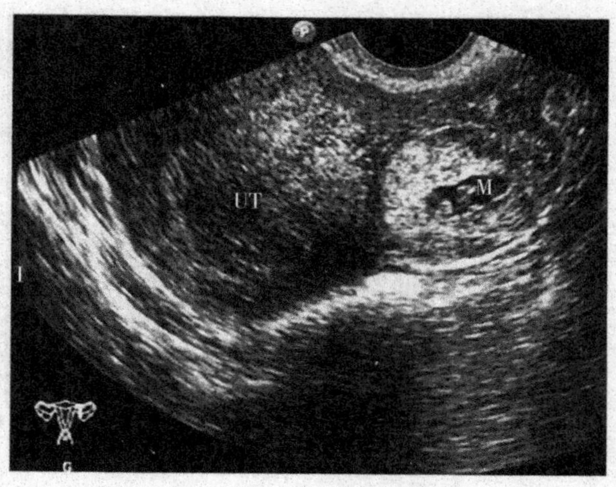

图 4-11　本位型输卵管妊娠，包块内见妊娠囊、胚芽，未见心搏。UT：子宫；M：本位型输卵管妊娠包块

输卵管间质部妊娠声像图特征为：

（1）子宫不对称增大，一侧宫底部膨隆，其内探及孕囊或不均质包块，与宫腔不相通，围绕的肌层不完全（图 4-12）。

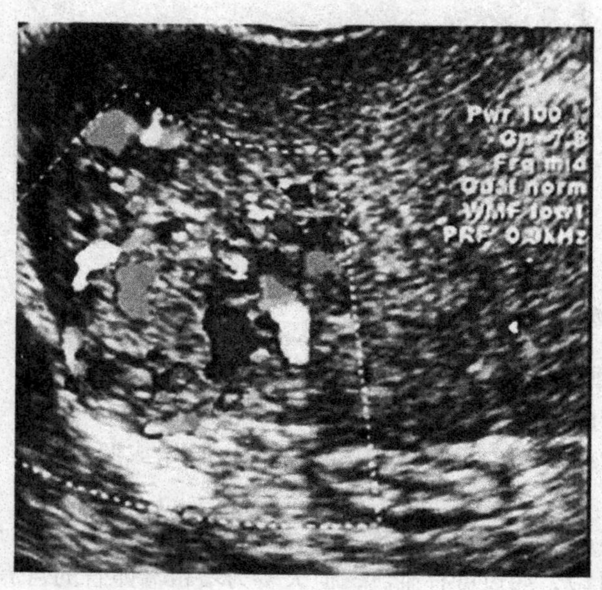

图 4-12　一侧宫底部膨隆，探及不均质包块

（2）彩色多普勒显示妊娠囊周围血液较丰富。

（3）阴道三维超声因探头接近检查器官，清晰度好，三维超声成像可清晰形象地显示子宫腔，显示宫角与包块的关系（图 4-13）。在子宫间质部妊娠诊断中具有较高的临床应用价值。

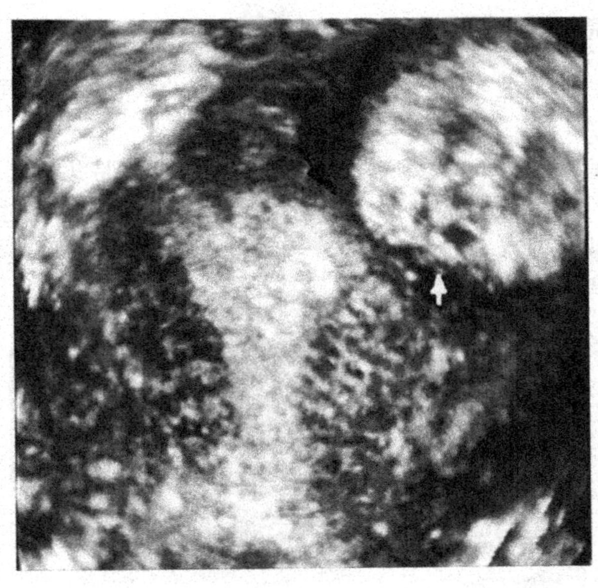

图 4－13　输卵管间质部妊娠阴道三维超声图

子宫间质部妊娠的超声诊断中，主要与宫角妊娠鉴别。宫角妊娠也是一种少见的异位妊娠，超声鉴别有时较困难。宫角妊娠是指受精卵种植在子宫的角部，宫角妊娠与输卵管间质部妊娠不同，其受精卵附着在输卵管口近宫腔侧，胚胎向宫腔侧发育生长而不是向间质部发育。超声除看见子宫不对称增大，一侧宫底部膨隆外，主要鉴别是宫角妊娠包块与宫腔相通，且全层肌层包绕。三维超声在鉴别诊断上有较大帮助（图 4－14）。

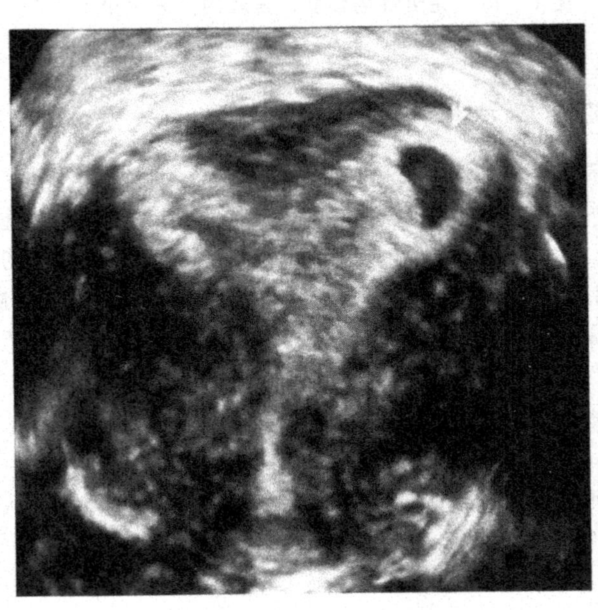

图 4－14　宫角妊娠的三维超声图。箭头：胚囊位于宫角处，与宫腔线之间未见“间质线”

四、完全性葡萄胎

滋养叶细胞增生，胎盘绒毛间质水肿形成大小不等的水泡，相互间有细蒂相连成串，形如葡萄状，故名葡萄胎。

声像图表现：子宫增大，大多大于停经月份，宫腔内无胎儿，充满无数大小不等的水泡，其界面反射形成“雪片状”或“蜂窝状”回声（图4－15）。有时在宫腔内可见不规整形液性暗区，为宫腔积血或残余的绒毛膜囊。卵巢常见单侧或双侧黄素囊肿，中等大小，多房分隔。其房内为回声暗区。

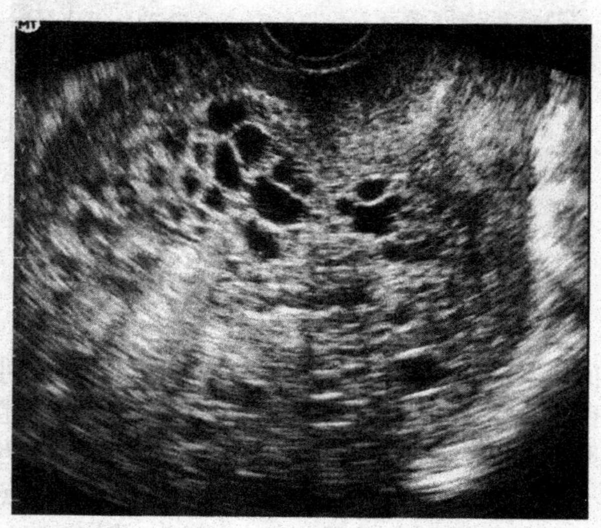

图4－15　完全性葡萄胎，宫腔内充满大小不等的“蜂窝状”回声

五、侵蚀性葡萄胎和绒毛膜癌

是指葡萄胎组织侵入子宫肌层局部或转移至子宫外，其子宫外转移又名“转移性葡萄胎”。因具有恶性肿瘤的生物学行为而命名。侵蚀性葡萄胎来自良性葡萄胎，多数在葡萄胎清除后6个月内发生，尤其是葡萄胎清除后2～3个月为多见。典型的侵蚀性葡萄胎超声和临床诊断并不困难，其临床鉴别很大程度上取决于前次妊娠史、临床病程以及血HCG的增高程度。但在某些临床病例需要多种辅助检查方法综合分析，甚至最后需手术后病理检查诊断。

侵蚀性葡萄胎超声主要表现有：

（1）子宫正常大或不同程度的增大；子宫形态可不规则。

（2）宫腔或子宫肌层内病灶处表现为界面较多，见不规则的点状、条索状、团状、海绵状或蜂窝状回声，无明显边界（图4－16）。

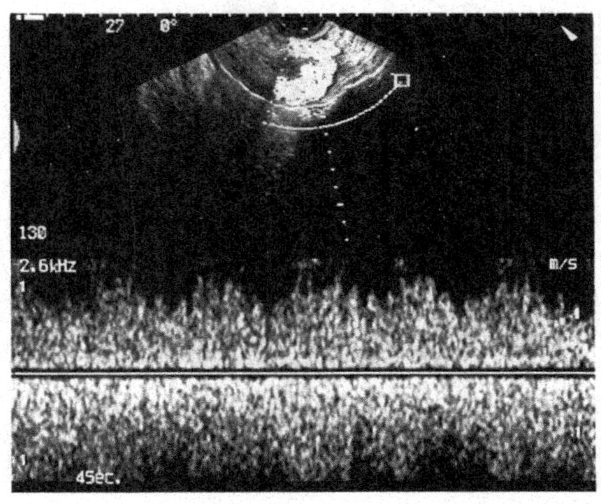

图 4-16　侵蚀性葡萄胎动静脉瘘频谱，包络线毛糙状

（3）病灶侵及宫旁时，可在子宫旁出现不规则肿块，无包膜并向周围侵入。

（4）二维可见的海绵状或蜂窝状回声为扩张的血管，CDFI 显示病灶处血流信号极其丰富，呈网状或湖泊状血流（图 4-17），因滋养肿瘤细胞以侵蚀血管为主，造成血管动静脉之间的交通，故表现为动静脉交流形成和涡流的存在，彩色斑斓，RI 极低，大都在 0.2～0.4，动脉血流频谱明显包络线毛刺状，显示较高舒张期多普勒频谱或动静脉瘘频谱。盆腔静脉明显扩张，大多表现静脉波形（图 4-18）。

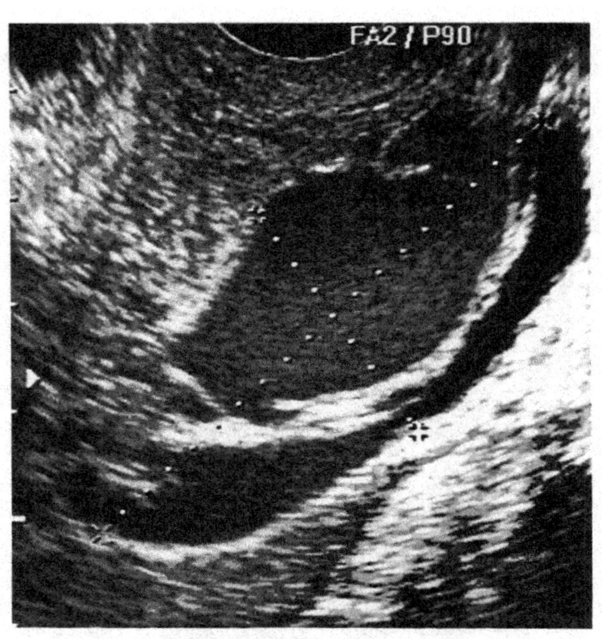

图 4-17　侵蚀性葡萄胎宫旁病灶呈“湖泊状”

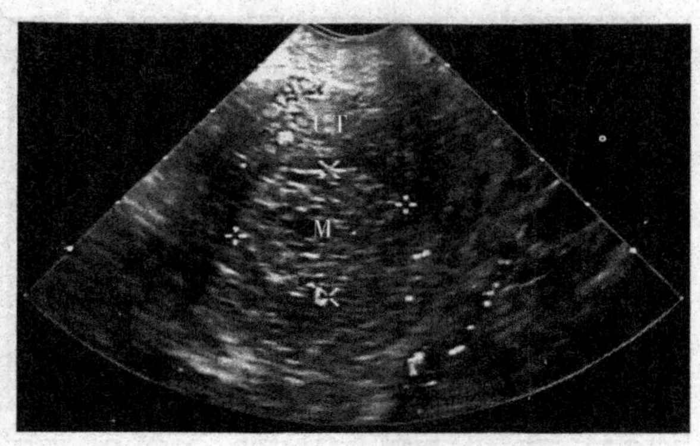

图 4-18 盆腔静脉明显扩张，大多表现静脉波形

六、卵巢肿瘤

超声检查从影像学的角度判断肿块为囊性、混合性或实质性，肿块和周围组织的关系，从而推断包块的来源和包块性质。

1. 卵巢成熟畸胎瘤　是生殖细胞肿瘤的一种，又称“皮样囊肿”（dermoid cyst），为良性肿瘤。占卵巢肿瘤的 10% ~20%，卵巢成熟畸胎瘤内可含外、中、内三个胚层的组织，如向单一胚层分化，将形成高度特异性畸胎瘤，如卵巢甲状腺肿。

卵巢成熟畸胎瘤超声表现因各种胚层组织成分不同而不同，表现多种多样，特异性较强。形态上多呈圆形或椭圆形的肿块，包膜较厚。大多在边缘上见正常卵巢组织回声。内部回声大致可分为成团型（图 4-19）、弥散光点型（图 4-20）、类实质型、脂液分层型和多种回声型 5 种类型。

彩色多普勒超声在肿块内部及边界较难探及血管。由于畸胎瘤内部回声与肠曲相似，且混于肠曲中，超声下容易漏诊。

2. 卵巢肿瘤超声特征　就卵巢来源的包块，它在影像上有一些共性的表现：

（1）单纯的单房性囊肿几乎都是良性的，而多房性卵巢囊肿，尤其当发现其中有实质性区域或中隔有不规则的增厚区时，恶变的可能性大。

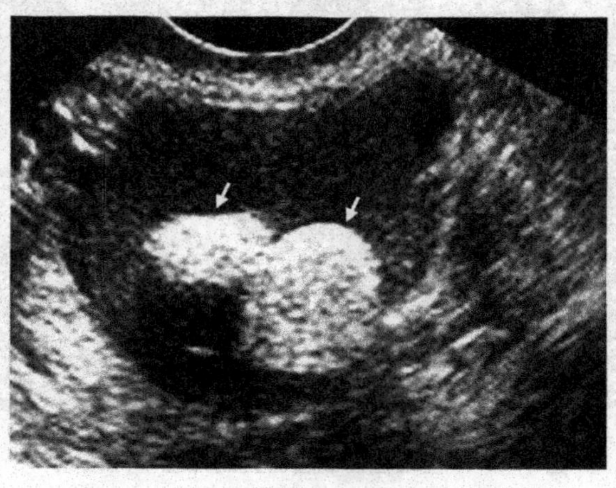

图 4-19 成熟畸胎瘤囊内强光团，为皮脂回声

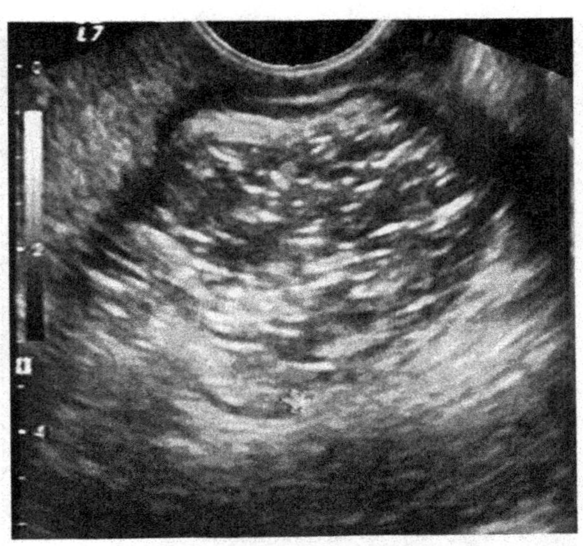

图 4-20　畸胎瘤（短线状回声，为毛发回声）

（2）囊实混合性肿瘤可以是良性的，也可以是恶性的；后者常伴有腹水，超声表现为囊性肿瘤腔内伴有较大的实质性暗区，也可以表现为实质性病变中伴有散在的囊性区。

（3）实质性肿瘤可以是良性的，也可能是恶性的。良性实质性肿瘤声像图显示肿瘤形态规则，边缘光滑完整，内部回声呈分布均匀的散在细小光点，均匀性透声性能良好者，可有后方回声轻度增强效应。而恶性实质性肿瘤声像图为：肿瘤形态多不规则，轮廓模糊，边缘回声不整或中断，厚薄不均（图 4-21）；内部回声强弱不一，可呈弥漫分布的杂乱光点或融合性光团，或均匀性回声内出现不规则暗区（图 4-22），后方无回声增强效应或有轻度衰减，并有粘连性腹水征。

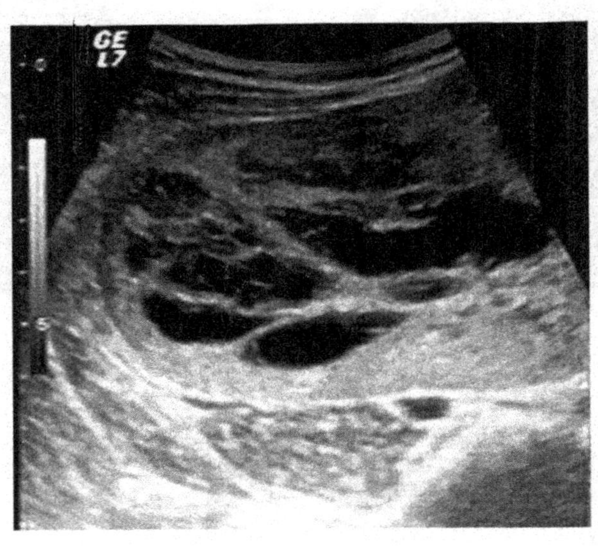

图 4-21　卵巢恶性混合性生殖细胞肿瘤，含无性细胞瘤、内胚窦瘤及未成熟畸胎瘤成分

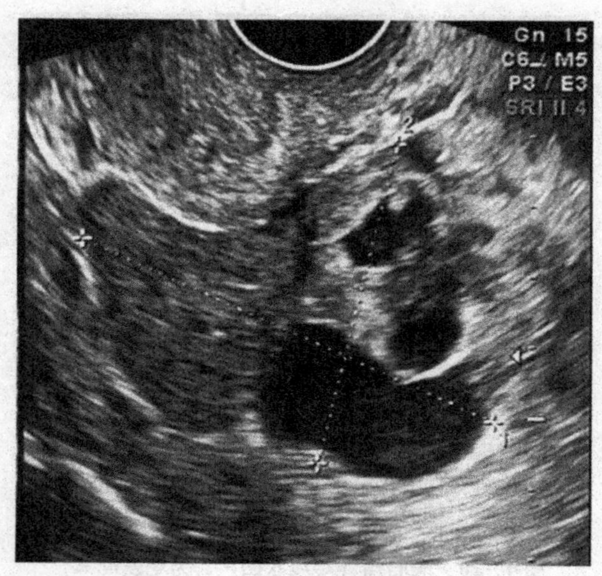

图 4－22　浆液性囊腺癌，囊实性包块，不规整外形

（4）彩色多普勒超声从包块血供（图 4－23）的丰富程度及血流指数的各项指标也可帮助判断卵巢包块的良恶性。

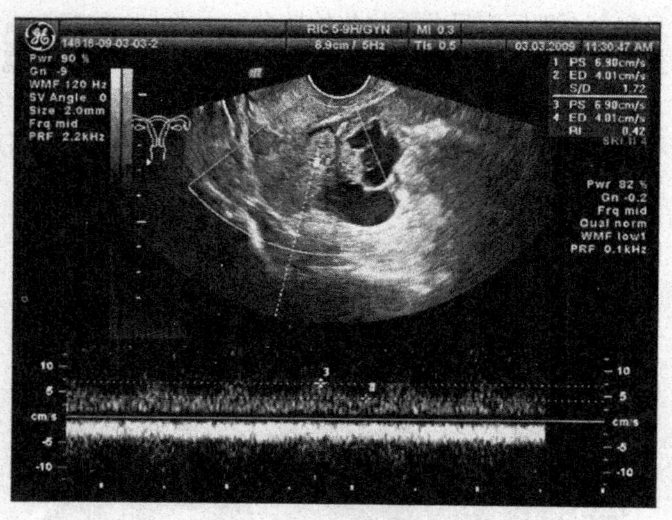

图 4－23　卵巢恶性肿瘤较为丰富血流，低阻力

（程　莉）

第三节　产科超声诊断

一、产前诊断

产前诊断是一门新学科，是用医学技术对可能出现先天性疾病胎儿的孕妇进行宫内诊

断，确定胎儿的表现性（形态学诊断、细胞遗传学及生化遗传学诊断）或基因型（基因诊断）。是一个多学科交叉学科，需要一个团队来完成，包括产科医生、医学遗传学学者、分子生物学学者、物理和化学学者、伦理学和社会学学者以及小儿外科医生等。

超声产前诊断目前占国内各产前诊断中心诊断的90.5%；分子生物遗传分析占5.4%；酶学诊断占7.5%；细胞遗传分析占3.6%；遗传咨询占21.8%；生化检测占57.1%；病原体检测占72.1%。可见超声对产科临床产生巨大的影响，对于胎儿产前诊断，超声检查将其与许多近几年发展起来的生化和生物物理技术相比较，无疑是最佳的选择。产前超声诊断是高技术性和高风险性并存的，产前诊断也是先进性和成长性并存的，而西方国家模式仅能供我们参考。

二、产科超声筛查

11～14孕周颈后透明层NT（nuchal translucency）测量的早期妊娠超声筛查（first trimester ultransoundscreening）（图4－24）和18～24孕周胎儿形态学（morphology）为主要内容的超声筛查。在很多发达国家的产科超声中心，它们占80%以上的产科工作量。而妊娠中、后期胎儿异常的诊断MRI占很大的优势。

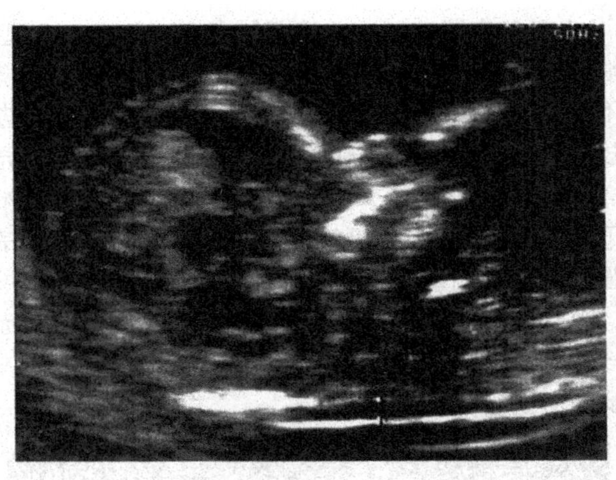

图4－24　孕12周胎儿NT测量

早期妊娠11～14孕周超声筛查的意义在于：①许多胎儿畸形（约80%）在孕12周前已经发生，有可能被早期发现。②阴道超声应用有更高的分辨率，许多先天性畸形开始发生之后即被发现，如：露脑畸形、单脐动脉等。③早孕超声检查所确定胎龄最为正确，可确定多胎的类型及胎儿发育的相关病理情况。④超声发现先天性愚型在18～23孕周概率只有40%（1/3～1/2先天性愚型胎儿无明显的解剖结构异常），而在11～14孕周NT的测量可以提示很多相关的胎儿异常，如62%～80%先天性愚型胎儿的NT增厚，预测胎儿染色体异常发生的风险率，以确定是否再进一步进行其他的产前检查，如羊水穿刺染色体检查等。

18～24孕周形态学为最佳超声诊断时间的理由：①18周～24孕周胎儿各个系统已发育完善可以完成超声检查。②子宫内羊水较丰富，四肢活动较多，有利于超声看见完整的胎儿。③胎儿骨骼尚未完全钙化对超声检查的影响较小，便于对胎儿体表及内脏的观察。④在11～14孕周筛查时有不确定的情况可以在这一时期进行进一步检查，衔接羊水穿刺染色体检查时间。

超声产前诊断虽被广泛应用，但有局限性。美国妇产科医师协会警告：不管使用哪种方法，亦不管妊娠在哪一阶段，即使让最有名的专家进行彻底的检查，将所有的胎儿畸形被检测出这一期望是不现实的也不合情理的。

超声产前筛查是出生缺陷二级预防措施，不能预防发生，只能通过避免出生降低部分缺陷率。有很多因素影响超声检查的灵敏度和正确性。如：超声检查的技巧，筛查的时间选择，仪器的灵敏度，孕妇的条件，胎儿的方位，羊水的多少。某些发病机制不清的疾病，如果没有预兆性的形态学标记，超声产前诊断是不能有效、圆满完成的，如智力发育障碍等。胎儿生长的生命体，在发育过程中有的变化可造成超声检查结果的不确定性，产科超声检查随访很重要。

据国外产科超声中心报道，如在11～14孕周以及18～24孕周均进行过超声检查的，结合多种血清项目的检查可以排除85%～95%的胎儿缺陷，但始终还有5%～15%的胎儿缺陷无法在产前诊断。

三、常见胎儿畸形的超声诊断

卫生部2003年5月1日起实施的《产前诊断技术管理办法》中规定妊娠18～24周超声应诊断的致命性胎儿缺陷包括无脑儿、脑膨出、开放性脊柱裂、胸腹壁缺损内脏外翻、单心腔、致命性软骨发育不全。检查者应对胎儿畸形有较全面的认识，检查时要有一个清晰的思路，掌握一定的扫查技巧和方法，循一定的检查规律，以下6大胎儿异常还是可以发现的：

1. 无脑畸形　神经管头段未发育或未闭合即形成无脑畸形，无脑儿的颅底骨发育完全而缺少颅顶骨。超声可在10～12孕周便可诊断胎儿无脑畸形。超声表现：颅骨光环缺损，仅见一轮廓不规则的强回声，脑组织回声部分（图4－25）或完全缺失（图4－26）可显示，但颅面比例失调，眼窝浅小眼珠突出，耳低位，短颈，呈“蛙状面”。

2. 脑膨出　脑组织从颅骨缺损口向外膨出犹如蕈状（图4－27）。男性好发颅前部脑膨出，女性多见颅后部脑膨出，约占70%。

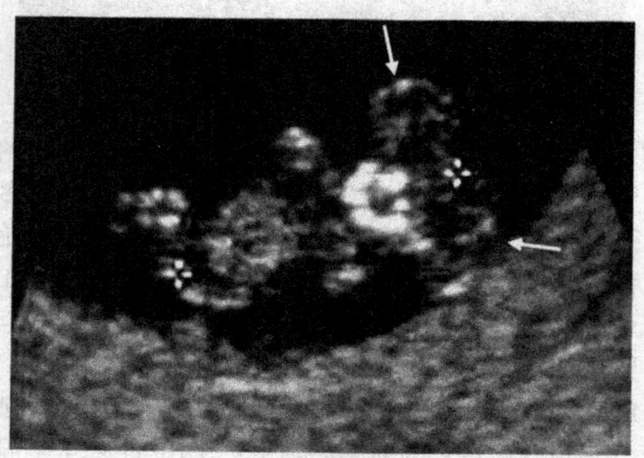

图4－25　孕13＋周胎儿超声检查发现露脑畸形

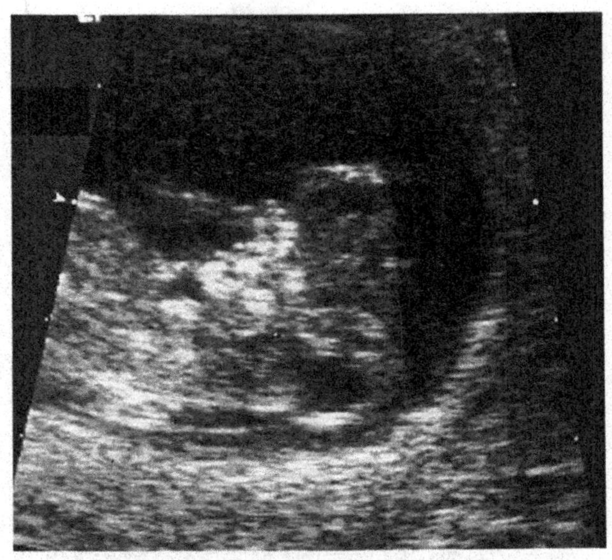

图 4－26　孕 19 周胎儿超声发现无脑畸形

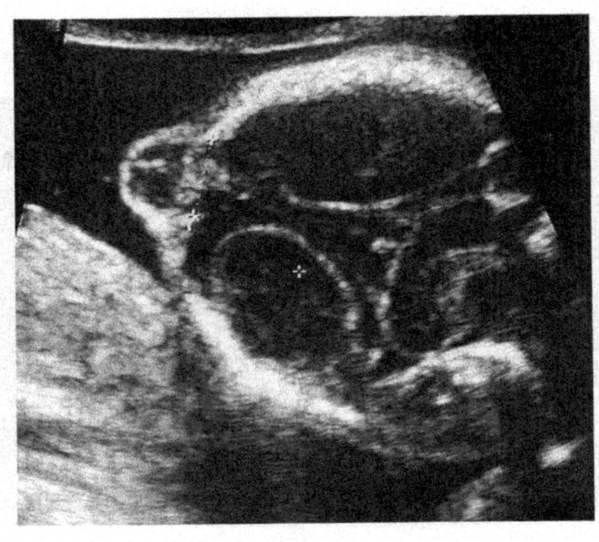

图 4－27　胎儿脑膨出

3. 开放性脊柱裂　脊柱裂是后神经孔闭合失败所致，其主要特征是背侧的两个椎弓未能融合在一起，脊膜和（或）脊髓通过未完全闭合的脊柱疝出或向外暴露，膨出包块内只含脊膜和脑脊液者为脊膜膨出，膨出包块内含脊膜、脑脊液、脊髓和神经组织者为脊髓脊膜膨出。脊柱裂膨出的包块多位于脊柱后方，常能见到椎骨异常及双侧椎弓分离，脊柱横切时脊椎三角形骨化中心失去正常形态，位于后方的两个椎弓骨化中心向后开放，呈典型的“V”或“U”形（图 4－28），另外，开放性脊柱裂还常伴有一系列的脑部超声特征：柠檬头征（图 4－29）、香蕉小脑征（图 4－30），后颅窝池消失、脑室扩大等，也可作为鉴别的参考。

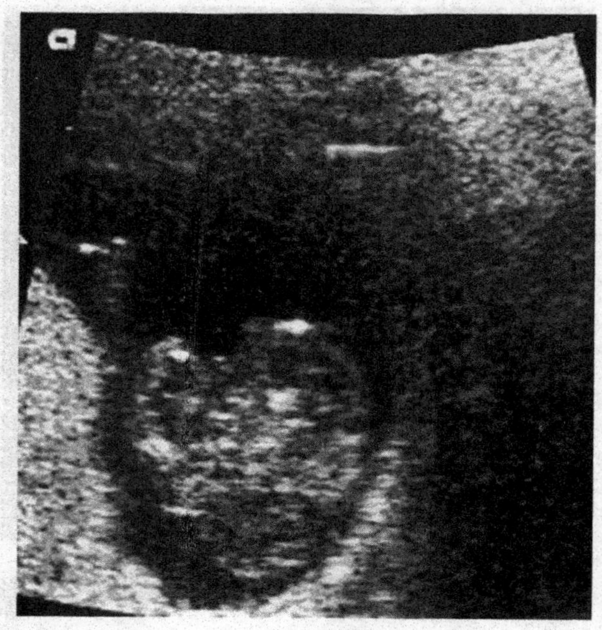

图 4-28 开放性脊柱裂呈典型的“V”或“U”形

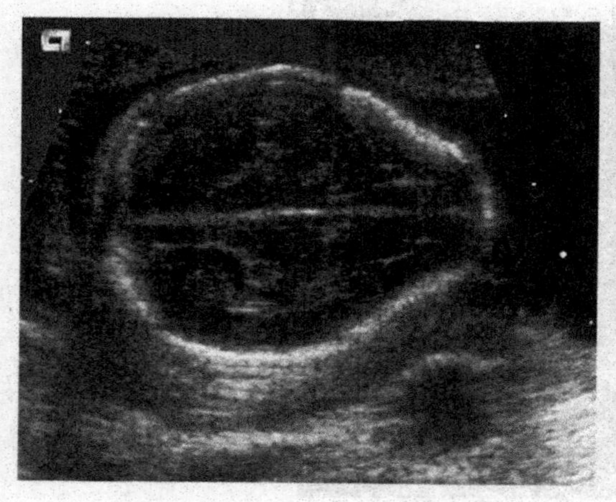

图 4-29 开放性脊柱裂柠檬头征

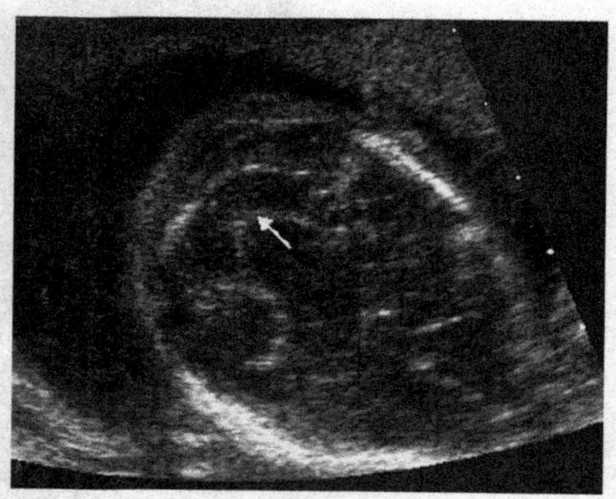

图 4-30 开放性脊柱裂香蕉小脑征

胎儿孕周较大、较小或胎儿体位不佳，脊髓脊膜膨出物较小时，病变部位不明显超声诊断较困难。

4. 胸腹壁缺损内脏外翻　腹裂属于非中线缺损，多位于脐带根部右旁，而脐根部正常，外翻的内脏表面无腹膜和羊膜覆盖（见图 4-31），母体的 AFP 有明显升高。

5. 单腔心　单腔心是指房间隔和室间隔均未发育，心脏只有心房和心室两个心腔，心房通过共同房室瓣与单心室腔相连接。单腔心常伴或不伴有残余心室腔和心室与大动脉连接关系等异常情况，是严重的心脏畸形（图 4-32）。

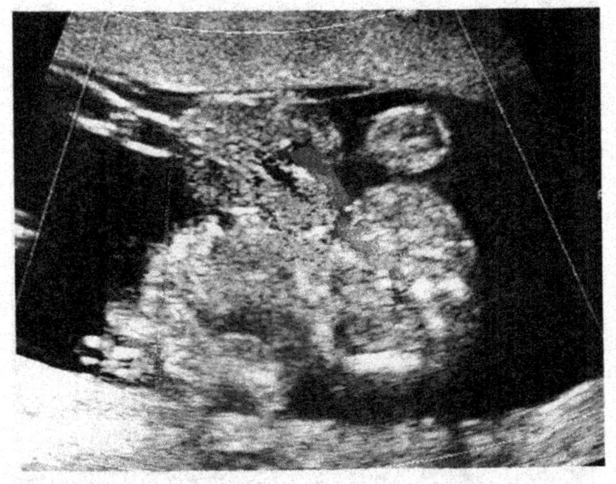

图 4－31　腹壁缺损伴胎儿肝脏、部分肠管外翻

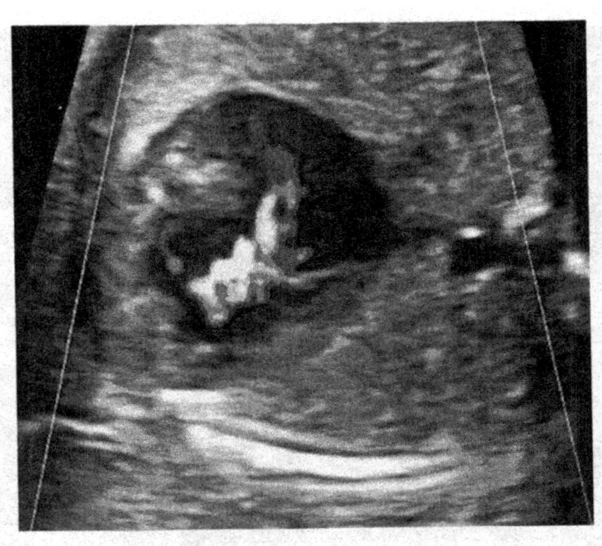

图 4－32　孕 21 周胎儿单腔心，见一股血流通过共同房室瓣

6. 致命性软骨发育不全　骨骼系统异常主要有成骨发育不全和软骨发育不全。

成骨发育不全有 2 型：Ⅰ型成骨发育不全罕见，发生率 1/25 000，是常染色体显性遗传疾病。超声表现：扫查发现胎儿四肢短小，特别是股骨及肱骨，并可以见到长骨呈弯曲状或成角现象（图 4－33）。Ⅱ型成骨发育不全属常染色体隐性遗传。超声表现：扫查时可发现胎儿四肢短小，特别是股骨、肱骨明显小于相应孕周值，并可见长骨成角等骨折现象（图 4－34）。Ⅰ型和Ⅱ型成骨发育不全超声确诊后需及时引产处理。

软骨发育不全主要病变发生于长骨的骨骺，软骨的骨化过程发生障碍，是一种特殊类型的侏儒症，此病脑发育正常，生后可存活。

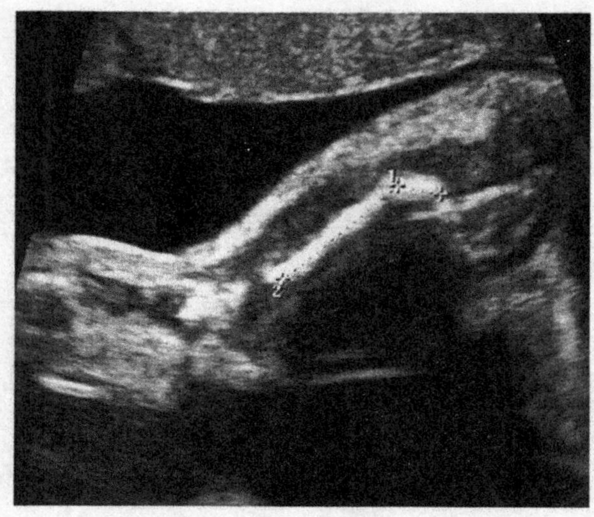

图 4－33　成骨发育不全胎儿，股骨成角

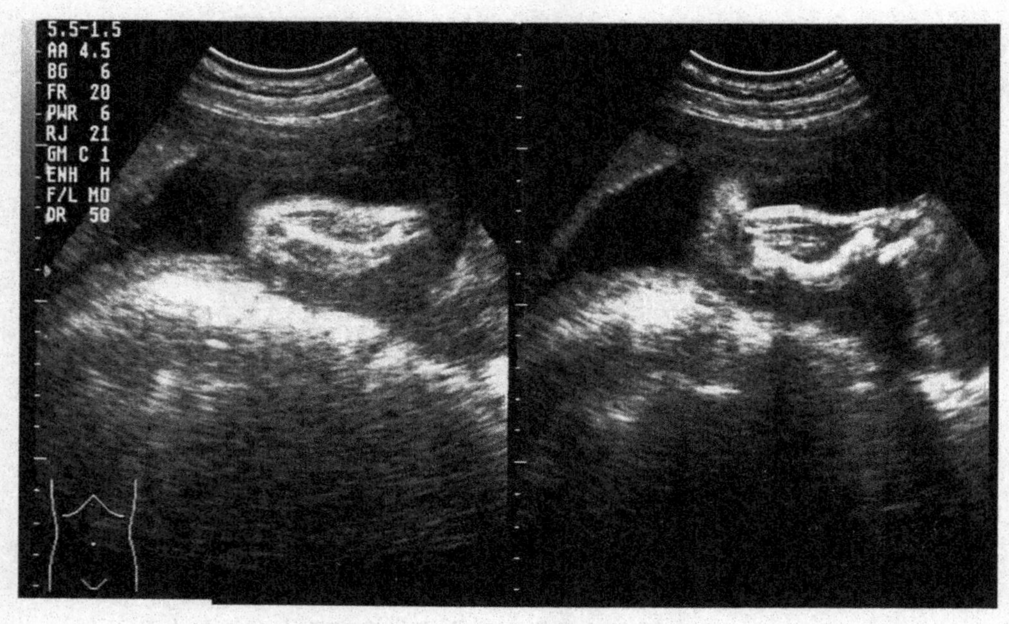

图 4－34　胎儿股骨成角畸形

附：超声产科监护主要指标

一、子宫动脉

子宫动脉是妊娠期子宫血液供应的主要来源，妊娠期子宫壁的血液较非妊娠期丰富。早孕期子宫动脉频谱呈高阻，有明显的舒张期切迹，早孕晚期子宫动脉阻力开始下降，中孕期呈迅速下降趋势，孕 26 周子宫动脉舒张期切迹消失，孕 33 周后血管阻力稳定，S/D 比值达 1. 80，RI：0. 45，一直持续到分娩。孕 26 周以后，子宫动脉 S/D > 2. 60，舒张期切迹未消失为子宫动脉阻力增高表现，引起子宫动脉阻力增高主要见于妊高征和 IUGR。妊娠期子宫动

脉血流参数正常值如表4－1所示：

表4－1 妊娠期子宫动脉血流参数正常值

孕周	S/D	RI
5～8周	7.0±5.0	0.84±0.05
9～12周	7.0±5.05	0.78 ± 0.12
13～16周	4.1 ± 2.6	0.68 ± 0.14
17～20周	2.5 ± 20.72	0.58 ± 0.10
21～24周	2.4±10.68	0.56±0.09
25～28周	2.16 ± 0.89	0.49±0.11
29～32周	2.05±0.38	0.49±0.88
33～36周	1.88± 0.34	0.45±0.99
37～38周	1.76±0.35	0.41± 0.11
39～40周	1.90±0.37	0.45±0.11

二、脐动脉

脐动脉是胎儿胎盘循环的重要血管通路，是超声用于产科临床评价胎儿胎盘循环应用最早和最广的重要检测指标之一，其血流动力学改变可反映胎盘胎儿及母体某些病理变化。

经阴道彩色多普勒在妊娠7周即可显示脐血管，频谱特征是收缩期单峰状，无舒张期血流信号，妊娠9周以后脐血管开始显示三根血管，妊娠11～12周脐动脉开始出现舒张期血流信号，中孕期脐动脉舒张期成分增多，血管阻力迅速下降，孕33周脐动脉S/D比值正常范围是2.46±0.38，RI是0.57±0.09，一直持续到分娩。引起S/D增高的疾病有：妊高征、胎儿宫内生长迟缓、母亲糖尿病、多胎妊娠等。

妊娠期脐动脉血流参数正常值如表4－2所示。

表4－2 妊娠期脐动脉血流参数正常值

孕周	S/D	RI
9～12周	8.54±0.95	0.80±10.08
13～16周	8.54± 0.95	0.80±0.08
17～20周	3.88±0.98	0.73 ±0.06
21～24周	3.12±0.67	0.67±0.08
25～28周	3.23 ±0.98	0.66±0.08
29～32周	2.97 ± 0.74	0.64 ± 0.08
33～36周	2.46±0.48	0.57±0.09
37～38周	2.39±0.38	0.57±0.06
39～40周	.2.24±0.41	0.54±0.08

三、胎儿心功能

常规评价成人和儿童左心室收缩和舒张功能的超声心动图指标包括射血分数（EF）、短轴缩短率（FS）及二尖瓣口舒张期血流流速曲线分析等。而胎儿期心脏体积小、心室内膜显示欠清、较难标准化心血管结构的方位、胎动及母体腹壁声窗欠佳，较难准确的评价胎儿心室功能。由于胎儿特有的心脏解剖及循环生理特点，胎儿右心系统占优势，因此可靠的评价右心功能尤其重要，常用的方法及指标有：

1. M 型测量心室缩短分数（FS）　FS% =（舒张期内径 - 收缩期内径）/舒张期内径 × 100%。正常值为 0.28 ~ 0.38。

2. 多普勒超声比较二尖瓣、三尖瓣频谱　正常情况下，E 峰 < A 峰，E/A 比值随妊娠周数的增加而增大，但始终小于 1。三尖瓣 E 峰与二尖瓣 E 峰比值平均为 1.2 ：1。血流速度积分平均比值为 1.1 ：1。

3. Tei 指数　即心脏做功指数 =（ICT - IRT）/ET，其中 ICT 是等容舒张时间，IRT 是等容收缩时间，ET 是射血时间，理论上能综合反映心脏的收缩和舒张功能，而且其测量方法简便，重复性强，不受心室几何形态的影响，已被很多学者接受。正常胎儿左室 Tei 指数为 0.37 ±0.12，右室 Tei 指数为 0.36 ±0.12，不同孕龄、不同心率胎儿之间的 Tei 指数无显著性差异。

（程　莉）

第四节　计划生育科的超声诊断

中国已婚育龄妇女 IUD 的放置率为 68.6%，超声检查逐步取代放射检查，超声对全金属节育器的反射敏感，对硅胶加金属等类材料制成的节育器敏感性相对减低。二维超声通过几个切面扫查，结合操作者的工作经验，大致了解宫内节育器的情况。

一、宫内节育器的定位

超声 IUD 检查首先要观察子宫内是否存在 IUD，如子宫内显示 IUD，需测量 IUD 上缘至宫底浆膜层距离及 IUD 下缘至宫颈内口的距离；子宫前壁和后壁的厚度之和；IUD 上缘到宫腔底部距离；子宫内膜线的长度（图 4 - 35）。

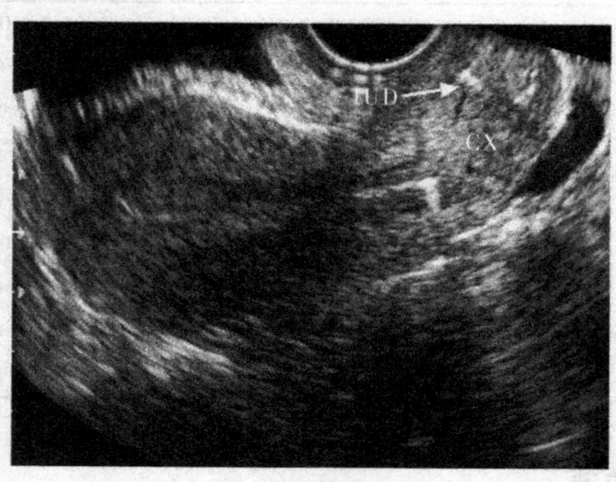

图 4 - 35　宫内节育器下移位于宫颈管内

二、IUD 宫腔内异常

IUD 宫腔内异常的表现包括 IUD 下移与带器妊娠，IUD 变形（图 4－36）、成角、断裂、嵌顿及穿孔等。超声能及时发现 IUD 在宫内有无下移、嵌顿。对于 IUD 变形的诊断，二维超声检查虽然可以通过探头的旋转及方向的改变来显示 IUD 的全貌，但由于 IUD 所含金属成分，声阻抗大，易产生多重反射，大部分 IUD 形态不能完整地显示出来，无法明确 IUD 是否变形或断裂。近年来开展的三维超声对 IUD 的形态及变形、扭曲、断裂可作出诊断，基本不存在误诊和漏诊（图 4－36、图 4－37、图 4－38）。

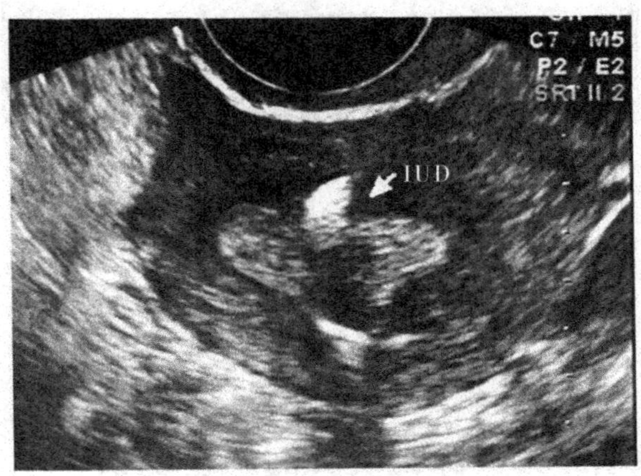

图 4－36　宫内节育器宫腔内变形

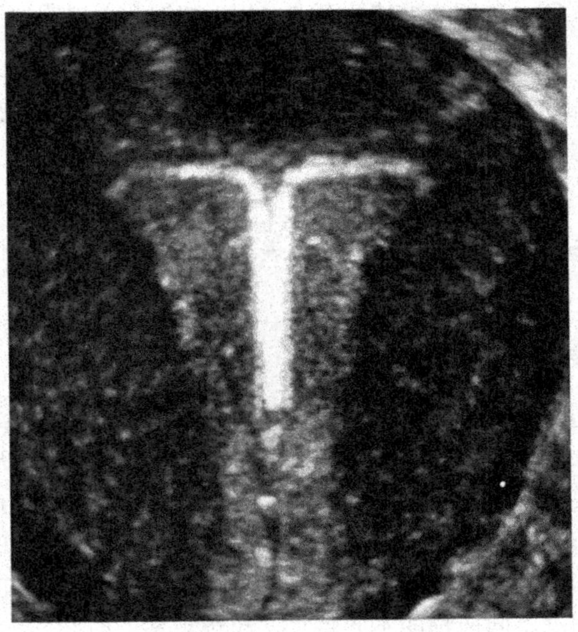

图 4－37　三维超声成像后显示的宫腔形态和节育器形态位置

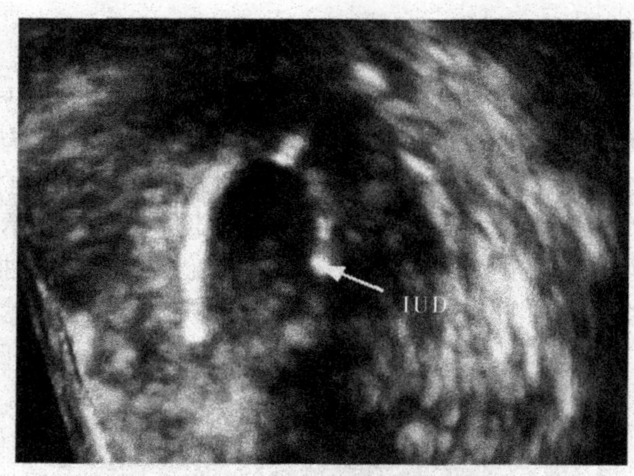

图4-38　宫内节育器断裂后三位成像图，断裂节育器呈倒置“U”形。IUD：宫内节育器

（程　莉）

第五节　不孕不育的超声诊断

一、无排卵周期卵巢、卵泡发育的一些现象

（一）卵泡不发育

连续动态观测均无明显的卵泡或持续存在 <1cm 卵泡，无周期性变化。

（二）不排卵而形成卵泡囊肿

动态追踪观测的卵泡，直径达到20cm仍不排卵，继续发展形成卵泡囊肿。超声表现为壁薄，囊内液清，后壁增强效应的囊性块，5～6cm 直径较常见。

（三）无排卵黄素化综合征

较小卵泡，滞留卵泡或持续生长卵泡均可表现为不排卵，囊性暗区内有稀细的光点和稀疏网络状回声。

二、卵泡及排卵的监测

月经周期监测卵泡发育及排卵：于月经周期的第 5 天超声观察卵巢的基础情况，排除已有的卵巢异常情况，如卵巢非赘生性囊肿、残余卵泡等。第 10～11 天开始卵泡的发育，当一侧卵巢的优势卵泡直径大于等于 15mm 时，可每天超声观察，卵泡直径大于 20mm 时，基本为成熟卵泡。因排卵是瞬间的现象，超声观察到的大多是排卵以后的现象：追踪的成熟卵泡消失，皱缩，血体形成，后陷凹内液体。

诱发卵泡的监测根据不同药物的不同特点，超声观察的时间和内容也不同，如用 HMG 诱发排卵，除用药前检查外，要注意卵泡的多少和生长速度，增加检查的密度，注意卵巢的大小以及腹水的情况，及时发现卵巢过度刺激现象。

三、不孕不育中 CDFI 及多普勒频谱分析的应用

健康育龄妇女的子宫动脉的显示率应 100%，其阻力指数平均 0.85 ±0.07，增殖期为 0.88 ±0.05，黄体期为 0.84 ±0.06。卵巢动脉一般在月经的第 9 天有舒张期血流，第 21 天左右达高峰。有优势卵泡侧卵巢血流较丰富，血流阻力较低。黄体血流为低阻力的黄体新生血管血流，早孕 3 个月内，黄体支持胚胎的发育，故黄体血流一直存在直到妊娠 3 个月以后。

如子宫动脉在舒张期无血流灌注或者 RI 升高，表示子宫血流贫乏，常常是不孕症的一个原因。改善灌注后可怀孕。卵巢血流异常表现为卵泡期和黄体期阻力无下降，甚至无血流，会造成体内的激素低下。黄体期血流缺乏或阻力升高，可提升黄体功能异常，是流产和习惯性流产的原因。但卵巢动脉显示与仪器的灵敏度、正确的操作和检查者的熟练程度有关，其评价激素仅可做参考。

（程　莉）

第六节　彩色多普勒超声和三维超声

一、正常妊娠血流

正常胎儿的发育需要充足的氧和营养物质的供给，而此依赖于良好的子宫 - 胎盘（utero - placent）、胎儿 - 胎盘（fetoplacental）循环。彩色多普勒超声检查提供了一种研究子宫 - 胎盘、胎儿 - 胎盘循环的无创伤的体测方法。更直接地了解胎盘发育，观察胎儿宫内情况。

子宫肌壁的血供与其下的胎盘绒毛植入是相互影响的，绒毛滋养层的发育对胎儿生长发育起着决定性的作用。在正常妊娠时，胎盘附着处子宫肌层的螺旋动脉被滋养层合体细胞侵蚀，在孕 20 ~22 周螺旋动脉肌层全部剥脱，肌层消失，降低了螺旋动脉水平的阻力，使绒毛血管灌注增加，同时，绒毛迅速发展成三级绒毛，具有很高的表面积/容积比率，有利于膜的交换，营养物质的转送，这种解剖和生理的发展有利于胎儿发育的需要。

正常妊娠时，孕 6 周后可测出胎儿腹主动脉血流；8 周后可测出脐血流，12 周后出现脐血流的舒张期血流；9 周后可出现脑血流，11 周后在颞骨平面可看见大脑中动脉（图 4 - 39）、大脑后动脉、基底动脉及其形成的 Willis 环。

正常妊娠的胎儿 - 胎盘循环也有相关的频谱及一定的规律性。通向胎盘的子宫动脉频谱为一种充填型的较子宫动脉阻力降低的频谱，从 26 孕周起，血流频谱 S/D <2.7，RI 也随妊娠周数而下降。胎盘床内子宫胎盘动脉频谱为较典型的低阻力型频谱，RI <0.4，主要反映母体的微循环情况，正常情况下该频谱无多大改变。有学者测脐动脉 S/D，孕 30 周后持续 >3，子宫动脉孕 26 周后持续 >2.6，且有舒张期切迹存在，则尔后妊娠期高血压疾病、IUGR、胎儿宫内窘迫、死胎、早产的发生明显提高。子宫动脉血流对高危妊娠预测敏感性为 68%，特异性为 69%；子宫动脉加脐动脉预测高危妊娠阳性率为 93%，阴性率为 91%。

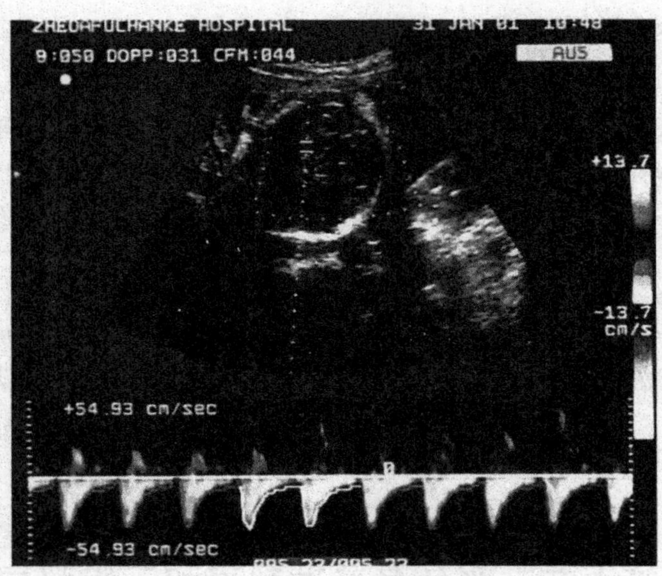

图 4-39　妊娠 32 周，胎儿大脑中动脉频谱

二、异常的妊娠血流

子宫动脉、胎盘血管、脐血管的 RI 较正常范围增高或出现无舒张期血流、逆向血流，均提升胎儿宫内危险，后二者出现胎儿有可能在 24～48 小时内死亡。这些血管的 S/D 比值异常的出现，一般认为较 NST 异常出现为早。孕 36 周以上的 S/D < 2.2，胎儿较安全，> 2.5 时应密切随访，>3 时应严密监护积极处理。在 IUGR、妊娠期高血压疾病、胎儿宫内窘迫、胎儿畸形以及子宫肌瘤、盆腔包块时也有此现象。

大脑中动脉在妊娠中后期被应用于了解胎儿宫内窘迫的程度，其 RI 在后期呈负增长，代偿性血流增加，重新分配以保护脑、心等重要器官。其在正常范围内不能反映胎儿窘迫。大脑中动脉 RI/脐动脉 RI 比值更能反映胎儿宫内情况。正常时应 >1，如 <1 则表示胎儿宫内窘迫。

三、三维超声

三维成像技术近年来发展迅速，前景看好。随着计算机技术的发展，计算机容量和运行速度的改进，实时三维的重建，提供了更加丰富的三维立体空间信息，弥补了二维超声成像的不足。

（一）妇科的应用

1. 卵巢囊性或囊实性肿瘤的囊壁及囊内容物的观察　肿瘤重新成像图像更清晰、直观、立体感强，切面更均匀，不易遗漏壁内的乳头状物且能更明确观察肿瘤侵入的深度（图 4-40）。对不孕症的患者二维超声能正确地辨认黄体，但观察卵丘结构很困难，三维超声能清晰、快速地确认。

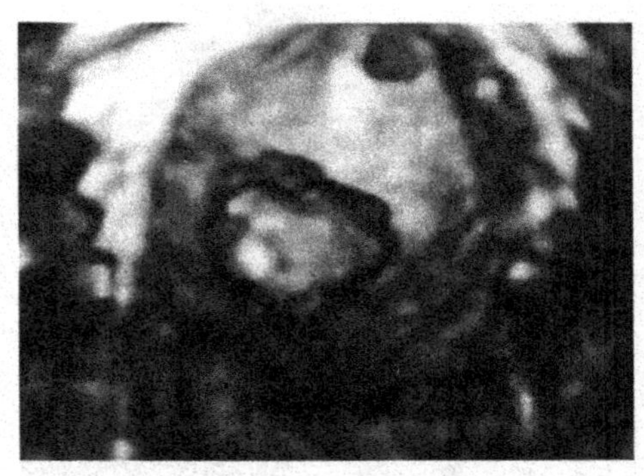

图 4－40　卵巢囊肿壁上实质性突起三维超声图

2. 体积的测定　三维超声对肿瘤体积的测定有二维超声所不可及的优势，这对肿瘤良恶性的判定、手术指征及疗效的判定是很好的参考指标。

3. 畸形子宫及宫腔内容物的诊断　成像后的宫腔可清晰地显示其走向、双侧输卵管开口、与宫颈管的关系及宫腔内赘生物的大小、位置、蒂部粗细等情况，可与宫腔镜相媲美（图 4－41、图 4－42、图 4－43）。

4. 妇科肿瘤良恶性判定　在二维超声断面形态学的基础上，三维超声诊断卵巢恶性肿瘤的标准是观察病变区域的囊实性、内壁是否光滑、有无乳头状物、囊壁厚（>3mm）薄（<3mm）的情况、实性肿块是否均质和腹水的有无。为判定提供有价值的诊断依据。

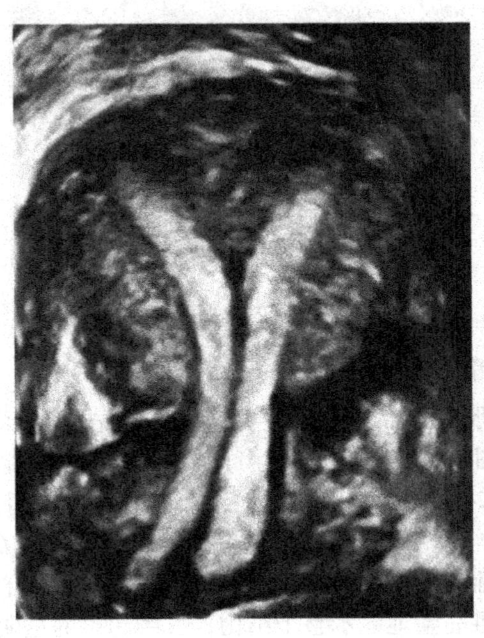

图 4－41　完全纵隔子宫三维超声图

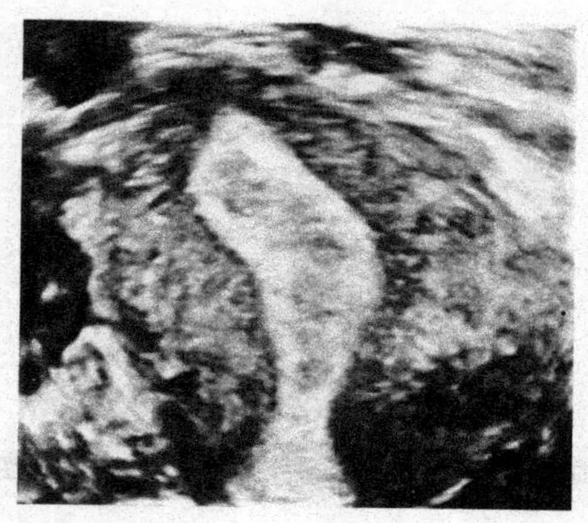

图 4-42 单角子宫三维超声图

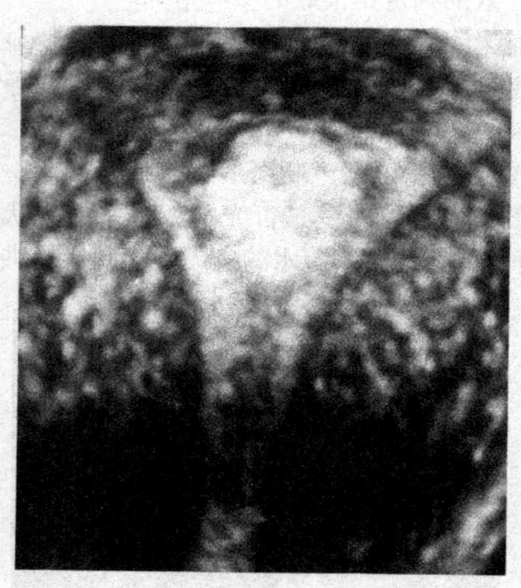

图 4-43 子宫内膜息肉三维超声图

（二）在产科的应用主要有

1. 胎儿面部的观察 胎儿面部的观察主要针对一些先天性面部畸形和染色体异常的胎儿面部异常（图 4-44、图 4-45）。三维超声比二维超声可清晰观察胎儿面部解剖和相互关系。胎儿唇部的观察对 24 周以后的胎儿，二维和三维超声无明显差别，24 周以前的胎儿唇部的观察，三维超声能确诊 93% 的胎儿正常唇部，二维超声为 68%。

2. 胎儿骨骼的观察 胎儿脊柱和胸廓先天性畸形较常见，胎儿脊柱和胸廓肋骨为不同的曲线结构，二维超声很难完整地显示整个结构，三维超声的透明成像功能能不受胎儿体位的影响清晰地观察脊柱和胸廓的连续性和结构的曲率（图 4-46、图 4-47）。

3. 各孕龄胎儿各器官的成像 孕 5~40 周各期的胎儿均可成像，8~13 周时可获得完整的胎儿图像（图 4-48），妊娠晚期羊水较少，探测成像较困难。

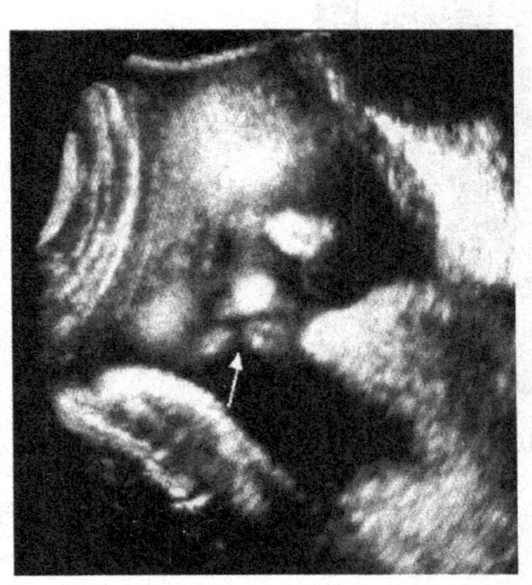

图 4－44　胎儿唇裂三维成像图

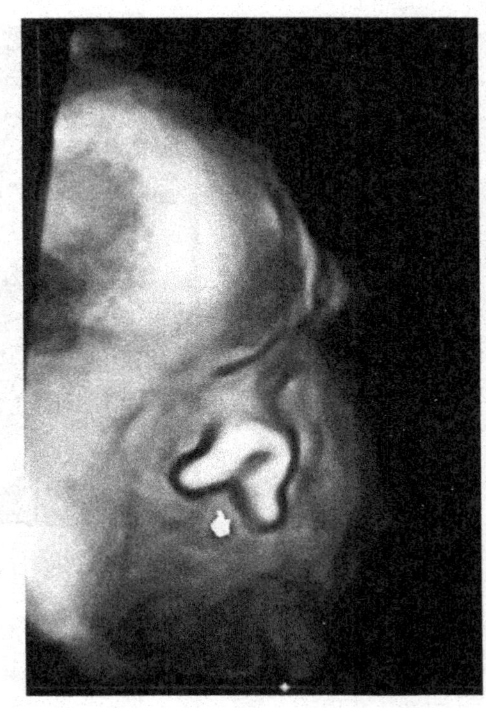

图 4－45　胎儿外耳异常三维超声图

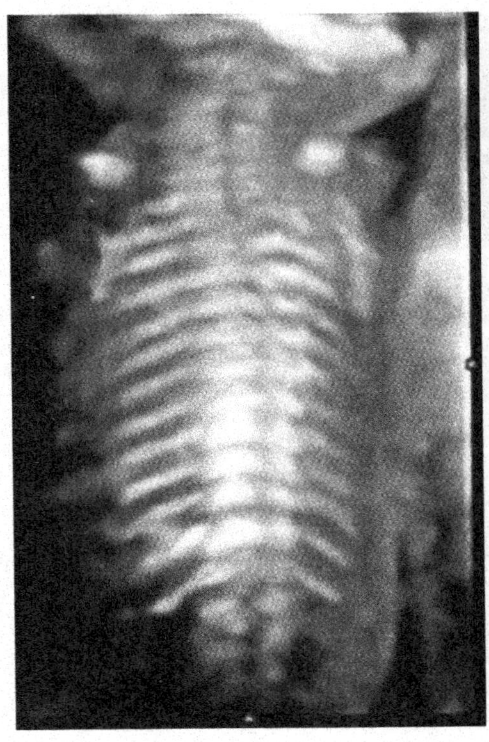

图 4－46　胎儿脊柱颈胸段三维超声图

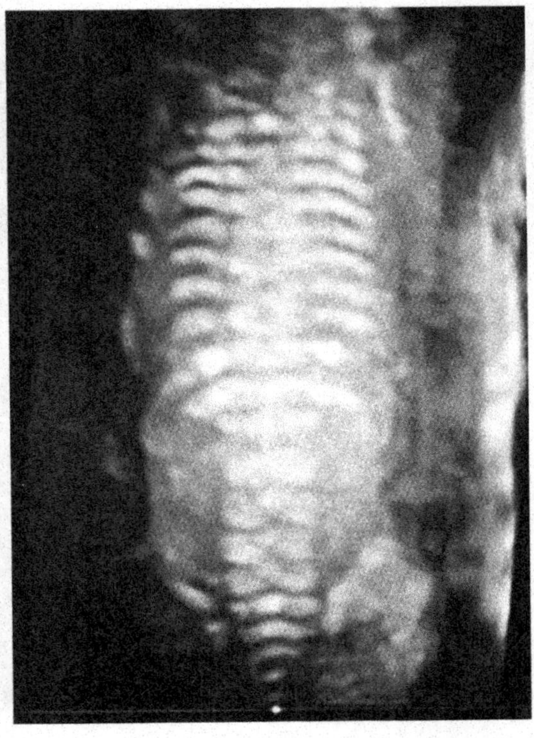

图 4－47　胎儿脊柱三维超声图

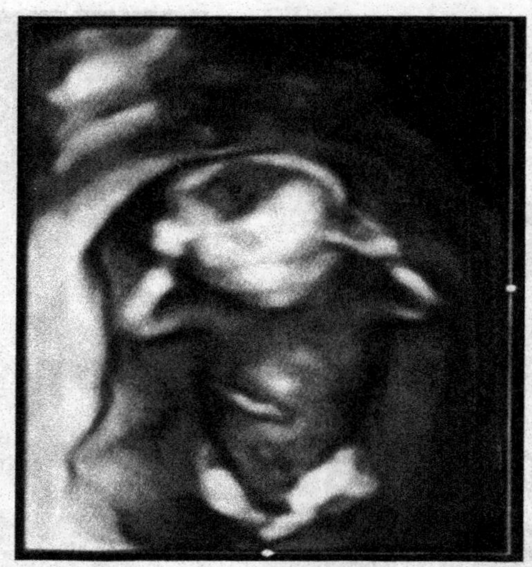

图 4-48　15 周胎儿三维成像图

（程　莉）

第五章　妇产科常见疾病的中医治疗

第一节　月经先期

月经周期提前7日以上，即月经周期不足21日，连续2个周期以上者，称月经先期。古称先期经行、经早、一月经再行、不及期而经先行、月经趱前等。相当于西医学月经失调中的月经过频。

宋代《普济本事方》指出本病的病机为“阳气乘阴，则血流散溢……故令乍多而在月前”。《女科济阴要语万金方》云：“妇经事谓之月水，以其一月一至也，若一月二至者血热也”，“女人经事参前而来者，血热也”。薛己《校注妇人良方》云：“每月一至，太过不及皆为不调，阳太过则先期而至。”《景岳全书·妇人规》认为“所谓经早者，当以每月大概论，所谓血热者，当以通身藏象论，勿以素多不调而偶见先期者为早，勿以脉证无火而单以经早者为热”。黄元御《四圣心源》云：“先期者木气之疏泄，崩漏之机也”，“其通多而塞少者，木气泄之，故先期而至”。《女科指掌》云：“先期而至曰趱前，血热阴虚土不坚，怒气伤肝及劳役，固经凉血始安然。”

一、致病机制

以血热为多，血热又有虚实之分。实热多有素体阳盛，或过食辛辣助阳之品；或情志伤肝，肝郁化火；或瘀血阻络，气机逆乱，久蕴成热。虚火多由形瘦阴亏生热，热伏冲任，下扰血海，血海不宁而下行，则经血早泄。此外，尚有饮食、劳倦、思虑过度损伤脾气，脾虚失于统摄；或先天禀赋不足，或多产房劳伤肾，肾虚失于闭藏，冲任不固，则不及期而经先行。

二、诊断与鉴别诊断

（一）诊断

月经周期缩短，少于21日而有规律性者，即可诊为月经先期。如每月提前不过5～6日，或偶见1次，余无所苦不应诊为先期。

（二）鉴别诊断

经间期出血：常发生在月经周期第12～16日，出血量较少，或表现为透明黏稠的白带中夹有血丝，出血持续数小时以至2～7日自行停止。经间期出血较月经期出血量少，临床常表现为出血量一次多一次少的现象，结合基础体温（BBT）测定，即可确诊。

三、因、证、辨、治

常见病因有脾气虚弱、肾气不固、肝经郁热、阴虚血热、阳盛血热、血瘀6种。宜结合月经的量、色、质及全身证候进行辨证。患者形盛体壮，面红口渴，经血量多，深红或紫而有块，气秽者，属实热；颧红口干，经血量少，色紫，质稠，为虚热；经血淡，质清稀为气虚；经行不爽，经血有凝块，为瘀血内停；经血紫红，质稠，胸腹胀满，脉弦数，为郁热。治疗原则宜热着清之，虚者补之，有瘀者化之。

1. 脾气虚弱证

病因病机：素体脾虚，或久病伤气，或劳逸失常，思虑过度，损伤脾胃，中气不足，失于摄纳，冲任不固，血失统摄，致月经先期而至。

临床症侯：月经周期提前，经量多，色淡质稀，神疲乏力，倦怠嗜卧，气短懒言，或脘腹胀闷，食少纳呆，少腹空坠，大便溏，舌淡红，苔薄白，脉虚缓无力。

辨证依据：

（1）每次月经周期不足21日，色淡质稀。

（2）体倦乏力，食少，大便溏，或有脾胃损伤史。

（3）舌淡，苔白腻，脉虚缓。

治疗原则：健脾益气，摄血调经。

方药选用：

（1）补中益气汤（《脾胃论》）。

人参，黄芪，甘草，当归，陈皮，升麻，柴胡，白术。

心悸失眠者，加炒枣仁、远志；经血量多者，加乌贼骨、茜草；腹痛者，加白芍。

（2）归脾汤（《济生方》）。

人参，黄芪，当归，白术，茯神，龙眼肉，远志，枣仁，木香，甘草。

2. 肾气不固证

病因病机：先天禀赋不足，肾气虚衰；或胎产房室过频，耗损肾气，肾失封藏，冲任失约，以至月经先期。

临床症侯：月经提前7日以上，经血量多，色淡质稀，腰脊酸冷，下肢疲软，手足不温，小便清长，夜尿频频，舌淡暗，苔薄白，脉沉细而弱。

辨证依据：

（1）月经提前7日以上，色淡质稀。

（2）见于青春期或绝经期前。

（3）腰脊酸冷，小便清长。

（4）舌淡，苔薄白，脉沉细。

治疗原则：补肾益气，固冲调经。

方药选用：

（1）归肾丸（《景岳全书》）。

熟地，山药，山茱萸，茯苓，当归，枸杞子，杜仲，菟丝子。

经血多者，加乌贼骨；不眠者，加珍珠母。

（2）固阴煎（《景岳全书》）加续断、枸杞子。

人参，熟地，山药，山茱萸，远志，炙甘草，五味子，菟丝子。

3. 肝经郁热证

病因病机：情志所伤，肝气郁结，久而化火，热伏冲任，扰及血海，血海不宁。

临床症侯：经期超前，量多少不定，色紫红有块，质稠，头晕目眩，胸胁胀满，少腹胀痛，精神抑郁，心烦易怒，口苦咽干，喜叹息，舌暗红，苔黄，脉弦滑数。

辨证依据：

（1）经期超前，量多，色紫红有块。

（2）精神抑郁，心烦易怒，胸胁胀满，口苦目眩。

（3）舌暗红，苔黄，脉弦数。

治疗原则：疏肝解郁，清肝泄热。

方药选用：

（1）丹栀逍遥散（《内科摘要》）。

丹皮，栀子，当归，白芍，柴胡，白术，茯苓，炙甘草，薄荷，煨姜。

（2）清肝达郁汤（《重订通俗伤寒论》）。

焦栀子，生白芍，当归须，柴胡，丹皮，炙甘草，橘白，薄荷，菊花，鲜青橘叶。

（3）化肝煎（《景岳全书》）。

青皮，陈皮，芍药，丹皮，栀子，泽泻，土贝母。

4. 阴虚血热证

病因病机：素体阴虚，或久病耗伤津血，或多产房劳，精血两亏，阴虚生内热，热扰冲任，血海沸溢，以至经行先期。

临床症侯：月经提前，经血量少，色红质稠，形体消瘦，皮肤干燥，头晕目眩，心烦咽干，渴不欲饮，手足心热，或颧红潮热，舌体瘦小色红，少苔或无苔，脉细数。

辨证依据：

（1）月经先期，量少色红。

（2）形瘦，颧红，五心烦热。

（3）舌瘦色红，少苔，脉细数。

治疗原则：养阴清热调经。

方药选用：

（1）两地汤（《傅青主女科》）。

生地，玄参，白芍，麦冬，阿胶，地骨皮。

头晕目眩，潮热耳鸣者，加龟板、鳖甲、沙蒺藜；经血量多者，加女贞子、旱莲草；便秘者，加紫菀、知母。

（2）地骨皮饮（《医宗金鉴》）。

当归，生地，白芍，川芎，丹皮，地骨皮。

口干咽燥者，加麦冬、石斛。

5. 阳盛血热证

病因病机：素体阳盛，或过食辛热助阳之品，蕴而化热，或感受热邪，热伏冲任，扰动血海，迫血妄行，致月经先期而至。

临床症侯：经行超前，经血量多，色深红或紫黑，质稠有块，面赤口渴，心烦，喜冷饮，大便秘，小便黄，舌红，苔黄，脉滑数或洪滑。

辨证依据：

（1）月经提前，量多，色深红，质稠。

（2）烦热，面赤，口渴，大便秘，小便黄。

（3）舌红，苔黄，脉滑数或洪滑。

治疗原则：清热泻火，凉血调经。

方药选用：

（1）清经散（《傅青主女科》）。

丹皮，地骨皮，白芍，熟地，青蒿，茯苓，黄柏。

经血量多者，加地榆、马齿苋、槐花，去茯苓；心烦，尿黄者，加木通、黄连。

（2）芩连四物汤（《医宗金鉴》）。

熟地，川芎，白芍，当归，黄芩，黄连。

（3）清化饮（《景岳全书》）。

芍药，麦冬，丹皮，茯苓，黄芩，生地，石斛。

6. 血瘀证

病因病机：感受寒热之邪，影响胞宫冲任，血得寒则凝，热灼质稠，运行失畅，皆可成瘀。瘀血不去，新血难生，冲任不固，致经血先期而下。

临床症侯：月经先期，量多有块，伴小腹疼痛，块下痛缓，面色暗，舌有瘀点瘀斑，脉涩或沉弦。

辨证依据：

（1）月经先期，量多有块，经行腹痛。

（2）舌有瘀点瘀斑，脉涩或沉弦。

治疗原则：活血化瘀调经。

方药选用：

（1）桃红四物汤（《医宗金鉴》）加益母草。

桃仁，红花，当归，川芎，白芍，熟地。

经血量多者，加三七粉、茜草、炒蒲黄；小腹胀痛者，加乌药、香附；手足不温者，加肉桂；热者，加丹皮。

（2）姜芩四物汤（《医宗金鉴》）。

当归，熟地，赤芍，川芎，姜黄，黄芩，丹皮，延胡索，香附。

四、转归与预后

本病治疗得当，多易痊愈。如伴经量过多、经期延长者，可发展为崩漏，使病情反复难愈，故应积极治疗。

（张　越）

第二节　月经后期

月经周期延后7日以上，甚至3～5个月一至，已连续2个周期以上者，称月经后期，又称月经错后、经行后期、经迟、经水过期。如偶尔延后1次，或每月仅延后3～5日，且无不适者，属正常。在青春期初潮后1～2年内或进入更年期者，月经时有延后，且无其他证候者，也不作病论。

本病首见于汉代《金匮要略·妇人杂病脉证并治》，云“至期不来”。《妇人大全良方·调经门》引王子亨方论，阐述月经后期的病机为“过于阴则后时而至”。《陈素庵妇科补解》主张经水过期而行属血虚血少。朱震亨《丹溪心法》指出月经过期的治法，血虚宜补血，用四物加黄芪、陈皮、升麻；紫黑有块血热必作痛，四物加香附、黄连；色淡痰多，二陈汤加川芎、当归。吴崑《医方考》总结月经后期的机制有寒、郁、气、痰之分。孙志宏《简明医彀》提出禀赋薄弱，自幼多病，性急多怒，起居不常，思虑耗损，经行饮食生冷，犯于房事等，皆可致月经后期，小腹作痛。《景岳全书·妇人规》认为血热血寒皆可致经迟，血热为水亏血少燥涩所致；血寒由于阳气不足，寒从中生，生化失期而致经行错后。《四圣心源》从肝木生理失常论述月经后期的机制为“其塞多而通少者，木不能泄，则后期而至，以木气郁遏，疏泄不行，期过一月而积蓄既多，血室莫容，然后续下，是以来迟也”。

一、致病机制

病机有虚实不同。虚者多由水谷不化为精血，脉道空虚而源乏，血海不能按时满盈；实者多由经脉气机受阻，经血迟滞，不能按期蓄注冲任，导致月经周期延长月事迟延而错后。

二、诊断与鉴别诊断

（一）诊断

月经周期延后，较正常月经周期迟至超过7日，并已连续2个周期以上。

（二）鉴别诊断

1. 并月、居经　并月是月经惯常2个月一行。居经是月经周期基本为3个月。两者都属个别的特殊情况，经常如此，且无其他证候。如青春期月经初潮后1～2年内，月经偶有2个月或3个月一行，无其他病证者，乃肾气未稳定之故，待肾气充足后，月经便可按期来潮，不属本病范畴。

2. 胎漏　妊娠早期，有阴道下血者，应通过B超等检查方法，诊断鉴别其是否早孕胎漏、胎动不安。

三、因、证、辨、治

病机有虚、实、寒、湿、痰、瘀之分。虚者经血量少，色淡质稀，兼形体虚弱，或腹痛绵绵，脉迟缓无力。实者经血量较多，有块，色暗，或少腹剧痛，胸胁胀满，脉弦大有力。寒者经血量少，色淡暗，小腹冷痛，喜温喜按，四肢不温。痰湿者，经行前后带下量多或黏液不绝，形体肥胖，或经行前肢体胀满、浮肿。瘀者经血量或多或少，有块，色暗，伴腰痛，瘀块下则腹痛缓解。

治法应分别以虚者补之、实者泻之、寒者温之、湿者运之、痰者化之、瘀者祛之，疏通经脉以调经。

1. 气血虚弱证

病因病机：素体气血不足，或久病脾胃虚衰；或饮食劳倦所伤，中气不振，化源匮乏；或胎产损伤，阴血不充，血海空虚，以致周期延长。

临床症侯：月经延后，经血量少，色淡，经行小腹绵绵而痛，面色黄白或萎黄，体倦乏力，食少，头晕眼花，心悸少寐，舌淡红，苔白，脉细弱无力。

辨证依据：

（1）月经延后，量少色淡。

（2）体质虚弱，或有慢性消耗病史。

（3）神疲食少，体倦乏力，面色黄或萎黄。

（4）舌淡红，苔白，脉细弱。

治疗原则：补气养血调经。

方药选用：

（1）补中汤（《陈素庵妇科补解》）。

白术，茯苓，人参，山药，陈皮，当归，白芍，熟地，川芎，炙甘草，葛根，香附，生姜，大枣。

（2）人参养荣汤（《太平惠民和济局方》）。

人参，白术，茯苓，炙甘草，当归，白芍，熟地，肉桂，黄芪，五味子，远志，陈皮，生姜，大枣。

（3）归地滋血汤（《中医妇科治疗学》）。

当归，熟地，鹿角霜，党参，白术，桑寄生，枸杞子，山茱萸，香附。

2. 阴虚证

病因病机：慢性久病，或孕产频多，伤精耗血，阴虚亏损，津液暗耗，血海空虚，不能按期满溢，因而月经后期。

临床症侯：经行错后，经血量少，色暗质稠，潮热心烦，腰膝酸软，头晕耳鸣，咽干口燥，大便秘，舌红，少苔或花剥苔，脉沉细数。

辨证依据：

（1）有久病或伤阴病史。

（2）经行错后，量少色暗。

（3）潮热心烦，咽干口燥，舌红，少苔，脉沉细数。

治疗原则：滋阴清热，养血调经。

方药选用：

（1）一阴煎（《景岳全书》）。

生地，熟地，芍药，麦冬，甘草，牛膝，丹参。

心烦者，加龟板胶；多汗不眠者，加酸枣仁、五味子；血少者，加当归、丹参；潮热者，加地骨皮、银柴胡；大便秘者，加知母、玄参。

（2）知柏地黄丸（《症因脉治》）。

熟地，山药，山茱萸，茯苓，泽泻，丹皮，知母，黄柏。

3. 血寒证

病因病机：经期产后，调摄失宜，过食生冷；或冒雨涉水，寒邪内侵；或久服苦寒药物，血为寒凝；或素体脾肾阳虚，脏腑失于温养，气血化生运行迟滞，冲任受阻而致月经后期。

临床症侯：月经延后，经血量多，色暗有块，经行腰腹冷痛，肢冷喜热，面色苍白，大便溏，小便清长，舌淡暗，苔白，脉沉迟。

辨证依据：

（1）有感寒或脾胃虚寒史。

（2）月经延后，色暗有块，经行腰腹冷痛，得热痛减。

（3）舌淡暗，苔白，脉沉迟。

治疗原则：温经散寒，通滞调经。

方药选用：

（1）当归四逆汤（《伤寒论》）。

当归，桂枝，芍药，细辛，炙甘草，木通，大枣。

（2）温经汤（《妇人大全良方》）。

人参，当归，川芎，白芍，肉桂，莪术，丹皮，甘草，牛膝。

（3）姜黄散（《证治准绳》）加细辛、附子。

姜黄，白芍，延胡索，丹皮，当归，莪术，红花，川芎，桂心。

4. 痰湿证

病因病机：脾气损伤，运化失职，水湿不化，聚湿生痰，流注冲任，滞阻胞脉，血海不能按时下泄，以致月经延后。

临床症侯：月经错后，色淡或赤白夹杂，经行前后带下清稀，或黏液混杂，形体肥胖，眩晕心悸，脘闷呕恶，咳吐痰涎，舌胖有齿痕，苔白腻。

辨证依据：

（1）月经错后，经血混杂黏液，平素带下量多。

（2）形体肥胖，脘闷呕恶，咳吐痰涎。

（3）舌胖，苔白腻，脉滑利。

治疗原则：健脾化痰，利水调经。

方药选用：

（1）六君子汤（《校注妇人良方》）加香附、当归。

人参，白术，茯苓，甘草，半夏，陈皮。

（2）导痰汤（《校注妇人良方》）。

半夏，陈皮，茯苓，甘草，胆星，枳实。

5. 气滞血瘀证

病因病机：经行产后，调理不当，或寒热失调，或精神抑郁，气机郁滞，血行不畅，停滞成瘀，阻于胞脉，以致血海不能按时满溢，因而经行后期。

临床症侯：经行延后，色紫暗有块，腹胀痛，块下痛减，肌肤不润，舌紫暗有瘀斑，脉弦或沉涩。

辨证依据：

（1）经行延后，有块，色紫暗。

（2）经行腹痛，块下则疼痛缓解。

（3）舌紫暗有瘀斑，脉沉涩。

治疗原则：活血化瘀，调经止痛。

方药选用：

（1）过期饮《证治准绳》）。

当归，白芍，熟地，香附，川芎，红花，桃仁，莪术，木通，炙甘草，肉桂，木香。

（2）促经汤（《医统》）。

香附，熟地，白芍，莪术，木通，苏木，当归，川芎，红花，肉桂，桃仁，甘草。

（3）加味乌药汤（《医宗金鉴》）。

乌药，砂仁，木香，延胡索，香附，甘草，槟榔。

四、转归与预后

月经后期合并月经血量过少者，如未及时治疗或治疗不当，病势加重，可发展为闭经。

五、预防与护理

1. 适寒温　经前及经期注意调摄寒温，尽量避免受寒、冒雨、涉水等，以防血为寒湿所凝，导致月经病的发生。

2. 节饮食　经期不宜过食寒凉生冷物，以免经脉壅涩，血行受阻。

3. 调情志　情绪稳定，心境安和，避免七情过度。

4. 查病因　注意因多囊卵巢综合征、垂体微腺瘤所引起的月经后期。

（张　越）

第三节　月经先后无定期

月经周期时而提前时而错后达 7 日以上者，称月经先后无定期，亦称月经愆期、经行或前或后、经乱等。

有关本病的记载，较早见于《圣济总录·妇人血气门》，其中月经不调有经水不定的描述。万全在《万氏妇人科》首先提出“经水或前或后，悉从虚治之”的原则。明代李梴《医学入门·妇人门》记载了月经病的症状“或前或后”，“或逾月不至，或一月再至”。《景岳全书·妇人规》称为“经乱”，证候有肾虚、血虚之分。肾虚多由情志、房室损伤所致；血虚者宜察脏气，审阴阳，参形证色脉，辨而治之。

一、致病机制

饮食、情志、房室、外感等损伤肝、脾、肾功能，气血失调，冲任功能失和，血海蓄溢失常，致月经先后不定，潮而无信。

二、诊断与鉴别诊断

（一）诊断

其以月经周期的异常，或先或后 7 日以上，更迭不定，连续发生 3 次以上，即可诊断，但其月经持续时间正常。

（二）鉴别诊断

1. 月经先期　是月经周期缩短，其周期缩短时间不一，但无月经周期的延后。

2. 月经后期 是月经周期延后，超过正常周期7日以上，后延时间可有长短之异，但不会短于正常周期。

三、因、证、辨、治

肝郁、肾虚、脾虚为月经先后无定期的常见原因。以月经血量多少不定，有块，色暗红，小腹胀，连及胸胁者，多属肝郁；经血量偏少，色淡质清稀，腰部酸痛，多属肾虚；经血量或多或少，色淡红，或带下清稀量多，气短纳差者，多属脾虚。脾虚、肝郁之轻症，仅见脾虚或肝郁的全身证候，如日久不愈，五脏之伤，穷必及肾，则可兼有肾虚证候，或转为肾虚证。

1. 脾虚证

病因病机：饮食、劳倦损伤脾胃，脾气虚衰，功能紊乱，不能化生营血，血海不能按时满盈，则月经推迟；脾虚气失统摄，冲任不固，经血妄行，月经则先期而至。

临床症侯：经来前后错杂不定，色淡质稀，疲乏无力，倦怠嗜卧，气短懒言，心悸失眠，纳呆，大便溏，舌淡，苔白，脉缓弱无力。

辨证依据：

（1）月经先后错杂，色淡质稀。

（2）气短无力，纳呆，大便溏，或有脾胃损伤史。

（3）舌淡，苔白，脉缓弱无力。

治疗原则：健脾强胃，补气调经。

方药选用：

（1）温胃饮（《景岳全书》）。

人参，白术，扁豆，陈皮，干姜，炙甘草，当归。

大便溏者，去当归，加茯苓；心悸失眠者，加炒枣仁；经血多者，加艾叶炭、乌贼骨、茜草。

（2）加减八物汤（《女科秘要》）。

人参，白术，茯苓，炙甘草，白芍，当归，陈皮，香附，丹皮。

（3）芎归四君子汤（《类证治裁》）。

川芎，当归，人参，白术，茯苓，甘草。

2. 肾虚证

病因病机：先天禀赋不足，肾气未盛；或情欲房事不节，胎产、久病损伤，肾精亏耗，肾气不守，封藏失职，冲任失调，血海蓄溢紊乱，不循常制，则经行提前或推后，无有定期。

临床症侯：月经先后不定，色淡暗，质清稀，兼腰膝酸冷，四末不温，小便清长，夜尿频多，或头晕耳鸣，腰骶酸痛，舌淡，苔白，脉沉细弱。

辨证依据：

（1）有房室过度，或多胎产育史。

（2）月经先后错杂，量少质稀。

（3）腰酸，肢冷形寒，小便清长，舌淡，脉沉细弱。

治疗原则：补肾调经。

方药选用：

（1）固阴煎（《景岳全书》）加当归、白芍。

人参，熟地，山药，山茱萸，远志，炙甘草，五味子，菟丝子。

腰冷痛者，加肉桂、巴戟天；腰酸痛者，加枸杞子、杜仲，重用熟地；经血量少者，加丹参、鸡血藤；经血量多者，加乌贼骨、茜草。

（2）补阴益肾汤（《罗氏会约医镜》）。

熟地，山药，菟丝子，枣皮，五味子，杜仲，金樱子，续断，当归，枸杞子。

3. 肝郁证

病因病机：情志内伤，肝气郁结，疏泄功能失常，血海蓄溢无常，时而太过，时而不及，疏泄太过则月经先期而至，疏泄不及则月经后期而行。

临床症侯：月经周期不定，时先时后，经血量或多或少，色紫红有块，血行不畅，胸胁、乳房、少腹胀痛，情志不舒，心烦易怒，嗳气食少，喜叹息，脉沉弦。

辨证依据：

（1）有暴怒或情志不节史。

（2）周期长短不定，经血量或多或少，色暗红。

（3）胸胁、乳房、少腹胀痛，脉沉弦。

治疗原则：疏肝解郁，和血调经。

方药选用：

（1）逍遥散（《太平惠民和剂局方》）。

柴胡，当归，白芍，白术，茯苓，甘草，煨姜，薄荷。

心烦口苦者，加丹皮、栀子；血行有块，下行不畅者，加丹参、泽兰；少腹冷痛者，加小茴香、香附；头晕目眩者，加石决明、菊花、钩藤；腹胀食少者，加陈皮、厚朴；腰膝痛者，加菟丝子、熟地。

（2）柴胡抑肝汤（《医学入门》）。

柴胡，赤芍，丹皮，青皮，连翘，生地，地骨皮，香附，苍术，栀子，川芎，甘草，神曲。

四、转归与预后

月经先后无定期为月经周期紊乱，如疏于调护治疗，致病势加重，转化为闭经或经漏，可引起不孕。及时调护，可望治愈。

（张　越）

第四节　月经过多

月经量较正常明显增多，月经周期、持续时间基本正常者，称月经过多，又称经多、经水过多。常与周期、经期异常同时发生，如先期量多、经期延长合并月经过多，故治疗时应参考有关并发症综合施治。本病可见于有排卵型功能失调性子宫出血病所致的月经过多及子宫肥大等。

月经过多，最早见于金代刘河间《素问病机气宜保命集·妇人胎产论》，以四物汤加黄芩、白术治疗“妇人经水过多”。《丹溪心法》论述月经过多的病机有血热、痰多、血虚，为辨证论治月经过多奠定了基础。明清医家对本病的治疗多有论述，各有见地，丰富了月经过多的诊治理论和经验。《万氏妇人科》从血热立论，强调“经水来太多者，不论肥瘦皆属热也”。《证治准绳·女科》认为病机为虚所致，“经水过多，为虚热，为气虚不能摄血也”。《妇科玉尺》根据肥瘦鉴别寒热，“平日肥壮，不发热者，体虚寒也”，“平日瘦弱，常发热者，由火旺也”。《医宗金鉴·妇科心法要诀》根据经血的质、色、味及带下特点，辨别月经过多的寒热虚实。

一、致病机制

病因有气虚、血热、血瘀、虚寒的不同，主要病机是冲任不固，经血失于制约。气虚则血失统摄；邪热内窜，因而扰动血海，经血妄行；瘀血阻塞胞脉，脉道气机不利，血失常轨，皆可造成经血过多。

二、诊断与鉴别诊断

（一）诊断

主要症状是经量明显增多。月经周期基本正常，持续时间多在 3 ~7 日内。月经过多作为症状还可见于月经先期、后期、痛经等疾病，应参考有关疾病辨证施治。

如人工流产、放置宫内节育器后最初几个月内，出现月经血量增多者，可按月经过多施治。

（二）鉴别诊断

1. 崩中　经乱无期，出血往往不能自止，崩漏交替。如既往经量正常，突然下血量多如注，不能自止者，则属崩中。

2. 流产　早期自然流产者，尤其是孕后不久面流产，称暗产。其下血量较以往增多，且伴有腹痛，检查可见胚胎组织，血或尿 HCG 测定可资鉴别。

三、因、证、辨、治

以经血量多为主证，其中质清稀、色浅淡多属气虚；质黏稠、色鲜红或紫红多属血热；紫黑有块，伴经行腹痛多属血瘀。经血色紫者，如紫赤色鲜，浓而成片成条者为经血妄行，多因内热；紫而兼黑，色败陈旧，为真气内损，多属虚寒。

治疗原则，在经期血多之际侧重止血，以减少出血量；经后宜辨证治本，或清血中邪热，或化瘀导滞，或健脾益气。总之宜标本兼顾，依病势分清主次，灵活掌握。

1. 气虚证

病因病机：素体虚弱，或思虑不解，或饮食劳倦伤脾，中气不振，脾失统摄，经行不固而量多。

临床症侯：经行量多，色淡红，质清稀，伴面色黄白，气短乏力，小腹绵绵作痛，舌淡，苔薄白，脉细弱。

辨证依据：

（1）体弱或有脾胃受伤史。

(2) 经血量多，色淡质稀，面色黄白，气短乏力。

(3) 舌淡，苔薄白，脉细弱。

治疗原则：补气摄血，养血调经。

方药选用：

(1) 举元煎(《景岳全书》)。

人参，黄芪，升麻，白术，炙甘草。

血多如注者，加阿胶、乌贼骨、茜草；心悸者，加珍珠母、酸枣仁；小腹冷痛者，加补骨脂、杜仲、赤石脂。

(2) 圣愈汤(《妇科心法要诀》)加升麻、柴胡。

人参，黄芪，当归，川芎，熟地，白芍。

2. 血热证

病因病机：素体阳盛，五志化火；或嗜食辛辣，或感受热邪，热伏血海，扰动胞宫，胞脉不固，经血下而不藏，故血量增多。

临床症侯：经血量多，色鲜红或深红，有光泽，质稠，伴心烦口渴，身热面赤，大便干结，小便黄赤或有灼热感，舌红绛，苔黄，脉数。

辨证依据：

(1) 阳盛体质，或嗜辛辣，或感受热邪史。

(2) 经血量多，色红质稠，身热面赤，心烦口渴。

(3) 舌红绛，苔黄，脉数。

治疗原则：清热凉血，止血调经。

方药选用：

(1) 保阴煎(《景岳全书》)。

生地，熟地，白芍，山药，续断，黄芩，黄柏，甘草。

大便秘结者，加知母；经血多如注者，加地榆、旱莲草；口燥咽干者，加沙参、麦冬。

(2) 芩术四物汤(《医宗金鉴》)。

黄芩，白术，川芎，当归，熟地，白芍。

3. 血瘀证

病因病机：肝气郁结，或经行产后，感受外邪，致胞脉气机不畅，瘀血停留，脉络被阻，新血不得循经，故经血量多。

临床症侯：经血量多，色紫黑有块，小腹疼痛，肌肤不泽，腰酸腹痛，舌紫暗有瘀点斑点，脉沉涩或沉弦。

辨证依据：

(1) 经血量多，色紫黑有块，小腹疼痛。

(2) 舌紫暗有瘀斑点，脉涩或弦。

治疗原则：活血化瘀，止血调经。

方药选用：

(1) 失笑散(《太平惠民和剂局方》)加血余炭、茜草、益母草、乌贼骨。

蒲黄，五灵脂。

（2）桃红四物汤（《医宗金鉴》）。

桃仁，红花，川芎，当归，白芍，熟地。

4. 虚寒证

病因病机：经行产后，胞脉空虚，风寒侵袭胞门子户，日久不去，气机被阻，寒凝血结，血不循经；或肾阳不足，寒从中生，阳气不布，则小腹冷痛，闭藏无权，则经血量多。

临床症侯：经行量多，色淡红或暗黑，可夹有血块，腰骶酸冷，小腹冷痛，平时带下清稀，舌淡，苔薄白，脉沉细迟。

辨证依据：

（1）有感寒或有肾阳虚病史。

（2）经血量多，色暗黑，有血块。

（3）腰酸冷痛，小腹不温而冷痛。

（4）舌淡，苔薄白，脉沉迟。

治疗原则：温经摄血调经。

方药选用：

（1）温经汤（《金匮要略》）。

当归，川芎，白芍，甘草，人参，桂枝，吴茱萸，丹皮，阿胶，半夏，麦冬，生姜。

（2）人参养血丸（《济阴纲目》）加艾叶炭、炮姜。

熟地，乌梅，当归，人参，川芎，赤芍，炒菖蒲。

（张　越）

第五节　月经过少

经行血量明显减少，或点滴即净，经行持续时间不足 3 日，称月经过少，又称经水少、经水涩少、经行微少、经量过少、经少等。临床可见于幼稚子宫、子宫发育不良、子宫内膜结核、宫腔粘连等。

月经过少，周期一般正常，但可与月经后期、先期、先后不定期并见。

月经过少，早见于王叔和《脉经》，认为“经水少”的病机为“亡其津液”。宋代《史载之方·诊室女妇人诸脉》认为“肺脉浮，主妇人血热，经候行少”。金代刘完素《素问病机气宜保命集·妇人胎产论》以“四物四两加熟地、当归各一两”，治妇人“经水少而血色和者”。明代《万氏妇人科》结合体质辨虚实，提出“瘦人经水来少者，责其血虚少也，四物人参汤主之”；“肥人经水来少者，责其痰碍经髓也，用二陈加芎归汤主之”。《医学入门·妇人门》认为：“内寒血涩可致经水来少，治以四物汤加桃仁、红花、丹皮、葵花。”

从上述历代医家所论，可见月经过少的病机包括阴血不足、血热、血寒、血涩、痰饮等。

一、致病机制

病机有虚、实之异。虚者多由肾气未盛或亏损，营血不足，阴津匮乏，源竭而血海难满；实者多由气滞、寒冷或痰饮，闭塞脉道，胞脉不畅，血不灌胞，而经血量少。

二、诊断与鉴别诊断

（一）诊断

以月经量明显减少为主要特征，甚或点滴即净，持续时间长短不定。

（二）鉴别诊断

激经：指受孕早期，月经仍按月来潮，经血量较未孕前明显减少，且多伴有早孕反应。尿妊娠试验或子宫 B 超检查有助于鉴别。

三、因、证、辨、治

宜结合病史、全身证候及经期兼症，经血色、质综合辨别。如初潮后，经血量一直较少，不孕，即或无其他兼症，也多属肾虚；经行少腹疼痛拒按，多属血瘀；肥胖之妇，经血少而带下量多，多属痰湿；如久病损伤，身体虚弱，多属血虚。治法以虚者濡养精血，健脾益肾；实者宜攻宜通，疏导气机，以畅血行，辅以补气养血，不可蛮攻，以免损伤正气，由实转虚。

1. 肾虚证

病因病机：先天禀赋不足，肾气不充；或后天房劳、产伤，损及肾元，天癸不充，精血耗损，血海不盈，以致经行量少。

临床症候：经血量少，质薄，腰骶酸冷，小腹凉，夜尿多，或外阴发育差，宫体小，月经初潮迟，舌体瘦薄色淡红，苔薄白，脉沉细缓。

辨证依据：

（1）有初潮迟，或有房劳、产伤史。

（2）经血量少，腰酸冷痛，子宫发育不良。

（3）舌淡红，苔薄白，脉沉细。

治疗原则：补肾益精，养血调经。

方药选用：

（1）归肾丸（方见月经先期）。

（2）乌鸡白凤丸（《中华人民共和国药典》）。

2. 血虚证

病因病机：大病久病，堕胎多产，数伤营血；或饮食劳倦伤脾，化源不足，血海不满，以致经量过少。

临床症候：经血量少，或由常量而逐渐减少，甚或点滴即净，色淡红，质清稀无块，经行小腹绵绵作痛，面色萎黄，头晕眼花，心悸气短，爪甲苍白无华，舌淡，苔白薄，脉细弱无力。

辨证依据：

（1）久病大病或有亡血伤精史。

（2）经血量少，色淡质稀。

（3）面色萎黄，爪甲苍白无华，心悸气短。

（4）舌淡，脉细弱无力。

治疗原则：补气养血调经。

方药选用：

（1）滋血汤（《证治准绳》）。

人参，黄芪，茯苓，山药，当归，川芎，熟地，白芍。

（2）圣愈汤（方见月经过多）加卷柏、牛膝。

3. 血寒证

病因病机：经行产后摄生不慎，寒邪入侵；或阳虚生寒，寒客胞中与血搏结，气血运行受阻，以致经行不畅而涩少。

临床症侯：经血量少，色暗红，排出不畅，形寒怕冷，小腹冷痛，得热痛减，小便清长，舌暗淡，苔白，脉沉紧。

辨证依据：

（1）有感寒或阳虚病史。

（2）经血量少，色暗红。

（3）形寒怕冷，小腹冷痛，小便清长。

（4）舌暗淡，脉沉紧。

治疗原则：温经散寒，活血通经。

方药选用：

（1）艾附暖宫丸（《沈氏尊生书》）。

香附，艾叶，当归，黄芪，吴茱萸，川芎，白芍，地黄，官桂，续断。

（2）温经定痛汤（《中医妇科治疗学》）。

当归，川芎，延胡索，红花，桂枝，莪术，乌药。

4. 气滞血瘀

病因病机：情志所伤，气机郁滞，气滞则血滞；或产后（包括人流、自然流产）瘀血内停，或经期感寒，寒邪客于冲任，血为寒凝，血行不畅，而量少涩滞。

临床症侯：经血量少，下而不畅，色暗红，夹有血块，胸胁满闷，小腹胀痛或阵痛，舌紫暗有瘀斑瘀点，脉沉弦涩。

辨证依据：

（1）有肝郁或流产史。

（2）经血量少，色暗红，夹有血块。

（3）胸胁满闷，小腹胀痛。

（4）舌紫暗有瘀斑点，脉弦涩。

治疗原则：理气化瘀，活血调经。

方药选用：

（1）柴胡疏肝散（《景岳全书》）加当归、桃仁、红花。

柴胡，枳壳，香附，川芎，白芍，甘草，陈皮。

（2）牛膝散（《济阴纲目》）。

牛膝，瞿麦，当归，通草，滑石，葵子。

5. 痰湿阻滞证

病因病机：脾气不健，水谷不为营血，湿气不化，聚液成痰，痰饮阻滞于冲任，血不畅行，致经量减少。

临床症侯：经行量少，混杂黏液，色淡质稀或黏稠，形体肥胖，毛发浓密，倦怠乏力，胸脘满闷，纳食不馨，四肢肿胀，舌胖边有齿痕，苔白滑或白腻，脉弦滑。

辨证依据：

（1）经血量少，质稀。

（2）体胖，困倦乏力，胸中满闷。

（3）舌胖边有齿痕，脉弦滑。

治疗原则：健脾化痰，养血调经。

方药选用：

（1）二陈加芎归汤（《万氏妇人科》）。

陈皮，白茯苓，当归，川芎，香附，枳壳，半夏，甘草，滑石。

（2）丹溪治湿痰方（《丹溪心法》）。

苍术，白术，半夏，茯苓，滑石，香附，川芎，当归。

四、转归与预后

月经过少、后期、稀发者，调治失误或不及时，可转为闭经、不孕症。服用避孕药期间经血量过少者，停药后多可恢复正常。因贫血等原因所致者，治愈原发病后，经血量也可逐渐恢复正常。

（张　越）

第六节　妊娠腹痛

妊娠期因胞脉阻滞或失养，发生小腹疼痛者，称妊娠腹痛，又名胞阻，亦有称痛胎、胎痛、妊娠小腹痛者。

妊娠腹痛相当于西医学妊娠期肠道功能失调所引起的疼痛。

一、致病机制

因气郁、血瘀、血虚、虚寒等致胞脉、胞络阻滞或失养，气血运行不畅，“不通则痛”或“不荣则痛”，而发妊娠腹痛。其病位在胞脉、胞络，尚未损及胎元。如久痛不止，或疼痛剧烈，可影响到胎元，发展为胎漏、胎动不安，甚则而成堕胎、小产危重之症。

二、诊断与鉴别诊断

（一）诊断

1. 病史　有停经史及早孕反应。

2. 临床表现　妊娠期出现小腹部疼痛，程度不甚，以病势较缓的小腹绵绵作痛，或冷痛不适，或隐隐作痛，或小腹连及胁肋胀痛为多见。

3. 检查

（1）妇科检查：妊娠子宫，子宫颈口闭，子宫大小与停经月份相符。腹部柔软不拒按。

（2）辅助检查：尿妊娠试验阳性。B超提示活胎。

（二）鉴别诊断

本病应与能引起腹痛的其他妊娠疾病和发生于妊娠期间的内、外科性腹痛证候的疾病相鉴别。

1. 异位妊娠　输卵管妊娠未破损前也有小腹疼痛，与本病相似，可通过B超检查以鉴别。输卵管妊娠破裂或流产后，以突然出现一侧下腹部撕裂样剧痛，常伴昏厥或休克征象为特征；下腹部有压痛，反跳痛明显，以患侧为甚，内出血多时叩诊有移动性浊音；可通过B超、后穹隆穿刺等检查以鉴别。

2. 胎动不安　除小腹疼痛外，常有腰酸、小腹下坠，或阴道少量流血等症状，临证不难鉴别。

3. 妊娠合并卵巢囊肿蒂扭转　多发生于妊娠中期，以突然一侧下腹部绞痛，甚则昏厥，或伴恶心呕吐为特征。与妊娠腹痛有明显差异。询问病史，妇科检查、B超检查可为之作出鉴别。

4. 孕痈　详见妊娠恶阻。

三、因、证、辨、治

妊娠腹痛有虚有实，由血虚、虚寒、气郁、血瘀而致。辨证主要根据腹痛的性质，结合兼证及舌脉，以辨虚实。虚者多绵绵作痛，实者多为胀痛。治疗原则为“虚则补之，实则行之”，具体以调理气血为主，佐以补肾安胎。如病情发展，出现胎动不安或堕胎、小产时，则需按胎动不安或堕胎、小产处理。

1. 血虚证

病因病机：素体血虚或脾虚化源不足，孕后血聚养胎，阴血愈虚，胞脉失养，不荣则痛。如血虚气弱，血少乏于畅行，气虚帅血无力，胞脉滞迟作痛。

临床症侯：妊娠后小腹绵绵作痛，按之痛减，面色萎黄，头晕目眩，或心悸少寐，舌淡，苔薄白，脉细滑弱。

辨证依据：

（1）素体气血虚弱，或有子宫发育不良史。

（2）孕期小腹绵绵作痛，喜按，头晕目眩。

（3）舌淡，脉细滑弱。

治疗原则：养血安胎止痛。

方药选用：当归芍药散（《金匮要略》）加制首乌、桑寄生。

当归，芍药，川芎，茯苓，白术，泽泻。

2. 虚寒证

病因病机：素体阳虚，寒从内生，或孕后复感寒邪，血为寒凝，不能温运胞脉以养胎，胞脉失于温煦，有碍气血畅行，遂致腹痛。

临床症侯：妊娠后小腹冷痛，绵绵不休，喜温喜按，面色苍白，形寒肢冷，纳少，大便溏，舌淡，苔白滑，脉沉细滑。

辨证依据：

（1）虚寒体质，或孕后感寒。

（2）小腹冷痛，绵绵不休，喜温喜按，形寒肢冷，纳少，大便溏。

(3) 舌淡，苔白，脉沉细滑。

治疗原则：暖宫止痛，养血安胎。

方药选用：胶艾汤（《金匮要略》）加巴戟天、杜仲、补骨脂。

阿胶，艾叶，当归，川芎，白芍，干地黄，甘草。

3. 气郁证

病因病机：素体忧郁，孕后血下聚养胎，肝血偏虚，肝失所养，肝气郁结；或孕后情志内伤，肝失条达，气机不畅，胞脉气血阻滞，遂致小腹疼痛。

临床症侯：妊娠后小腹胸胁胀痛，或少腹胀痛，情志抑郁，嗳气泛酸，或烦躁易怒，苔薄黄，脉弦滑。

辨证依据：

(1) 素性抑郁，或孕后情志不畅。

(2) 小腹胸胁胀痛，或少腹胀痛，情志抑郁或烦躁易怒。

(3) 脉弦。

治疗原则：疏肝解郁，养血安胎。

方药选用：逍遥散（方见月经前后诸证）。

临证时，加苏梗；郁而化热者，加栀子、黄芩。

4. 血瘀证

病因病机：素有癥瘕，或因气滞，或因寒凝，瘀血内停，阻滞胞宫、胞脉，不通则痛，遂致腹痛。

临床症侯：妊娠后小腹常感隐痛不适，或有刺痛，痛处不移，或宿有癥瘕，舌暗有瘀点，脉弦滑。

辨证依据：

(1) 宿有痼疾。

(2) 小腹隐痛不适，或刺痛，痛处不移。

(3) 舌暗有瘀点。

治疗原则：养血活血，补肾安胎。

方药选用：桂枝茯苓丸（《金匮要略》）合寿胎丸（《医学衷中参西录》）。

桂枝，茯苓，丹皮，芍药，桃仁，菟丝子，桑寄生，续断，阿胶。

四、转归与预后

妊娠腹痛，病位在胞脉，尚未损及胎元，病势也多较轻，故经及时有效治疗后多能逐渐治愈而预后良好。如痛久不止，病势日进将损动胎元变生胎漏、胎动不安，甚至导致胎元离胞，发展为堕胎、小产。

五、预防与调护

(1) 孕期应注意避免过劳、持重、登高、剧烈运动，禁房事，保持心情舒畅。

(2) 既病之后注意适当休息，积极治疗，促使康复。

（张　越）

第七节　产后血晕

产妇分娩后，突然头昏眼花，不能坐起，或心胸满闷，恶心呕吐，痰涌气急，心烦不安，甚则口噤神昏，不省人事，称产后血晕，亦称产后血逆。本病是产科的急、危、重证，应引起足够的重视。

本病首见于《诸病源候论》，有“产后血逆闷候”，指出其发生有“去血过多”或“下血很少”的区别。《丹溪心法》认为是虚火载血上行。《景岳全书》指出本病本质是虚。《金匮今释》则指出本病有虚实之分。综观历代医家的观点，本病发生有去血过多或去血过少的不同。其病机为产后失血过多，血不上荣于脑；或产后瘀血内阻，当下不下，败血上攻所致。根据虚实不同，治疗各异。

一、致病机制

本病有虚实两证，虚脱和实闭。虚脱多因产后出血过多，阴血暴亡，以致营阴下夺，孤阳上冒，心神失宁。实闭则因出血过少，用力过度，恶露、瘀血内停，血瘀气逆，上扰心神。但临床以虚脱证更多见。

西医学认为产后出血、羊水栓塞是新产后发生晕厥、休克的主要原因。由于胎盘滞留、产道损伤、子宫收缩乏力或凝血功能障碍等因素可导致产后出血，可迅速发生出血性休克。在分娩过程中羊水进入母体血循环引起肺栓塞、弥散性血管内凝血、休克，是极严重的产科并发症。产后出血和羊水栓塞都是产妇死亡的重要原因。

二、诊断与鉴别诊断

（一）诊断

1. 病史　素体气血虚弱，产程过长，有产伤、产后出血过多，或合并高血压、血小板减少，或前置胎盘、胎盘早剥等。

2. 临床表现　多发生在产后数小时，突然头昏眼花，不能坐起，或心胸满闷，恶心呕吐，痰涌气急，心烦不安，甚至昏厥口噤，不省人事，阴道流血量多，或量不多但持续时间长。

3. 检查　胎儿娩出24小时内阴道流血量超过500ml，血压下降，甚至测不到血压。检查胎盘、胎膜是否完整，子宫收缩情况，宫内有无积血，软产道有无损伤。

（二）鉴别诊断

1. 产后癫痫　原有癫痫病史，适逢产后发作，症见抽搐，痰鸣声独特，口吐白沫，颜面青紫。脑电图可协助诊断。

2. 产后中暑　本病发生在盛夏炎热之时，产妇突然晕闷，或昏不知人，常伴身热气粗，但分娩时无大出血史，恶露也无停滞现象。

3. 产后痉证　产后有产伤及感染史，突然四肢抽搐，颈项强直，甚至口噤，角弓反张。

4. 产后郁冒　是由产后亡血伤津，又复感寒邪所致。症见头晕目眩，郁闷不舒，呕不能食，大便反坚，但头汗出。产后郁冒症状轻，而产后血晕为产后急重证。

5. 产后子痫　有妊娠高血压或曾有妊娠子痫病史，产后突然昏迷，抽搐，血压高。

三、因、证、辨、治

产后血晕有虚实两证，虚证是产后失血过多，气随血脱，心神失养；实证是恶露不下，瘀血阻滞，血瘀气逆，上扰心神。但临床虚证居多。辨证主要是根据出血多少以及兼证、舌脉，分辨脱证与闭证。如产后失血过多，面色苍白，心悸烦闷，渐至昏厥，表现为眼闭口干手撒肢冷，属血虚气脱证；分娩后恶露当下不下，面色紫暗，心腹胀痛，神昏口噤，双手握拳，属血瘀气闭证。治疗以救脱开闭为主。因本病属产科的急重症，如患者处于昏迷状态，应本着“急者治其标”，首先要抢救使其苏醒，再辨证治疗。虚者大补气血，实者活血化瘀。如属产后大出血所致，必须查明出血原因，尽快对症止血，控制病情进一步发展。

1. 血虚气脱证

病因病机：产妇素体气血不足，复因产时出血过多，致营阴下夺，气随血耗，血不养心，神不守舍。

临床症侯：产后出血过多，突然昏晕，面色苍白，心悸愦闷，渐至昏不知人，四肢厥冷，冷汗淋漓，手撒眼闭口开，舌淡，少苔或无苔，脉微欲绝或浮大而虚。

辨证依据：

（1）素体气血不足，产时或产后有出血过多史。

（2）突然头昏目眩，不能坐起，或口噤神昏，不省人事。

（3）心悸愦闷，面白肢冷，汗出手撒，眼闭口开，舌淡，少苔或无苔，脉微欲绝或浮大而虚。

治疗原则：益气固脱

方药选用：独参汤（《十药神书》）。

人参。

阴道出血多者，加阿胶、煅龙骨、煅牡蛎、龟板、炮姜，也可加益母草、贯众增强子宫收缩。

兼神昏，汗出肢冷，急宜回阳救逆，方用参附汤（《校注妇人良方》）。

人参，附子。

2. 血瘀气闭证

病因病机：产后体虚，复感寒邪，血为寒凝，恶露当下不下，血瘀气逆，并走于上，上扰心神。

临床症侯：产后恶露当下不下，阴道出血量少，小腹疼痛拒按，心下满闷，痰涌气急，进而不省人事，两手握拳，牙关紧闭，舌紫暗，苔少，脉细涩。

辨证依据：

（1）产后感受寒邪，恶露排除不畅。

（2）神昏口噤，心下满闷，不省人事。

（3）恶露量少，小腹阵痛拒按，痰涌气急，两手握拳，牙关紧闭，唇舌紫暗，脉涩。

治疗原则：活血化瘀。

方药选用：夺命散《妇人大全良方》）。

没药，血竭。

小腹空坠，气短乏力者，加党参、黄芪、白术；小腹刺痛，恶露气臭，属瘀热并重者，加金银花、败酱草；大便秘结者，加大黄、枳壳；小腹胀痛者，加香附、郁金、川楝子；胸闷痰涌者，加半夏、陈皮；偏寒，小腹冷痛者，加炮姜、片姜黄。

四、中西医结合急救处理

产后血晕是产科的危急重症之一，如治疗不及时，可危及产妇的生命。

中医急诊处理，可灌服独参汤，静滴参附注射液或参麦注射液；同时针刺涌泉、足三里、人中等穴，配内关、合谷；灸百会。

西医治疗首先抗休克，吸氧，补充血容量，升压，纠正酸中毒，同时找出产后出血过多的原因，如子宫收缩乏力、胎物残留、软产道损伤、剖宫产伤口裂开等，针对病因治疗。

五、其他疗法

（一）单方验方

（1）铁器烧红淬醋熏鼻，促其苏醒。

（2）烧干漆，让产妇闻其烟味，促其苏醒。

（二）食疗

用米醋煮韭菜，滚三五次，乘热倒入壶中，使壶中热气熏产妇鼻孔。

（三）针灸

（1）针刺人中、涌泉、眉心，强刺激以促使其苏醒。

（2）重灸气海、关元，可回阳救逆。

（四）外治

（1）血竭 0.5g 填入脐孔中，再用人参、当归研细末用黄酒调成糊，覆盖固定，2~4 小时换药 1 次。用于血瘀型。

（2）葱白根、蜂蜜适量，捣烂敷脐中。用于血晕神昏，不省人事。

六、转归与预后

本病多由产后大出血所致，由于起病快，发展迅速，是产科危急重证。如产后仔细观察，处理及时，迅速有效控制出血，预后良好。否则，抢救不及时瞬息间可危及产妇生命。本病仍是产妇死亡的主要原因。

七、预防与调护

（1）做好孕期保健，妊娠期对可能发生产后出血的疾病及时治疗。对高危产妇应住院待产。

（2）正确处理好分娩的 3 个产程，防止滞产。观察出血量、子宫收缩情况，有无胎盘胎膜残留，有无软产道损伤。

（3）如产妇出血量多，有休克先兆症状，应采取头低足高位，保暖，给氧，迅速止血或补充血容量。

（张　越）

第八节　产后痉证

新产后或产褥期中突然出现项背强直，四肢抽搐，甚则口噤，角弓反张，称产后痉证，又称产后痉风，俗称产后惊风，属新产后“三病”之一。

本病首见于《金匮要略》。隋代《诸病源候论》指出本病“因产伤动血脉，脏腑虚竭……复感寒湿，寒搏于筋则发痉”。《备急千金要方》认为因产后“血气俱虚”、“大经空虚，风寒乘虚而渐入也”。《女科撮要》也认为“实由亡血过多，筋无所养而致”。《景岳全书》强调本病“乃阴血大亏证也”，是“元气亏极，血液枯败”之故。《女科经纶》引缪仲淳对本病的论述，因“去血过多，阴血暴虚，阴虚生内热，热极生风，故外现风证”。其实阴血不足，无以养筋所致。《温病条辨》则认为“产后亡血，病久致痉……”综合历代医家的论述，产后痉证主要是产后亡血伤津，筋脉失养，以虚证居多。如因产创伤，感染邪毒而痉者，应属产后破伤风。

一、致病机制

病机是因产后亡血伤津，心肝血虚，筋脉失养；或因产后正气虚弱，分娩创伤，伤口不洁，感染邪毒，邪毒直窜脏腑筋脉，经脉挛急而发痉。

西医学认为产后破伤风是由于产伤感染了破伤风杆菌，由破伤风毒素侵入脊髓或延髓引起。而产后手足搐搦证是因为产后一过性脑缺血或颈动脉供血不足，以及出汗过多，体内氯化物丢失过多，电解质平衡失调，或哺乳期摄取营养不足，血钙降低等各种原因导致抽搐。

二、诊断与鉴别诊断

（一）诊断

1. 病史　有产时失血过多或产伤感染病史。

2. 临床表现　发生在新产后和产褥期内，证见四肢抽搐，项背强直，甚至牙关紧闭，角弓反张。

3. 检查　局部有产创病灶。

（二）鉴别诊断

1. 产后子痫　多发生在产后24小时内，以抽搐昏迷为主，无角弓反张现象，多有产前子痫病史，常有高血压、水肿、蛋白尿，在产后反复发作。

2. 癫痫发作　原有癫痫病史，症状是突然倒仆，抽搐，神志不清，口吐白沫，移时苏醒如常人，无角弓反张。

3. 产后中风　产褥期间突然昏仆，不省人事，口眼歪斜，语言不利，或出现半身不遂，而无项背强直和角弓反张。

4. 产后高热抽搐　产后体温升高超过38℃以上，甚至达到或超过40℃。高热程度与抽搐成正比，可伴有腹痛和恶露异常。

5. 癔症性抽搐　有癔病史或精神创伤，发作时神志清醒，无全身肌肉持续性强直。

三、因、证、辨、治

病因有虚实两种，虚者产后亡血伤津，阴血亏损，筋脉失养；实者因产创伤感染邪毒。病因不同，证候各异。因失血伤津或汗出过多，筋脉失养而致痉者，手足抽搐，项背强直较轻，而伴有面色苍白，舌淡，脉虚弱等血虚证；因产伤感染邪毒，内窜筋脉而致，必见四肢抽搐，项背强直，牙关紧闭，角弓反张，面呈苦笑。

治疗以熄风止痉，控制抽搐为主。因于虚者，滋阴养血，柔肝熄风。感染邪毒者，宜解毒镇痉，理血祛风，中西医结合积极抢救。临证用药必须照顾产后亡血伤津的特点，注意养血，遵循“治风先治血，血行风自灭”的古训。

1. 阴血亏虚证

病因病机：因产失血过多，亡血伤津，或素体血虚，因孕致虚复因产失血，致阴液耗损，筋脉失养，血虚生风，肝风内动。

临床症侯：产褥期中突然项背强直，四肢抽搐，面色苍白或萎黄，舌淡，少苔，脉细弱。

辨证依据：

（1）素体血虚，或有产后失血过多病史。

（2）突然项背强直，四肢抽搐。

（3）面色苍白或萎黄，舌淡，少苔，脉细弱。

治疗原则：滋阴养血，柔肝熄风。

方药选用：三甲复脉汤（《温病条辨》）加天麻、钩藤、石菖蒲。

白芍，阿胶，龟板，鳖甲，牡蛎，麦冬，干地黄，炙甘草，麻仁。

出汗多者，加五味子、浮小麦、麻黄根；出血多，面色苍白者，加党参、黄芪、制首乌、贯仲炭、旱莲草、阿胶；喉中痰鸣者，加制半夏、竹沥、生姜；小便失禁者，加益智仁、补骨脂、桑螵蛸；抽搐停止后，可用八珍汤、人参养营汤调理善后。

2. 感染邪毒证

病因病机：多因助产不慎，创伤处理不当，伤口不洁，邪毒乘虚而入，内窜经络。

临床症侯：新产后恶寒发热，项背强痛，四肢抽搐，牙关紧闭，面呈苦笑，甚至项背强直，角弓反张，舌暗红，苔薄黄，脉弦紧。

辨证依据：

（1）有局部创伤史。

（2）产后恶寒发热，牙关紧闭，抽搐，苦笑，项背强直，角弓反张。

（3）舌暗红，脉弦紧。

治疗原则：解毒镇痉，理血祛风。

方药选用：玉真散（《外科正宗》）加荆芥穗。

白芷，南星，天麻，羌活，防风，白附子，热童便调服。

痰涎壅盛，口噤不语者，加炒远志、竹沥，姜汁、天竺黄；腹满胀痛，大便干结者，加大黄、枳实；热盛神昏者，与紫雪丹同服。

四、中西医结合急救处理

产后破伤风，用破伤风抗毒血清 5 万 ~ 10 万加入 5% 葡萄糖溶液或生理盐水 500 ~

1000ml 静滴（先做皮试），如创伤病灶已彻底清除，全身症状较轻，仅用 1 次即可。如病灶仍存在，全身症状较重，可每日肌注 1 万 ~2 万，连用 2 ~4 日。在处理伤口的同时镇静解痉，用氯丙嗪 25 ~50mg 肌注，或苯巴比妥 0.5 ~1mg 肌注。控制感染，可用青霉素 800 万 u 或氨苄西林 4g 加入 10% 葡萄糖溶液 500ml 静滴（先做皮试）。

五、其他疗法

（一）单方验方

（1）鲜红蓖麻根 120 ~240g，加水 1000ml 煎至 200ml，顿服。

（2）撮风散（《证治准绳》）：全蝎尾，蜈蚣，僵蚕，钩藤，朱砂，麝香，水煎服。

（二）针灸

针刺大椎、风府、合谷、百会、阳陵泉、承山、筋缩、人中、足三里，强刺激泻法。

因水电解质平衡失调而致手足搐搦者，应根据血中 K^+、Na^+、Ca^{2+}、Cl^- 等检验结果，及时纠正电解质紊乱。

六、转归与预后

属虚证，阴血亏虚所致者，病情较轻，经过及时治疗与调理多可痊愈。如属感染邪毒所致，为产后破伤风，俗称褥风，起病急，发展快，病情危急，死亡率高，预后不佳。

七、预防与调护

（1）采取新法接生，严格消毒，无菌操作。

（2）正确及时处理产伤，对已污染的伤口要彻底扩创，用 3% 过氧化氢或 1 ∶ 5000 高锰酸钾液冲洗。

（3）早期预防性使用破伤风抗毒素。

（4）素体阴血不足或产时失血过多，注意培补精血。

（5）患者隔离于安静、弱光病室，避免声、光、风，震动刺激。

（6）专人护理，注意口腔卫生，保持呼吸道通畅。

（7）定时翻身，防止褥疮及其他并发症。

（张　越）

第九节　产后腹痛

产妇分娩后发生与产褥有关，以小腹疼痛为主证的病症，称产后腹痛。胎儿、胎盘娩出后，由于子宫收缩、复旧，常有阵发性的腹痛，称儿枕痛。持续 3 ~5 日可自行消失。西医学称宫缩痛。如腹痛程度加重，不能忍受，或虽然腹痛不重，但绵绵不断，未能自行缓解，影响产后子宫复旧者，属产后腹痛。

产后腹痛首见于《金匮要略》。在《金匮要略·产后病脉证并治》中，张仲景本着治病求本辨证论治的原则，对产后虚寒性的腹痛，用温补的当归生姜羊肉汤；对产后气滞血瘀的腹痛，则用破气行血的枳实芍药散；对产后瘀血不下的腹痛，则用攻坚破积的下瘀血汤；对瘀血内阻又兼阳明腑实证，则用大承气汤主之。同一产后腹痛，张仲景并不泥于产后之虚，而是审证求因，治以攻、补、温、消四法。《诸病源候论》分析产后腹痛，责之于脏虚，胞脉间有余血或宿夹风寒。《妇人大全良方》论产后腹痛，或因外感五邪，内伤六淫，或瘀血壅滞所致，当审其因治之。《傅青主女科》专设生化汤治产后血瘀腹痛。

一、致病机制

病因病机自《金匮要略》论述后，历代医家结合产后病特点逐步将其病因归纳为血虚、血瘀两端。素体血虚，又因产时失血、胞脉失养不荣而痛；或产时耗气，气随血耗，又可因血少气弱，气虚不能运血，致血行迟缓，虚滞而痛。或因产后胎膜残留，或产时离经之血停滞胞宫，或因产后受寒饮冷，或情志伤肝，都可导致瘀血停滞，不通则痛。

二、诊断与鉴别诊断

（一）诊断

1. 病史　经产妇，素体气血不足，或有产时出血过多病史。

2. 临床表现　产后 1 周小腹阵发性疼痛仍未消失，或时间虽未超过 1 周，但小腹阵痛剧烈，难以忍受，或伴有恶露的变化。

3. 检查　触诊下腹部有硬块，实验室检查无异常。

（二）鉴别诊断

1. 产后伤食　多有伤食史，疼痛在胃脘部，以胀痛为主，有恶心感，或伴大便异常，恶露一般无变化。

2. 产褥感染　除腹痛外常伴恶寒发热，腹痛拒按，恶露臭秽，血象高等。

3. 产后痢　产后腹痛窘迫，里急后重，赤白脓血便，大便检查有大量红白细胞、巨噬细胞。

三、因、证、辨、治

产后腹痛当根据腹痛的性质、程度以及恶露色、质、气味，并结合全身症状、舌脉来辨其寒热虚实。小腹隐痛，柔软喜按，恶露量少，色淡，多属血虚；如腹痛且胀，有块拒按，恶露量少，色暗，多属血瘀。治疗重在调养气血，以使气血畅通，虚则补而调之，实则通而调之。同时结合产后多虚多瘀的特点，补虚不宜过于滋腻，以免碍邪；祛瘀不宜过于攻伐，以防伤正。要遵循补中有调，通中有调，切不可使气机壅滞。

1. 血虚证

病因病机：素体血虚，或产时产后耗伤气血，冲任损伤，胞脉失养，不荣则痛；或血少气弱，运血无力，血行不畅，迟滞作痛。

临床症侯：产后小腹绵绵作痛，喜温喜按，恶露量少，色淡质稀，头晕心悸，大便干燥，舌淡，苔薄白，脉虚细。

辨证依据：

（1）素体血虚，或产后有大出血史。

（2）产后小腹隐痛喜按，腹软。

（3）恶露量少，色淡质稀，头昏心悸，大便干燥，舌淡，苔薄白，脉虚细。

（4）血红蛋白低于正常值。

治疗原则：补血益气。

方药选用：肠宁汤（《傅青主女科》）。

当归，熟地，阿胶，人参，山药，续断，麦冬，肉桂。

伴小腹坠胀，血虚兼气滞者，加川楝子、枳壳、乌药；大便燥结者，去肉桂，加柏子仁、肉苁蓉、生首乌；小腹冷痛者，加吴茱萸、小茴香、炮姜；恶露不畅，腹痛剧烈者，加延胡索、没药、桃仁、益母草。

血虚夹寒者，症见面色苍白，腹痛得热则减，手足发凉，脉细而迟。治宜养血散寒，方用当归建中汤（《千金翼方》）或当归生姜羊肉汤（《金匮要略》）。

当归，桂枝，芍药，甘草，生姜，大枣，饴糖。

当归，生姜，羊肉。

2. 血瘀证

病因病机：产后血室正开，寒邪乘机而入，血为寒凝；或情志不畅，肝郁气滞，气滞血瘀；或恶露当下不下，瘀血阻于冲任、胞脉而致腹痛。

临床症侯：素体阳虚，产后小腹疼痛拒按，得热稍减，恶露量少，滞涩不畅，色紫暗有块，或胸胁胀痛，面色青白，四肢不温，舌暗，苔白滑，脉沉紧或弦涩。

辨证依据：

（1）素体阳虚，产后受寒、饮冷，或有情伤病史。

（2）小腹疼痛拒按，得热稍减。

（3）恶露量少，滞涩不畅，色紫暗有块，或胸胁胀痛，面色青白，四肢不温，舌暗，苔白滑，脉沉紧或弦涩。

治疗原则：活血祛瘀，散寒止痛。

方药选用：生化汤（方见流产）加益母草。

小腹冷痛如绞者，加小茴香、吴茱萸；腹痛甚，恶露不畅，块下痛减者，加炒蒲黄、五灵脂；腹痛且胀，胸胁胀痛者，加香附、柴胡、枳壳、郁金；郁久化热，伴口干心烦者，加丹皮、赤芍。

瘀血复感邪毒，宜清热解毒、凉血化瘀，方用银翘红酱解毒汤（《中医妇科临床手册》）。

金银花，连翘，红藤，败酱草，丹皮，栀子，赤芍，桃仁，薏苡仁，延胡索，川楝子。

四、其他疗法

（一）单方验方

（1）干姜粉1.5g，红糖25g，开水冲服。用于虚寒证。

（2）生山楂30g，红糖30g，生姜3片，水煎顿服。用于血瘀证。

（3）参芪鸡，人参6g，黄芪30g，子母鸡1只，炖汤。用于血虚证。

（4）红花酒，红花30g，白酒200 ml煎至一半，每次30g。用于血瘀证。

（二）针灸

（1）取足三里、三阴交、关元、气海，针刺加灸行补法。用于血虚证。

（2）取中极、归来、地机、中冲，泻法。用于血瘀证。

（三）推拿

（1）双手拇指按脾俞、膈俞、肾俞，仰卧，点按中极、中脘。用于血虚证。

（2）双手拇指点按肝俞，仰卧，施以搓点强手法，双点章门，点按中极、中脘，提拿足三阴。用于血瘀证。

（四）外治

粗盐250g，炒热布包，外敷下腹部。用于血瘀证。

五、转归与预后

本病为产后常见病，只要治疗及时，预后良好。

六、预防与调护

（1）做好计划生育，避免人流堕胎多产。注意产褥期卫生，保持外阴部卫生，预防感染。避风寒，调情志，保持心情舒畅。

（2）产后要注意子宫收缩情况、宫底高度、阴道出血情况及腹痛情况，子宫收缩不好可按摩子宫和用宫缩剂。

（3）产后饮食宜忌生冷，多食高蛋白食物，注意营养。

（张　越）

第十节　产后恶露不绝

产后血性恶露持续10日以上仍淋漓不尽，称产后恶露不绝，亦称产后恶露不尽、产后恶露不止。胎儿、胎盘娩出后，宫内残留的余血浊液经阴道排出，称恶露。正常恶露初为红色，继而逐渐成淡红色，后为浆液样分泌物。血性和浆液性恶露在产后3周完全排除干净。西医学所说的晚期产后出血中的子宫复旧不全类似产后恶露不绝。

“恶露不尽”一词，首见于《金匮要略》，类名于《诸病源候论》，而由《妇人大全良方》更名为“恶露不绝”，以后在《备急千金要方》、《景岳全书·妇人规》、《傅青主女科》等著作中有论述。综合历代医家的观点，均从产伤冲任，因虚不能固摄，瘀血内阻，血不归经，热扰冲任，迫血妄行等阐述其病因病机。治疗选用补虚、祛瘀、凉血等方药调治。选方用药照顾产后多瘀多虚的特点。本病虽以阴道流血不止为主症，但治疗不能专于固涩止血，以免造成败血内聚，后患无穷。

一、致病机制

发病机制主要是气血运行失常，冲任失于固摄所致。恶露乃血所化生，源于血海，出于胞中，气血调和，则恶露排出量、期有度。引起气血失调主要是虚、热、瘀等因素影响冲任。虚者，多因产时耗伤正气，或产后操劳，损伤脾胃，气虚不能摄血。瘀者，或因产后血室正开，寒邪乘虚而入，血为寒凝；或产后情志抑郁，气机不畅，气滞血瘀；或胞衣、胎膜残留，瘀阻冲任，都可致败血不去，新血不能归经。热者，因素体阴虚，产时伤血致阴虚火旺，或情志化火，或过服辛热之品，致热扰冲任，迫血妄行，致恶露不绝。

西医学的产后子宫复旧不全、胎盘或胎膜残留或继发感染，都可导致晚期产后出血。

二、诊断与鉴别诊断

（一）诊断

1. 病史　素体虚弱，产时大出血，或产前、产时、产后操劳过度，或产后感热受寒，或有七情内伤病史。

2. 临床表现　产后10日血性恶露仍淋漓不尽，或伴色、质、味异常，伴不同程度腹痛及全身症状。

3. 检查　体温正常，妇科检查子宫偏大、软，或有压痛，血常规可显示贫血或炎性改变。

（二）鉴别诊断

1. 产后血崩　两者可发生在产后，以阴道流血为主证。产后血崩的特点是突然大量出血，量多如崩；恶露不绝则主要是淋漓不尽，量不甚多。

2. 产后滋养细胞肿瘤　继发于妊娠后，除阴道出血外还有转移症状、咯血等，子宫增大，两侧卵巢黄素化囊肿，血HCG持续阳性，诊断性刮宫加病理检查可确诊，CT检查可发现转移病灶。

三、因、证、辨、治

辨证主要是根据恶露的量、色、质、气味，结合腹痛情况以及全身症状、舌脉，辨其寒热虚实。恶露量多，色淡，质稀，无臭味，小腹空坠，为气虚；恶露量多，色鲜红或紫红，质黏腻，有臭味，小腹疼痛，为血热；恶露量少，淋漓不尽，或时多时少，色暗有块，伴腹痛拒按，为血瘀。

治疗以调理冲任为主，本着“虚者补之，实者行之，热者清之”的原则。临证用药照顾产后多瘀多虚的特点，虽属虚证勿补摄太过，以防留瘀；虽属瘀证勿攻破太过，以免动血伤血；是热证虽宜凉血，但勿苦寒太过，以免伤正。总之，补虚不留瘀，祛瘀不伤正，达到脏腑功能功能正常，气血调和，止血固冲的效果。如恶露量多或经久不止，应排除继发于妊娠以后的滋养细胞肿瘤或其他病变。

1. 气虚证

病因病机：素体虚弱，或产时失血耗气，或产后劳倦伤脾，致正气不足，冲任不固，子宫收缩乏力，血失统摄，致恶露不绝。

临床症侯：产后恶露过期不止，量多或淋漓不尽，色淡红，质清稀，无臭味，小腹空坠，倦怠乏力，面色㿠白，舌淡，脉细缓。

辨证依据：

（1）素体虚弱，或产前、产时、产后操劳过度，或产时出血过多。

（2）恶露过期不止，量多，色淡红，质清稀，无臭味。

（3）小腹空坠，倦怠乏力，面色㿠白，舌淡，脉细缓。

治疗原则：补气摄血，固涩冲任。

方药选用：补中益气汤（方见月经先期）加鹿角霜、艾叶炭。

气虚夹瘀，症见块下痛减者，加益母草、炒蒲黄、三七末；心血不足，症见气短乏力，心悸者，加五味子、龙眼肉、阿胶；肝肾不足，症见腰膝酸软，头昏耳鸣者，加桑寄生、川断、杜仲、菟丝子。

2. 血热证

病因病机：素体阴虚，又产时失血伤津，营阴重耗，阴虚生内热；或产后过食辛辣，感受热邪，或情志所伤，肝郁化火，致热扰冲任，造成恶露不绝。

临床症侯：恶露过期不止，量较多，色深红，质黏稠，气臭秽，面色潮红，口干咽燥，心烦易怒，大便干，小便赤，舌红，脉虚细而数。

辨证依据：

（1）素体阴虚，产时失血过多，或过食辛辣，外感热邪，或有情志所伤病史。

（2）恶露量多，色深红，质黏稠有臭味。

（3）面色潮红，口干咽燥，心烦易怒，大便干，小便赤，舌红，脉虚细而数。

治疗原则：养阴清热止血。

方药选用：保阴煎（方见月经过多）加阿胶、旱莲草、乌贼骨。

兼湿热，症见恶露臭秽，下腹疼痛，舌苔黄腻者，加败酱草、生薏苡仁、土茯苓；肝郁化热，症见两胁胀痛，口苦心烦者，加丹皮、炒栀子、川楝子；阴虚阳亢，症见五心发热，腰酸耳鸣者，加女贞子、旱莲草、地骨皮。

3. 血瘀证

病因病机：产后血室正开，寒邪乘虚而入，血为寒凝；或七情所伤，气滞血瘀；或产时耗气，气虚运血无力，余血留滞，可致瘀血不去，新血不能归经，而致恶露不绝。

临床症侯：产后恶露淋漓不畅，量少，色紫暗有块，小腹疼痛拒按，舌紫暗或有瘀点，脉弦涩或沉而有力。

辨证依据：

（1）有产后感寒，或有情志所伤，或产时产后劳伤耗气病史。

（2）恶露量少，色紫暗有块，小腹痛拒按。

（3）舌紫暗有瘀点，脉弦涩或沉而有力。

治疗原则：化瘀止血。

方药选用：生化汤（方见流产）加益母草、炒蒲黄。

胸胁乳房胀痛，精神抑郁者，加柴胡、郁金、香附；神倦气短者，加黄芪、党参；小腹冷痛者，加吴茱萸、艾叶；恶露臭秽者，加红藤、败酱草、贯众。

四、其他疗法

（一）食疗

（1）山楂30g，红糖30g，水煎服。用于血瘀证。

（2）益母草、黑木耳各10g，白糖50g，水煎服。用于血热证。

（3）黄芪、当归、糯米、红糖，煮粥。用于气虚证。

（二）针灸

（1）取气海、关元、足三里、三阴交，补法。功能益气缩宫。用于气虚证。

（2）取石门、气海、地机、三阴交、维胞，泻法。功能活血化瘀，养血行血。用于血瘀证。

（3）取血海、太冲、气海、肝俞，泻法。功能清热凉血。用于血热证。

五、转归与预后

本病是产后常见病、多发病。人流、药流后出血也可参照本病治疗。治疗得当，预后良好；如治疗不及时，不仅耗伤阴血，损伤正气，还会发生宫内感染；如恶露经久不止，治疗后仍不愈，应排除滋养细胞肿瘤的可能。

六、预防与调护

要提倡新法接生，严格无菌操作。第3产程时检查胎盘、胎膜是否完整，如发现不全应立即清理宫腔。产褥期内保持外阴清洁，勤换月经垫，禁止盆浴，禁止性生活。产后要加强护理，避风寒，注意保暖。调节情志，加强营养，不食辛辣寒凉食物。

（张　越）

第十一节　产后发热

产褥期内以发热为主证，并伴有其他症状者，称产后发热。产后1～2日内，由于产时耗血伤津，气随血耗，正气虚弱，阳无所附，阳浮于外，而有轻微的发热，一般不伴有其他症状。如发热持续不退，或寒战高热，属产后发热。本病起病急，病情重，可危及产妇生命，至今仍是产妇死亡的主要原因之一。

产后发热的记载最早见于《金匮要略》，指出“中风发热”是由“产后正气大虚，复感风寒，虚阳上越”所致，分列竹叶汤与阳旦汤治之。《产育宝庆集》则认为本病乃“产后血虚，恶露未消，气为败血凝滞，营卫不调，阴阳相乘，憎寒发热”。《证治要诀》论产后发热病因时指出“恶血未下者，腹痛而发热”。《景岳全书》进一步阐述产后发热“有风寒外感而热者，有邪火内盛而热者，有水亏阴虚而热者，有因产劳倦虚烦而热者，有去血过多头晕闷乱烦热者”。《医宗金鉴》则认为“产后发热之故非止一端”。可因外感、瘀血、血虚等多种原因所致。从历代医家的论述可见，产后发热与产后正气不足而感受外邪，或失血阴虚，或恶露停滞等有关。

一、致病机制

本病发生与产后多虚多瘀的生理特点有关。主要是产后体虚复感外邪，营卫失调所致。产时耗血伤气，正气大亏，百节空虚，不耐寒凉，稍有不慎，极易感受外邪，外感风寒、风热、暑热之邪，甚或邪毒直犯胞中，形成邪毒感染。亦可因恶露当下不下，瘀血内结发热，或因阴血暴亡，阳无所附而发热等。其中以邪毒直犯胞中病情最重，应予以重视。

西医学的产褥感染属产后发热范畴。产褥感染是分娩及产褥期细菌进入产道发生的炎症过程。多因产前和产时发生感染，引起局部和全身的反应，以发热为主要临床表现，亦称产褥热。其发生与产前营养不良、贫血、孕期卫生不良（尤其是妊娠后期性交、生殖道感染）、胎膜早破、临产时多次阴道检查、破膜时间过长、滞产、分娩期宫腔操作过多、产道损伤、胎盘胎膜残留、产后出血等因素有关。引起产褥感染的病原体包括需氧菌和厌氧菌，最常见的进入途径为蜕膜，以胎盘附着处多见。首先引起子宫内膜炎，如子宫感染未得到控制可经静脉或淋巴扩散，引起血栓性静脉炎及腹膜炎、宫旁组织炎，进一步形成盆腔脓肿、菌血症等。

二、诊断与鉴别诊断

（一）诊断

1. 病史　素体虚弱，孕晚期和产后不禁房事，胎膜早破，产程延长，产时失血过多，产道损伤，产创护理不洁，产后起居不慎感受风寒或暑热等。

2. 临床表现　新产后或产褥期中以发热为主证。高热不退，或寒战高热，或寒热往来，或低热绵绵，常伴有恶露的变化及小腹疼痛等证。

3. 检查

（1）体温：体温升高，如属产褥感染体温多在38℃以上。

（2）妇科检查：生殖器官局部感染体征，外阴、阴道、宫颈红肿热痛，子宫压痛，两侧附件增厚压痛，或触及肿块，恶露臭秽，或软产道损伤，局部可见红肿化脓。

（3）辅助检查：白细胞和中性粒细胞升高，血沉升高，血培养及阴道宫颈分泌物培养可发现致病菌，超声检查可对盆腔积液、炎性包块、盆腔脓肿作出诊断。

（二）鉴别诊断

1. 乳痈　西医学的急性乳腺炎，体温升高，甚至高热，伴乳房局部红肿疼痛，甚至溃破化脓。如果产后3～4日出现低热，称蒸乳发热，可不治自愈。

2. 产后淋证　发热伴尿频、尿急、尿痛，小便检查异常，属西医学产褥期泌尿系统感染。

3. 产后肠痈　肠痈即阑尾炎。除发热外有典型临床症状，腹痛，麦氏点压痛、反跳痛，伴恶心呕吐。

4. 产后痢疾　发热伴里急后重，脓血便，肛门灼热感，大便常规异常。西医学称产后痢。

三、因、证、辨、治

产后发热主要是产后体虚，复感外邪，正邪交争，营卫失调所致。本病证有虚实，虚者多因阴血骤虚，阳无所附，虚阳外越而致虚热；实者多因感受邪毒或外感寒热、暑邪以及瘀血所致。

辨证主要依据发热特点，结合恶露的量、色、质、气味以及腹痛情况、舌脉辨证。寒战高热，为邪毒感染；寒热时作，乍寒乍热，为瘀血发热；低热绵绵，为血虚发热；恶寒发热，多为外感；恶寒重发热轻，为外感风寒；发热重，恶寒轻，为外感风热；如发热，面赤，多汗，正值夏季，为中暑发热。

治疗应以调气血和营卫为主。感染邪毒宜清热解毒，凉血化瘀。根据产后多虚多瘀的特点，遵循勿忘于产后也勿拘于产后的原则。实证既不可过于发汗或攻里，虚证也不可片面强调补虚。邪毒感染病情危重者，应中西医结合治疗。

（一）感染邪毒证

病因病机：产时用力、产伤、失血，产妇正气虚弱，复因接生不顺，消毒不严，或因产后外阴护理不洁，邪毒直犯胞中，正邪交争而发热。

临床症侯：产后寒战高热或高热不退，小腹疼痛拒按，恶露或多或少，色紫暗如败酱，秽臭，心烦口渴，小便黄，大便干结，舌红，苔黄，脉数无力。

辨证依据：

（1）分娩时间长，用力太过，产创出血，接生不顺，消毒不严，或产后外阴护理不洁，产后过早房事，总之有邪毒感染史。

（2）寒战高热，或高热不退。

（3）小腹疼痛拒按，恶露色暗或多或少，秽臭，心烦口渴，小便黄，大便干结，舌红，苔黄，脉数无力。

治疗原则：清热解毒，凉血化瘀。

方药选用：五味消毒饮（方见带下过多）合失笑散（方见月经过多）加丹皮、赤芍、鱼腥草、益母草。

高热不退，腹痛拒按，大便不通，为热毒与瘀血互结于肠道之阳明腑实证。治宜清热泻下逐瘀。方用大黄牡丹皮汤（《金匮要略》）加败酱草、红藤。

大黄，丹皮，桃仁，冬瓜仁，芒硝

高热不退，斑疹隐隐，舌红绛，脉弦而数，乃邪毒内传，热入营血。治宜清营解毒，凉血养阴。方用清营汤（《温病条辨》）加败酱草、益母草、紫花地丁。

玄参，生地，麦冬，金银花，连翘，竹叶，丹参，黄连，犀角（水牛角）。

高热持续不退，神昏谵语，甚至昏迷不醒，面色苍白，四肢厥冷，脉微而数，乃邪毒逆传心包。治宜清心热，养阴液及芳香开窍。方用清营汤送服安宫牛黄丸（方见妊娠痫证）或紫雪丹（《太平惠民和剂局方》）。

石膏，寒水石，磁石，滑石，犀角（水牛角），羚羊角，沉香，玄参，青木香，升麻，丁香，硝石，麝香，朱砂，炙甘草，朴硝。

病情发展到此阶段，病情险恶，相当于细菌性败血症及中毒性休克阶段，当中西医结合救治与护理。在使用抗生素时，应根据宫腔分泌物培养、血培养的结果选择药物。在未得到细菌培养结果之前，可先使用广谱抗生素。临床常见混合性感染，所以最好联合使用抗生素。如恶露过多，可应用麦角新碱以促进子宫收缩。如应用广谱抗生素治疗 48 小时后仍持续发热，可考虑厌氧菌感染或脓肿可能。如全身抵抗力差，可多次少量输新鲜血。对腹膜炎患者，可适当补充液体和电解质。对外阴阴道局部感染，可根据情况做热敷、引流。对盆腔脓肿，可根据部位做经腹或经阴道引流术。

（二）外感发热证

病因病机：产后体虚，腠理疏松，卫外不固，摄生不慎，外感风热或风寒之邪；或盛夏暑热当令，复感暑热之邪，营卫不和而致发热。

1. 外感风寒证

临床症侯：产后恶寒发热，无汗，头痛，身痛，鼻塞流清涕，咳嗽，痰清，舌淡，苔薄，脉浮紧。

辨证依据：

（1）产后起居不慎，感受风寒病史。

（2）恶寒重，发热轻。

（3）无汗，头痛，身痛，鼻塞流清涕，咳嗽，痰清，舌淡，苔薄，脉浮紧。

治疗原则：养血祛风解表。

方药选用：荆防四物汤《医宗金鉴》）加苏叶。

荆芥，防风，川芎，当归，芍药，地黄。

头痛甚者，加白芷、藁本；身痛，关节痛者，加羌活、秦艽、桑枝；恶露不畅者，加桃仁、益母草、炒蒲黄。

2. 外感风热证

临床症侯：产后发热微恶寒，头痛，咳嗽，口渴汗出，舌边尖红，苔薄白，脉浮数。

辨证依据：

（1）有产后起居不慎，感受外邪病史。

（2）发热微恶寒。

（3）头痛，咳嗽，口渴汗出，舌边尖红，苔薄白，脉浮数。

治疗原则：辛凉解毒、疏风清热。

方药选用：银翘散（《温病条辨》）。

金银花，连翘，竹叶，荆芥穗，牛蒡子，薄荷，桔梗，淡豆豉，甘草，芦根。

咳嗽痰黄，不易咳出者，加浙贝母、炙枇杷、瓜蒌皮、黄芩；口干咽燥者，加芦根、北沙参、天花粉；咽喉肿痛者，加板蓝根、山豆根、丹皮、玄参。

3. 外感暑热证

临床症侯：产后正值炎热酷暑，身热多汗，口渴，心烦，倦怠少气，舌红少津，脉虚数。

辨证依据：

（1）有明显的季节性，正值炎热酷暑，有感受暑热史。

（2）身热多汗。

（3）口渴，心烦，倦怠少气，舌红少津，脉虚数。

治疗原则：清暑益气，养阴生津。

方药选用：清暑益气汤（《温热经纬》）。

西洋参，石斛，麦冬，黄连，竹叶，苏梗，知母，生甘草，粳米，西瓜翠衣。

兼暑湿，胸闷呕恶，苔腻者，加藿香、佩兰、滑石、通草。

（三）瘀血发热证

病因病机：产后恶露排出不畅，瘀血内阻，经脉闭塞，营卫不通，阴阳失调而发热。

临床症侯：产后乍寒乍热，恶露不下或下之甚少，色紫暗有块，小腹疼痛拒按，口干不欲饮，舌紫暗或有瘀点，脉弦涩。

辨证依据：

（1）产后恶露甚少或全无，排出不畅。

（2）产后乍寒乍热。

（3）恶露量少，色紫暗，小腹疼痛拒按，口干不欲饮，舌紫暗或有瘀点，脉弦涩。

治疗原则：活血祛瘀。

方药选用：生化汤（方见流产）加丹参、丹皮、益母草。

小腹痛甚者，加炒蒲黄、五灵脂、延胡索；瘀久化热，恶露有气味者，加连翘、败酱草、蚤休、马齿苋。

合并太阳表证，寒热往来，口苦咽干，上方合小柴胡汤（《伤寒论》）。

柴胡，黄芩，人参，半夏，炙甘草，生姜，大枣。

（四）血虚发热证

病因病机：素体血虚，产后失血伤阴，阴血骤虚，阳无所附，虚阳外浮而致发热。

临床症候：产后低热绵绵，或日晡发热，自汗，头晕目眩，心悸失眠，面色萎黄，恶露量少，色淡质稀，小腹绵绵作痛，舌淡，苔薄，脉虚细。

辨证依据：

（1）素体血虚，有产后失血过多病史。

（2）低热绵绵，或日晡发热。

（3）头晕目眩，心悸失眠，面色萎黄，恶露量少，色淡质稀，小腹绵绵作痛，舌淡，苔薄，脉虚细。

治疗原则：补血益气、养阴清热。

方药选用：加味一阴煎（《景岳全书》）加黄芪、太子参。

生地，熟地，白芍，知母，麦冬，地骨皮，甘草。

发热多汗者，加浮小麦、煅龙牡、五味子；心悸失眠者，加酸枣仁、夜交藤、柏子仁；午后潮热颧红者，加黄柏、鳖甲；大便干结，加生首乌、当归、全瓜蒌。

四、其他疗法

（一）中成药

（1）六神丸，每次10~15粒，每日3次。用于邪热火毒证初起。

（2）牛黄清心丸，每次1粒，每日2次。用于邪热火毒证中期。

（二）单方验方

（1）退热饮（《中医妇科验方集》）：生山楂、生地各12g，川芎8g，益母草15g，红花9g，酒黄芩8g，童尿为引。用于产后因瘀发热。

（2）马宝璋验方（《全国中医妇科集锦》）：大黄20g（后下），芒硝15g（冲服），丹皮15g，丹参20g，冬瓜仁15g，枳壳20g，厚朴15g，金银花15g，连翘20g，黄柏25g，香附15g，莱菔子15g。用于感染邪毒、火热产后发热。

（三）食疗

（1）清宫粥：莲子心10g，竹叶卷心30根，麦冬10g，水牛角10g，糯米100g。先将前3味水煎取汁，再加糯米同煮为稀粥，将水牛角研末调入和匀。用于感染热毒证之早、中期。

（2）冬瓜苡米绿豆粥（《百病饮食自疗》）：冬瓜250g，薏苡仁300g，绿豆60g，鲜荷叶适量，藿香叶少许。藿香叶水煎取汁备用。冬瓜、薏苡仁、绿豆煮粥，将熟时入荷叶、藿香叶汁适量。用于外感暑热证产后发热。

(3) 双花饮：金银花、山楂、菊花各30g，蜂蜜15～30g。前3味水煎取汁一碗，再兑入蜂蜜和匀。用于外感风热证产后发热。

(四) 针灸

(1) 取关元、中极、血海、合谷、太冲、涌泉，泻法。用于感染邪毒型。

(2) 取曲池、合谷、气海、足三里、太溪，泻法。用于外感暑热。

五、转归与预后

产后发热之血虚、血瘀、外感诸症，治疗及时，调护得当，预后良好。

感染邪毒之产后发热的证候表现和转变规律与西医的产褥感染相似，是产科危、急、重症，也是产妇死亡的原因之一。由于产后的特殊生理，一旦发生感染，可迅速转变，变证颇多。治疗及时，炎症得到有效控制，预后尚好；如治疗不及时，或由于抵抗力低下，症状不典型而延误治疗，病情加重，可危及生命，预后不良，即便抢救成功也可能留下盆腔粘连等后遗症。

六、预防与调护

(1) 加强孕期保健，加强营养，纠正贫血，积极治疗感染性疾病，妊娠晚期及初产后避免性生活，避免不必要的阴道检查，胎膜早破者尤其应注意预防。

(2) 产程中严格无菌操作，避免产道损伤及产后出血，有产伤者及时缝合。剖宫产、产后出血、产后清宫、胎膜早破、人工剥离胎盘者，应预防性使用抗生素，以防患于未然。

(3) 产后注意保暖，保持室内空气清新，避免着凉或中暑。

(4) 保持外阴清洁，取半卧位，有利于恶露排出或炎性渗出物局限；发热期间多饮水，给予流质或半流质饮食，配合物理降温。

（张 越）

第六章　妇产科内镜治疗

第一节　宫外孕的腹腔镜手术治疗

目前，宫外孕的诊断并不困难，结合超声波检查以及血或尿β-hCG或hCG检查，可以使许多异位妊娠患者能够在未发生腹腔内大出血的情况下得到诊断。而腹腔镜手术则能够在及早、准确诊断异位妊娠的同时，选择最恰当的方法治疗异位妊娠，从而避免患者发生腹腔内大出血等严重后果，同时由于其创伤小、恢复快，使患者住院时间明显缩短。因此，腹腔镜手术已作为诊治异位妊娠的主要手段。

一、适应证

1. 陈旧性宫外孕　对容易患宫外孕的患者，如有慢性盆腔炎、不孕症、曾有过宫外孕、输卵管曾做过整形手术等，在妊娠早期及对行超声波检查，同时发现有盆腔包块，阴道流血，血hCG升高不明显，疑诊陈旧性宫外孕者。可以行腹腔镜检查及手术。

2. 流产型宫外孕　生育年龄妇女出现下腹疼痛或不规则阴道出血，应常规行血或尿hCG检查，对hCG呈阳性者，应进一步行超声波检查。排除宫内妊娠后，如在宫旁发现囊实性包块，或腹腔有积液，则可疑宫外孕，应尽早安排患者接受腹腔镜检查。

3. 宫外孕破裂出血　对有剧烈腹痛伴有一过性昏倒者，应高度怀疑有腹腔内出血，应及时行腹腔穿刺或后穹隆穿刺，如抽出不凝固的较新鲜血液即可诊断，如此时尿hCG阳性，更可确诊为宫外孕，应及时行腹腔镜手术治疗。

4. 其他　对于hCG反复阳性，刮宫无绒毛组织，刮宫后hCG仍为阳性，而不能确诊为妊娠滋养细胞肿瘤者，应行腹腔镜检查以排除宫外孕。

二、禁忌证

1. 绝对禁忌证　①盆腔严重粘连，不能暴露病变部位的输卵管。②腹腔大量积血、患者处于严重休克状态。

2. 相对禁忌证　妊娠包块大小及部位等，如间质部妊娠包块较大者手术较困难，为相对禁忌证。之所以称为相对禁忌证，是因为这要根据手术医师的经验及手术技能而定，对一个医师来说不能用腹腔镜完成的手术，另一个医师可能能够完成。

三、手术方法

气腹成功后首先经脐部放入腹腔镜，确诊为输卵管妊娠并可行镜下手术后，在下腹两侧或同侧放入两5mm穿刺套管，用于放入手术器械，一般情况下3个穿刺孔即可完成手术，如有必要，可在左侧腹直肌外缘再放一个穿刺套管。先吸净盆腔内积血，如遇盆腔粘连可先分离粘连，充分暴露病变输卵管，并观察对侧输卵管情况，以决定选择手术方式。手术结束时用大量生理盐水将盆腔彻底冲洗干净。

1. 输卵管切除术　如果患者不需要保留生育能力，或输卵管已严重破坏，应选择输卵管切除术。如果同侧输卵管曾有过一次妊娠，或该侧输卵管曾行过伞端造口术，一般认为应行输卵管切除术。

将举宫器放入宫腔，使子宫保持前倾位，充分暴露患侧输卵管，用一把抓钳提起输卵管伞端，自伞端开始用双极电凝钳靠近输卵管钳夹、电凝输卵管系膜，然后用剪刀剪断系膜，直至输卵管宫角部，切除患侧输卵管。靠近输卵管电凝系膜的目的是减少电凝对卵巢系膜及其血液供应的影响。也可使用一种带刀双极电凝钳（PK 刀），其优点是电凝组织后可立即下推刀片，将组织切断，无须反复更换手术器械，从而缩短手术时间。

输卵管切除也可逆行进行，先钳夹切断输卵管峡部近宫角处，再逐步电凝切断输卵管系膜至输卵管伞端，逆行切除病变输卵管。

2. 输卵管部分切除术或电凝术　输卵管部分切除术主要适用于输卵管峡部或壶腹部妊娠破裂不能修补，而患者又不愿切除输卵管者。输卵管切开取胚胎及修补术失败者也可考虑输卵管部分切除术或电凝术。病灶切除后输卵管剩余部分将来可以行输卵管吻合术以获得生育能力。

首先用双极电凝钳将妊娠部位两侧的输卵管电凝后剪断，用抓钳将病变部分提起，再电凝并剪断其系膜，从而将妊娠部分的输卵管切除。如使用缝线结扎的方法行输卵管部分切除术，则先缝合结扎妊娠部位两端的输卵管，然后切断。具体做法为先用抓钳提起该段输卵管，继而缝扎并切断系膜，切除病变部分输卵管。与电凝方法相比，缝线结扎的方法操作较困难，费时较长。

无论使用何种方法，在病变部分输卵管切除后均应仔细检查创面有无出血，如发现出血仍可用电凝或缝合止血。

输卵管妊娠部位电凝术与输卵管部分切除术相似，只是将病变部分使用电凝完全凝固而不切除。这种方法的缺点是无法取得组织行病理学检查。

由于输卵管切开取胚胎术及局部注射 MTX 的方法广泛使用且有效，因此输卵管部分切除术或电凝术很少使用。

3. 输卵管切开取胚胎及修补术　该手术适用于需要保留生育能力的患者。有报道输卵管切开取胚胎及修补术后再次宫外孕的机会有所增加，但这种手术对需要保留生育能力的患者仍具有一定价值。在决定行输卵管切开取胚胎及修补术前，应向患者交代手术后要注意以下情况，如术后持续性宫外孕需再次手术或用药物治疗，手术后应定期检查尿或血 hCG 浓度，直到正常为止。

输卵管壶腹部妊娠最适合行输卵管切开取胚胎及修补术，部分峡部妊娠也可行这种手术，无论妊娠部位是否破裂，只要病例选择恰当，均可使手术顺利完成。

用抓钳或分离钳拨动并提起输卵管系膜，暴露拟切开的部位。切口部位应选在输卵管系膜对侧缘及妊娠包块最突出部分。一般应沿着输卵管长轴纵行切开，切口不必过长，以可顺利将管腔内绒毛及血块取出为度，切口过长可导致输卵管壁过多的血管损伤，出血量增多且不易止血。单极电针是切开输卵管最常用、最方便的手术器械，它在切开管壁的同时还有凝固组织和止血作用。剪刀、超声刀也可用于切开输卵管。

管壁切开后即见管腔内血块及绒毛组织，用抓钳取出绒毛及胚胎等妊娠组织，尽量保持组织的完整，防止夹碎组织增加残留机会，同时如钳夹损伤了输卵管黏膜，则导致管壁出血而不易止血。另外有人用水压分离排出妊娠组织，具体操作方法如下：用一把无损伤抓钳将输卵管壁切口缘提起，将5mm冲洗吸引管沿管壁放入管腔，利用水压将绒毛及血块与管壁分离，并在水流的带动下，使绒毛及血块自切口完整排出。如绒毛及血块与管壁粘连较紧，水压不能完全分离，可用5mm抓钳将绒毛及血块抓出。用生理盐水反复冲洗输卵管腔，以确定有无绒毛组织残留。绒毛及血块先放于子宫直肠窝处，待手术结束时取出。

输卵管内绒毛及血块取出后管壁即塌陷，如无活动性出血，切口可自动对合并愈合，此种情况切口不需要缝合。输卵管切口不缝合有形成瘘管的机会，但可能性很小。如切口有活动性出血，常用止血方法有电凝和缝合两种，电凝止血虽简单，但对输卵管有损伤，有时整个管壁组织均被凝固破坏。腹腔内缝合虽然操作较困难，但对输卵管的损伤较小，使切口准确对合，有利于切口愈合。有时管腔内有活动性出血，电凝无法止血时，可将切口缝合后，任血液积聚在管腔内，对管壁起压迫止血作用，管腔内的血块可待日后自行吸收。缝合方法为用3－0～4－0 Dexon或Vicryl带针缝线，在输卵管切口间断缝合数针，使切口对合良好。

绒毛及血块可用10mm勺状钳经10mm穿刺套管取出，或用10mm的吸引管吸出，并送病理检查。

4. 输卵管妊娠挤出术　输卵管妊娠挤出术主要用于输卵管伞部妊娠及近伞部的壶腹部妊娠。伞部妊娠常自然排出，即输卵管妊娠流产。如术时发现伞部妊娠，可将妊娠组织用抓钳轻轻拉出，此时可将绒毛全部取出。水压分离有助于妊娠组织的取出。如果妊娠位于壶腹部近伞端，则不易将妊娠组织从伞端取出，可引起组织残留和出血，这种情况下可将输卵管伞部切开，取出妊娠组织并用电凝止血。

5. 腹腔镜下输卵管局部注射MTX　腹腔镜下输卵管局部注射MTX用于以下两种情况：一种是不切开输卵管壁取出绒毛组织，直接将MTX注射到妊娠病灶内；一种是在行输卵管切开取胚胎后怀疑有绒毛残留，在将管壁缝合后向妊娠部位管腔内注射单剂量MTX。前者可保持输卵管的完整性，对输卵管损伤小，手术操作容易。但术后患者hCG降为正常的时间长达20～40d，成功率仅有83%。后者作为对输卵管切开胚胎及修补术的一种补充治疗，比较难把握何种情况下需要使用。因此，有学者认为如果使用腹腔镜确诊为输卵管妊娠，即应行镜下手术（输卵管切除术或输卵管切开取出胚胎及修补术）治疗，可使患者术后住院时间明显缩短，尿或血hCG浓度迅速恢复正常。注射方法是将单剂量MTX（10～40mg）溶于3～5ml生理盐水或注射用水中，使用腹腔镜专用注射针头将药物注入，也可用18号或20号腰穿针穿过腹壁，再刺入输卵管妊娠病灶内注药。推药前应回抽注射器，避免针头进入血管。术后严密观察血hCG变化。

四、术后处理

手术后的处理，包括腹腔引流管的管理和观察，注意引流物的量和颜色，以便及早发现腹腔内出血或其他器官或组织损伤的征象。适当使用抗生素，必要时输注红细胞悬液或血浆。嘱患者尽早下床活动，早期即可进食。定期复查血hCG定量。

五、常见并发症及处理

腹腔镜手术治疗输卵管妊娠，除腹腔镜手术本身并发症以外，还有其特有的并发症。主要包括以下两个方面。

1. 出血　腹腔镜手术治疗输卵管妊娠所引起的出血主要发生于保留输卵管的手术，如输卵管切开取胚胎及修补术，切开输卵管时出血多少与妊娠绒毛的活性有关，绒毛组织越新鲜，输卵管组织充血越明显，出血越多。术前超声检查有胎心搏动，血或尿 hCG 浓度很高，提示绒毛活性高，术时可能遇到活跃出血。术时出血可通过缝合、电凝、内凝等方法止血，如果止血效果不理想，可转为输卵管切除术，一般情况下极少因不能止血而中转剖腹手术者。如术时止血不彻底，也有可能术后继续出血，甚至引起术后腹腔内大出血。如发生术后腹腔内出血，可重复腹腔镜手术或转为剖腹手术。此时切除输卵管是比较恰当的手术方式。

2. 持续性宫外孕　指腹腔镜下输卵管切开取胚胎及修补术时未清除干净绒毛组织，术后滋养细胞继续生长。患者表现为阴道出血持续不止，尿或血 hCG 在术后 3 ~ 6d 有所下降，但下降到一定程度后又上升或反复呈阳性反应。部分持续性宫外孕患者甚至可再发生腹腔内大出血。因此在腹腔镜下非手术治疗输卵管妊娠术后，应严密观察患者血 hCG 的变化，直到正常为止。如发现持续性宫外孕应及时治疗。

持续性宫外孕的治疗可以再次行腹腔镜手术或开腹手术，再次手术时仍可行保留输卵管的手术，而不切除输卵管。但是再次手术对患者的创伤及打击均较大，因此目前多采用非手术治疗，其方法包括 MTX 肌内注射或使用中草药治疗。多数情况下 MTX 用 1 个疗程已能够杀死残留的滋养细胞，使血 hCG 恢复正常。

六、讨论

输卵管切除术常用于输卵管峡部、壶腹部和伞部妊娠。妊娠包块越大，手术难度也越大。有时须先将输卵管切开，取出管腔内血块及绒毛组织，然后再切除输卵管，但这样会引起较多出血。另一种情况是如果输卵管卵巢间有严重粘连，难分开时，则可考虑行输卵管切除术切除或输卵管切开取胚胎术。

与剖腹手术治疗宫外孕一样，腹腔镜手术治疗输卵管妊娠也可使用输卵管切除和保留输卵管的手术两种方法。然而，腹腔镜手术却有着剖腹手术无法比拟的优点。它可以明显缩短住院时间、降低住院费用，对患者创伤小，使患者术后迅速恢复正常生活和工作。术后患者再次妊娠的可能性也与剖腹手术一样。因此，腹腔镜手术无疑应成为治疗宫外孕的首选方法。

（秦彩云）

第二节　输卵管疾病的腹腔镜手术治疗

一、盆腔粘连分离与输卵管成形术

随着盆腔感染性疾病和性传播性疾病的增加，输卵管因素已经成为引起不孕症最重要的原因。在临床上，经开腹显微外科方式进行输卵管重建手术治疗输卵管疾病已经成为主要的手术方式。目前，大多数的输卵管重建术可以在腹腔镜下实施。尽管辅助生育技术的发展完善使不孕症的手术治疗面临挑战，但是，输卵管性不孕的手术治疗仍然广泛地应用于临床，尤其是在一些辅助生育技术尚未开展的地区。

（一）适应证

输卵管伞端、壶腹部不通及输卵管粘连导致不孕症者。

（二）禁忌证

全身及腹部急性炎症，或不能耐受腹腔镜手术的患者。

（三）手术方法

患者取截石位，放置举宫器以便操作子宫和术中通液。腹腔镜自脐轮部置入，大多数情况下，分别在下腹部两侧置入5mm的辅助穿刺套管即可完成手术，对一些比较复杂的病例，在左侧腹直肌外沿可以再增加穿刺套管及手术器械进行组织切割和分离。输卵管粘连分离和成形手术的目的不仅仅是为了恢复输卵管的解剖形状，同时还要恢复其生殖功能，提高不孕症患者的生育率。因此，减少手术以后分离面的粘连和粘连的再形成非常重要。为了达到这一目的，必须最大限度地减少术中对组织的干扰，显微妇科手术的各种原则适用于腹腔镜手术。

腹腔镜输卵管成形手术步骤与普通显微妇科手术步骤并没有本质的区别。通常情况下都要首先对输卵管及其周围组织的粘连进行分离，充分暴露输卵管和卵巢的位置，手术方式及步骤取决于输卵管的病变和解剖改变情况。手术步骤如下。

1. 盆腔粘连的分离　首先分离输卵管与周围组织和器官的粘连，从暴露最充分的部位开始，按照由简单到复杂的顺序进行。一般情况下，首先分离膜状粘连，然后再分离致密粘连。对于有肠管粘连的患者，在进行输卵管卵巢粘连分离以前，要首先分离肠管的粘连，然后将肠管向上腹部推开，以便充分暴露盆腔器官，以免在进行附件区的粘连分离操作中误伤肠管。

在分离操作过程中，尽量用抓钳提拉受累的器官或粘连带，使其保持张力，这样不仅有助于辨别粘连的界限，而且在分离过程中还可以避免对粘连器官浆膜的损伤。分离致密的粘连部位时，可以先在粘连上做一个小的切口，找出粘连组织的平面层次以后，用剪刀或超声刀进行切割分离。

粘连分离的范围以能够完全恢复输卵管的正常解剖为度。在手术结束前，要冲洗盆腔并吸净组织块和凝血块，在盆腔冲洗的同时，还可以借助液体的灌注冲洗，重点检查出血区域和输卵管伞端内微小的粘连，必要时进行相应处理。

2. 伞端成形　输卵管伞端成形是指重建远端闭合的输卵管，使其恢复正常的解剖结构，这种方法适用于治疗那些输卵管伞部阻塞而输卵管伞的外形正常，输卵管伞的黏膜皱襞依然可以辨别的患者。输卵管伞部病变的范围很广，包括伞端周围的粘连、伞端部分或全部黏合以及输卵管伞端开口处的闭锁。

输卵管伞端成形手术包括切开粘连部位的浆膜面和扩张伞端开口，手术操作只限于在浆膜表面进行。但是，通常情况下，输卵管伞端的粘连与附件区域的粘连并存时，也必须进行输卵管卵巢的粘连分离。进行分离时可用无损伤抓钳将输卵管拉向子宫或盆腔侧壁，经宫颈用亚甲蓝液体进行输卵管通液使壶腹部膨胀，并辨别伞端开口，如果开口部位被瘢痕组织覆盖，要先将瘢痕组织分开，然后经伞端开口处插入分离钳慢慢张开钳嘴，扩张伞端开口后再缓缓退出，可以重复此动作数次，直到输卵管伞完全游离为止。这种手术操作比较简单，大多数情况下不需要止血。

输卵管伞端开口部位闭锁非常少见。这个部位的粘连通常是由于输卵管远端的瘢痕狭窄环所致，而输卵管伞的外形一般正常。在粘连分离时，浆膜面的切口自输卵管伞的末端开始，沿着输卵管的浆膜层向壶腹部分离，直到通过狭窄环为止。在分离前先在输卵管系膜内注入适当浓度的血管收缩剂，然后用针状电极或锐性剪刀切开或剪开，为了保持输卵管的通畅，用5－0缝线将分离后的伞端分别外翻缝合，或像输卵管造口术一样电凝伞端的浆膜面。术毕进行输卵管通液确定输卵管的通畅度。

3. 输卵管造口　是在封闭的输卵管上创建新的开口。这种手术方法通常用于远端有积水的闭锁输卵管，在尽可能靠近原有闭锁输卵管开口处创建新的开口。在进行造口手术以前，首先分离输卵管周围的粘连组织，以便充分暴露术野，使输卵管充分游离，然后进行输卵管通液检查，一方面排除输卵管近端阻塞，另一方面也使远端闭锁的输卵管末端膨胀，用无损伤抓钳固定输卵管远端，在尽可能靠近原输卵管开口的部位做一新的切口。有时，也可以用通液的方法增加输卵管腔内的压力，使原输卵管开口开放，待新的开口形成，将抓钳插入张开扩张开口，反复操作几次，以进一步扩大开口。

输卵管闭锁远端的切口可用剪刀、激光或超声刀在该部位划开全层管壁1～2cm，形成新的放射状切口。第一个切口通常朝着卵巢方向，使其日后便于拾卵，然后用抓钳提拉切缘，寻找其内的黏膜皱襞，沿着黏膜皱襞间的无血管区分别再做切口，这些新切开的管壁将形成新的输卵管伞。将切开的管腔瓣膜外翻是防止新造开口再度粘连和保持其通畅度的重要步骤。外翻的方法可用分散式激光束、点状凝固或低功率双极电凝凝固管腔瓣膜的浆膜面，也可以用很细的可吸收缝线将这些管壁瓣膜外翻缝合，术中出血可用微型双极钳凝固止血。

4. 输卵管吻合术　腹腔镜输卵管吻合手术步骤与显微妇科手术方法基本相同，其技术关键在于进行输卵管的分离操作时尽可能减少损伤，术中尽量少用双极电凝止血，以避免对输卵管黏膜的热损伤，并在无张力状态下准确对合输卵管的吻合端。

用剪刀分离绝育段的输卵管浆膜，进行通液使其近端管腔膨胀，在靠近阻塞部位使用剪刀锐性以垂直方向横向剪断输卵管，注意不要伤及管腔下方的血管，仔细检查剪开的断面是否有正常的黏膜皱襞，彻底去除阻塞部位有瘢痕的黏膜。注意在上述操作中不能切断或损伤输卵管系膜内的弓形血管，对于其他部位出血，要使用微型双极电极或超声刀止血，输卵管浆膜表面的渗血常能自行停止，尽量减少使用电极凝固止血。

经宫颈注入亚甲蓝溶液，观察输卵管近端是否通畅，远端输卵管部分可以通过伞端逆向通液使其管腔膨胀，按照上述方法横行剪断阻塞处的末端，然后将近端和远端输卵管的断端合拢，尽可能使管腔准确对合，这时再将剪开的阻塞段略多于输卵管自其下方的系膜上剪掉，切缘要尽量靠近输卵管，以避免损伤系膜内的血管。

用5－0～6－0缝线缝合近端和远端输卵管的黏膜与肌层，第1针缝线在相当于管腔的6点外，沿输卵管系膜缝合，这是保证输卵管管腔准确对合的重要一步，所有的缝合线结要打在管腔的外面，缝线打结不宜过紧，以保证两端输卵管肌肉无张力对合为度。根据管腔大小，一般黏膜和肌肉需要缝合3～4针，以保证输卵管完整对合。

缝合输卵管浆膜层，缝合后即进行输卵管通畅度检查。

（四）术后处理

手术后近期无特殊处理，建议在手术后第1次月经来潮后进行1次输卵管通液术，以判断输卵管是否通畅或防止创面愈合过程中的再粘连。

（五）讨论

腹腔镜下进行输卵管成形术具有与普通腹腔镜手术相同的优点，包括组织损伤小，与切口有关的并发症少，住院时间短，术后恢复快，费用少，而且可以同时进行诊断和治疗。由于手术是在密闭的环境下进行，盆、腹腔内器官不暴露在空气中，减少了组织干燥和感染的机会，也减少了异物进入腹腔的危险，例如，手套上的粉末等，因此减少了术后粘连形成的机会。

腹腔镜输卵管成形术的局限性在于，通过屏幕进行手术操作缺乏立体视觉，使用较长的手术器械使操作者的感知觉降低，进而失去了提拉和操纵组织的准确性。由于手术要通过套管进行，这样会增加组织的张力，甚至对组织造成不必要的损伤，另外腹腔镜下缝合或吻合也比较困难，对操作者技术要求较高。尤其是使用细缝线和在腔内打结时。

腹腔镜输卵管吻合手术的主要技术困难是进行准确的管腔对合和腔内缝合技术，随着摄像技术的不断完善和手术技巧的改进，术后妊娠率也会相应地增加。有报道腹腔镜输卵管吻合手术，双侧输卵管同时进行吻合的患者术后宫内妊娠率为87%，而只进行单侧输卵管吻合的术后妊娠率为60%。也有研究报道介绍两针缝合法（第1针先缝合输卵管系膜，然后于管腔12点处全层缝合1针）能够显著缩短手术时间，术后妊娠率达53%～70%。其他吻合方法包括组织黏合和焊接技术也有报道，但术后效果均有待进一步观察和评价。

输卵管绝育后腹腔镜吻合手术是一种有效可行的输卵管复通方法，虽然在技术操作上有一定难度，但是避免了开腹，尤其是减少了对盆腔组织的干扰和不必要的损伤，因而明显地减少了术后粘连形成，随着技术和设备的不断更新改进，手术步骤也将会更加简单易行。

二、输卵管绝育术

输卵管绝育术可经腹小切口完成，亦可经腹腔镜完成。腹腔镜下输卵管绝育术开始于20世纪30年代，经不断发展完善，目前已经成为一种安全可靠的绝育方式，被人们广泛接受。

（一）适应证

完成生育使命要求绝育的育龄期妇女。

（二）禁忌证

不适合行腹腔镜手术者。

（三）手术方法

腹腔镜绝育可以通过单点穿刺，将绝育器械经穿刺套管置入腹腔，其弊端是观察视野受限。大多数妇科医师更喜欢采用双点穿刺方法，以便于获得清楚地观察视野，以提高手术操作的准确性和安全性。双点穿刺法的第1个套管针经脐部切口穿刺，10mm的腹腔镜由此处的穿刺套管置入腹腔，第2个套管针通常选在腹中线耻骨联合上方2～3cm处。

1. 高频电凝法

（1）单极电凝：单极电凝最早应用于腹腔镜绝育手术，用电极凝固部分输卵管峡部组织，达到绝育目的，但是这种方法曾有误伤腹壁甚至肠道损伤的危险，尽管后来人们发现肠道损伤是由套管针造成而非电极损伤，但是对单极电凝的使用却明显减少。横断或切除电凝部分的输卵管并不减少手术失败率，而且有撕伤输卵管系膜和增加出血的危险。

认清输卵管伞端以后，夹住输卵管近端和中间1/3处，向前腹壁提出盆腔，然后接通作用电极，设置功率50W进行电凝，输卵管的凝固部分颜色变白，肿胀，然后萎缩，组织的损伤延伸到侧方0.5～1cm，其下附着输卵管系膜血管丰富，也应电凝至少长达0.5cm，以促进此段输卵管的萎缩，必要时可在局部多次凝固，使输卵管破坏长度至少长达3cm。手术操作时，尽量避免在子宫输卵管连接处（输卵管间质部）进行电凝，以减少该处瘘管形成所致术后妊娠的可能。由于电流向阻力最小的方向流动，所以使用时作用电极要放在靠子宫近端方向，以便预防电极作用时间电流向输卵管末端传导，因为有时输卵管的末端常与肠管接触，很容易造成对肠管的热损伤。

（2）双极电凝：使用双极电凝进行输卵管凝固时，电流只在钳夹于电极中间的组织产生破坏作用，一般不会导致周围组织损伤。经典的双极电凝输卵管部分不需要横断或切开，否则可能造成出血和输卵管瘘。双极电凝输卵管绝育的成功与否取决于破坏输卵管的长度。

使用双极电凝系统减少了单极电凝作用时造成的电流向周围组织蔓延现象，但在实际操作中，必须保证充分破坏拟绝育的输卵管片段，凝固次数要多于单极电凝，电凝部位要在离开子宫至少2cm处，并需要同时凝固其邻近组织，与单极电凝相同，绝育部分输卵管的破坏长度要达到3cm，并尽可能破坏其下方输卵管系膜的血管，减少手术失败的可能。手术时的合适电极功率设置为切割波形50W，电极作用时间以保证钳夹部位全段输卵管完全破坏为度，一般被凝固组织完全干燥即可达到目的。偶然电极钳也会黏附在凝固的输卵管上，此时不要强行硬拉，以免撕裂输卵管系膜，造成不必要的出血，正确的方法是适当旋转钳子而小心取下，或当电极作用时将钳叶打开，使与电极黏合的组织凝固干燥而与电极分离。

通常使用5mm的双极钳进行电凝操作。近期美国食品药品管理局批准3mm Molly双极钳作为腹腔镜绝育器械，此钳小而薄，呈卵圆形，钳端的外缘具有双层能量密度，能够安全、无损伤地夹住输卵管组织，在短时间内即可造成深度的组织损伤。

2. 超声刀切割法　使用超声刀进行绝育手术相对比较安全和简单，它兼具有单、双极电凝的优点，所以效果更确切。具体方法是先于距子宫角约3cm处切开输卵管表面的浆膜，游离输卵管长1.5～2cm，先用超声刀的钝面使游离的输卵管脱水，再用刀面将脱水的输卵管切除，长度不低于1cm。残端可以用超声刀继续脱水止血。

3. 腹腔镜Pomeroy输卵管结扎术　Pomeroy手术是标准的开腹输卵管结扎手术。这种手术也能在腹腔镜下实施，一般需要3个穿刺点，双侧下腹部分别置入5mm穿刺套管或术者侧同时置入2个操作穿刺套管，由一侧套管置入套圈后放在输卵管中部，对侧的套管内置入无损伤抓钳钳夹输卵管峡部，收紧套圈，套圈上方至少有1～2cm的输卵管，用另外一个套圈加固后，剪断套扎线。对侧同法处理。

有研究比较腹腔镜Pomeroy手术和硅橡胶环的手术效果，两种方法术后发病率和疗效没有差别。虽然没有技术上的困难，但这种方法并不比使用电凝绝育更优越，其失败率尚须观察。

4. 机械套扎法

（1）硅化橡胶环：目前广泛应用的 Falope 环是一种硅化弹性环，内含少量的钡，可以供放射检查用。确认输卵管后，将输卵管峡部夹住，套入环内。要小心操作，避免拉断输卵管或撕破系膜，造成出血，另外如果环仅套在远端，因输卵管宽度大，可能环仅套在管腔的上部，而未能阻塞全部管腔。

拉断输卵管是上环时最常发生的并发症，发生率在 1.5%。最常见的症状是出血，可以将 Falope 环套在每个断端上止血或用电凝止血。由于环可以造成急性输卵管组织坏死，故套夹术后腹痛的发生比电凝更高，但是并没有对照研究支持这一结论。

（2）绝育夹：①Hulka 夹子：Hulka - Glemens 夹子是一个塑料夹子，两个臂上附有小的弹簧，应用时可以将下臂张开，夹住需要阻断的输卵管即可。其主要优点是仅破坏 5mm 的输卵管，便于日后输卵管吻合。夹子应当垂直钳夹在距宫角 2 ~ 3cm 处输卵管的峡部。当夹子位置放好后，慢慢挤压推夹器，关闭锁住夹子后张开退出推夹器，检查确保输卵管完全夹住，否则需要重复上夹。手术中要避免夹子掉入腹腔，万一夹子掉入腹腔应当取出。②Filshe夹：也是一种硅橡胶钛夹。这种钛夹可使输卵管腔完全闭合而管壁受硅橡胶的保护不致破裂。是目前应用最为广泛的普通腹腔镜绝育方法。利用持夹器，将夹子放在要阻塞的输卵管部位，一般在输卵管峡部，推夹锁住该处输卵管，被阻塞部分的输卵管仅 4mm，也有利于以后吻合输卵管。

用 Filshe 夹的并发症少见，而且撕破输卵管系膜的损伤也比 Falope 环的机会少。

（四）术后处理

手术后近期无须特殊处理，需要注意的是手术后第 1 次月经来潮之前仍要求避孕。

（五）讨论

虽然绝育术是一种有效的避孕方法，而且被公认是永久性的避孕措施，但发生在输卵管绝育术后的妊娠仍有出现。多数研究报道术后妊娠率为 0.2% ~ 0.5%。绝育术后失败率为 18.5/1000，与以前的报道不同的是大多数失败发生在绝育后 1 ~ 2 年，失败率与绝育方法、绝育年龄、人种和研究地点有关。最高的累计失败率是弹性夹绝育（3.65%）；其次是双极电凝（2.45%）、Falope 环（17.7%）；最低累计失败率是产后绝育和单极电凝绝育（0.75%）。在 30 岁以前绝育的妇女累计失败率较高，特别是双极电凝（5.43%）或绝育夹（5.21%），对双极电凝，失败率与电凝点的多少有关，电凝少于 3 处的失败概率为 1.29%；而 3 处或以上者为 0.32%。

必须重视绝育术后发生宫外孕的可能，如果绝育后妊娠，宫外孕发生率是 30% ~ 80%，10 年累计在所有绝育妇女中宫外孕的概率是 0.73%。在各种不同方法中，双极电凝有最高的失败可能性（1.71%），绝育夹方法（0.85%），生育间歇期部分输卵管切除术为（0.75%），单极电凝和产后部分输卵管切除最低（0.15%），妇女在 30 岁以前用双极电凝绝育的比同年龄产后输卵管切除者患宫外孕的可能性高 27 倍。

（秦彩云）

第三节 卵巢囊肿的腹腔镜手术治疗

卵巢囊肿传统的外科治疗方法是通过开腹手术部分或完全切除，如果发现恶性肿瘤还能够正确分期。大多数卵巢囊肿是良性的，绝经前恶性者占7%～13%，绝经后占8%～45%。完整的病史和体检可提示囊肿的性质，盆腔超声，尤其阴道超声，可以进一步帮助诊断囊肿病因并指导治疗。

一、术前评估

手术前应该对囊肿的良、恶性进行预测，以确定是否适合行腹腔镜手术。因此，除详尽的病史可以提示卵巢囊肿的性质外，体检可以提供囊肿是否固定，外形不规则或质地特性，所有这些都可能提示恶性。出现腹水或上腹部包块应高度怀疑恶性。

盆腔超声是诊断卵巢囊肿的可靠方法，预示良性包块的精确度为92%～96%。阴道超声可提供更清晰的图像，并可与腹部超声结合，超声发现囊肿边界不清、有乳头状突起或赘生物、实性区域、厚壁的分隔、腹水或肠管缠结则须高度注意恶性的可能。如可疑恶性，最好行开腹手术。子宫内膜异位囊肿、出血性囊肿、皮样囊肿和持续功能性囊肿经常有特异性的超声表现，结合患者病史和体检，可以选择合适的腹腔镜手术。皮样囊肿在超声上的表现不同，有厚壁回声和提示包括皮脂、毛发、牙齿或骨骼等不同物质的回声。

相关抗原CA_{125}水平升高的<50岁患者中，85%有良性肿瘤。许多良性病变包括子宫内膜异位症、结核病、皮样囊肿和输卵管炎均可致CA_{125}升高。当与腹部超声和临床体检结合时，尤其是绝经后的卵巢囊肿妇女，CA_{125}水平可以进一步帮助决定是否适于做腹腔镜手术。

二、手术方法

全身麻醉诱导成功后，消毒和铺巾。膀胱内留置尿管，放置举宫器。常规气腹建立后，放入腹腔镜及辅助性腹腔镜套管在直视下插入，两个位于腹壁两侧，一个位于耻骨联合上或左侧腹直肌外缘。盆腔器官按照前述常规检查。明确诊断后行囊肿剥除或切除。用有齿抓钳钳夹卵巢韧带，侧面旋转暴露卵巢。用单极钳在卵巢门系膜边缘，卵巢包膜最薄部分切一个小口，以暴露下面的囊肿壁。用有齿抓钳钳夹卵巢包膜边缘，腹腔镜剪刀尖插入卵巢包膜和囊肿壁之间，轻轻剥离，用锐性切割或单极电切将卵巢包膜上最初的切口扩大，在囊肿的顶端做一个环行切开。然后助手钳夹卵巢包膜缘，术者钳夹囊壁，轻轻向相反方向牵拉。用剪刀钝性和锐性分离，囊肿从卵巢包膜上切割分离。如果在1个部位遇到困难，可在最初切口的另一部分继续操作，直至囊肿完全脱离卵巢为止。将囊肿放在直肠子宫陷凹，检查卵巢出血点，用单极或双极电凝止血，卵巢切口不必缝合。创面用双极电凝止血。取出剥除或切下的囊肿组织。

如遇巨大卵巢囊肿，且根据囊肿的外观初步判定为良性囊肿的情况下，可以先将囊肿切一小口，置入吸引器，将囊液吸尽，有利于手术操作和囊肿切除。如为巨大囊肿达剑突下时，可于脐上5cm处穿刺第一套管针，便于观察和腹腔镜内手术操作。

如果囊肿在分离时突然破裂，并已确知其为良性，囊肿可用有齿抓钳钳夹并剥离开卵巢包膜。Semm描述了一种卷发技术，即用囊肿随着有齿抓钳反复翻卷，使囊壁脱离卵巢包膜。囊壁可直接通过10mm套管鞘取出。

通过一个10mm套管鞘将标本袋置入腹腔内，囊肿放入袋中，通过任意1个套管穿刺点提出带口，然后刺破囊肿，用连接50ml注射器的14G针头吸出内容物，再把缩小的囊肿壁用Harrison钳通过腹壁取出。患者采取头高臀低位，腹腔和盆腔用生理盐水充分冲洗一吸引。检查手术创面并止血。大的卵巢囊肿还可通过腹腔镜下直肠子宫陷凹切开，从阴道取出。在进行阴道后穹隆切开前，必须认清阴道和直肠之间的解剖关系。前倾子宫用举宫器举起，探棒插入直肠内进一步提示解剖关系，后穹隆用纱布镊夹海绵充填扩张，在突出部位用单极电刀做横切口。完整的囊肿通过直肠子宫陷凹经阴道取出，切口可以经阴道缝合或腹腔镜下用2－0 Vicryl线缝合。

三、讨论

腹腔镜下囊肿切除术是一创伤小、效果好的手术方式，具有腹腔镜手术的所有优点。但也存在某些不足，主要在发生恶性囊肿破裂时，有潜在的种植和转移趋向，因而在操作中要特别细心，尽量保持剥除囊肿的完整性，减少肿瘤的种植和转移。肿瘤良、恶性的判定和注意事项如下。

（1）仔细检查囊肿，功能性囊肿是半透明的，良性囊肿表面光滑，无赘生物。

（2）对侧卵巢，盆腔，前腹壁和横膈因为有恶性可能，也应检查。

（3）进行腹腔冲洗，留冲洗液送检。

（4）不刺破囊肿，在可疑部位取活检，进行冷冻切片病理学检查。

（5）不要抽吸囊液，剥除或切除囊肿。

（6）如果发生破裂，打开囊壁，检查内侧面，在可疑部位取活检。

（7）如囊肿为功能性或不能切除时，通常取活检。

（8）用腹腔镜标本袋取出囊肿，以减少恶性细胞在套管针穿刺部位种植的可能。

如术中诊断为恶性，最好在妇科肿瘤专家会诊之后，或立即行开腹手术，以进行分期和治疗。

（胡　萍）

第四节　子宫内膜异位症的腹腔镜手术治疗

子宫内膜异位症是子宫内膜腺体及间质异位于子宫体以外的疾病。生育年龄的妇女发病率为10%～15%。治疗包括手术治疗和药物治疗。近年随着腹腔镜手术的不断发展，大多数子宫内膜异位症可经腹腔镜手术完成。

一、适应证

子宫内膜异位症手术治疗方法分根治性手术、半根治性手术和保守性手术三种。根治性手术指切除包括子宫及双附件在内的盆腔内所有异位病灶，适用于45岁以上近绝经期的重症患者。半根治性手术指切除异位病灶及子宫，而保留一侧或双侧卵巢的手术方式，适用于45岁以下无生育要求的重症患者。保守性手术指去除或破坏子宫内膜异位病灶及粘连，保留患者生育功能的手术方式，适用于年轻有生育要求的妇女。

二、手术方法

腹腔镜置入后常规进行腹腔探查，明确病变部位及病灶浸润深度和广度，根据病变情况及治疗目的选择不同的手术方法。

1. 经腹腔镜子宫内膜异位病灶的处理

（1）盆腔腹膜浅表病灶的处理：一般的腹膜浅表病灶可以切除或直接用激光汽化，微波、热内凝或电凝烧灼病灶，烧灼术可将子宫内膜病灶汽化或凝固。烧灼的方法主要有点状、片状等，必要时在烧灼后完整切除病灶。

1）激光：激光对异位病灶组织具有凝固、炭化、汽化、切割、止血等作用，其优点在于容易控制凝固和汽化的深度，能准确地汽化病灶，而对周围组织的损伤很小。目前国内应用较多的是 Nd：YAG 激光光导纤维、CO_2 激光和半导体激光等。

2）电凝：电凝凝固术利用扁平状电极输出凝固电流可以凝固病灶，但很难准确判断其破坏的程度，往往引起去除不足或过度。

3）微波：微波治疗子宫内膜异位症具有操作简便、容易掌握、安全可靠等优点。与单极电凝、激光比较局部组织烧灼不深，周围脏器损伤机会减少，安全系数较大。但也存在凝固病灶深度不确切的缺点。

4）热内凝：采用 Semm 设计的热内凝器（100℃），利用加热的微型金属片或金属块接触可见病灶，使病灶部位细胞或组织脱水和蛋白质变性，达到破坏病灶的目的。其优点是一些肉眼不易识别的病灶可以用该内凝器探查，并进行凝固破坏。其原理是根据病灶部位的含铁血黄素颗粒在变性后变成棕黑色的原理，用片状或点状内凝器在腹膜表面做扫描式移动凝固盆底腹膜，它可以渗透达 3～4mm 组织，可以探查到无色素病灶。优点是作用局限，无热辐射损伤，能识别凝固肉眼不易辨别的病灶，加上无明显组织反应，手术后粘连机会少。

5）病灶切除术：对于凝固或汽化效果不确切的病灶，可以采用病灶切除术。具体方法有两种：一种是直接用剪刀或超声刀将病灶切除，另一种是于病灶部位浆膜下注入无菌蒸馏水将腹膜与其下的结缔组织分离，再切除病灶。

（2）盆腔腹膜粘连和侵及腹膜下的纤维病灶的处理。

1）盆腔粘连分离术：子宫内膜异位症可以导致不同程度的盆腔粘连，如条状、片状、薄而透亮、无血管或致密粘连，以致分界不清。粘连的分离力求创伤小，止血彻底。简单的透亮无血管的片状或条状粘连可以用剪刀或单极电刀将其切断分离。如遇致密粘连，应采用钝锐结合分离的方法，逐一分离粘连，必要时连同病灶一并切除，如遇有血管性粘连可以先电凝后再切断。对于输尿管、肠道及血管附近或周围的粘连，必须辨清解剖结构后才能分离。分离时可以采用水分离术，将腹膜与上述重要器官分离，再将粘连切除。我们在分离粘连时主要采用超声刀，因为超声刀具有凝固和切割的双重功能，且对周围组织的损伤极小，往往能达到止血和分离作用，是目前较为理想的分离工具。

2）侵及腹膜下的纤维化组织病灶的处理：子宫内膜异位病灶有时可以侵入直肠子宫陷凹与阴道直肠隔，引起严重的盆腔粘连和疼痛。有的甚至完全封闭子宫直肠窝，此时往往有较深在的纤维化病灶，要切除阴道直肠隔的子宫内膜异位病灶，则需要切除阴道后壁、直肠和子宫骶骨韧带的纤维变性组织，是子宫内膜异位症手术中最困难的一种。手术中常用的方法是用卵圆钳夹一块海绵放入阴道后穹隆向上推，使腹腔镜下能分辨子宫直肠窝解剖结构和粘连界限，另外可以在直肠内放置探条或手术者的左手中指，可以避免直肠的损伤。手术需将直肠与子宫和阴道分离开，采用超声刀或剪刀钝锐结合分离粘连，直达直肠阴道隔的疏松结缔组织，把阴道后壁和直肠前壁整个病变分离出来再切除。如病灶仅侵及浆膜层，在紧贴直肠壁浆膜下注入蒸馏水形成水垫，用剪刀或超声刀将病灶切除，手术时还要注意防止输尿管的损伤，如果直肠壁已全层受侵，引起经期直肠出血，则可经腹腔镜做直肠切除。

2. 经腹腔镜卵巢子宫内膜异位囊肿切除

（1）卵巢小内膜样囊肿（直径 <3cm）的处理：对于直径在 3cm 以下的卵巢子宫内膜异位囊肿，往往纤维包裹形成不良，手术中不易与卵巢剥离，需要采用切除法。先用抓钳提起卵巢固有韧带，用纱布钳或有创抓钳抓住内膜异位病灶，用剪刀、激光或超声刀切除病灶，创面用激光或电凝止血，电凝的深度可以控制在 3mm 左右，以破坏病灶切除后可能残留的异位灶，卵巢表面无须缝合。

（2）直径在 3cm 以上的卵巢内膜样囊肿的处理：这类囊肿大多数病程较长，已形成了良好的纤维包裹，容易剥离。但这类子宫内膜异位囊肿的卵巢通常与阔韧带后叶有粘连，导致盆腔解剖位置改变，手术应先行粘连分解游离卵巢，恢复卵巢的正常解剖位置，以免伤及输尿管。

（3）子宫内膜异位症致卵巢严重粘连及卵巢功能破坏的处理：当过大的或复发的子宫内膜异位囊肿导致严重的卵巢粘连，以及卵巢功能已遭破坏时，则需要切除卵巢。在处理这类病例时要将卵巢从粘连中分离出来，恢复其原来的解剖位置，其间一定要小心辨认输尿管，再用缝线、双极电灼、钛夹和内结扎圈等手段处理卵巢固有韧带，切除卵巢，然后把卵巢分段取出，或在阴道后壁做一切口取出卵巢，也可以将卵巢置入胶袋，经由下腹切口取出。需要注意的是切除卵巢组织要彻底，以免产生残留卵巢综合征。

3. 腹腔镜子宫切除术　子宫内膜异位症尤其是子宫腺肌症是施行子宫切除术的一个常见的指征，假如和卵巢切除同时施行可以彻底治疗子宫内膜异位症，即所谓的“根治性”手术。在某些严重的卵巢子宫内膜异位症患者行卵巢切除后，子宫已没有其他功能，同时行子宫切除可能防止经血逆流和减少内膜异位的复发。但尚无证据显示子宫切除可确保疾病得以痊愈及防止复发。因此，对于需要施行子宫切除的患者要权衡利弊，再决定子宫切除术。因为子宫切除也有危险性，子宫切除手术的并发症还较高，而病死率尚未能完全避免。由于子宫内膜异位症可引至严重的盆腔粘连，使子宫、卵巢、肠管和膀胱粘连在一起。为避免伤及肠管、输尿管和膀胱，松解时往往需要切除部分子宫壁，而引起子宫出血，这时便需要切除子宫。相对而言，卵巢切除术比较简单，危险性远低于子宫切除术。如能通过卵巢切除可以缓解或治愈子宫内膜异位症，应该首先考虑卵巢切除术，因为若腹腔镜切除卵巢可减低手术所产生的创伤，加速痊愈。腹腔镜子宫切除的方法包括：腹腔镜筋膜全子宫切除术、腹腔镜子宫次全切除术和腹腔镜辅助的阴式子宫切除术。

4. 经腹腔镜切除子宫神经和骶前神经

（1）子宫骶韧带切断术：痛经与性交痛是子宫内膜异位症最常见的症状，尤其当病变位于子宫骶骨韧带内时，症状尤为严重，因为子宫的感觉神经纤维经此韧带传入并分布在子宫下段和部分宫底。在腹腔镜的辅助下可用电灼、激光或超声刀，把子宫与骶骨之间的韧带截断，中断传入感觉纤维，可以明显缓解疼痛症状，切除的范围约 2cm 长，0. 8cm 深。但由于输尿管与子宫骶骨韧带并行，手术时应小心，以免伤及输尿管和韧带旁的静脉。手术中用举宫器牵引子宫有助于定位韧带，同时要避免烧灼宫骶韧带外侧。

（2）经腹腔镜做骶前神经切除：对于侵犯范围较宽的子宫内膜异位症病灶，单纯切除病灶往往不彻底或病灶分布超出骶韧带内神经所能管辖的范围者，可以考虑行骶前神经切断术。腹腔镜骶前神经切断术对疼痛的缓解率在 80% 左右，因此对于严重痛经而病灶范围较广且较深的病例可以选择性采用该术式。但该术式在技术上有一定的难度，因为骶骨岬隆起之前后腹膜间有许多血管行走，特别是在分离神经时有可能伤及髂总静脉，令手术有一定困难，但只要在切开骶前腹膜时注意深度，则可以避免骶前静脉丛的损伤，目前仍不失为治疗严重子宫内膜异位症致盆腔痛的一种手段。

三、术后处理

近期根据手术的范围采取不同的处理方式，如有直肠切除则需要胃肠减压和禁食，如有输尿管及膀胱切除则需要行输尿管支架置入和留置尿管 5d 以上。远期需要继续用拮抗雌激素的药物治疗 3 ~6 个月，以减少其复发率。

四、常见并发症及处理

1. 出血的处理　如为创面渗血，则不必特意处理，可以用生理盐水或葡萄糖溶液冲洗创面即可达到止血目的。如为明显的血管出血则需要用电凝或超声刀止血，其中以双极电凝或 PK 刀止血效果最好。另外还可以采用创面缝合止血法，当然子宫内膜异位症的异位病灶形成的瘢痕很难用缝合止血法，多采用电凝止血，且效果满意。

2. 器官损伤的处理　如为肠道损伤则需要行修补术，如修补术不满意可以行端—端吻合术，直到修复满意。对于输尿管损伤可以采用吻合或输尿管膀胱置入术，手术后于输尿管内放置双 J 管支架，以免输尿管狭窄。膀胱损伤行直接修补术即可。

五、讨论

子宫内膜异位症是当前妇科常见病、多发病，在生育年龄妇女中的发病率达 10% ~ 15%。长期以来，这种性质良性而行为却类似恶性的疾病，一直使临床医师在处理上带来困惑。尽管有多种方法可以治疗异位症，包括药物治疗和手术治疗，但结果却并不满意，特别是中年患者，药物治疗和开腹手术均有不足之处，复发及再次手术概率均较高，一般认为其 5 年以内的复发率在 40% 左右。因此最近多主张将手术治疗和药物治疗相结合，以减少其复发率。

目前，腹腔镜在子宫内膜异位症的诊断和治疗中占有重要地位，它可以对子宫内膜异位症同时进行临床分期并给予适当的治疗。尤其是近年来腹腔镜设备的不断更新和临床经验的不断积累，使大部分手术均能在腹腔镜下完成。由于腹腔镜手术与一般的剖腹探查术比较，有很多优点，如手术后的疼痛较轻，住院的时间缩短，对机体的免疫功能影响较小，以及减少粘连的形成，以加快患者的痊愈和康复。此外，手术后留下的瘢痕较小，对腹部的外观影响不大，已有替代开腹手术的趋势。所以，目前认为腹腔镜手术是诊断和治疗子宫内膜异位症的金标准和首选治疗手段。但对于严重的盆腔粘连、子宫直肠陷窝封闭的子宫内膜异位症需要行病灶切除或根治性手术者，及有可能损伤输尿管、肠道或大血管者，可以考虑开腹手术。总之，手术应该遵循个体化原则，对不同年龄、不同的病变及机体情况采取不同的方法及途径。

不过也应该认识到，腹腔镜手术治疗并不能彻底治愈子宫内膜异位症，其目的只是在于消除或缩减异位的子宫内膜，还原输卵管和卵巢的位置以确保生育能力，切断传入痛觉的神经以减轻月经和性生活的痛苦，以及切除卵巢子宫内膜异位囊肿和子宫肌层异位病灶等。

总之，腹腔镜手术在治疗子宫内膜异位症方面基本可以取代传统的剖腹手术，可以应用于几乎所有需做手术治疗的子宫内膜异位症患者，但腹腔镜手术的操作比较复杂，也有很大的难度，尤其在处理严重粘连或深部病灶时难度更大。因此，子宫内膜异位症的腹腔镜手术者必须具有较丰富的腹腔镜手术经验和良好的腹腔镜手术技巧，方能避免或减少手术并发症的发生。

（胡　萍）

第五节　子宫肌瘤的腹腔镜手术治疗

子宫肌瘤是最常见的妇科肿瘤，随着内镜手术的进步，腹腔镜下子宫肌瘤的切除术已经逐渐取代了传统的开腹手术。目前绝大多数的子宫肌瘤均可在腹腔镜或宫腔镜下切除。

一、腹腔镜子宫切除术

（一）手术范围

根据腹腔镜子宫切除术的不同类型有不同的范围（表6－1）。

表6－1　腹腔镜子宫切除分型

分型	手术要点
0型	为阴式子宫切除作准备的腹腔镜手术
Ⅰ型	分离不包括子宫血管
Ⅰa	仅处理卵巢动脉
Ⅰb	Ⅰa＋前面结构处理
Ⅰc	Ⅰa＋后穹隆切开
Ⅰd	Ⅰa＋前面结构处理＋后穹隆切开
Ⅱ型	Ⅰ型＋子宫动脉分离离断，单侧或双侧
Ⅱa	仅离断卵巢和子宫动脉
Ⅱb	Ⅱa＋前面结构处理
Ⅱc	Ⅱa＋后穹隆切开
Ⅱd	Ⅱa＋前面结构处理＋后穹隆切开
Ⅲ型	Ⅱ型＋部分主韧带＋骶韧带离断，单侧或双侧
Ⅲa	卵巢和子宫血管＋部分主韧带—骶韧带离断，单侧或双侧
Ⅲb	Ⅲa＋前面结构处理
Ⅲc	Ⅲa＋后穹隆切开
Ⅲd	Ⅲa＋前面结构处理＋后穹隆切开术

续 表

分型	手术要点
Ⅳ型	Ⅱ型+全部主韧带+骶韧带离断，单侧或双侧
Ⅳa	卵巢和子宫血管+全部主韧带—骶韧带离断，单侧或双侧
Ⅳb	Ⅳa+前面结构处理
Ⅳc	Ⅳa+后穹隆切开术
Ⅳd	Ⅳa+前面结构处理+后穹隆切开术
Ⅳe	腹腔镜直接全子宫切除术

（二）手术要点

1. 处理圆韧带和骨盆漏斗韧带　举宫器向一侧推举子宫，同时于靠近子宫角处牵张展开的圆韧带，于距子宫角约2cm处或中段切断圆韧带。然后剪开阔韧带前叶，切割的范围和方向依赖于是否去除卵巢。如行卵巢切除，切除方向应向侧方，平行于骨盆漏斗韧带。韧带内包括卵巢血管，可用双极电凝，超声刀或缝合止血。整个韧带须经双极电凝多次电凝后切割，或直接用超声刀凝切，可获得更好的止血效果，使切割创面干净，解剖结构清楚。

2. 分离子宫与卵巢　对于需要保留卵巢者，则切断卵巢固有韧带而不是切断骨盆漏斗韧带，在切断圆韧带后，于距子宫角约1cm处，凝固切断卵巢固有韧带，分离阔韧带中段，应用双极电凝钳脱水或超声刀直接凝断韧带或组织，如遇到韧带增厚，特别是子宫内膜异位症时，如电凝不充分则可能发生出血而影响手术操作，进行切割时应贴近卵巢。

3. 下推膀胱　自圆韧带断端向子宫颈方向切割阔韧带至膀胱子宫腹膜交界，用抓钳钳夹膀胱子宫腹膜反折并向前腹壁提拉，同时应用举宫器向头端牵拉子宫，剪刀、单极电切或超声刀分离膀胱与子宫、宫颈与阴道上段连接处，下推膀胱。如遇出血可以采用双极电凝止血，在使用超声刀时缓慢切割可以达到很好的止血效果。

4. 子宫血管的处理　我们有两种处理方法，如子宫体积过大，在孕4个月以上，则在处理韧带和分离子宫膀胱反折之前先阻断子宫动脉，如为小子宫，则可以在处理完子宫圆韧带、阔韧带和卵巢固有韧带后，再分离子宫体颈交界处，暴露子宫动脉，同样进行血运阻断。其中以双极电凝最简便，效果好。大量事实表明，这种技术有效且损伤小。

5. 处理主韧带及骶韧带　仅在行全子宫切除术时切割这组韧带，双极电凝加单极电凝分离韧带行之有效，但用超声刀进行切割则更为安全有效。之前应游离直肠及膀胱，并游离子宫直肠陷凹，以使阴道手术更简单，更安全。对于子宫次全切除术及筋膜内全子宫切除术者，则无须处理子宫骶韧带和主韧带。

6. 切开穹隆、取出子宫　用阴道拉钩扩张阴道，暴露前后穹隆及子宫颈，用宫颈钳或组织钳钳夹子宫颈前唇并往外牵拉子宫颈，于距子宫颈口约1cm处切开前穹隆，这是腹腔镜辅助阴式子宫切除的主要步骤，也可经阴式完成，子宫无脱垂或子宫增大时，可在腹腔镜下完成手术。子宫次全切除术者不需要切开阴道穹或子宫颈。

7. 子宫颈的旋切　筋膜内全子宫切除术者也不需要切开阴道穹，待于腹腔内旋切完子宫体以上组织后，从子宫颈口放入校正杆，根据子宫颈有无肥大及子宫颈本身的大小选择子宫颈旋切器的直径，一般选择1.5cm的旋切器，完整切除子宫颈内膜组织。该组织切除后，创面用双极电凝彻底止血，残端分别从阴道和腹腔进行关闭，尽量使子宫颈旋切后的创面完全闭合，不要留无效腔，以免发生子宫颈残端出血或积液。

8. 关闭阴道或子宫颈残端　据医师的经验或临床情况，选择经腹腔镜或阴式缝合来完成阴道穹的关闭。

9. 再次检查　关闭穹隆后，再用腹腔镜来检查盆腔，充分冲洗并吸出血块和碎屑，冲烫可帮助发现一些小的出血，应用双极电凝来进一步止血，必要时，中央缝合一针来止血，根据术中情况决定是否需要完全吸净冲洗液。还应检查输尿管的活动情况。

（三）常见并发症及处理

并发症主要有输尿管损伤和膀胱损伤，对于刚开始做这一手术时，输尿管损伤较开腹手术发生率高，有时出现手术后晚期输尿管瘘，术后 5 个月出现腰痛，伴肾盂积水或无功能肾，这是一种严重的并发症，减少这一并发症是非常必要的。而膀胱损伤相对较少见，且容易处理。另一种并发症为手术中血管损伤后手术后出血，主要因为对解剖结构不熟悉和对腹腔镜器械的使用不熟练，随着时间的推移和技术水平的提高，此类并发症均可以减少到最低水平。

二、子宫肌瘤挖除术

对于有明显出血、疼痛或肌瘤压迫所致的症状，有不孕或习惯性流产病史，盆腔包块增大迅速，年轻、有生育要求或要求保留子宫，子宫肌瘤为单发或多发（一般不超过 6 个）患者可行子宫肌瘤挖除术。

（一）手术要点

1. 剔除肌瘤　于肌瘤突出最明显处，以双极电针或超声刀切开子宫及假包膜至肌瘤内，肌瘤与子宫肌层分界明显。牵引肌瘤，沿假包膜以单极电刀或超声刀切割分离肌瘤。如肌瘤较大时往往切割有困难，可以采用有齿抓钳钳夹肌瘤，并旋转牵拉肌瘤，迫使肌瘤与包膜分离，继续向肌瘤面切割，使肌瘤以较少的出血从子宫上剥离。若切割还有困难则向相反方向旋转肌瘤，游离对侧，最后切割凝断基底部组织，否则有可能破坏内膜。创面一般无活跃出血，若出血活跃以双极电凝止血。有蒂的浆膜下肌瘤则以双极电凝凝固肌瘤蒂部，再以单极电刀切除肌瘤，或用超声刀直接切割肌瘤蒂部。对于较大的子宫肌瘤可以采用先结扎子宫动脉的方法或肌层内注射缩宫素以减少手术中出血。

2. 修复子宫创面　推荐用双极电凝或 PK 刀凝固止血，同时用葡萄糖溶液冲洗创面，帮助寻找出血点，肌壁间及无蒂浆膜下肌瘤剔除后均以可吸收线“8”字缝合全层，若创面穿透子宫内膜，则分 2 层缝合，先缝合子宫内膜，再缝合肌层和腹膜，直接腹腔镜下打结。蒂部 $<2cm$ 的有蒂浆膜下肌瘤创面用双极电凝止血处理即可，蒂部 $>2cm$ 有蒂的浆膜下肌瘤创面仍须缝合，关闭腹膜。

3. 取出肌瘤　有两种方法，即经腹和经阴道。经腹者肌瘤均采取体内肌瘤粉碎，从左下腹 Trocar 切口处取出。如果合并附件病变，则根据病变性质进行囊肿剔除、附件切除或卵管切除。

（二）术后处理

对于子宫全层穿透的患者手术后需要服用孕激素或黄体酮类避孕药，以使可能残留于肌层的子宫内膜细胞彻底萎缩，防子宫腺肌症的发生。对于有生育要求者，一般建议手术后 2

年内不得再次妊娠，以免妊娠时发生子宫破裂。

三、腹腔镜下三角形子宫切除术

对于要求保留子宫形态的单发或多发子宫肌瘤或子宫腺肌症患者，非手术治疗失败的功能性子宫出血患者。有明显出血、疼痛或肌瘤压迫所致的症状，盆腔包块增大迅速，但直径<12cm 的子宫肌瘤可行腹腔镜下三角形子宫切除术。

（一）手术要点

1. 子宫动脉阻断　先于阔韧带后叶近子宫颈处打开腹膜，暴露子宫动脉，游离后用双极电凝或超声刀凝固子宫动脉，必要时用生物夹或钛夹夹闭子宫动脉，以阻断子宫动脉血流。

2. 子宫体部分切除　经阴道由颈管放入子宫校正器达宫底，由助手配合固定子宫位置。用超声刀在两侧子宫角内侧约 1cm 处向子宫峡部方向三角形切除子宫上段。下界在子宫膀胱腹膜反折上方 0.5 ~1cm，如病灶切除不满意或子宫腺肌病患者下界可适当向下延伸，保留的子宫两侧壁厚度 1 ~1.5cm。对于有子宫肌瘤且体积较大者，可以先挖出肌瘤再行子宫体切除术。对于 3 个月孕以下大小的子宫肌瘤则按常规手术步骤进行即可。

3. 创面的处理　切除子宫体组织的创面出血处用双极电凝止血，仔细检查两侧壁如有病灶可剔出，特别要注意切净子宫上段内膜。对于子宫颈部内膜可以用双极电凝进行破坏，或不予处理，以便手术后每次有极少量的阴道流血，以提示月经周期。若子宫颈有糜烂者则加筋膜内子宫颈内膜切除术，创面用双极电凝止血，再用 2－0 可吸收线关闭子宫颈内腔。

4. 子宫体的重建　止血彻底后用 2－0 可吸收线由三角形的下界开始，采用“8”字形对应贯穿缝合子宫创面，缝合后自然形成幼稚或小子宫形状。查有无活动出血，如有活动出血用可吸收线加固缝合至血止。于左侧下腹部靠内侧 10mm 穿刺孔，置入 15mm 扩展器，再置入子宫粉碎器，分次将子宫体及瘤体组织粉碎取出体外。冲洗盆腔，放置橡皮管进行引流。

（二）术后处理

与腹腔镜子宫切除术相同。

四、手助式腹腔镜巨大子宫肌瘤切除术

对于直径在 12cm 以上的子宫肌瘤，或子宫增大超过 5 个月孕大小的子宫肌瘤、子宫腺肌症可行手助的腹腔镜巨大子宫肌瘤切除术。术中需在耻骨联合上方切一小切口（以手术者的左手能进入为度），放置保护套以防气腹泄漏，从保护套内放入术者左手，协助完成手术。目的是使手术操作简便易行，有触觉感。牵拉、压迫、缝合、打结和取出组织等均变得容易，故名为手助式腹腔镜手术。

（一）手术要点

1. 入腹处理　置入腹腔镜后常规检查腹腔，此时看不到子宫的各韧带和子宫颈部，需要手的帮助。于耻骨联合上方约 3cm 处横行切开腹壁，切口长约 7.5cm，能置入手术者的左手为宜。切开腹壁后置入手助腹腔镜手术的保护套，保护腹壁。手术者的左手置入腹腔，向上提起牵拉子宫体，暴露盆侧壁直到看到输尿管的蠕动。

2. 子宫动脉的处理　推开子宫体后暴露盆侧壁腹膜，用剪刀打开腹膜暴露髂外和髂内动脉，顺着髂内动脉向下游离，直到子宫动脉的分支处，游离出子宫动脉，用双极电凝阻断子宫动脉血流，必要时可以使用钛夹或生物夹，以彻底阻断子宫血流。

3. 子宫的切除　阻断子宫血流后子宫变软，且体积缩小。此时通过手助的切口将子宫部分提出或用猫爪钳拉出子宫底部一部分，剖开子宫，并将子宫切成条状，逐一取出子宫组织，有时能完整切除并保持子宫形态。将子宫体大部分组织切除后，余下的手术步骤与开腹手术相同。详见子宫切除术。

（二）术后处理

与腹腔镜子宫切除术相同。

五、综合点评

腹腔镜子宫切除术后患者恢复快，术后发病率如伤口感染、发热等发病率低。痛苦小，住院时间短，深受广大患者和医师的喜爱。但医师在进行腹腔镜子宫切除术之前，应熟练掌握开腹及阴式手术。

筋膜内全子宫切除术既取腹腔镜手术创伤小、出血少、恢复快的优点，又取普通全子宫切除术之优点，可以达到防止子宫颈残端癌，保持盆底、阴道完整性和部分子宫颈的目的，大大提高了患者术后的生存和生活质量。而腹腔镜子宫次全切除术的优点是保留了子宫颈，手术后恢复性生活快，手术后病率低。

腹腔镜子宫肌瘤挖除术该方法主要适用于有症状或生长快且对生育功能有要求和要求保留子宫的子宫肌瘤患者。一般认为开腹手术是子宫肌瘤剔除的标准术式，而腹腔镜子宫肌瘤挖除术要求腹腔镜手术者有较丰富的经验，且子宫肌瘤以单发和浆膜下为最佳手术对象，是因为腹腔镜子宫肌瘤剔除可能会遗漏小的肌瘤；而且子宫切口止血需要较好的缝合技巧，故不太适合多发及太大的肌瘤。我们在总结前人及本单位的子宫肌瘤腹腔镜手术经验，以及现有单纯子宫肌瘤挖除和子宫动脉栓塞具有的潜在缺点基础上，设计的腹腔镜下子宫动脉阻断和肌瘤挖除术，兼具了两者的优点，临床应用效果良好。

腹腔镜子宫体三角形切除术，本术式切除了子宫体中间部分，创面对应缝合后保留了原有子宫的形状，且子宫的各组韧带保留完好，盆底支持力好，此方法保持了盆底的完整性。因而患者性生活频率和质量不受影响，且有防止内脏脱垂的作用。

对于巨大子宫肌瘤，既往的手术都是开腹行子宫切除术，由于子宫体积大，腹壁的切口均在20cm以上，有的甚至超过20cm。有必要寻求切口和创伤更小的手术方式，腹腔镜的出现以及手助腹腔镜手术在其他学科的成功应用，为手助腹腔镜巨大子宫肌瘤切除术奠定了基础。本手术结合了腹腔镜的微创和手助手术的可靠性高的双重优点，因而有很好的推广应用前景。

（宗秀红）

第六节　子宫恶性肿瘤的腹腔镜手术治疗

20世纪90年代以来，随着腹腔镜设备的改进，操作技术的不断熟练，腹腔镜手术已广泛应用于许多妇科良性疾病的治疗，它具有创伤小、术后恢复快及术后发病率低等优点。同时其在治疗妇科恶性肿瘤方面也取得了显著进步，采用腹腔镜可以完成大部分妇科恶性肿瘤的手术治疗和分期。

一、概述

（一）适应证

ⅡB（包括ⅡB）期以内的子宫颈癌和子宫内膜癌，能够耐受麻醉。

（二）禁忌证

严重的心肺疾患或其他系统疾病，但除外糖尿病患者；急性弥漫性腹膜炎；各种腹壁裂孔疝者。

（三）手术范围

根据不同的疾病有不同的手术范围，对40岁以下的内膜癌患者若病变属早期，仔细探查卵巢未见异常，可考虑保留一侧卵巢以维持女性生理功能。对于40岁以上的子宫内膜癌患者可以常规切除双侧附件。对于子宫颈癌的手术范围早期患者可以保留双侧卵巢，而仅切除子宫、输卵管和盆腔淋巴结，而对于Ⅱ期子宫颈癌且年龄在40岁以上者，可以进行双侧附件切除。

（四）入腹处理

腹腔镜镜头置入后常规检查盆腹腔情况，常规环视腹腔，检查肝、胆、膈肌、胃及肠管表面，然后检查子宫及双侧附件形态、大小、活动度及直肠陷窝有无转移病灶、积液等，并抽取腹腔液找癌细胞。

（五）术后处理

手术后处理主要注意腹腔引流管的通畅和引流物的观察，72h后可以拔除引流管。导尿管的放置时间较长，8日左右拔除导尿管，多数患者的小便能自解，但有少部分患者会出现尿潴留，可以采用再次放置导尿管或针灸穴位治疗等，必要时加用药物治疗。

（六）常见并发症及处理

腹腔镜下施行广泛全子宫切除术及盆腔淋巴清除术，是镜下操作难度最大的手术，由于手术范围大，并发症相对较多，特别是镜下操作不熟练时更易出现意外。主要有如下几类。

1. 泌尿系统损伤

（1）膀胱的损伤：腹腔镜广泛子宫切除术治疗子宫颈癌时，最容易损伤的部位是锐性分离膀胱子宫颈间隙及切断膀胱子宫颈韧带。对于子宫颈癌手术治疗时，尽量避免钝性分离膀胱子宫颈间隙，以防促使癌细胞转移，一般情况下采用锐性分离。腹腔镜手术亦应如此，可用电剪刀或超声刀贴近子宫颈前面及阴道前方将粘连组织剪断，游离膀胱于子宫颈外口下3~4cm。游离膀胱时，必须找准膀胱与子宫颈之间的间隙，在此间隙内分离一般不会损伤膀胱，如分离不在此间隙则容易导致周围组织或器官（如膀胱）的损伤。另外处理在间隙内进行分离外，还要分清膀胱后壁的解剖，切断膀胱子宫颈及膀胱阴道之间的组织时，应逐渐小心进行，特别遇到有粘连较紧时，不得强行剥离，否则将撕破膀胱。对于不慎撕破或切开膀胱者，可以行腹腔镜下修补术，一般用3-0的Vicryl线分两层缝合，手术后留置尿管不应低于5d。

（2）输尿管的损伤：可分为直接损伤和间接损伤两类。

输尿管的直接损伤：其原因是在手术时直接损伤引起，包括剪断、误扎、电灼伤等。在结扎髂总动脉前淋巴结时，如不仔细辨认输尿管，极易将其误扎，甚至在暴露髂总动脉时，将一小段输尿管露出，而误认为淋巴结将其切除，在处理骨盆漏斗韧带及分离子宫颈段的输尿管时，也极易损伤。在分离输尿管时，极易出血，而镜下止血又十分困难，当镜下用超声刀、电刀止血时，特别用单极电凝止血时，往往会误伤输尿管，一旦损伤，须视具体情况行修补、吻合或输尿管移植术，术后保留导尿管7～10d。

间接性损伤，即输尿管瘘管：多在用弯分离钳误钳输尿管，或输尿管系膜的营养血管损伤或超声刀、双极电凝误灼输尿管所致，多在术后10～20d出现，是严重的并发症，虽然有的瘘孔可自行愈合，但大多数需要再次手术处理。因此，避免盲目钳夹，不要过度游离输尿管，以免损伤其营养血管。

2. 术中血管损伤　腹腔镜下直接在盆腔大血管周围手术，极易损伤血管，特别是静脉壁薄韧性差，且静脉分支较多，稍不慎极易导致血管切割和撕裂损伤出血，一般情况下，血管最易损伤和出血的地方有：

（1）清除髂内、外淋巴时，镜下应注意髂内、外动脉分叉处常有一小静脉，在清除淋巴组织时，如盲目撕脱则极易损伤，导致出血。因此，最理想的办法是先暴露该血管，然后双极电凝脱水或用超声刀切断。

（2）深静脉损伤：旋髂深静脉末端的分支，位于腹股沟韧带下方，在清除该部位的淋巴组织时，由于暴露相对困难，因此，极易将该静脉剪断，误伤后，由于血管回缩，止血比较困难，用双极电凝止血效果比较好。

（3）闭孔静脉丛损伤：闭孔静脉丛位于闭孔区的深部，闭孔神经的下方，在清除该部位的淋巴组织时，只要在闭孔神经的前方操作，一般不会引致出血，如超出此范围，有可能损伤闭孔静脉丛，一旦损伤不必惊慌，以前认为止血困难，但有学者体会用双极电凝止血效果良好，也可以用纱布压迫止血，选用可吸收的止血纱布更好。同时有学者认为在分离切割闭孔淋巴结时用超声刀缓慢切割，使闭孔静脉血管充分闭合，可以预防损伤血管引起的大出血。

（4）子宫、阴道静脉丛损伤：子宫静脉在输尿管内下侧段阴道侧壁形成了子宫阴道静脉丛，位于子宫动脉的内侧，在分离输尿管上方的子宫动脉时，如血管钳插入过深即有可能伤及此静脉丛，引起出血，由于术野模糊，止血比较困难，稍有不慎即会损伤输尿管。此时，切忌心慌，否则会导致周围组织或器官的损伤，尤其是输尿管的损伤，这时助手用吸引管将血液吸净，迅速钳夹局部压迫，减少出血，然后输尿管游离后，镜下可用双极电凝止血。如出血在阴道壁则由于阴道壁的张力，一般双极电凝的止血效果欠佳，可以考虑用缝扎止血，效果良好。

（5）髂内、外静脉交叉损伤：髂内、外静脉交叉的地方位于闭孔区内，由于该部位较深，操作极端困难，而且静脉壁又极薄，因此，在切除该处的淋巴组织时，会将静脉弓剪破或撕裂，引起大出血。同时在静脉分叉的后方常有一静脉分支，如撕破则止血困难，因此要求对于该处的淋巴结组织需要经双极电凝凝固后或超声刀缓慢切割，以求达到一次止血充分的效果，然后再切割组织。因此，腹腔镜下对该区域淋巴组织清除时，应格外小心。

3. 淋巴囊肿形成　通常是由于切除淋巴组织时没有结扎淋巴管或结扎过松，特别是闭孔淋巴管及腹股沟深淋巴对周围的淋巴管未结扎引起。一般术后1～2周于两侧下腹部触及卵圆形，张力大而不活动的淋巴囊肿，<5cm而无感染者，不必处理。多在术后2～3个月自行吸收。如合并有感染者，必须切开引流。腹腔镜下盆腔淋巴结清除后，两侧闭孔窝放引流管从阴道引出，可明显减少淋巴囊肿的形成。

二、广泛子宫切除术手术

1. 高位结扎切断卵巢血管　此时第二助手将子宫摆向盆腔左前方，手术者右手用抓钳提起卵巢血管表面的侧腹膜，剪开腹膜并充分暴露输尿管，游离并推开输尿管，然后于卵巢血管的表面切开腹膜，游离卵巢血管，此时，可清楚地看到此处的卵巢血管及髂总动脉。从输尿管及髂总动脉前方游离右侧卵巢血管，镜下用双极电凝使卵巢血管脱水，用剪刀或超声刀切断卵巢血管。

2. 圆韧带和阔韧带的处理　将子宫摆向左侧，离断卵巢血管后，沿髂外动脉走行切开盆侧壁腹膜，延长右侧后腹膜切口使之与圆韧带断端相连，靠盆壁处用超声刀切断右侧圆韧带，再向前内方向剪开阔韧带前叶至膀胱子宫反折，再向后剪开阔韧带后叶至右侧骶韧带，直达膀胱腹膜反折。至此，右侧盆前、后腹膜已全部打开，充分暴露了髂血管区域，为随后进行的盆腔淋巴结清除做了充分准备。用上述方法处理左侧卵巢血管及圆韧带。

3. 打开膀胱腹膜反折　第二助手将子宫摆放于盆腔正中并推向腹腔，暴露子宫颈膀胱腹膜反折，沿着右侧圆韧带断端边缘，剪开腹膜反折，直至左侧圆韧带靠盆壁的断端。

4. 膀胱和直肠的游离　用超声刀之锐面分离膀胱与阴道间的疏松组织，直达子宫颈外口水平下3～4cm，用超声刀，切断双侧膀胱子宫颈韧带。助手把子宫推向前方，充分暴露子宫后方及直肠，使直肠与阴道后壁分离，直达子宫颈外口下3～4cm。

5. 子宫动静脉的处理　在子宫动脉丛髂内动脉分叉后的1cm处用双极电凝使其脱水，然后用超声刀切断。必要时用4号缝线双重结扎后，再用超声刀切断。提起子宫动脉断端，游离子宫旁组织，剪开近子宫颈的盆段输尿管前的结缔组织，用弯分离钳沿着输尿管内上侧方向游离子宫动脉，注意勿损伤膀胱及输尿管。

6. 游离子宫颈段之输尿管　提起并上翻子宫动静脉，用弯分离钳轻轻钳夹子宫颈输尿管前的系膜（注意夹住的组织要少，避免误伤输尿管营养血管而增加输尿管瘘的危险），用超声刀的锐面剪开输尿管后方的粘连，至此，子宫颈的输尿管已完全游离。

7. 子宫主韧带和骶骨韧带的处理　用超声刀分离直肠侧窝结缔组织，将子宫骶骨韧带与直肠分开，助手可用弯分离钳将输尿管稍向外推开，用超声刀的平面距子宫颈3cm处，切断骶骨韧带，也可用4号丝线或0号Vicryl线镜下缝扎后剪断。处理主韧带：膀胱侧窝的前、外侧为盆壁，后方为主韧带，内侧为膀胱。助手将子宫摆向右前方，用弯分离钳将输尿管拨向外侧，用超声刀平面贴近盆壁切断左侧主韧带，最好先用镜下缝扎主韧带后，再切断，这样止血效果更彻底，同法切断右侧主韧带。

手术至此，子宫已完全与盆壁游离而仅与阴道相连，再用超声刀将子宫颈外口以下3cm的阴道旁组织切断。并在阴道前壁切开一小口，然后从阴道操作，取出子宫及切除阴道上段。

8. 取出子宫及切除阴道上段　取出阴道纱垫及举宫器，在阴道前壁镜下切口处钳夹阴道黏膜，排出腹腔内气体，钝性游离阴道约4cm，环行切断，连同子宫一并取出。残端用0

号 Vicryl 线连续锁扣式缝合，或中央留 1.5cm 的小孔，放入 T 形引流胶管。

9. 镜下重建盆底　腹腔镜下冲洗盆腔，彻底止血后，将 T 形引流管分别置于盆腔的两侧，用可吸收线连续缝合后腹膜，并将后腹膜与阴道残端缝合，再与骶韧带缝合以重建盆底。如盆腔腹膜缺损过多时，可不缝合腹膜。

三、盆腹腔淋巴结切除术手术

1. 腹主动脉周围淋巴结切除　对Ⅱ期以上的子宫颈癌和内膜癌，或探查发现盆腔淋巴结有肿大者，以及肿瘤分化不良者，均应行腹主动脉周围淋巴结切除术。取头低位并右侧躯体抬高约 30°，将小肠及大网膜用抓钳或推杆推开，于骶前开始纵向打开后腹膜，暴露双侧髂总动脉及腹主动脉分叉，继续向上沿腹主动脉走行直达十二指肠横部下缘；再剪开动静脉鞘并游离腹主动脉和腹腔静脉，切除动静脉周围分离后可见的淋巴结或可疑组织，采用超声刀或先双极电凝凝固后再切断。切除淋巴结的范围要求在腹主动脉分叉的上方约 2cm 即可，必要时可以分离至肾静脉平面水平。在切断任何组织之前必须先辨认输尿管，并要求切断组织时要离开其根部（附着部）1cm 左右，以便在发生血管分支凝固不彻底时，可以有止血的余地。其间要注意防止肾静脉、肠系膜下动静脉和腹腔静脉的损伤。

2. 骶前淋巴结切除　于骶前骶骨岬平面打开后腹膜，向上延伸至腹主动脉分叉处，提起两侧后腹膜拉向两侧，充分暴露腹膜后间隙和结缔组织，游离髂总动静脉，尤其要分清楚髂总静脉的走行和分支，以免损伤，一旦损伤则处理非常困难。淋巴结的切除原则和腹主动脉周围淋巴结切除术相似，一般在组织附着部的 1cm 以上凝切组织，以免创面出血影响手术操作。还要注意不要伤及骶前静脉丛。

3. 盆腔淋巴结切除　用分离钳提起髂外血管表面的血管鞘，用超声刀沿髂外动脉切开血管鞘，直达腹股沟深淋巴结组织，再从该处起向下撕脱髂外动静脉鞘组织及周围的淋巴组织，游离至近髂总动脉分叉处，此时有一支营养腰大肌的血管从髂外动脉分出，应镜下双极电凝处理，或用超声刀切断。髂外静脉居髂外动脉的后内侧，小心其损伤，自腰大肌前面穿出后在该肌浅面下降，分布于大阴唇及其附近的皮肤，尽量保存该神经，以免导致患者术后出现大腿内侧皮肤的感觉障碍。推开髂内动脉和脐动脉根部，暴露闭孔，在腹股沟韧带后方髂外静脉内侧髂耻韧带的表面有肿大的淋巴结，游离后切除，此处可见髂外静脉的分支，要小心处理，一般采用超声刀凝断或双极电凝凝固后切断。切除闭孔窝内的淡黄色脂肪组织，其间要先游离闭孔血管和闭孔神经，即在脂肪组织内可见一条白色的条索状物穿行其中，此即为闭孔神经。闭孔血管可以采用双极电凝或超声刀进行凝固切断。完整切除闭孔淋巴组织。

（1）切除髂总淋巴结：髂总淋巴结位于髂总动脉的前外侧。打开盆腔后腹膜，推开其前面横过的输尿管及上方的卵巢血管的残端，打开动脉鞘，于髂总动脉外侧用抓钳提起淋巴结组织，用超声刀切断与周围组织的连接和淋巴管，以及静脉血管分支，一般在髂总动脉分叉处上 2~3cm 处切断。切除的范围一般在腹主动脉分支以下的全程髂总动脉走行的区域。切除该组淋巴结时注意勿损伤输尿管和回盲部肠管及髂总静脉。

（2）切除髂外淋巴组：由助手钳起髂外动脉的外侧，术者钳起髂外动脉的内侧，用超声刀将髂外血管鞘打开，沿血管走行剥离直达腹股沟韧带下方，此处可见到腹壁下血管、旋髂血管和腹股沟深淋巴组，切除腹股沟深淋巴结，然后沿髂外动静脉剥离淋巴组织，于髂外静脉下界水平切断淋巴组织，至此，则全部切除髂外淋巴群。游离髂外动静脉后于其外侧顶端切除腹股沟深淋巴结；在髂外静脉的内下方，股管内有一深层的淋巴结，称为股管内淋巴管。镜下将该组淋巴结周围的脂肪分离后，钳夹、剪断其淋巴管组织，并结扎或凝固淋巴管，以免术后淋巴囊肿形成。在髂外静脉的下方有旋髂深静脉，须防止损伤，以免引起出血。

（3）切除闭孔淋巴组：镜下用弯分离钳将髂外血管拨向外侧，将髂内血管推向内侧，暴露闭孔窝，此时，很清楚地看到闭孔神经穿行于闭孔内脂肪及淋巴组织之中。其下方是闭孔动静脉，闭孔神经是由腰 2 ~4（$L_{2\sim4}$）神经发出后，出腰大肌内侧缘入小骨盆。循小骨盆侧壁前行，穿闭孔管出小骨盆，分前、后两支。分别支配闭孔外肌，大腿内收肌群和大腿内侧面的皮肤，如损伤时，大腿的内收功能及大腿内侧的皮肤感觉障碍。

闭孔深部满布血管丛，特别是静脉丛，如被损伤，止血比较困难，所以，此处操作应十分小心，除较大的血管损伤出血须缝合修补止血外，一般的静脉丛损伤出血采用双极电凝止血。在髂内、外静脉交叉的下方，闭孔神经前有一团比较致密的组织，可镜下应钳夹剪断后再结扎，然后，一把弯钳钳持被剪断的淋巴组织，另一把弯钳（或剪刀）沿着闭孔神经的前方，钝、锐性清除闭孔淋巴群，直至膀胱右侧侧窝。

（4）切除髂内淋巴组：将髂内动脉上方的淋巴组织向外下方向牵引，暴露髂内动脉，从上外侧分离及清除髂内淋巴组。

四、卵巢悬吊术

对于年龄在 40 岁以下的ⅡA 期以内子宫颈癌患者，以及早期子宫内膜癌年龄在 40 岁以下者，可以保留双侧或单侧卵巢，此时需要行卵巢侧腹壁悬吊术。具体操作如下：卵巢与输卵管自子宫切离之后，沿着卵巢悬韧带剥离，剥离的距离必须让卵巢足以固定在外前侧腹壁，要求在脐水平以上 3 ~4cm 的位置，如此的位置可以避免放射线治疗对于卵巢造成伤害。两侧输卵管必须切除，而且留取腹腔冲洗液作为病理以及细胞学检查，以确定癌症并没有扩散转移。卵巢固定点必须有足以显像的标记以作为术后放射线治疗可以探测卵巢所在位置的根据。

五、盆腔淋巴结切除术加根治性宫颈切除术

早期（ⅠB 期以内）子宫颈癌，要求保留生育功能者可行盆腔淋巴结切除加根治性宫颈切除术。

1. 淋巴结切除　切除的淋巴结包括髂外、腹股沟深、闭孔和髂内淋巴组。可以适当游离子宫主韧带并推开输尿管。子宫动脉不能结扎。

2. 根治性子宫颈切除术　于距离子宫颈外口约 2cm 处切开阴道穹隆部，分离阴道壁和子宫颈之间的结缔组织，推开阴道穹隆部，将子宫颈充分游离，直达子宫颈内口水平，在子宫峡部以下完整切除子宫颈阴道部。用 7 号子宫颈扩张器扩张子宫颈管，于黏膜下子宫颈内口水平用 1 -0 尼龙线环行缝扎子宫颈阴道上部，重建子宫颈内口。再行阴道子宫颈黏膜缝合术，以重建子宫颈外口。其间对子宫动脉无须切断或结扎，该术式保留子宫动脉。可以保持妊娠时正常的血供。手术后子宫颈残端放置碘仿纱布填塞创面，兼具止血和防子宫颈粘连作用。

六、手术点评

通过手术和术后观察，用腹腔镜施行恶性肿瘤广泛子宫切除和盆腔及腹主动脉周围淋巴

结切除术，手术创伤小，术后恢复快。文献报道腹腔镜广泛子宫切除和盆腔淋巴结切除术，术中出血100～200ml，手术时间3.5～5.5h，平均住院时间9.6d。

淋巴结切除数目与文献报道的开腹手术淋巴结切除数目相似，说明腹腔镜盆腹腔淋巴结切除术能达到开腹手术要求，使子宫颈癌和子宫内膜癌的分期更准确，有利于指导患者的进一步治疗。

该手术的特点是创伤小、出血少，手术后痛苦少，恢复快的优点，且切除淋巴结彻底，可以对子宫内膜癌进行准确的分期，有利于指导进一步的治疗。因而具有重要的临床意义。但必须要在手术前对盆腔的解剖结构进行彻底的了解，才能做到心中有数，减少并发症或手术意外的发生。

（文　芳）

第七节　宫腔镜治疗

（一）适应证

一般讲当怀疑有任何子宫病理情况需要诊断及治疗时都是宫腔镜的适应证。

1. 子宫异常出血

（1）诊断：①绝经前患者。②绝经后患者。

（2）治疗：①活体检查和（或）直接刮宫。②息肉摘除。③黏膜下肌瘤切除。④子宫内膜切除。

2. 异物

（1）诊断：①鉴定有无，是何物。②定位。

（2）治疗：①取出宫内节育器或残存的部分节育器。②取出吸引导管头。③取出骨化的妊娠物。④取出其他异物。

3. 不孕和（或）反复发生的流产

（1）诊断：①子宫粘连。②子宫畸形。③输卵管间质部堵塞。

（2）治疗：①松解粘连。②切除子宫完全或不完全纵隔。③置输卵管导丝复通输卵管。④可做输卵管内授精治疗。

4. 产前诊断

（1）代替胎儿镜检查。

（2）直接取绒毛标本。

5. 避孕治疗

（1）填充堵塞子宫输卵管口。

（2）破坏子宫输卵管口。

（二）禁忌证

禁忌证很少，且常常是相对的。

1. 急、慢性子宫输卵管感染者　但造成感染的宫内节育器则又是宫腔镜的适应证。

2. 活动性出血或月经期不宜做宫腔镜　但疑为宫内膜息肉则又是宫腔镜的适应证。

3. 妊娠期不宜做宫腔镜　但须了解胎儿情况作产前诊断时又可作为胎儿镜使用。

（三）术前准备

（1）检查时期，最宜在月经周期的早期卵泡期，此时子宫内膜较薄，血管较少，容易看清。

（2）摘除子宫内大的息肉或切除黏膜下肌瘤的术前准备，宜术前使用激素治疗，用达那唑（400～800mg/d）或促性腺激素释放激素类似物（诺雷清、达菲林、亮丙瑞林等）1～3个月，可使息肉和肌瘤变小、血管减少。若行子宫内膜切除术可使内膜变薄，能更大程度完全切除内膜。

（3）宫、腹腔镜联合手术，可帮助松解子宫粘连，切除子宫膈，摘除肿瘤，切除子宫内膜，导丝疏通输卵管等操作，以防止或减少子宫穿孔等并发症的发生。

（4）宫颈管内口粘连严重狭窄者术前可用昆布扩张宫颈便于操作，术中用B超引导，减少和避免子宫穿孔。

（四）并发症

宫腔镜手术并发症并不常见，但常严重，应引起高度警惕，做好预防，及时识别和有序、有效合理地处理。

1. 与膨宫介质有关的并发症

（1）水中毒：当膨宫液过量，超压［20kPa（150mmHg）］时容易发生，致使血管渗透压降低，心动过缓，先为高血压后为低血压，肺水肿、脑水肿。症状表现恶心、呕吐、头痛、呼吸困难、视力障碍、激动、认识障碍、嗜睡及癫痫发作，严重者昏迷、心血管崩溃及死亡。

处理是立即停止膨宫及宫腔镜操作。

纠正原则是利尿排出过量的液体，纠正低钠血症。

（2）CO_2 是一种较安全的膨宫介质，但过快注入大量 CO_2，可发生致命的心律失常和心跳停止。因此输注 CO_2 速度不能过快，量不宜太多。每分钟输注 CO_2 速度不应超过100ml。

（3）气栓：气栓是宫腔镜的一种不常见但危及生命的并发症。曾有报道，5例病例4例死亡，1例永久性脑损伤。

发生原因是宫腔镜操作时子宫的静脉通道是开放的，室内空气经窥阴器通过阴道及宫颈或通过宫腔镜操作系统进入宫腔。临床表现依空气量、患者体位、气泡大小而不同，若突然发现急性心血管/呼吸症状，如明显的心动过缓、低血压、氧饱和度明显降低、发绀或心搏停止应高度怀疑气栓。

在轻度头低臀高位时，气体积聚在心脏及肺支气管段，右心压力增加，左心搏出量降低，心脏听诊可闻及典型的“水车轮”杂音，是由于气体与血流混合而产生的杂音，并可由心脏吸出泡沫状血液，气泡进入微循环可出现晚期DIC表现。若头的位置高于心脏时，气栓的主要靶区是脑，出现癫痫发作、昏迷、麻痹、视觉障碍、感觉异常等。

气栓最早的临床体征是因肺血流减少而一次呼吸末尾 CO_2 量急剧下降。

若怀疑 CO_2 或空气栓塞时，应立即停止注气及一切操作，取出子宫器械，用纱布填塞开放的子宫颈及阴道，将患者置于头低足高位，以保护脑部。急救复苏包括100%氧气吸入及静脉输液直至患者能转移到一个高压氧治疗的病区，及时抢救处理挽救生命。

2. 与手术操作有关的并发症

（1）子宫穿孔：一旦怀疑子宫穿孔应立即停止宫腔镜手术操作，此时有指征进行腹腔镜检查，明确穿孔位置及大小，有无盆、腹腔脏器损伤和内出血，依情况进行双极电凝止血和必要时行脏器修补术。

（2）盆腔脏器损伤：较为少见，当子宫穿孔未及时被发现，继续操作，有可能造成肠管、膀胱及血管的损伤，甚至发生阔韧带血肿。或因电切子宫肌瘤、子宫内膜，激光治疗时激光光能、电能造成肠管、膀胱烫伤。

当有怀疑时应做腹腔镜检查加以确诊，并进行相应的手术处理，术中、术后应加强抗感染措施，避免发生严重感染的后果。

（伦巍巍）

第二篇

常见妇科疾病

第七章　妇科常见症状

第一节　白带

白带是指妇女外阴和阴道所排出的分泌物。由于分泌物多呈白色，故称白带。白带来源于妇女生殖道，有生理性和病理性之分。在正常情况下，妇女阴道和外阴经常有少量分泌物以保持其湿润，此为生理性白带。分泌物增多或性状异常则为病理性白带。虽然如此，妇女对白带的感觉往往因人而异，有的患者白带增多但无自觉不适，无意就医；另一些人则虽白带不多，仅因外阴部潮湿而惶惑不安，急于求治。故在诊治过程中，必须首先区分生理性和病理性白带，并对引起病理性白带的各有关疾病进行鉴别，从而作出正确处理。

一、病史要点

应详细询问以下各点。

1. 白带异常出现的时间，与月经周期及性生活有无关系，是否已绝经。
2. 白带及其性状，有无腥臭或恶臭味。
3. 是否伴有外阴瘙痒、尿频、尿痛及其他症状如腹痛、停经或月经紊乱等。
4. 发病前是否使用过公用浴盆、浴巾、公用浴池、游泳或有不洁性生活史。
5. 家人或同居伴侣中有无类似的白带增多情况。
6. 目前是否放置宫内节育器。
7. 近期是否服用过雌激素类药物、阴道用药或药液灌洗阴道。
8. 其他有无全身性疾病如心力衰竭、糖尿病等慢性疾病。

二、体检及妇科检查重点

1. 外阴检查　注意外阴、大腿内侧及肛周部有无皮损、发红、水肿、湿疹或赘生物，观察前庭大腺开口处及尿道口有无充血、分泌物，挤压尿道旁腺时有无脓性分泌物外溢。

2. 阴道检查　观察白带是来源于外阴、阴道、宫颈抑或宫颈管内，注意白带的量、颜色和性状。检查阴道壁有无红肿、出血点、结节、溃疡或赘生物，宫颈有无充血、糜烂、肥大、撕裂、内膜外翻、息肉或赘生物以及颈管内有无块物突出。

3. 双合诊和三合诊检查　除阴道炎外，其他妇科疾病如子宫黏膜下肌瘤、子宫内膜癌、输卵管癌均可引起白带增多，故应常规进行双合诊和三合诊检查，了解子宫的位置与大小，特别是附件有无包块和压痛。

三、重要辅助检查

根据病史及检查所见白带特征和局部病变情况，可选用下述相应辅助诊断方法，以便作出确诊。

1. 悬滴法或培养法找阴道毛滴虫　用棉签自阴道后穹部涂抹少许阴道分泌物，置入载玻片上预置的一小滴生理盐水中，立即在低倍显微镜下观察有无活动的滴虫；亦可将白带放入装有2～3ml生理盐水的小瓶中，混匀后取一小滴于玻片上进行观察。悬滴法未能找到滴虫者可采用培养法，但需时较长且操作繁复，一般极少采用。

2. 涂片法或培养法找念珠菌　取可疑白带作涂片，固定后用革兰染色，置油镜下观察，可见成群革兰阳性孢子和假菌丝。如涂片阴性，可用培养法找芽孢和菌丝。

3. 涂片法找线索细胞（clue cell）　取阴道分泌物置于涂片上，加数滴生理盐水均匀混合，通过革兰染色，在油镜下观察找寻线索细胞。所谓线索细胞即阴道复层扁平上皮脱落的表层细胞边缘黏附大量颗粒状物，以致细胞边缘原有棱角消失。此类颗粒状物即为阴道加德纳菌等厌氧菌，故在涂片找到线索细胞即为诊断细菌性阴道病的依据。

4. 氨试验　取阴道分泌物少许置玻片上，加入10%氢氧化钾溶液1～2滴，立即嗅到一种鱼腥味为氨试验阳性，多提示有细菌性阴道病存在。

5. 涂片法及培养法找淋球菌　淋球菌多藏匿于前庭大腺、尿道旁腺和宫颈腺体内，但以宫颈管内腺体的阳性率为最高。取材时先揩净宫颈表面分泌物，以小棉签置入颈管内1～1.5cm处，转动1～2周，并停留1min，然后取出棉签作涂片或培养。涂片经革兰染色后，油镜下检验如见中性粒细胞内有成对革兰阴性双球菌为阳性，但涂片法阳性率低，故目前均主张对女性淋病的诊断应采用培养法。

6. 沙眼衣原体的检测　可取颈管分泌物吉姆萨染色，在光镜下观察找包涵体，但阳性率不高。培养法确诊可靠，因技术条件要求高，目前临床很少采用。以单克隆抗体荧光标记或用酶来直接检查标本中的沙眼衣原体抗原是一种快速诊断法，已有试剂盒。此外，亦可用间接血凝试验、荧光抗体试验或ELISA法检查血清中的抗体。

7. 支原体培养　可取颈管分泌物培养，检测支原体。但目前多认为支原体阳性诊断价值不大。

8. 宫颈刮片细胞学或TCT细胞学检查　应常规进行，可发现宫颈癌前病变或早期宫颈癌。TCT法检查可靠性高，但价格较昂贵。

9. 活体组织检查　对宫颈、阴道或外阴等部位赘生物或有恶变可疑者均应取活检以明确诊断。如能在阴道镜检下对宫颈或阴道可疑病变部位取活检则更为准确。

10. 分段诊断性刮宫　凡分泌物来自颈管内或其以上部位者，应行分段诊断性刮宫，先刮颈管，后刮宫腔，将刮出组织分别送检。

四、生理性白带的鉴别

在对病理性白带进行鉴别前，临床上应首先认识正常妇女的生理性白带。

生理性白带是女性生殖器在适量内源性或外源性雌激素作用下所形成的分泌物，包括：①外阴双侧前庭大腺分泌的少量无色透明黏液，用以保持前庭部黏膜潮润，性兴奋可促使黏液分泌有所增加。②外阴部汗腺、皮脂腺的极少量分泌物。③阴道黏膜分泌物混有脱落的阴道扁平上皮细胞及正常寄生在阴道内的多种需氧和厌氧菌，一般以阴道杆菌为主。由于阴道上皮细胞内含有丰富的糖原，阴道杆菌可将糖原转化为乳酸，因而阴道分泌物呈酸性（pH≤4.5），其量可在性兴奋时显著增加。④宫颈管腺体分泌的碱性蛋清样高度黏性液体，其中混有极少量颈管柱状上皮细胞。⑤黄体晚期子宫内膜分泌的极少量碱性液。生理性白带呈白色糊状，高度黏稠，无腥臭味，量少，一般仅沉积于阴道后穹部，但其量和性状可随妇女的年龄及卵巢分泌激素的变化而有所改变。

1. 新生儿白带　胎儿的阴道和颈管黏膜受到胎盘分泌的雌激素影响而增生，出生前阴道内有较多分泌物积聚。出生后因其体内雌激素水平急剧下降，增生的上皮脱落并随阴道内积聚的分泌物排出体外，故新生儿在最初10d外阴有较多无色或白色黏稠分泌物；少数新生儿由于子宫内膜随雌激素水平下降而剥脱，还可出现撤退性出血，故其白带为粉红色或血性，甚至有少量鲜血流出。

2. 青春期白带　随着青春期的到来，卵巢的卵泡开始发育，在卵泡分泌的雌激素影响下，少女于初潮前1~2年开始常有少量黏液样白带，可持续至初潮后1~2年排卵性月经周期建立时为止。

3. 育龄期白带　育龄妇女在每次月经周期的排卵前2~3d内，由于体内雌激素水平逐渐上升达高峰，宫颈管腺体分泌的黏液增多，此时可出现稀薄透明的黏性白带；在月经来潮前2~3d，因盆腔充血，多有较黏稠的白带出现。

4. 妊娠期白带　在妊娠期，特别是从妊娠3~4个月开始，由于雌、孕激素水平显著上升，阴道壁的分泌物及宫颈腺体分泌的黏液均增加，往往有较多黏厚白带排出。

5. 产褥期白带　产后最初数天有较多血液排出，称血性恶露；继而排出物中有较多坏死内膜组织，内含少量血液，呈淡红色，称浆液性恶露；产后2~3周始排出的为退化蜕膜组织、宫颈黏液、阴道表皮细胞及细菌的混合物，色泽较白，称白色恶露，亦系产褥期白带，可持续至产后4~6周甚至更晚。

6. 外源性雌激素所致白带　使用己烯雌酚或雌激素制剂治疗闭经或功能失调性出血等妇科疾病可促使宫颈管和阴道分泌物增加而出现白带。

五、病理性白带的鉴别

（一）根据白带性状进行鉴别

1. 透明黏性白带　其性状与生理性白带相同，类似鸡蛋清，但量显著增多，远远超出正常生理范围，一般多见于慢性宫颈炎、颈管内膜外翻、卵巢功能失调、阴道腺病或宫颈高分化腺癌的患者。

2. 白色或灰黄色泡沫状白带　为滴虫性阴道炎的特征，可伴有外阴瘙痒。

3. 凝乳状白带　呈白色豆渣状或凝乳状，为念珠菌性阴道炎的特征。患者常伴有严重外阴瘙痒或灼痛。妊娠、糖尿病、长期使用抗生素、肾上腺皮质激素或免疫抑制剂为念珠菌感染的高危因素。

4. 脓性白带　色黄或黄绿、黏稠呈脓样，多有臭味，一般为化脓性细菌感染所致，常见于滴虫性阴道炎、急性或亚急性淋菌性宫颈炎和阴道炎、急性衣原体宫颈炎、萎缩性阴道炎；亦可见于子宫内膜炎、宫腔积脓或阴道内异物残留等情况。

5. 灰白色腥味白带　白带呈灰白色，稀薄，有腥臭味，特别是在性交后腥臭更剧。一般为细菌性阴道病所引起。

6. 血性白带　白带中混有血，应警惕子宫颈癌、子宫内膜腺癌等恶性肿瘤的可能性。但宫颈息肉、黏膜下肌瘤、萎缩性阴道炎亦可导致血性白带。放置宫内节育器引起者亦较多见。

7. 水样白带　持续流出淘米水样白带应考虑晚期宫颈癌、阴道癌或黏膜下肌瘤伴感染。阵发性排出淡黄色或淡红色水样液有输卵管癌的可能。输卵管积水患者偶有间歇性清澈的水样排液。

（二）引起白带增多的常见疾病

生殖系统不同部位的疾病均可引起白带增多，其中除因外阴疾病引起者诊断多无困难不予介绍外，其余将分别加以鉴别。

1. 滴虫性阴道炎　由阴道毛滴虫感染所致，为常见的阴道感染之一。除通过性交传播外，还可通过浴室、便器、共用浴巾、内衣裤间接传染。

（1）阴道分泌物异常增多，呈稀薄泡沫状或脓性。

（2）轻度外阴瘙痒。

（3）阴道壁充血，有时可见散在黏膜下红色出血点。

（4）阴道分泌物镜检可见活动毛滴虫。

2. 念珠菌性阴道炎　为目前我国最多见的阴道感染。正常妇女阴道内可寄生有白色念珠菌，当阴道内环境改变，如孕妇阴道内糖原增多、应用皮质激素或大量使用广谱抗生素等引起阴道内菌群失调后，念珠菌大量繁殖即可发病。

（1）阴道排出物为干酪或豆渣样、黏厚、无臭味。

（2）外阴、阴道严重瘙痒，外阴红肿，排尿时灼热感，性交可使症状加剧。

（3）检查时可见阴道内有豆渣样白色分泌物覆盖黏膜表面，擦净后见黏膜充血、水肿。

（4）阴道分泌物镜检找到念珠菌孢子和假菌丝。

3. 细菌性阴道病　是由阴道加德纳菌和其他厌氧菌及需氧菌混合感染引起的非特异性阴道炎。阴道分泌物增多，呈灰白色，稀薄，有腥臭味，性交后更明显。但亦可能无白带增多。检查可嗅到分泌物呈鱼腥味。分泌物稀薄，黏着于阴道壁，易擦去。阴道黏膜外观正常。阴道分泌物氨试验呈阳性，镜检下找到线索细胞。

以上3种常见阴道炎的鉴别方法见表7－1。

表7－1　滴虫性阴道炎、念珠菌性阴道炎和细菌性阴道病的鉴别

项目	滴虫性阴道炎	念珠菌性阴道炎	细菌性阴道病
阴道分泌物性状	灰黄或黄绿色、大量、均质、黏度低，常呈泡沫状	白色、凝乳状、黏稠，黏附于阴道壁	灰白色、均质、黏度低，易揩净
阴道分泌物+10% KOH	偶有鱼腥臭味	无臭味	鱼腥臭味
阴道黏膜	普遍发红，宫颈或阴道壁可见点状出血斑	普遍发红	正常

续表

项目	滴虫性阴道炎	念珠菌性阴道炎	细菌性阴道病
阴道 pH	5.5~5.8	4.0~5.0	5.0~5.5
外阴红肿	不一定	常见	无
外阴瘙痒	轻至重度	剧烈	无
阴道分泌物涂片	活动毛滴虫	念珠菌孢子和菌丝	线索细胞

4. 老年性阴道炎　又称萎缩性阴道炎，是由于雌激素水平过度低落和继发感染所致，常见于绝经后、卵巢切除后或盆腔放射治疗后的妇女。

（1）阴道有少量黄色或血性白带，伴阴部烧灼痛和性交痛。

（2）常伴有尿频、尿痛等不适。

（3）检查见阴道黏膜菲薄、充血、皱襞消失，有出血斑点，甚至表浅破损。

5. 阿米巴性阴道炎　常继发于肠道阿米巴病，原发于阴道者几乎没有。

（1）大量阴道分泌物，呈血性、浆液性或黄色脓性黏液，具有腥味。

（2）外阴、阴道因分泌物刺激而有疼痛、不适。

（3）患者曾有腹泻或痢疾史。

（4）检查可见外阴、阴道有溃疡，溃疡边缘隆起，基底有黄色坏死碎片，易出血。

（5）分泌物涂片检查或培养找到阿米巴滋养体。溃疡活检可找到原虫。

6. 阴道内异物残留　术后或产后阴道内残留纱布未取出或长期安放子宫托均可引起脓性白带，伴有奇臭。妇科检查时即能发现。

7. 阴道癌　原发性阴道癌少见，一般多继发于宫颈癌。因阴道无腺体，故大多为鳞状上皮细胞癌，极少数为腺癌。

（1）40 岁以上，特别是绝经后发病者为多。

（2）早期为无痛性阴道出血，晚期继发感染，有脓血性分泌物。

（3）检查病变多位于阴道上 1/3 的阴道壁，形态不一，表现为硬块、结节、溃疡或菜花状生长，接触性出血明显。

（4）取病变组织活检可证实，但必须排除宫颈癌的存在。

8. 急性宫颈炎　临床上淋球菌可引起急性宫颈炎和颈管内膜炎。此外，在产褥期内链球菌、葡萄球菌等化脓性细菌感染也可引起急性宫颈炎。

（1）阴道有大量脓性分泌物排出。

（2）宫颈充血、水肿，颈管内见大量黄绿色脓性分泌物。

（3）淋球菌感染时，常同时合并有阴道黏膜充血、水肿。

（4）若淋球菌由颈管上升，可引起急性淋球菌性输卵管炎。

9. 慢性宫颈炎（包括慢性宫颈管内膜炎）　宫颈阴道部黏膜为单层光滑呈鲜红色柱状上皮覆盖时仍为正常宫颈，一般无症状。但当其表面呈沙粒状甚至乳突状不平时则可导致白带增多，称慢性宫颈炎。但必须通过宫颈刮片、阴道镜检甚至宫颈活检除外宫颈上皮内瘤变和早期宫颈浸润癌的存在。

（1）宫颈阴道部黏膜部分呈沙粒状或乳突状鲜红色，表面有较多黏稠白色分泌物覆盖。白带常规有白细胞，但无致病微生物发现。

（2）宫颈管外口处乳白色或黄白色黏液分泌物增多，不易拭净，一般为慢性宫颈管内膜炎。白带常规检查有白细胞增多，若找到淋球菌或细胞内衣原体包涵颗粒时，应分别确诊为慢性淋球菌宫颈炎或慢性衣原体宫颈炎。

10. 宫颈结核　一般是继发于子宫内膜结核和输卵管结核，患者多有肺结核史。

（1）早期有接触性出血。

（2）阴道有脓血性分泌物。

（3）妇科检查发现宫颈颗粒状糜烂或溃疡形成，亦可呈菜花状，接触性出血明显。但肉眼观察，难以与宫颈癌区分。

（4）宫颈活检镜下找到结核结节即可证实，并可除外宫颈癌。

11. 宫颈癌　多发生于40岁左右的妇女，但近年此病有年轻化趋势。以鳞状上皮细胞癌为多，少数为腺癌。

（1）早期宫颈癌有接触性出血。

（2）中、晚期宫颈癌特别是晚期宫颈癌有大量脓血性白带，奇臭。

（3）晚期宫颈鳞状上皮细胞癌外观呈结节状、菜花状或火山口状溃疡，质脆易出血。

（4）宫颈腺癌可能仅有宫颈呈桶状增大、质硬，表面光滑或轻度糜烂。

（5）宫颈黏液腺癌可分泌大量稀薄透明黏液性白带，需长期用卫生垫。

（6）宫颈组织活检是最后确诊方法。

12. 急性子宫内膜炎　一般多发生于产后、自然流产、人工流产或宫腔内安放节育器后。宫腔内有退化绒毛残留，更易诱发感染。

（1）有分娩或宫腔手术史，可能伴低热。

（2）宫腔分泌物多呈赭色。

（3）若无绒毛组织残留，一般在用抗生素治疗后分泌物会逐渐消失。

13. 子宫黏膜下肌瘤伴感染　一般见于脱出至颈管或阴道内的有蒂黏膜下肌瘤。

（1）患者月经量过多。

（2）阴道有大量脓性分泌物。

（3）妇科检查在阴道内或宫颈管口处见到球状质实块物，表面为坏死组织覆盖。块物有蒂与宫颈管或宫腔相连。

14. 慢性子宫内膜炎　子宫内膜炎大多为急性，慢性子宫内膜炎极少见，仅绝经后老年性子宫内膜炎可能为慢性。若宫腔内分泌物排出不畅时，可导致宫腔积脓。

（1）老年妇女宫颈管内有少量水样液体流出。

（2）若宫颈管粘连，液体流出不畅时，则宫腔积脓，子宫增大，B超见宫腔内有液性暗区。给予雌激素治疗和扩张宫颈管后，脓液排净，症状可消失。

（3）一般均应作分段诊断性刮宫排除子宫内膜癌。

15. 子宫内膜癌　近年发病率显著上升，多见于绝经前后妇女。

（1）早期有不规则阴道出血。

（2）晚期合并有血性白带。

（3）检查子宫增大。

（4）分段诊断性刮宫可明确诊断。

16. 输卵管积水　输卵管慢性炎症引起积水，但其远端完全阻塞。当积液较多时，经宫腔排出体外。

(1) 患者有不育史。

(2) 偶有阵发性阴道排液，排出液体多为水样。

(3) B 超检查在排液前可见到子宫附件处有液性暗区，排液后暗区消失。

17. 原发性输卵管癌　是罕见的疾病，一般好发于40 ~60 岁妇女，多为单侧发病。

(1) 间歇性腹痛和阴道排液，一般是每次腹痛后立即有阴道排液。

(2) 排出的液体为淡黄色水样或为血性水液。

(3) 妇科检查可扪及一侧附件有包块，一般为 3 ~6cm 直径不等。

(4) 盆腔 B 超在子宫一侧附件处见到回声不均的液性包块。

(5) 在排出的水液中偶可找到癌细胞。

（张金荣）

第二节　下腹痛

下腹痛是妇科最常见的症状之一，其病因复杂，既可是妇科疾病所致，也可由内、外科及泌尿科疾病引起。因此，要全面考虑，详细询问病史，仔细进行腹部及盆腔检查，并进行必要的辅助检查。首先应排除妇科以外的疾病，如急性阑尾炎、肾结石绞痛、泌尿道感染、结肠炎等。临床上根据起病缓急，可分为急性下腹痛和慢性下腹痛。

一、病史要点

1. 腹痛起病的缓急，有无诱因。

2. 应了解腹痛的部位，最早出现或疼痛最明显的部位常提示为病变部位。注意疼痛的性质、程度及发展过程。剧烈绞痛提示可能有脏器缺血或扭转；持续性疼痛多为炎症。

3. 注意腹痛与月经的关系及婚姻、生育状况。

4. 注意腹痛的伴随症状及放射部位，如剧烈绞痛伴恶心、呕吐多为卵巢肿瘤蒂扭转；伴畏寒、发热提示有炎症；伴肛门坠胀、晕厥和休克提示腹腔内出血。

5. 既往有无盆腔手术史、类似腹痛发作史及治疗情况。

二、体检及妇科检查重点

1. 一般检查　首先应注意观察患者面部表情是否痛苦，面色是否苍白，同时检测患者的血压、脉搏、呼吸、体温、心肺等全身情况。如患者病情危重，有休克表现，提示有盆腔内出血的可能。

2. 腹部检查　观察腹部是否隆起、对称，有无手术瘢痕及腹壁疝；触诊应轻柔，从疼痛的远处开始，逐渐向疼痛的中心移动，注意有无肌紧张及反跳痛，有无腹部包块，压痛的程度及范围，压痛最明显处可能是病变所在，还应注意肝脾是否肿大；叩诊如有浊音或移动性浊音，提示腹腔内积液或积血可能，注意叩诊时肠曲鼓音所在位置，如有腹部包块则鼓音偏向一侧，如有腹腔积液或积血则鼓音位于腹中部；听诊注意肠鸣音有无增强或减弱。

3. 妇科检查　未婚女性注意处女膜是否完整，有无裂孔，无裂孔者是否呈紫蓝色膨出；阴道是否充血，有无异常分泌物，阴道后穹有无饱满感或触痛；宫颈有无举痛、颈管内是否有组织物；子宫位置、大小、形态、压痛、活动度及有无漂浮感；双附件有无增厚、压痛、肿块，如有肿块则注意其大小、形状、质地、压痛及活动度。

三、重要辅助检查

1. 血常规　红细胞及血红蛋白明显下降提示有腹腔内出血的可能，白细胞及中性粒细胞明显升高提示有炎症存在。

2. 血、尿 HCG　尿 HCG 阳性或血 HCG 升高提示腹痛与妊娠有关，如异位妊娠伴腹腔内出血。

3. 尿常规　脓尿提示为泌尿系统感染。

4. 阴道后穹穿刺或腹腔穿刺　如疑有腹腔内出血或盆腔感染伴盆腔积脓者，应作阴道后穹穿刺或腹腔穿刺，抽出不凝血者提示有腹腔内出血，抽出脓性液体应考虑化脓性炎症，必要时应将穿刺液涂片检查和细菌培养。

5. 盆腔 B 超检查　应常规行 B 超检查，了解子宫大小、形态及附件情况。B 超可以区分宫内、外妊娠，有无盆腔包块及包块性质。

6. 腹腔镜检查　根据诊断需要可行腹腔镜检查，在直视下诊断输卵管妊娠、输卵管炎症、脓肿或肿瘤。

7. 其他检查　根据需要可行血 CA125、AFP 测定、诊断性刮宫、CT 或 MRI 等检查。

四、急性下腹痛的鉴别诊断

急性下腹痛是妇科常见症状，起病急，发展快，病情重，病情变化迅速，延误诊断可能对患者造成严重后果。对急性下腹痛严重伴休克者，在重点询问病史和体检后，应迅速作出诊断，并行抢救。

（一）异位妊娠

是妇科常见急腹症，95% 为输卵管妊娠。下腹痛是其主要症状，腹痛轻重不等，重者可伴失血性休克，抢救不及时可导致死亡。

1. 大多有停经史，停经时间在 12 周以内，以 6 ~ 8 周为多见。

2. 停经后有不规则阴道流血，出血量一般少于月经量。

3. 输卵管妊娠早期可有下腹隐痛，发生流产或破裂时，可出现急性下腹痛，常伴肛门坠胀。

4. 检查患者可有面色苍白，血压下降，脉搏快而弱，四肢冰冷等失血体征。

5. 腹部检查下腹压痛，反跳痛，但肌紧张不明显，出血多时可有腹部膨隆，移动性浊音阳性。

6. 妇检宫颈举痛，阴道后穹饱满，子宫饱满，可能有漂浮感，附件区可触及包块，压痛，界限不清，质软。

7. 血、尿 HCG 阳性。

8. B 超检查见宫内无胚囊，子宫外可见胚囊或不均质回声包块，盆腹腔内有液性暗区。

9. 如有腹腔内出血可疑时，阴道后穹穿刺抽出不凝固血液即可确诊。

（二）急性盆腔炎

是妇女内生殖器官炎症的总称，包括急性子宫内膜炎及子宫肌炎、急性输卵管炎、输卵管卵巢炎、急性盆腔腹膜炎、盆腔脓肿等。腹痛是其主要症状之一。

1. 常于宫腔手术后、产后、流产后或经期及月经后发病。

2. 急性持续性下腹疼痛，伴畏寒、发热。阴道充血，分泌物增多，可呈脓性。

3. 妇检宫颈举痛明显，阴道后穹触痛，子宫及双侧附件区压痛，可能扪及盆腔压痛包块。

4. 血白细胞及中性粒细胞增高，部分可出现中毒颗粒，血细菌培养可能为阳性。

5. B超检查盆腔内可能有不规则包块。

6. 阴道后穹穿刺可抽出脓液，涂片见大量白细胞，培养可为阳性。

（三）卵巢肿瘤蒂扭转

是妇科常见急腹症。多见于瘤蒂较长、瘤体中等大小、活动度大的卵巢肿瘤，如成熟型畸胎瘤。可见于任何年龄，但好发于生育期。

1. 以往可有类似下腹痛史。

2. 突然出现一侧下腹持续性剧烈疼痛，常在体位改变后发生，伴恶心、呕吐，疼痛可放射至同侧腰部、下肢及会阴部。若发病时间长，肿瘤坏死继发感染，患者可出现发热。

3. 检查发现患侧下腹压痛，有肌紧张及反跳痛，肿瘤大者下腹可扪及包块。

4. 妇检在子宫旁可触及包块，张力较大，边界清楚，压痛剧烈，肿瘤蒂部压痛最明显。

5. 辅助检查可有血白细胞升高。盆腔B超见子宫一侧有肿块，形态规则，边界清楚。

（四）原发性痛经

一般见于青年女性，初潮时无痛经，多在月经来潮数次后出现。

1. 月经来潮第1～2d下腹阵发性痉挛痛或坠痛。剧痛时多难以耐受。

2. 盆腔检查无器质性疾病。

3. 盆腔B超无异常发现。

（五）卵巢子宫内膜异位囊肿破裂

为卵巢内膜异位囊肿内压力增高，使囊壁破裂，囊内容物流入腹腔，刺激腹膜所引起的急性下腹痛，多在经期或月经前后发病。

1. 性成熟期妇女，有痛经、不孕史。发病前曾诊断盆腔子宫内膜异位症。

2. 检查可有发热，全腹压痛、反跳痛、肌紧张。

3. 盆腔检查子宫大小正常或稍增大，多固定后倾。双侧附件区增厚，压痛，可扪及不活动囊性包块。

4. 辅助检查血白细胞及中性粒细胞升高。血、尿HCG阴性。B超检查可见盆腹腔积液，盆腔内囊块。阴道后穹穿刺可抽出巧克力样液。

（六）卵泡囊肿或黄体囊肿破裂

成熟卵泡或黄体破裂时可有出血，出血多时可发生急性腹痛甚至伴休克，以黄体囊肿破裂为多见，常在经前（黄体期）或月经第1～2d发病；少数为卵泡破裂，一般在月经周期的中间（排卵期）发生。

1. 生育年龄妇女多见。

2. 突然出现一侧下腹痛。检查腹部有压痛、反跳痛，患侧明显，出血多时可有移动性浊音。

3. 妇科检查阴道后穹饱满，宫颈举痛，子宫正常大小，附件区压痛，患侧明显。

4. 血、尿 HCG 阴性，B 超检查可见盆腹腔内有积液，阴道后穹穿刺可抽出不凝血。

（七）子宫穿孔

在人工流产、诊刮、清宫术、放环或取环术时，因器械损伤子宫，造成子宫甚至其他内脏穿孔，引起急性腹痛。

1. 在宫腔手术时发生急性下腹痛。

2. 术中器械进入子宫腔有无底感或超过原测子宫长度时，即应考虑为穿孔。

3. 穿孔时一般内出血少。如穿孔后损伤肠管、大网膜，则出现发热、全腹疼痛，腹肌紧张等全腹膜炎症状。如不及时剖腹探查，可导致感染性休克。

（八）卵巢肿瘤破裂

恶性肿瘤可因瘤细胞浸润卵巢包膜发生破裂。破裂后肿瘤内容物流入盆腔引起急性下腹痛。少数卵巢良性囊肿可因挤压、性交发生破裂。

1. 原有卵巢肿瘤史。

2. 突发剧烈的腹痛，多伴恶心、呕吐。

3. 检查腹肌紧张，压痛、反跳痛，叩诊有移动性浊音。

4. 妇检扪及盆腔包块，压痛明显。

（九）子宫肌瘤

肌瘤一般不引起腹痛，子宫肌瘤红色变性或有蒂浆膜下肌瘤扭转时可出现急性剧烈下腹痛。

1. 有肌瘤病史。

2. 突然出现急性下腹痛，可有恶心、呕吐、发热。

3. 妇科检查扪及盆腔包块，有压痛，结合 B 超检查不难诊断。

（十）人流术后宫腔粘连

人工流产术后因搔刮过度和（或）伴宫腔感染可引起宫颈管粘连或宫腔粘连、狭窄。继后月经来潮时，可因经血不能排出甚至倒流至腹腔，引起急性下腹痛。

1. 人工流产术后无月经来潮，但有阵发性下腹疼痛，伴肛门坠胀。

2. 检查下腹有压痛及反跳痛。

3. 妇检可见宫颈举痛。子宫增大，压痛。附件区压痛。

4. 宫腔探针不能顺利进入宫腔，当用力探入宫腔后即有暗红血液流出。

五、慢性下腹痛的鉴别诊断

慢性下腹痛又称盆腔疼痛，是妇女常见主诉之一。除生殖系统病变外，泌尿、肠胃系统病变，甚至单纯心理因素均可导致疼痛。因此，确诊下腹痛的病因有时是十分困难的，现仅列举妇科常见疾病所致下腹疼痛的有关鉴别方法。

（一）慢性盆腔炎

慢性盆腔炎是引起慢性下腹痛最常见的原因，常因急性盆腔炎未能彻底治愈，病程迁延所致，但也可无急性炎症的发病过程。慢性盆腔炎包括慢性输卵管炎、输卵管积水、输卵管卵巢囊肿、慢性盆腔结缔组织炎等。

1. 患者除长期腹部坠胀、疼痛及腰骶部酸痛不适外，还有不孕、白带增多及神经衰弱等表现。当抵抗力降低时，易有急性或亚急性盆腔炎发作。

2. 妇科检查子宫多后倾、活动受限，宫旁组织增厚，部分患者可触及宫旁囊性包块，活动度差，轻压痛。

3. 已形成输卵管积水或输卵管卵巢囊肿时，B 超检查可见一侧或双侧附件包块，多为囊性，部分为混合性。

（二）盆腔子宫内膜异位症

绝大多数异位病灶发生在卵巢、直肠子宫陷凹、子宫骶韧带、乙状结肠及直肠的浆膜面或直肠阴道隔等部位。见于生育年龄妇女。

1. 主要表现为继发性进行性痛经、性交痛、月经失调、不孕等。

2. 妇科检查子宫正常或稍大，常后倾固定，直肠子宫陷凹或宫骶韧带或子宫后壁下段可扪及触痛性结节，一侧或双侧附件处可触及囊块，不活动，多有压痛。

3. B 超检查可见附件区有囊性肿块，腹腔镜检查发现盆腔内有紫蓝色结节或卵巢巧克力囊肿。

（三）子宫腺肌病

多见于经产妇，约 15% 患者合并盆腔子宫内膜异位症。

1. 继发性进行性痛经，一般经量增多，经期延长。

2. 妇科检查可见子宫增大，质硬，触痛，后壁体征明显。

3. B 超提示子宫增大，但很少超过 3 个月妊娠大小。

（四）盆腔瘀血综合征

由慢性盆腔静脉瘀血引起的一系列综合征。

1. 主要有下腹部坠痛、酸胀及骶臀部疼痛，伴有月经过多、经期延长、性交痛、白带增多等表现；亦可有尿频、尿痛及肛门坠胀、痔疮出血等膀胱、直肠刺激症状。久站、久坐后症状明显，平卧或抬高臀部后，症状减轻或消失。

2. 妇科检查可扪及子宫稍大或正常，多为后位，附件区可有压痛。

3. 腹腔镜或阴道彩色 B 超检查可明确诊断。

（五）结核性盆腔炎

1. 除腹痛外，多有长期发热、盗汗史。

2. 合并结核性腹膜炎时可扪及腹部柔韧感，压痛。腹水征阳性。

3. 妇科检查可在盆腔内触及与子宫粘连且形态不规则包块。

4. 血白细胞及中性粒细胞一般不升高。结核菌素实验阳性甚至强阳性。

5. 子宫内膜病理检查是诊断子宫内膜结核最可靠的依据。诊断困难时可行腹腔镜检查取活检证实。

（六）卵巢恶性肿瘤

卵巢恶性肿瘤是女性生殖器官 3 大恶性肿瘤之一，多见于绝经期前后的妇女，早期不易发现。

1. 早期一般无症状，一旦出现腹痛、下腹包块、食欲不振、消化不良、体重下降已属卵巢癌的晚期。

2. 腹部检查可能触及肿块，腹水征阳性。

3. 妇科检查可扪及盆腔结节性实质包块，固定，不活动。

4. 血 CA125 一般均 >200ku/L。

5. 盆腔 B 超见囊实不均、界限不清的包块。

（七）术后粘连

是下腹疼痛的原因之一，20% ~50% 盆腔术后慢性下腹疼痛患者与盆腔粘连有关。

1. 持续性腹部钝痛，伴阵发性加剧。重者可有不全甚至完全性肠梗阻以致出现剧烈腹痛。

2. 盆腔检查子宫活动度可能受限，宫旁组织增厚或扪及不规则包块。

3. 腹腔镜检查是诊断术后粘连腹痛的可靠手段。

（八）残留卵巢综合征（residual ovarian syndrome）

全子宫或次全子宫切除后，保留一侧或双侧卵巢后出现的下腹疼痛。

1. 一般见于因子宫肌瘤、盆腔子宫内膜异位症、子宫腺肌病或功能失调性子宫出血而行全子宫或次全子宫切除术后。

2. 子宫切除后将卵巢固定于阴道残端或宫颈残端者发生率较高。

3. 常伴有深部性交痛。

4. 妇科检查可能扪及有压痛的卵巢。

5. B 超检查可发现卵巢增大。

（九）卵巢残余物综合征（ovarian remnant syndrome）

由于盆腔内粘连严重，解剖不清，在手术切除子宫及双侧附件后，仍残留有少许卵巢皮质未能切净所导致的术后下腹痛。

1. 一般见于慢性盆腔炎、广泛粘连的子宫内膜异位症手术后，特别是有多次盆腔手术史，最终将双侧附件切除者。

2. 术后出现持续性下腹痛，亦可能为周期性下腹痛，但无发热。

3. 盆腔 B 超检查及妇科盆腔检查可能发现盆腔内有囊块。

4. 血雌激素水平 >40pg/ml。

5. 有些患者周期服用避孕药可缓解疼痛。

（马繁华）

第三节 阴道出血

阴道出血是指除正常月经以外的生殖系统出血。它是妇科疾病中较常见的症状之一。出血的部位可在外阴、阴道、子宫颈、宫体和输卵管，但以子宫出血最为常见。

一、病史要点

（一）仔细询问阴道出血的表现特征

1. 出血的时间和病程。

2. 出血量的多少。

3. 出血有无规律，是否为周期性或持续性或不规则的间歇性出血。

4. 与月经的关系，是否为月经中期出血，或月经前后出血，或与月经不能分辨。

5. 出血前有无停经及停经时限。

（二）伴随症状

1. 有无腹痛、出现的时间、部位、性质、程度以及是否向他处放射。

2. 发热。

3. 白带增多，出血前或出血间期白带的性状，有无恶臭等。

4. 有无尿路刺激症状和消化道症状，如腹胀、腹泻、肛门坠胀、排便困难等。

5. 腹部包块，发现的时间，包块的部位、大小、质地等。

6. 有无贫血的症状。

（三）诱因

阴道出血前有无外伤（尤其是骑跨伤）、性交、宫颈上药或物理治疗，精神创伤、环境变迁、服用避孕药或抗凝药物等。

（四）治疗情况

是否接受过内分泌药物治疗（药品名称、剂量、用药时间及效果）、诊断性刮宫或病灶活检（何时、何地及病检结果）。

（五）月经史

出血前的月经情况，有无痛经。已绝经者，应询问绝经年龄。

（六）婚育史

婚姻状况（有无性生活），孕产次，末孕时间，有无葡萄胎病史，是否避孕及避孕方式。

（七）过去疾病史

有无甲亢、甲减、高血压、糖尿病、血液病和慢性心、肝、肾疾病等。

（八）家族史

有无糖尿病、高血压和恶性肿瘤史。

二、体检及妇科检查重点

1. 一般情况　除测量患者的体温、脉搏、呼吸、血压外，尚需注意患者的精神与营养状况、皮肤黏膜有无瘀斑、全身浅表淋巴结有无肿大。

2. 头、颈部　有无突眼、眼睑浮肿和甲状腺肿大。

3. 胸部　按常规检查心、肺体征。

4. 腹部　是否膨隆，肝脾大小，有无包块及包块的部位、大小、质地、活动度、压痛等，有无移动性浊音。

5. 妇科检查

（1）外阴：注意有无充血、水肿、外伤、血肿或赘生物。

（2）阴道：黏膜是否充血或出血，有无溃疡、肿块或损伤。性交后发生阴道大出血者，应注意观察阴道后穹有无撕裂伤。

（3）宫颈：表面是否光滑，有无糜烂、息肉或赘生物，质地是否坚硬、有无触血。宫口是否扩张等。

（4）宫体：位置、大小、形态是否规则，质地、活动度等。

（5）双侧附件：有无增厚、压痛或包块（位置、大小、质地、是否活动、有无压痛），直肠子宫陷凹及骶韧带有无结节及压痛。

三、重要辅助检查

1. 实验室检查　血、尿常规检查（有阴道出血时，应查清洁尿）。生育年龄患者常需行尿或血 HCG 检测，以排除妊娠或与妊娠有关的疾病。根据情况有的尚需行甲状腺功能、肝功、肾功、凝血功能及性激素和促性腺激素测定。

2. 宫颈细胞学检查　有性交出血或宫颈有糜烂、息肉和触血者，需行此项检查，可协助诊断早期宫颈癌。

3. 超声诊断

（1）B 超（经腹或经阴道）：子宫出血者常需行盆腔 B 超检查，以了解子宫大小、形状、子宫内膜厚度、宫腔有无异常回声，附件有无包块及包块的性状，有无腹水等。

（2）宫腔声学造影：当 B 超显示宫腔声像异常时，可行宫腔声学造影，即在 B 超下向宫腔注入无菌生理盐水 5 ~ 30ml，以增加宫腔声像对比度，可清楚显示宫腔是否规则、光滑、有无黏膜下子宫肌瘤和子宫内膜息肉或癌肿。

（3）多普勒彩色血流显像：可协助诊断子宫及盆腔包块病变的性质。

4. 活组织检查

（1）外阴、阴道和宫颈的病灶，可直接取活检，以明确诊断。怀疑绒癌者，切忌活检，因可发生难以控制的病灶大出血。

（2）子宫出血者，为明确诊断或止血，常需行诊断性刮宫（一般限于已婚患者），刮出组织必须行病理检查。怀疑子宫内膜癌者，行分段诊刮，即先刮宫颈管，再探宫腔深度和刮取子宫内膜组织，然后分别标明标本来源后，送病理检查，以协助诊断子宫内膜癌的临床分期。

5. 内镜检查

（1）宫腔镜检查：当 B 超显示宫腔回声异常，或拟诊功血久治无效时，需行宫腔镜检查，以明确宫腔有无病变，如黏膜下肌瘤、内膜息肉、癌肿等。

（2）腹腔镜检查：妇检或 B 超发现盆腔包块，或拟诊多囊卵巢综合征、子宫内膜异位症者，行腹腔镜检查可明确诊断。

四、鉴别诊断

（一）幼儿期阴道出血

1. 生殖系统恶性肿瘤　如阴道或宫颈的葡萄状肉瘤、卵巢颗粒细胞瘤等。

2. 外阴、阴道炎。

3. 外伤（外生殖器）。

4. 性早熟。

5. 阴道异物。

（二）青春期阴道出血

1. 无排卵型功血　最常见。
2. 血液病。
3. 甲亢。
4. 生殖系统恶性肿瘤。
5. 外阴、阴道损伤。

（三）生育期阴道出血

1. 与妊娠有关的疾病　如流产、宫外孕、葡萄胎等。
2. 炎症　急性阴道炎、宫颈炎和子宫内膜炎，宫颈糜烂、息肉，慢性盆腔炎，子宫内膜结核等。
3. 肿瘤　子宫肌瘤、子宫颈癌、子宫内膜癌、滋养细胞瘤、子宫肉瘤、卵巢颗粒细胞瘤、卵泡膜细胞瘤和阴道恶性肿瘤等。
4. 子宫内膜异位症和子宫腺肌症。
5. 生殖器官损伤。
6. 功能失调性子宫出血。
7. 多囊卵巢综合征。
8. IUD 出血　放置宫内节育器引起的子宫出血。

（四）围绝经期和绝经后的阴道出血

1. 功能失调性子宫出血。
2. 肿瘤　子宫颈癌、子宫内膜癌、生殖系统肉瘤、卵巢颗粒细胞瘤和卵泡膜细胞瘤、外阴癌、阴道癌、绒癌和输卵管癌等。
3. 炎症　老年性阴道炎、萎缩性子宫内膜炎、尿道肉阜等。

五、常见疾病的诊断要点

（一）流产

1. 通常为已婚育龄妇女。
2. 出血前先有停经，且停经时间多在 3 个月以内。
3. 出血量初始较少，随流产过程发展而增多。
4. 伴不同程度的下腹痛。
5. 子宫颈着色，子宫增大变软。
6. 尿和血 HCG 增高。
7. B 超示宫腔内有妊娠囊。
8. 各类型流产的鉴别见表 7－2。

表 7－2　各种类型流产的鉴别诊断

临床表现	先兆流产	难免流产	不全流产	完全流产
阴道出血量	少	增多	大量	减少，渐停止
下腹胀痛	无或轻微	加剧	减轻	消失

续 表

临床表现	先兆流产	难免流产	不全流产	完全流产
组织物排出	无	无	有（部分）	有（全部）
宫颈口	闭	扩张	扩张或有组织物堵塞	闭
子宫大小	与孕周相符	相符或稍小	小于孕周	接近正常
B超	宫腔内见孕囊和胚胎心管搏动	有或无心管搏动	宫腔异常回声	宫腔无异常回声

（二）输卵管妊娠

1. 常有慢性盆腔炎或不孕史。

2. 出血量少，但持续不净。

3. 多数病例出血前先有6周左右的停经史，部分患者可无停经。

4. 伴一侧下腹痛。有内出血时可出现肛门坠胀。

5. 如内出血多时，可有血压下降，脉搏增快等休克的表现，体检时下腹压痛，肌紧张不明显，移动性浊音阳性。

6. 妇检　宫颈常有举痛，子宫大小正常或稍增大变软，一侧附件可扪及包块或压痛。

7. 血HCG增高。

8. B超　宫腔内无妊娠囊，宫旁可见低回声区，若其中见胚芽和心管搏动可确诊。

9. 诊断性刮宫　刮出组织病检多为蜕膜或呈A－S反应的子宫内膜，未见绒毛组织。

10. 阴道后穹穿刺　若抽出暗红色不凝血或少许陈旧血块可协助诊断。

（三）葡萄胎

1. 出血前已停经3个月左右。

2. 表现为不规则的间歇性出血，出血量时多时少，大量出血时常有水泡样组织排出。

3. 一般无明显腹痛。

4. 子宫明显增大变软，大多数较停经月份大。

5. 血HCG增高，明显高于相应妊娠月份的正常值范围。

6. B超显示扩大的宫腔内充满弥漫光点和小囊状液性暗区。宫旁的一侧或两侧有时可见中等大小多房囊肿（卵巢黄素囊肿）。

（四）子宫肌瘤

1. 多为中年妇女。

2. 主要表现为经期延长和经量增多，月经周期正常。

3. 病程长，患者常有不同程度的贫血。

4. 子宫增大，形状多不规则，质中等，包块较大时可在下腹部扪及。妇检时若向上推动包块，宫颈可随之上升。

5. 子宫黏膜下肌瘤从宫颈脱出后，窥视阴道可见一鲜红色包块，表面光滑，质中等。包块蒂部周围可扪及一圈扩张的宫颈，宫体轮廓清楚可及，此点可与子宫内翻鉴别。

6. B超可协助诊断。诊断小的黏膜下肌瘤常需行宫腔声学造影或宫腔镜检查。

（五）子宫腺肌病

1. 多为中年妇女。

2. 继发性痛经，疼痛程度多呈进行性加剧。

3. 经量增多伴经期延长。

4. 子宫增大，一般不超过3个月妊娠大小，质硬。

5. B超子宫增大，肌壁增厚，常以后壁为甚，回声不均，有的在增厚的肌壁内可见小的无回声区。

（六）子宫肉瘤

1. 多为50岁左右的围绝经期妇女。

2. 不规则阴道出血，量可多可少。

3. 子宫增大、质软，宫口常扩张，有的可见息肉样或葡萄样赘生物从宫口脱入阴道。由于病程发展迅速，不久可在下腹部扪及增大的子宫包块，常伴有压痛。

4. B超显示子宫包块内回声不均，常因肿瘤局部坏死出血，而出现不规则的液性暗区，包块与子宫肌壁界限不清。彩超显示包块血流较丰富，子宫动脉血流阻力指数（RI）与脉冲指数（PI）均明显降低。

5. 诊断性刮宫或取宫颈口脱出组织病检可确诊。若肿瘤局限于肌壁内，尚未累及子宫内膜层，则诊刮取不到肿瘤组织，对诊断无意义。

（七）滋养细胞肿瘤（侵蚀性葡萄胎和绒毛膜癌）

1. 曾有葡萄胎、流产或分娩史。

2. 不规则阴道出血，量时多时少。

3. 常伴下腹胀痛。

4. 伴肺转移者，可出现咳嗽、咯血、胸痛，甚至呼吸困难。

5. 妇检子宫增大、质硬，表面可有结节或包块突出。当肿瘤浸润子宫浆膜时，局部常有压痛。合并阴道转移者，常于阴道侧壁和下段前壁见紫蓝色或紫红色结节突起，由于病灶内常有出血和坏死，故质地偏硬。当结节破溃后可发生阴道大出血。

6. 血HCG明显增高　通常葡萄胎清宫后9周下降至正常，少数在14周转阴，如果超过上述时限，就可能为侵蚀性葡萄胎。分娩、流产或异位妊娠后1个月，HCG维持在较高水平，或一度下降后又上升，已排除妊娠物残留、再次妊娠、持续性异位妊娠后，可能为绒癌。

7. 肺转移者，胸部X线平片可见多个棉球状阴影，少数可为单个孤立的病灶影。

8. B超和彩超检查　子宫增大。若为侵蚀性葡萄胎，肌壁间可见蜂窝状无回声区和弥散光点。绒癌的包块可位于子宫肌壁间，为高回声团块，边界清但无包膜；彩超显示有丰富的血液信号和低阻力型血液频谱。

9. 葡萄胎清除后半年内发病者，多为侵蚀性葡萄胎，1年后发病者多为绒癌。无葡萄胎病史者应诊断为绒癌。

（八）宫颈癌

1. 多为35～50岁的妇女。

2. 出血表现，初为性交出血，继而发展为不规则阴道出血，晚期当肿瘤坏死、脱落，可发生大量出血。

3. 白带增多　肿瘤继发感染后，白带呈淘米水样，有恶臭。

4. 妇检　早期宫颈病灶如糜烂，有触血，以后可见菜花样赘生物突出；有的宫颈增大如桶状，质硬。癌肿组织坏死、脱落后，局部形成溃疡或空洞。

5. 早期诊断靠宫颈细胞学检查、阴道镜检查和宫颈活检。宫颈有赘生物者，直接取组织病检可确诊。

（九）子宫内膜癌

1. 患者多为50～60岁。

2. 主要为绝经后不规则阴道出血，未绝经者表现为经期延长，经量增多。

3. 子宫增大，一般不超出2个月妊娠大小，质稍软。

4. B超示宫腔回声异常。绝经者子宫内膜厚度常达到或超出5mm。

5. 分段诊刮病检可确诊。

（十）原发性输卵管癌

1. 多为已绝经妇女。

2. 常有慢性输卵管炎和不孕史。

3. 阴道血性排液或少量出血。

4. 常有一侧下腹胀痛。

5. 妇检于一侧宫旁扪及包块，表面较光滑。包块增大后可在腹部扪及。

6. 收集阴道排液行细胞学检查，可发现腺癌细胞。

7. B超显示子宫一侧有包块，其内回声不均，可见液性暗区（输卵管管腔积液）。

8. 腹腔镜检查可见输卵管增粗，有时伞部可见菜花样赘生物。

（十一）卵巢颗粒细胞瘤

1. 可见于任何年龄的妇女，但以45～55岁患者为多。

2. 表现为月经紊乱或不规则阴道出血。

3. 幼儿患者伴性早熟。

4. 妇检　已绝经者阴道仍较红润，无明显萎缩。子宫稍增大，宫旁一侧可扪及实性包块，形状较规则，边界清楚，表面光滑，多数可活动。

5. B超显示子宫外包块为较均质的低密度回声，间有无回声的液性暗区。

6. 内分泌测定　E_2明显增高，FSH、LH、T均正常，P在卵泡期水平。

（十二）子宫内膜异位症

1. 生育年龄的妇女。

2. 表现为月经前后少量出血，或经期延长、经量增多。

3. 常伴痛经、不孕及性交痛。

4. 妇检　子宫多后倾，活动受限，宫旁可扪及囊性包块，多为双侧，壁较厚，且因粘连而固定。骶韧带可扪及结节并有压痛。异位病灶位于直肠阴道隔者，常于阴道后穹处扪及瘢痕样小结节突出，质硬且有压痛，月经期结节表面的阴道壁黏膜可呈紫蓝色或有出血点。

5. B超　卵巢子宫内膜囊肿的典型图像为子宫的后上方一侧或双侧有囊性包块，囊内为均匀分布的细小弱回声光点，多为单房。若囊内有新鲜出血时，也可出现液性暗区。

6. 腹腔镜检查可明确诊断。

（十三）老年性阴道炎

1. 均为绝经多年的老年妇女。
2. 表现为脓血性白带或少量出血。
3. 常伴外阴灼热或微痒。
4. 妇检　阴道黏膜萎缩充血，常伴点状或片状出血。宫颈及宫体萎缩。
5. 取阴道分泌物检查，未发现念珠菌、滴虫及淋球菌。

（十四）IUD 出血

1. 放置 IUD 的患者阴道出血，在除外其他疾病时，可能为 IUD 所致。
2. 多数表现为月经前后点滴出血或不规则出血。
3. 可伴腰酸乏力，下腹胀痛。

（十五）无排卵型功血

1. 多为青春期和绝经前期妇女。
2. 表现为月经周期紊乱，经期延长，量多少不定。常先停经数周，继而阴道持续出血，量较多。
3. 除继发贫血外，无其他症状。
4. 妇检　子宫大小正常或稍大。
5. B 超　盆腔无异常发现。少数于一侧卵巢上有一壁薄的单房囊肿，一般小于 5cm 直径（卵泡囊肿）。
6. 诊刮　已婚患者经前或出血 6h 内诊刮，子宫内膜为增生期、单纯性增生或复杂性增生。
7. 宫腔镜检查可排除宫腔内器质性疾病。

（十六）排卵型功血

1. 多发生于生育期妇女。
2. 患者有排卵，但黄体功能异常。
3. 常见有两种类型，黄体功能不足者表现为月经周期缩短，不孕。
4. 妇检　子宫大小正常。
5. B 超盆腔无异常发现。
6. 诊刮　黄体功能不足者表现为分泌期腺体呈分泌不良。
7. 反应落后 2 日，子宫内膜不规则脱落者表现为月经第 5 ~6 日。
8. 诊刮可见到呈分泌反应的内膜。
9. 或早孕时流产；子宫内膜不规则脱落者表现为月经周期正常。
10. 经期延长，经量增多。
11. 宫腔镜检查可排除宫腔内器质性疾病。

（李淑娟）

第四节　下腹包块

盆腔包块是妇科常见症状之一，更是妇科盆腔检查常见的重要体征。盆腔位于腹腔的下部，为腹腔的组成部分，故盆腔包块亦属腹块的范畴。但盆腔包块多源自女性内生殖器，且当其直径在 10cm 以内时多未超出盆腔范围，不但患者本人无法触知，即使就诊时腹部扪诊也难扪及，只有经妇科盆腔检查或盆腔 B 超检查方可发现。本章主要介绍女性盆腔包块的鉴别诊断方法。

一、病史要点

患者年龄、月经史、婚育史、既往史以及包块发生发展过程和伴随的症状均有助于盆腔包块的确诊。

1. 年龄　幼女及绝经后妇女出现盆腔包块多为卵巢恶性肿瘤；青春期少女的包块可能系先天性生殖系统畸形，或为畸形阻塞月经血外流所致的阴道和宫腔积血；20 ~ 30 岁育龄期妇女应首先考虑妊娠子宫、异位妊娠或盆腔炎块；30 ~ 40 岁妇女以子宫肌瘤、卵巢子宫内膜异位囊肿为多见。此外，任何年龄的妇女均可发生卵巢肿瘤。

2. 月经史　育龄妇女出现盆腔包块伴停经者，应考虑为妊娠合并卵巢黄体囊肿或为异位妊娠包块；伴月经量过多者，可能为子宫肌瘤；有继发痛经史，特别是痛经逐年加剧者，多为盆腔子宫内膜异位症或子宫腺肌病；伴月经量少、月经稀发或长期闭经者，多为附件结核性包块；幼女出现周期性阴道流血、育龄妇女月经不规则或绝经后妇女阴道流血合并盆腔包块时，应考虑其为卵巢性索间质肿瘤。

3. 婚育史　未婚妇女有盆腔包块需考虑畸形子宫、卵巢肿瘤或结核性盆腔炎块的可能；丈夫有冶游史或患者本人有多个性伴侣出现盆腔包块时多为附件炎块；采用宫内节育器避孕或有继发不育史者亦有炎块可能，有反复流产史如扪及盆腔内有包块时，应考虑子宫畸形或肌瘤的可能。

4. 既往史　近期有盆腔手术史，出现盆腔包块应想到血肿、炎块或异物残留的可能；以往有盆腔手术史者，多系术后粘连包块或慢性附件炎块；有胃肠道癌肿、乳腺癌史或其他器官癌肿史者，出现盆腔包块，特别是双侧包块时，应首先想到转移性卵巢癌。

5. 家族史　患者直系亲属中有子宫肌瘤、子宫内膜癌或卵巢癌史者，应警惕患者本人亦有该类癌瘤的可能。

6. 包块增长情况　以往有盆腔包块，长期无变化或增长极缓慢者，为良性肿瘤或其他良性病变；短期内块物增长迅速者，多系卵巢恶性肿瘤；以往无盆腔包块，在短期内迅速出现者，有畸形子宫合并妊娠、异位妊娠、卵巢黄体囊肿出血或卵巢子宫内膜异位囊肿可能；包块能缩小甚至消失者，为卵巢生理性包块或炎性块物。

7. 伴随症状　盆腔包块患者出现急性腹痛时，应考虑为卵巢肿瘤蒂扭转或破裂，停经后流血伴腹痛、肛门坠胀且可扪及包块者，多为异位妊娠；伴有胃肠道症状如恶心、呕吐、食欲减退、上腹部胀满不适、腹泻、便秘或肛门坠胀者，一般应考虑为晚期盆腔恶性肿瘤，特别是卵巢癌的可能。

二、体检及妇科检查重点

全面的体格检查是必要的，特别是怀疑盆腔包块为恶性肿瘤时。盆腔检查是体格检查的重要组成部分，一般包括腹部检查、外阴检查、阴道窥器检查、双合诊和三合诊检查。未婚者以肛腹联合检查替代常规双合诊和三合诊检查，并禁用窥器检查。盆腔检查应在排尿后进行，大便秘结者先行排便。当进行下腹部扪诊时，应自上而下方有可能扪及超出盆腔的块物上缘。对任何盆腔包块的检查应包括下述各项内容。

1. 部位　包块的部位有助于了解其来源。一般位于盆腔中部者为子宫、膀胱、肠道包块或后陷凹脓肿、异物等。位于盆腔单侧者为卵巢、输卵管、肠道、异位肾或腹膜后来源的包块。盆腔两侧同时有包块者多为附件炎块、卵巢子宫内膜异位囊肿或卵巢癌瘤等。

2. 大小　应以厘米为直径单位描述其体积大小。如包块为增大的子宫，可用相当于几周或几个月妊娠子宫说明其大小。在瘦削型妇女中，有时可扪及正常卵巢，为 3cm×2cm×1cm 可活动的块物。正常输卵管不能扪到。

3. 形状　包块呈卵圆形者一般为卵巢肿瘤、卵巢子宫内膜异位囊肿或输卵管卵巢囊肿，腊肠状者常为输卵管积液，形状不规则或表面结节不平者多为炎块或卵巢恶性肿瘤。

4. 质地　囊性包块多为良性病变，囊性偏实者可能为成熟畸胎瘤或卵巢内膜异位囊肿，实性包块多为卵巢恶性肿瘤，质硬的块物多考虑浆膜下肌瘤或卵巢纤维瘤的可能，囊实相间者以卵巢恶性肿瘤为多见。

5. 界限　包块四周界限清晰分明者多属良性病变，界限模糊不清者多为炎块或恶性肿瘤。

6. 活动度及其与其他器官关系　活动度大、与其他器官无粘连者，多为卵巢良性肿瘤或为卵巢生理性囊肿；与子宫或盆壁间粘连，因而活动受限者，可能为附件炎块、卵巢子宫内膜异位囊肿或卵巢恶性肿瘤所致。

7. 压痛　卵巢肿瘤一般无压痛，但并发蒂扭转时亦可出现压痛。此外，附件炎块、子宫内膜异位症或异位妊娠块物均有压痛。

三、重要辅助检查

1. 实验室检查　血、尿常规及必要时宫颈管分泌物涂片和培养找淋病双球菌以及沙眼衣原体培养法等有助于诊断生殖系统感染。尿液 HCG 特别是血 HCG 酶联免疫法测定是诊断正常妊娠、异位妊娠和妊娠滋养细胞疾病的可靠方法。常规血清甲胎蛋白、癌胚抗原和 CA125 单克隆抗原测定有助于诊断各种不同类型卵巢癌。

2. 超声检查　盆腔 B 超检查可明确盆腔块物的部位、大小、形状、质地、与子宫的关系以及有无腹水，还可观察有无孕囊或胚胎以及其所在部位。超声检查在判断包块为囊性或实性方面较盆腔检查更为准确。一般认为对诊断子宫肌瘤、卵巢肿瘤、宫内妊娠、异位妊娠和葡萄胎等，黑白超声检查是极有价值的辅助诊断方法。彩色 B 超则有助于鉴别良、恶性肿瘤。

3. 阴道后穹穿刺　经阴道后穹穿刺抽出腹腔内液体有助于了解盆腔包块的来源和性质。抽出新鲜血液放置后不凝或抽出的血液中有小血凝块为异位妊娠破裂出血或卵巢黄体囊肿破裂出血；抽出咖啡色液者，一般为卵巢内膜异位囊肿破裂；有脓液吸出时，多可确定为盆腔炎块；仅少量透明淡黄色液体或无液体吸出时则无诊断价值。

4. 细胞学及染色体检查　凡盆腔包块并发腹水者，可经腹或经阴道后穹穿刺抽吸腹水找癌细胞，并作染色体检查，有多倍体和非整倍体等畸变染色体时为恶性肿瘤引起的腹水。无腹水者，可直接用细针穿刺至实性包块内抽吸少量细胞作涂片检查，以鉴别包块的性质。

5. 腹腔镜检查　对来源和性质不明而无广泛粘连的盆腔内包块可行腹腔镜检查，必要时行活检进一步确诊。

四、鉴别诊断

根据盆腔包块发生的组织和器官不同，可分为生殖系统、泌尿系统、肠道和其他部位来源的包块，其中以源自生殖系统者最为多见。

（一）生殖系统包块

1. 妊娠子宫

（1）育龄妇女有停经史，盆腔检查子宫均匀增大、变软，且与停经月份相符。

（2）对少女、围绝经期妇女或月经周期不规则而受孕的妇女，以及早孕期仍有周期性子宫出血者，均有可能将妊娠子宫误诊为子宫肌瘤。

（3）6~8 周早孕时，子宫下段变软，检查时子宫体与子宫颈似不相连，可误将宫体认为是卵巢肿瘤或将宫颈认为是整个子宫。

（4）对后屈、后倾的妊娠子宫亦有将其宫体误认为是卵巢肿瘤的可能。

（5）凡不能肯定为妊娠子宫者应作尿或血清 HCG 测定，以及盆腔 B 超检查予以确诊。

2. 妊娠滋养细胞疾病　葡萄胎、侵蚀性葡萄胎、子宫绒毛膜癌、胎盘部位滋养细胞肿瘤均为妊娠滋养细胞疾病，其共同特点为子宫均可增大而形成盆腔包块；前三者还可因滋养细胞分泌大量的 HCG，刺激卵巢中多个滤泡黄素囊肿，以致单侧或双侧卵巢显著增大，表现为盆腔包块。

（1）葡萄胎患者的临床表现。①停经 3 个月左右出现阴道流血。②子宫大多超过相应停经月份的妊娠子宫，质软，甚至呈囊性感。③一般无痰中带血或咯血。④盆腔 B 超检查宫腔内有散在雪花状图像，无胚囊或胚胎。

（2）侵蚀性葡萄胎为葡萄胎组织侵入子宫肌层或转移至子宫以外，多数发生在葡萄胎清除后 6 个月内。临床表现为：①葡萄胎清除干净后 8 周血 HCG 水平仍未下降至正常或正常后再度升高。②子宫不规则出血，月经未恢复正常。③痰中带血或咯血。④B 超：子宫仍增大，宫壁内可能有不均质回声。

（3）子宫绒毛膜癌大多发生在葡萄胎清除 6 个月后，亦可在产后或流产后任何时期发生。主要表现为：①除长期阴道不规则流血和子宫增大外，肺部 X 线摄片和阴道壁往往见到绒癌转移灶。②血 HCG 水平显著增高。

（4）胎盘部位滋养细胞肿瘤极罕见。表现为：①流产、分娩或葡萄胎后出现闭经，继以不规则子宫出血。②子宫往往增大至 2 个多月妊娠大小。③血 HCG 测定可为正常或稍升高，而 HPL 显著增高。④部分患者可并发肾病综合征。⑤诊断性刮宫可能见到中间型滋养细胞，无绒毛结构或其退变影。

3. 子宫畸形　双角子宫或双子宫畸形一般无任何症状，临床上不易发现。

（1）当双角子宫或双子宫畸形合并妊娠时，妊娠侧子宫迅速增大，盆腔检查时易将未孕侧子宫角或子宫误认为肌瘤或卵巢肿瘤。

（2）上述两种畸形子宫特别是双角子宫患者往往有多次流产或早产史，双子宫则多同时有双宫颈、双阴道或合并有阴道纵隔，故不难确诊。

（3）残角子宫畸形较少见，其宫腔与正常宫腔多不相通，如残角宫腔内膜有周期性功能变化时，少女初潮时即可出现经血潴留在残角子宫内以致发生痛经，故凡初潮始即有痛经，且在子宫旁扪及包块者，应首先考虑残角子宫的可能。

4. 子宫肌瘤　多发生在 30～40 岁的妇女，为女性生殖系统最常见的肿瘤。

（1）子宫肌瘤的典型症状为月经量过多，但大多数患者无任何自觉不适。

（2）在盆腔检查时发现子宫均匀增大，甚至子宫表面有多个球状物隆起，且肌瘤所在部位的子宫质地较子宫本身肌层更坚实。

（3）B 超检查多可确诊。

（4）如患者有停经，而子宫远超过停经月份相应的妊娠子宫大小，应考虑肌瘤合并妊娠的可能，血、尿 HCG 测定和 B 超检查可协助确诊。

5. 子宫腺肌病　子宫内膜侵入子宫肌层为子宫腺肌病，多见于 30～50 岁经产妇。

（1）主要症状为痛经和经量增多。

（2）检查子宫多系均匀增大，可达正常子宫的 2 倍，子宫多为后壁增厚，质硬且有压痛。

（3）剧烈痛经和子宫压痛为此病有别于子宫肌瘤的主要区别点。

（4）B 超可见子宫增大，肌壁间有不均质回声。

6. 子宫肉瘤　一般为平滑肌肉瘤，多发生在围绝经期妇女。

（1）临床表现为不规则子宫出血或绝经后出现阴道流血伴有腹痛。

（2）子宫多系均匀增大，但很少超过 3 个月妊娠子宫大小。

（3）分段诊断性刮宫是确诊本病的可靠方法，但诊断性刮宫阴性不能完全排除肉瘤。

7. 子宫内膜腺癌　多见于围绝经期，特别是绝经后妇女。

（1）临床表现为不规则子宫出血或绝经后出现阴道流血。

（2）子宫多系均匀增大，但最大不超过 3 个月妊娠子宫大小。

（3）分段诊断性刮宫是确诊本病的唯一方法。

8. 异位妊娠　以输卵管妊娠为最常见。

（1）患者典型症状为停经、流血和腹痛。如输卵管妊娠破裂或流产导致腹腔内出血时，多有肛门坠胀感，出血过多时，可并发休克。

（2）腹部检查。腹部有压痛、反跳痛，但无肌痉挛；腹部转移性浊音多为阳性。

（3）盆腔检查。宫颈举痛明显，且在子宫的一侧扪及边界不清楚、触痛显著的包块。包块多系输卵管妊娠破裂后，胚胎组织及血凝块附着于破口处所形成。

（4）尿或血 HCG 为阳性；阴道后穹穿刺抽出的血液不凝或抽出的血液中有小血凝块即可确诊。

9. 输卵管癌　多发生在绝经后妇女。

（1）阴道阵发性排液、腹痛和盆腔包块为本病典型表现。

（2）包块位于子宫的一侧或两侧，外形呈腊肠样或形状不规则。偶尔可见包块在排液后缩小，液体积聚后又复增大。

（3）阴道排液细胞学检查找到癌细胞可协助诊断，但阴性不能除外此病。

（4）一般需经腹腔镜检查或剖腹探查方能最后确诊。

10. 盆腔炎　为妇科常见病之一。临床上可分为急性和慢性盆腔炎两种。

（1）急性盆腔炎的主要表现为

1）双侧下腹痛、高热、白带增多。

2）腹部检查下腹有压痛、反跳痛和腹肌紧张。

3）盆腔检查宫颈充血、水肿，举痛明显，子宫有压痛。

4）如炎症主要波及输卵管，可扪及增粗、肿胀且有明显压痛的双侧输卵管。病变继续发展时，可在子宫两侧形成输卵管脓肿，甚至累及卵巢，形成输卵管卵巢炎块或输卵管卵巢脓肿。

5）如脓液排入腹腔，可积聚在后陷凹形成后陷凹脓肿，此时可扪及包块向阴道后穹突出且有波动感。

6）如炎症主要波及宫旁结缔组织，则可扪及一侧或双侧宫旁组织增厚，且有剧烈压痛；如病变继续发展，组织化脓则形成腹膜后（或阔韧带内）脓肿。

（2）慢性盆腔炎常为急性盆腔炎未能彻底治疗，病程迁延所致。

1）多有盆腔包块形成或表现为两侧宫旁组织增厚。常见的盆腔包块有输卵管积水、输卵管卵巢囊肿或输卵管卵巢炎性包块，均位于子宫两侧，与子宫紧密相连，大多固定不活动，直径可从几厘米至20厘米大小不等。

2）输卵管积水和输卵管卵巢囊肿均呈囊性，但形状不同，前者似腊肠，后者为卵圆形包块，慢性输卵管卵巢炎性包块则形状多不规则，质实且有轻压痛。

3）慢性盆腔炎患者均有多年不育史，如同时伴有闭经或经量过少，应考虑盆腔炎性包块为结核性的可能，诊断性刮宫可协助诊断。

11. 卵巢滤泡囊肿和黄体囊肿　两者均系生理性卵巢囊肿，大多是在盆腔检查时偶然发现的。

（1）直径一般不超过5～6cm，且可在2～3个月内自行缩小或者消失。

（2）由于囊壁薄，检查时如用力挤压可发生破裂，亦可自发破裂。囊肿破裂时患者突感下腹剧痛，但多可迅速缓解，24h内疼痛可消失。

（3）如囊肿破裂时合并有血管破裂，则可引起腹腔内出血。

（4）患者一般无停经史和阴道流血，血、尿HCG值正常，故可与输卵管妊娠破裂导致的腹腔内出血相鉴别。

12. 卵巢肿瘤　约占女性生殖器官肿瘤的30%以上，可发生于任何年龄，但多见于育龄妇女。临床上卵巢肿瘤可分为良性和恶性两大类。

（1）良性卵巢肿瘤生长极缓慢，除因肿瘤蒂扭转引起剧烈腹痛，或肿瘤体积过大引起压迫症状外，患者多无任何不适。妇科检查在子宫的一侧或双侧扪及表面光滑、能活动的球状包块，多呈囊性。

（2）恶性卵巢肿瘤早期亦无症状，但生长迅速，转移较快，当出现腹胀、腹部增大、厌食、恶心、呕吐或大便困难等症状时，往往已属病变晚期，除妇科检查在子宫的一侧或双侧，甚至后陷凹等处扪及固定的实性包块和结节外，腹部检查亦多能扪及包块并有转移性浊音。有关卵巢良、恶性肿瘤的鉴别方法详见表7－3。

表7-3 卵巢良、恶性肿瘤的鉴别

项目	良性	恶性
症状	生长缓慢，病程长，除肿瘤蒂扭转或过大时出现压迫症状外，大多无症状	生长迅速，病程短，晚期腹胀痛，恶心，呕吐，大便困难
体征	多为单侧，活动，囊性，表面光滑，无腹水，无转移结节	多为双侧，固定，实性，表面高低不平，常有腹水和转移结节
一般情况	良好	消瘦，恶病质
实验室检查	红细胞沉降率多正常，血清甲胎蛋白、癌胚抗原及CA125均在正常范围	红细胞沉降率加快，血清甲胎蛋白、癌胚抗原或CA125可升高
B超	为液性暗区，可有间隔光带，边缘清晰	在液性暗区内有杂乱光团、光点，包块周界不清

13. 盆腔子宫内膜异位症　多发生在30~40岁的妇女，约80%的子宫内膜异位症侵犯卵巢，形成卵巢子宫内膜异位囊肿。

（1）典型症状为继发性痛经、性交痛和不育。

（2）卵巢子宫内膜异位囊肿直径多在7cm以下，最大者可达25cm。囊壁均较厚，囊肿与子宫及阔韧带紧密相连，不活动，有轻压痛。

（3）异位的子宫内膜还可侵犯盆腔其他部位如子宫骶骨韧带、后陷凹处腹膜或直肠阴道隔等处，形成大小不等的痛性结节或实性包块。

（4）有些卵巢内膜异位囊肿患者无痛经，此时应注意将本病与输卵管卵巢囊肿相鉴别。

14. 多囊卵巢综合征　多见于17~30岁的妇女，是由于内分泌功能失调所引起的一种疾病。

（1）主要症状为月经不调、多毛、肥胖和不孕。

（2）盆腔检查双侧卵巢比正常大1~3倍，包膜增厚呈坚实感。

（3）血清FSH水平降低而LH水平升高，LH/FSH>3为本病特征。

（4）血清睾酮，主要是游离睾酮可能增加。

（5）腹腔镜检查及卵巢活检可明确诊断。

15. 卵巢过度刺激综合征　用人绝经期促性腺激素（HMG）和HCG超排卵治疗不孕时，可引起卵巢分泌亢进，称卵巢过度刺激综合征。

（1）卵巢过度刺激综合征中约30%的患者卵巢肿大，直径超过5cm，6%超过10cm，往往伴有轻度腹水与体重增加。

（2）卵巢过度刺激综合征严重者卵巢极度肿大以致腹部检查时即可触及，伴有腹痛、恶心、呕吐与腹水、胸水，同时出现全身电解质紊乱。

16. 卵巢残留物综合征　指在双侧卵巢切除后，仍残留有少量有功能的卵巢组织而导致的综合征。

（1）多发生在因盆腔子宫内膜异位症或慢性盆腔炎行全子宫及双侧附件切除术后的患者。

（2）由于盆腔内组织广泛粘连，部分卵巢皮质仍残留未能切除，术后数年患者出现腹痛、腰痛和性交痛。

（3）盆腔检查在阴道顶端上方盆腔的一侧扪及表面光滑、固定不活动的囊性包块，直径一般在5cm以下。

（4）切除囊肿送病检见到卵巢组织方能确诊。

17. 卵巢冠囊肿　系中肾管残余囊肿，位于阔韧带两叶之间。

（1）一般极小，但亦可增大达10cm直径大小。囊肿呈圆形，表面光滑，无压痛，活动受限。

（2）患者一般无症状，术前多误诊为卵巢囊肿。

（3）手术时见到囊肿上方有被拉长、伸展的输卵管，下方另有完整不相连的卵巢时即可确诊。

18. 卵巢重度水肿　由于液体潴留在卵巢间质内致使卵巢明显增大，其原因可能是由于卵巢系膜扭曲或扭转，导致淋巴液和静脉血回流受阻所致。

（1）患者多为年轻未育妇女，可能有月经不规律和下腹部特别是右侧下腹部疼痛。

（2）卵巢直径可达10～20cm，表面光滑，无粘连，质实，切面见卵巢组织苍白，有水样液体溢出。

（3）术前一般多误诊为卵巢肿瘤。

19. 阴道积血　先天性处女膜无孔或阴道横隔（闭锁）可引起阴道积血，甚至宫腔积血。

（1）患者为青春期少女，出现周期性腹痛，但无月经来潮。

（2）妇科检查为无孔处女膜或阴道下段闭锁。肛查扪及直肠前方有球形隆起包块。积血过多时，下腹部即可扪及有压痛的包块。

（二）泌尿系统包块

1. 充盈的膀胱或尿潴留可能被误诊为盆腔包块。

（1）盆腔检查在盆腔正中、子宫的前方扪及形状似卵巢囊肿，但两侧边界不清楚、活动受限的囊性包块时，应考虑尿潴留的可能。

（2）嘱患者排空膀胱或导尿后，囊块消失可避免误诊。

2. 先天性盆腔异位肾可位于下段腰部、髂窝部或盆腔内。

（1）患者除偶有腰背部疼痛外，一般无症状。

（2）如盆腔检查发现盆腔一侧有形如肾脏、质实且较固定的包块时，应排除异位肾的可能。

（3）X线静脉尿路造影可确诊。

（三）胃肠道包块

1. 肠管、大网膜粘连块可继发于盆腔手术或炎症后。

（1）患者常有腹部胀痛不适，排气或排便后疼痛缓解。

（2）包块界限不清，边缘不规则。

2. 乙状结肠内干结粪便易与卵巢肿瘤混淆，如不能肯定时，应在灌肠或服泻药排便后再次复查。

3. 阑尾脓肿表现为右下腹包块，在形成包块前有阑尾炎史。

4. 结肠癌患者多有便秘、腹泻史。大便隐血（+），乙状结肠镜检查可确诊。

（四）其他罕见包块

1. 淋巴囊肿　宫颈癌患者行腹膜后淋巴结清扫术后，如淋巴管断端未结扎或术后引流不畅时，淋巴液积聚在腹膜后可形成淋巴囊肿，表现为单侧或双侧界限不清的固定囊肿，结合患者有上述手术史即应考虑本病。

2. 盆腔血肿　盆腔手术后如盆腔检查扪及质软且边界不清的包块伴有低热时，应考虑盆腔血肿的可能，必要时行包块穿刺，抽出血液即可确诊。

3. 腹膜囊肿　妇女盆腔手术后如腹腔内有轻度炎症，术后数月可因腹膜渗出液潴留而形成腹膜囊肿。囊肿固定，囊壁极薄，渗液多时囊肿直径可达 20cm 以上。手术切开囊壁时往往在囊腔底部发现输卵管卵巢。

4. 盆腔异物　手术后盆腔内异物残留虽罕见，但残留纱布仍偶有发生，如患者术后有腹痛、发热，盆腔检查扪到质地较实、界限清楚且有压痛的块物，应排除异物的存在，X 线检查或 B 超检查可协助确诊。

5. 腹膜后肿瘤　腹膜后肿瘤如纤维瘤、肉瘤、畸胎瘤等均可表现为盆腔肿块，它们均位于盆腔腹膜后方，固定不活动。

（李淑娟）

第五节　更年期综合征

妇女由有生殖能力的性成熟期过渡到丧失生殖能力的老年期的过程称更年期或围绝经期。围绝经期包括绝经前期（一般在绝经前 2～5 年开始）、绝经期（停经 1 年者）和绝经后期（一般在绝经后持续 6～8 年）。

更年期时，卵巢性激素分泌逐渐减少，全身器官，特别是女性生殖器官相应衰退，并可产生一系列生理和心理症状，其表现多样，故又称更年期综合征。

一、更年期综合征的临床表现

更年期综合征的症状极多，且因人而异，常见的症状如下。

1. 月经变化　可有多种不同表现形式。

（1）月经周期不规则。月经周期提前或延迟，持续时间短，经量逐渐减少至完全停止行经。

（2）停经一段时间后，子宫长期出血，血量多且持续时间长，反复多次停经流血，直至最后月经完全停止。

（3）月经周期正常，突然月经终止，不复再来月经。

2. 血管舒缩调节失衡　为最常见的更年期症状，妇女表现为阵发性潮红、发热和出汗。发作前可能有类似头痛的短暂头部压迫感，继而头、颈部潮红、发热，迅速波及上段胸、背部，直至全身，随之全身出汗，潮热消失。每次发作持续时间不定，由极短暂至最长 30min。白天、夜晚均可发作，发作次数因人而异。发作时虽然皮温稍增，但体温反略有下降，平均下降 0.2℃。

3. 精神、心理异常　患者可能出现抑郁、失眠、注意力不集中、情绪波动、易怒或心跳等不适，严重者有时自觉生不如死，甚至萌发自杀念头。

4. 其他生殖系统不适　表现为阴道干燥，性欲减退，性交痛或白带增多，外阴瘙痒等不适。

5. 泌尿系统症状　常有尿频、尿急、尿痛，严重者出现尿失禁。

6. 骨质疏松　表现为骨关节痛、腰背痛、肌肉痛、身材变矮、脊柱后突和行走困难。

7. 皮肤改变　皮肤干燥、弹性减退、皱纹增加。面部皮肤出现色素斑。头发及阴部毛发脱落。乳房下垂，失去弹性。

二、更年期综合征的诊断

1. 症状　凡妇女年龄在40岁以上，出现上述更年期综合征的一种以上症状，即使月经正常，亦应考虑有此病的可能。此外，40岁以下出现长期闭经的卵巢早衰患者以及双侧卵巢切除后或盆腔放射治疗后的妇女出现上述症状时，几乎均系此病。

2. 妇科检查　外阴萎缩、阴道黏膜苍白、变薄或充血。子宫小于正常。

3. 血清FSH、LH水平高于正常值，血雌激素水平下降至20ng/L以下。

4. 双能X线骨密度检测仪（DEXA）测定　骨密度水平低于正常值。

5. 有心悸不适，但心电图检查正常。

6. 治疗试验　凡出现上述各种更年期症状，一般药物治疗无效时，可采用雌激素试验治疗2周，治疗后症状缓解者为更年期综合征。若给予雌激素后症状无改善时，应考虑其他器质性病变的存在。

（凡爱华）

第六节　外阴症状

一、外阴包块

外阴组织可由于各种原因形成不同性质的外阴肿块，一般均为患者自己首先发觉而就诊，仅极少数肿块隐藏于深部组织需妇科检查时才能被发现。

（一）病史要点

1. 肿块发生的时间、初发部位、发展速度。

2. 有无发热、疼痛、尿路刺激等伴随症状。

3. 肿块与月经周期、性生活的关系。

（二）体检及妇科检查重点

1. 一般情况　患者的生命体征、精神面貌、营养状态。

2. 妇科检查　①注意肿块的外观、数目、色泽、质地、活动度、有无溃烂压痛、腹股沟淋巴结有无肿大等。②肿块与尿道、阴道的关系。

（三）重要辅助检查

对实性肿块应做病理活组织检查以明确诊断。

（四）鉴别诊断

根据病因与发病机制的不同，外阴肿块可分为：①先天性：中肾管囊肿、圆韧带腹膜鞘突囊肿、异位乳腺组织囊肿等。②炎症性：前庭大腺囊肿或脓肿、皮脂腺囊肿、尖锐湿疣、性病性淋巴肉芽肿、传染性软疣等。③创伤性：外阴血肿、表皮包涵囊肿等。④血管、淋巴性：外阴静脉曲张、血管瘤等。⑤肿瘤性：良性的有纤维瘤、乳头状瘤、汗腺瘤、平滑肌瘤、脂肪瘤、神经纤维瘤、粒性肌母细胞瘤、外阴皮赘、外阴色素痣等；恶性的有外阴鳞状上皮细胞癌、基底细胞癌、前庭大腺癌、恶性色素痣、外阴湿疹样癌、外阴肉瘤等。⑥其他：外阴子宫内膜异位症等。

【外阴中肾管囊肿】

在胚胎发育过程中，部分中肾管未闭锁，保留分泌功能而形成囊肿，多见于阴道，发生于外阴者极少。

1. 一般无明显临床症状　如果囊肿位于尿道旁，可使尿道移位而发生排尿困难。

2. 囊肿大小不随月经周期改变。

3. 外阴中肾管囊肿可见于处女膜、小阴唇邻近阴蒂或尿道周围，囊肿壁薄，无触痛，较固定。

4. 病理检查囊上皮为单层立方细胞，囊肿内容物为橙黄色液体。

【外阴圆韧带腹膜鞘状突囊肿】

子宫圆韧带经腹股沟穿出附着于大阴唇上端。外阴圆韧带腹膜鞘状突囊肿来源于腹膜，与圆韧带一起下行，在大阴唇内形成囊肿。

1. 一般无明显临床症状，少数患者有月经期疼痛，但囊肿无出血，体积亦无周期性变化。

2. 肿块位于阴阜及大阴唇皮下，一般无压痛，可活动。

3. 病理检查囊内壁被覆扁平或立方上皮，囊内为澄清液体。

【外阴子宫内膜异位症】

外阴子宫内膜异位症多发生于分娩时会阴切开或修补手术瘢痕处，少数见于前庭大腺囊肿切除或其他外阴手术后，可能术时正值月经来潮。

1. 患者为育龄期妇女。经期外阴肿块增大、疼痛，经后萎缩、变小，疼痛亦消失。

2. 肿块大多位于阴唇系带及其附近手术瘢痕处，呈半球或结节样隆起，有轻压痛，经期压痛更明显。

3. 病理检查镜下可见正常的子宫内膜腺体及间质，有时间质中有陈旧的出血。

【外阴异位乳腺组织囊肿】

在胚胎发育过程中，由于乳腺组织的始基延伸到外阴，因而在大阴唇可出现异位的乳腺组织，在内分泌的影响下增生，形成慢性囊性乳腺病的类似病变，但极少见。

1. 大多数患者是在分娩后哺乳期才出现明显症状，外阴肿块迅速增大伴胀痛，停止哺乳后肿块很快缩小。

2. 患者于青春期后外阴出现肿块，在月经前可能增大，伴胀痛，经后缩小，胀痛亦消失。

3. 囊肿多位于大阴唇，边界不清，可推动。

4. 病理检查镜下可见乳腺组织。

【前庭大腺囊肿或脓肿】

前庭大腺囊肿或脓肿是最常见的外阴部肿块。前庭大腺腺管上皮由于慢性炎症、增生、粘连，继而腺腔被堵塞，分泌物潴留而形成囊肿，囊肿伴发感染则形成脓肿。

1. 多发生于20~50岁的妇女　小的囊肿一般无明显症状，囊肿较大时，患者感到局部肿胀不适。囊肿伴感染而形成脓肿时，局部出现红肿热痛或跳痛，严重时可引起发热等全身症状。

2. 囊肿位于大阴唇下方，无明显触痛。囊肿伴感染时，肿块红肿压痛，有波动感，腺管开口明显充血并有脓性渗出液。

【外阴皮脂腺囊肿】

大小阴唇皮脂腺丰富，其导管阻塞后分泌物潴留而形成皮脂腺囊肿。

1. 外阴皮脂腺囊肿生长缓慢，其质地、大小及症状不随月经周期而变化。囊肿一般仅1.0~2.5cm直径，无疼痛等不适。

2. 肿块常位于大阴唇内侧，质地柔软，无波动感，表面偶可见腺管口，有皮脂溢出。

3. 病理检查囊壁由较薄的复层扁平上皮细胞组成，在上皮外可见分散的皮脂腺细胞，囊腔内充满不定型的皮脂样物质。

【外阴静脉曲张】

外阴静脉曲张多由于妊娠或盆腔巨大肿瘤压迫引起盆腔内静脉血管压力增高所致，也可由髂内静脉瓣膜缺损引起。

1. 患者站立时由于外阴血液回流障碍引起静脉扩张而感坠胀不适，平卧后消失。一般无疼痛。

2. 肿块好发于大阴唇，见迂曲扩张的血管在皮下形成蓝紫色突起，质软，无明显压痛。严重静脉曲张可破溃出血，引起血肿。

【外阴血管瘤】

外阴血管瘤是先天性疾病，起源于中胚叶，由无数毛细血管或海绵状血管构成。其类型有两种：毛细血管瘤（血管痣）和海绵状血管瘤。

1. 多见于新生儿，亦可见于其他任何年龄，一般无明显不适。肿块较大时，阴部有肿胀感。

2. 在大阴唇或阴阜处可见小红血管痣或蓝紫色海绵状肿物，质地柔软，指压时蓝紫色可褪去，放松后恢复原形。

【外阴淋巴管瘤】

极少见，由淋巴管扩张增生而成。有两种类型，较常见的一种为单纯性淋巴管瘤或局限性淋巴管瘤，较少见的一种为海绵状淋巴管瘤。

1. 一般无明显不适。

2. 在大小阴唇或阴阜处可见肿瘤呈灰红色或灰白色囊泡状肿物，大小不等，直径由数毫米到数厘米，破裂后有淋巴液流出，可伴有皮肤弥漫性肥厚突起。

3. 病检镜下可见在真皮或皮下组织内有囊性扩张的淋巴管，囊腔内有淋巴液及淋巴细胞。

【外阴纤维瘤】

外阴纤维瘤是来源于外阴结缔组织的良性实性肿瘤。

1. 多见于生育期妇女，一般无自觉症状，生长速度缓慢。肿瘤体积过大时可影响行动，压迫尿道时可能出现排尿及性交障碍，部分患者感坠胀及疼痛。

2. 肿瘤多位于大阴唇，少数见于小阴唇、阴阜，常为单发，质硬，带蒂，肿瘤表面有溃疡时，可继发感染。较大的肿瘤出现囊性变时，质地较软。

3. 病检可确诊。

【外阴乳头状瘤】

外阴乳头状瘤是以上皮增生为主的良性上皮性肿瘤。肿瘤表面有很多乳头状小突起，为外阴最多见的良性肿瘤。

1. 多见于中老年妇女，一般无症状，偶感外阴瘙痒及疼痛。肿瘤生长缓慢。

2. 病变多位于阴唇及阴阜、阴蒂，通常单发，体积不大，质地韧，外观呈蕈状或菜花状。

3. 病检可确诊。

【外阴汗腺瘤（hidradenomas）】

外阴汗腺瘤是由汗腺上皮增生而形成的一种外阴肿瘤，一般为良性。

1. 多见于中老年妇女，一般无明显不适，部分患者感瘙痒。

2. 于大阴唇皮下触及圆形小结节，边界较清楚，色淡红，有时肿块表皮可向下凹陷或溃破。

3. 病检镜下可见乳头状结构的腺体和腺管。

【外阴平滑肌瘤】

外阴平滑肌瘤是由平滑肌细胞构成的良性肿瘤，可发生于外阴的平滑肌、毛囊的立毛肌或血管的平滑肌组织中。

1. 多发生于育龄妇女。肿瘤较小时无明显临床症状，肿瘤长大后可产生外阴坠胀感，行动不便。

2. 于大阴唇处可触及实性、活动、边界清楚、质韧的肿块。一般无压痛。

3. 病检可确诊。

【外阴脂肪瘤】

正常大阴唇、阴阜等部位有较丰富的脂肪组织，在这些部位可发生脂肪瘤。脂肪瘤是由成熟脂肪细胞构成，属良性肿瘤。

1. 肿瘤较小时一般无不适；若肿瘤体积较大，则有局部坠胀感，甚至影响活动。肿块生长缓慢，若生长迅速，需通过病理检查与脂肪肉瘤鉴别。

2. 在大阴唇或阴阜皮下触及肿块，质软，圆形，有时呈分叶状，边界清楚，活动，质较软。

3. 病检镜下见肿瘤由成熟的脂肪细胞构成。

【外阴神经纤维瘤】

外阴神经纤维瘤由外胚层的施万细胞所发生，较少见；极少恶变，常是全身性多发性神经纤维瘤病的局部表现。

1. 临床多无不适。

2. 外阴出现多发性皮下小结节，质软，表面呈褐色色素沉着。有时可合并皮肤咖啡色斑、纤维囊性骨炎或全身多发性神经纤维瘤。

3. 病理检查可确诊。

【外阴粒性肌母细胞瘤】

外阴粒性肌母细胞瘤是一种起源于神经鞘施万细胞的良性肿瘤，占全身粒性细胞瘤的7%。

1. 患者多无不适。

2. 于外阴部皮下组织中扪及单个硬性较小结节，无压痛，边界清楚，表皮色素减退，常和身体其他部位的同类肿瘤同时存在。

3. 病理检查可确诊。50%的病例覆盖瘤体的上皮组织呈“假上皮瘤样增生”。

【外阴色素痣】

外阴色素痣是一种含有痣细胞的肿瘤，为皮肤色素细胞生长过度形成。按生长部位分为交界痣（痣细胞团位于表皮基底层和真皮乳头层交界处）、皮内痣（痣细胞完全进入真皮内）和复合痣（交界痣的一部分进入真皮内）。

1. 早期无症状，如长期受刺激或摩擦，局部可感疼痛或瘙痒。当患者自觉疼痛、瘙痒、出血或痣突然增大时，应警惕恶变的可能。

2. 大小阴唇处见褐色斑块，表面平坦或略隆起，有的长毛。

3. 病理检查可在镜下见痣细胞呈立方形或卵圆形，胞质内含多少不等的黑棕色细颗粒。

【外阴皮赘】

又称外阴垂疣或外阴软纤维瘤，为息肉样纤维上皮增生病变。

1. 无自觉不适，偶可影响行动。

2. 可见外阴软袋状悬垂肿块，带蒂，质软，无压痛，外观为正常的皮肤组织。

3. 病检可确诊。

【外阴鳞状上皮癌】

外阴鳞状上皮癌是外阴癌中最常见的一种，约占外阴恶性肿瘤的90%，占妇科恶性肿瘤的3%～4%。其病因可能与外阴白色病损、人乳头瘤病毒感染或外阴部慢性炎症的长期刺激等有关。

1. 好发于绝经后老年妇女　外阴瘙痒为其常见症状。早期出现外阴结节或肿块，进行性增大，随后癌块表面组织坏死、脱落，形成溃疡，出现外阴疼痛、流液、出血。

2. 病灶多位于大阴唇，其次为阴蒂、小阴唇、后联合等。早期病灶为局部硬性结节或肿块，晚期常表现为溃疡型或菜花样肿块，表面溃破后继发感染。有时可扪及腹股沟淋巴结肿大。

3. 在可疑癌变的非坏死区取活检，一般不难诊断。在甲苯胺蓝染色、醋酸脱色后的不脱色区取活检，更有助于获得准确结果。

【外阴湿疹样癌】

外阴湿疹样癌又称外阴佩吉特病（Paget disease），也可发生在腋下、脐部、肛门等部位，约1/3的患者合并有汗腺癌，且可与其他原发癌如宫颈癌、膀胱癌、胆囊癌或乳腺癌等并存。

1. 多发生于绝经后的老年妇女，病程发展缓慢，常见症状为顽固性的外阴瘙痒、疼痛或烧灼感。部分患者无症状。

2. 病灶多位于大阴唇及会阴，边界清楚，局部发红，在发红的基底上有表浅而散在的斑块，表面粗糙，常有渗出，呈湿疹样改变。

3. 病检确诊，在外阴表皮内及皮肤附件中有Paget细胞浸润。

【前庭大腺癌】

前庭大腺癌少见。其病理类型有腺癌、鳞癌及移行细胞癌，腺癌约占50%。

1. 多发生于老年妇女。早期在小阴唇内侧深部出现肿块，增大后伴溃疡形成，患者感疼痛，分泌物增多。

2. 在大阴唇下内侧深部可触及坚实的硬结或肿块，固定，表面可有溃疡形成，晚期肿瘤发展到整个阴道，与骨膜固定，腹股沟淋巴结肿大。

3. 病检确诊，在癌周围组织中可找到正常的前庭大腺组织。

【外阴恶性黑色素瘤】

较常见，病变多由色素痣恶变而来，恶性程度高。

1. 多发生于老年妇女，有外阴色素痣病史，常见症状为外阴瘙痒，癌肿破溃后伴疼痛及出血。

2. 病灶常位于小阴唇、阴蒂或大阴唇及尿道口。病灶呈结节状或融合成肿块，表面有色素沉着，周围常有大小不等的转移灶。晚期腹股沟淋巴结肿大。

3. 病检确诊，镜下可见黑色素瘤细胞，呈极度多形性改变，排列紊乱，常有核分裂。

【外阴基底细胞癌】

外阴基底细胞癌较少见，低度恶性，易复发，但一般不转移。

1. 好发于绝经后老年妇女　部分患者无症状，部分患者感觉外阴瘙痒，烧灼感，肿瘤溃破后疼痛、出血。

2. 病灶常位于大阴唇，质硬，较小，表皮菲薄，外观可呈溃疡型、结节型、扁平型或息肉型。

3. 病检确诊　镜下主要特征是癌组织边缘部的一层细胞呈柱形，其长轴呈栅栏状排列，相当于皮肤之基底细胞。在中央部分的细胞核呈圆形，有的含较多色素。

【外阴肉瘤】

外阴肉瘤来源于中胚叶，少见。

1. 多发生于30～50岁的妇女，偶见于幼女。早期无症状，但肿块增大迅速，肿块溃破合并感染后，出现疼痛、出血、分泌物增多等症状。

2. 病灶多位于大阴唇、阴蒂及尿道口周围，圆形或椭圆形，大小不一，表面灰白或呈红色肉样，质地软硬不一。

3. 病检切面呈鱼肉状，灰白色或红色，质较脆；镜下依病变的组织学来源不同有不同的表现。病理类型有平滑肌肉瘤、横纹肌肉瘤、脂肪肉瘤、淋巴肉瘤、纤维肉瘤、血管肉瘤、表皮样肉瘤或神经元性肉瘤。

二、外阴疼痛

女性外生殖器有丰富的神经、脂肪和血管，且皮下组织疏松，轻微受伤即可出血。外阴的损伤、出血或炎症均可引起外阴疼痛。

（一）病史要点

1. 有无外阴损伤、粗暴或不当性交或药物接触等病史。
2. 疼痛的部位、性质、持续时间、加重或缓解因素等。
3. 有无外阴瘙痒、包块、溃疡、阴道分泌物增多、排尿异常、阴道出血等伴随症状。

（二）体检及妇科检查重点

1. 外阴检查　外阴是否红肿，有无肿块、出血、皮损或溃疡。肿块是否有压痛及波动感，挤压尿道旁腺或前庭大腺是否溢出脓液。腹股沟淋巴结有无肿大及压痛等。

2. 全身检查　注意生命体征，有无因失血或疼痛而致的脉搏细弱，血压下降等休克表现。

（三）重要辅助检查

1. 活组织检查　外阴局部有溃疡或肿块，可取病变部位组织进行病理检查。

2. 盆腔 X 线摄片　了解有无合并骨盆骨折。

（四）鉴别诊断

【外阴损伤】

1. 外阴血肿　外阴皮下及黏膜下组织疏松，血管丰富，一旦有暴力撞击，血管破裂极易形成皮下血肿，以致外阴疼痛。

（1）有外阴直接损伤史，外阴疼痛出现在外伤后。

（2）皮下瘀斑是血肿的警告征象。血肿小而局限时，疼痛多不严重，一般可能仅有局部压痛；大的血肿表现为外阴皮肤及黏膜呈紫色，局部组织明显肿胀，疼痛和压痛均剧烈。

（3）若出血由外阴皮下经疏松组织间隙向内渗透至直肠阴道隔，甚至腹膜后，可形成腹膜后巨大血肿，以致发生休克。

2. 处女膜裂伤　多因第一次性交造成。

（1）轻度少量出血时感轻度外阴疼痛，裂伤多自愈，疼痛亦可迅速缓解。

（2）裂伤常发生于处女膜后半部，边缘呈暗红色。

（3）处女膜裂伤严重时，出血不止，伴持续疼痛。

【外阴炎症】

1. 前庭大腺炎和前庭大腺脓肿　病原菌侵入前庭大腺腺管，使黏膜充血肿胀，腺管上皮破坏使管口阻塞粘连，分泌物不能排出，因而前庭大腺肿胀，引起外阴疼痛。其临床表现如下：

（1）患者外阴疼痛局限在病灶侧。

（2）外阴检查见大阴唇下 1/3 处红肿、发热，触痛明显。

（3）脓肿形成后疼痛更加剧烈，甚至可伴有发热、寒战。

（4）病侧腹股沟淋巴结常肿大，伴疼痛。

（5）脓肿破裂或引流后，疼痛迅速缓解。

2. 生殖器疱疹　生殖器疱疹是由单纯疱疹病毒（herpes simplex virus，HSV）感染所致，90% 由 HSV－Ⅱ型引起，以外阴疼痛为主要症状，多通过性接触传播。

（1）配偶有病毒感染史或婚外性交史。

（2）潜伏期 1～45d，平均 6d。外阴刺痛、灼热感，常伴有发热、头痛、乏力、肌痛等全身症状。

（3）外阴检查：两侧大小阴唇皮肤及黏膜见散在的、针尖至火柴头大小的簇状水疱，溃破后可有透明浆液流出。水疱糜烂或形成溃疡后，疼痛更加剧烈。持续 1～2 周后溃疡结痂愈合，黏膜不留瘢痕。

（4）严重者病变扩散至尿道、阴道、肛周、股部皮肤，可引起大小便困难等症状。常伴有腹股沟淋巴结肿大及触痛。

（5）病毒以潜伏状态长期存在于宿主体内。生殖器疱疹容易复发，感冒、月经来潮、日晒或其他病毒感染等均为复发诱因。

（6）应与带状疱疹相鉴别，后者通常由水痘—带状疱疹病毒引起，神经痛为其典型症状。集簇的水疱多沿一侧皮神经分布区呈带状排列，一般不超过体表正中线，好发于肋间神经、三叉神经、颈部神经的分布区。外阴部发病者极少。

（7）血清 HSV 抗体测定为阳性，组织病检镜下可见表皮细胞水肿，有气球状细胞。

3. 外阴毛囊炎　外阴皮肤因摩擦或手术备皮而损伤时，继发葡萄球菌等细菌感染而发生毛囊炎。

（1）患者感外阴疼痛，严重者可伴有发热、全身不适等症状。

（2）外阴检查见阴阜、大阴唇等毛囊周围皮肤发红、肿胀，有触痛。形成小脓疱时呈圆锥形，中心为一根穿出的毛发。

（3）若为多处小脓疱，可互相融合形成大脓疱。感染向深层发展，则形成疖肿。

4. 外阴疖、痈　外阴疖多由毛囊炎发展而来，是毛囊深部及周围组织的急性化脓性感染性炎症。多个相邻的外阴疖发生融合形成痈。其临床特点如下：

（1）患者外阴局部红、肿、热、痛，可伴有头痛、畏寒、发热等全身不适。

（2）外阴检查见大阴唇外侧脓肿呈圆形，高出皮肤表面，表面皮肤紧张，发红，触痛显著，脓肿形成后有波动感。常并发局部淋巴结炎，腹股沟淋巴结肿大，触痛。

（3）疖或痈的脓肿溃破愈合后多遗留有瘢痕。

（4）脓性分泌物培养可培养出葡萄球菌等致病菌。

5. 外阴急性蜂窝组织炎　外阴皮下组织疏松，致病菌侵入筋膜下疏松间隙或深部组织，导致急性弥漫性炎症，引起外阴疼痛。

（1）近期外阴皮肤或软组织有直接损伤史。

（2）外阴疼痛范围广，高热、寒战、头痛、乏力等全身症状明显。

（3）表浅的急性蜂窝组织炎局部红肿明显，并向四周扩大，与正常组织无明显界限；深部的急性蜂窝组织炎局部红肿不明显，只有局部水肿和深部压痛，外阴疼痛较表浅者轻，红肿皮肤扪之有捻发音。

（4）若蜂窝组织或筋膜有坏死，可引起进行性皮肤坏死。

6. 丹毒　是一种由乙型溶血性链球菌侵入外阴皮肤，释放毒素而引起的炎症病变，可迅速蔓延至整个外阴部，引起剧烈疼痛。

（1）外阴皮肤有擦伤、抓伤或创伤的病史。

（2）潜伏期短，约数小时，少数 3～5d，发病急骤，常有畏寒、发热等前驱症状。

（3）外阴剧烈疼痛，同时出现大面积红斑为典型症状。

（4）外阴检查见外阴部猩红色红斑，面积随病程进展而扩大，表面发红、发亮，边界明显，压痛剧烈，可发生大水疱，甚至坏疽。

（5）腹股沟淋巴结肿大、疼痛，白细胞检查以中性粒细胞增多为主。

【外阴溃疡性疾病】

1. 外阴贝赫切特综合征（白塞病）　又称眼—口生殖器综合征，是原因不明的细小血管炎为病理基础的慢性进行性复发性多组织系统损害疾病。若患者具有跟、口、生殖器三个主要病症中的两个，并有其他系统中的一个损害即可诊断为此病。外阴损害引起的外阴疼痛是该病的临床表现之一。其临床特点简介如下：

（1）外阴溃疡：溃疡可发生于外阴任何部位，如大小阴唇内侧、阴道口周围、会阴或肛门等。溃疡数目及大小不定，呈圆形或椭圆形，反复发作。若为坏疽型溃疡，则数目较少而浸润深，边缘不齐并内陷，周围组织水肿显著。患者局部疼痛，若继发感染则症状加重，常伴有发热、乏力等全身不适。

（2）口腔溃疡：常为最早出现的临床症状，与外阴溃疡同时存在，可发生于口腔黏膜任何部位，包括舌及扁桃体，易反复发作。

（3）眼部损害：可发生虹膜睫状体炎、前房积脓、结膜炎等疾患，严重者可导致失明。

（4）皮肤损害：多表现为脓疱、毛囊炎、疖肿、痤疮等。

（5）心血管损害：主要有血栓性静脉炎和微血管周围炎。

（6）结缔组织损害：主要是关节疼痛和关节炎。

（7）中枢神经系统损害：脑干、脑膜炎症引起器质性神经错乱综合征。

（8）消化系统损害：表现为胃肠黏膜的溃疡。

（9）急性发作期红细胞沉降率显著增快。

2. 急性外阴溃疡病　是一种由于机体抵抗力低下，正常粗大杆菌致病而产生的外阴良性溃疡。其特点如下：

（1）有免疫抑制药物服用史或急性感染性疾病病史。

（2）起病急，外阴灼热、瘙痒，出现剧痛性溃疡，可伴有高热、乏力或阴道分泌物增多等症状。

（3）外阴检查见溃疡广泛分布于小阴唇外侧、阴道前庭、尿道周围或后联合处。溃疡表浅，表面无膜状物覆盖，触痛剧烈，周围组织水肿、发红。

（4）活组织病理检查排除恶性溃疡。

【尿道肉阜】

尿道肉阜是女性尿道口出现的一种息肉赘生样组织，可能与雌激素严重降低致使尿道黏膜外翻、暴露，受刺激而形成有关，又称尿道肉芽肿或血管性息肉。好发于绝经后妇女。

1. 排尿时有烧灼疼痛感，性交时接触肉阜亦感疼痛，有时可少量出血。

2. 外阴检查见尿道口下方正中6点钟处0.5～1cm大小突起，表面光滑，呈淡红或深红色，触之柔软而疼痛。带蒂或基底部宽，大者可呈环状，环绕尿道口。

3. 服用雌激素制剂后，肉阜可萎缩以致完全消失。

4. 必要时行组织病理活检，排除尿道癌。

【外阴前庭炎综合征】

是一种多因素所致的、具体病因不明的局限于女性外阴的综合征，多见于性生活活跃的育龄期妇女。

1. 性交时或外阴触诊时前庭、阴道口疼痛，或长期阴道口灼热感，不能进行正常性生活。也可伴有尿痛、尿频等症状，持续数月至数年不缓解。

2. 外阴检查除可见外阴前庭黏膜发红外，并未发现明确病灶。

3. 排除念珠菌、滴虫性阴道炎等炎症引起的继发性前庭炎，以及雌激素水平低下所致的外阴阴道炎等器质性病变后方可诊断。

【外阴子宫内膜异位症】

因有活性的子宫内膜种植于外阴创面所引起。

1. 有人工流产、会阴修补、会阴侧切等手术史。

2. 外阴局部疼痛，月经来潮时出现或加重，当月经干净后疼痛消失或减轻。

3. 外阴检查可扪及无定形结节，呈紫色，靠近阴唇系带或会阴原切口，可有触痛。

4. 局部活组织病检可确诊。

三、外阴瘙痒

外阴瘙痒（pruritus vulvae）是多种外阴不同病变所引起的一种症状，也可发生于外阴完全正常者。它是妇女较常见的一种主诉。

（一）病史要点

外阴瘙痒可能是外阴阴道疾病的一种常见症状，也可能是全身疾病的局部表现，因而进行较全面的病史询问是诊断的关键。对外阴瘙痒患者应主要询问以下几个方面。

1. 瘙痒的范围、程度和性质、发病诱因、加重或缓解因素等。瘙痒是间歇性或持续性，是偶然发病或是反复出现。轻者尚可忍耐，重者则剧痒难忍，坐卧不安，常猛烈搔抓，直至抓破皮肤，引起出血、疼痛为止。

2. 伴随症状　有无阴道分泌物增多。

3. 有无糖尿病、贫血、尿毒症，是否妊娠期发病。

4. 了解外阴清洁卫生情况，是否使用药皂、肥皂过勤，或喷洒各类除臭剂等。是否长期穿着紧密不透气的合成纤维紧身内裤。有无粪、尿失禁等长期慢性刺激等情况。

（二）体检及妇科检查重点

1. 全身体格检查　注意体表有无皮肤病患，以排除外阴瘙痒是全身皮肤病的局部症状。

2. 盆腔检查

（1）首先观察外阴清洁情况，了解瘙痒的部位。

（2）了解皮肤色泽和厚度变化，有无抓痕、破损、丘疹、血痂及溃疡或赘生物。

（3）检查阴阜、大阴唇时分开阴毛，观察下面皮肤情况，并仔细查找有无阴虱或虫卵。

（4）审视肛门周围有无赘生物或寄生虫感染，有无粪瘘、尿瘘。

（5）观察阴道黏膜有无充血或点状出血，阴道分泌物量、色泽、性质及气味；宫颈有无糜烂、肥大、息肉、腺囊肿或溃疡。

（三）重要辅助检查

1. 血、尿常规，尿糖定性，粪及白带虫卵检查，血糖及糖耐量试验。

2. 白带涂片或培养查病原微生物。

3. 必要时做外阴活组织检查。

（四）鉴别诊断

下列各种疾病均可引起外阴瘙痒。

【外阴阴道念珠菌病】

正常人外阴皮肤、阴道黏膜可能寄生有念珠菌，但不致病，当机体免疫功能低下或妊娠、糖尿病或使用大量抗生素导致阴道内菌群失调时，念珠菌可迅速增殖引起外阴阴道炎症。

1. 外阴部瘙痒，有时奇痒导致坐卧不安。

2. 白带增多，呈凝乳状或豆渣状。

3. 检查可见小阴唇内侧及阴道黏膜附着白色膜状物，擦净后见黏膜充血、水肿，甚至有点状出血、糜烂。

4. 外阴阴道分泌物涂片镜检见典型孢子及假菌丝即可确诊；若症状典型而阴道分泌物未找到孢子及假菌丝时，可行真菌培养法确诊。

【滴虫性外阴阴道炎】

由阴道毛滴虫在阴道内生长繁殖而致病，可由性交直接传播，也可由浴池、厕所坐垫间接交叉感染。

1. 外阴瘙痒如虫爬感或灼热感。

2. 白带增多，呈泡沫样，可有臭味；合并其他细菌感染可出现脓性白带。

3. 检查见外阴阴道黏膜充血，散在的红色斑点。

4. 阴道分泌物悬滴法镜下查见阴道毛滴虫可确诊。

【婴幼儿外阴阴道炎（infantile vulvovaginitis）】

常因婴幼儿卫生不良、外阴不洁、大便污染、阴道异物或蛲虫感染时引起。

1. 外阴痒痛不适，患儿手抓外阴，哭闹不安。

2. 阴道有异物或生殖系统有肿瘤时，可见脓性、浆液脓性或血性分泌物自阴道流出，外阴、大小阴唇、阴蒂、尿道口及阴道前庭黏膜红肿。

3. 皮肤可有抓痕或溃破，严重者可见小阴唇粘连。

4. 分泌物检查寻找病原体，必要时做分泌物培养。

5. 采用鼻镜、宫腔镜或B超等检查阴道，排除阴道内异物或赘生物。

【阴虱病】

由阴虱寄生引起，通过性接触感染或寝具间接传播。

1. 不洁性接触史。

2. 阴毛部瘙痒。

3. 皮肤叮咬处出现皮疹，搔抓后皮损主要为抓痕、血痂或湿疹样变。在阴毛或局部皮肤处查见灰黄色阴虱，阴毛基部可见铁锈色或淡红色点状虱卵可确诊。

【外阴疥疮】

由疥螨寄生引起，通过人群直接或间接接触传播。

1. 可发生于任何年龄，全身皮肤均有瘙痒，腹股沟、会阴部及股内侧处瘙痒剧烈，以夜间为甚。

2. 疥螨钻入皮肤角质层内形成隆起迂曲的疥疮隧道，呈灰白色或淡黑色。病损仅有丘疹及血痂时称干性疥疮；若有小水疱、湿疹、脓疱、痂皮及糜烂时则称湿性疥疮。继发细菌感染可呈脓疱病样，掩盖了疥疮所特有的皮损而易误诊。

3. 病灶处查到疥螨或虫卵即可明确诊断。

【股癣（tinea cruris）】

是由皮肤真菌引起的浅部真菌病。病原体以表皮真菌较多见。

1. 自觉奇痒，热天病变加剧。

2. 病损首先出现在股上部内侧，两侧对称或一侧范围较大，逐渐向上下延伸，也可扩展至外阴、会阴、肛周及臀部。初起时为小片状圆形红色斑丘疹，向周围发展，但向下、向外发展较快，向上、向内发展较慢，因而形成半环形损害。皮损边缘清楚，高出正常皮肤，还可出现小水疱、小脓疱。皮损中心区有鳞屑。慢性期则局部皮肤有苔藓样变，表现为扁平上皮增生。

3. 刮取皮屑，加入20%氢氧化钾溶液将角质溶解后，镜检发现真菌菌丝即可确诊。

【外阴尖锐湿疣（condyloma acuminata）】

为近年常见的性传播疾病，其发病率仅次于淋病。其病原体为人乳头瘤病毒（以6型和11型最常见）。

1. 多有不洁性交史。

2. 潜伏期3周至8个月（平均为3个月），早期可无症状，湿疣增大、溃破以及继发感染时出现瘙痒、烧灼感及性交后疼痛。

3. 检查见肛周、大小阴唇、处女膜、阴道或宫颈等部位出现单个或多个粉红色、灰白色丘疹状、乳头状、菜花状或鸡冠状湿润肉质赘生物，直径2～3mm，质软，表面粗糙角化。病变迁延日久时，散在的乳头状赘生物可融合成巨大肿块。

4. 对不典型损害，醋酸白试验可见感染部位出现有光泽、均匀一致、边缘清楚的变白区；阴道镜检查可单独使用和（或）醋酸白试验相结合，镜下常见扁平疣状、菜花状及穗状改变；组织病理学检查可见表皮中部有诊断意义的空泡细胞，并可排除恶性病变；HPV－DNA杂交或PCR检测可明确病毒感染。

【脂溢性皮炎（seborrheic dermatitis）】

是一种与皮脂溢出有关的慢性皮肤炎症，多见于头皮，亦可出现于其他皮脂腺丰富的部位，外阴病变是其表现之一。

1. 多发生于皮脂腺分泌旺盛的青年及成年人。发病部位以头皮、乳房下、腋窝、外阴、大腿内侧、腹股沟等处多见，外阴发病者一般身体其他部位多同时发病。常仅出现局部皮肤瘙痒而无其他不适。

2. 可见皮肤轻重不等的黄红色或鲜红色斑片，上覆油腻性鳞屑或痂皮。病变时好时坏，低温潮湿时发作较频，常并发念珠菌感染。

【外阴湿疹】

是由变态反应、神经功能障碍、先天性过敏体质等所致的非感染性炎性皮肤病。

1. 剧烈的外阴瘙痒。

2. 外阴充血、水肿，继之皮肤出现许多针尖大小的丘疹，多形性对称分布，边界不清。丘疹感染可形成脓疱样湿疹。水疱或脓疱破裂后即形成糜烂性湿疹，糜烂面上逐渐分泌浆液，干燥后形成结痂性湿疹。将要消退的湿疹出现许多白色鳞屑，形成鳞屑样湿疹。湿疹长久不愈或反复发作，向表皮和真皮内浸润，出现皮肤肥厚、色素改变等损害。

3. 对于皮肤糜烂、肥厚者病理组织检查可排除恶性肿瘤。

【外阴银屑病】

银屑病又称牛皮癣，是一种良性非感染性急性或慢性炎症性皮肤病。分布于全身，多在伸侧，肘膝部尤多见，外阴仅为全身病变的一部分。

1. 外阴瘙痒、灼热或极度不适感。

2. 查体见大阴唇、阴阜部及阴蒂部糜烂及湿疹样变化，表面增厚、潮红，被覆一层细小粟粒痂皮，痂皮下点状暗红色丘疹。

3. 病理检查 见外阴皮肤角化不全，常伴有角化过度，颗粒层变薄或缺如，表皮突呈规则性向下延伸，真皮乳头延长。

【外阴神经性皮炎】

又称单纯性苔藓，是以外阴顽固性瘙痒及苔藓样硬化为主的外阴皮肤病。

1. 多见于老年妇女或绝经后妇女。

2. 外阴顽固性瘙痒，开始为间歇性，逐渐加重呈持续性发作，夜间尤甚，遇热后瘙痒更为显著，患者常因此而失眠。

3. 病变轻者仅累及大小阴唇、阴阜等；重者则可波及整个外阴。出现粟粒到米粒大的圆形、多角形扁平丘疹，皮肤淡褐色，质坚实而有光泽，表面干燥，微隆起，有糠状菲薄鳞屑，久之丘疹融合、扩大，色暗褐，皮嵴增高，皮纹加深、干燥肥厚似皮革样斑。

4. 阴道分泌物查找滴虫、念珠菌，粪便查找蛲虫等排除其他疾病所致继发性皮肤改变。组织活检镜下见表皮角化过度与轻度角化不全，颗粒层相应增厚，棘细胞层肥厚。真皮为慢性炎症细胞浸润，并可伴纤维细胞增生，甚至纤维化。

【外阴接触性皮炎（contact dermatitis）】

是外阴部皮肤接触某种刺激性物质或过敏物质而发生的非感染性炎症。

1. 有接触较强的酸碱类消毒剂、阴道冲洗剂以及一些染色衣物，或青霉素及其他过敏性药物等病史。

2. 接触部位发痒、灼热感、疼痛，出现皮疹、水疱、水肿，甚至溃疡。

3. 分泌物未查见病原微生物。

【外阴鳞状上皮增生（squamous cell hyperplasia）】

以外阴瘙痒为主要症状但病因不明的外阴疾病，以往称之为增生性营养不良。

1. 多见于50岁以前的中年妇女，也可发生在老年期。主要表现为难以忍受的外阴瘙痒，搔抓后可暂时缓解，但将触发新的瘙痒反应而致瘙痒更剧的恶性循环。

2. 病损主要累及大阴唇、阴唇间沟、阴蒂包皮、阴唇后联合等处，常呈对称性分布。早期皮肤颜色暗红或粉红，角化过度则呈白色。病变时间较长则皮肤增厚似皮革，色素增加，皮嵴隆起，出现苔藓样变，甚至因搔抓引起表皮抓破、皲裂、溃疡等。

3. 分泌物检查排除念珠菌、滴虫等病原微生物的感染；主要依靠病理检查确诊，于皲裂、溃疡、隆起、硬结或粗糙处多点活检，镜下可见表皮层角化过度和角化不全，棘细胞层不规则增厚，上皮脚之间的乳头明显，并有淋巴细胞和少量浆细胞浸润。

【外阴硬化性苔藓（lichen sclerosus of vulva）】

是一种病因不明的以外阴及肛周皮肤萎缩变薄为主的皮肤病。

1. 可发生于包括幼女在内的任何年龄段妇女，以40岁左右发病率最高。表现为病损区皮肤发痒。

2. 病损常位于大阴唇、小阴唇、阴蒂包皮、阴唇后联合及肛周，多呈对称性。早期皮肤红肿及多角形小丘疹，进一步发展则皮肤和黏膜变白、变薄，失去弹性，干燥易皲裂，阴蒂萎缩，小阴唇缩小变薄。晚期皮肤菲薄皱缩，阴道口挛缩狭窄，仅能容指尖，以致性交困难。

3. 病理检查是唯一的确诊手段。镜下见病变早期真皮乳头层水肿，血管扩大充血。典型病理特征为表皮角化和毛囊角质栓塞，表皮棘层变薄伴基底细胞液化变性，黑色素细胞减少，上皮脚变钝或消失，真皮中层有淋巴细胞和浆细胞浸润带。

【外阴湿疹样癌（eczematoid carcinoma of vulva）】

又称 Paget 病。是一种少见的具有特征性的、发展缓慢的外阴恶性肿瘤。

1. 多见于老年妇女。表现为长期顽固的外阴瘙痒、烧灼感。

2. 病灶多位于大阴唇，也见于小阴唇和阴蒂。皮肤增厚隆起，底部发红，常呈湿疹样变。有时表面有脱屑。

3. 局部组织病检可确诊。镜下见上皮内有 Paget 细胞浸润。细胞内含黏多糖，用 PAS、品红醛、黏蛋白卡红等染色均为阳性。

【外阴静脉曲张（vulvar varicosis）】

多由于妊娠或盆腔巨大肿瘤引起盆腔内压增高，外阴部血液循环障碍所致，也可由髂内静脉瓣膜缺损引起。

1. 站立时出现外阴及下肢静脉扩张，患者感觉坠胀不适，平卧后消失。外阴因皮肤营养障碍出现瘙痒。

2. 常见于大阴唇，迂曲扩张的血管在皮下突起形成蓝紫色隆起，质软，无明显压痛。严重静脉曲张可破溃出血，引起血肿。

【妊娠期肝内胆汁瘀积症（ICP）】

属妊娠期并发症，表现为以下几点。

1. 常有家族史或口服避孕药史。

2. 妊娠 28 周左右出现轻度黄疸，全身瘙痒，外阴瘙痒是其局部表现，产后症状消失。

3. 全身皮肤除抓痕外无特殊病变。

4. 肝功能检测，血清直接胆红素轻度增高，ALT 正常或轻度增高；血清甘胆酸明显增高。

【单纯外阴瘙痒症】

为无明显病损的外阴瘙痒，可能与精神或心理因素有关。一般仅见于生育年龄或绝经前妇女。

1. 瘙痒多波及整个外阴部，但也可仅发生于一侧外阴或外阴局部。

2. 瘙痒极其严重，多难以忍受。

3. 检查外阴部皮肤和黏膜外观正常，偶可见抓痕和血痂。

（凡爱华）

第七节 阴道症状

一、阴道包块

阴道介于膀胱、尿道和直肠之间，是由黏膜及肌肉组织构成的富有弹性的管状器官。阴道组织由于炎症、肿瘤、子宫内膜异位症、先天性畸形和病变等均可形成阴道包块。此外，阴道壁膨出、子宫脱垂、子宫内翻也可表现为阴道包块。由于阴道包块种类繁多，故应予鉴别。

（一）病史要点

阴道包块较小时多无症状，常通过妇科检查发现。有些则为患者自己扪及阴道内包块而就诊，此时要询问以下几点。

1. 阴道包块的部位、大小、发现时间长短，是否逐渐增大。

2. 伴随症状　有无瘙痒、疼痛、性交痛、性交困难、行走不便，有无阴道分泌物增多及其性状，有无性交出血及不规则阴道流血，有无尿频、尿痛、大便坠胀不适等症状。

3. 有无不洁性交或外伤史。

（二）体检及妇科检查重点

1. 全身检查　注意全身一般情况，浅表淋巴结有无肿大，尤其是双侧腹股沟淋巴结，以及其数目、大小、硬度、活动度、压痛，下肢有无水肿。

2. 盆腔检查　仔细进行外阴、阴道视诊和触诊。首先观察外阴发育情况，有无畸形、水肿、溃疡、赘生物形成，还应让患者用力向下屏气，观察有无阴道壁膨出、子宫脱垂；用阴道窥器检查有无阴道隔，阴道包块所在部位、数量、大小、形状、色泽，观察阴道分泌物量、性质及气味，触摸阴道通畅度，有无先天畸形，扪清包块的质地、活动度，有无搏动、压痛、接触性出血，其边界情况和与邻近组织关系；宫颈硬度，有无糜烂、肥大、息肉、腺囊肿，有无接触性出血、举痛；宫体位置、大小、质地、活动度，有无压痛；两侧附件区有无肿块、增厚及压痛。

（三）重要辅助检查

1. 血常规　白细胞及中性粒细胞升高，提示可能为炎性肿块。

2. 阴道镜检查　利用阴道镜放大40倍直接观察肉眼看不到的阴道上皮病变。

3. 病理组织和细胞学检查　可行肿块穿刺涂片细胞学检查，或取部分病变部位组织进行病理检查。

4. 其他　包块与泌尿道有关时，应行泌尿道造影、尿道镜及膀胱镜检查等。

（四）鉴别诊断

【阴道囊性包块的诊断】

1. 阴道上皮包涵囊肿　又称植入性囊肿，为少量阴道黏膜被包埋在黏膜下继续增生、脱屑，最后液化形成囊肿。

（1）有分娩时会阴阴道裂伤、会阴切开术，或经阴道子宫切除术和会阴修补术史。

（2）多无临床症状，常于妇科检查时偶然发现。

（3）一般囊肿较小，常单个存在，好发部位为阴道后壁下段正中或侧后方，类似息肉样突向阴道，呈蓝色透明。

（4）病理检查见囊内有干酪样角化内容物，囊壁覆以扁平上皮者，一般又称表皮囊肿。

2. 阴道中肾管囊肿　较常见，又称Gartner囊肿，来源于胚胎时期的中肾管遗迹，由于不完全退化，部分呈囊性扩张或分泌物潴留而形成囊肿。

（1）囊肿较大时，可引起性交困难或性交痛，甚至阻碍分娩。亦可因囊肿延伸到膀胱宫颈或膀胱阴道之间，引起膀胱刺激症状。

（2）多位于阴道前外侧壁，一般为单个，呈圆形或卵圆形，直径2～5cm不等，偶见囊肿突出于阴道口，类似膀胱膨出。

（3）病理检查可见囊壁衬以单层立方上皮或带纤毛的柱状上皮，囊内含水样、浆液性棕色液体，囊外有平滑肌围绕。

3. 阴道副中肾管囊肿　来源于残留的副中肾管组织，较多见。

（1）囊肿一般较小而无症状，有时较大可影响性生活。

（2）可发生于阴道的任何部位。

（3）病检示囊壁为具有分泌功能的柱状上皮，囊内充满透明黏液，上皮细胞组织化学染色 PAS 呈阳性反应。

4. 尿道上皮囊肿　很少见，阴道壁组织内有向尿道上皮分化的泌尿生殖窦上皮残留，继续增长可形成囊肿，囊壁为移行上皮。

5. 盲端输尿管　一侧输尿管通至囊肿中而形成盲端输尿管。膀胱镜检查患侧输尿管口缺如，静脉肾盂造影可确诊。

6. 阴道血肿

（1）多见于产后数小时内，急产、胎儿过大或阴道手术助产时易发生。阴部骑跨伤时亦可出现。

（2）血肿较小可无症状，血肿较大则有阴部疼痛，肛门坠胀。

（3）出血多时可出现面色苍白，急性失血体征；腹部检查子宫收缩良好；肛门或阴道检查发现阴道一侧紫蓝色肿块，有触痛，张力大或有波动感。巨大血肿可延及阔韧带，在子宫一侧扪及肿块，与子宫紧连。

7. 阴道积脓　一般为阴道有严重粘连，引流不畅继发感染所致。

（1）可有发热、阴部疼痛感，阴道分泌物增多。

（2）包块表面发红、有灼热感，压痛明显，可有波动感。

（3）血常规示白细胞及中性粒细胞升高，肿块穿刺可抽出脓液。

8. 阴道子宫内膜异位症　多为盆腔子宫内膜异位症向阴道发展，也可由于脱落的子宫内膜直接种植在阴道壁局部创面引起。

（1）常有痛经史，主要症状是经期里急后重感，多有性交痛。

（2）好发部位在阴道后穹，局部形成紫蓝色隆起肿块，触痛明显。

（3）局部活检证实肿块壁内见子宫内膜腺体与间质，病程长者可有吞噬大量含铁血黄素的巨噬细胞。

9. 尿道憩室　常为先天性，系发生于胚胎中肾管下端的残留囊肿。

（1）可表现为反复排尿障碍，频发的膀胱炎和性交不适。

（2）检查发现阴道前壁下 1/2 处有一囊性肿物，经按摩可见尿道口有脓液溢出，肿物随即缩小。

（3）行尿道造影可清楚地看到憩室。

10. 尿道旁腺囊肿　尿道旁腺腺管阻塞，分泌物积聚所致。

（1）囊肿呈圆形，位于尿道口后壁两侧，靠近阴道口处，压之有囊液流出，若继发感染可见脓性分泌物排出。

（2）病理检查可见囊壁被覆移行上皮、立方或柱状上皮，囊内为透明或浑浊液体。

11. 阴道前后壁膨出多与子宫脱垂合并存在，以前壁膨出多见。

（1）有分娩时会阴撕裂、产褥期过早参加重体力劳动的病史。

(2) 患者自觉下坠感、腰酸，有块状物从阴道脱出，久站、劳动和腹压增加时加重。前壁膨出时可有尿潴留或张力性尿失禁，后壁膨出时可有排便困难。

(3) 妇科检查见阴道口松弛，前壁或后壁呈半球形隆起，触之柔软而无清楚边界，常伴陈旧性会阴撕裂。

(4) 金属导尿管检查时可在前壁膨出的囊内触及导尿管；肛诊时手指可进入后壁膨出肿物之内。

12. 阴道发育异常　如处女膜无孔、阴道闭锁、阴道斜隔，均可表现为青春期周期性腹痛和经血潴留，在阴道内形成巨大囊块。前两者检查无阴道开口，肛查扪及向直肠凸出的阴道积血包块；后者囊肿位于阴道一侧，张力大，向通畅侧阴道及直肠突出。局部穿刺均可抽出陈旧性黏稠血液。此外，处女膜无孔在青春期前可因阴道积液形成阴道囊肿，穿刺为黏稠的白带。

【阴道实性包块的诊断】

1. 阴道壁息肉

(1) 多见于全子宫切除术后，为阴道顶端缝合处肉芽组织增生所致。

(2) 临床表现为少量阴道出血或接触性出血。

(3) 妇科检查在阴道切口缝合处见米粒大小的红色肿物，质软而脆，触之易出血。

(4) 病理检查为肉芽组织，含有较多毛细血管和成纤维细胞。

2. 阴道腺病　正常阴道壁为扁平上皮，无腺体结构。阴道腺病指阴道壁内出现腺上皮，替代了正常的扁平上皮。

(1) 患者母亲在妊娠期有服用己烯雌酚（DES）史。

(2) 临床症状主要有白带增多，阴道血性分泌物，性交痛，阴道灼热感，部分患者无任何症状。

(3) 阴道检查多在阴道前壁上 1/3 或阴道穹见散在小结节，0.5 ~5mm 直径大小，阴道黏膜可见红色斑点、糜烂，甚至形成溃疡。

(4) 阴道镜检查是诊断本病的可靠方法，可见到腺体开口和与宫颈表面极为相似的转换区，病变部位碘试验不着色。

(5) 病理检查在阴道黏膜下有类似宫颈内膜、子宫内膜或输卵管内膜的腺体，为单层柱状上皮，细胞内含有黏液。

3. 阴道黏膜脱垂　多为分娩损伤愈合不整齐所致，突出于阴道口或其内外，呈细长条状，表面光滑。

4. 阴道纤维瘤　来源于阴道壁的结缔组织，常单个生长，好发于阴道前壁，质硬。肿瘤增大时可出现下坠感，性交障碍，以及膀胱、直肠压迫症状。病检肿瘤组织由成纤维细胞和胶原纤维构成。

5. 阴道平滑肌瘤　由阴道壁内肌组织或血管壁肌组织的平滑肌细胞增生形成。临床症状与肿瘤大小及部位有关，小者无症状，大者有下坠感、性交困难，可产生压迫症状，合并感染时可有阴道流血及白带增多。阴道检查发现肿瘤多位于阴道前壁，直径一般在 1 ~5cm 不等，质硬，表面光滑，边界清楚，无压痛。活检可确诊。

6. 阴道脂肪瘤　肿块一般很小，故无症状。可位于阴道的任何部位，多数呈息肉状，基底宽大，质地柔软。病理检查近似脂肪组织。

7. 阴道神经纤维瘤　非常少见，多无症状。病变常为多发，呈大小不等的结节状，质软而有弹性，边界不清楚。确诊依赖于病检，主要成分为神经鞘细胞和胶原纤维束。

8. 阴道血管瘤　罕见，为血管构成的良性肿瘤。可分为毛细血管扩张性血管瘤和海绵状血管瘤，多为先天性、多发性。临床症状主要为阴道流血和下坠感，当血管瘤破裂时可出现大出血，甚至休克。检查见突出于阴道黏膜的暗紫色结节，质软，其特点为按压后可变小，松开后恢复原状。病理检查见肿瘤由无数毛细血管组成，管壁被覆内皮细胞，或有无数血腔，状似海绵。

9. 子宫黏膜下肌瘤　有月经量过多或不规则阴道流血史，检查见阴道内球形实性肿块自宫颈口脱出，有蒂与颈管内黏膜或宫腔内黏膜相连，表面光滑，呈红色，如继发感染，则表面为脓性坏死组织覆盖。

10. 子宫脱垂　子宫从正常位置沿阴道下降，宫颈外口达坐骨棘水平以下，甚至子宫全部脱出于阴道口外。

（1）多见于50～70岁妇女，有多次分娩、分娩损伤及产后过早参加体力劳动史，有些患者有长期慢性咳嗽、习惯性便秘史。

（2）主要症状为阴道脱出一肿物，咳嗽、行走等腹压增加时加重，伴下坠感、腰骶部疼痛，脱出时间长，继发感染者可出现分泌物增多，若合并阴道前后壁膨出，常伴有排尿、排便困难。

（3）妇科检查阴道口松弛，常有陈旧性会阴撕裂，嘱患者用力屏气时见宫颈外口距处女膜缘<4cm，或在阴道口见到宫颈，甚至宫颈及宫体全部脱出至阴道口外。

11. 慢性子宫内翻　很少见，即宫底部翻向宫腔，子宫内膜向外翻出。常有间歇发作的下腹剧痛，伴不规则阴道出血史。子宫内翻至阴道内时可形成包块，表面为红色黏膜，易出血，其上部可触到宫颈周缘，牵拉肿块时宫颈不下降反而上移，肿块上找不到子宫颈口，但可见到左右各一输卵管开口。肛门指诊盆腔内空虚，触不到宫体，将肛门内示指勾向前方，可触到一漏斗形凹陷。

【阴道不规则包块的诊断】

1. 阴道癌　原发性阴道癌少见，多为继发性，病理类型以阴道鳞状上皮细胞癌最常见。

（1）好发于绝经后老年妇女。

（2）常有无痛性阴道出血，表现为血性分泌物、阴道不规则流血或性交出血，继发感染后可出现恶臭脓血性白带。晚期肿瘤侵犯神经引起下腹和腰腿部疼痛。

（3）肿块多位于阴道上1/3的后壁，呈结节、乳头或菜花状，质脆，易出血、坏死，并见大量恶臭分泌物排出。有时可扪及肿大质硬的腹股沟淋巴结。

（4）阴道细胞学检查可找到癌细胞，活组织病理检查是确诊的依据，并可明确病理类型。

2. 阴道乳头状瘤　是良性的阴道黏膜病变，可发生于任何年龄，以年轻妇女多见。肿瘤可发生于阴道任何部位，呈菜花状、乳头状突起，单发或多发。肿瘤生长缓慢，一般无症状。组织学检查肿块表面覆盖扁平上皮，主要是棘层细胞增生，间质内含纤维结缔组织。

3. 阴道肉瘤　罕见，包括平滑肌肉瘤、纤维肉瘤和葡萄状肉瘤。幼女和成人皆可发生，幼儿以葡萄状肉瘤最常见。

（1）可表现为阴道出血和浆液性、血性白带，部分患者出现疼痛，阴道下坠感。

（2）阴道检查见结节状或半球状肿物，质硬，表面溃疡，阴道壁变硬、狭窄。葡萄状肉瘤者外观为粉红色，呈带蒂葡萄状或息肉样，质软、脆，易出血，可充满整个阴道，甚至突出于阴道口外。

（3）确诊必须通过活组织检查。

4. 阴道尖锐湿疣　由 HPV 感染引起的性传播疾病，常与外阴尖锐湿疣并存。

（1）主要表现为阴道分泌物增多伴外阴瘙痒。

（2）阴道检查见阴道壁上散在细小的疣状物，病灶增多时可相互融合成鸡冠状或菜花状，质脆，触之易出血，表面可形成溃疡。

（3）阴道镜检查有助于对不典型病变的诊断，病理组织学可见棘细胞高度增生，出现挖空细胞为 HPV 感染的特征性改变。

5. 阴道恶性黑色素瘤　为恶性程度很高的肿瘤，罕见。

（1）发病年龄多在 40～60 岁之间。

（2）临床表现为不规则阴道出血，阴道分泌物增多，有时可排出黑水样液。

（3）肿瘤发生于阴道的任何部位，呈蓝黑色或棕黑色突起，形状不规则，表面凹凸不平。

（4）活检是必不可少的确诊手段，在恶性细胞内见到黑色素颗粒即可明确诊断。

6. 阴道恶性滋养细胞肿瘤　由侵蚀性葡萄胎或绒癌转移而来。有葡萄胎清除、流产或分娩后阴道不规则流血史，可同时出现其他部位转移灶症状，如咳嗽、咯血等。阴道结节呈紫蓝色，质脆，易出血，如肿瘤破溃可发生大出血。血 HCG 明显升高，影像学检查可发现盆腔原发灶以及肺部或脑部转移灶。

7. 阴道异物　一般是婴幼儿误将异物塞入阴道所致。主要症状为阴道分泌物增多，呈脓性，有臭味。必要时阴道窥器可见异物及阴道壁充血，甚至溃疡形成。若异物于阴道内滞留时间较久，陷入炎症引起的肉芽组织中，埋藏于阴道壁较深层，此时阴道窥器不易发现异物，但可通过阴道扪诊或肛诊检查时触及。

二、阴道排粪

阴道排粪是指人体肠道与生殖道之间有异常沟通，致使粪便由阴道排出。主要见于会阴Ⅲ度撕裂、生殖器官瘘和先天性外阴阴道发育异常。

（一）病史要点

注意询问有无手术损伤，分娩过程中有无第二产程延长及严重会阴撕裂，是否因肿瘤进行过放疗，有无放置子宫托的病史。

（二）体检重点

首先观察外阴、阴道口有无粪便污染，有无充血、溃疡等慢性炎症表现，肛门是否闭锁；仔细进行阴道窥器检查并配合肛门指诊了解阴道后壁有无缺损、瘘孔或局部鲜红色肉芽组织。瘘孔极小时，有时仅在后壁见到少量粪便样黄色分泌物。

（三）重要辅助检查

1. 亚甲蓝试验　在阴道内放置棉球，向直肠注入亚甲蓝溶液，观察阴道内棉球是否被染上蓝色，并可根据棉球上染色部位推测瘘管所在位置。

2. 探针检查　适用于小的瘘孔。从阴道后壁颜色鲜红的小肉芽样组织处用探针向直肠方向探测，同时另一手指伸入直肠，了解能否直接接触到探针。

3. 钡剂灌肠　一般适用于小肠、结肠阴道瘘或子宫瘘。

（四）鉴别诊断

【直肠阴道瘘】

1. 有较明显的病因，如分娩时胎头长时间停滞在阴道内；Ⅲ度会阴撕裂未及时修补或缝线穿透直肠黏膜未被发现；长期放置子宫托不取出以及生殖系统晚期癌肿破溃或放疗不当。

2. 直肠阴道瘘瘘孔较小者排干便时可控制，稀便则由阴道流出，且阴道内有阵发性排气；瘘孔较大者，粪便持续经阴道排出，外阴恶臭，患者因此备感痛苦。

3. 暴露阴道后壁可见到瘘孔部位，周围常有肉芽组织，小的瘘孔可用探针探查，若伸入肛门的手指与探针相遇即可明确诊断。

4. 直肠内注入亚甲蓝后，可见阴道内填塞棉球上染有蓝色。

【小肠、结肠阴道瘘或小肠、结肠子宫瘘】

1. 较少见，多由手术损伤或术后粘连所致。

2. 阴道排出粪便的性状取决于瘘孔大小和累及肠道的部位，小肠阴道瘘或小肠子宫瘘较结肠阴道瘘或结肠子宫瘘排粪量多，且稀薄，近端小肠瘘可引起大量液体丧失和电解质紊乱。

3. 需经钡剂灌肠方能确诊，且能辨别出瘘孔的准确位置。

【尿道直肠隔发育不全】

1. 胚胎期泄殖腔分隔前发育异常，尿道直肠隔发育受阻，尿道、阴道、直肠开口于一个腔，或尿道阴道隔正常，而直肠开口于阴道，称阴道肛门，为先天性肛门畸形。

2. 临床表现为成形或未成形粪便皆经阴道口排出，并有不能控制的排气症状，大便稀时则溢粪。阴道及外阴因受粪便或带有粪便的分泌物长期刺激，可发生阴道炎、慢性外阴皮炎、湿疹。

3. 检查时在阴道内见到肛门开口，有粪便排出，而在相当于正常肛门处仅有一微微向内凹陷的痕迹。

三、阴道排气

阴道排气指妇女感有气体从阴道排出。分为生理性阴道排气和病理性阴道排气。

（一）病史要点

询问主诉症状的发生时间、诱因，有无伴随症状，如阴道排粪、阴道排尿等，询问其白带情况，有无腹痛等。

（二）体检及妇科检查重点

1. 一般全身检查，包括头颅五官、心肺、腹部检查，了解腹部有无包块、压痛。

2. 仔细的妇科检查，观察阴道分泌物的颜色、气味，阴道内若见粪渣或尿液，则示粪瘘或尿瘘的存在；双合诊和三合诊检查盆腔情况。

（三）重要辅助检查

1. 白带检查可发现常见的阴道炎如细菌性阴道病、滴虫性阴道炎等。

2. 若为瘘孔极小的结肠阴道瘘或直肠子宫瘘，必要时钡剂灌肠了解瘘孔位置。

（四）鉴别诊断

【生理性阴道排气】

1. 指阴道内正常菌群产生的气体，或性交、阴道操作等导致进入阴道内的气体，在改变体位、运动或腹压增加时出现气体自阴道排出。

2. 检查时阴道黏膜正常，无瘘孔或黄色粪便样分泌物。

【粪瘘】

1. 常有不能控制的阴道排气症状，大便稀时排气更明显；当瘘孔小、大便较干燥，则可无粪便自阴道排出，仅有不能控制的排气。

2. 在阴道窥器暴露下可看到或指诊时触及瘘孔，瘘孔小者可用子宫探针经阴道凹陷处探入，同时另一手指伸入肛门，手指与探针直接相遇则可明确诊断。

【气体性阴道炎】

1. 该病的阴道及宫颈阴道部黏膜上有充满气体的气泡，当性交气泡破裂时，可有特殊响声及气体排出。

2. 因常与滴虫性阴道炎及细菌性阴道病并存，可伴阴道分泌物增多及外阴瘙痒的症状。

3. 检查时见阴道壁或宫颈黏膜上有大小不等稍微隆起的泡状物，囊壁透明，很薄，表面光滑，破后无液体流出。阴道感染控制后，排气多可消失。

（凡爱华）

第八章　外阴阴道肿瘤

第一节　外阴肿瘤

外阴肿瘤指发生于外阴的肿瘤，可分为良性和恶性肿瘤，在妇科肿瘤中属少见的肿瘤。

一、外阴良性肿瘤

外阴良性肿瘤较少见。根据良性肿瘤的性状可划分为两大类：囊性或实质性。根据肿瘤的来源也可将其划分为四大类：①上皮来源的肿瘤；②上皮附件来源的肿瘤；③中胚叶来源的肿瘤；④神经源性肿瘤。本节将常见的外阴良性肿瘤按肿瘤的来源归类，介绍如下。

（一）上皮来源的肿瘤

A. 外阴乳头瘤（vulvar papilloma）

外阴部鳞状上皮的乳头瘤较少见。病变多发生在大阴唇，也可见于阴阜、阴蒂和肛门周围。此肿瘤多见于中老年妇女，发病年龄大多在 40 ~ 70 岁。

1. 病理特点

（1）大体所见：单发或多发的突起，呈菜花状或乳头状，大小可由数毫米至数厘米直径，质略硬。

（2）显微镜下所见：复层鳞形上皮中的棘细胞层增生肥厚，上皮向表面突出形成乳头状结构，上皮脚变粗向真皮层伸展。但上皮细胞排列整齐，细胞无异型性。

2. 临床表现　常常无明显的症状，有一些患者有外阴瘙痒；如肿瘤较大，因反复摩擦，表面可溃破、出血和感染。有时，妇科检查时才发现外阴部有乳头状肿块，可单发或多发，质略硬。

3. 诊断和鉴别诊断　根据临床表现，可做出初步的诊断。确诊应根据活检后病理学结果。诊断时应与外阴尖锐湿疣进行鉴别。外阴尖锐湿疣系 HPV 病毒感染，在显微镜下可见典型的挖空细胞。据此，可进行鉴别。

4. 治疗　以局部切除为主要的治疗方法，在病灶外 0.5 ~ 1.0cm 处切除整个肿瘤，切除物必须送病理组织学检查。

B. 软垂疣（acrochordon）

软垂疣有时也称为软纤维瘤、纤维上皮性息肉或皮垂，常常较小且软，多见于大阴唇。

1. 病理特点

（1）大体所见：外形呈球形，直径为 1 ~ 2cm，可有蒂。肿瘤表面有皱襞，肿瘤质地柔软。

（2）显微镜下所见：肿瘤由纤维结缔组织构成，表面覆盖较薄的鳞形细胞上皮层，无细胞增生现象。

2. 临床表现　通常无症状，当蒂扭转或破溃时出现症状，主要为疼痛，溃破，出血和感染。有时肿块受摩擦而有不适感。妇科检查时可见外阴部有肿块，质地偏软。

3. 诊断和鉴别诊断　根据临床表现，基本可做出诊断。如肿瘤表面皱襞较多，需与外阴乳头瘤进行鉴别，显微镜下检查可鉴别。

4. 治疗　如患者因肿瘤而担忧、有症状，或肿瘤直径超过 1～2cm，则肿瘤应予以切除。同样，切除物应送病理组织学检查。

C. 痣（naevus）

痣可生长在全身各部位，生长于外阴的痣由于位于被刺激的部位，故有可能发生恶变。

1. 病理特点

（1）大体所见：痣呈黑色，表面平坦或隆起，有时表面可见毛发。

（2）显微镜下所见：痣细胞呈黑色，细胞膜清晰，胞质内为黑棕色细颗粒。按生长部位分为交界痣、皮内痣和复合痣。交界痣是指痣细胞团位于表皮基底层和真皮乳头层交界处。皮内痣是指痣细胞脱离上皮基底层完全进入真皮层内。复合痣是指交界痣的一部分或大部分进入真皮层内。

2. 临床表现　通常无症状。常在妇科检查时发现。痣的颜色从淡褐色到黑色；可呈平坦或隆起，一般较小。

3. 诊断　诊断应不困难，确诊应需病理组织学检查。

4. 治疗　因外阴部的痣处于被刺激的部位，故应切除。切除时可先作冷冻检查，若为恶性则扩大手术范围。

（二）上皮附件来源的肿瘤

A. 汗腺瘤（hydradenoma）

汗腺瘤是由汗腺上皮增生而形成的肿瘤，一般为良性，极少数为恶性。由于顶泌汗腺在性发育成熟后才有功能，因此这种汗腺瘤发生于成年之后。生长部位主要在大阴唇。

1. 病理特点

（1）大体所见：肿块直径一般小于 1cm，结节质地软硬不一。有时囊内的乳头状生长物可突出于囊壁。

（2）显微镜下所见：囊性结节，囊内为乳头状结构的腺体和腺管，隙体为纤维小梁所分隔。乳头部分表面有两层细胞：近腔面为立方形或低柱状上皮，胞质淡伊红色呈顶浆分泌状，孩圆形位于底部；其外为一层梭形或圆形、胞质透亮的肌上皮细胞。

2. 临床表现　汗腺瘤病程长短不一，有些汗腺瘤可长达十余年而无变化。汗腺瘤小而未破时，一般无症状，仅偶然发现外阴部有一肿块。有时患者有疼痛、刺痒、灼热等症状。如继发感染则局部有疼痛、溢液、出血等症状。

妇科检查时可发现外阴部肿块，肿块可为囊性、实质性或破溃而成为溃疡型。

3. 诊断和鉴别诊断　诊断常常需要根据病理组织学检查。因汗腺瘤易与皮脂腺囊肿、女阴癌、乳头状腺癌等混淆，若单凭肉眼观察，确实不易鉴别，故必须在活组织检查以后，才能确诊。

4. 治疗　汗腺瘤一般为良性，预后良好，故治疗方法大都先做活组织检查，明确诊断后再作局部切除。

B. 皮脂腺腺瘤（sebaceous adenoma）

皮脂腺腺瘤为一圆形或卵圆形的肿块，发生于外阴者较少，一般为黄豆大小，单发或多发，稍隆起于皮肤。

1. 病理特点

（1）大体所见：肿块为黄色，直径1～3mm大小，有包膜，表面光滑，质地偏硬。

（2）显微镜下所见：镜下见皮脂腺腺瘤的细胞集合成小叶，小叶的大小轮廓不一。瘤细胞有三种：①成熟的皮脂腺细胞，细胞大呈多边形，胞质透亮空泡；②较小色深的鳞形样细胞，相当于正常皮脂腺的边缘部分细胞，即生发细胞；③介于两者之间的为成熟中的过渡细胞。

2. 临床表现　一般无症状。妇科检查时可发现肿块多发生于小阴唇，一般为单个，扪之质偏硬。

3. 诊断和鉴别诊断　诊断可根据临床表现而做出。有时需行切除术，术后病理检查才能确诊。

4. 治疗　一般可行手术切除。

（三）中胚叶来源的肿瘤

A. 粒细胞成肌细胞瘤（granular cell myoblastoma）

此类肿瘤可发生于身体的很多部位，其中35%发生于舌，30%在皮肤及其邻近组织，7%发生于外阴，其余的发生于其他部位，包括上呼吸道、消化道和骨骼肌等。

1. 病理特点

（1）大体所见：肿瘤直径一般为0.5～3.0cm大小，肿块质地中等，淡黄色。

（2）显微镜所见：瘤细胞集合成粗条索状或巢状，为细纤维分隔，细胞大，胞质丰富，含有细伊红色颗粒，核或大或小，位于中央，核仁清晰。

特殊染色提示细胞质颗粒其并非黏液，也不是糖原，但苏丹黑B染色结果为阳性，PAS染色经酶消化后仍为阳性，说明细胞质颗粒很有可能是糖蛋白并有类脂物，这一点支持其为神经源性的组织来源学说。

2. 临床表现　一般无特异的症状，有时患者偶然发现外阴部的肿块，生长缓慢，无压痛，较常发生于大阴唇。妇科检查时可见外阴部肿块质地中等，常为单个，有时为多个，无压痛。

3. 诊断和鉴别诊断　一般需病理检查后才能确诊。同时，需与纤维瘤、表皮囊肿进行鉴别。

4. 治疗　治疗原则是要有足够的手术切除范围，一般在切除标本的边缘应作仔细的检查，如切缘有病变存在，则需再作扩大的手术切除范围。一般预后良好。

B. 平滑肌瘤（leiomyoma）

平滑肌瘤发生于外阴部者还是很少见的。可发生于外阴的平滑肌、毛囊的立毛肌或血管的平滑肌组织中。外阴平滑肌瘤与子宫平滑肌瘤有相似的地方，如好发于生育年龄的妇女，如肌瘤小，可无任何症状。

1. 病理特点

（1）大体所见：肿块为实质性，表面光滑，切面灰白色，有光泽。

（2）显微镜所见：平滑肌细胞排列成束状，内含胶原纤维，有时可见平滑肌束形成漩涡状结构，有时也可见肌瘤的变性。

2. 临床表现　患者一般无不适症状，有时会感到外阴不适，外阴下坠感，也有患者因自己发现外阴肿块而就诊。外阴平滑肌瘤常常发生在大阴唇，有时可位于阴蒂、小阴唇。妇科检查可见外阴部实质性肿块，边界清楚，可推动，无压痛。

3. 诊断和鉴别诊断　外阴平滑肌瘤的诊断并不困难，有时需与纤维瘤、肉瘤进行鉴别。纤维瘤质地较平滑肌瘤更硬。而肉瘤边界一般不清，有时在术前鉴别困难。

4. 治疗　以手术切除，如果肌瘤位于浅表，可行局部切除；如果位置较深，可打开包膜，将肌瘤剜出。切除之组织物送病理组织学检查。

C. 血管瘤（hemangioma）

血管瘤实际上是先天性血管结构异常形成的，所以，应该说它不是真正的肿瘤。多见于新生儿或幼儿。

1. 病理特点

（1）大体所见：肿块质地柔软，呈红色或暗红色。

（2）显微镜下所见：常表现为两种结构：①一种为无数毛细血管，有的血管腔不明，内皮细胞聚积在一起，有人称其为毛细血管瘤；②另一种为血管腔不规则扩大，壁厚薄不一的海绵状血管瘤，管壁衬以单层扁平内皮细胞，扩大的腔内常有血栓形成，有人称此种血管瘤为海绵状血管瘤。

2. 临床表现　多见于婴幼儿，大小可由数毫米至数厘米直径。常高出皮肤，色鲜红或暗红，质软，无压痛。有时因摩擦而出血。

3. 诊断和鉴别诊断　主要根据临床表现，进行初步的诊断。有时需与色素痣进行鉴别诊断。

4. 治疗　如果血管瘤不大，可手术切除；如果面积大或部位不适合手术，则可用冷冻治疗，也可应用激光进行治疗。

（四）神经源性肿瘤

A. 神经鞘瘤（neurilemmoma）

发生于外阴部的神经鞘瘤常常为圆形，生长缓慢。目前一般认为它是来源于外胚层的施万细胞（Schwann cell）。以往有人认为其来源于中胚层神经鞘。

1. 病理特点

（1）大体所见：肿块大小不等，一般中等大小，有完整的包膜。

（2）显微镜所见：肿瘤组织主要由神经鞘细胞组成。此种细胞呈细长的梭形或星形，胞浆嗜酸，胞核常深染，大小一致，疏松排列成束状、螺旋状或旋涡状结构。

2. 临床表现　外阴部的神经鞘瘤常表现为圆形的皮下结节，一般无症状，质地偏实。

3. 诊断　根据临床表现，进行初步的诊断，确诊需要病理组织学检查结果。

4. 治疗　手术切除，切除物送病理组织学检查。

B. 神经纤维瘤（neurofibroma）

外阴神经纤维瘤为孤立的肿块，常位于大阴唇。它主要由神经束衣、神经内衣和神经鞘细胞组成。此肿瘤为中胚层来源：

1. 病理特点

（1）大体所见：肿瘤无包膜，边界不清。

（2）显微镜下所见：主要为细纤维，平行或交错排列，其中有鞘细胞和轴索的断面，还有胶原纤维。

2. 临床表现　一般无症状，检查发现肿块质地偏实，与周围组织分界不清。

3. 诊断　根据临床表现，进行初步的诊断，确诊需要病理组织学检查结果。

4. 治疗　手术切除，切除物送病理组织学检查。

二、外阴恶性肿瘤

外阴恶性肿瘤主要发生于老年妇女，尤其60岁以上者。外阴恶性肿瘤占女性生殖系统恶性肿瘤的3%～5%。外阴恶性肿瘤包括来自表皮的癌，如外阴鳞状细胞癌、基底细胞癌、Paget病、汗腺癌和恶性黑色素瘤；来自特殊腺体的腺癌，例如前庭大腺癌和尿道旁腺癌；来自表皮下软组织的肉瘤，如平滑肌肉瘤、横纹肌肉瘤、纤维肉瘤和淋巴肉瘤。

（一）外阴鳞状细胞癌（vulvar squamous cell carcinoma）

外阴鳞状细胞癌是外阴最常见的恶性肿瘤，占外阴恶性肿瘤的90%，好发于大、小阴唇和阴蒂。

1. 发病因素　确切的病因不清，可能与下列因素有一定的关系。

（1）人乳头状瘤病毒感染：人乳头状瘤病毒感染与宫颈癌的发生有密切的关系。目前研究发现，人乳头状瘤病毒与外阴癌前病变及外阴癌也有相关性。

（2）外阴上皮内非瘤变：外阴上皮内非瘤变中的外阴鳞状上皮细胞增生及硬化性苔藓合并鳞状上皮细胞增生有一定的恶变率，其恶变率为2%～5%。有时，对可疑病变需行活检以明确诊断。

（3）吸烟：吸烟抑制了人体的免疫力，导致人体的抵抗力下降，不能抵抗病毒等感染，可导致肿瘤的发生。

（4）与VIN关系密切：如VIN未及时发现和治疗，可缓慢发展至浸润癌，尤其是VIN Ⅲ的患者。

（5）其他：性传播性疾病和性卫生不良也与此病的发生有一定的关系。

2. 病理　大体检查：肿瘤可大可小，一般为1～8cm直径大小，常为质地较硬的结节，常有破溃而成溃疡，周围组织僵硬。显微镜下可分为：①角化鳞形细胞癌：细胞大而呈多边形，核大而染色深，底部钉脚长短大小和方向不一，多而紊乱，侵入间质。癌细胞巢内有角化细胞和角化珠形成。②非角化鳞形细胞癌：癌细胞常为多边形大细胞，细胞排列紊乱，核质比例大，核分裂多，无角化珠，角化细胞偶见。③基底样细胞癌：由类似鳞形上皮基底层组成。癌细胞体积小，不成熟，核质比例很大。角化细胞偶见或见不到。

3. 临床表现

（1）症状：最常见的症状是外阴瘙痒，外阴疼痛或排尿时灼痛，自可扪及外阴肿块，肿瘤破溃出血和渗液；若肿瘤累及尿道，可影响排尿；偶尔患者扪及腹股沟肿大的淋巴结而就诊。

（2）体征：病灶可发生于外阴的任何部位，常见于大小阴唇。肿瘤呈结节状质硬的肿块，与周围分界欠清。可见破溃和出血。检查时，需注意有无腹股沟淋巴结的肿大，还需注意阴道和宫颈有无病变。

4. 转移途径　以直接浸润和淋巴转移为主，晚期可血行转移。

（1）直接浸润：肿瘤在局部不断增殖和生长，体积逐渐增大，并向周围组织延伸和侵犯：向前方扩散可波及尿道和阴蒂，向后方扩散可波及肛门和会阴，向深部可波及脂肪组织和泌尿生殖膈，向内扩散至阴道。进一步还可累及膀胱和直肠。

（2）淋巴转移：外阴淋巴回流丰富，早期单侧肿瘤的淋巴回流多沿同侧淋巴管转移，而位于中线部位的肿瘤，如近阴蒂和会阴处的淋巴回流多沿双侧淋巴管转移，一般先到达腹股沟浅淋巴结，再回流至腹股沟深淋巴结，然后进入盆腔淋巴结。若癌灶累及直肠和膀胱，可直接回流至盆腔淋巴结。

（3）血行转移：肿瘤细胞进入静脉，常播散至肺和脊柱，也可播散至肝脏。

5. 临床分期　目前，国内多采用 FIGO 的临床分期。

2009 年 FIGO 外阴癌的临床分期：

Ⅰ　局限在外阴或会阴，淋巴结阴性

Ⅰa　肿块≤2cm，间质浸润≤1.0mm

Ⅰb　肿块 >2cm，或间质浸润 >1.0mm

Ⅱ　无论肿瘤大小，累及会阴临近器官（下 1/3 尿道，1/3 阴道，肛门），淋巴结阴性。

Ⅲ　无论肿瘤大小，伴或不伴会阴临近器官累及（下 1/3 尿道，1/3 阴道，肛门），淋巴结阳性

Ⅲa（i）　一个淋巴结转移，（≥5mm）或（ii）1～2 个淋巴结转移，（<5mm）

Ⅲb（i）　2 个以上淋巴结转移，（≥5mm）或（ii）3 个以上淋巴结转移，（<5mm）

Ⅲc　阳性淋巴结伴囊外转移

Ⅳ　肿瘤侵犯其他区域（上 2/3 尿道、阴道或远处转移）

Ⅳa　肿瘤侵犯一下部位：

（i）上尿道和（或）阴道黏膜膀胱直肠黏膜或累及盆骨

（ii）固定或溃疡型腹股沟淋巴结

Ⅳb　任何远处转移包括盆腔淋巴结转移

6. 诊断

（1）根据患者病史、症状和检查结果，初步得出结果。

（2）活组织检查：在病灶处取活检，送病理学检查。

（3）其他辅助检查：宫颈细胞学检查，CT 或 MRI 了解腹股沟和盆腔淋巴结的情况。必要时可行膀胱镜检查或直肠镜检查，了解有无膀胱黏膜或直肠黏膜的侵犯情况。

7. 鉴别诊断　需与外阴鳞状上皮细胞增生、外阴尖锐湿疣和外阴良性肿瘤相鉴别，确诊需根据活检病理学检查结果。

8. 治疗　外阴癌的治疗强调个体化和综合治疗。对早期患者，在不影响预后的基础上，尽量缩小手术范围，以减少手术创伤和手术的并发症。对晚期的患者则采用手术 + 化学治疗 + 放射治疗，以改善预后，提高患者的生活质量。

Ⅰa 期：可行外阴的局部广泛切除，不必行腹股沟淋巴结的切除。

Ⅰb 期：可行外阴广泛切除术及单侧或双侧腹股沟淋巴结的切除。

Ⅱ期以上：若可行手术，尽量行手术治疗；如手术难以切除，则可考虑综合治疗，如放疗或化疗。治疗注意点：

（1）手术治疗：

1）手术切口：目前一般采用三个切开的手术方式，即：双侧腹股沟各一个切口，广泛

女阴切除则为一个切口。

2）若尿道口累及，则可以切除1cm的尿道，一般不影响排尿。

3）腹股沟淋巴结的切除：其处理原则：①同侧腹股沟、股淋巴结切除适用于：侧位型肿瘤，包括间质浸润深度>1mm的T_1期和所有T_2期；②双侧腹股沟、股淋巴结切除适用于：中线型肿瘤；累及小阴唇前部的肿瘤；一侧病灶较大的侧位型肿瘤，尤其是同侧淋巴结阳性者；③术中发现可疑肿大淋巴结并经冷冻病理检查证实淋巴结阳性者，建议仅切除增大的淋巴结，而避免系统的淋巴结切除术，术后给予腹股沟和盆腔放疗；④推荐同时切除腹股沟淋巴结和股淋巴结。股淋巴结位于卵圆窝内股静脉的内侧，切除股淋巴结时不必去除阔筋膜。有研究表明，腹股沟淋巴结阳性者采用腹股沟和盆腔放射治疗的预后优于盆腔淋巴结清扫术（A级证据）。

（2）放射治疗：外阴鳞状细胞癌对放射治疗敏感，但外阴皮肤不易耐受放疗。所以，放射治疗仅在下列情况下应用：肿块大，肿块位于特殊部位如近尿道口或肛门，腹股沟淋巴结有转移。放射治疗一般作为术前缩小病灶或术后辅助治疗。

（3）化学治疗：晚期患者可采用静脉或介入化学治疗。常用的药物有顺铂，博莱霉素及表阿霉素等。

9. 预后　预后和肿瘤的分期有密切关系：临床期别早，预后好；肿块小，无转移，预后好；淋巴结无转移，预后好；如有淋巴结转移，则转移的个数和包膜有无累及，均与预后相关。

（二）外阴恶性黑色素瘤（Vulvar melanoma）

外阴恶性黑色素瘤发生率仅次于外阴鳞状细胞癌，最常发生的部位是小阴唇或阴蒂部。

1. 临床表现

（1）症状：外阴瘙痒，以往的色素痣增大，破溃出血，周围出现小的色素痣。

（2）体征：病灶稍隆起，结节状或表面有溃破，黑色或褐色。仔细检查可见肿块周围有小的色素痣。

2. 诊断　根据临床表现及病理检查可明确诊断。

3. 治疗　外阴恶性黑色素瘤的治疗一般采用综合治疗。由于肿瘤病灶一般较小，故可行局部广泛切除，切除的边缘要求离病灶1cm。是否行腹股沟淋巴结清扫术目前仍有争议。有研究认为：如肿瘤侵犯深度超过1~2mm，则建议行腹股沟淋巴结清扫术。晚期肿瘤考虑给予化疗和免疫治疗。

（三）外阴前庭大腺癌（Bartholin’s gland cancer）

外阴前庭大腺癌是一种较少见的恶性肿瘤，常发生于老年妇女。肿瘤既可以发生于腺体，也可以发生在导管。因此，可有不同的病理组织类型，可以为鳞状细胞癌及腺癌，也可以是移行细胞癌或腺鳞癌。

1. 临床表现

（1）症状：患者自可扪及肿块而就诊。早期常无症状，晚期肿瘤可发生出血和感染。

（2）体征：外阴的后方前庭大腺的位置可扪及肿块，早期边界尚清晰，晚期则边界不清。

2. 诊断　早期肿瘤的诊断较困难，与前庭大腺囊肿难以鉴别，需将肿块完整剥出后送病理检查确诊。晚期肿瘤可根据肿瘤发生的部位及临床表现、经肿瘤活检而做出诊断。

3. 治疗　治疗原则为外阴广泛切除术及腹股沟淋巴结清扫术。有研究发现，术后给予放射辅助治疗可降低局部的复发率，如淋巴结阳性，则可行腹股沟和盆腔的放射治疗。

4. 预后　由于前庭大腺位置较深，诊断时临床病期相对较晚，预后较差。

（四）外阴基底细胞癌（vulvar basal cell carcinoma）

外阴基底细胞癌为外阴少见的恶性肿瘤，常发生于老年妇女。病灶常见于大阴唇，也可发生于小阴唇或阴蒂。病理组织学显示：癌组织自表皮的基底层长出，伸向真皮或间质，边缘部有一层栅状排列的基底状细胞：常发生局部浸润，较少发生转移，为低度恶性肿瘤。

1. 临床表现

（1）症状：自可扪及外阴局部肿块，伴局部的瘙痒或烧灼感。

（2）体征：外阴部肿块，边界可辨认，肿块为结节状，若发病时间长，肿块表面可溃破成溃疡。

2. 诊断　根据肿瘤发生的部位及临床表现、肿瘤活检而做出诊断。

3. 治疗　手术为主要治疗手段，可行局部广泛切除术，一般不需行腹股沟淋巴结切除。

4. 预后　预后较好，若肿瘤复发，仍可行复发病灶的切除。

（五）外阴湿疹样癌（vulvar Paget’ s disease）

外阴湿疹样癌为一种上皮内癌，少见，常发生于老年妇女。癌灶常发生于大阴唇及肛周，有时还可伴有腺癌组织。病理组织学显示：癌灶表皮深处有典型的 Paget 细胞。这种细胞体积大，呈圆形、卵圆形或多边形，胞质透亮，核大，单个或小群的位于表皮层内，周围的鳞状细胞正常。

1. 临床表现

（1）症状：较长时间的外阴瘙痒或烧灼感。

（2）体征：外阴部病灶湿疹样变化，表面有渗出，边界可辨认，周围组织可见皮肤色素的缺失，表面可溃破。

2. 诊断　根据肿瘤发生的部位及临床表现、肿瘤活检病理发现 Paget 细胞而做出诊断。

3. 治疗　手术为主要治疗手段，可行局部广泛切除术，一般不需行腹股沟淋巴结切除。肿瘤细胞生长范围常超出肉眼所见病灶的范围，手术后可能病理报告显示切缘累及，故目前认为，可等待临床可见病灶出现或有症状时再行手术切除。尿道或肛周的肿瘤切除困难，则可行激光治疗。如伴有腺癌，局部切除病灶的边缘至少 1cm，还应行腹股沟淋巴结清扫术。根据病情可选择辅助治疗（放疗或化疗）。

4. 预后　一般预后较好，若肿瘤复发，仍可行复发病灶的再切除。

（梁江红）

第二节　阴道肿瘤

阴道肿瘤（vaginal tumor）可分为良性与恶性肿瘤，临床上均较少见。良性肿瘤较小时多无症状，而恶性肿瘤则可伴有阴道流血或分泌物异常。

一、阴道良性肿瘤

阴道良性肿瘤非常少见，阴道壁主要是由鳞形上皮、结缔组织和平滑肌组织所组成。因此，良性肿瘤可能源自这些组织：鳞形上皮发生肿瘤则为乳头瘤；平滑肌组织增生成为平滑肌瘤；发生于结缔组织的有纤维瘤、神经纤维瘤、血管瘤等。若肿瘤较小，则患者可无不适，仅在妇科检查时发现。

（一）阴道乳头瘤（vaginal papilloma）

阴道乳头瘤并不常见，可见于阴道的任何部位，呈单灶性或多灶性生长。

1. 临床表现　常无症状，合并感染时出现分泌物增多或出血。妇科检查可发现阴道壁有单灶性或多灶性乳头状突起、质中、大小不等，触之可有出血。

2. 病理

（1）大体所见：呈乳头状突起、质中、大小不等。

（2）显微镜下所见：表面覆有薄层鳞形上皮，中心为纤维结缔组织。

3. 诊断与鉴别诊断　根据临床表现可做出初步诊断。常常需与尖锐湿疣及阴道壁其他良、恶性肿瘤相鉴别，确诊需病理组织学检查。

4. 处理　单纯手术切除，肿瘤需送病理组织学检查。

（二）阴道平滑肌瘤（vaginal leiomyoma）

阴道平滑肌瘤是良性实质性肿瘤，常发生于阴道前壁，呈单个生长。它的发生率远较子宫平滑肌瘤少见。

1. 病理

（1）大体所见：实质性肿块，常为球形，质地偏实。

（2）显微镜下所见：肿瘤由平滑肌细胞组成，中间由纤维结缔组织分隔。

2. 临床表现　临床症状取决于肿瘤大小和生长部位。小的可无症状，大的可产生压迫症状，并有坠胀感或性交困难。妇科检查可扪及阴道黏膜下偏实质的肿块，常有一定的活动度。

3. 诊断与鉴别诊断　根据临床表现可做出基本诊断，在临床上需与阴道纤维瘤、阴道平滑肌肉瘤等鉴别，确诊需病理组织学检查。

4. 处理　行肿瘤摘除术，即切开阴道黏膜，将肌瘤剥出，并将肿瘤送病理组织学检查。

（三）其他少见的肿瘤

除上述两种良性的肿瘤外，尚可见其他良性肿瘤，例如纤维瘤、血管瘤、脂肪瘤、颗粒细胞成肌细胞瘤和神经纤维瘤等。不管是哪一种肿瘤，均应予以切除，并将切除之肿瘤送病理检查以明确诊断。

二、阴道恶性肿瘤

阴道恶性肿瘤包括原发性恶性肿瘤和继发性恶性肿瘤，后者发生率远多于前者。

（一）原发性阴道恶性肿瘤

原发性阴道恶性肿瘤有鳞状细胞癌、透明细胞腺癌、恶性黑色素瘤和肉瘤。

A. 原发性阴道鳞状细胞癌（primary vaginal squamous cell cancer）

简称原发性阴道癌，较外阴癌和宫颈癌少见，国外学者估计阴道癌与宫颈癌之比为 1 ：

45，与外阴癌之比为1 ：3。据统计，每年阴道癌的发生率约为5/100万。

1. 发病因素　确切的发病原因尚不清楚，可能与下列因素有关。

（1）年龄因素：流行病学调查发现年龄是最重要的因素，发病高峰年龄段为60～70岁。

（2）阴道黏膜的局部慢性刺激：有作者认为，放置子宫托或子宫脱垂与肿瘤发生有一定关系。Way报道9%（4/44）、Rutledge报道6%（6/101）、Herbst报道4%（3/68）和Ledward报道14%（3/21）的患者有应用子宫托史。Whehon观察到7.7%的患者伴有子宫脱垂。

（3）绝大多数肿瘤发生于阴道上1/3，提示液体或细胞碎片积聚于后穹隆成为肿瘤刺激原长期刺激而发生肿瘤。

（4）与子宫切除及盆腔放射治疗有关：Benedet曾对136例阴道原位癌进行分析，发现71%的患者有全子宫切除的病史、15%因生殖道肿瘤而行盆腔放射治疗。

2. 病灶部位　最常发生的部位是阴道上1/3处。Plentl等复习了大量的病例后发现阴道癌的分布情况如下：51%为阴道上1/3处；19%为阴道中段；30%为阴道下1/3。同时发现，60%发生于阴道后壁、25%发生于阴道前壁、15%发生于阴道侧壁。

3. 病理

（1）大体所见：肿瘤可呈结节样、菜花样及硬块，有时可见溃疡。

（2）显微镜下所见：原发性阴道癌可分为角化大细胞癌、非角化大细胞癌和低分化梭形细胞癌。以非角化大细胞癌多见。

4. 临床表现

（1）阴道流血：大约60%的患者主诉无痛性阴道流血，表现为点滴状阴道流血，有时也可有多量流血。20%的患者主诉阴道排液（伴或不伴阴道流血）、50%有疼痛、5%～10%患者在初次检查时无症状。70%的患者出现症状在6个月之内。

（2）阴道排液增多：这与肿瘤表面坏死组织感染或分泌物刺激有关。排液可为水样、米汤样或混有血液。有症状的患者75%为晚期。

（3）体征：

1）肿瘤外观可表现为：①外生性（息肉样，乳头状）；②内生性（硬结，浸润）；③扁平病灶。最常见的是外生性，扁平病灶最少见。浸润性病灶发展最快，预后也最差。

2）阴道肿瘤在初次检查时常容易漏诊，造成漏诊的原因是：①检查欠仔细，没有检查全部阴道黏膜；②窥阴器的叶片遮住了微小的病灶。Frick等报道漏诊率19%（10/52），诊断延误3～12个月。

（4）早期病例即可发生黏膜下浸润和邻近器官的浸润，而溃疡的形成则较晚。早期时肿瘤常向腔内生长，随后向阴道外扩展，最后有破坏浸润性生长。常见周围组织表现有炎性反应，有时可见到局部类似广泛浸润，而实际上肿瘤仍局限于阴道及其附属结构。

5. 诊断　确诊需病理组织学检查。检查时需注意：

（1）用窥阴器及扪诊仔细地探查整个阴道黏膜，并记录发病的部位及病灶的大小。有时需在麻醉下行检查，作阴道镜和直肠镜检查对分期有帮助。同时应认真检查宫颈、外阴和尿道，如发现在上述部位有肿瘤，就不能作原发性浸润性阴道癌的诊断，而且还需要排除转移病灶。

（2）双合诊对估计病变的范围是重要的，如病灶累及阴道周围组织的范围、直肠阴道隔的浸润、盆壁浸润等，肿瘤及其边缘和宫颈应常规行活检。

（3）检查时还需注意双侧腹股沟淋巴结转移的可能性，应根据组织学检查结果才能确诊有无转移。

原发性阴道癌的诊断标准：①原发病灶在阴道；②宫颈活检未发现恶性肿瘤；③其他部位未发现肿瘤。

6. 临床分期　目前主要采用 FIGO 分期。

0 原位癌；上皮肉瘤变 3 级

Ⅰ 癌灶局限于阴道壁

Ⅱ 癌灶扩展到阴道壁下组织但未达盆壁

Ⅱ 癌灶扩展到阴道壁下组织但未侵犯宫旁及阴道旁组织

Ⅱb 癌灶扩展到宫旁组织但未达骨盆壁

Ⅲ 癌灶扩展到骨盆壁

Ⅳ 癌灶扩展超出真骨盆或累及膀胱、直肠黏膜

Ⅳa 癌侵犯邻近器官

Ⅳb 痛转移到远处器官

7. 转移途径　阴道癌的转移途径主要是直接浸润和淋巴转移。阴道壁组织血管及淋巴循环丰富，且黏膜下结缔组织疏松，使肿瘤易迅速增大并转移。

（1）直接浸润：阴道前壁癌灶向前累及膀胱及尿道，后壁病灶向后可累及直肠及直肠旁组织，向上累及宫颈，向外累及外阴，向两侧累及阴道旁组织。

（2）淋巴转移：阴道上 1，3 淋巴引流到盆腔淋巴结，进入腹下、闭孔、骶前等淋巴结；阴道下 1/3 则与外阴癌相同，引流到腹股沟淋巴结，偶尔可能转移到髂外淋巴结；阴道中 1/3 则可经上下两途径引流。

8. 治疗　原发性阴道癌的治疗必须个体化。由于阴道位于膀胱和直肠中间，阴道壁很薄，很容易转移至邻近的淋巴和支持组织，以及应用放射治疗技术的困难性，如此种种，使阴道癌成为难以治疗的恶性肿瘤之一。

（1）治疗方法的选择依据：①疾病的期别；②肿瘤的大小；③位于阴道的部位；④是否有转移；⑤如患者年轻应尽量考虑保存阴道功能。

（2）手术治疗：根据肿瘤的期别及患者的具体情况，可选择不同的手术范围及方式。

1）手术适应证：

a. 阴道任何部位的较浅表的病灶；

b. 阴道上段较小的肿瘤；

c. 局部复发病灶（尤其是放射治疗后）；

d. 腹股沟淋巴结转移病灶；

e. 近阴道口较小的病灶；

f. 晚期肿瘤放射治疗后病灶缩小，可考虑行手术治疗。

2）手术范围及方式：

a. Ⅰ期患者病变位于阴道后壁上部，若子宫仍存在，应行广泛子宫切除术，部分阴道切除术及盆腔淋巴结清扫术。如果患者以前已行子宫切除术，则可行广泛性上部阴道切除和盆

腔淋巴结清扫术。

b. Ⅳa 期患者，尤其是患者有直肠阴道瘘或膀胱阴道瘘，合适的治疗是全盆腔清除术。Eddy 报道了 6 例Ⅳa 期患者有 3 例 5 年无瘤生存。治疗方式为先行放射治疗，然后行前或全盆腔清除术。

c. 放射治疗后复发的患者需切除复发灶，同时给予全盆腔清除术。

d. 一些年轻的需行放射治疗的患者，治疗前可给予剖腹探查。目的是：a. 行卵巢移位术；b. 手术分期；c. 切除肿大的淋巴结。

e. 近阴道口较小的病灶，可行广泛外阴切除术 + 腹股沟深、浅淋巴结清除术。

3）手术注意点

a. 严格掌握手术适应证。

b. 根据病变范围选择合适的手术范围。

c. 年轻患者如希望保留阴道功能可行皮瓣重建阴道术。

e. 年龄大、病期晚的患者行广泛手术需慎重。

4）手术并发症：除一般的手术并发症外，由于阴道的解剖、组织学特点、与直肠、尿道的密切关系，使阴道手术较其他手术更容易损伤尿道及直肠，形成膀胱阴道瘘或尿道阴道瘘、直肠阴道瘘。术后阴道狭窄也可能影响年轻患者的性功能。

（3）放射治疗：由于阴道和膀胱及直肠非常接近，常需行广泛手术，甚至盆腔清除术和尿道和（或）肠造瘘术，若年龄大的患者不适宜这类手术，则可采用放射治疗。虽然，放射治疗也有并发症，但放射治疗有以下特点：①全身危险性较小；②有可能保存膀胱、直肠及阴道；③治愈率与宫颈和子宫内膜癌的放射治疗效果相似。

腔内照射和外照射不同联合方案可改善治疗效果。根据放射的质量及病灶大小及部位选择不同的放射源。

接受放射治疗的 6% ~8% 患者可出现一些严重的并发症，如直肠、阴道狭窄和直肠阴道瘘，膀胱阴道瘘及盆腔脓肿。最严重的并发症常常发生于晚期患者、并且与肿瘤进展有关。轻微的并发症非常常见，包括阴道和宫旁组织纤维化、放射性膀胱炎和直肠炎、尿道狭窄、局部坏死。放射治疗Ⅰ~Ⅳ期的 5 年存活率为 50%。

随着肿瘤期别的增加死亡率上升。Ⅰ期死亡率大约为 10%，Ⅱ期为 50%，Ⅲ期加Ⅳ期约 80%。Ⅰ期复发 80% 发生于 48 个月内，Ⅱ期为 30 个月，Ⅲ期和Ⅳ期为 18 个月内。

因此，原发性阴道鳞形细胞癌期别对预后有重要的意义，直接影响患者的生存率和复发率。由此，也说明了肿瘤早期诊断及治疗的重要性。

B. 阴道透明细胞腺癌（vaginal clear cell adenocarcinoma）

发生于阴道的透亮细胞癌并不常见。大多数阴道透明细胞腺癌患者的发病年龄为 18 ~ 24 岁。一般认为患者在胚胎期暴露于乙底酚，尤其是孕 18 周以前。大约 70% 的阴道透明细胞癌患者其母亲孕期曾服用雌激素，阴道腺病与阴道透明细胞癌有一定的关系。

1. 病理　大体检查可见肿瘤呈息肉状或结节状，有的呈溃疡；显微镜下可见癌细胞胞质透亮，细胞结构排列呈实质状，可呈腺管状、囊状、乳头状及囊腺型。

2. 临床表现　20% 的患者无自觉症状，一旦出现症状，常主诉异常阴道流血，量时多时少。有时，由于肿瘤造成的阴道流血常常被误诊为无排卵性功能失调性子宫出血而未予重视。白带增多也是常见的症状。在窥视检查时可见息肉样、结节状或乳头状赘生物、表面常有溃疡、大小不一，甚至有10cm直径大小的肿块。常向腔内生长，深部浸润不常见，最常发生于上1/3阴道前壁。应用窥阴器检查时，必须旋转90°，以便看清整个阴道壁的情况。阴道镜检查是有效的辅助诊断方法，确诊需根据病理检查结果。

3. 治疗　目前尚无有效的治疗方案，必须考虑能否保留阴道功能和卵巢功能。因此，如病灶侵犯阴道上段，应行广泛子宫切除、部分阴道切除和盆腔淋巴结清扫术。卵巢正常者可以保留。晚期病例，放射治疗也是有一定效果的，应行全盆腔外照射及腔内放射治疗。年轻患者如需行全阴道切除术，应同时考虑重建阴道，阴道重建可应用厚皮瓣建立。近年来有采用化学治疗的报道，但因例数较少，很难判断疗效。常用药物有CTX、VCR、5-FU、MTX、孕酮制剂等。

4. 预后　与疾病的期别、组织学分级、病灶大小、盆腔淋巴结是否转移有关，其中以疾病的期别最为重要。盆腔淋巴结阳性率可达15%，复发及死亡常发生于淋巴结转移的患者。

C. 阴道恶性黑色素瘤（vaginal malignant melanoma）

是第二位常见的阴道恶性肿瘤，占所有阴道恶性肿瘤的3%~5%。原发肿瘤常由于阴道黑痣引起。

阴道黑色素瘤发病的高峰年龄为50~60岁，年龄范围22~83岁。本病的死亡率高，5年生存率为15%~20%。

1. 发病原因　关于恶性黑色素瘤的来源有三种意见：

（1）来自原有的痣，尤其为交界痣是恶性黑色素瘤的主要来源；

（2）来自恶性前期病变（恶性雀斑）。

（3）来自正常皮肤。

至于恶变的原因尚有争论，一般认为与内分泌和刺激有密切关系。文献报道恶性黑色素瘤的发病与种族、免疫系统状态及遗传有关。有人认为免疫系统状态是一个附加因素，将决定一个除了有遗传倾向的人是否最后发生恶性黑色素瘤，任何免疫缺陷都可能是一个触发因素。一些恶性黑色素瘤具有遗传性，称为遗传性黑色素瘤或家族性恶性黑色素瘤。恶性黑色素瘤患者的近亲中恶性黑色素瘤的发生率尤其高。

2. 病理

（1）大体所见：在黏膜表面形成黑色或棕黑色肿块，肿块大小不定，有时在肿块表面有溃疡，仔细检查可发现在主要肿瘤的四周有多个小的子瘤，为瘤组织向外浸润所致。

（2）显微镜下所见：瘤细胞形状不一，呈圆形、多角形及梭形。并呈各种排列，成串、假腺泡样或成片，胞浆较透明，内含黑素颗粒，以及表皮真皮交界处上皮细胞团生长活跃现象都有助于诊断。如无黑素，可用特殊染色来检测，包括Fontana组化染色、新鲜组织作多巴反应及酪氨酸酶反应、用免疫组织化学以HMB45来检测。

3. 临床表现

（1）症状：常为阴道流血（65%），阴道异常分泌物（30%）和阴道肿块（20%）。阴道肿块易发生溃疡，常常导致感染及分泌物混浊。如出现坏死，则患者的阴道分泌物中有异常组织并含有污血。其他的症状有疼痛、解尿不畅、排便不畅、下腹部不适及腹股沟扪及肿块。自出现症状到诊断明确平均时间约为2个月。

（2）体征：阴道黑色素瘤可发生于阴道的任何部位，最常见发生于下1/3的阴道前壁。

肿瘤常呈乳头状及息肉样生长，可伴溃疡及坏死。肿瘤表面通常为蓝黑色或黑色，仅5%表面为无色素。病灶周围常常有小的卫星病灶。Morrow 等报道，初次检查时70%肿瘤的直径>2cm。必须彻底检查生殖道或生殖道外的原发部位，因为较多的阴道黑色素瘤是转移性的而不是原发的。

4. 治疗　阴道恶性黑色素瘤的治疗原则首选手术。

（1）手术治疗：手术范围应根据病灶的部位、大小、深浅而决定。对可疑病例一定要做好广泛手术的准备工作，然后作局部切除送冰冻检查。根据冷冻检查结果决定手术范围。如病灶位于阴道上段，除切除阴道外，还需作广泛子宫切除及双侧盆腔淋巴结清除术。如病灶位于阴道下段，在阴道口附近，则需作阴道切除术及双侧腹股沟淋巴结清扫术。如病变晚、浸润深，则可能需行更广泛的手术，如前、后或全盆腔清扫术。

（2）放射治疗：阴道恶性黑色素瘤对放射治疗不十分敏感，因此，放射治疗不宜作为首选的治疗方法。转移及复发的患者可采用放射治疗，可以起到姑息及延长生命的作用。

（3）化学治疗：作为手术治疗后的辅助治疗，起到消除残存病灶的作用，以提高生存率。

（4）免疫治疗：近年来，免疫治疗恶性黑色素瘤取得较好的疗效。应用γ-干扰素或白细胞介素治疗，也有应用非特异的免疫治疗如卡介苗。

5. 预后　阴道恶性黑色素瘤的预后较差，肿瘤生长非常迅速，短期内肿瘤可发生腹股沟淋巴结转移。有报道，患者5年生存率不到20%，而阴道鳞状细胞癌的5年生存率可达50%。

D. 阴道肉瘤（vaginal sarcoma）

极为罕见，仅占阴道恶性肿瘤的2%以下。可发生于任何年龄的女性，从幼女到老年，文献报道最年轻的患者仅13个月。其发生年龄有两个高峰：一是在5岁以前，二是在50~60岁之间。阴道肉瘤常见以下类型。

1. 平滑肌肉瘤（leiomyosarcoma）　在成年人，平滑肌肉瘤是最常见的阴道肉瘤，但仅占所有阴道肿瘤中很少的比例。它常发生在阴道上段的黏膜下组织。显微镜下可见：梭形细胞，核异型，分裂象多，一般分裂象大于5/10高倍镜；细胞不典型。预后与组织学分级、分裂象的多少有关，分裂象多则提示预后差。平滑肌肉瘤经淋巴或血行转移，以血行转移更常见。

（1）临床表现：患者常主诉阴道有块物，伴阴道或直肠疼痛，阴道血性排液等。阴道块物大小不一，直径为3~10cm，增大的肿瘤可以充塞阴道，甚至脱向外阴。如肿瘤表面破溃则有阴道流血及白带增多。肿瘤充塞阴道时可影响性生活及下腹与阴道胀痛等。

（2）治疗：治疗原则与其他女性生殖道平滑肌肉瘤相同。首选手术治疗，化疗及放疗作为辅助治疗。

局部广泛切除，如肿瘤位于阴道上段则加行广泛子宫及盆腔淋巴结清扫术。如病情较晚期，则可加行邻近器官的切除（膀胱或直肠）。辅助应用化疗和放疗有一定的价值。

2. 胚胎横纹肌肉瘤（embryonal rhabdomyosarcoma）胚胎横纹肌肉瘤，又称葡萄状肉瘤（sarcoma botryoides），是发生于婴儿阴道的最常见的恶性肿瘤：肿瘤起源于上皮下结缔组织，肿瘤并不仅可发生于阴道，也可发生于泌尿生殖道及生殖道以外的组织。若发生于阴道，则多见于阴道顶或阴道上部的前壁。

（1）发病机制：具体发病机制尚不清楚。Nilms 等认为胚胎横纹肌肉瘤系米勒管发育异常所致。但 Willis 则认为其来源于成熟肌原组织，或为具有迷走分化能力的中胚叶组织。肉瘤中可见中胚叶的成分，尤其是含有胚胎性横纹肌，故名。

（2）病理。

1）大体所见：多个息肉样突出，可充满整个阴道，有时突出于阴道口外，肿瘤组织疏松。阴道前壁病灶多于后壁病灶。

2）显微镜下所见：表面黏膜下有一层组织较致密，内有较深染的异型梭形细胞，较为密集，称为形成层，为组织形态特征之一；疏松的黏液样组织中，常可找到横纹肌母细胞和胚胎性横纹肌细胞。

（3）临床表现。

1）症状：初起时可无症状，随着肿瘤的发展，阴道流血是最常见的症状。点滴出血是第一条线索。有时在哭吵、咳嗽或大便后阴道流血。

2）体征：初次检查时可发现息肉样组织。常将其误诊为炎性息肉、阴道炎。肿瘤漫延至阴道口时，可见透亮、水肿的葡萄状息肉或息肉状组织。

必须强调妇科检查很重要。不管患者的年龄大小，只要有异常的阴道流血，就必须行妇科检查（检查前须患者家属知情同意），包括内、外生殖器的窥视和扪诊。婴儿的检查必须在麻醉下进行。用小扩鼻器扩张阴道后进行检查。肿块常位于阴道上 2/3 前壁。肿瘤首先向阴道腔内生长，随后浸润破坏扩展至阴道旁结缔组织，并可转移到身体的其他部位，最常转移至局部淋巴结、肺及肝脏。

肿瘤生长很快，在出现症状后 3 个月之内就可引起患者的死亡。如果不治疗，大多数患者在出现症状后 9 ~ 18 个月死亡。患者的预后与诊断时疾病的期别和所选择的治疗方式密切有关。

（4）诊断：胚胎横纹肌肉瘤恶性程度高，发展快，一般从患者出现症状到死亡的间隔时间为 9 ~ 18 个月，也有在症状发生后 3 个月内即死亡者。所以早期诊断至关重要。一般根据上述症状及体征，诊断并不困难，但最后诊断需根据病理检查。

（5）治疗：现常应用联合治疗。以手术治疗为主，辅以放射治疗和化学治疗。手术应采用根治术，因为：①本病发展快，如不治疗多在一年内死亡；②该肿瘤可能为多中心（在阴道、膀胱、宫颈及宫腔等）发生，治疗失败都是因为肿瘤复发；③远处转移出现晚，并不常见。

根治术范围为全子宫、全阴道、部分外阴切除和盆腔淋巴结清扫术。晚期患者必要时需作全盆腔清除术。单纯手术治疗效果欠佳。自 20 世纪 70 年代以来，放疗和化疗的迅速发展故提出综合治疗的方法。手术范围可根据病灶的范围适当选择相对较小的根治性手术。术前采用化疗或低剂量放射治疗（肿瘤剂量 40 ~ 50cGy）。所采用的化疗药物是长春新碱，放线菌素 D 和环磷酰胺（VAC）。应用综合治疗，有可能保留膀胱和直肠。应用联合治疗的患者的 5 年生存率高达 75%。目前已不再强调必须行根治性盆腔清扫术。

（6）预后：肿瘤生长很快，在出现症状后 3 个月之内就可引起患者的死亡。如果不治疗，大多数患者在出现症状后 9 ~ 18 个月死亡。患者的预后与诊断时疾病的期别和所选择的治疗方式密切有关。

重要的可影响预后的因素为：①疾病的程度（即局部、区域或扩散）；②治疗时间，从症状出现到治疗的时间越短，预后愈好；③首次治疗的彻底性，采用广泛的病灶切除及淋巴结清扫术，可提高生存率。Hilgers 报道 5 年生存率可提高至 50%。

（二）继发性阴道恶性肿瘤

由于发生于阴道的继发性肿瘤远多于原发性肿瘤，因此，如诊断为阴道恶性肿瘤，首先需排除转移性肿瘤的可能。肿瘤不仅仅来自于生殖道的肿瘤如子宫内膜、卵巢、宫颈的肿瘤会转移至阴道；也可源自其他脏器的肿瘤，如肾脏、乳房、直肠和胰腺的肿瘤。有时因发现阴道部位的转移肿瘤，经检查后才发现其原发性肿瘤。

（梁江红）

第九章　子宫肿瘤

第一节　宫颈癌

近60年来，以宫颈脱落细胞涂片为主要内容的宫颈癌筛查的普及和推广使宫颈癌的发生率和死亡率在世界范围内普遍下降了70%，但近年来其稳居不降。与发达国家相比，发展中国家常因为缺乏经济有效的筛查，仅有少数妇女能够得到宫颈癌筛查服务。因此宫颈癌仍是一种严重危害妇女健康的恶性肿瘤，在发展中国家尤其如此。

一、宫颈癌的流行病学

宫颈癌（cervical cancer）是最常见的妇科恶性肿瘤。据世界范围统计，其发病率在女性恶性肿瘤中居第二位，仅次于乳腺癌。全世界每年估计有46.6万的新发宫颈癌病例，其中80%患者发生在发展中国家。在不同国家或地区宫颈癌的发病率和死亡率存在着显著差异。在已建立了宫颈癌筛查的发达国家和一些发展中国家的流行病学资料显示，宫颈浸润癌的发病率和死亡率均已大幅度下降。我国自20世纪50年代末期就积极开展了宫颈癌的防治工作，如上海市纺织系统和江西靖安县等均取得了显著成效。全国宫颈癌的死亡率（中国人口年龄调整率）由20世纪70年代的10.28/10万下降到20世纪90年代的3.25/10万，下降了69%。我国由于幅员辽阔、人口众多、经济发展和医疗水平尚不均衡，较难实施统一完善的普查计划，每年仍有新发宫颈癌病例约10万，占全球新发病例总数的1/5。

二、宫颈癌的病因学

宫颈癌的病因学研究历史悠久，也提出了许多可能的病因。概括来讲主要包括两个方面：其一是行为危险因素，如性生活过早、多个性伴侣、多孕多产、社会经济地位低下、营养不良和性混乱等；其二是生物学因素，包括细菌、病毒和衣原体等各种微生物的感染。近年来，在宫颈癌病因学研究方面取得了突破性进展，尤其在生物学病因方面成绩显著，其中最主要的发现是明确人乳头状瘤病毒（human papillomavirus，HPV）是宫颈癌发生的必要条件。

1. 宫颈癌发生的必要条件——HPV感染　与宫颈癌最为密切的相关因素是性行为，因而人们很早就怀疑某些感染因子的作用。在20世纪60～70年代，人们将主要的目光投向单纯疱疹病毒（herpes simplex virus，HSV）Ⅱ型，尽管HSV在体外被证实具有一定的致癌性，且在宫颈癌标本中有一定的检出率，但临床活体标本能检出HSV的始终仅占极小部分，流行病学调查也不支持HSV与宫颈癌的关系。而其他的因子，如巨细胞病毒、EB病毒、衣原体等迄今尚未发现有力证据。

1972年Zur Hansen提出，HPV可能是最终导致生殖道肿瘤的性传播致病因子，1976年德国研究者在子宫颈癌中发现有 HPV 特异序列，以后的大量流行病学和分子生物学研究肯定了 HPV 在子宫颈癌发生中的作用。1995 年国际癌症研究中心（IARC）专门讨论有关性传播 HPV 在子宫颈癌发生中的作用，认为 HPV 16 和 18 亚型与子宫颈癌的发生有关。进一步的问题是 HPV 是否是子宫颈癌的必需和充足病因？最有代表性的研究是 Walboomers 等于 1999 年对 1995 年 IARC 收集来自美洲、非洲、欧洲和亚洲 22 个国家冻存的浸润性子宫颈癌组织重新进行 HPV 试验，应用 HPVL1MY09/MY11 引物检出率为 93%，对 HPV 阴性组织重新应用 L1GP5 +/GP6 + 引物，检出率为 95.7%，使用 14 种高危 HPV E7 引物，检出率为 98.1%，总检出率为 99.7%。实验动物和组织标本研究还表明，HPV - DNA 检测的负荷量与宫颈病变的程度呈正相关，而且 HPV 感染与宫颈癌的发生有时序关系，符合生物学致病机理。这些流行病学资料结合实验室的证据都强有力的支持 HPV 感染与宫颈癌发生的因果关系，均表明 HPV 感染是宫颈癌发生的必要条件。关于 HPV 在子宫颈癌发生中的作用或重要性，有研究者认为其重要性与乙型肝炎病毒与肝癌的关系相似，高于吸烟与肺癌的关系。

2. 宫颈癌发生的共刺激因子　事实证明，性活跃妇女一生感染 HPV 的机会大于 70%，但大多为一过性的，通常在感染的数月至两年内消退，仅少数呈持续感染状态，约占 15% 左右。已经证实，只有高危 HPV 持续感染才能导致宫颈癌及其前期病变的发生，但他们之中也仅有极少数最后才发展为宫颈癌。因此可认为 HPV 感染是宫颈癌发生的必要条件，但不是充足病因，还需要其他致病因素协同刺激。现已发现一些共刺激因子与子宫颈癌的发生有关，有研究者总结宫颈癌发生的共刺激因子为：①吸烟；②生殖道其他微生物的感染，如 HSV、淋球菌、衣原体和真菌等可提高生殖道对 HPV 感染的敏感性；③性激素影响：激素替代和口服避孕药等；④内源或外源性因素引起免疫功能低下。

国外有学者将宫颈癌的发生形象地用“种子 - 土壤”学说来解释，其中将 HPV 感染比喻为种子，共刺激因子为营养，宫颈移行带为土壤。

三、诊断

1. 临床表现

（1）症状：原位癌与微小浸润癌常无任何症状。宫颈癌患者主要症状是阴道分泌物增多、阴道流血，晚期患者可同时表现为疼痛等症状，其表现的形式和程度取决于临床期别、组织学类型、肿块大小和生长方式等。

1）阴道分泌物增多：是宫颈癌最早出现的症状，大多为稀薄、可混有淡血性的。若合并感染，可有特殊的气味。

2）阴道流血：是宫颈癌最常见的症状。早期患者大多表现为间歇性、无痛性阴道流血，或表现为性生活后及排便后少量阴道流血。晚期患者可表现长期反复的阴道流血，量也较前增多。若侵犯大血管，可引起致命性大出血。由于长期反复出血，患者常可合并贫血症状。

3）是晚期宫颈患者的症状。产生疼痛的主要原因主要是癌肿侵犯或压迫周围脏器、组织或神经所致。

4）其他症状：主要取决于癌灶的广泛程度及所侵犯脏器。癌肿压迫髂淋巴、髂血管使回流受阻，可出现下肢水肿。侵犯膀胱时，可引起尿频、尿痛或血尿，甚至发生膀胱阴道瘘。如两侧输尿管受压或侵犯，严重者可引起无尿及尿毒症，是宫颈癌死亡的原因之一。当癌肿压迫或侵犯直肠时，出现里急后重、便血或排便困难，甚至形成直肠阴道瘘。

（2）体征：宫颈原位癌、微小浸润癌和部分早期浸润癌患者局部可无明显病灶，宫颈光滑或为轻度糜烂。随宫颈浸润癌生长发展可出现不同体征，外生型者宫颈可见菜花状赘生物，组织脆易出血。内生型者由于癌细胞向周围组织生长，浸润宫颈管组织，使宫颈扩张，从而表现为宫颈肥大、质硬和颈管膨大。无论是外生型或内生型，当癌灶继续生长时，其根部血管被浸润，部分组织坏死脱落，形成溃疡或空洞。阴道壁受侵时可见赘生物生长。宫旁组织受侵时，盆腔三合诊检查可扪及宫旁组织增厚、或结节状或形成冰冻骨盆。

晚期患者可扪及肿大的锁骨上和腹股沟淋巴结，也有患者肾区叩痛阳性。

2. 检查

（1）盆腔检查：不仅对诊断有帮助，还可决定患者的临床期别。

1）阴道检查：窥阴器检查以暴露宫颈及阴道穹隆及阴道壁时，应缓慢扩张并深入暴露宫颈和阴道，以免损伤病灶而导致大出血。阴道检查时应主要观察宫颈外形和病灶的位置、形态、大小及有无溃疡等。阴道指诊时应用手指触摸全部阴道壁至穹隆部及宫颈外口，进一步了解病灶的质地、形状、波及的范围等，并注意有无接触性出血。

2）双合诊：主要了解子宫体的位置、活动度、形状大小和质地，以及双附件区域、宫旁结缔组织有无包块和结节状增厚。

3）三合诊：是明确宫颈癌临床期别不可缺少的临床检查，主要了解阴道后壁有无肿瘤病灶的浸润、宫颈大小及形态、宫旁组织情况，应同时注意有无肿大的盆腔淋巴结可能。

（2）全身检查：注意患者的营养状况，有无贫血及全身浅表淋巴结的肿大和肝、脾肿大。

（3）实验室检查和诊断方法：极早期的宫颈癌大多无临床症状，需经宫颈癌筛查后最后根据病理组织学检查以确诊。

1）宫颈细胞学检查：是目前宫颈癌筛查的主要手段，取材应在宫颈的移行带处，此为宫颈鳞状上皮与柱状上皮交界处。

2）阴道镜检查：适用于宫颈细胞学异常者，主要观察宫颈阴道病变上皮血管及组织变化。对肉眼病灶不明显的病例，可通过阴道镜协助发现宫颈鳞－柱交界部位有无异型上皮变化，并根据检查结果进行定位活检行组织学检查，以提高宫颈活检的准确率。

3）宫颈活组织病理检查：是诊断宫颈癌最可靠的依据。适用于阴道镜检查可疑或阳性、临床表现可疑宫颈癌或宫颈其他疾病不易与子宫颈癌鉴别时。宫颈活检应注意在靠近宫颈鳞柱交界的区域（SCJ）和（或）未成熟化生的鳞状上皮区取活检可减少失误，因为这常常是病变最严重的区域。溃疡的活检则必须包括毗邻溃疡周边的异常上皮，因为坏死组织往往占据溃疡的中心。取活检的数量取决于病变面积的大小和严重程度，所谓多点活检通常需要2~4个活检标本。一般宫颈活检仅需2~3mm深，约绿豆大小，当怀疑浸润癌时，活检应更深些。

4）宫颈锥形切除术：宫颈锥形切除术（锥切）主要应用于宫颈细胞学检查多次异常而宫颈活组织学结果为阴性，或活组织学结果为原位癌但不能排除浸润癌的患者。其在宫颈病变的诊治中居于重要地位，很多情况下锥切既是明确诊断，同时亦达到了治疗目的。按照使用的切割器械不同，可分为传统手术刀锥切、冷刀锥切（cold knife conization，CKC）、激光锥切（laser conization，LC）和近年流行的环形电切术（loop electro－surgical excisional procedure，LEEP）。锥切术的手术范围应根据病变的大小和累及的部位决定。原则上锥切顶端达宫颈管内口水平稍下方，锥切底视子宫阴道部病变的范围而定，应达宫颈病灶外0.5cm。在保证全部完整的切除宫颈病变的前提下，应尽可能多地保留宫颈管组织，这对未生育而又有强烈生育愿望的年轻患者尤为重要。术后标本的处理十分重要，应注意以下几方面：①锥切的宫颈标本应做解剖位点标记，可在宫颈12点处剪开或缝线作标记，并标明宫颈内外口；②锥切标本必须进行充分取材，可疑部位做亚连续或连续切片，全面地评价宫颈病变以免漏诊；③病理学报告应注明标本切缘是否受累、病变距切缘多少毫米、宫颈腺体是否受累及深度和病变是否为多中心等，均有助于宫颈病变的进一步治疗。

5）宫颈管搔刮术：是用于确定宫颈管内有无病变或癌灶是否已侵犯宫颈管的一种方法，其常与宫颈活检术同时进行从而及早发现宫颈癌。

6）影像学检查：宫颈癌临床分期通常不能准确地确定肿瘤范围，因此不同的影像学诊断方法，如CT扫描、MRI及正电子发射断层扫描术（PET），用于更准确地确定病灶范围，用于确定治疗计划。但这些检查一般不是都有条件进行，而且结果多变，因而这些检查结果不能作为改变临床分期的依据。MRI具有高对比度的分辨率和多方位的断层成像能力，对宫颈癌分期的准确率为81%～92%。MRI在宫颈癌的术前分期中极具价值：①可以通过宫颈本身信号改变直接观察肿瘤的有无及侵犯宫颈的深度；②可以判断宫旁侵犯的程度、宫颈周围器官（膀胱或直肠）是否受侵以及宫颈癌是否向上或向下侵及宫体或阴道；③可以提示肿大淋巴结的存在，进一步判断淋巴结转移的可能。

7）鳞状细胞癌抗原（squamous cell carcinoma antigen，SCCA）检测；SCCA是从宫颈鳞状上皮中分离出来的鳞状上皮细胞相关抗原TA－4的亚单位，由SCCA－1和SCCA－2抗原组成，是宫颈鳞癌较特异的肿瘤标志物，现已被广泛应用于临床。

四、宫颈癌的分期

宫颈癌分期的历史可追溯到1928年，当时主要根据肿瘤生长的范围进行分期。在1950年国际妇科年会及第四届美国妇产科学年会上对宫颈癌的分类和分期进行了修正，并推荐命名为“宫颈癌分期的国际分类法”。自此之后，宫颈癌分期经过8次修正，最近一次修正于2008年由FIGO妇科肿瘤命名委员会提出并通过，随后经过国际抗癌联合会（International Union Against Cancer，UICC）、美国癌症分期联合委员会（American Joint commission for Cancer Staging，AJCC）及FIGO的认可。

宫颈癌的临床分期（FIGO，2008年）：

Ⅰ期　病变局限于宫颈（扩展至宫体将被忽略）

ⅠA期　仅在显微镜下可见浸润癌，浸润深度≤5mm，宽度≤7mm

ⅠA1期　间质浸润深度≤3mm，宽度≤7mm

ⅠA2期　间质浸润深度>3mm至5mm，宽度≤7mm

ⅠB期　临床可见癌灶局限于宫颈，显微镜下可见病灶大于ⅠA期*

ⅠB1期　肉眼可见癌灶最大直径4mm

ⅠB2期　肉眼可见癌灶最大直径>4mm

Ⅱ期　癌灶浸润超出子宫，但是未达盆壁，或浸润未达阴道下1/3

ⅡA期　无宫旁浸润

ⅡA1 期　临床可见癌灶最大直径≤4cm

ⅡA2 期　临床可见癌灶最大直径 >4cm

ⅡB 期　有明显的宫旁浸润

Ⅲ期　肿瘤扩散至盆壁和（或）累及阴道下 1/3，和（或）引起肾盂积水，或无功能肾＊＊

ⅢA 期　癌累及阴道下 1/3，但未达盆壁

ⅢB 期　癌已达盆壁，或有肾盂积水或无功能肾

Ⅳ期　肿瘤扩散超过真骨盆，或浸润（活检证实）膀胱黏膜或直肠黏膜，大疱性水肿的存在不应归于Ⅳ期

ⅣA 期　邻近器官转移

ⅣB 期　远处器官转移

＊所有大体可见病灶，即使为浅表浸润，都归于ⅠB 期。浸润是指测量间质浸润，最深不超过 5mm，最宽不超过 7mm。浸润深度不超过 5mm 的测量是从原始组织的上皮基底层 - 表皮或腺体开始。即使在早期（微小）间质浸润的病例中（ -1mm），浸润深度的报告也应该始终用 mm 表示。

＊＊在直肠检查中，肿瘤和盆壁之间没有无瘤区。除去已知的其他原因，所有肾盂积水或无功能肾的病例都包括在内。

此次修改主要有：

1. 去除 0 期　国际妇产科联合会认为 0 期是原位癌，决定在所有肿瘤分期中去除此期。

2. ⅡA 期　FIGO 年报所示文献及资料一贯提示，在ⅡA 期患者中，以病灶最大直径为准则提示癌灶大小对于预后有较大影响，同样结论也见于ⅠB 期。因此，ⅡA 期的再细分定义包括如下：ⅡA1 期：癌灶大小≤4cm，包括阴道上 2/3 浸润；ⅡA2 期：癌灶大小 >4cm，包括阴道上 2/3 浸润。

FIGO 妇科肿瘤命名委员会也考虑到临床调查研究，进一步推荐：

（1）宫颈癌保留临床分期，但鼓励关于手术分期的研究。

（2）虽然分期中并未包括，但所有手术 - 病理发现的阳性结果（如脉管浸润）需报告给 FIGO 年报编辑部办公室或其他科学出版物。

（3）推荐采用诊断性影像学技术帮助判断原发肿瘤病灶的大小，但非强制性的。对于有 MRI/CT 设备的机构，影像学评估肿瘤体积及宫旁浸润情况应记录，并送 FIGO 年报编辑部办公室作数据录入。

（4）其他检查如麻醉术前检查、膀胱镜检查、乙状结肠镜检查及静脉压检查等可选择进行，但不是强制性的。

宫颈癌采用临床还是手术分期是多年来一大重要争论要点：一方面，尽管随着近年来影像学技术的长足发展，判断肿瘤大小有更佳的评估方法，但临床分期仍没有手术分期精确：而另一方面，手术分期法不能广泛应用于全世界范围，特别在某些资源欠缺不能及早发现肿瘤的国家地区，不能手术的晚期患者比较普遍，而手术设施稀有，难以推广手术分期法。因此宫颈癌的分期仍建议采用 FIGO 的临床分期标准，临床分期在治疗前进行，治疗后不再更改，但 FIGO 妇科肿瘤命名委员会也仍鼓励关于手术分期的研究。

五、宫颈癌的转移途径

宫颈上皮内因缺乏淋巴管和血管，而且基底膜又是组织学屏障，可以阻止癌细胞的浸润，因此宫颈原位癌一般不易发生转移。一旦癌细胞突破基底膜侵入间质，病程即是不可逆，癌细胞可到处转移。宫颈癌的转移途径主要是直接蔓延和淋巴转移，少数经血循环转移。

1. 直接蔓延　是最常见的转移途径，通过局部浸润或循淋巴管浸润而侵犯邻近的组织和器官。向下可侵犯阴道穹隆及阴道壁，因前穹隆较浅，所以前穹隆常常较后穹隆受侵早。癌细胞也可通过阴道壁黏膜下淋巴组织播散，而在离宫颈较远处出现孤立的病灶。向上可由颈管侵犯宫腔。癌灶向两侧可蔓延至宫旁和盆壁组织，由于宫旁组织疏松、淋巴管丰富，癌细胞一旦穿破宫颈，即可沿宫旁迅速蔓延，累及主韧带、骶韧带，甚至盆壁组织。当输尿管受到侵犯或压迫可造成梗阻，并引起肾盂、输尿管积水。晚期患者癌细胞可向前、后蔓延分别侵犯膀胱或直肠，形成癌性膀胱阴道瘘或直肠阴道瘘。

2. 淋巴转移　是宫颈癌最重要的转移途径。一般沿宫颈旁淋巴管先转移至闭孔、髂内及髂外等区域淋巴结，后再转移至髂总、骶前和腹主动脉旁淋巴结。晚期患者可远处转移至锁骨上及深、浅腹股沟淋巴结。

宫颈癌淋巴结转移率与其临床期别有关，研究表明Ⅰ期患者淋巴结转移率为15%～20%、Ⅱ期为25%～40%和Ⅲ期50%以上。20世纪40年代末Henriksen对宫颈癌淋巴结转移进行详细的研究，其将宫颈癌的淋巴结转移根据转移时间的先后分为一级组和二级组。

（1）一级组淋巴结。

1）宫旁淋巴结：横跨宫旁组织的一组小淋巴结；

2）宫颈旁或输尿管旁淋巴结：位于输尿管周围横跨子宫动脉段附近淋巴结；

3）闭孔或髂内淋巴结：围绕闭孔血管及神经的淋巴结；

4）髂内淋巴结：沿髂内静脉近髂外静脉处淋巴结；

5）髂外淋巴结：位于髂外动、静脉周围的6～8个淋巴结；

6）骶前淋巴结。

（2）二级组淋巴结。

1）髂总淋巴结；

2）腹股沟淋巴结：包括腹股沟深、浅淋巴结；

3）腹主动脉旁淋巴结。

3. 血行转移　宫颈癌血行转移比较少见，大多发生在晚期患者，可转移至肺、肝、心、脑和皮肤。

六、治疗

浸润性宫颈癌诊断明确后，选择最佳的治疗方案是临床医师面临的首要问题。最佳治疗方案的选择通常取决于患者的年龄、全身健康状况、肿瘤的进展程度、有无并发症和并发症的具体情况以及治疗实施单位的条件。因此，有必要先对患者进行全面仔细的检查评估，再由放疗科医生和妇科肿瘤医生联合对治疗方案做出决定。

治疗方案的选择需要临床判断，除了少数患者的最佳方案只能是对症治疗以外，大多数患者的治疗选择主要是手术、放疗或放化疗。对于局部进展患者的初始治疗大多学者建议选择放化疗，包括腔内放疗（Cs 或 Ra）和外照射 X 线治疗。手术和放疗之间的争论已经存在了几十年，特别是围绕Ⅰ期和ⅡA 期宫颈癌的治疗。对于ⅡB 期及以上期别宫颈癌患者治疗，大多采取顺铂化疗和放疗联合的放化疗。手术 + 放疗组患者的严重并发症发生率（25%）大于放疗组（18%）和手术治疗组（10%）。

总体上讲，对于早期宫颈癌患者，手术和放疗的生存率是相似的。放疗的优点是几乎适用于所有期别的患者，而手术治疗则受限于临床期别，在国外的许多机构中，手术治疗被用于希望保留卵巢和阴道功能的Ⅰ、ⅡA 期年轻宫颈癌患者。由于手术技巧提高和相关材料的改进，目前手术所导致的患者死亡率、术后尿道阴道瘘发生率均 <1%，这使得选择手术治疗的患者明显增加。其他因素也可能导致选择手术而不是放疗，包括妊娠期宫颈癌、同时合并存在肠道炎性疾病、因其他疾病先前已行放疗、存在盆腔炎性疾病或同时存在附件肿瘤，还有患者的意愿。但在选择放疗时必须考虑到放疗对肿瘤周围正常器官的永久损伤和继发其他恶性肿瘤的可能。

1. 手术治疗　是早期宫颈浸润癌首选的治疗手段之一和晚期及某些复发性宫颈癌综合治疗的组成部分。宫颈癌手术治疗已有一百余年历史。随着对宫颈癌认识的不断深入，手术理论与实践的不断完善及宫颈癌其他治疗手段尤其是放疗和化疗的不断进展，宫颈癌手术治疗的术式及其适应证也几经变迁，日趋合理，但其中对手术治疗的发展最重要的贡献者当数 Wertheim 和 Meigs 两位学者。当今开展的宫颈癌各种手术方式均为他们当年所开创术式的演变与发展。

（1）宫颈癌手术类型及其适应证：宫颈癌手术治疗的目的是切除宫颈原发病灶及周围已经或可能受累的组织、减除并发症。其原则是既要彻底清除病灶，又要防止不适当地扩大手术范围，尽量减少手术并发症，提高生存质量。目前国外多采用 Piver1974 年提出的将宫颈癌手术分为五种类型，

1）筋膜外子宫切除术（Ⅰ型）：切除所有宫颈组织，不必游离输尿管。筋膜外全子宫切除的范围国内外不同学者在描述上尽管存在一定的差异，但不管如何，与适用于良性疾病的普通全子宫切除术的范围并不相同，主要差异在于普通全子宫切除术不需暴露宫旁段输尿管，而是沿子宫侧壁钳夹、切断宫颈旁组织及阴道旁组织，包括主韧带、宫骶韧带、宫颈膀胱韧带等，为避免损伤输尿管，须紧靠宫颈旁操作，这种操作方法必然会残留部分宫颈组织，而不能很完整地切除宫颈。筋膜外全子宫切除术主要适用于ⅠA1 期宫颈癌。

2）改良根治性子宫切除术（Ⅱ型）：这一术式基本上是 Wertheim 手术，在子宫动脉与输尿管交叉处切断结扎子宫动脉。部分切除主韧带和宫骶韧带，当上段阴道受累时切除阴道上段 1/3。选择性切除增大的盆腔淋巴结。这一术式主要适用于ⅠA2 期宫颈癌。

3）根治性子宫切除术（Ⅲ型）：基本上为 Meigs 手术。在膀胱上动脉分出子宫动脉的起始部切断并结扎子宫动脉，切除全部主韧带、宫骶韧带及阴道上 1/2。主要适用于ⅠB 和ⅡA 宫颈癌。

4）超根治性子宫切除术（Ⅳ型）：和Ⅲ型的主要区别是：a. 完整切除膀胱子宫韧带；b. 切断膀胱上动脉；c. 切除阴道上 3/4。这一手术泌尿道瘘的发生率较高，主要用于放疗后较小的中心性复发癌。

5）部分脏器切除术（Ⅴ型）：适用于远端输尿管或膀胱的中心性复发。相应部分切除

后，输尿管可重新种植于膀胱。当根治术时发现远端输尿管受累时，也可采用该手术，当然也可放弃手术治疗改行放疗。

国内治疗宫颈癌手术的术式与国外略有不同，基本根据上海张惜阴教授提出的四级手术。

Ⅰ级：筋膜外全子宫及附件切除术（年轻患者保留一侧卵巢）。

Ⅱ级：扩大全子宫切除，阴道和宫旁各切除1cm：

Ⅲ级：次广泛全子宫切除术，宫旁和阴道各切除2～3cm。适用ⅠA期宫颈癌，一般不行盆腔淋巴切除术．但特殊情况除外。

Ⅳ级：广泛性全子宫切除术及盆腔淋巴结清扫术．宫旁组织和阴道各切除至少3cm以上，适用于ⅠB～ⅡA期宫颈癌。

目前宫颈癌根治术通常经腹施行，但也可经阴道施行：事实上经阴道根治术的历史早于经腹。经阴道子宫根治术特别适用于肥胖，合并心、肺、肾重要脏器疾病难以耐受腹部手术等。但操作难度大，主要依靠术者触觉完成手术，要完成淋巴结切除较为困难，目前临床应用较少。随着腹腔镜手术技术的日益成熟，目前腹腔镜宫颈癌根治术也在蓬勃开展，并且已经显现出其微创效优的特点。

（2）并发症：宫颈癌手术并发症可分为术中、术后及晚期并发症。

1）术中并发症：主要包括术时出血和脏器损伤。

a. 术时出血：根治性全子宫切除术时出血最容易发生在两个步骤，第一为清扫淋巴结时损伤静脉或动脉，第二容易出血处是分离主韧带和游离输尿管隧道。对这类出血可看清出血点者，采用缝扎或结扎止血。对细小静脉或静脉壁细小破裂出血，最简单有效的方法是压迫止血。

b. 脏器损伤：容易损伤的脏器有输尿管、膀胱、直肠和闭孔神经：若操作仔细、技术和解剖熟悉，多能避免。一旦损伤发生可根据损伤部位和范围作修补术。闭孔神经损伤发生后应立即修补缝合。

2）术后并发症

a. 术后出血：多发生于术中出血漏扎或止血不严，若出血发生在阴道残端，可出现术后阴道出血。处理方法经阴道结扎或缝扎止血。若出血部位较高，或腹腔内出血，且出血量较多，则需开腹止血。对手术后数日发生的残端出血要考虑感染所致，治疗以抗感染为主。

b. 输尿管瘘：游离输尿管时损伤管壁或影响其局部血供加之术后感染、粘连排尿不畅等，可形成输尿管阴道瘘或腹膜外渗尿等。近年来发生率已降至1%以下，防治措施除不断改进技术外，最重要的是手术细致，尽量避免损伤及预防感染，避免排尿不畅。

c. 盆腔淋巴囊肿：手术后回流的淋巴液潴留于后腹膜间隙而形成囊肿，发生率达12%～24%。淋巴囊肿一般较小，并无症状可随访观察。但较大的囊肿可引起患侧下腹不适，甚至造成同侧输尿管梗阻。需要时可在超声引导下行穿刺抽吸。淋巴囊肿的预防主要靠尽量结扎切断的淋巴管，也有人提出不缝合反折腹膜可减少其发生。

d. 静脉血栓及肺栓塞：是宫颈癌围术期最可能致死的一个并发症，任何时候都应对此提高警惕，术中、术后应予特别的关注，以防发生这种可能致死的并发症。术中是腿部或盆腔静脉形成血栓的最危险时期，应注意确保术中腿部静脉没有被压迫，仔细分离盆腔静脉可减少在这些静脉中形成血栓。

e. 感染：其发生率已明显下降，主要取决于广谱抗生素的临床应用和手术条件及技巧的提高。

3）晚期并发症

a. 膀胱功能障碍：Seski、Carenza、Nobili 和 Giacobini 等学者均认为术后膀胱功能障碍是支配膀胱逼尿肌的感觉神经和运动神经损伤的直接结果，手术做得越彻底，损伤的程度就越大，术后发生膀胱功能障碍的可能越大。膀胱功能障碍通常表现为术后排尿困难、尿潴留、尿道感染等，术后需长期给予持续的膀胱引流，但经对症治疗，几乎所有的患者都能恢复。通过控制手术范围和手术的彻底性，特别是对于早期宫颈癌患者，能够降低这个并发症。Bandy 及其同事报道了根治性子宫切除术（Ⅲ型）及术后是否予放疗对膀胱功能的远期影响，结果发现 30% 的患者术后需膀胱引流达到或超过 30 日，术后盆腔放疗者膀胱功能障碍的发生率明显高于未放疗者。

b. 淋巴囊肿：是较麻烦的并发症。在髂外静脉下方结扎进入闭孔窝的淋巴管有助于减少淋巴液流入这一最常形成淋巴囊肿的区域。腹膜后引流也可减少淋巴囊肿的发生，但避免盆腔腹膜的重新腹膜化就可以不再需要引流。如果出现淋巴囊肿，一般不会造成损害，而且如果时间足够长，淋巴囊肿通常会被吸收。Choo 及其同事报道认为直径 <4 ~ 5cm 的囊肿通常在 2 个月内吸收，处理上只需予以观察。当有证据表明存在明显的输尿管梗阻时需要手术治疗，手术需切除淋巴囊肿的顶，并将舌状下挂的网膜缝合到囊腔内面（内部造袋术），这样可以避免重新形成囊肿。经皮穿刺抽吸囊液常会继发感染，所以需谨慎使用。

2. 放射治疗　在过去的一个多世纪中，由于技术的进步，放疗已经成为与根治性手术一样重要的一种新治疗手段。对放疗耐受的宫颈癌病灶很少，已有大量的证据表明放疗能破坏原发病灶和淋巴结中的转移灶。近年来在许多中心仍保留根治性子宫切除术用于治疗相对比较年轻的、消瘦的、健康状况良好的患者。对于Ⅰ期和ⅡA 期患者，手术和放疗这两种治疗手段都具有相对的安全性和较高的治愈率，这给了医生和患者一个真正的治疗选择。

1903 年，Margaret Cleaves 开始将放疗用于治疗宫颈癌。在 1913 年，Abbe 报道了 8 年的治愈情况。1914 年建立了放疗的斯德哥尔摩法，1919 年建立了巴黎法，1938 年建立了曼彻斯特法。在存在良好而完整的循环及充分的细胞氧合的情况下，可以获得电离辐射对肿瘤的最大效应。根治性放疗前对患者的准备应与子宫根治性手术一样仔细。应当予高蛋白、高维生素和高热量的饮食，尽可能使患者保持良好的全身状况。需控制过多的失血，血色素应维持在 10g 以上。

必须注意正常盆腔组织对放疗的耐受情况，在宫颈癌的治疗过程中，正常盆腔组织可能受到相对较高剂量的放射。穹隆部位的阴道黏膜可耐受的放射剂量为 20 000 ~ 25 000cGy，阴道直肠隔大约可耐受 4 ~ 6 周的 6000cGy，膀胱黏膜可接受最大达 7000cGy 的剂量，结肠和直肠可耐受约 5000 ~ 6000cGy，而盆腔内小肠的耐受性较差，可接受的最大剂量为 4000 ~ 4200cGy。全腹放疗时，小肠的耐受性限制在 2500cGy，这样的剂量显然也适合盆腔内小肠。放疗的一个基本原则是：任何脏器中的正常组织对放疗的耐受性与该脏器所受到的放射剂量成反比。外放疗与腔内放疗必须以不同的方式结合使用。必须根据每个患者及其特殊的病灶情况制订个体化的治疗计划。需要考虑肿瘤的大小及其分布情况，而不是肿瘤的分期。宫颈癌的成功治疗有赖于临床医师在治疗过程中对病灶的评估能力（也包括对盆腔空间几何的了解），并在必要时对治疗做出调整。因为腔内放疗容易到达宫颈及宫颈管，所以很适合于治疗早期宫颈癌。可以将镭或铯放置到很接近病灶的部位，使病灶表面剂量达到约15 000～20 000cGy，而且正常宫颈及阴道组织可以耐受特别高的放射剂量。

（1）放疗的适应证及禁忌证：宫颈癌各期别均可行放射治疗，但ⅠA、ⅠB及ⅡA期癌的患者可以手术方法治愈，手术治疗有保留卵巢，保持阴道弹性等优点，对于年轻患者，医生及患者均乐于选择手术治疗。单纯放疗常常只用于那些不具备手术条件及不愿意接受手术治疗的患者，ⅡB期以上的患者为放射治疗的适应证。孤立性远隔转移的病灶或手术后复发也为放疗适应证。另外，早期患者术后若发现具有高危因素，应接受辅助性放疗或放化疗。禁忌证包括：患者骨髓抑制，白细胞 $<3\times10^9/L$，及血小板 $<70\times10^9/L$ 者，急性或亚急性盆腔炎症未被控制者，已出现尿毒症或恶液质的晚期患者，肝炎急性期、精神病发作期及心血管疾病未被控制者。

（2）宫颈癌的放疗方法：宫颈癌的转移方式以直接蔓延及淋巴转移为主，其盆腔淋巴结受累的概率ⅠB期为15%左右，Ⅱ期为30%，Ⅲ期为45%左右。故放疗范围应包括原发灶及转移灶。由于宫颈所处的解剖位置，适合于腔内放射源容器的安置，放射源所给予组织的放射剂量与组织距放射源的距离的平方成反比，故腔内治疗所能给予宫颈的放射剂量远远超过体外放疗，但所给予盆腔淋巴结的剂量却不足，所以宫颈癌的放射治疗应包括体外与腔内放疗的综合治疗。单纯体外放疗难以做到既达到根治剂量又不产生严重的放射性损伤，治疗效果远不如综合放疗。

1）参考点及其意义：在宫颈癌的腔内治疗中，盆腔各点距放射源的距离不同，所获得的放射剂量各异，且差异梯度很大，计算困难，只能选择有实际临床意义的点作为评估剂量的参考点：称为A点和B点。A点定位于宫腔放射源的末端之上方2cm及放射源旁2cm的交叉点，代表宫旁血管区的正常组织受量。B点为A点线外侧3cm处，相当于闭孔区，代表盆壁淋巴结的受量。因受肿瘤形态及解剖变异的影响，定位不是十分确切，A、B两点的定义几经争议及修订，仍不完善，但尽管有不足之处，迄今仍沿用以评估及比较剂量。

2）后装腔内放射治疗：后装腔内放射治疗系统按A点的剂量率不同可分为3类：高剂量率指A点剂量率为12Gy/h以上；中剂量率指A点剂量率2～12Gy/h之间；低剂量率为A点剂量率0.4～2.0Gy/h之间。高剂量率后装腔内放疗的优点为治疗时间短、机器治疗能力大、患者在治疗中无需护理从而免除患者长时间被迫体位静卧的痛苦、源容器的固定位置易维持和不至于因患者活动而移位等。而低剂量率后装放射治疗系统的治疗时间以小时计算，患者较长时间被动体位卧床不舒服，放射源容器可因此而移位等是其缺点，但放射生物效应好。由于每台治疗机，每个工作日只能治疗1个患者，不适合繁忙的治疗中心的工作需求。

3）体外放疗：^{60}钴的γ线或加速器所产生的高能X线实施。体外放疗的目的是补充腔内放疗所给予的A点以外区域的剂量的不足。综合放疗时的体外照射以全盆大野开始，剂量20～30Gy，每周5次，每次1野，每次剂量2Gy，前后轮照，结束后中央挡铅成四野垂直照射，方法同前，体外放疗给予B点的总剂量40～50Gy。

单纯体外放疗作为宫颈癌的根治性治疗疗效不如综合放疗且并发症的发生率高，在有条件的医院已不再作为常规治疗，但作为晚期患者的姑息治疗，手术前后的补充治疗及对于阴道解剖不良而无法行腔内治疗者的唯一的放射治疗，以及手术后复发患者的挽救性治疗等有极其广泛的适应证。

体外照射的方法除垂直照射外，尚有四野交叉照射、六野交叉照射、钟摆照射及旋转照射等多种方法，这些方法的目的在于以体外放射为主要治疗时尽可能增加肿瘤受量并减少膀胱和直肠的受量。

4）体外与腔内放疗的配合：合并感染、空洞型、宫旁侵犯或因肿瘤浸润而阴道狭窄的患者应以全盆大野照射开始治疗。随着放射的进行，肿瘤逐渐消退，阴道的伸展性可能改善，允许腔内治疗的进行。全盆照射的剂量可适当增加，但要相应调整腔内照射的剂量。腔内放疗与体外放疗所给予 A 点的总剂量在 70Gy 左右，根据患者及肿瘤情况个别化调整。

大菜花型宫颈癌，或局部呈现外突性大结节者则以腔内治疗开始，适当增加局部剂量或给予消除量，有条件者先给外突性肿瘤间质插植放疗，使肿瘤最大限度的脱落及消退，改善局部解剖，有利于腔内放疗的进行，改善治疗效果。

常规放疗结束后，可针对残余病灶适当补充三维适形照射。手术中发现不可切除的受累淋巴结，亦应银夹标记，常规治疗结束后，适当补充适形放射治疗。适形放疗为一种治疗技术，使得高剂量区分布的形状在三维方向上与靶区的形状一致，以物理手段改善靶区与周围正常组织和器官的剂量分布，有效的提高治疗增益。但三维适形照射是一种局部治疗措施，不能作为宫颈癌的常规治疗。

总之宫颈癌的放射治疗有其原则，但不应机械套用，而应根据患者及肿瘤情况，本着负责任的精神个别化的设计。

（3）放射治疗的效果及并发症。

1）治疗效果：放射治疗效果受多种因素的影响，影响预后的因素包括肿瘤临床分期、局部肿瘤的大小、肿瘤生长方式、病理类型、肿瘤分化程度、淋巴结转移的有无、转移瘤的大小、是否合并不可控制的感染或贫血及患者的局部解剖等。不恰当的治疗方式当然也影响预后，同一期别的治疗效果各家报道有区别，5 年存活率大约Ⅰ期为 90% 左右，Ⅱ期为 60% ~80%，Ⅲ期为 50% 左右。

2）近期放疗副反应及晚期并发症：近期反应包括乏力、食欲缺乏、尿频和便次增多等，对症处理可缓解。少数患者反应较重，可出现黏液血便，严重尿频、尿急，甚至合并白细胞减少或血小板减少，须暂停放疗，适当处理，恢复后再重新开始放疗。

晚期肠道并发症包括放射性直肠炎、乙状结肠炎、直肠阴道瘘、肠粘连、肠梗阻和肠穿孔等。放射性直肠炎为最常见，按程度可分为轻、中、重 3 度。发生率因治疗方式及放射总剂量不同而有差别，约 10% ~20%。轻度放射性直肠炎不必特殊处理，嘱患者注意休息，避免粗糙有刺激性的饮食，保持大便通畅即可。中度者则须消炎、止血、解痉等药物治疗，严重者甚至须手术干预。

晚期放射性泌尿系统并发症以放射性膀胱炎最常见，表现为反复发生的血尿，可造成严重的贫血，除消炎止血、解痉、矫正贫血等治疗外，可行局部止血处理，必要时行膀胱造瘘术。

3. 化疗　近年来对宫颈癌和化疗研究的进展，已成为各阶段宫颈癌重要的和不可缺少的治疗手段。化疗不仅作为晚期及复发癌的姑息治疗，而且有些化疗药物可作为放疗增敏剂与放疗同时应用或作为中、晚期患者综合治疗方法之一，以提高治疗效果。

（1）同步放化疗：1999 ~2000 年，美国新英格兰医学杂志及临床肿瘤杂志相继发表 5 个大样本随机对照临床研究，结果表明，同步放化疗提高了宫颈癌患者（包括ⅠB、ⅡA 期根治性手术后具有高危因素者）的生存率和局部控制率，减少了死亡的危险。从此，世界各地相继采用同步放化疗治疗宫颈癌。Green 等对 1981～2000 年间 19 项采用同步放化疗与单纯放疗治疗宫颈癌的随机对照临床研究中共 4580 例患者的临床资料进行 Meta 分析，其中同步放化疗患者根据化疗方案不同分为顺铂组和非顺铂组，结果表明，与单纯放疗比较，同步放化疗患者的总生存率明显提高［其危险比（HR）＝0.71，P＜0.01。其中，顺铂组 HR＝0.70，P＜0.01；非顺铂组 HR＝0.81，P＝0.201。临床Ⅰ、Ⅱ期宫颈癌患者所占比例高的临床研究中，患者获益更大（P＝0.009）。该 Meta 分析表明，与单纯放疗患者比较，同步放化疗患者的总生存率和肿瘤无进展生存率分别提高了12%（95% CI＝8～16）和16%（95% CI＝13～19）；同步放化疗对肿瘤的局部控制（OR＝0.61，P＜0.01）和远处转移（OR＝0.57，P＜0.01）均有益处。2002 年，Lukka 等对 9 项采用同步放化疗治疗宫颈癌的随机对照临床研究进行 Meta 分析，结果与 Green 等的结果一致。但目前也有一些学者持不同意见，认为宫颈癌患者同步放化疗后的 5 年生存率和局部控制率与单纯放疗比较无明显提高。

宫颈癌同步放化疗的并发症分为早期与晚期两种，早期毒副反应有全身感乏力，食欲减退、厌食、恶心、呕吐，白细胞减少，甚至血红蛋白、血小板下降，早期放射性直肠炎者感里急后重、腹泻、腹痛。2003 年，Kirwan 等收集 19 项采用同步放化疗治疗宫颈癌患者的研究中共 1766 例患者的临床资料进行 Meta 分析，结果显示，Ⅰ、Ⅱ度血液学毒副反应发生率，同步放化疗组高于单纯放疗组，差异有统计学意义；Ⅲ、Ⅳ度毒副反应发生率，同步放化疗组与单纯放疗组比较，白细胞减少症的发生率增加 2 倍（OR＝2.15，P＜0.001），血小板减少症增加 3 倍（OR＝3.04，P＝0.005），胃肠道反应增加 2 倍（OR＝1.92，P＜0.001）。19 项研究中，8 项研究有晚期并发症的记录，其中 7 组资料中同步放化疗组晚期并发症的发生率与单纯放疗组比较，差异无统计学意义。导致上述结果可能的原因：①评定并发症的标准不统一；②并发症资料不全；③近期并发症的定义不同；④并发症发生率的计算方法不同；⑤缺少远期并发症资料；⑥随访时间过短。

（2）新辅助化疗：从 20 世纪 80 年代开始，新辅助化疗（neoadjuvant chemotherapy，NACT）逐渐应用于局部晚期宫颈癌，NACT 指在主要治疗手段前给予的化疗，属辅助性化疗范畴。其主要意义：①缩小肿瘤体积，增加手术切除率和减少手术风险；②缩小肿瘤体积，提高放射治疗的敏感性；③消灭微转移，减少不良预后因素，降低复发风险，提高患者的生存率。根据 NACT 后主要治疗手段的不同，可分为 NACT＋子宫根治术＋/－辅助性放疗和 NACT＋放射治疗两种治疗策略。

NACT 后可手术率为48%～100%，且不增加手术并发症；9%～18%患者术后病理证实达完全缓解，淋巴结转移率比相同临床期别和肿瘤大小的患者明显下降；更重要的发现是 NACT 后ⅠB2～ⅡB 和Ⅲ期患者的5 年生存率分别为83%和45%，明显高于单纯放疗。但是否所有期别的局部晚期宫颈癌均能从 NACT 中得到生存期延长的益处目前还存在不同的意见。2001 年 Hwang 等对 80 例ⅠB2～ⅡB 期局部晚期宫颈癌患者采用 VBP 方案化疗，3 个疗程后给予子宫根治术＋后腹膜淋巴结切除术，并进行了 10 年随访＝结果发现 NACT 有效率为 93.7%，5 年和 10 年无瘤生存率分别为 82.0%和 79.4%，结果提示 NACT 似乎可提高ⅠB2～ⅡB 期局部晚期宫颈癌患者长期生存率。Aoki 等对 21 例年龄小于 50 岁、且具有高危因素的ⅠB～ⅡA（MRI 提示宫颈深间度浸润和肿块大小≥4cm）和ⅡB 期患者给予 PVP 方案化疗，2 个疗程后给予子宫根治术，18 例术后接受放疗。并选择具有高危因素和ⅡB 期、初次治疗接受子宫根治术和术后放疗的21例患者作为对照。结果NACT有效率为86%，NACT组5年生存率为84.0%，明显高于对照组（58.9%）。2001年Benedetti－Panici等报道了一组441例多中心、前瞻性、随机对照Ⅲ期临床研究，比较了ⅠB2～Ⅲ期患者NACT＋子宫根治术和单一放疗的疗效。结果发现NACT组5年总生存率和无瘤生存率分别为58.9%和55.4%，明显高于对照组的4.5%和41.3%；ⅠB2～ⅡB期患者NACT组5年总生存率和无瘤生存率分别为64.7%和59.7%，明显高于对照组的46.4%和46.7%；而Ⅲ期患者NACT组5年总生存率和无瘤生存率与对照组比较差异无统计学意义。因此作者认为NACT＋子宫根治术疗效与传统放疗相比，只有ⅠB2～ⅡB期患者才能得到生存期延长的益处。与单纯的放疗相比，目前多数文献认为，NACT＋子宫根治术能使ⅠB2～ⅡB局部晚期宫颈癌患者长期生存率得到提高，但对于Ⅲ期患者来说，尽管NACT使可手术率得到提高，但是否使其长期生存率得到提高目前尚有争论。

（3）早期宫颈癌术后的辅助性化疗：目前对具有高危因素的早期宫颈癌患者术后原则上推荐接受辅助性放疗，但由于放疗可导致患者卵巢、阴道等损伤，年轻患者往往难以接受。随着人们对化疗在宫颈癌治疗中地位的认识，近年来有学者对具有淋巴结转移、脉管内癌栓、间质浸润深度≥75%、手术切缘阳性、肿瘤细胞分化差，以及细胞学类型为非鳞状细胞癌等高危病例进行了术后化疗的临床研究，发现化疗可作为术后辅助治疗或补充治疗手段，有助于提高局部控制率，减少复发转移和改善患者的生存，特别是不愿接受盆腔放疗的年轻宫颈癌患者，采用术后化疗代替盆腔局部放疗，可有效保留阴道和卵巢的功能。

（4）姑息性化疗：Ⅵ期宫颈癌和复发宫颈癌患者预后差，其中放疗后复发者预后更差。其对化疗的临床有效率在10%～20%之间。初始是放疗抑或非放疗，其化疗有效率存在明显不同。导致这种现象的原因可能为：①放疗破坏了复发癌灶的血液供应，药物难于达到较高浓度；②交叉抗拒；③患者存在的相关并发症，如肾功能不全、尿路梗阻等导致患者对化疗药物的耐受性差。

4. 复发转移宫颈癌的治疗　大多数复发转移宫颈癌发生在初次治疗后的2年内，其治疗十分困难，预后极差，平均存活期为7个月。复发转移宫颈癌治疗方式的选择主要依据患者本身的身体状况、转移复发部位、范围及初次治疗方法决定。目前，国内外对转移复发宫颈癌的治疗趋势是采用多种手段的综合治疗。无论初次治疗的方法是手术还是放疗，均由于解剖变异、周围组织粘连及导致的并发症，给治疗带来了一定的困难．并易造成更严重的并发症。因此，在再次治疗前除详细询问病史外，还应做钡灌肠、全消化道造影、乙状结肠镜以及静脉肾盂造影等，以了解复发转移病灶与周围组织的关系，评价以前的放射损伤范围和正常组织的耐受程度等，从而在考虑以上特殊情况后，选择最适宜的个体化治疗。

（1）放疗后局部复发宫颈癌的治疗：大多数放疗后盆腔局部复发的宫颈癌患者并不适合再次放疗，对于这些患者来说盆腔脏器切除术（pelvic exenteration）是唯一的治疗方法。纵观几十年来的国外资料，由于手术不断改进如盆腔填充、回肠代膀胱以及阴道重建术等，使手术并发症及病死率明显下降，多数文献报道病死率小于10%，5年存活率明显改善，达30%～60%。影响手术后生存的主要因素有：初次治疗后无瘤生存期、复发病灶的大小和复发病灶是否累及盆侧壁，文献报道初次治疗后无瘤生存期大于6个月、复发病灶直径小于3cm和盆侧壁未累及的患者存活期明显延长。由于放疗后出现广泛纤维化，导致术前判断复发灶是否累及盆侧壁比较困难，有学者认为单侧下肢水肿、坐骨神经痛及尿路梗阻这三种临床表现预示复发病灶已累及盆侧壁，实行盆腔脏器切除术的失败率增加，建议施行姑息性治疗。另外，老年妇女并不是盆腔脏器切除术的反指征。尽管术前进行了严密的评估，但仍有1/3的患者术中发现有盆腔外转移、腹主动脉旁淋巴结转移，以及病灶已累及盆侧壁，因此临床医师应有充分的思想准备，并加强与患者及家属的沟通。也有作者建议对病灶直径小于2cm的中心性复发患者可采用子宫根治术（radical hysterectomy），但术后易发生泌尿系统的并发症。

（2）子宫根治术后局部复发宫颈癌的治疗：对于子宫根治术后局部复发的宫颈癌患者治疗方法有两种：一是选择盆腔脏器切除术，二是选择放射治疗。据文献报道其5年存活率为6%～77%。有关影响该类患者治疗后预后的因素主要为初次治疗后的无瘤生存期、复发灶的部位和大小。中心性复发患者的预后好于盆侧壁复发者，对于病灶不明显的中心性复发患者再次治疗后10年存活率可达77%，病灶直径小于3cm的中心性复发患者10年存活率为48%，而对于病灶直径大于3cm的中心性复发患者则预后很差。对于体积较小的复发患者往往可通过增加体外放射的剂量提高局部控制率，但对于体积较大的复发患者来说，增加放射剂量并不能改善其预后。因此，为提高子宫根治术后局部复发患者的存活率，关键是加强初次治疗后的随访，争取及早诊断其复发。

（3）转移性宫颈癌的治疗。

1）全身化疗：对转移性宫颈癌患者而言，全身化疗可作为一种姑息性治疗措施。目前有许多有效的化疗方案，其中顺铂（DDP）是最有效的化疗药物。许多研究已证明以顺铂为基础的联合化疗治疗后其缓解率、未进展生存期均明显好于单一顺铂化疗者，但总的生存期两者则没有明显差异，因此目前对于转移性宫颈癌是选择联合化疗还是选择单一顺铂化疗尚有争论。另外，迄今尚无随机研究来比较化疗与最佳支持治疗（best supportive care）对此类宫颈癌患者生存期、症状缓解和生活质量（quality of life）影响的差异。

近来已有许多新药如紫杉醇（Taxol）、长春瑞滨（vinorelbine）、健择（Gemcitabine）、伊立替康（irinotecan）等与顺铂联合治疗局部晚期宫颈癌和（或）复发转移宫颈癌的Ⅱ期研究发现有效率为40%～66%，其中局部晚期宫颈癌的疗效明显好于复发转移宫颈癌，但与既往报道的以顺铂为基础的化疗疗效相比无明显提高。2001年5月美国ASCO会议报道GOG的初步研究结果，该研究比较了顺铂单药（$50mg/m^2$）与顺铂联合Taxol（顺铂$50mg/m^2$，Taxol $135mg/m^2$）治疗28例复发和ⅣB期宫颈癌患者的有效率、无进展生存期和总的生存期，尽管最后结果提示顺铂+Taxol组有效率、无进展生存率明显高于单一顺铂者，但两者总的生存期无明显差异。

2）放疗：作为局部治疗手段对缓解转移部位疼痛及脑转移灶的治疗具有明显作用，Meta分析结果显示短疗程放疗与长疗程化疗疗效相似，因此对于预计生存期较短的转移性宫颈癌患者给予短疗程放疗可提高生活质量。

5. 正在发展中的生物治疗

（1）血管生成抑制剂：用于生物治疗在阻止肿瘤生长和进展、甚至清除较小体积残余病灶方面可能有效。近年来，积累了一些有关血管生成在局部进展型宫颈癌中发挥作用的证据。在一个对111例患者的研究中，Cooper等发现肿瘤的血管生成（可由肿瘤的微小血管密度MVD来反映）是COX多因素分析中的一个重要的预后因素，它与较差的肿瘤局部控制及较差的总生存率有关。相反的，在166例行根治性子宫切除术的ⅠB期宫颈癌患者中，

Obermair 等发现当 MVD <20/HPF 时，患者的 5 年生存率得到改善，为 90%，而当 MVD > 20/HPF，患者的 5 年生存率为 63%。另外，已经发现 VEGF 受体的表达也与宫颈癌中的 MVD 成正比。

（2）治疗性 HPV 疫苗：至于预防性 HPV 疫苗，在 2003 年 WHO 召集了一群来自发展中国家和发达国家的专家来确定检测 HPV 疫苗效能的合适终点。普遍的共识是：效能终点应当是适合在公共健康机构开展 HPV 疫苗的、全球一致的、可测量的。因为从病毒感染到表现为浸润癌存在时间上的滞后，因此，一个替代终点应当可用来确定疫苗的效能。因为同一种高危型 HPV 病毒的持续感染是中度或者高度宫颈不典型增生和浸润性宫颈癌的易感因素，所以，决定将 CIN，而不是浸润癌，作为 HPV 疫苗的疗效终点。

七、预后

影响宫颈癌预后的因素很多，包括患者的全身状况、年龄、临床分期、组织学类型、生长方式，以及患者接受治疗的手段是否规范和治疗的并发症等。但临床分期、淋巴结转移和肿瘤细胞分化被认为是其独立的预后因素。

1. 临床分期　无论采用何种治疗手段，临床期别越早其治疗效果越好。国际年报第 21 期报道了 32 052 例宫颈癌的生存率，其中Ⅰ期患者的 5 年生存率为 81.6%；Ⅱ期为 61.3%；Ⅲ期为 36.7%；Ⅳ期仅为 12.1%。显示了随着宫颈癌临床分期的升高，其 5 年生存率明显下降。

2. 淋巴结转移　局部淋巴结浸润传统上被认为是宫颈癌预后不良的因素，是手术后患者需接受辅助性治疗的适应证。临床期别越高，盆腔淋巴结发生转移的可能性越大。目前的研究表明，无论是宫颈鳞癌还是腺癌，淋巴结转移对于患者总生存率、疾病特异性生存率（disease - specificsurvival）、局部复发率和无瘤生存期（disease - free interval）均是一个独立的预后因素。然而，有些学者报道淋巴结状态对于早期宫颈癌的预后无重要临床意义，淋巴结转移常与其他预后不良因素有关，如临床分期、肿块大小、脉管癌栓和宫旁浸润。

转移淋巴结的数目也与宫颈癌的复发率和无瘤生存期有关，并且许多研究发现它是Ⅰ、Ⅱ期宫颈鳞癌的一个独立预后指标。有研究表明，一个淋巴结转移和无淋巴结转移的ⅠB~ⅡA 期宫颈癌患者的 5 年生存率是相似的，分别为 85% 和 87%。但转移淋巴结数目超过 1 个后，则其 5 年生存率较低。在许多淋巴结转移的ⅠB 期宫颈癌患者中，如有 4 个以上的转移淋巴结，则其预后更差。但也有研究发现盆腔淋巴结转移的数目与其预后无关。

转移淋巴结的位置也与宫颈癌的预后有关。Kamura 等发现，ⅠB~ⅡB 期宫颈癌患者有 1 个部位或无淋巴结转移与 2 个及以上部位转移的生存率差异有显著性。

3. 组织学类型　迄今对于宫颈鳞癌、腺癌和腺鳞癌是否存在不同的预后和转归尚有争议。几项研究结果表明，ⅠB~Ⅱ期宫颈腺癌、腺鳞癌患者与鳞癌患者相比，前者局部复发率高、无瘤生存率和总生存率低。研究指出，腺癌患者的预后明显差于鳞癌，原因在于腺癌肿块体积大，增加了化疗的耐受及向腹腔内转移的倾向。有报道具有相同临床分期和大小相似的肿瘤的宫颈腺癌和鳞癌的淋巴结转移分别是 31.6% 和 14.8%、远处转移分别为 37% 和 21%、卵巢转移分别是 6.3% 和 1.3%。另外还发现，腺癌患者卵巢转移的发生与肿瘤的大小更有关，而与临床分期无关。鳞癌患者卵巢转移则与临床分期有关。但也有研究显示。宫颈腺癌和鳞癌患者在复发和生存率方面差异无显著性。有报道显示淋巴结转移和肿瘤浸润达到宫旁的腺癌患者预后较差，而无淋巴结转移的腺癌预后与鳞癌差异不明显。

4. 肿瘤细胞的分化　肿瘤细胞分化也是宫颈癌的一个重要预后因素，临床分期和治疗方法相同的患者，但由于其肿瘤细胞分化程度不一致，其治疗效果和预后也可不尽相同。Zamder 分析了 566 例宫颈鳞癌手术切除标本肿瘤细胞分化程度与其 5 年生存率的关系，若取材部位为肿瘤表面，则肿瘤细胞分化Ⅰ级 5 年生存率为 96%；Ⅱ级 84.0%；Ⅲ级为 72.3%；而取材部位为肿瘤中心，则肿瘤细胞分化Ⅰ级 5 年生存率为 85.6%；Ⅱ级 79.8%；Ⅲ级为 71.6%。结果表明肿瘤细胞分化越差，其 5 年生存率愈低。

（宗秀红）

第二节　子宫肌瘤

子宫肌瘤是女性生殖器中最常见的一种良性肿痈，由平滑肌及结缔组织组成，多见于 30～50 岁妇女，20 岁以下少见。根据尸检资料，35 岁以上的女性，约 20% 有大小不等的子宫肌瘤。因肌瘤多无或很少有症状，临床发病率远低于肌瘤真实发病率。

一、发病相关因素

确切病因尚未明了，可能涉及正常肌层的体细胞突变、性激素及局部生长因子间的相互作用。因肌瘤好发于生育年龄，青春期前少见；在妊娠、外源性高雌激素作用下，肌瘤生长较快；抑制或降低雌激素水平的治疗可使肌瘤缩小；绝经后停止生长，萎缩或消退，提示其发生可能与女性激素相关。生物化学检测证实肌瘤中雌二醇的雌酮转化率明显低于正常肌组织；肌瘤中雌激素受体（ER）浓度明显高于周边肌组织，故认为肌瘤组织局部对雌激素的高敏感性是肌瘤发生的重要因素之一。此外研究证实孕激素有促进肌瘤有丝分裂活动、刺激肌瘤生长的作用，肌瘤组织较周边肌组织中孕激素受体浓度升高，分泌期的子宫肌瘤标本中分裂象明显高于增殖期的子宫肌瘤。细胞遗传学研究显示 25%～50% 子宫肌瘤存在细胞遗传学的异常，包括从点突变到染色体丢失和增多的多种染色体畸变，首先是单克隆起源的体细胞突变，并对突变肌细胞提供一种选择性生长优势；其次是多种与肌瘤有关的染色体重排。常见的有 12 号和 14 号染色体长臂片段易位、12 号染色体长臂重排、7 号染色体长臂部分缺失等。分子生物学研究提示子宫肌瘤由单克隆平滑肌细胞增殖而成，多发性子宫肌瘤由不同克隆细胞形成。还有研究认为，一些生长因子在子宫肌瘤的生长过程中可能起着重要作用，如胰岛素样生长因子（IGF）Ⅰ和Ⅱ、表皮生长因子（EGF）、血小板衍生生长因子（PDGF）A 和 B 等。

二、分类

1. 按肌瘤生长部位　分为宫体肌瘤（90%）和宫颈肌瘤（10%）。

2. 按肌瘤与子宫肌壁的关系　分为 3 类：

（1）肌壁间肌瘤（intramural myoma）：占 60%～70%，肌瘤位于子宫肌壁间，周围均被肌层包围。

（2）浆膜下肌瘤（subserous myoma）：约占 20%，肌瘤向子宫浆膜面生长，并突出于子宫表面，肌瘤表面仅由子宫浆膜覆盖。若瘤体继续向浆膜面生长，仅有一蒂与子宫相连，称为带蒂浆膜下肌瘤，营养由蒂部血管供应。若血供不足，肌瘤可变性坏死。如蒂扭转断裂，肌瘤脱落形成游离性肌瘤。如肌瘤位于宫体侧壁向宫旁生长突出于阔韧带两叶之间称阔韧带肌瘤。

（3）黏膜下肌瘤（submucous myoma）：占10%～15%。肌瘤向宫腔方向生长，突出于宫腔，仅为黏膜层覆盖。黏膜下肌瘤易形成蒂，在宫腔内生长犹如异物，常引起子宫收缩，肌瘤可被挤出宫颈外口而突入阴道。

3. 子宫肌瘤常为多个　以上各类肌瘤可单独发生亦可同时发生。2个或2个部位以上肌瘤发生在同一子宫者，称为多发性子宫肌瘤。

此外，还偶见生长于圆韧带、阔韧带、宫骶韧带。

三、临床表现

1. 症状　多无明显症状，仅在体检时偶然发现。症状与肌瘤部位，有无变性相关，而与肌瘤大小、数目关系不大。常见症状有：

（1）经量增多及经期延长：多见于大的肌壁间肌瘤及黏膜下肌瘤者，肌瘤使宫腔增大子宫内膜面积增加，并影响子宫收缩可有经量增多、经期延长等症状。此外肌瘤可能使肿瘤附近的静脉受挤压，导致子宫内膜静脉丛充血与扩张，从而引起月经过多。黏膜下肌瘤伴坏死感染时，可有不规则阴道流血或血样脓性排液。长期经量增多可导致继发贫血、乏力、心悸等症状。

（2）下腹包块：肌瘤初起时腹部摸不到肿块，当肌瘤逐渐增大使子宫超过了3个月妊娠大小较易从腹部触及。肿块居下腹正中部位，实性、可活动、无压痛、生长缓慢。巨大的黏膜下肌瘤脱出阴道外，患者可因外阴脱出肿物来就医。

（3）白带增多：肌壁间肌瘤使宫腔面积增大，内膜腺体分泌增多，并伴有盆腔充血致使白带增多；子宫黏膜下肌瘤一旦感染可有大量脓样白带，如有溃烂、坏死、出血时可有血性或脓血性有恶臭的阴道溢液。

（4）压迫症状：子宫前壁下段肌瘤可压迫膀胱引起尿频、尿急；子宫颈肌瘤可引起尿困难、尿潴留；子宫后壁肌瘤（峡部或后壁）可引起下腹坠胀不适、便秘等症状。阔韧带肌瘤或宫颈巨型肌瘤向侧向发展嵌入盆腔内压迫输尿管使上泌尿路受阻，形成输尿管扩张甚至发生肾盂积水。

（5）其他：常见下腹坠胀、腰酸背痛，经期加重。患者可引起不孕或流产。肌瘤红色变性时有急性下腹痛，伴呕吐、发热及肿瘤局部压痛；浆膜下肌瘤蒂扭转可有急性腹痛；子宫黏膜下肌瘤由宫腔向外排出时也可引起腹痛。

2. 体征　与肌瘤大小、位置、数目及有无变性相关。大肌瘤可在下腹部扪及实质性不规则肿块。妇科检查子宫增大，表面不规则单个或多个结节状突起。浆膜下肌瘤可扪及单个实质性球状肿块与子宫有蒂相连。黏膜下肌瘤位于宫腔内者子宫均匀增大；黏膜下肌瘤脱出子宫颈外口，检查即可看到子宫颈口处有肿物，粉红色，表面光滑，宫颈四周边缘清楚。如伴感染时可有坏死、出血及脓性分泌物。

四、诊断及鉴别诊断

根据病史及体征诊断多无困难。个别患者诊断困难可采用B型超声检查、宫腔镜、子宫输卵管造影等协助诊断。应与下列疾病鉴别：

1. 妊娠子宫　应注意肌瘤囊性变与妊娠子宫先兆流产鉴别。妊娠时有停经史，早孕反应，子宫随停经月份增大变软，借助尿或血 HCG 测定、B 型超声可确诊。

2. 卵巢肿瘤　多无月经改变，呈囊性位于子宫一侧。在某些特定的情况下，两者可能难以鉴别。浆膜下肌瘤可能误诊为卵巢实体或部分实体肿瘤，囊性变的浆膜下肌瘤与卵巢囊肿可能在一般临床检查不易区别。B 超检查有时可以鉴别浆膜下肌瘤、阔韧带肌瘤与卵巢肿瘤，扫描时，应特别注意寻找卵巢与肿块、子宫与肿块的关系。最可靠的方法是采用腹腔镜检查，腹腔镜兼有诊断与治疗的作用。注意实质性卵巢肿瘤与带蒂浆膜下肌瘤鉴别，肌瘤囊性变与卵巢囊肿鉴别。

3. 子宫腺肌病　局限型子宫腺肌病类似子宫肌壁间肌瘤，质硬，亦可有经量增多等症状。也可使子宫增大，月经增多。但子宫腺肌病有继发性渐进性痛经史，子宫多呈均匀增大，很少超过 3 个月妊娠大小，有时经前与经后子宫大小可有变化。有时子宫肌腺病可和子宫肌瘤并存。B 超检查是鉴别子宫肌腺病与子宫肌瘤常用的辅助检查，阴道 B 超、彩色多普勒，特别是经阴道进行彩色多普勒超声检查等的应用可以提高两者鉴别的准确性。两者鉴别有时较困难。

4. 子宫内膜息肉　主要表现为月经量多、经期延长及不规则阴道流血等症状，这些症状与子宫黏膜下肌瘤有相似之处，特别是 B 超检查均显示出有宫腔内占位。一般可通过经阴道彩色多普勒超声检查或经阴道宫腔声学造影来进行区别。最为可靠鉴别子宫内膜息肉及子宫黏膜下肌瘤的方法是进行宫腔镜检查。不论诊断或治疗，宫腔镜均是该病的最好选择。

5. 功能失调性子宫出血　主要表现为不规则阴道出血，临床症状与子宫肌瘤有相似之处。较大的肌瘤、子宫明显增大、多发性肌瘤、子宫增大不规则，以及浆膜下肌瘤、子宫表面有结节性突出等情况，一般不会与功血相混淆。鉴别较困难者为子宫肌瘤小，而出血症状又比较明显的病例。一方面是症状相似，均可出现月经过多或不规则出血。另一方面，功血患者有时子宫亦略大于正常。通过 B 超、诊断性刮宫或宫腔镜检查可以对两者进行鉴别诊断。

6. 子宫恶性肿瘤

（1）子宫肉瘤：好发于老年妇女，生长迅速，侵犯周围组织时出现腰腿痛等压迫症状。有时从宫口有息肉样赘生物脱出，触之易出血，肿瘤的活组织检查有助于鉴别。

（2）宫颈癌：有不规则阴道流血及白带增多或不正常排液等症状，外生型较易鉴别，内生型宫颈癌则应与宫颈管黏膜下肌瘤鉴别。宫颈黏膜下肌瘤突出宫颈口、并伴有坏死感染时，外观有时很难与宫颈癌区别，但阴道检查可发现前者肿瘤仍较规则，有时尚可扪及根蒂。可借助于 B 型超声检查、宫颈细胞学刮片检查、宫颈活组织检查、宫颈管搔刮及分段诊刮等鉴别。

（3）子宫内膜癌：以绝经后阴道流血为主要症状，好发于老年妇女，子宫呈均匀增大或正常，质软。应该强调指出，子宫肌瘤合并子宫内膜癌，远较肌瘤合并宫颈癌为多，也比子宫肌瘤本身癌变为多。因此，子宫肌瘤患者，应警惕合并子宫内膜癌，特别是年龄偏大的患者。不少研究指出，对临床诊断为子宫肌瘤的患者，术前应常规进行诊断性刮宫，因为即使宫颈细胞学阴性者，亦可能发现意料之外的子宫内膜癌。

7. 其他　卵巢巧克力囊肿、盆腔炎性包块、子宫畸形等可根据病史、体征及 B 型超声检查鉴别。

五、治疗

治疗应根据患者年龄，生育要求，症状及肌瘤的部位、大小、数目全面考虑。

1. 随访观察　肌瘤小（<5cm），无症状或症状轻微，一般不需治疗，特别是近绝经期妇女，绝经后肌瘤多可萎缩或逐渐消失。每3~12个月随访一次，行妇科检查和（或）B型超声检查均可。若肌瘤明显增大或出现症状，则可考虑进一步治疗。对未孕的患者，尤其要重视定期随访，以免对今后妊娠产生不良影响。

2. 药物治疗　肌瘤小于2个月妊娠子宫大小，症状轻，近绝经年龄或全身情况不宜手术者或在手术前控制肌瘤的大小以减少手术难度，可给予药物对症治疗。但因为是非根治性治疗，停药后一般肌瘤会重新增大。

（1）雄激素：可对抗雌激素，使子宫内膜萎缩；也可直接作用于子宫，使肌层和血管平滑肌收缩，从而减少子宫出血。近绝经期应用可提前绝经。常用药物：丙酸睾酮25mg肌注，每5日1次，经期25mg/d，共3次，每月总量不超过300mg，可用3~6个月；甲睾酮10mg/d，舌下含服，连用3个月。

（2）促性腺激素释放激素类似物（GnRHa）：采用大剂量连续或长期非脉冲式给药可产生抑制FSH和LH分泌作用，降低雌二醇到绝经水平，以缓解症状并抑制肌瘤生长使其萎缩。但停药后又逐渐增大到原来大小。一般应用长效制剂，间隔4周皮下注射1次。常用药物有亮丙瑞林（leuprorelin）每次3.75mg，或戈舍瑞林（goserelin）每次3.6mg。目前临床多用于：①术前辅助治疗3~6个月，待控制症状、纠正贫血、肌瘤缩小后手术，降低手术难度，减少术中出血，避免输血；②对近绝经期患者有提前过渡到自然绝经作用；③因子宫肌瘤引起不孕的患者，孕前用药使肌瘤缩小以利自然妊娠。用药6个月以上可产生绝经期综合征，骨质疏松等副作用，故长期用药受限。有学者指出，在GnRHa用药3个月加用小剂量雌孕激素，即反向添加治疗（add-backtherapy），能有效减少症状且可减少这种副作用。

（3）其他药物：米非司酮（mifepristone）为人工合成的19-去甲基睾酮衍生物，具有强抗孕酮作用，亦可用于子宫肌瘤治疗。一般从月经周期第2天开始，10~25mg/d口服，连续服用6个月，作为术前用药或提前绝经使用。但停药后肌瘤会重新增大，且不宜长期使用，以防其拮抗糖皮质激素的副作用。目前，有关该药治疗子宫肌瘤的机制、剂量及疗效，尚在探索之中。此外，在子宫肌瘤出血期，若出血量多，还可用子宫收缩剂（缩宫素）和止血药（如妥塞敏、酚磺乙胺、巴曲酶等）。但值得注意的是，子宫肌瘤患者可合并内膜病变，需注意排除。

3. 手术治疗　适应证为：子宫大于10周妊娠大小、月经过多继发贫血、有膀胱、直肠压迫症状或肌瘤生长较快疑有恶变者、保守治疗失败、不孕或反复流产排除其他原因。手术途径可经腹、经阴道或宫腔镜及腹腔镜辅助下手术。术式有：

（1）肌瘤切除术（myomectomy）：系将子宫肌瘤摘除而保留子宫的手术。适用于40岁以下希望保留生育功能的患者。多剖腹或腹腔镜下切除；黏膜下肌瘤部分可经阴道或宫腔镜摘除。

（2）子宫切除术（hysterectomy）：肌瘤大，个数多。症状明显，不要求保留生育功能，或疑有恶变者，可行剖腹或腹腔镜下全子宫切除术。必要时可于术中行冰冻切片组织学检查。依具体情况决定是否保留双侧附件。术前应宫颈刮片细胞学检查排除宫颈恶性病变。

（3）子宫动脉栓塞术（Uterine artery embolization）：自20世纪90年代起子宫动脉栓塞术用于治疗子宫肌瘤以来，绝大部分患者疗效满意，异常子宫出血减少，症状减轻或消除，月经周期恢复正常，贫血改善，子宫和肌瘤的体积均明显减少。术后3个月平均减少40%～60%。并在随后的时间内体积还会继续缩小。对于症状性子宫肌瘤，尤其是伴有严重的贫血或盆腔疼痛，传统非手术治疗失败者，子宫动脉栓塞术是有效的，尤其是对于那些希望保留子宫的患者是可供选择的治疗方案之一。子宫动脉栓塞术的治疗原理为：由于肌瘤组织与正常子宫组织相比生长分裂活跃，耗氧量大，对无氧代谢耐受力差；子宫血供的特殊性导致子宫正常组织有丰富的血管交通网，并且对血栓的溶解能力较肌瘤组织强。通过对子宫肌瘤供血动脉的栓塞，以达到阻断瘤体血供，瘤组织坏死萎缩，使瘤细胞总数减少，从而达到缓解症状的目的。对＜6cm的浆膜下肌瘤、＜5cm的黏膜下肌瘤以及＜8cm肌壁间肌瘤疗效最佳。该手术的绝对禁忌证相对较少，包括妊娠，未明确性质的盆腔肿块或子宫病变、凝血功能障碍等。手术副作用少，且多轻微。一般术后7天内缓解，10～14天可恢复日常生活工作。常见的并发症有穿刺相关并发症、栓塞后综合征、感染、非靶向栓塞等。

六、子宫肌瘤合并妊娠

肌瘤合并妊娠占肌瘤患者0.5%～1%，占妊娠0.3%～0.5%，肌瘤小又无症状者常被忽略，故实际发病率高于报道。

1. 肌瘤对妊娠及分娩的影响　与肌瘤大小及生长部位有关，黏膜下肌瘤可影响受精卵着床导致早期流产；肌壁间肌瘤过大因机械压迫，宫腔变形或内膜供血不足可引起流产。妊娠后期及分娩时胎位异常、胎盘低置或前置、产道梗阻等难产应作剖宫产。胎儿娩出后易因胎盘粘连、附着面大或排出困难及子宫收缩不良导致产后出血。

2. 妊娠期及产褥期易发生红色变性　表现为肌瘤迅速长大，剧烈腹痛，发热和白细胞计数升高，通常采用保守治疗能缓解。妊娠合并子宫肌瘤多能自然分娩，但要预防产后出血。若肌瘤阻碍胎儿下降应行剖宫产术，术中是否同时切除肌瘤，需根据肌瘤大小，部位和患者情况决定。

（宗秀红）

第三节　子宫内膜癌

子宫内膜癌（endometrial carcinoma）是发生于子宫内膜的一组上皮性恶性肿瘤，以来源于子宫内膜腺体的腺癌最常见。为女性生殖道三大恶性肿瘤之一，占女性全身恶性肿瘤7%，占女性生殖道恶性肿瘤20%～30%。近年来发病率在世界范同内呈上升趋势。

一、发病相关因素

1. 雌激素长期持续增高　子宫内膜长期受雌激素刺激而无孕酮拮抗，可能导致内膜癌的发生。内源性雌激素：无排卵性功血、多囊卵巢综合征、功能性卵巢瘤等合并存在。外源性雌激素：是指使用雌激素替代疗法时使用的雌激素。随着选用雌激素剂量的增加和使用时间的延长，危险性增加。

2. 常伴有子宫内膜增生过长。

3. 体质因素 肥胖、高血压、糖尿病、未婚、少产是内膜癌的高危因素，为宫体癌综合征。内膜癌患者绝经年龄平均晚6年。

4. 遗传因素 家庭子宫内膜癌、乳癌、结肠癌史。

二、分期

子宫内膜癌的分期采用国际妇产科联盟（FIGO）2009年制定的手术-病理分期。

子宫内膜癌的手术病理分期（FIGO，2009）：

Ⅰ＊ 肿瘤局限于子宫体

Ⅰa＊ 肿瘤浸润深度<1/2肌层

Ⅰb＊ 肿瘤浸润深度≥1/2肌层

Ⅱ＊ 肿瘤侵犯宫颈间质，但无宫体外蔓延△。

Ⅲ＊ 肿瘤局部和（或）区域散

Ⅲa＊ 肿瘤累及浆膜层和（或）附件★

Ⅲb＊ 阴道和（或）宫旁受累

Ⅲc＊ 盆腔淋巴结和（或）腹主动脉旁淋巴结转移★

Ⅲc_1＊ 盆腔淋巴结阳性

Ⅲc_2＊ 腹主动脉旁淋巴结阳性和（或）盆腔淋巴结阳性

Ⅳ＊ 肿瘤侵及膀胱和（或）直肠黏膜，和（或）远处转移

Ⅳa＊ 肿瘤侵及膀胱或直肠黏膜

Ⅳb＊ 远处转移，包括腹腔内和（或）腹股沟淋巴结转移

注：＊G1、G2、G3任何一种；△仅有宫腔内膜腺体受累应当认为是Ⅰ期而不再认为是Ⅱ期；★细胞学检查阳性应单独的报告，并没有改变分期。

三、临床表现

1. 症状 极早期无明显症状，以后出现阴道流血、阴道排液、疼痛等。

（1）阴道流血：主要表现为绝经后阴道流血。量一般不多、尚未绝经者表现为月经增多、经期延长或月经紊乱。

（2）阴道排液：多为血性液体或浆液性分泌物，合并感染则有脓血性排液，恶臭。因阴道排液异常就诊者约占25%。

（3）下腹疼痛及其他：若癌肿累及宫颈内口，可引起宫腔积脓，出现下腹胀痛及痉挛样疼痛。晚期浸润周围组织或压迫神经可引起下腹部及腰骶部疼痛。晚期可出现贫血、消瘦及恶病质等症状。

2. 体征 早期子宫内膜癌妇科检查无异常发现。晚期可有子宫明显增大，合并宫腔积脓时可有明显触痛，宫颈管内偶有癌组织脱出，触之出血。癌灶浸润周围组织时，子宫固定或宫旁扪及不规则结节状物。

四、诊断

除根据临床表现和体征外，病理组织学检查是确诊的依据。

1. 病史及临床表现 对于绝经后阴道流血、绝经过渡期月经紊乱均应排除内膜癌后再

按良性疾病处理。对于以下情况妇女要密切随诊：①有子宫内膜癌发病高危因素者如肥胖、不育、绝经延迟者；②有长期应用雌激素、他莫昔芬或雌激素增高病史者；③有乳癌、子宫内膜癌家族史者。必要时进行分段诊刮送组织病理学检查。

2. B 型超声检查　经阴道 B 型超声检查可以了解子宫大小、宫腔形状、宫腔内有无赘生物、子宫内膜厚度、肌层有无浸润及深度，为临床诊断及处理提供参考。子宫内膜癌超声图像为子宫增大，宫腔内有实质不均回声区，或宫腔线消失，肌层内有不规则回声紊乱区等表现。彩色多普勒显像可见混杂的斑点或棒状血流信号，流速高、方向不定，频谱分析为低阻抗血流频谱。

3. 分段诊刮　最常用最有价值的诊断方法、分段诊刮的优点能鉴别子宫内膜癌和宫颈管腺癌；也可明确子宫内膜癌是否累及宫颈管，为制订治疗方案提供依据。

4. 其他辅助诊断方法

（1）宫颈管搔刮及子宫内膜活检：对绝经后阴道流血，宫颈管搔刮可协助鉴别有无宫颈癌；若 B 型超声检查确定宫腔内有明显病变，作宫腔内膜活检也可明确诊断。

（2）细胞学检查：宫颈刮片、阴道后穹隆涂片及宫颈管吸片取材作细胞学检查，辅助诊断子宫内膜癌的阳性率不高，分别为 50%、65%、75%。近年来宫腔冲洗、宫腔刷或宫腔吸引涂片等准确率高，但操作复杂，阳性也不能作为确诊依据，故应用价值不高。

（3）宫腔镜检查：可直接观察宫腔及宫颈管内有无癌灶存在，大小及部位，直视下取材活检，减少对早期子宫内膜癌的漏诊。但可能促进癌细胞扩散。

（4）其他：MRI、CT 及 CA125 测定可协助诊断病变范围，有子宫外癌播散者其血清 CA125 明显升高。目前认为动态增强 MRI 是评估子宫肌层和盆腔内局部浸润的最佳方法。

五、鉴别诊断

1. 绝经过渡期功血　以月经紊乱如经量增多、延长或不规则阴道流血为主要表现。妇科检查无阳性体征，应作分段诊刮明确诊断。

2. 老年性阴道炎　血性白带，检查时可见阴道黏膜变薄、充血或有出血点、分泌物增加等表现，治疗后好转，必要时可先抗感染治疗后再作诊刮排除子宫内膜癌。

3. 子宫黏膜下肌瘤或内膜息肉　有月经过多或经期延长症状，可行 B 型超声检查、宫腔镜及分段诊刮确定诊断。

4. 宫颈管癌、子宫肉瘤及输卵管癌　均可有阴道排液增多或不规则流血；宫颈管癌因癌灶位于宫颈管内，宫颈管变粗、硬或呈桶状；子宫肉瘤的子宫明显增大、质软、输卵管癌可有间歇性阴道排液、流血、下腹隐痛为主要症状，可有附件包块。

六、治疗

参考中华医学会妇科肿瘤分会 2009 年指南及 NCCN 指南。主要治疗方法为手术、放疗及药物（化学药物及激素）治疗。应根据患者全身情况、癌变累及范围及组织学类型选用和制订适宜的治疗方案。早期患者以手术为主，按手术 - 病理分期的结果及存在的复发高危因素选择辅助治疗；晚期则采用手术、放疗、药物等综合治疗。

1. 手术治疗　为首选的治疗方法。手术目的：一是进行手术 - 病理分期、确定病变的范围及预后相关的重要因素，二是切除癌变的子宫及其他可能存在的转移病灶。术中首先进行全面探查，对可疑病变部位取样作冰冻切片检查；并留腹水或盆腹腔冲洗液进行细胞学检查。剖视切除的子宫标本，判断有无肌层浸润。手术切除的标本应常规进行病理学检查，癌组织还应行雌、孕激素受体检测，作为术后选用辅助治疗的依据。

Ⅰ期患者占75%，根据复发风险和生存时间分为三组：低危组：Ⅰa/b，G1/2，内膜样癌。中危组：Ⅰa/b，G3 内膜样癌。高危组：Ⅰa/b，浆液性/透明细胞/小细胞/未分化。

（1）Ⅰ期患者若不能耐受手术者选择肿瘤靶向放疗并进行后续检测；可手术者应行筋膜外全子宫切除及双附件切除术加盆腔及腹主动脉旁淋巴结清扫术。

鉴于子宫内膜乳头状浆液性癌恶性程度高，早期出现淋巴转移及盆腹腔转移，其临床Ⅰ期手术范围应与卵巢癌相同，除分期探查、切除子宫及双附件，清扫腹膜后淋巴结外，并应切除大网膜及阑尾。低危组：术后不需辅助治疗：中危组：辅助性盆腔放疗可显著降低局部复发，≥60 岁患者中，ⅠC 和 G1/2，Ⅰa/b 和 G3，局部复发率 >15%，推荐辅助放疗。高危组：推荐盆腔放疗以增加局部控制率；辅助性铂类为基础的化疗显著改善预后。

（2）Ⅱ期不能耐受手术患者选择肿瘤放射治疗并进行后续检测；可手术应行广泛子宫切除及双附件切除术，同时行盆腔及腹主动脉旁淋巴结清扫。若宫颈活检或者 MRI 阳性发现或者肉眼见受侵者可行根治性子宫及双附件切除 + 盆腔及腹主动脉旁淋巴结清扫。高危患者或仅行全子宫切除术者推荐进行辅助性盆腔放疗 ± 近距离照射。

（3）Ⅲ期和Ⅳ期的晚期患者。

1）病灶在腹腔内，包括腹水、大网膜、淋巴结、卵巢、腹膜肿瘤细胞阳性者行筋膜外全子宫及双附件切除术 + 细胞学 + 最大限度肿瘤减灭或盆腔、腹主动脉旁淋巴结切除；

2）病灶在子宫外盆腔，包括阴道、膀胱、结肠，直肠、宫旁出现浸润者，行盆腔放疗或手术 + 近距离放疗或化疗；

3）腹膜外膜腔/肝脏发现病灶者考虑姑息性子宫双附件切除或放疗或激素治疗或化疗。

腹腔镜手术现在越来越多应用于子宫内膜癌的治疗，尤其是对于肥胖妇女和高危妇女的术前诊断，而且研究表明腹腔镜手术并没有增加手术并发症的发生率。

2. 放疗　是治疗子宫内膜癌有效的方法之一，分腔内照射及体外照射两种。腔内照射多用后装腔内照射，高能放射源为^{60}Co 或^{137}Cs。体外照射常用^{60}Co 或者直线加速器。

（1）单纯放疗：仅用于有手术禁忌证或无法手术切除的晚期内膜癌患者。腔内总剂量为 45～50Gy。体外照射总剂量 40～45Gy。对Ⅰ期 G1，不能接受手术治疗者可选用单纯腔内照射外，其他各期均应采用腔内腔外照射联合治疗。

（2）术前放疗：可缩小癌灶，创造手术条件。对于Ⅱ、Ⅲ期患者根据病灶大小，可在术前加用腔内照射或外照射。放疗结束后 1～2 周进行手术。但自广泛采用 FIGO 手术－病理分期以来，术前放疗已经很少使用。

（3）术后放疗：是内膜癌最主要的术后辅助治疗，可明显降低局部复发，提高生存率。对已有深肌层浸润、淋巴结转移、盆腔及阴道残留病灶的患者术后均需加用放疗。根据目前最新的研究发现单纯阴道近距离放疗对控制子宫内膜癌阴道转移非常有效，而且比体外放疗的胃肠道副作用更小，因此认为单纯阴道近距离放疗应该作为复发高危人群的重要辅助治疗之一。

3. 孕激素治疗　对晚期或复发癌、早期要求保留生育功能患者可考虑孕激素治疗。其机制可能是孕激素作用于癌细胞并与孕激素受体结合形成复合物进入细胞核，延缓 DNA 和

RNA 复制。抑制癌细胞生长、孕激素以高效、大剂量、长期应用为宜，至少应用 12 周以上方可评定疗效。孕激素受体阳性者有效率可达 80%。常用药物：口服甲羟孕酮 200~400mg/d；己酸孕酮 500mg，肌注每周 2 次，长期使用可有水钠潴留、水肿或药物性肝炎等副作用，停药后即可恢复。据文献报道孕激素不但可以逆转子宫内膜不典型增生，成功率高达80%~90%，而且对原发性子宫内膜癌治疗有效率达 50%~70%。

4. 抗雌激素制剂治疗　适应证与孕激素相同。他莫昔芬（tamoxifen，TAM）为非甾体类抗雌激素药物，亦有弱雄激素作用。他莫昔芬与雌激素竞争受体，抑制雌激素对内膜增生作用；并可提高孕激素受体水平；大剂量可抑制癌细胞有丝分裂。常用剂量为 20~40mg/d，可先用他莫昔芬 2 周使孕激素受体含量上升后再用孕激素治疗，或与孕激素同时应用。副反应有潮热、急躁等类绝经期综合征表现等。

5. 化疗　为晚期或复发子宫内膜癌综合治疗措施之一；也有用于术后有复发高危因素患者的治疗以减少盆腔外的远处转移。常用化疗药物有顺铂、阿霉素、紫杉醇、环磷酰胺，氟尿嘧啶、丝裂霉素、依托泊苷等。可单独应用或联合应用，也可与孕激素合并使用。临床常用的联合化疗方案是顺铂（50mg/m^2）、阿霉素（50mg/m^2）和环磷酰胺（500mg/m^2），即 PAC 方案，总的有效率可达 31%~81%，大多数为部分缓解，缓解时间 4~8 个月，但改善 5 年生存率的效果不明显。子宫乳头状浆液性腺癌术后应给予化疗，方案同卵巢上皮癌。

七、预后

影响预后的因素主要有三方面：①癌瘤生物学恶性程度及病变范围包括病理类型、组织学分级、肌层浸润深度、淋巴结转移及子宫外病灶等；②患者全身状况及年龄；③治疗方案的选择。

八、预防

①普及防癌知识，定期体检；②重视绝经后妇女阴道流血和围绝经期妇女月经紊乱的诊治；③正确掌握雌激素应用指征及方法；④对高危因素的人群应有密切的随访或监测。

（宗秀红）

第四节　子宫肉瘤

子宫肉瘤非常罕见，恶性程度高，占子宫恶性肿瘤的 2%~4%，占生殖道恶性肿瘤 1%。来源于子宫肌层、肌层内结缔组织和子宫内膜间质，也可继发于子宫平滑肌瘤。多见于 40~60 岁妇女。

一、临床分期与转移

1. 临床分期　目前有国际抗癌协会（UICC）分期和国际妇产科联盟（FIGO）分期，临床上多采用 FIGO 分期。

国际抗癌协会（UICC）分期：

Ⅰ期：肿瘤局限于宫体。

Ⅱ期：肿瘤浸润至宫颈。

Ⅲ期：肿瘤超出子宫范围，侵犯盆腔其他脏器及组织，但仍局限于盆腔。

Ⅳ期：肿瘤超出盆腔范围，侵犯上腹腔或已有远处转移。

子宫肉瘤分期（FIGO，2009）：

（1）子宫平滑肌肉瘤 FIGO 分期。

Ⅰ期　肿瘤局限于子宫

ⅠA <5cm

ⅠB >5cm

Ⅱ期　肿瘤扩散到盆腔

ⅡA　附件受累

ⅡB　扩散到其他盆腔组织

Ⅲ期　肿瘤扩散到腹腔

ⅢA　1 处

ⅢB　1 处以上

ⅢC　盆腔或腹主动脉旁淋巴结转移

Ⅳ期　膀胱和（或）直肠转移，和（或）远隔转移

ⅣA　膀胱和（或）直肠转移

ⅣB　远隔转移

（2）子宫内膜间质肉瘤（ESS）和腺肉瘤 FIGO 分期。

Ⅰ期 肿瘤局限于子宫

ⅠA 肿瘤局限在内膜或宫颈管，无肌层浸润

ⅠB ≤1/2 肌层浸润

ⅠC >1/2 肌层浸润

Ⅱ期

Ⅲ期　同平滑肌肉瘤

Ⅳ期

（3）癌肉瘤（恶性混合性米勒管肿瘤 MMMT）FIGO 分期按照子宫内膜癌分期。

2. 转移方式　血行播散、直接蔓延及淋巴转移。

二、临床表现

1. 症状　早期症状不明显，随着病情发展可出现下列表现：

（1）阴道不规则流血：最常见，量多少不等。

（2）腹痛：肉瘤生长快，子宫迅速增长或瘤内出血、坏死、子宫肌壁破裂引起急性腹痛。

（3）腹部包块：患者常诉下腹部块物迅速增大。

（4）压迫症状及其他：可有膀胱或直肠受压出现尿频、尿急、尿潴留、大便困难等症状。晚期患者全身消瘦、贫血、低热或出现肺、脑转移相应症状。宫颈肉瘤或肿瘤自宫颈脱垂至阴道内常有大量恶臭分泌物。

2. 体征　子宫增大，外形不规则；宫颈口有息肉或肌瘤样肿块，呈紫红色，极易出血；继发感染后有坏死及脓性分泌物。晚期肉瘤可累及盆侧壁，子宫固定不活动，可转移至肠管

及腹腔，但腹水少见。

三、诊断

因子宫肉瘤临床表现与子宫肌瘤及其他恶性肿瘤相似，术前诊断较困难。对绝经后妇女及幼女的宫颈赘生物、迅速长大伴疼痛的子宫肌瘤均应考虑有无肉瘤的可能。辅助诊断可选用阴道彩色脉冲多普勒超声检查，CT、磁共振、PET－CT、宫腔镜等，但目前尚无一种影像学检查能为患者提供可靠的依据，MRI 检查目前被认为是最有用的鉴别诊断的方法之一，阴性预测值较高。诊断性刮宫对恶性中胚叶混合瘤和子宫内膜间质肉瘤有较大的诊断价值，但对平滑肌肉瘤敏感性低于 20%。

四、治疗

治疗原则以手术为主。同时手术有助于了解肿瘤侵犯，病理分期、类型及分化程度，以决定下一步治疗方案。根据 2012 年 NCCN 子宫肉瘤临床实践指南，治疗前大致可把子宫肉瘤分为局限在子宫或已经扩散到子宫外。

1. 局限在子宫　能行手术者则行全子宫＋双附件切除，不能手术的患者可选择：①盆腔放疗±阴道近距离放疗和（或）②化疗或③激素治疗。

2. 已知或怀疑子宫外病变　根据症状和指征行 MRI 或 CT 检查，是否手术要根据症状、病变范围、病灶的可切除性来决定，能手术者行全宫双附件切除和（或）转移病灶的局部切除。不能手术者：

（1）子宫内膜间质肉瘤：Ⅰ期可仅观察或激素治疗；Ⅱ、Ⅲ和Ⅳa 期行激素治疗±肿瘤靶向放疗；Ⅳb 期行激素治疗±姑息性放疗。

（2）子宫平滑肌肉瘤或未分化肉瘤：Ⅰ期可选择：①观察或②考虑化疗或③考虑盆腔放疗和（或）阴道近距离放疗；Ⅱ和Ⅲ期可选择：①考虑肿瘤靶向放疗或②考虑化疗；Ⅳa 期行化疗和（或）放疗；Ⅳb 期行化疗±姑息性放疗。

五、术后随访

前 2 年每 3 个月体检 1 次，以后每半年或 1 年体检 1 次；胸片或肺 CT 每 6～12 个月 1 次，共维持 5 年。有临床指征者行 CT/MRI 检查。无临床指征行其他影像学检查。

六、复发的治疗

子宫平滑肌肉瘤是侵袭性较强的恶性肿瘤，预后较差，即使早期发现，其复发率仍可高达 53%～71%。

1. 经 CT 检查胸、腹、盆腔均阴性的阴道局部复发　既往未接受放疗者，可选择①手术探查加病灶切除±术中放疗或②肿瘤靶向放疗。若选择方案①，根据术中情况确定补充治疗，病灶仅局限在阴道时，术后行肿瘤靶向放疗＋阴道近距离放疗。病灶扩散到阴道外，但仅限于盆腔时，术后行肿瘤靶向放疗。若已扩散至盆腔外，可行化疗，子宫内膜间质肉瘤可行激素治疗；局部复发既往曾接受放疗者，可选择①手术探查加病灶切除±术中放疗±化疗或②化疗或③激素治疗（仅限于子宫内膜间质肉瘤）或④肿瘤靶向放疗。

2. 孤立转移灶　可切除者可考虑手术切除加术后化疗或激素治疗（仅限于子宫内膜间

质肉瘤），或化疗 ± 姑息性放疗，或激素治疗（仅限于子宫内膜间质肉瘤）；不可切除病灶者行化疗 ± 姑息性放疗，或激素治疗（仅限于子宫内膜间质肉瘤）。

3. 播散性转移 子宫内膜间质肉瘤行激素治疗或支持治疗，其他肉瘤行化疗 ± 姑息性放疗或支持治疗。

4. 全身治疗 包括化疗和激素治疗。化疗药物可单用或联合，推荐药物包括多柔比星、吉西他滨，多西紫杉醇，其他可选择的单药有达卡巴嗪、多西紫杉醇、表柔比星、吉西他滨、异环磷酰胺、脂质体阿霉素、紫杉醇、替莫唑胺等。激素治疗仅适用于子宫内膜间质肉瘤，包括醋酸甲羟孕酮、醋酸甲地孕酮、芳香酶抑制剂、GnRH 拮抗剂、他莫昔芬。

七、预后

复发率高，预后差，5 年生存率 20% ~30%。预后与肉瘤类型、恶性程度、肿瘤分期、有无血管、淋巴转移及治疗方法的选用有关。但是也有资料表明子宫肉瘤的预后仅与其手术分期有关，而且虽然在过去的 20 年各种手术和辅助治疗有了很大发展，但是子宫肉瘤的生存率并未见改善。继发性子宫平滑肌肉瘤及低度恶性子宫内膜间质肉瘤预后较好；高度恶性子宫内膜间质肉瘤及恶性中胚叶混合瘤预后差。

（宗秀红）

第十章　卵巢肿瘤

第一节　卵巢肿瘤概述

卵巢肿瘤（ovarian tumor）是常见的女性生殖器官肿瘤，可发生于任何年龄，组织学类型复杂。卵巢恶性肿瘤是妇科三大恶性肿瘤之一，因缺乏特异性症状和有效实用的早期诊断手段，70%以上的患者确诊时已届晚期。卵巢上皮性癌总体预后不良，病死率位居妇科恶性肿瘤首位。卵巢生殖细胞肿瘤对化疗敏感，预后明显提高。

一、诊断

卵巢深居盆腔，早期多无特殊症状，一般在妇科查体中偶然发现，早期诊断十分困难。我们可以根据患者的年龄、病史、临床表现及辅助检查做出初步诊断。

1. 年龄　卵巢上皮性肿瘤多见于50～60岁的妇女，青春期少见；卵巢生殖细胞肿瘤在30岁以下青年女性和儿童多见；卵巢性索－间质肿瘤可见于各个年龄阶段。

2. 临床表现　卵巢良性肿瘤早期体积小，多无症状，可在妇科检查中偶然扪及。伴随体积增至中等大小时，患者可感轻度腹胀，或腹部触及肿块。妇科检查时，在子宫一侧或双侧触及肿块，囊性，边界清，表面光滑，活动好，与周围无粘连。若体积增长充满整个盆、腹腔，可出现压迫症状，如尿频、便秘、气急、心悸等，查体可见腹部膨隆，叩诊呈实音，无移动性浊音。

卵巢恶性肿瘤早期偶可在妇科检查中发现，常无症状，约2/3患者就诊时已是晚期。主要表现为腹部包块、腹胀及腹水。症状轻重取决于：①肿瘤的位置、大小、侵犯邻近器官的程度；②肿瘤组织学类型；③有无并发症。肿瘤压迫盆腔静脉，可出现下肢水肿；若浸润周围组织或压迫神经，可引起腰痛、腹痛或下肢疼痛；若为功能性肿瘤，可产生相应的雌/雄激素过多的症状。晚期可出现消瘦、严重贫血等恶液质征象，亦可发生转移，出现相应症状。妇科检查盆腔肿块多为双侧，实性或囊实性，表面凹凸不平，活动差。三合诊检查可于直肠子宫陷凹触及质硬结节。有时可在腹股沟、腋下或锁骨上触及肿大淋巴结，并常伴腹水。

卵巢肿瘤具体表现如下：

（1）腹胀和下腹不适感：随着肿瘤逐渐长大，由于肿瘤本身的体积、重量及受肠蠕动及体位的影响，使肿瘤在盆腔内移动时牵拉，产生腹胀和不适感。合并大量腹水时亦可发生此症状。

（2）腹部包块：肿瘤增大，患者可于腹部自觉肿块。良性肿瘤边界清楚，妇检于子宫一侧触及块物，多为囊性，可活动，与子宫无粘连；恶性肿瘤则为实性或囊实性居多，表面不规则，有结节，周围有粘连或固定。

(3) 腹痛：如肿瘤无并发症，极少疼痛。肿瘤迅速长大，包膜破裂或由于外力导致肿瘤破裂，囊液进入腹腔，刺激腹膜引起剧烈腹痛，妇检可及腹部压痛伴肿瘤缩小或消失；患者若突然改变体位，或肿瘤与子宫位置相对改变发生蒂扭转时，可有腹痛、恶心、呕吐等症状；肿瘤感染时则有发热、腹痛等症状。

(4) 压迫症状：肿瘤长大压迫盆腹腔内脏器，则出现相应压迫症状。如压迫横膈，则有呼吸困难及心悸；盆腔脏器受压，则因脏器不同而有不同症状，如膀胱受压致尿频，排尿困难或尿潴留，压迫直肠可致排便困难或便秘等；巨大肿瘤充满整个腹腔，可影响静脉回流，致腹壁及双下肢水肿。

(5) 腹水：多并发于恶性卵巢肿瘤，尤其是有腹膜种植或转移者。腹水一般呈黄色、黄绿色，或带红色甚至明显的血性，有时由于混有黏液或瘤内容物而混浊。卵巢纤维瘤是一种良性卵巢肿瘤，常并发腹水或胸水，即 Meigs 综合征，切除肿瘤后，胸水及腹水多自然消失。

(6) 不规则阴道流血：卵巢上皮性肿瘤不破坏所有的正常卵巢组织，故大部分患者无月经紊乱，少数患者可出现月经改变，绝经后阴道出血等症状。而功能性卵巢肿瘤可出现雌激素过多引起月经紊乱。

(7) 性激素紊乱：功能性卵巢肿瘤分泌雌激素过多时，可引起性早熟、月经失调或绝经后阴道流血；睾丸母细胞瘤等分泌雄激素肿瘤，可使患者出现男性化体征，如多毛、痤疮、声音变粗等。

(8) 癌浸润和转移症状：肿瘤浸润或压迫周围组织器官出现腹壁和下肢的水肿，大小便不畅和下坠、腰痛；转移至大网膜、肠管，可粘连形成腹部肿块或肠梗阻；侵犯盆壁、累及神经时可出现疼痛并向下肢放射；远处转移可出现相应症状，如肺转移可出现咳嗽、咳血、胸水；骨转移可造成转移灶局部剧痛；肠道转移可有便血，严重的可造成肠梗阻；脑转移可出现神经症状等。

(9) 恶液质：晚期患者可出现显著消瘦、贫血及严重衰竭等恶液质表现。

3. 辅助检查

(1) 影像学检查：

1) 超声检查：是目前应用最为广泛而相对简单的方法。可检测肿瘤的部位、大小、形态、性质、内部同声结构及其与周围器官的关系，并有助于鉴别卵巢肿瘤、腹水和结核性包裹性积液。B 型超声检查虽然难以发现直径 <1cm 的实性肿瘤，但其临床诊断符合率 >90%。彩色多普勒超声通过超声血流显像技术，获得血流信号，研究组织结构，测定卵巢中的血流阻力指数和搏动指数，给卵巢癌的诊断提供了比较客观的证据，有助于早期诊断。目前较公认的鉴别良恶性卵巢肿瘤分界值为彩色多普勒超声血流阻力指数（RI）=0.4，搏动指数（PI）=1.0，但国外亦有研究表明，血流阻力指数和搏动指数并非总能鉴别良恶性卵巢肿瘤。经阴道彩色超声多普勒分辨率高，更易显示卵巢肿瘤乳头、囊壁、分割不均匀回声等结构，从而对早期卵巢肿瘤的诊断更有特异性，是卵巢肿瘤首选的影像学检查方法。

超声造影技术近年来迅速发展，克服了常规超声检查不能显示肿瘤内部的微小血管和低速血流等缺点，可直接观察组织内部血流灌注。目前超声造影研究主要通过三方面鉴别卵巢肿瘤的良、恶性：血管形态学评估、造影前后多普勒信号强度比较和时间–强度曲线分析。在卵巢肿瘤的早期诊断中起到极大的作用。

2）CT 扫描：可清晰显示肿块、腹水和淋巴结转移，但对小体积癌灶的检测不够敏感。良性肿瘤多呈均质性包块，囊壁薄且光滑；恶性肿瘤则表现为盆腔内不规则软组织影，囊实性，与子宫分界不清，腹腔内播散者可见肠袢边缘模糊不清及不规则结节。CT 对腹膜后淋巴结及肝脏、肺脏、脾脏的转移最敏感，对网膜、肠系膜和腹膜的种植或肠管的浸润敏感性稍差。国内有关学者报道多螺旋 CT 能清楚显示盆腔肿瘤与卵巢及卵巢血管蒂的关系，对鉴别卵巢源性与非卵巢源性肿瘤有重要价值。

3）磁共振成像（MRI）：具有良好的软组织对比度，故能清楚地显示肿瘤的大小、内部结构（乳头、分隔等）、腹水，鉴别肿瘤内容物性质（出血、液体或脂肪等），但缺乏特异性。可以用来确定盆腔肿瘤的原发部位、毗邻关系，诊断术后残余癌和复发癌，也可用于判断肿瘤分期、淋巴转移和其他部位转移。

4）PET 与 PET/CT：PET 作为一种功能性显像，利用恶性肿瘤组织的糖代谢摄取率，可在早期复发灶出现形态结构改变之前发现肿瘤病灶，亦可通过全身扫描对肿瘤转移灶进行定位和定性诊断，还可用于术后腹膜后淋巴结的检测，可以探及 CT 不能监测到的大小形态均无异常的淋巴结转移灶，但其对空间解剖的定位有时不够明确。国外有学者报道指出：少数 CA125 正常及影像学检查均为阴性的早期卵巢癌患者，行 PET 扫描可呈阳性反应。2005 年 Havrilesky 分析指出 PET、CA125 及传统影像学检查的敏感性和特异性分别为 90%、81%、68%，和 86%、83%、58%。这一研究充分显示了 PET 对于复发性卵巢癌的监测的优越性。PET/CT 集中了 PET 功能影像和 CT 解剖影像两者的优势，一次成像可获得 PET、CT 及两者的融合信息，对病灶的探测、定位及定性具有重要价值。2005 年 Hauth 对 19 例怀疑为复发性卵巢癌患者监测发现 PET/CT 对于其中的 11 例呈现阳性反应，优于单纯 CT 及 PET 显像，而其中位于膈肌、脾脏及胸壁各 1 例的转移灶，只能依靠 PET/CT 进行正确诊断。

5）其他：腹部 X 线检查可显示卵巢畸胎瘤中牙齿与骨质结构，囊壁为密度增高的钙化层，囊腔呈放射透明阴影。肿瘤放射免疫显像亦可以用来检测小型复发癌灶，尤其直径 < 2cm 的病灶。

（2）肿瘤标记物：是肿瘤细胞异常表达所产生的抗原和生物活性物质，在正常组织或良性疾病中几乎不产生或产生甚微。它反映了恶性肿瘤的发生发展过程及癌基因的活性程度。作为肿瘤存在的标记，检测其在体内的存在情况，可以达到早期辅助诊断、鉴别诊断、观察疗效及判断预后的目的。

（3）腹腔镜检查：我们可以借助腹腔镜直观的探查膈肌、腹膜及盆腹腔脏器表面从而明确病变的位置、大小、部位、性质以及有无腹腔播散，并可吸取腹腔冲洗液行细胞学检查，对可疑部位进行多点活检，但若盆腔广泛粘连则难以取得结果。

（4）细胞学检查：腹水或腹腔冲洗液查找癌细胞对Ⅰ、Ⅱ期患者进一步确定分期及选择治疗方案有意义；若有胸腔积液应抽取胸腔积液进行细胞学检查，确定有无胸腔转移。阴道脱落细胞找癌细胞阳性率低，价值不大。

（5）病理组织学检查：活体组织病理检查是确诊卵巢肿瘤的唯一途径，并可区分不同类型及良、恶性，同时指导分期，但由于晚期肿瘤多盆腔粘连，术前多难以获得组织学标本。

二、浸润和转移途径

卵巢恶性肿瘤转移主要通过直接蔓延和腹腔种植，淋巴转移也是主要的转移途径，血行转移少见。

1. 直接蔓延　卵巢恶性肿瘤可浸润并穿透包膜，直接蔓延到邻近器官或组织，并广泛种植于盆腔腹膜、子宫、输卵管、直肠、乙状结肠、膀胱、大网膜、横隔及肝表面等。

2. 腹腔种植　系瘤细胞脱落种植于浆膜腔而发生的转移。肿瘤向深层浸润到达浆膜层，其脱落的瘤细胞可发生肿瘤，又因重力关系，多位于下垂部位，盆腔底部以及腹膜天然皱褶或隐窝处。值得注意的是良性肿瘤亦可发生腹膜种植，如浆液或黏液性乳头囊腺瘤的腹膜种植类似其原发肿瘤，分别呈现乳头状赘生物或黏液湖，需病理切片进一步鉴定良、恶性。

3. 淋巴转移　依据卵巢的淋巴循环而分成二三条途径：①卵巢→卵巢下丛→沿卵巢动、静脉淋巴管（骨盆漏斗韧带内淋巴管）→腹主动脉旁淋巴结，称上行路线；②卵巢门→阔韧带前、后叶间淋巴管→髂内髂外髂间及髂总淋巴结，称下行路线；③卵巢→子宫圆韧带内淋巴结→髂外和腹股沟淋巴结，此途径较少见，却是转移至腹股沟淋巴结的主要途径。由于淋巴管内瘤栓压迫其他淋巴管道而引起闭塞，可促使经侧支循环而流入邻近脏器的淋巴管而转移，且双侧卵巢、输卵管及子宫的淋巴管互相吻合，并与盆腔淋巴管沟通，故上述部位肿瘤可以互相转移。

4. 血行转移　少见，晚期及治疗后复发的患者可转移至肺、肝、脑等。

三、手术病理分期

2011 年卵巢癌 NCCN 指南中公布的美国癌症联合委员会（AJCC）卵巢癌 TNM 和 FIGO 分期系统，具体见表 10－1。此表对癌变范围反映比较清楚，估计预后也较准确，是目前最新推荐采用的分期标准。

表 10－1　卵巢癌手术病理分期（NCCN，2011）

原发肿瘤（T）		
TNM	FIGO	
T_x		原发肿瘤不能评价
T_0		无原发肿瘤证据
T_1	Ⅰ	肿瘤局限于卵巢（单侧或双侧）
T_{1a}	ⅠA	肿瘤局限于单侧卵巢，包膜完整，表面无肿瘤，腹水或腹腔冲洗液中未见恶性细胞
T_{1b}	ⅠB	肿瘤局限于双侧卵巢，包膜完整，表面无肿瘤，腹水或腹腔冲洗液中未见恶性细胞
T_{1c}	Ⅰc	肿瘤局限于单侧或双侧卵巢，伴有以下任何一项者：包膜破裂、卵巢表面有肿瘤、腹水或腹腔冲洗液中查见恶性细胞
T_2	Ⅱ	肿瘤累及单侧或双侧卵巢，伴盆腔播散
T_{2a}	ⅡA	肿瘤蔓延和/或转移到子宫和/或输卵管，腹水或腹腔冲洗液中未见恶性细胞
T_{2b}	ⅡB	肿瘤侵及其他盆腔组织，腹水或腹腔冲洗液中未见恶性细胞
T_{2c}	Ⅱc	肿瘤盆腔播散（Ⅱa 或Ⅱb 期肿瘤），腹水或腹腔冲洗液中查见恶性细胞
T_3	Ⅲ	肿瘤位于单侧或双侧卵巢，镜检证实盆腔外腹膜微转移

续 表

T_{3a}	ⅢA	盆腔外腹膜腔内镜下微转移
T_{3b}	ⅢB	盆腔外腹膜腔内肉眼可见转移，但转移灶最大直径≤2cm
T_{3c}	Ⅲc	盆腔外腹膜腔内肉眼可见转移，但转移灶最大直径＞2cm，和/或区域淋巴结转移
N_x		区域淋巴结无法评价
N_0		无区域淋巴结转移
N_1	ⅢC	区域淋巴结转移
M_0		无远处转移
M_1	Ⅳ	远处转移（包括腹膜转移）

注：非恶性腹水的存在并未加分类。除非腹水中查见恶性细胞，否则腹水的存在不影响分期。肝包膜转移属于 T_3 或Ⅲ期，肝实质转移属于 M_1 或Ⅳ期。出现胸水必须有细胞学证据才列为 M_1 或Ⅳ期。

四、鉴别诊断

卵巢肿瘤的鉴别诊断依肿瘤的大小性状而异，应与卵巢非赘生性肿瘤、输卵管卵巢囊肿、子宫肌瘤、阔韧带肿瘤、妊娠子宫、腹水、充盈膀胱、子宫内膜异位症、盆腔各种炎性包块、盆腔脓肿、后腹膜肿瘤、转移性肿瘤等相鉴别。

1. 卵巢非赘生性肿瘤　滤泡囊肿和黄体囊肿最多见。一般直径小于5cm，多为单侧，可短期观察或给予避孕药口服，3个月内多自行消退。如果囊肿逐渐增大而不消退，应考虑为卵巢肿瘤。

2. 输卵管卵巢囊肿　常有不孕或盆腔感染史，为炎性囊性积液，一侧或双侧附件区扪及条形囊性包块，边界较清，活动受限。

3. 子宫肌瘤　浆膜下肌瘤或肌瘤囊性变易与卵巢实体瘤或囊肿混淆。肌瘤常为多发，与子宫相连，质硬，检查时随宫体及宫颈而移动。应结合病史、体征及B超等辅助检查做全面分析，必要时可行剖腹探查以明确诊断。

4. 子宫内膜异位症　异位症所导致的盆腔粘连、异位囊肿及结节有时很难与卵巢肿瘤鉴别，前者常有进行性痛经、月经量多、经前阴道不规则流血等，超声检查、腹腔镜可帮助鉴别。

5. 盆腔炎性包块　结合有无炎症病史可帮助鉴别。炎性包块多活动受限，囊性壁较薄，有压痛。结核性腹膜炎、卵巢肿瘤合并感染有时较难明确诊断，需要借助病史及多项辅助检查相鉴别。

6. 腹膜后肿瘤　腹膜后肿瘤如畸胎瘤、脂肪瘤、神经纤维瘤等均少见，但具有显著的腰骶痛等临床症状。肿瘤固定不动，位置低者可使子宫、直肠和输尿管移位。超声、CT、MRI等有助于鉴别。

7. 转移性肿瘤　与卵巢原发恶性肿瘤不易鉴别。对于双侧性、中等大、肾形、活动的实性包块，应疑为转移性卵巢肿瘤，可来自于胃肠道、乳腺、淋巴瘤等。若有消化道症状，应行胃、肠镜，有消化道癌、乳腺癌病史者更应警惕。但多数病例无原发性肿瘤病史，应做剖腹探查。

8. 其他盆腹腔包块　均有与卵巢肿瘤混淆的可能。如肾盂积水多有腰痛及排尿障碍，肠系膜囊肿位置较高，仅限于前后移动，叩诊时有鼓音带。须借助于超声、CT 及其他辅助检查相鉴别。

五、并发症

1. 蒂扭转　为常见的妇科急腹症，发生率约为 10%。其诱因包括妊娠期、产褥期子宫大小及位置发生改变、肠蠕动、膀胱充盈、患者突然咳嗽、呕吐、改变体位等。多见于畸胎瘤等瘤蒂较长、重心偏于一侧、中等大小并且活动度良好的肿瘤。卵巢肿瘤蒂扭转后多有突发性一侧下腹剧痛，伴恶心、呕吐，重者可有休克，系腹膜牵引绞窄所致。不全扭转有时可自然复位，腹痛会随之缓解。若扭转不能恢复，静脉回流受阻可致瘤内极度充血或血管破裂，进而出现瘤内出血，瘤体迅速增大。妇科查体可扪及张力较大肿物，有压痛，尤以瘤蒂部明显。若有动脉血流受阻，肿瘤可卒中坏死变为紫黑色，发生破裂和继发感染。卵巢肿瘤蒂扭转一经确诊，应尽快手术。需要切除肿瘤者术时应钳夹蒂根下方，将肿瘤和扭转的瘤蒂一并切除，钳夹前多不将扭转复位以防止栓子脱落形成肺栓塞。近年来国内外研究发现蒂扭转病例可行保守性手术，首先蒂复位，部分术者同时用生理盐水湿敷卵巢。根据卵巢的颜色恢复情况分别行囊肿剥除术；如蒂复位后，肉眼卵巢坏疽行患侧附件切除。保守性手术的实施主要考虑以下几个因素：扭转度数、扭转时间、扭转后卵巢缺血坏死程度及患者年龄及是否有生育要求。2007 年骆继英等报道扭转时间 <48 小时、扭转度数 <540°的患者，可先行蒂复位，根据卵巢颜色恢复情况决定行保守性手术。国外亦有扭转 72 小时行卵巢复位囊肿剥除术，且术后卵巢功能恢复良好的报道。MeGovern 的一项回顾性研究（309 例卵巢肿瘤蒂扭转行蒂复位患者）结果表明：卵巢肿瘤蒂扭转发生卵巢静脉栓塞的概率为 0.2%，且没有一例与复位有关，认为以往过高估计了卵巢肿瘤蒂扭转发生栓塞的风险。

2. 破裂　发生率 3%，分为两种：自发性和外伤性破裂。自发性破裂多为瘤体生长过快，浸润并穿破囊壁所致。外伤性破裂则多为腹部受重击、性交、分娩、妇科检查及穿刺等引起。症状的严重程度与流入腹腔囊液的数量、性质及破裂口的大小等因素有关。溢出物少或破口小时，患者可仅感轻微腹痛；溢出物多、刺激性强（如成熟性畸胎瘤内容物）、破裂口大时，患者多有剧烈腹痛，伴恶心呕吐，甚至导致腹腔内出血、腹膜炎，重者可致休克。妇科检查可有腹部压痛、腹肌紧张及移动性浊音，原有肿块缩小或消失。疑有肿瘤破裂者应立刻行手术治疗。术中应尽量吸净囊液，行细胞学检查。切除标本需仔细观察，尤其注意破口边缘有无恶变并送病理，以确定手术范围。

3. 感染　较少见，多因肿瘤蒂扭转或破裂所致，也可来自于邻近器官感染（如阑尾脓肿扩散）。临床表现为发热、腹痛、肿块及腹部压痛反跳痛、腹肌紧张及白细胞升高等腹膜炎征象。切除肿瘤前应先行抗感染治疗，若感染不能在短期内得到控制，应急诊手术治疗。

4. 恶变　早期多无症状，不易发现。若发现肿瘤生长迅速，尤其为双侧，应考虑良性肿瘤恶变。

六、治疗

除卵巢瘤样改变可做短期观察外，其余卵巢肿瘤均应行手术治疗。治疗原则为以手术为主，恶性者辅以化疗、放疗及生物治疗的综合治疗。

1. 手术治疗　卵巢良性肿瘤可根据患者年龄和有无生育要求行囊肿剥除术或患侧附件

切除术。卵巢恶性肿瘤主要有以下几种手术方式。

（1）全面分期手术（comprehensive staging surgery）：适用于 FIGO Ⅰ期卵巢癌，是早期患者的基本术式，包括：①腹部足够大的纵切口；②腹腔细胞学检查；③对腹腔脏器实质及表面的系统探查；④对任何可疑转移部位或腹膜表面的粘连处活检，尤其注意子宫直肠窝、结肠侧沟腹膜、膀胱腹膜及肠系膜；⑤横隔表面的活检或细胞学涂片；⑥全子宫和双附件切除（卵巢动、静脉高位结扎），要求保留生育功能者经选择后可考虑仅行患侧附件切除；⑦大网膜切除；⑧盆腔淋巴结切除，尤其是切除覆盖髂外血管和髂内血管及其间的淋巴脂肪组织，从前闭孔窝区域到闭孔神经，和覆盖髂总血管及侧面的淋巴组织；⑨腹主动脉旁淋巴结切除，自下腔静脉和腹主动脉两侧剥除淋巴脂肪组织至少到肠系膜下动脉水平，最好到肾血管水平；⑩阑尾切除，黏液性肿瘤均需阑尾切除。一般认为，对于卵巢上皮性癌，实行保留生育功能的手术应谨慎并严格掌握指征。

必须具备以下条件方可实行：①患者年轻，有生育要求；②ⅠA 期；③细胞分化好（G1），非透明细胞癌；④对侧卵巢外观正常，盆腹腔探查阴性；⑤有随诊条件。

此术式主要目的是准确分期，以指导术后治疗。这种分期手术使 10% ~20% 的隐匿阳性（转移）或误判得以纠正。

（2）肿瘤细胞减灭术（cytoreduetive surgery）：适用于 FIGO Ⅱ ~ Ⅳ期卵巢上皮性癌、性索－间质肿瘤等患者。指尽最大努力切除卵巢癌原发灶及转移灶，使残余癌灶直径 <1cm，甚至 <0. 5cm。满意的肿瘤细胞减灭术可考虑盆腔脏器切除术、肠切除术、膈面或其他腹膜表面剥除或脾脏切除术。主要包括：①腹部足够大的纵切口；②腹腔细胞学检查；③切除大网膜；④尽可能切除全部转移瘤，尤其注意横隔、子宫直肠窝、结肠侧沟腹膜、盆壁腹膜、肠及肠系膜；⑤全子宫双附件或盆腔肿物切除（卵巢动、静脉高位结扎）；⑥尽可能切除可疑或增大的淋巴结；⑦选择适当的患者行阑尾切除术。作为最初的治疗，这一手术的满意程度或彻底性对预后有重要意义。

（3）中间型肿瘤细胞减灭术（interval cytoreductive surgery）：指经过临床和影像学检查，估计手术难以切净或有肝肺等远处转移。在获得恶性的病理组织学证据（或细胞学证据而临床高度怀疑者）后，先行 2 ~3 个疗程的新辅助化疗（neoadjuvant chemotherapy）或称先期化疗，使肿瘤得到部分控制，患者情况改善后再进行的手术。

（4）再次肿瘤细胞减灭术（secondary cytoreductive surgery）：指由于各种原因，首次或最初的手术未能达到满意的程度，经过若干疗程的治疗，再次开腹行肿瘤细胞减灭。包括：①上述中间型肿瘤细胞减灭术；②经初次手术和化疗后复发的病例；③经过初次的手术和化疗后疾病进展的病例；④在二探术中发现的肉眼可见病灶的病例。

（5）再分期手术（restaging surgery）：首次手术未进行确定分期、未做肿瘤细胞减灭术、亦未用药，而施行的全面探查和完成准确分期的手术。通常是在急诊手术（如卵巢肿瘤扭转）或由于认识和技术原因只做了肿瘤切除或附件切除之后，术后证实为恶性，再次剖腹进行的分期手术。手术的内容和步骤与全面分期探查术完全一样。如已经给予了化疗，则不能称为再分期手术，因为化疗可能改变癌瘤的分布状态。

（6）二次探查术（second look laparotomy）：指经过满意的肿瘤细胞减灭术和 6 个疗程的标准一线化疗后，通过临床表现及辅助实验室检测（包括 CA125 等肿瘤标记物检测及影像学）均无肿瘤迹象，达到临床完全缓解，而施行的再次探查术。用以了解腹腔内肿瘤是否得到根治与药物治疗彭果。包括几个要点：①切除所见癌灶；②若有阴性发现，则巩固化疗或停止化疗；③若有阳性发现，则改变化疗或治疗方案。目前，已公认本术式不宜常规用于临床实践，仅用于临床试验中的病例筛选。

2. 化学治疗　为卵巢恶性肿瘤主要的辅助治疗。卵巢恶性肿瘤常有盆腹腔广泛种植，很难完全切净，术后主要依靠化学治疗；如果卵巢肿瘤巨大固定，术前新辅助化疗可以增加手术机会和达到更加满意的减灭效果；对于不能耐受或无法手术者，化疗几乎是唯一的治疗手段。

（1）常用的化疗药物：有铂类（如卡铂、顺铂）；抗肿瘤柏物类（如紫杉醇、喜树碱、长春新碱等）；烷化剂（如环磷酰胺、异环磷酰胺、苯丙氨酸氮、噻替哌等）；拓扑异构酶抑制剂和抗生素类（如放线菌素 D、放线菌素 D）等。

（2）化疗的方式：包括术前和术后化疗、静脉化疗和腹腔化疗、单药和联合用药等。

术前化疗也称为新辅助化疗（或先期化疗），适用于晚期患者，肿瘤种植转移广泛、全身情况差不能耐受手术或因肿瘤广泛粘连不能完成理想减灭术者，以使肿瘤缩小、松动，提高手术成功率。一般化疗 2～3 个疗程。

术后化疗分为一线化疗、二线化疗及巩固（或维持）化疗。一线化疗是卵巢癌术后立即实施的旨在消灭术后残存肿瘤细胞、达到完全缓解为目标的诱导化疗。目前一线化疗标准疗程数为 6～8 疗程。

巩固化疗（又称维持化疗），为针对一线化疗后取得完全临床缓解的患者，所实施旨在延缓复发为目的的追加治疗。目前除美国 GOG 一项研究显示紫杉醇 12 疗程巩固化疗优于 3 个疗程之外，其他巩固化疗均未使患者获益。

二线化疗是针对复发性卵巢癌的姑息性治疗，对铂类敏感性复发仍可选用铂类和紫杉类为基础的联合化疗或单剂化疗，对铂类耐药型复发或来控患者，则宜选择非铂类药物。

化疗途径有全身用药、腹腔化疗和动脉灌注化疗之分。全身用药包括口服、肌注、静脉化疗。其中以静脉化疗为卵巢癌的主要化疗途径。腹腔化疗具有一定治疗优势，在国内外临床应用多年，虽然已有 3 个随机对照研究显示与静脉化疗联合应用可延长患者总生存期，美国 NIH 发表声明倡导临床应用腹腔化疗，但尚无证据其可取代标准静脉全身化疗。此外，术后残余肿瘤在全身化疗的同时经局部动脉插管化疗对控制肿瘤亦有一定效果。

卵巢癌化疗一般首选联合化疗，上皮性癌首选铂类加紫杉类联合化疗；生殖细胞癌首选博来霉素、顺铂和足叶乙甙联合化疗。

3. 放射治疗　由于卵巢癌多容易发生盆腹腔转移，对化疗比较敏感，尤其是近年来多种药物联合化疗效果的提高，故除了无性细胞瘤及晚期或复发性卵巢癌之外，放疗的应用比较局限。目前，体外照射有盆腔照射、腹腔照射、全腹加盆腔照射，目前临床多采用全腹加盆腔照射。但是放疗对正常组织（肠管、肺脏等）有损伤，可发生放射性肠炎及腹膜粘连等并发症。此外，过去曾用^{32}P 和^{198}Au 同位素治疗卵巢癌，但一些随机对照研究并未显示肯定的疗效。

4. 生物治疗　包括免疫治疗、基因治疗和生物反应调节剂的临床使用，号称为恶性肿瘤的第四治疗模式。针对卵巢癌现已开展了基因工程细胞因子、活化扩增的免疫细胞、细胞和抗体疫苗、人源化单克隆抗体和小分子靶向药物以及各种策略的基因治疗临床试验，有些获得初步临床疗效，但绝大多数尚需随机对照研究证实。白细胞介素 -6、干扰素 -α、干扰素γ等细胞因子治疗和淋巴因子激活的杀伤细胞（LAK）、肿瘤浸润淋巴细胞（TIL）、CD3单抗激活的杀伤细胞（CD3AK）、细胞因子诱导的杀伤细胞（CIK）、扩增活化的自体淋巴细胞（EAAL）、树突状细胞（DC）等免疫细胞治疗已在探索应用，其中临床试验表明DC较有应用前景。针对CA125、gp38、HER2、MUC1、TAG72、VEGF的单克隆抗体治疗卵巢癌临床试验中，CA125单克隆抗体Oregovomab（OvaRex，MAb 43.13）和抗独特型抗体ACA－125（Abagovomab）的研究引人瞩目，特别是人源化抗VEGF贝伐单抗（Bevacizumab）的临床研究已显示实际应用前景。基因治疗卵巢癌临床试验多在Ⅰ、Ⅱ期，已经进入Ⅲ期临床试验的腺病毒载体p53基因治疗卵巢癌在中期分析后因未能显示疗效已经被迫关闭。小分子靶向药物如gefitinib（吉非替尼）、erlotinib（埃罗替尼）、lapatinib（拉帕替尼）、pazopanib、sorafenib（索拉非尼）、sunitinib、AZD6474、AZD2171、TLK－286、gleevec（格列卫）、BAY 12－9566（tanomastat）等多数处于Ⅰ、Ⅱ期临床试验中，评价疗效尚为时过早，但Paip抑制剂很有可能最早成为卵巢癌的有效靶向治疗药物。预防

1）口服避孕药：口服避孕药可降低卵巢癌患病风险，是目前唯一证实的可预防卵巢癌的一种方法，对有卵巢癌家族史的患者尤为重要。服用避孕药5年或以上的妇女，患病相对风险为0.5（即发生卵巢的可能性可降低50%）。

2）妊娠次数：不孕症妇女与生育过妇女相比，卵巢癌危险增加1.3～1.6倍。妊娠次数增加1次，卵巢癌的危险减少10%～15%。

3）维甲酰酚胺是一种维生素A衍生物，有研究表明可能预防卵巢癌发生，但有待于大规模临床试验证实。

4）预防性卵巢切除可以降低卵巢癌发病风险，但部分患者仍可能发生腹膜癌。

5）加强卵巢癌的筛查：盆腔检查、阴道超声波检查及血清CA125测定三种方法联合检测可筛查出一定比例的患者，但2011年美国的最新研究未能显示筛查人群中卵巢癌发病率和死亡率降低。

（宗秀红）

第二节　卵巢上皮性肿瘤

一、概述

卵巢上皮性肿瘤（epithelial tumor of the ovary）是最常见的卵巢肿瘤，约占卵巢良性肿瘤的50%，上皮性卵巢癌占卵巢原发恶性肿瘤的85%～90%。发病率约为57/100 000。诊断时的中位年龄约为63岁，其中大约70%就诊时已是晚期。浸润型卵巢上皮癌的高发年龄是56～60岁，绝经后妇女患卵巢肿瘤中30%是恶性，绝经前妇女7%是恶性。交界性肿瘤患者的平均年龄大约是46岁。

二、流行病学

1. 发病情况　普通妇女一生中罹患卵巢癌的风险为1.4%（1/70），死于卵巢癌的风险为0.5%。在美国，上皮性卵巢癌是妇科恶性肿瘤患者的首位死因，也是该国妇女第五常见的恶性肿瘤死亡原因。2010年美国预计新发卵巢癌21 900例，死亡13 900例，长期存活率

不足40%。

卵巢癌的发病率随年龄增长而上升，患者诊断时的中位年龄约为63岁。40～44岁的年龄标化发病率为15～16/100 000，而80～89岁则升为57/100 000，达到发病高峰。有研究表明：在全球范围内，欧洲和北美洲的发病率最高，分别为33.5/100 000和31.0/100 000；而亚洲和非洲最低，分别为6.1/100 000和4.8/100 000；我国的上海、广州和中山的发病率分别为7.1/100 000、5.5/100 000和4.1/100 000。在过去15年中，美国、加拿大的卵巢癌发病率正逐年递减，相反，我国香港及韩国的卵巢癌则逐年递增。这种时间变化趋势可能与环境、饮食及预防等多方面因素有关，值得我们进一步去探索。

2. 发病危险因素　流行病学研究已经证实了某些特殊因素可能与卵巢上皮性肿瘤的发生相关，但并不适用于其他类型的卵巢肿瘤，如生殖细胞肿瘤和特异性索－间质肿瘤。具体相关因素有以下几个方面。

（1）生殖内分泌因素：

1）月经史：月经初潮早（<12岁来潮）、绝经期等增加卵巢癌的危险性。

2）生育史：妊娠对卵巢癌的发病有保护性作用。随着妊娠次数的增加，卵巢癌发病的危险性进行性下降。未生育或35岁以后生育，患癌风险上升。与未生育妇女相比，妊娠可以使发生卵巢癌的危险性下降30%～60%。

3）哺乳：有研究发现哺乳能减低卵巢癌发生的危险性，尤其是产后半年，累积哺乳时间越长，保护性作用越强。

4）不孕症及促排卵药物的应用：应用促排卵药物可增加卵巢癌发生的危险性。研究发现应用促排卵药物的妇女患卵巢浸润癌的相对危险性为无不孕妇女的2.8倍，而发生交界性肿瘤的相对危险性为无不孕妇女的4倍。另外，不管是否应用促排卵药物，不孕症妇女卵巢癌发生的危险性均增加。

5）外源性激素的应用：口服避孕药可抑制排卵进而降低卵巢癌的危险性，且服药时间越长，下降越明显。使用5年及以上的口服避孕药，可以使卵巢癌发病危险降低约50%。更年期及绝经期雌激素替代疗法（HRT）可增加患卵巢癌的风险。国外研究证明，雌激素使用19年以上妇女卵巢癌发生的相对危险度是3.2，10年以卵巢癌死亡率增加2.2倍。口服避孕药则对卵巢癌的发生有保护作用。

（2）个体因素：

1）年龄：绝经后妇女多见，卵巢上皮癌约80%发生于绝经后，50%发生于65岁以上的老年妇女。另有研究发现20岁组妇女发病率为2/10万，70岁组妇女发病率为55/10万。

2）饮食：经常食用动物脂肪、饮用咖啡及低碘饮食的人相对发生卵巢癌的比例较高；而食用富含纤维素、维生素A、维生素C、维生素E及胡萝卜素的蔬菜水果，饮用茶及低脂牛奶可降低卵巢癌的发生危险。

3）体重指数（BMI）：BMI与卵巢癌的发生危险性呈正相关。与正常妇女相比，BMI超过15%～35%者，危险性仅增加3%；超过65%～85%，危险性增加50%；BMI超过85%，危险性可达90%。

4）其他：吸烟、染发、精神状态失衡（紧张、抑郁、焦虑）等因素均可增加卵巢癌的发生危险。

（3）遗传因素：目前认为遗传因素与卵巢癌的发生有密切的关系。国外研究发现有

5% ~10% 的卵巢癌有遗传相关性，有报道单卵双胎姐妹患卵巢癌，她们各有一个女儿也发生卵巢癌。亦有报道家族中若有卵巢癌、乳腺癌或结肠癌患者，成员患卵巢癌危险性就增加。

（4）其他因素：

1）种族因素：Ashkenazi 犹太人后裔妇女和冰岛妇女中，BRCA1 和 BRCA2 突变基因的携带率较高，美洲和非洲的白人远较黑人发病率高。

2）地域因素：卵巢癌的发病率以北欧、西欧及北美发病率最高，而在亚洲印度、中国及日本最低。

3）环境因素：卵巢癌的发病在工业化发达的西方国家较高，在发展中国家城市的发病率较高，说明工业化环境与其发病率有关。

4）职业因素：国外研究发现干洗工、话务员、搬运工和绘图油漆工卵巢癌的发病率明显高于其他行业的工人，认为接触有机粉尘、滑石粉、芳香胺和芳香族碳氢化学物等是卵巢癌的致病因素之一。

三、治疗

治疗原则是以手术为主，恶性者常规辅以铂类和紫杉醇为主的联合化疗，免疫和生物治疗可作为辅助治疗措施。

1. 手术治疗

（1）卵巢良性肿瘤：若卵巢直径小于5cm，疑为卵巢瘤样病变，可作短期观察。一经确诊，则应手术治疗。手术应根据肿瘤单侧还是双侧、年龄、生育要求等综合考虑。年轻、未婚或未生育者，一侧卵巢囊性肿瘤，应行患侧卵巢囊肿剥除术或卵巢切除术，尽可能保留正常卵巢组织和对侧正常卵巢。正常者缝合保留，隐蔽的良性肿瘤则行剥除术。双侧良性肿瘤，亦应争取行囊肿剥除术，保留正常卵巢组织。围绝经期妇女可行单侧附件切除或子宫及双附件切除。术中剖开肿瘤肉眼观察区分良恶性，必要时做冰冻切片组织学检查明确性质，确定手术范围。若肿瘤较大或可疑恶性，尽可能完整取出肿瘤，防止囊液流出及瘤细胞种植于腹腔。巨大囊肿可穿刺放液，待体积缩小后取出，穿刺前须保护穿刺周围组织，以防囊液外溢，放液速度应缓慢，以避免腹压骤降发生休克。良性肿瘤手术可以开腹或腹腔镜下行卵巢囊肿剥除术，阴式卵巢囊肿剥除术及超声引导下卵巢囊肿穿刺术应用较少。

（2）卵巢交界性肿瘤：手术是其主要治疗手段。对渴望保留生育功能的Ⅰ期年轻患者，若肿瘤只侵犯一侧卵巢，并且只限于卵巢组织，可在全面分期手术时只切除患侧附件，术后需严密观察随访。无生育要求的Ⅰ期患者可在全面分期手术时行全子宫、双侧附件、大网膜、阑尾切除。对于Ⅱ~Ⅳ期患者，2010 年 NCCN 指南认为要求保留生育功能患者，亦可行保守治疗。交界性肿瘤可晚期复发，对复发病例也应积极手术。对于交界性肿瘤术后化疗，尚有争议。一般认为早期患者不需要化疗，对于交界性透明细胞癌、晚期尤其是有浸润种植者和 DNA 为非整倍体者，术后可实行 3 ~6 个疗程化疗（方案同卵巢上皮癌）。术后需定期观察随访，对于选择保留生育功能的妇女，若有必要应当行超声监测，生育完成后应当考虑完成全面手术治疗。

（3）卵巢上皮癌：初始手术治疗的目的主要有以下几点：①最终确定卵巢癌的诊断；②准确判断病变的范围，进行全面的手术病理分期；③最大限度切除肿瘤，实行卵巢癌肿瘤细胞减灭术。

2. 化学治疗　GOG等多项临床研究结果显示Ⅰ期低危患者术后辅助治疗不改善生存期，不建议术后辅助治疗。低分化、高风险的Ⅰ期卵巢上皮癌患者应接受辅助化疗。给予卡铂和紫杉醇联合化疗3~6个周期，年龄较大的患者可接受卡铂和紫杉醇单药短疗程化疗。晚期卵巢上皮癌患者的推荐治疗方案为紫杉醇和卡铂6~8个周期的联合化疗。

3. 放射治疗　上皮性癌对放射治疗有一定的敏感性。主要适用于术后患者，目的在于继续杀灭残存肿瘤，特别是当残余肿瘤直径小于2cm时可提高疗效。随着化疗药物的应用，放疗多用于晚期的姑息治疗，以期杀灭肿瘤，延长生存期，但须注意潜在的并发症。

四、预后

卵巢上皮癌的预后主要与患者的年龄、分期、病理分级、残余肿瘤大小、二探术的结果、对化疗药物敏感程度以及一般情况等相关。其中，最重要的因素是肿瘤的分期，期别越早，预后越好。有国外报道认为不同期别的5年生存率分别为：Ⅰ期76%~93%（取决于肿瘤的分化程度）、Ⅱ期60%~74%、Ⅲa期41%、Ⅲb期25%、Ⅲc期23%、Ⅳ期11%。患者年龄越高、分化越低、残余肿瘤越大、二探术所见病变越大、对化疗药物不敏感、一般情况越差，其5年生存率越低。

（宗秀红）

第三节　卵巢性索－间质肿瘤

一、概述

卵巢性索－间质肿瘤（sex cord stromal tumor of ovary）是由颗粒细胞、卵泡膜细胞、支持细胞、levdig细胞和间质起源的成纤维细胞构成的肿瘤，可以是单一成分，或是不同成分的组合。该类肿瘤约占卵巢肿瘤的8%，其中，恶性性索－间质肿瘤约占所有卵巢恶性肿瘤的5%~8.5%。颗粒细胞分泌雌激素，支持细胞分泌雄激素，卵泡膜细胞分泌雄激素、孕激素和雌激素，Levdig细胞分泌雄激素。纤维细胞瘤偶尔分泌甾体类激素。这些激素导致卵巢性索－间质肿瘤往往伴有各种内分泌症状。

二、治疗

1. 手术治疗　根据肿瘤病理类型、FIGO分期及患者的年龄，是否有生育要求等因素可考虑分别行卵巢肿瘤剥除术、患侧附件切除术及全面分期手术。

（1）良性性索－间质肿瘤：卵巢纤维瘤、卵泡膜细胞瘤、硬化性间质瘤、细胞型纤维瘤、间质黄体瘤、间质细胞瘤及部分非特异性类固醇细胞瘤等良性肿瘤，年轻单侧肿瘤患者，可行卵巢肿瘤剥除术或患侧附件切除术；双侧肿瘤争取行卵巢肿瘤剥除术；围绝经期妇女可考虑行全子宫＋双附件切除术。对于保留子宫的绝经前患者应行子宫内膜活检。

（2）恶性性索－间质肿瘤：颗粒细胞瘤、部分支持间质细胞肿瘤、部分非特异性类固醇细胞瘤为低度或潜在恶性。对没有生育要求的Ⅰ期患者行全面分期手术，手术证实为Ⅰ期的患者（低危）可予观察，不需要化疗。对高危的Ⅰ期患者（肿瘤破裂、分化差、肿瘤直径超过10~15cm)，处理建议包括观察或以铂类为基础的化疗。对接受观察的患者，如治疗前抑制素水平升高，应对抑制素水平进行随访。Ⅱ~Ⅳ期患者行肿瘤细胞减灭术，术后推荐的处理包括：对局限性病灶给予放疗或铂类为基础的化疗（PEB或紫杉醇，卡铂方案首选）。对于Ⅱ~Ⅳ期随后临床复发的患者，可以选择临床试验、化疗、亮丙瑞林或支持治疗。也可考虑行再次肿瘤细胞减灭术。贝伐单抗可以用于复发的颗粒细胞瘤患者。

(3) 保留生育功能的问题：希望保留生育功能的Ⅰa~Ⅰc期卵巢支持间质肿瘤患者，应该行保留生育功能的全面分期手术。低危患者术后可严密观察，高危患者则可严密观察或放疗或辅以铂类化疗。国内外文献中有多例行保留生育功能手术后足月妊娠的报道。

2. 化学治疗　NCCN指南推荐以铂类为基础的化疗。常用化疗方案如下：

(1) BEP

博来霉素/平阳霉素（B）$15mg/m^2/d \times 2d$，静滴

依托泊苷（E）$100m/m^2/d \times 3d$，静滴

顺铂（P）$30 \sim 35mg/m^2/d \times 3d$，静滴，间隔3周

注：博来霉素终生剂量$250mg/m^2$，单次剂量不可超过30mg。注意肺功能的变化，尤其是弥散功能的变化，如果弥散功能不正常，应该核对有无贫血，如果有贫血，应该予以校正；如果校正后仍然不正常（如<70%），应该停平阳霉素和博莱霉素。

(2) PAC

顺铂（P）$75mg/m^2 \times 1d$，静滴

阿霉素（A）$50mg/m^2 \times 1d$，静滴

环磷酰胺（C）$750mg/m^2 \times 1d$，静滴

(3) BVP

博来霉素/平阳霉素（B）$18mg/m^2$，d2，每周1次，im（深部）

长春新碱（V）$1 \sim 1.5mg/m^2/d \times 2d$，静注

顺铂（P）$20mg/m^2/d \times 5d$，静滴

(4) 其他：亦可采用紫杉醇/卡铂方案、多西他赛/卡铂方案，具体参考上皮性肿瘤部分。

（宗秀红）

第四节　卵巢生殖细胞肿瘤

一、概述

卵巢生殖细胞肿瘤（germ cell tumor）是一组起源于生殖细胞，含有从未分化状态、胚外结构，一直到未成熟和（或）成熟的各种组织的肿瘤。占所有卵巢肿瘤的20%~25%，绝大部分（约95%）为成熟性畸胎瘤。恶性肿瘤所占比例国内外差异较大，国内石一复等统计，卵巢恶性生殖细胞肿瘤占全部卵巢恶性肿瘤的18.2%，而美国国家统计资料显示约占2.4%，此种差异原因尚不清楚。

卵巢生殖细胞肿瘤来源于胚胎期性腺的原始生殖细胞。在胚胎发育过程中，原始生殖细胞经历了从卵黄囊向背侧肠系膜迁移，最后到达生殖嵴的过程，因此生殖细胞肿瘤可发生于

性腺以外多个部位，如颅内、后腹膜腔等，但仍最常见于性腺。它常发生于儿童及青年妇女，仅偶见于绝经后妇女。据统计，卵巢肿瘤发病年龄小于20岁者，约60%~70%为生殖细胞瘤。且年龄越小，恶性肿瘤可能性越大。

卵巢恶性生殖细胞肿瘤的发病率仅为睾丸恶性生殖细胞肿瘤的10%，所以此类肿瘤的治疗方法往往从睾丸生殖细胞肿瘤的研究进展中借鉴而来。近年来，在治疗方面取得较大进展，预后显著改善。

二、治疗

1. 手术治疗

（1）良性生殖细胞肿瘤：主要包括成熟性畸胎瘤。此类患者的治疗主要为手术切除，如患者年轻，应行肿瘤剥除术，以保留正常卵巢组织。由于其双侧发生率可达10%，故对侧需仔细探查。

（2）恶性生殖细胞肿瘤：主要包括无性细胞肿瘤、卵黄囊瘤和未成熟性畸胎瘤。患者多为年轻女性，应充分考虑其生育功能。对于需要保留生育功能的患者，应做保留生育功能的全面分期手术。若不要求保留生育功能，Ⅰ期患者应行全面分期手术，具体参考概论手术治疗部分。而Ⅱ~Ⅳ期患者可做肿瘤减灭术。术后对于Ⅰ期无性细胞癌或1期、G1的未成熟畸胎瘤可予以观察；胚胎瘤或卵黄囊瘤或Ⅱ~Ⅳ期无性细胞瘤或Ⅰ期、G_2~G_3及Ⅱ~Ⅳ期未成熟畸胎瘤，均应采取PEB方案化疗3~4周期（若初次手术未完成全面分期则应先完成手术分期，再行化疗）。对于术前有肿瘤标记物（尤其AFP和β-hCG）升高患者，术后每2~4个月需监测相应肿瘤标记物，共2年。

（3）保留生育功能的问题：卵巢生殖细胞肿瘤患者多为儿童和年轻妇女，故保留生育功能成为一个必须考虑的问题。对于有生育要求的所有患者，应行保留生育功能的全面分期手术，切除患侧附件，仔细检查对侧卵巢无异常后保留对侧附件和子宫。

无性细胞瘤容易双侧发病，而且有些转移尚处于亚临床阶段，故有必要剖检对侧卵巢，并对可疑部位进行活检。对于强烈要求保留生育功能的患者，即使对侧发生小的转移，也可以切除肿瘤而保留部分正常卵巢组织。但假如患者染色体核型有Y染色体，则必须切除双侧卵巢，子宫可以保留，将来可作胚胎移植。

未成熟性畸胎瘤可合并对侧成熟畸胎瘤，故亦需进行对侧探查。近年来，有学者提出卵巢的剖开探查及楔形切除将影响卵巢以后的功能或影响卵巢皮质的卵母细胞而造成以后的不孕，建议仔细视诊和触诊对侧卵巢。

2. 化学治疗

（1）无性细胞瘤：首选PEB方案化疗（具体参考性索—间质肿瘤化疗部分）。对经选择的ⅠB~Ⅲ期无性细胞肿瘤患者，为减少化疗毒性反应，可以用3个周期的依托泊苷/卡铂化疗。

卡铂，剂量为曲线下面积（AUC）5.0~6.0，d1

依托泊苷，剂量120mg/m^2，d1~d3

每4周为1周期，共3个周期

复发的无性细胞瘤患者或者博来霉素已达终身剂量者可应用PVE方案，具体如下：

顺铂（P）20mg/m^2，d1~d5，ivdrip

长春新碱（V） 1～1.5mg/m², d1, d2, iv

依托泊苷（E）100mg/m², d1～d5, ivdrip

（2）卵黄囊瘤：此类患者均需化疗。足量和正规的化疗非常重要，能明显改善预后。Williams总结了美国MD Anderson癌瘤中心和印第安纳州医学院各自采用PEB和PVB方案治疗恶性生殖细胞肿瘤，发现两者疗效近似，但PEB毒性较低，故认为PEB最好。具体PEB方案和PVB方案参见性索－间质肿瘤化疗部分。

（3）未成熟性畸胎瘤：在联合化疗问世之前，未成熟畸胎瘤的存活率仅约20%～30%，应用联合化疗后存活率大大提高。目前认为Ⅰ期、G_1的患者预后好，不需要辅助化疗，可随访观察。而对于Ⅰ期、$G_{2\sim3}$或Ⅱ～Ⅳ期的未成熟畸胎瘤均需化疗，首选PEB方案。对于应用此方案化疗后肿瘤标记物仍持续性增高者，可选用TIP方案（紫杉醇、异环磷酰胺、顺铂）或大剂量化疗。由于未成熟畸胎瘤生长速度很快，术后应尽可能早开始化疗，一般应在7～10天以内。

3. 放射治疗　无性细胞瘤对放疗高度敏感。照射剂量为2500～3500cGy，效果良好。但是放疗往往会造成生育功能的丧失以及其他较严重的毒副反应。所以放疗并不是无性细胞瘤的一线治疗方法。放射治疗时应覆盖对侧卵巢部位，使其不受照射，以避免放疗对正常组织的破坏作用。其他类型的卵巢生殖细胞肿瘤很少应用放疗，只有经过化疗后尚有持续性局限性病灶存在情况下才被使用。

（宗秀红）

第五节　卵巢继发性肿瘤

凡是原发肿瘤的瘤细胞经过淋巴道、血道或体腔侵入卵巢，形成与原发病灶相同病理特性的卵巢恶性肿瘤，称之为卵巢转移性恶性肿瘤。此类患者并不罕见，约占全部卵巢肿瘤的1%～3%，占卵巢恶性肿瘤的5%～10%，体内任何部位的原发性恶性肿瘤均可转移至卵巢。卵巢转移性恶性肿瘤最常见的原发部位为胃肠道，依次为乳腺、除卵巢外的生殖道、泌尿道，其他如肝、胰、胆道也有报道，但罕见，白血病、淋巴瘤亦可累及卵巢。

一、临床表现

1. 原发肿瘤　各有其特有的原发病灶症状。
2. 盆腔包块　多双侧，表面光滑、活动。少数可单侧或较固定。
3. 腹水征　由淋巴引流障碍或转移瘤渗出所致。多为淡黄色，偶为血性。
4. 腹痛　由于肿瘤向周围浸润或侵犯神经引起。
5. 月经失调或绝经后阴道流血　部分卵巢转移瘤均由分泌激素功能所致。
6. 恶病质　出现卵巢转移性恶性肿瘤已是晚期，可有消瘦、贫血、慢性病容等。

二、治疗

此类患者生命短暂，预后极差，很少深入研究，治疗也缺乏一致意见。甚至有观点曾认为卵巢可起到肿瘤细胞储藏室的作用，对瘤细胞扩散起到防御作用。现在多数学者认为应行手术治疗，尽可能积极切除肿瘤，术后辅助放疗或化疗。

手术范围因人而异。多数行全子宫双附件切除；若患者情况差或术中发现腹腔转移广泛可行双附件切除；如转移局限于盆腔，可采用原发性卵巢恶性肿瘤的手术方法，即行全子宫双附件切除。

化疗可根据原发肿瘤的部位和性质而定。乳腺癌一般以他莫昔芬（tamoxifen）激素治疗或 CTX、氟尿嘧啶、MTX、阿霉素；胃癌用丝裂霉素、氟尿嘧啶、阿霉素、顺铂；直结肠癌用 CTX、氟尿嘧啶、阿霉素、丝裂霉素、MTX。至于放疗，多数认为可以减少盆腔局部复发。放化疗对 5 年生存率均无明显影响。

（宗秀红）

第十一章　输卵管肿瘤

第一节　输卵管良性肿瘤

输卵管肿瘤占女性生殖系统肿瘤的0.5% ~1.1%，其中良性肿瘤罕见。来源于副中肾管或中肾管。大致可分为：①上皮细胞肿瘤：腺瘤、乳头瘤；②内皮细胞肿瘤：血管瘤、淋巴管瘤；③间皮细胞肿瘤：平滑肌瘤、脂肪瘤、软骨瘤、骨瘤；④混合性畸胎瘤：囊性畸胎瘤。

一、输卵管腺瘤样瘤（adenomatoid tumor of fallopian tube）

为最常见的一种输卵管良性肿瘤。以生育期年龄妇女为多见。80%以上伴有子宫肌瘤，未见恶变报道。腺瘤样瘤由 Golden 和 Ash 于1945年首先报道并命名，它的组织发生一直有争议，近几年的免疫组化和超微结构研究均支持肿瘤起源于多能性间叶细胞。

输卵管良性肿瘤无特异症状，多数患者是以其并发疾病如子宫肌瘤，慢性输卵管炎的症状而就诊，易被其他疾病所蒙蔽，临床极少有确诊病例，常在妇科手术时无意中被发现者居多，造成大体标本检查易忽略而漏诊，导致检出率低。肿瘤体积较小，直径约1 ~3cm，位于输卵管肌壁或浆膜下。大体形态为实性，灰白色或灰黄色，与周围组织有分界，但无包膜。镜下可见紧密排列的腺体，呈隧道样、微囊样或血管瘤样结构，被覆低柱状上皮。核分裂象罕见。间质由纤维、弹力纤维及平滑肌组成。肿瘤可以浸润性的方式生长到管腔皱襞的支持间质中去。诊断有困难时组织化学和免疫组化可帮助诊断，AB 阳性，CK、Vim、SMA、Galretinin 阳性即可确诊。治疗为手术切除患侧输卵管。预后良好。

二、输卵管乳头状瘤（papilloma of fallopian tube）

输卵管乳头状瘤多发生于生育期妇女，与输卵管积水并发率较高，偶尔亦与输卵管结核或淋病并存。

肿瘤直径一般1 ~2cm。一般生长在输卵管黏膜，突向管腔，呈疣状或菜花状，剖面见肿瘤自输卵管黏膜长出。镜下典型特点：见乳头结构，大小不等，表面被覆无纤毛细胞或少数纤毛细胞，细胞扁平，立方或柱形，核有中等程度的多形性但是核分裂象很少见，组织学上需要将这种良性病变与输卵管腺癌进行鉴别。输卵管周围及管壁内可见少量的嗜碱性粒细胞和淋巴细胞为主的炎症细胞浸润。

肿瘤早期无症状，患者常常合并输卵管周围炎，常因不孕、腹痛等原因就诊，随肿瘤发展逐渐出现阴道排液，无臭味，合并感染时呈脓性。管腔内液体经输卵管伞端流向腹腔即形成盆腔积液，当有多量液体向阴道排出时，可出现腹部绞痛。盆腔检查可触及附件形成的肿块，超声检查和腹腔镜可协助诊断，但最后诊断有赖于病理检查。治疗为手术切除患侧输卵管，如有恶变者按输卵管癌处理。

三、输卵管息肉（polyp of fallopian tube）

输卵管息肉可发生于生育年龄和绝经后，一般无症状，多在不孕患者行检查时发现。输卵管息肉的发生不明，多位于输卵管腔内，与正常黏膜上皮有连续，镜下可无炎症证据。宫腔镜检查和子宫输卵管造影均可发现，但前者优于后者。乳头瘤和息肉的鉴别是前者具有乳头结构。

四、输卵管平滑肌瘤（leiomyoma of fallopian tube）

较少见。查阅近年国内外文献共报道20例左右。输卵管平滑肌瘤的发生与胃肠道平滑肌瘤相似，而与雌激素无关。同子宫平滑肌瘤，亦可发生退行性病变。临床上常无症状，多在行其他手术时偶尔发现。肿瘤较小，单个，实质，表面光滑。肿瘤较大时可压迫管腔而致不育及输卵管妊娠，亦可引起输卵管扭转而发生腹痛。处理可手术切除患侧输卵管。

五、输卵管成熟性畸胎瘤（mature teratoma of fallopian tube）

比恶性畸胎瘤还少见。文献上仅有少数病例报道，大多数为良性，其来源于副中肾管或中肾管，认为可能是胚胎早期，生殖细胞移行至卵巢的过程中，在输卵管区而形成。一般病变多为单侧，双侧少见，常位于输卵管峡部或壶腹部，以囊性为主，少数为实性病变，少数位于输卵管肌层内或缚于浆膜层，肿瘤体积一般较小，1～2cm，也有直径达10～20cm者，镜下同卵巢畸胎瘤所见，可含有三个胚层成熟成分。

患者年龄一般在21～60岁。常见症状为盆腔或下腹部疼痛、痛经、月经不规则及绝经后流血，由于无典型的临床症状或无症状，因此术前很难做出诊断。输卵管畸胎瘤可合并输卵管妊娠，治疗仅行肿瘤切除或输卵管切除。

六、输卵管血管瘤（angioma of fallopian tube）

罕见。有学者认为女性性激素与血管瘤有关。但一般认为在输卵管内的扩张海绵样血管是由于扭转、损伤或炎症引起。

血管瘤一般较小。肿瘤位于浆膜下肌层内，分界不清，可见很多不规则小血管空隙，上覆扁平内皮细胞。血管被疏松结缔组织及管壁平滑肌纤维分隔。临床通常无症状，常在行其他手术时发现，偶可因血管瘤破裂出血而引起腹痛。处理可作患侧输卵管切除术。

（凡爱华）

第二节　输卵管恶性肿瘤

一、原发性输卵管癌

原发性输卵管癌（primary cancinoma of fallopian tube）是少见的女性生殖道恶性肿瘤。发病高峰年龄为52～57岁，超过60%的输卵管癌发生于绝经后妇女，占妇科恶性肿瘤的0.1%～1.8%。在美国每年的发病率3.6/10万。其发生率排列于子宫颈癌、卵巢癌、宫体癌、外阴癌和阴道癌之后居末位。在临床上常容易与卵巢癌发生混淆，而造成临床和病理诊断上的困难。子宫与输卵管皆起源于副中肾管，原发性输卵管癌由于早期诊断困难，其5年生存率一直较低，过去仅为5%左右。目前随着治疗措施的改进，生存率为50%左右。

肉眼所见的原发性输卵管癌与卵巢癌的比例在1∶50左右。最近，上皮性卵巢癌的卵巢外起源学说认为输卵管浆液性癌可能是卵巢高级别浆液性癌的先期病变，所谓的“原发性”上皮性浆液性卵巢癌很可能是原发性输卵管癌的继发性种植病变。很多卵巢高级别浆液性癌病例经严格标准的输卵管病理取材，可见到输卵管上皮内癌或早期癌病变。临床上见到的单纯输卵管癌可能是由于输卵管炎症粘连阻碍了输卵管癌播散形成浆液性卵巢癌。因此，输卵管癌的真正发病率可能远高于传统概念上的数字，预计将来输卵管癌和卵巢癌的诊断及分期病理标准可能将会发生变化。

（一）病因

病因不明，慢性输卵管炎通常与输卵管癌并存，多数学者认为慢性炎症刺激可能是原发的诱因。由于慢性输卵管炎患者相当多见，而原发输卵管癌患者却十分罕见，因此两者是否有病因学联系尚不清楚。另外，患输卵管结核者有时亦与输卵管癌并存，这是否由于在输卵管结核基础上，上皮过度增生而导致恶变，但两者并发率不高。此外，遗传因素可能在输卵管癌的病因中扮演着重要角色，输卵管癌可能是遗传性乳腺癌-卵巢癌综合征的一部分，与BRCA1、BRCA2（乳癌易感基因）变异有关。输卵管癌患者易并发乳腺癌、卵巢癌等其他妇科肿瘤，发病年龄及不孕等一些特点也与卵巢癌、子宫内膜癌相似，常有c-erbB-2、p53基因变异，故认为其病因可能与卵巢癌、子宫内膜癌的一些致病因素相关。

（二）临床分期　见表11-1。

表11-1　输卵管癌TNM和FIGO的分期系统及诊断标准

FIGO分期		TNM分类
	原发肿瘤无法评估	T_x
	无原发肿瘤证据	T_0
0	原位（浸润前癌）	Tis
Ⅰ	肿瘤局限于输卵管	T_1
ⅠA	肿瘤局限于一侧输卵管，浆膜表面无穿破，无腹水	T_{1a}
ⅠB	肿瘤局限于双侧输卵管，浆膜表面无穿破，无腹水	T_{1b}
ⅠC	肿瘤局限于单或双侧输卵管，但已达到或穿破浆膜表面，或腹水中或腹腔冲洗液有恶性细胞	T_{1c}
Ⅱ	肿瘤累及一侧或双侧输卵管并有盆腔内扩散	T_2
ⅡA	扩散和（或）转移到子宫和（或）卵巢	T_{2a}
ⅡB	扩散到其他盆腔脏器	T_{2b}
ⅡC	ⅡA或ⅡB腹水或腹腔冲洗液中有恶性细胞	T_{2c}
Ⅲ	肿瘤累及一侧或双侧输卵管并有盆腔以外腹膜种植和（或）区域淋巴结阳性	T_3和（或）N_1
ⅢA	显微镜下见盆腔外腹膜转移	T_{3a}
ⅢB	肉眼见盆腔外腹膜转移，转移灶最大径线≤2cm	T_{3b}
Ⅲc	腹膜转移最大直径>2cm和（或）区域淋巴结阳性	T_{3b}和（或）N_1
Ⅳ	腹腔外远处转移（腹膜转移除外）	M_1

注：肝包膜转移属于T_3或Ⅲ期；肝实质转移属于M_1或Ⅳ期；出现胸水必须有细胞学阳性证据才列为M_1或Ⅳ期。

（三）诊断

1. 病史

（1）发病年龄：原发性输卵管癌2/3发生于绝经期后，以40～60岁的妇女多见。其发病年龄高于宫颈癌，低于外阴癌而与卵巢上皮癌和子宫内膜癌相近。Peters 和 Eddy 报道的输卵管癌的发病年龄分别为36～84岁和21～85岁。

（2）不育史：原发性输卵管癌患者的不育率比一般妇女要高，约1/3～1/2病例有原发或继发不育史。

2. 临床表现　临床上常表现为阴道排液、腹痛、盆腔包块，即所谓输卵管癌“三联症”。在临床上表现为这种典型的“三联症”患者并不多见，约占11%。输卵管癌的症状及体征常不典型或早期无症状，故易被忽视而延误诊断。

（1）阴道排液或阴道流血：阴道排液是输卵管癌最常见且具有特征性的症状。其排泄液为浆液性稀薄黄水，有时呈粉红色血清血液性，排液量多少不一，一般无气味。液体可能由于输卵管上皮在癌组织刺激下所产生的渗液，由于输卵管伞端闭锁或被肿瘤组织阻塞而通过宫腔从阴道排出。当输卵管癌有坏死或浸润血管时，可产生阴道流血。水样阴道分泌物占主诉的第三位，分泌物多时个别患者误认为尿失禁而就医。有时白带色黄类似琥珀色（个别患者在输卵管黏膜内含有较多胆固醇，但胆固醇致白带色黄的机制不清），有时为血水样或较黏稠。

（2）下腹疼痛：为输卵管癌的常见症状，约有半数患者发生。多发生在患侧，常表现为阵发性、间歇性钝痛或绞痛。阴道排出水样或血样液体，疼痛可缓解。经过一阶段后逐渐加剧而呈痉挛性绞痛。其发生的机制可能是在癌肿发展的过程中，管腔伞端被肿瘤堵塞，输卵管腔内容物潴留增多，内压增加，引起输卵管蠕动增加，克服输卵管部分梗死将积液排出。

（3）下腹部或盆腔肿块：妇科检查时可扪及肿块，亦有患者自己能扪及下腹部肿块，但很少见。肿块可为癌肿本身，也可为并发的输卵管积水或广泛盆腔粘连形成的包块。常位于子宫的一侧或后方，活动受限或固定不动。

（4）外溢性输卵管积液：即患者经阴道大量排液后，疼痛减轻，盆腔包块缩小或消失的临床表现，但不常见。当管腔液被肿瘤堵塞，分泌物郁积至一定程度，引起大量的阴道排液，随之管腔内压力减少，腹痛减轻，肿块缩小，由于输卵管积水的病例也可出现此现象，因此该症状的出现对关注输卵管疾病有价值，但并不是输卵管癌的特异症状。

（5）腹水：较少见，约10%的病例伴有腹水。其来源有二：①管腔内积液经输卵管伞端开口流入腹腔；②因癌瘤科植于腹膜而产生腹水。

（6）其他：当输卵管癌肿增大或压迫附近器官或癌肿广泛转移时可出现腹胀、尿频、肠功能紊乱及腰骶部疼痛等，晚期可出现腹水及恶液质。

3. 辅助检查

（1）细胞学检查：若阴道脱落细胞内找到癌细胞，特别是腺癌细胞，而宫颈及子宫内膜检查又排除癌症存在者，则应考虑输卵管癌的诊断。但按文献报道阴道脱落细胞的阳性率都较低，在50%以下，其原因可能是因为腺癌细胞在脱落和排出的过程中易被破坏变形，也可能与取片方式有关。对于有大量阴道排液的患者，癌细胞可能被排出液冲走，导致细胞学阴性，需重复涂片检查。可行阴道后穹隆穿刺和宫腔吸出液的细胞学检查，亦可用子宫帽

好。在放疗后可应用化疗维持。

5. 复发的治疗　在综合治疗后的随诊过程中，如出现局部盆腔复发或原有未切除的残留癌灶经化疗后可考虑第二次手术。

（五）预后

原发性输卵管癌预后差，但随着对输卵管癌的认识、诊断及治疗措施的提高和改进，其5年生存率明显提高。因此对晚期的患者术后积极地放、化疗，虽不能根除癌瘤，但能延长生存期。输卵管癌的预后更多地取决于期别，因此分期和区分肿瘤是原发性抑或转移性更为重要。转移性输卵管癌远远多于原发性输卵管癌。

影响预后的因素：

1. 临床分期　是重要的影响因素，期别愈晚期预后愈差。随期别的提高生存率逐渐下降。Peter 等研究了115 例输卵管癌患者，发现管壁浸润越深，预后越差，术后残留病灶大者预后差。

2. 初次术后残存瘤的大小　也是影响预后的重要因素。Eddy 分析了38 例输卵管癌病理，初次手术后未经顺铂治疗的患者中，肉眼无瘤者的5 年生存率为29%，残存瘤大于或等于2cm 者仅为7%。初次手术后用顺铂治疗的病例，肉眼无瘤者的5 年生存率为83%，残存瘤大于或等于2cm 者的为29%。

3. 输卵管浸润深度　肿瘤仅侵犯黏膜层者预后好，相反穿透浆膜层则预后差。

4. 辅助治疗　是否接受辅助治疗对其生存率的影响有显著性差别，接受了以顺铂为主的化疗患者其生存时间明显高于没有接受化疗者。

5. 病理分级　关于肿瘤病理分期对预后的影响尚有争议，近年来多数研究报道病理分期与预后无明显关系，其对预后的影响不如临床分期及其他重要。

（六）随访

目前还没有证据表明密切监护对于改善输卵管癌无症状患者的预后、提高生活质量有积极意义。然而，对于治疗后长期无瘤生存患者复发时早期诊断被认为可以提供最好的预后。随访的目的：①观察患者对治疗后的近期反应；②及早认识，妥善处理治疗相关的并发症，包括心理紊乱；③早期发现持续存在的病灶或者疾病的复发；④收集有关治疗效果的资料；⑤对早期患者，提供乳腺癌筛查的机会；保守性手术的患者，提供筛查宫颈癌的机会。

总的来说，随访的第一年，每3 个月复查一次；随访间隔逐渐延长，到5 年后每4 ~6 个月复查一次。每次随访内容：详细复习病史，仔细体格检查（包括乳房、盆腔和直肠检查）排除任何复发的征象。虽然文献对 CA125 对预后的影响仍不清楚，但仍应定期检查血 CA125，特别是初次诊断发现 CA125 升高的患者。影像学检查例如盆腔超声检查、CT、MRI 应当只在有临床发现或者肿瘤标记物升高提示肿瘤复发时才进行检查。所有宫颈完整患者要定期行涂片检查。所有40 岁以上或有强的乳腺癌家族史的年轻患者，每年都要行乳房扫描。

二、其他输卵管恶性肿瘤

（一）原发性输卵管绒毛膜癌（primary tubal choriocarcinoma）

本病极为罕见，多数发生于妊娠后妇女，和体外受精（IVF）有关，临床表现不典型，故易误诊。输卵管绒毛膜癌大多数来源于输卵管妊娠的滋养叶细胞，少数来源于异位的胚胎残余或具有形成恶性畸胎瘤潜能的未分化胚细胞。来源于前者的绒癌发生于生育期，临床症状同异位妊娠或伴有腹腔内出血，常误诊为输卵管异位妊娠而手术；来源于后者的绒癌，多数在 7～14 岁发病，可出现性早熟症状，由于滋养叶细胞有较强的侵袭性，能迅速破坏输卵管壁，在早期就侵入淋巴及血管而发生广泛转移至肺脏、肝脏、骨及阴道等处。

肿瘤在输卵管表面呈暗红色或紫红色，切面见充血、水肿、管腔扩张，腔内充满坏死组织及血块。镜下见细胞滋养层细胞及合体滋养层细胞大量增生，不形成绒毛。

诊断主要依据临床症状及体征，结合血、尿内绒毛膜促性腺激素（hCG）的测定，X 线胸片等检查，但最终确诊有待病理结果。本病应与以下疾病鉴别：

1. 子宫内膜癌　可出现阴道排液，但主要临床症状为不规则阴道流血，诊刮病理可鉴别；

2. 附件炎性包块　有不孕或盆腔包块史，妇检可在附件区触及活动受限囊性包块；

3. 异位妊娠　两者均有子宫正常，子宫外部规则包块，均可发生大出血，但宫外孕患者 hCG 滴度增高程度低于输卵管绒癌，病理有助确诊。

治疗同子宫绒毛膜癌。可以治愈。先采用手术治疗，然后根据预后因素采用化疗。如果肿瘤范围局限，希望保留生育功能者可以考虑保守性手术，如输卵管绒毛膜癌来源于输卵管妊娠的滋养叶细胞，其生存率约 50%，如来源于生殖细胞，预后很差。

（二）原发性输卵管肉瘤（primary sarcoma of fallopian tube）

罕见，其与原发性输卵管腺癌之比为 1 ∶ 25。迄今文献报道不到 50 例。主要为纤维肉瘤和平滑肌肉瘤。肿瘤表面常呈多结节状，可见充满弥散性新生物，质软，大小不等的包块。本病可发生在任何年龄妇女，临床症状同输卵管癌，主要为阴道排液，呈浆液性或血性，继发感染时排出液呈脓性。部分患者亦以腹胀、腹痛或下腹部包块为症状。由于肉瘤生长迅速常伴有全身乏力，消瘦等恶病质症状。此病需与以下疾病相鉴别：

1. 附件炎性包块　均可表现腹痛、白带多及下腹包块，但前者有盆腔炎症病史，抗感染治疗有效。

2. 子宫内膜癌　有阴道排液的患者需要与子宫内膜癌鉴别，分段诊刮病理可确诊。

3. 卵巢肿瘤　多无临床症状，伴有腹水，B 型超声可协助诊断。

治疗参考子宫肉瘤治疗方案，以手术为主，再辅以化疗或放疗，预后差。

（三）输卵管未成熟畸胎瘤（immature teratoma of fallopian tube）

极少见。可是本病却可以发生在有生育要求的年轻女性，虽然治愈率高，但进展较快，因此早期诊断早期治疗十分重要，输卵管未成熟畸胎瘤预后较差。虽然直接决定患者的预后因素是临床分期，但肿瘤组织分化程度、幼稚成分的多少和预后有密切关系。治疗采用手术治疗，然后根据相关预后因素采用化疗。如果要保留生育功能，任何期别的患者均可以行保守性手术。化疗方案采用卵巢生殖细胞肿瘤的化疗方案。

（四）转移性输卵管癌（metastatic carcinoma of fallopian tube）

较多见，约占输卵管恶性肿瘤的 80%～90%。其主要来自卵巢癌、子宫体癌、子宫颈癌，远处如直肠癌、胃癌及乳腺癌亦可转移至输卵管。临床表现因原发癌的不同而有差异。镜下其病理组织形态与原发癌相同。其诊断标准如下：

（1）癌灶主要在输卵管浆膜层，肌层、黏膜层正常或显示慢性炎症。若输卵管黏膜受累，其表面上皮仍完整。

（2）癌组织形态与原发癌相似，最多见为卵巢癌、宫体癌和胃肠癌等。

（3）输卵管肌层和系膜淋巴管内一般有癌组织存在，而输卵管内膜淋巴管很少有癌细胞存在。

治疗按原发癌已转移的原则处理。

（文　芳）

第十二章　子宫内膜异位性疾病

第一节　子宫内膜异位症

子宫内膜异位症（endometriosis）是由具有生长功能的子宫内膜组织［腺体和（或）间质］，在子宫腔被覆内膜和宫体肌层以外的部位生长，并出现周期性出血而引起的一种常见妇科病，近年文献报道其临床发病率约为10%～15%，且有逐年增高的趋势。本病多见于30岁左右的育龄妇女，生育少、生育晚的女性发病率高于多生育者。不孕症妇女中罹患此病的概率为正常妇女的7～10倍，发病率高达20%～40%。偶见于青春期发病，多与梗阻性生殖道畸形有关。而青春期前如婴儿、儿童或青少年极少发生。绝经后，子宫内膜异位病灶将随卵巢功能衰退而萎缩退化，再发病者极少，一旦发生多与雌激素替代有关，提示病变的发生及发展与卵巢功能密切相关。

子宫内膜异位症在组织学上是一种良性疾病，但却具有增生、浸润、种植、复发、恶变等恶性生物学潜能。90%的子宫内膜异位病灶位于盆腔，特别是卵巢、子宫直肠陷凹、宫骶韧带等部位最为常见，也可以出现在阴道直肠隔、阴道、宫颈、直肠、膀胱、会阴切口部位、剖宫产切口部位、输卵管、阑尾、结肠、腹股沟管及腹膜后淋巴结等处，甚至在远离子宫的鼻腔、胸腔、脑膜、乳腺及四肢也偶有发生。子宫内膜异位症病灶分布如此之广，在良性疾病中极其罕见。

一、临床表现

（一）症状

子宫内膜异位症的临床表现多种多样，其表现取决于生长的部位和严重程度。典型的三联症是：痛经、性交痛和排便困难。约25%的患者无症状。

1. 痛经　60%～70%的患者有痛经，常为继发性痛经伴进行性加剧。患者多于月经前1～2天开始出现下腹和（或）腰骶部胀痛，经期第1～2天症状加重，月经净后疼痛逐渐缓解。病灶位于宫骶韧带及阴道直肠隔者，疼痛可向臀部、会阴及大腿内侧放射。病变较广泛及严重者，还可出现经常性的盆腔痛。一般痛经程度较重，常需服止痛药，甚至必须卧床休息。通常疼痛的程度与病灶深度有关，宫骶韧带和阴道直肠隔等深部浸润性病灶，即使病灶较小，亦可出现明显的痛经；卵巢内膜样囊肿，尤其是囊肿较大者，疼痛也可较轻，甚至毫无痛感。这种痛经与经前水肿以及血液和内膜碎片外渗，引起周围组织强烈的炎症反应有关，而炎症反应主要与病灶局部前列腺素（PG）增高有关。月经期异位的子宫内膜组织释放大量PG，局部诱发炎症反应，使病灶高度充血水肿和出血，产生大量激肽类致痛物质，刺激周围的神经末梢感受器而引起疼痛。有人报告痛经愈严重者，病灶中的PG浓度亦愈高。此外，近期研究显示：子宫内膜异位症妇女异位病灶局部存在感觉神经纤维末梢的分布，并且神经纤维的分布密度高于正常对照组妇女，这亦提示在痛觉传导过程中，子宫内膜异位症妇女的痛经感觉可能更为严重。

2. 性交痛　病灶位于宫骶韧带，子宫直肠陷凹及直肠阴道隔的患者，因性交时触碰这些部位，可出现盆腔深部疼痛，国外报告性交痛的发生率为30%～40%。月经前，病灶充血水肿，性交痛更明显。因子宫内膜异位症所致的严重盆腔粘连，亦常引发性交痛。

3. 排便困难　当病变累及宫骶韧带、子宫直肠陷凹及直肠阴道隔时，由于月经前或月经期异位内膜的肿胀，粪便通过宫骶韧带之间时，可能出现典型的排便困难和便秘。

4. 不孕　是子宫内膜异位症的主要症状之一。据统计子宫内膜异位症中40%～60%有不孕，不孕症中25%～40%为子宫内膜异位症，可见两者关系之密切。

子宫内膜异位症引起不孕的原因，除输卵管和卵巢周围粘连、输卵管扭曲及管腔阻塞等机械因素外，一般认为主要还与下列因素有关：

（1）盆腔微环境改变：子宫内膜异位症患者的腹腔液量增多，腹腔液中的巨噬细胞数量增多且活力增强，不仅可吞噬更多的精子，还可释放IL－1、IL－6、IFN等多种细胞因子，这些生物活性物质进入生殖道内，可通过不同方式影响精子的功能及卵子的质量，进而不利于受精过程及胚胎着床发生。

（2）卵巢内分泌功能异常：子宫内膜异位症患者中，约25%黄体功能不健全，17%～27%有未破裂卵泡黄素化综合征（luteinized unruptured follicle syndrome，LUFS）。Donnez和Thomas发现，在腹腔镜下，中度和重度子宫内膜异位症患者中分别只有28%和49%的患者有排卵滤泡小斑。这一数值显著低于正常对照组和轻微病变组的91%和85%的排卵滤泡小斑形成率。

（3）子宫内膜局部免疫功能异常：患者的体液免疫功能增强，子宫内膜上有IgG、IgA及补体C3、C4沉着，还产生抗子宫内膜抗体。后者通过补体作用可对子宫内膜造成免疫病理损伤，进而干扰孕卵的着床和发育，可能导致不孕或早期流产。

5. 月经失调　部分患者可因黄体功能不健全或无排卵而出现月经期前后阴道少量出血、经期延长或周期紊乱。有的患者因合并子宫肌瘤或子宫腺肌病，也可出现经量增多。

6. 急性腹痛　较大的卵巢内膜样囊肿，可因囊内压力骤增而破裂，囊内容物流入腹腔刺激腹膜，产生剧烈腹痛；常伴有恶心、呕吐及肠胀气，疼痛严重者甚至可出现休克。临床上需与输卵管妊娠破裂、卵巢囊肿蒂扭转等急腹症鉴别。通常，卵巢内膜样囊肿破裂多发生在月经期或月经前后。阴道后穹隆穿刺若抽出咖啡色或巧克力色液体可诊断本病。

7. 直肠、膀胱刺激症状　病灶位于阴道直肠隔、直肠或乙状结肠者，可出现与月经有关的周期性排便痛，肛门及（或）会阴部坠胀及排便次数增多。若病灶压迫肠腔，可致排便困难。少数病变累及直肠黏膜时，可出现月经期便血。

病灶位于膀胱和输尿管者，可出现尿频、尿急和周期性血尿。若病灶压迫输尿管，则可并发肾盂积水和反复发作的肾盂肾炎。

（二）体征

子宫内膜异位症的典型体征为妇科检查发现宫骶韧带及（或）子宫颈后上方、子宫直肠陷凹等处有1个或数个质地较硬的小结节，多为绿豆至黄豆大小，常有压痛。子宫大小正常，多数因与直肠前壁粘连而呈后位，活动受限。有的因合并子宫肌瘤或子宫腺肌病，其子宫亦可增大。于一侧或双侧附件区可扪及囊性包块，囊壁较厚，常与子宫、阔韧带后叶及盆底粘连而固定，亦可有轻压痛。

深部浸润性子宫内膜异位病灶多位于后穹隆。检查时见后穹隆黏膜呈息肉样或乳头突起，扪时呈瘢痕样硬性结节，单个或数个，有的结节融合并向骶韧带或阴道直肠隔内发展，形成包块，常有压痛。月经期，病灶表面可见暗红色的出血点。

腹壁及会阴手术瘢痕的子宫内膜异位症，可于局部扪及硬结节或包块，边界欠清楚，常有压痛。病变较表浅或病程较长者，表面皮肤可呈紫铜色或褐黄色。月经期，患者除感局部疼痛外，包块常增大，压痛更明显。

二、诊断

子宫内膜异位症是妇科的常见病，典型病例根据病史和体征不难诊断，但有些患者的症状与体征可不相称，例如有明显痛经者，妇科检查并无异常发现，而盆腔有明显包块者，却可以毫无症状，因而造成诊断困难。

诊断子宫内膜异位症应行盆腔三合诊检查，特别注意宫骶韧带及子宫直肠陷凹有无触痛性结节或小包块，必要时可在月经周期的中期和月经期的第二天，各做一次妇科检查，如发现月经期结节增大且压痛更明显，或盆腔出现新的结节，可诊断为子宫内膜异位症。当临床诊断困难时，可采取以下方法协助诊断。

1. B 超检查　妇检发现或怀疑有盆腔包块时，可行 B 超检查。卵巢内膜样囊肿的图像特征多为单房囊肿，位于子宫的一侧或双侧，囊壁较厚，囊内为均匀分布的细小弱光点。若囊肿新近有出血或出血量较多时囊内可出现液性暗区；陈旧血块机化后，可见液性暗区间有小片状增强回声区。有的囊肿可有分隔或多房，囊内回声可不一致。但 B 超对于一些较小的囊肿、浅表子宫内膜异位症以及深部浸润性子宫内膜异位症的检出率不高。

2. 磁共振成像（MRI）　为多方位成像，组织对比度较好，分辨率高。卵巢内膜样囊肿，由于囊肿反复出血，使其 MRI 信号呈多样性的特征，囊内形成分层状结构，囊肿边缘锐利，有人报告根据：①T_1 加权像显示高信号；②T_2 加权像部分或全部显示高低混杂信号，可以诊断为内膜样囊肿。MRI 对发现深部浸润性子宫内膜异位症亦有较高的敏感性和特异性。

3. 血清 CA125 检测　子宫内膜异位症患者血清 CA125 值常增高，但多数在 100U/ml 以下。由于 CA125 的升高并无特异性，而且病变较轻者 CA125 值往往正常（<35U/ml）。因此，一般认为 CA125 检测用于诊断子宫内膜异位症的价值不大。但 Pittaway 报告以血清 CA125≥16U/ml，并结合临床表现特征诊断子宫内膜异位症的敏感性达 80%，特异性达 94%。

4. 腹腔镜检查　目前认为腹腔镜检查是诊断子宫内膜异位症的金标准。腹腔镜检查可以发现影像学不能诊断的腹膜病灶。通常，腹膜的红色及褐色病灶容易发现，而无色素沉着的病灶和仅有腹膜粘连者，可用热－色试验加以识别，若病灶中有含铁血黄素沉着，局部加热后病灶呈棕黑色，即可确认为子宫内膜异位症。必要时可取活检证明。腹腔镜检查还可了解盆腔粘连的部位与程度，卵巢有内膜样囊肿及输卵管是否通畅等。但据资料显示：即使是腹腔镜检查，对一些早期、不典型的子宫内膜异位症病灶仍有遗漏的可能性，漏诊率可达 5%～10%，能否识别出早期不典型的子宫内膜异位症病灶主要与手术医生的经验有关。

三、鉴别诊断

1. 卵巢恶性肿瘤　患者除下腹或盆腔可扪及包块外，子宫直肠陷凹内常可扪及肿瘤结节，但与子宫内膜异位症不同的是包块较大，多为实质性或囊实性，常伴有腹水，癌结节较大且无压痛。患者病程较短，一般情况较差，多数血清 CA125 升高更为明显，彩色多普勒超声显示肿块内部血供丰富（PI 和 RI 指数较低），必要时抽取腹水行细胞学检查，有条件可行 MRI 或腹腔镜检查加以确诊。

2. 盆腔炎性包块　急性盆腔感染，若未及时和彻底治疗，可转为慢性炎症，在子宫双侧或一侧形成粘连性包块。患者常感腰骶部胀痛或痛经及不孕。但其痛经程度较轻，也不呈进行性加剧。多数有急慢性盆腔感染病史，用抗生素治疗有效。包块位置较低者，可经阴道后穹隆穿刺包块，若抽出巧克力色黏稠液体，可诊断为卵巢内膜样囊肿。

结核性盆腔炎也可在子宫旁形成包块及有压痛的盆腔结节。患者除不孕外，有的可出现经量减少或闭经，若患者有结核病史，或胸部 X 线检查发现有陈旧性肺结核，对诊断生殖道结核有重要参考价值。进一步检查可行诊断性刮宫、子宫输卵管碘油造影以协助诊断。

3. 直肠癌　发生在阴道直肠隔的子宫内膜异位症，有时需与直肠癌鉴别。直肠癌病变最初位于直肠黏膜，患者较早出现便血和肛门坠胀，且便血与月经无关。肿瘤向肠壁及阴道直肠隔浸润而形成包块。三合诊检查包块较硬，表面高低不平，直肠黏膜不光滑，肛检指套有血染。子宫内膜异位症较少侵犯直肠黏膜，患者常有痛经、经期肛门坠胀或大便次数增多；病变累及黏膜者可出现经期便血。病程较长，患者一般情况较好。直肠镜检查并活检行组织学检查即可明确诊断。

4. 子宫腺肌病　痛经症状与子宫内膜异位症相似，但通常更为严重和难以缓解。妇科检查时子宫多呈均匀性增大，球形，质硬，经期检查触痛明显。本病常与子宫内膜异位症合并存在。

四、治疗

迄今为止，尚无一种理想的根治方法。无论是药物治疗或是保守性手术治疗，术后的复发事仍相当高。而根治则须以切除全子宫双附件为代价。因此，应根据患者年龄、生育要求、症状轻重、病变部位和范围。以及有无并发症等全面考虑，给予个体化治疗。

1. 一般原则

（1）要求生育者。

1）即使是无症状或症状轻微的微型和轻度子宫内膜异位症患者，现多建议行腹腔镜检查，而不主张期待疗法。由于子宫内膜异位症是一种进行性发展的疾病，早期治疗可防止病情进展及减少复发。因此，如果是行腹腔镜诊断者，应同时将病灶消除。术后无排卵者可给予控制性促排卵，年龄 >35 岁者可考虑积极的辅助生育技术，以提高妊娠率。

2）有症状的轻度和中度子宫内膜异位症患者：可选择腹腔镜手术和（或）联合药物治疗，术后或停药后可考虑促排卵治疗，以提高妊娠率。

3）重度子宫内膜异位症或有较大的卵巢内膜样囊肿（直径≥5cm）者、直径 2～4cm 连续 2～3 个月经周期者，宜选择腹腔镜检查及手术治疗。有文献报道，手术前后给予药物治疗 2～3 个月，不仅能使手术顺利进行，还有利于减少术后复发。停药后再促排卵或加以其他辅助生育技术。

（2）无生育要求者。

1）无症状者，若盆腔肿块直径 < 2cm，且无临床证据提示肿块为恶性肿瘤（包括 CA125 正常水平，多普勒超声显示肿块血供不丰富，阻力指数 > 0.5），可定期随访或给予药物治疗。若盆腔肿块在短期内明显增大或肿块直径已达 5cm 以上，或 CA125 显著升高，无法排除恶性肿瘤可能，则需行手术治疗。

2）有痛经的轻、中度子宫内膜异位症患者，可用止痛药对症治疗。症状较重或伴经常性盆腔痛者，宜口服避孕药，或先用假孕疗法或假绝经疗法 3～4 个月，然后再口服避孕药维持治疗。

3）症状严重且盆腔包块 > 5cm，或药物治疗无效者，需手术治疗。根据患者年龄和病情，选择根治性手术或仅保留卵巢的手术。若保留卵巢或部分卵巢，术后宜药物治疗 2～3 个月，以减少复发。

（3）卵巢内膜样囊肿破裂者。需急诊手术，行囊肿剥除或一侧附件切除术，对侧卵巢若有病灶一并剔除，保留正常卵巢组织。术后予以药物治疗。

2. 治疗方法

（1）药物治疗。

1）假孕疗法：早在 1958 年 Kistner 模拟妊娠期体内性激素水平逐渐增高的变化，采用雌、孕激素联合治疗子宫内膜异位症取得成功，并将此种治疗方法称为假孕疗法。治疗期间患者出现闭经及恶心、呕吐、嗜睡和体重增加等副反应。最初，由于激素剂量过大，患者多难以坚持治疗，随后将剂量减小，每日服炔诺酮 5mg，炔雌醇 0.075mg，其疗效相当而副反应明显减轻。假孕疗法疗程长，需连续治疗 6～12 个月，症状缓解率可达 80% 左右，但妊娠率仅 20%～30%，停药后复发率较高。目前对要求生育者，一般不再单独选择此种方法治疗。

2）孕激素类药物：单纯高效孕激素治疗可抑制子宫内膜增生，使异位的子宫内膜萎缩，患者出现停经。一般采用甲羟孕酮、18－甲基炔诺酮等。治疗期间如出现突破性阴道出血，可加少量雌激素，如炔雌醇 0.03mg/d 或结合雌激素（倍美力）0.625mg/d。治疗后的妊娠率与假孕疗法相当，但副反应较轻，患者多能坚持治疗。

3）假绝经疗法

a. 达那唑（danazol）：是一种人工合成的 17α－乙炔睾酮的衍生物，具有轻度雄激素活性。它通过抑制垂体促性腺激素的合成与分泌，以抑制卵泡的发育，使血浆雌激素水平降低；同时，它还可能与雌激素受体结合，导致在位和异位的子宫内膜萎缩，患者出现闭经，因而又称此种治疗为假绝经疗法。体外实验证明达那唑可抑制淋巴细胞增生和自身抗体的产生，具有免疫抑制作用。推测达那唑还可能通过净化盆腔内环境，减少自身抗体的产生等而提高受孕能力。常用剂量为 400～600mg/d，分 2～3 次口服，于月经期第一天开始服药，连续 6 个月。症状缓解率达 90%～100%，停药 1～2 个月内可恢复排卵。治疗后的妊娠率为 30%～50%。若 1 年内未妊娠，其复发率为 23%～30%。

达那唑的副反应，除可出现痤疮、乳房变小、毛发增多、声调低沉及体重增加等轻度男性化表现外，少数可致肝脏损害，出现血清转氨酶升高，故治疗期间需定期检查肝功能，如发现异常，应及时停药，一般在停药 2～3 周后肝功能可恢复正常。阴道或直肠使用达那唑栓可减少全身用药的副作用，有较好的疗效。

b. 孕三烯酮（gestrinone）：为19－去甲睾酮的衍生物，作用机制与达那唑相似，但雄激素作用较弱。由于它在体内的半衰期较长，故不必每天服药。通常从月经期第1天开始服药，每次服2.5mg，每周服2次。治疗后的妊娠率与达那唑相近，但副反应较轻，较少出现肝脏损害，停药后的复发率亦较高。有人报告停药1年的复发率为25%。

c. 促性腺激素释放激素动剂（GnRH－a）：是人工合成的10肽类化合物，其作用与垂体促性腺激素释放激素（GnRH）相同，但其活性比GnRH强50～100倍。持续给予GnRH－a后，垂体的GnRH受体将被耗尽而呈现降调作用，使促性腺激素分泌减少，卵巢功能明显受抑制而闭经。体内雌激素水平极低，故一般称之为“药物性卵巢切除”。

GnRH－a有皮下注射和鼻腔喷雾两种剂型，GnRH－a乙酰胺喷雾剂为每次200～400mg，每日3次；皮下注射剂有每日注射和每月注射1次者，目前应用较多的是每月1次，如戈舍瑞林长效制剂（goserelin acetate，又名诺雷德zoladex），它是一种可生物降解，持续释放的GnRH－a，每针含GnRH－a 3.6mg，于月经期第1天腹壁皮下注射第1针，以后每4周注射1次，一般连续注射3～6次。大多数患者于开始治疗的8周内停经，末次注射后的2～3个月内月经复潮。

GnRH－a治疗的副反应为低雌激素血症引起的潮热、出汗、外阴及阴道干涩、性欲减退和骨质丢失，长期用药可致骨质疏松。为预防低雌激素血症和骨质疏松，可采用反加疗法（add－back），即在GnRH－a治疗期间，加小量雌激素或植物类雌激素，如黑升麻提取物（莉芙敏）。有报道血浆 E_2 水平控制在30～50ng/L，范围内，既可防止骨质疏松，又不致影响GnRH－a的疗效。通常在给GnRH－a 2～3次后，应加倍美力0.3～0.625mg/d及甲羟孕酮2mg/d，或服7－甲炔诺酮（利维爱，Livial）2.5mg，GnRH－a的疗效优于达那唑，但无男性化和肝脏损害，故更安全。

（2）手术治疗：手术治疗的目的：①明确诊断及进行临床分期；②清除异位内膜病灶及囊肿；③分解盆腔粘连及恢复盆腔正常解剖结构；④治疗不孕；⑤缓解和治疗疼痛等症状。

手术方式有经腹和经腹腔镜手术，由于后者创伤小，恢复快，术后较少形成粘连，现已成为治疗子宫内膜异位症的最佳处理方式。目前认为：以腹腔镜确诊，手术＋药物治疗为子宫内膜异位症治疗的金标准。

1）保留生育功能的手术：对要求生育的年轻患者，应尽可能行保留生育功能的手术，即在保留子宫，输卵管和正常卵巢组织的前提下，尽可能清除卵巢及盆、腹膜的子宫内膜异位病灶，分离输卵管周围粘连等。术后疼痛缓解率达80%以上。妊娠率约为40%～60%。若术后1年不孕，复发率较高。

2）半根治手术：对症状较重且伴有子宫腺肌症又无生育要求的患者，宜切除子宫及盆腔病灶，保留正常的卵巢或部分卵巢。由于保留了卵巢功能，患者术后仍可复发，但复发率明显低于行保守手术者。

3）根治性手术：即行全子宫及双侧附件切除术。由于双侧卵巢均已切除，残留病灶将随之萎缩退化，术后不再需要药物治疗，也不会复发。但病变广泛且粘连严重者，术中可能残留部分卵巢组织。为预防卵巢残余综合征（ovarian remnant syndrome）的发生，术后药物治疗2～3月不无裨益。

4）缓解疼痛的手术：对部分经多次药物治疗无效的顽固性痛经患者还可试采取以下两种手术方案缓解疼痛：①宫骶神经切除术（laparoscopic uterine nerve ablation，LUNA）。即切断多数子宫神经穿过的宫骶韧带，将宫骶韧带与宫颈相接处1.5～2.0cm的相邻区域切除或激光破坏；②骶前神经切除术（presacral neurectomy，PSN）。在下腹神经丛水平切断子宫的交感神经支配。近期疼痛缓解率较好，但远期复发率高达50%。

3. 子宫内膜异位症复发　是指手术切尽内异灶后又重新生长出来的新的子宫内膜异位症病灶，需与既往手术未切尽、病灶在术后复燃相区别。内异症复发包括以下几点：

（1）子宫内膜异位症相关症状的复发；

（2）临床检查发现新的深部浸润性子宫内膜异位症；

（3）超声或MRI提示出现新的卵巢内膜样囊肿；

（4）MRI提示出现新的深部浸润性内异症；

（5）再次腹腔镜手术取得子宫内膜异位症的组织病理学证据。

内异症术后的复发率较高，保守性手术后1年和2年的复发率可达10%和15%。手术联合药物治疗可能对于减少复发有一定的作用，但仍需大规模的临床试验以验证，而手术和药物治疗是否规范直接影响术后复发率的高低。

4. 内异症恶变　有以下情况警惕恶变：

（1）囊肿过大，直径>10cm或有明显增大趋势；

（2）绝经后又有复发；

（3）疼痛节律改变，痛经进展或呈持续性；

（4）影像检查卵巢囊肿腔内有实性或乳头状结构，或病灶血流丰富；

（5）血清CA125明显升高（>200IU/ml）。

子宫内膜异位症恶变诊断标准：①癌组织与EM组织并存于同一病变中；②两者有组织学的相关性，有类似于子宫内膜间质的组织围绕于特征性内膜腺体，或有陈旧性出血；③排除其他原发肿瘤的存在，或癌组织发生于EM病灶而不是从其他部位浸润转移而来；④有EM向恶性移行的形态学证据，或良性EM与恶性肿瘤组织相接。恶变的部位主要在卵巢，其他部位如阴道直肠隔、腹部或会阴切口等较少。一旦恶变应循卵巢癌的治疗原则。

五、预防

尽管子宫内膜异位症的发病机制尚未完全阐明，但针对流行病学调查发现的某些高危因素，采取一些相应的措施，仍有可能减少子宫内膜异位症的发生。

1. 月经失调和痛经者　劝导晚婚妇女，尤其是伴有月经失调和痛经者，尽早生育。若婚后1年尚无生育应行不孕症的有关检查。

2. 暂无生育要求或已有子女者　若有痛经，经量增多或月经失调，建议口服避孕药，既可避孕，还可能减少子宫内膜异位症的发生。

3. 直系亲属中有子宫内膜异位症患者　有原发性痛经，建议周期性服用孕酮类药物或避孕药，并坚持有规律的体育锻炼。

4. 尽早治疗并发经血潴留的疾病　如处女膜无孔、阴道及宫颈先天性闭锁或粘连等。

5. 防止医源性子宫内膜异位症的发生

（1）凡进入宫腔的腹部手术和经阴道分娩的会阴切开术，在缝合切口前，应用生理盐水冲洗切口，以免发生瘢痕子宫内膜异位症。

（2）施行人工流产电吸引术时，在吸管出宫颈前，应停止踩动吸引器，以使宫腔压力逐渐回升，避免吸管出宫颈时，在宫腔压力骤变的瞬间，将宫内膜碎片挤入输卵管和盆腔。

（3）输卵管通液或通气试验，及子宫输卵管碘油造影等，均应在月经干净后3～7天内进行，以免手术中将月经期脱落的子宫内膜碎片送至盆腔。

（宗秀红）

第二节　子宫腺肌病

子宫腺肌病（adenomyosis）是由子宫内膜的腺体与间质侵入子宫肌层生长所引起的一种良性疾病。过去曾称之为内在性子宫内膜异位症。子宫腺肌病也是一种较常见的妇科病，据报道在手术切除的子宫标本中，6%～40%有子宫腺肌病。患者多为35～45岁的中年妇女。

一、临床表现

1. 痛经　约70%的患者有痛经。痛经程度不一，但常呈进行性加重趋势。一般认为痛经系月经期病灶出血，刺激子宫平滑肌产生痉挛性收缩引起的。病变愈广泛，痛经也愈严重。

2. 经量增多　由于子宫增大，供血增多，以及肌层中的病变干扰了子宫肌壁正常的收缩止血功能，引起经量增多；有的患者合并子宫肌瘤和子宫内膜增生过长，也可出现经量增多，经期延长或月经周期紊乱。

3. 不孕　病变弥漫及痛经较明显者，多有不孕。

4. 子宫增大　患者子宫常呈均匀性增大，质较硬，可出现压痛。有的子宫大小尚属正常，但后壁有结节突起。子宫活动度欠佳，月经期因病灶出血，局部压痛亦更明显。

二、诊断

凡中年妇女出现进行性加剧的痛经伴经量增多，盆腔检查发现子宫增大且质地较硬，双侧附件无明显异常时，应首先考虑子宫腺肌病。若月经期再次妇科检查，发现子宫较经前增大且出现压痛，或压痛较以前更明显，则诊断可基本成立。B超检查可发现子宫增大，肌壁增厚（多见于后壁），且回声不均，无边界，MRI也有其特征性改变。由于一些患者可无痛经或症状轻微，临床上常误诊为子宫肌瘤。但子宫腺肌病的血清CA125水平往往升高，而子宫肌瘤者多为正常，检测血清CA125对两者的鉴别可有一定帮助。

三、治疗

症状较严重且年龄较大者，一般需行次全子宫或全子宫切除术。年轻且要求生育者，如病灶很局限，也可考虑病灶切除。由于子宫腺肌病的病灶边界不清又无包膜，故不易将其全部切除。残留的可疑病灶可用电凝器烧灼。病灶切除可缓解其症状，提高妊娠率，但复发率较高。

症状较轻者，可服吲哚美辛（消炎痛）类前列腺素合成酶抑制剂，以减轻疼痛。甲睾酮（甲基睾丸素）可减少盆腔充血，使疼痛减轻及经量减少。一般每日 2 次，每次 5mg 舌下含服，连续 2 ~3 个月。

假孕疗法对子宫腺肌病无效。达那唑、18 - 甲基三烯炔诺酮和 GnRH - a 等药物均可通过抑制卵巢功能，使子宫内膜萎缩，造成人工绝经，症状缓解。停药后，往往随月经复潮症状又起。对要求生育者，采用上述药物治疗能否提高妊娠率，尚待探讨。

（宗秀红）

第十三章　女性生殖内分泌疾病

第一节　女性性分化和性发育异常

一、女性生殖系统的分化

生殖系统的分化是一个复杂的过程，它包括三个方面：即性腺、生殖道和外生殖器的分化。下面介绍女性生殖系统的分化。

（一）卵巢的发生

女性的性腺是卵巢，它和睾丸一样均起源于原始性腺。在胚胎的第4周，卵黄囊后壁近尿囊处出现原始生殖细胞（primordial germ cell），原始生殖细胞体积较大。起源于内胚层。在胚胎的第5周，中肾内侧的体腔上皮及其下面的间充质细胞增殖，形成一对纵形的生殖腺嵴（gonadal ridge）。生殖腺嵴表面上皮向其下方的间充质内增生，形成许多不规则的细胞索，我们称为初级性腺索（primitive gonadal cord）。在胚胎的第6周原始生殖细胞经背侧肠系膜移行至初级性腺索内，这样就形成了原始性腺。原始性腺无性别差异，将来既可以分化成卵巢，也可以分化成睾丸，因此我们又称之为未分化性腺。

目前认为决定原始性腺分化方向的因子是位于Yp11.3的Y染色体性别决定区（sex - determining region of the Y，SRY）。在SRY不存在时，原始性腺自然向卵巢方向分化。DAX - 1（DSS - AHC critical region on the X gene 1）是卵巢发生的关键基因，DAX - 1编码的蛋白是核受体大家族中的一员，当该基因发生突变时，患者会发生性反转（与剂量有关，故称为剂量敏感性反转 dosage - sensitive reversal，DSS）和先天性肾上腺发育不良（adrenal hypoplasia congenita，AHC）。

在胚胎的第10周，初级性索向原始性腺的深部生长，形成不完善的卵巢网，以后初级性索与卵巢网均退化，被血管和间质所替代，形成卵巢的髓质。此后，原始性腺表面上皮再次增生形成新的细胞索，称为次级性索（secondary sex cord）。次级性索较短，分布于皮质内，故又被称为皮质索（cortical cord）。在胚胎的第16周，皮质索断裂成许多孤立的细胞团，这些细胞团就是原始卵泡（primordial follicle）。原始卵泡中央是一个由原始生殖细胞分化来的卵原细胞，周围是一层由皮质索细胞分化来的卵泡细胞（follicular cell）。胚胎期的卵原细胞可以分裂增生，它们最终分化成初级卵母细胞，初级卵母细胞不具备增生能力。卵泡之间的间充质形成卵巢的间质。在妊娠17～20周，卵巢分化结束。

（二）女性内生殖器的发生

女性内生殖器起源于副中肾管，副中肾管又称米勒管（müllerian duct）。男性内生殖器起源于中肾管，中肾管又称沃夫管（wolffian duct）。在胚胎期，胎儿体内同时存在中肾管和副中肾管。决定内生殖器分化的因子是睾丸支持细胞分泌的抗米勒管激素（anti - müllerian hormone，AMH）和睾丸间质细胞分泌的雄激素，AMH 抑制米勒管的分化，中肾管的分化依赖雄激素。

卵巢分泌的雄激素量不能满足中肾管发育的需要，因此中肾管逐渐退化。另外卵巢不分泌 AMH，米勒管便得以发育。米勒管的上段分化成输卵管，中段发育成子宫，下段发育成阴道的上 1/3。阴道的下 2/3 起源于尿生殖窦。

（三）外生殖器的发生

外生殖器起源于尿生殖窦。在胚胎的第 8 周，尿生殖窦的颅侧中央出现一个突起，称为生殖结节；尾侧有一对伸向原肛的皱褶，称为生殖皱褶，生殖皱褶的两侧还有一对隆起，称为生殖隆起。生殖结节、生殖皱褶和生殖隆起是男女两性外生殖器的始基，它们具有双相分化潜能。决定胎儿外阴分化方向的决定因子是雄激素。胎儿睾丸分泌的睾酮在 5α - 还原酶作用下转化成二氢睾酮，二氢睾酮使尿生殖窦向男性外生殖器方向分化。如果尿生殖窦未受雄激素的影响，则向女性外生殖器方向分化。

对女性胎儿来说，由于体内的雄激素水平较低，尿生殖窦将发育成女性外阴。生殖结节发育成阴蒂，生殖皱褶发育成小阴唇，生殖隆起发育成大阴唇。另外，阴道的下 2/3 也起源于尿生殖窦。

二、性发育异常

性发育异常（disorders of sex development，DSD）包括一大组疾病，这些疾病的患者在性染色体、性腺、外生殖器或性征方面存在一种或多种先天性异常或不一致，临床上最常见的表现是外生殖器模糊和青春期后性征发育异常。在诊断性发育异常时，既往使用的一些术语，如两性畸形、真两性畸形、假两性畸形、睾丸女性化综合征等，由于具有某种歧视性意味，现已废弃不用。

（一）分类

DSD 的分类较为复杂，目前倾向于首先根据染色体核型分成 3 大类，即染色体异常型 DSD、46，XX 型 DSD 和 46，XY 型 DSD，然后再根据性腺情况和激素作用情况进行具体诊断。

（二）诊断

性发育异常的诊断较为复杂，临床上根据体格检查、内分泌测定、影像学检查、染色体核型分析进行诊断，必要时可能需要腹腔镜检查或剖腹探查。

1. 体格检查　体格检查重点关注性征的发育和外阴情况。

（1）无性征发育：幼女型外阴、乳房无发育，说明体内雌激素水平低下，卵巢无分泌功能。这有两种可能：卵巢发育不全或者下丘脑或垂体病变导致卵巢无功能。

多数先天性性腺发育不全是由 Turner 综合征和单纯性性腺发育不全引起的。Turner 综合征除了有性幼稚外，往往还有体格异常，如身材矮小、蹼颈、后发际低、皮肤多黑痣、内眦赘皮、眼距宽、盾形胸、肘外翻、第四和第五掌（跖）骨短等表现。单纯性性腺发育不全患者没有体格异常。

先天性低促性腺激素性性腺功能低下也没有体格发育异常。极个别可伴有嗅觉的丧失，我们称之为 Kallmann 综合征。

（2）有性征发育，无月经来潮：提示有生殖道发育异常可能。青春期有第二性征的发育，说明卵巢正常，下丘脑－垂体－卵巢轴已启动。如生殖道发育正常，应该有月经的来潮；如无月经的来潮则提示有生殖道发育异常可能。当检查发现子宫大小正常，且第二性征发育后出现周期性腹痛，应考虑为处女膜或阴道发育异常如处女膜闭锁、先天性无阴道或阴道闭锁。子宫未发育或子宫发育不全时，往往无周期性腹痛，如先天性无子宫、始基子宫和实质性子宫等米勒管发育异常等。

（3）外生殖器异常：又称外阴模糊，提示可能有性腺发育异常、雄激素分泌或作用异常等。如果患者性腺为卵巢，有子宫和阴道，外阴有男性化表现，则可能为 46，XX 型 DSD 中的雄激素过多性性发育异常，如 21－羟化酶缺陷等。如果患者性腺为睾丸，没有子宫和阴道，外阴有女性化表现，则很可能是 46，XY 型 DSD，如雄激素不敏感综合征等。

临床上一般采用 Prader 方法对异常的外生殖器进行分型：Ⅰ型，阴蒂稍大，阴道与尿道口正常；Ⅱ型，阴蒂增大，阴道口变小，但阴道与尿道口仍分开；Ⅲ型，阴蒂显著增大，阴道与尿道开口于一个共同的尿生殖窦；Ⅳ型表现为尿道下裂；Ⅴ型，阴蒂似正常男性。

2. 影像学检查　包括超声、CT 和 MRI 等，通过影像学检查可了解性腺和生殖道的情况。

3. 内分泌测定　测定的激素包括 FSH、LH、PRL、雌二醇、孕烯醇酮、孕酮、17α－羟孕酮、睾酮、雄烯二酮、二氢睾酮、硫酸脱氢表雄酮和去氧皮质酮（DOC）等。

性腺发育不全时，FSH 和 LH 水平升高，先天性低促性腺激素性性腺功能低下者的促性腺激素水平较低，米勒管发育异常和尿生殖窦发育异常者的促性腺激素水平处于正常范围。

雄激素水平较高时应考虑 46，XX 型 DSD 中的 21－羟化酶缺陷和 11β－羟化酶缺陷、46，XY 型 DSD 和染色体异常型 DSD。孕酮、17－羟孕酮和 DOC 对诊断先天性肾上腺皮质增生症引起的 DSD 很有帮助。睾酮/二氢睾酮比值是诊断 5α－还原酶缺陷的重要依据，雄烯二酮/睾酮比值升高是诊断 17β－脱氢酶的依据之一。

4. 染色体检查　对所有怀疑 DSD 的患者均应做染色体检查。典型的 Turner 综合征的染色体为 45，X，其他核型有 45，X/46，XX、46，XXp－、46，XXq－、46，XXp－/46，XX、46，XXq－/46，XX 等。单纯性性腺发育不全的核型为 46，XX 或 46，XY。女性先天性肾上腺皮质增生症的染色体为 46，XX，雄激素不敏感综合征的染色体为 46，XY。卵睾型 DSD 的染色体核型有三种：46，XX、46，XX/46，XY 和 46，XY；其中最常见的是 46，XX。

5. 性腺探查　卵睾型 DSD 的诊断依赖性腺探查，只有组织学证实体内同时有卵巢组织和睾丸组织才能诊断。卵睾型 DSD 的性腺有三种：一侧为卵巢或睾丸，另一侧为卵睾；一侧为卵巢，另一侧为睾丸；两侧均为卵睾。其中最常见的为第一种。对含有 Y 染色体的 DSD 者来说，性腺探查往往是诊断或治疗中的一个必不可少的步骤。

（三）治疗

性发育异常处理的关键是性别决定。婴儿对性别角色还没有认识，因此在婴儿期改变性别产生的心理不良影响很小，甚至没有。较大的孩子在选择性别时应慎重，应根据外生殖器和性腺发育情况、患者的社会性别及患者及其家属的意愿选择性别。

1. 外阴整形　外阴模糊者选择做女性时往往需要做外阴整形。

手术的目的是使阴蒂缩小，阴道口扩大、通畅。阴蒂头有丰富的神经末梢，对保持性愉悦感非常重要，因此现在都做阴蒂体切除术，以保留阴蒂头及其血管和神经。

2. 性腺切除　体内存在睾丸组织或 Y 染色体的患者在选择做女性后，首要的治疗是切除双侧睾丸组织或性腺组织，因为性腺组织可能发生癌变。

3. 性激素治疗　包括雌激素治疗和孕激素治疗。原则是有子宫者需要雌孕激素治疗，无子宫者单用雌激素治疗。

性激素治疗的目的是促进并维持第二性征的发育、建立规律月经、防止骨质疏松的发生。常用的雌激素有戊酸雌二醇和妊马雌酮，孕激素有醋酸甲羟孕酮等。

4. 皮质激素治疗　先天性肾上腺皮质增生症者需要皮质激素治疗。

三、Turner 综合征

Turner 综合征（Turner syndrome）是最常见的先天性性腺发育不全，大约每 2000 个女性活婴中有 1 例。1938 年 Turner 对 7 例具有女性表型，但有身材矮小、性幼稚、肘外翻和蹼颈的患者做了详细的描述，这是历史上第一次对该疾病的临床表现做详尽的描述，故该疾病后来被命名为 Turner 综合征。

（一）临床表现

Turner 综合征最典型的临床表现是身材矮小和性幼稚。另外部分患儿还可能有一些特殊的体征，如皮肤较多的黑痣、蹼颈、后发际低、盾状胸、肘外翻和第 4、5 掌（跖）骨短等。

1. 身材矮小　许多 Turner 综合征患儿出生身高就偏矮，儿童期身高增长较慢，比正常同龄人的平均身高低 2 个标准差以上。到青春期年龄后，无生长加速。典型的 Turner 综合征者的身高一般不超过 147cm。

以前认为 Turner 综合征者的身材矮小与生长激素缺乏有关，目前多数认为患儿体内不缺少生长激素。研究已证实 Turner 综合征者的身材矮小是由 X 染色体短臂上的身材矮小同源盒基因（short - stature homeobox - containing gene，SHOX）缺失所致。如果 SHOX 基因不受影响，患儿就不会出现身材矮小。

2. 骨骼发育异常　许多 Turner 综合征者存在骨骼发育异常，临床上表现为肘外翻、不成比例的腿短、盾状胸、颈椎发育不良导致的颈部较短、脊柱侧凸和第 4、5 掌（跖）骨短等。

Turner 综合征者异常的面部特征也是由骨骼发育异常造成的，这些异常特征包括：下颌过小、上腭弓高、内眦赘皮等。

Turner 综合征的骨骼发育异常是骨发育不全的结果，目前尚不清楚 Turner 综合征者骨发育不全的具体机制，推测可能与 X 染色体缺陷导致的结缔组织异常有关。

3. 淋巴水肿　Turner 综合征者存在淋巴管先天发育异常，从而发生淋巴水肿。有的患儿出生时就有手、足部的淋巴水肿，往往经过数日方可消退。颈部淋巴水肿消退后就表现为蹼颈，眼睑下垂和后发际低也是由淋巴水肿引起的。

4. 内脏器官畸形　20% ~40% 的 Turner 综合征患者有心脏畸形，其中最常见的是二叶式主动脉瓣、主动脉缩窄和室间隔缺损等。约 1/4 的患者有肾脏畸形，如马蹄肾以及肾脏结构异常等。许多研究提示 Turner 综合征者的心脏畸形和肾脏畸形可能与这些部位的淋巴管发育异常有关。

5. 生殖系统　患儿为女性外阴，有阴道、子宫。性腺位于正常卵巢所在的部位，呈条索状。典型的 Turner 综合征患者到青春期年龄后，没有乳房发育，外阴呈幼女型，但患者可以有阴毛。有些 Turner 综合征患者（染色体核型为嵌合型者）可以有第二性征的发育，但往往来过几次月经后就发生闭经。

条索状性腺由结缔组织组成，不含卵泡。在胚胎期，Turner 综合征患者的原始性腺分化为卵巢。但是由于没有两条完整的 X 染色体，结果在胎儿阶段卵巢内的卵泡就被耗竭，到出生时，两侧卵巢已被结缔组织所替代。

6. 其他内分泌系统异常　Turner 综合征患者甲状腺功能低下的发生率比正常人群高，一项对平均年龄为 15.5 岁的 Turner 综合征者的调查发现，约 22% 的患者体内有甲状腺自身抗体，其中约 27% 的患者有甲状腺功能减退。另外，胰岛素拮抗在 Turner 综合征患者中也常见，随着患者的年龄增加，她们发生糖尿病的风险也增加，肥胖和生长激素治疗会使糖尿病发病风险进一步增加。

7. 其他临床表现　许多患者的皮肤上有较多的黑痣，这些黑痣主要分布在面、颈胸和背部。大部分患儿智力发育正常，但也有部分患者有不同程度的智力低下。

肝功能异常较常见，有研究发现 44% 的患者有肝酶升高。儿童期患者常有中耳炎反复发作，这与有关骨骼发育异常有关，许多患者因此出现听力障碍。

（二）内分泌检查

常规测定血 FSH、LH、PRL、睾酮和雌二醇水平。

Turner 综合征患者的激素测定结果如下：

FSH　↑达到绝经后妇女水平

LH　↑达到绝经后妇女水平

PRL　正常范围

睾酮　比正常女性正常平均水平低

雌二醇　↓比正常青春期女孩的卵泡早期水平低

（三）染色体核型分析

对疑似 Turner 综合征者，常规做染色体核型分析，目的有两个：①明确诊断；②了解有无 Y 染色体以指导治疗。

（四）治疗

Turner 综合征治疗的目的是治疗先天性畸形、改善最终身高、促进第二性征的发育、建立规律月经、减少各种并发症的发生。

1. 先天性畸形的治疗　有些先天性畸形，如心血管系统。患者如有心血管方面的畸形，需要外科医生进行评价和治疗。在外科医生认为不需要特殊治疗后，再给予相应的内分泌治疗。

2. 性激素治疗　目的是促进并维持第二性征的发育，维护正常的生理状况，避免骨质丢失。为最大限度改善患者的身高，一般在开始的 2～3 年采用小剂量的雌激素，这样可以避免骨骺过早愈合。以后再逐步加大雌激素剂量，一般要维持治疗二三十年。单用雌激素会导致子宫内膜增生症，增加子宫内膜癌的发病风险，加用孕激素可消除该风险。第一次加用孕激素往往在使用雌激素6～12个月以后或第一次有阴道出血（未使用孕激素）后。以后定期加用孕激素，每周期孕激素使用的天数为7～14天。

3. 生长激素治疗　虽然Turner综合征患者的身材矮小不是由生长激素缺乏引起，但是在骨骺愈合前及时给予生长激素治疗对改善身高还是有益的。一般说来，生长激素治疗可以使患者的最终身高增加5～10cm。

4. 其他治疗　含Y染色体的Turner综合征患者的性腺容易恶变为性腺母细胞瘤和无性细胞瘤，恶变率为20%～25%，恶变通常发生在儿童期和青春期。因此建议这些患者及时手术切除两侧的性腺组织。

四、45，X/46，XY综合征

染色体核型为45，X/46，XY的性腺发育不全者最初被称为混合性性腺发育不全，因为这些患者体内的性腺一侧为条索状性腺，另一侧为发育不全的睾丸。后来发现染色体核型为45，X/46，XY患者的临床表现差别很大，从类似典型的Turner综合征到类似正常男性、从混合性性腺发育不全到真两性畸形都有可能出现，这些表现千差万别的疾病唯一的共同点是染色体核型，故它们被统称为45，X/46，XY综合征（一般不包括真两性畸形）。

（一）临床表现

染色体核型异常导致性腺发育异常。根据性腺发育情况，内生殖器可有不同表现。如果两侧均为条索状性腺，那么患者就表现为Turner综合征；如果只有发育不全的睾丸，就表现为两性畸形；如果有发育较好的睾丸，患者多数按男孩抚养，此类患者往往因男性不育而在男性科就诊。

（二）诊断和鉴别诊断

根据体格检查、影像学检查、内分泌测定和核型分析不难诊断。

（三）治疗

来妇产科就诊的患者往往从小按女性抚养，性腺为条索状性腺或发育不良的睾丸，因此治疗的目的是切除性腺，使患者按女性正常生活。

1. 切除性腺　无论是条索状性腺还是发育不全的睾丸均容易发生恶变，因此不管性腺发育程度，均予以切除。

2. 外阴矫形术　对外阴模糊者，予以整形，使之成为女性外阴。

3. 激素替代治疗　激素替代治疗的方案与Turner综合征类似。要强调的是如果患者体内没有子宫，就不需要补充孕激素。

五、卵睾型性腺发育异常

当体内同时有卵巢组织和睾丸组织时，称为卵睾型DSD。

（一）发病机制

患者的染色体核型有46，XX、46，XY和46，XX/46，XY，其中最常见的核型是46，XX，其次是46，XY和46，XX/46，XY。在睾丸分化过程中起重要作用的基因是SRY，如果X染色体上携带SRY基因，就很容易解释发病机制。但是大多数核型为46，XX的卵睾型 DSD 患者体内并未找到 SRY 基因，目前认为可能的机制有：

（1）常染色体或 X 染色体上与性别决定有关的其他基因发生了突变。

（2）性腺局部存在染色体嵌合。

（3）SRY 基因调控的下游基因发生了突变。

46，XX/46，XY 嵌合型可能是双受精或两个受精卵融合的结果，46，XX 核型使部分原始性腺组织向卵巢组织方向分化，46，XY 核型使部分性腺组织向睾丸组织方向分化，因此患者表现为卵睾型 DSD。核型为 46，XY 的卵睾型 DSD 的卵巢发生机制还没有很满意的解释，有作者认为原始性腺组织的 SRY 突变是主要原因。SRY 突变导致了原始性腺组织上既有 SRY 正常的细胞，又有 SRY 突变的细胞，前者使部分原始性腺组织分化成睾丸组织，后者使部分原始性腺组织分化成卵巢组织。

（二）诊断和鉴别诊断

诊断卵睾型 DSD 需要有组织学证据，因此性腺探查是必需的手段。另外，一些辅助检查对诊断也有帮助。如超声发现卵泡样回声时，可以提示卵巢组织的存在。注射 HMG 后，如果雌激素水平升高，提示存在卵巢组织。注射 HCG 后，如果睾酮水平升高，提示存在睾丸组织。

染色体为 46，XX 的卵睾型 DSD 主要与先天性肾上腺皮质增生症相鉴别。由于 95% 的先天性肾上腺皮质增生症为 21 - 羟化酶缺陷，因此测定 17 - 羟孕酮可以鉴别。染色体为 46，XY 的卵睾型 DSD 主要与雄激素不敏感综合征和 5α - 还原酶缺陷等 46，XY 型 DSD 相鉴别。

（三）治疗

卵睾型 DSD 处理的关键是性别决定。从纯粹的生理学角度上来讲，染色体为 46，XX 者，多建议选择做女性。对选择做女性的卵睾型 DSD 者，需要手术切除体内所有的睾丸组织。如果性腺为睾丸，则行睾丸切除术。如果性腺为卵睾，则切除卵睾的睾丸部分，保留卵巢部分。在有的卵睾中，睾丸组织与卵巢组织混在一起，没有界限，此时需要行卵睾切除术。术后需要做 HCG 试验，以了解是否彻底切除睾丸组织。

按女性抚养的患者，还要做外阴整形术，使外生殖器接近正常女性的外生殖器。选择做男性的患者，应切除卵巢组织、子宫和阴道，使睾丸位于阴囊内。如果睾丸发育不全，可能需要切除所有的性腺，以后补充雄激素。

六、21 - 羟化酶缺陷

21 - 羟化酶缺陷（21 - hydroxylase deficiency）是最常见的先天性。肾上腺皮质增生症，约占 CAH 总数的 90% ~95%。21 - 羟化酶缺陷既影响皮质醇的合成，也影响醛固酮的合成。由于 21 - 羟化酶缺陷者的肾上腺皮质会分泌大量的雄激素，因此女性患者可出现性分化或性发育异常。根据临床表现 21 - 羟化酶缺陷可分为 3 种：失盐型肾上腺皮质增生症、单纯男性化型和非典型肾上腺皮质增生症，后者又被称为迟发性肾上腺皮质增生症。

（一）临床表现

21 - 羟化酶缺陷的临床表现差别很大，一般说来 21 - 羟化酶缺陷的表现与其基因异常有关，基因突变越严重，酶活性受损越大，临床表现也越重。

1. 失盐型　失盐型患者的酶缺陷非常严重，体内严重缺少糖皮质激素和盐皮质激素。出生时已有外阴男性化，可表现为尿道下裂。患儿在出生后不久就会出现脱水、体重下降、血钠降低和血钾升高，需要抢救。目前能在患儿出生后1～2天内明确诊断，进一步的治疗在儿科和内分泌科进行。

2. 单纯男性化型　21－羟化酶缺陷较轻的女性患者，如果在胎儿期发病，就表现为性发育异常，临床上称为单纯男性化型。另外，儿童期过高的雄激素水平可以促进骨骼迅速生长，骨骺提前闭合，因此患者的最终身高往往较矮。许多患者往往是因为原发闭经来妇产科就诊，此时她们的骨骺已经闭合，因此任何治疗对改善身高都没有意义。

3. 迟发型　迟发型21－羟化酶缺陷在青春期启动后发病，临床表现不典型。患者在青春期启动前无异常表现。青春期启动后患者出现多毛、痤疮、肥胖、月经稀发、继发闭经和多囊卵巢等表现，易与多囊卵巢综合征相混淆。

（二）内分泌测定

患者典型的内分泌变化是血雄激素和17－羟孕酮水平升高。

1. 单纯男性化型　患者的促性腺激素在正常卵泡早期范围。孕酮、睾酮、硫酸脱氢表雄酮（DHEAS）和17－羟孕酮均升高。其中最有意义的是17－羟孕酮的升高。正常女性血17－羟孕酮水平不超过2ng/ml，单纯男性化型21－羟化酶缺陷者体内的血17－羟孕酮水平往往升高数百倍，甚至数千倍。

2. 迟发型　FSH水平正常、LH水平升高、睾酮水平轻度升高、DHEAS水平升高。部分患者的17－羟孕酮水平明显升高，这对诊断有帮助。但是也有一些患者的17－羟孕酮水平升高不明显（<10ng/ml），这就需要做ACTH试验。静脉注射ACTH 60分钟后，迟发型21－OHD患者体内的血17－羟孕酮水平将超过10ng/ml。

（三）单纯男性化型21－羟化酶缺陷的治疗

应尽可能早地治疗单纯男性化型21－羟化酶缺陷。肾上腺皮质分泌的过多的雄激素可加速骨骺愈合，因此治疗越晚，患者的最终身高越矮。另外，早治疗还可避免男性化体征加重。

1. 糖皮质激素　糖皮质激素是治疗21－羟化酶缺陷的特效药。补充糖皮质激素可以负反馈地抑制ACTH的分泌，从而降低血17－羟孕酮、DHEAS和睾酮水平。

常用的糖皮质激素有氢化可的松、强的松和地塞米松。儿童一般使用氢化可的松，剂量为每天10～20mg/m^2，分2～3次服用，最大剂量一般不超过25mg/（m^2·d）。由于强的松和地塞米松抑制生长作用较强，因此一般不建议儿童使用。成人每天使用氢化可的松37.5mg，分2～3次服用；强的松7.5mg/d，分2次服用；或者地塞米松0.40～0.75mg，每天睡觉前服用1次。

在应激情况下，需要把皮质醇的剂量增加1～2倍。在手术或外伤时，如果患者不能口服，就改为肌肉注射或静脉给药。

患者怀孕后应继续使用糖皮质激素，此时一般建议患者使用氢化可的松或强的松，根据患者的血雄激素水平进行剂量调整，一般把雄激素水平控制在正常范围的上限水平。如患者曾行外阴整形术，分娩时应选择剖宫产，这样可以避免外阴损伤。分娩前后应该按应激状态补充糖皮质激素。

需要终身服用糖皮质激素。开始治疗时可采用大剂量的药物，在 17 - 羟孕酮水平下降后逐步减量到最小维持量。不同的患者，最小维持量不同。

2. 手术治疗　外生殖器异常者可通过手术纠正。

3. 生育问题　绝大多数患者经糖皮质激素治疗后，可恢复正常排卵，因此可以正常受孕。对女性患者来说，需终身服药，怀孕期间也不可停药。因为如果孕期不治疗的话，即使怀孕的女性胎儿没有 21 - 羟化酶缺陷，依然会发生女性外阴男性化。

经糖皮质激素治疗后，如果患者没有恢复排卵，可以使用氯米芬、HMG 和 HCG 诱发排卵。

七、11β - 羟化酶缺陷

11β - 羟化酶（cytoehrome P450 11β - hydroxylase，CYP11B1）缺陷也会引起先天性肾上腺皮质增生症，但是其发病率很低，约为 210HD 发病率的 5%。

CYP11B1 基因位于 8 号染色体的长臂上，与编码醛固酮合成酶的基因（CYP11B2）相邻。CYP11B1 的生理作用是把 11 - 脱氧皮质醇转化成皮质醇，把 11 - 去氧皮质酮转化威皮质酮。当 CYP11B1 存在缺陷时，皮质醇合成受阻，ACTH 分泌增加，结果肾上腺皮质增生，雄激素分泌增加。另外，醛固酮合成也受影响，但由于 11 - 去氧皮质酮在体内积聚，11 - 去氧皮质酮有盐皮质激素活性，因此患者不仅没有脱水症状，反而会出现高血压。

11β - 羟化酶缺陷的临床表现有雄激素水平升高、男性化和高血压等。11β - 羟化酶缺陷最容易与 21 - 羟化酶缺陷相混淆，两者的血 17 - 羟孕酮水平均升高。11β - 羟化酶缺陷患者体内的 11 - 脱氧皮质醇和去氧皮质酮水平升高，有高血压；而 21 - 羟化酶缺陷患者没有这些表现。

11β - 羟化酶缺陷的治疗与单纯男性化型 21 - 羟化酶缺陷的治疗相似，以糖皮质激素治疗为主。如果使用糖皮质激素后，血压还不正常，就需要加用抗高血压药。

八、雄激素不敏感综合征

雄激素不敏感综合征（androgen insensitivity syndrome，AIS）又被称为雄激素抵抗综合征（androgen resistance syndrome），其发生的根本原因是雄激素受体（androger receptor，AR）基因发生了突变。由于雄激素受体位于 X 染色体上，因此 AIS 为 X - 连锁隐性遗传病。

（一）临床表现

完全性雄激素不敏感综合征的临床表现较单一，不同患者间的差别不大。部分性雄激素不敏感综合征的临床表现与雄激素受体缺陷程度有关，个体间的差异很大。

1. 完全性雄激素不敏感综合征　由于 AR 基因异常，导致胚胎组织对雄激素不敏感。中肾管分化受阻，最后退化。缺少雄激素的影响，尿生殖窦发育成女性外阴，有大阴唇、小阴唇和阴道，外观与正常女性没有差别。许多患者伴有单侧或双侧腹股沟疝，仔细检查疝囊时可发现睾丸。完全性雄激素不敏感综合征者的睾丸可位于腹腔、腹股沟管或阴唇内，病理学检查常可见大量无生精功能的曲细精管。无附睾和输精管，无子宫和输卵管，阴道为盲端。极少数患者有发育不良的输卵管和子宫，可能是睾丸功能不足造成的。

由于完全性雄激素不敏感综合征者为女性外阴，因此出生后按女孩抚养。进入青春期后，患者与正常女性的差异开始显现出来。完全性雄激素不敏感综合征者有正常发育的乳房，但没有阴毛、腋毛和月经。另外，患者的身高可能较一般女性高。

内分泌测定发现患者的血 FSH 水平正常，LH 水平升高，睾酮水平达到正常男性水平，雌激素水平可达到卵泡早、中期水平。雄激素不敏感综合征者体内的雌激素是由睾酮在周围组织转化而来的。雄激素不敏感综合征患者的睾丸分泌的大量睾酮虽然不能通过 AR 发挥生物学效应，但是它却可通过周围组织的芳香化酶转化为雌激素，在雌激素的作用下，患者表型为女性。

2. 部分性雄激素不敏感症　部分性雄激素不敏感综合征的临床表现差异非常大。外阴可以从类似于正常女性的外生殖器到类似于正常男性的外生殖器，跨度很大。与完全性雄激素不敏感综合征相比，部分性雄激素不敏感综合征最大的特点是有不同程度的男性化。男性化程度差的患者可表现为尿道下裂、阴蒂增大，甚至可有带盲端的阴道。男性化程度好的患者可仅表现为男性不育或男性乳房发育。

男性化程度差的 PAIS 患者出生后一般按女孩抚养，而男性化程度好的部分性雄激素不敏感症患者出生后一般按男孩抚养。因此前者一般来妇产科就诊，而后者则去泌尿外科就诊。按女孩抚养的部分性雄激素不敏感综合征患者进入到青春期以后，可有乳房发育，但没有月经来潮。此时患者男性化体征往往更明显，如声音较粗、可有喉结、皮肤较粗、体毛呈男性分布和阴蒂肥大等。

部分性雄激素不敏感综合征患者的激素水平与完全性雄激素不敏感综合征患者相似。

（二）治疗

雄激素不敏感综合征的治疗关键是性别选择。完全性雄激素不敏感综合征和男性化程度差的部分性雄激素不敏感综合征患者，从小按女孩抚养，社会和患者都认为她们是女孩（即社会性别和心理性别均为女性），因此她们中的绝大多数都选择将来做女性。完全性雄激素不敏感综合征患者在选择性别时一般不会遇到的心理障碍，而部分性雄激素不敏感症患者在选择性别时应注意其心理变化，尽量避免不良心理影响。

1. 手术治疗　在部分性雄激素不敏感症患者选择做女性后，首要的治疗是切除双侧睾丸，因为异位的睾丸尤其是位于腹腔内的睾丸由于长期受到体内相对较高的体温的作用可能发生癌变。

对完全性雄激素不敏感综合征患者来说，由于睾丸分泌的激素对青春期体格发育和女性第二性征发育均有重要意义，因此建议在青春期第二性征发育后再行睾丸切除术。

完全性雄激素不敏感综合征患者不存在外阴畸形，不需要做外阴整形术。部分性雄激素不敏感综合征患者往往有明显的外阴畸形，因此在切除性腺的同时还需要做外阴整形术。

2. 雌激素治疗　性腺切除后应给予雌激素替代治疗以维持女性第二性征。由于患者没有子宫，因此只需要补充雌激素，不需要补充孕激素。如戊酸雌二醇 1～2mg，每天 1 次，连续服用；或者结合雌激素 0.625mg，每天 1 次，连续服用。在使用雌激素期间，应注意定期检查乳房和骨密度。

九、5α－还原酶缺陷

5α－还原酶位于细胞的内质网膜上，其生理作用是催化类固醇激素 $\Delta^{4,5}$－双键的加氢还原反应。睾酮（testosterone，T）在 5α－还原酶的作用下转化成二氢睾酮（dihydrotestosterone，DHT)，二氢睾酮是人体内活性最强的雄激素。在胚胎期，尿生殖窦在二氢睾酮的作用下发育成男性外生殖器。对男性胎儿来说，如果5α－还原酶有缺陷，二氢睾酮生成不足，那么就会出现两性畸形，临床上表现为外阴模糊，该疾病称为5α－还原酶缺陷（5α－reductase deficiency)。

（一）临床表现

患者染色体均为46，XY，有正常或基本正常的睾丸。患者没有子宫和卵巢。由于缺乏二氢睾酮，外阴发育异常。出生时阴茎很小，类似增大的阴蒂。阴囊呈分叉状，尿道开口于会阴，阴道呈一浅凹。睾丸位于腹股沟或分叉的阴囊内。

出生前绝大多数患者按男孩抚养，这些患者将来会去泌尿科就医，因此本文对这些患者将不多赘述。少数按女孩抚养的患者在青春期由于睾酮分泌增加，将出现男性的第二性征，如男性体毛生长、男性体态、阴蒂增大呈正常阴茎及无乳房发育等。

内分泌测定会发现患者的血促性腺激素水平和睾酮水平与正常男性相似。但是双氢睾酮水平明显下降，因此T/DHT比值升高。在青春期后，正常男性的T/DHT比值约为10左右，而5α－还原酶缺陷者可高达30以上。hCG刺激后，T明显升高，但DHT无改变，因此T/DHT比值将进一步升高，该试验对诊断有帮助。

（二）诊断与鉴别诊断

男性化程度差的、按女孩抚养的5α－还原酶缺陷患者主要与部分性雄激素不敏感综合征患者相鉴别。测定DHT和HCG试验可以鉴别。

（三）处理

早期诊断最为重要。早期诊断可以避免按女孩抚养，因为患者在青春期后可发育为基本正常的男性。有许多按女孩抚养的患者在青春期后被迫改变社会性别为男性。

对选择社会性别为女性的患者，最好在青春期前切除睾丸，以免将来出现男性第二性征。青春期给予雌激素替代治疗。成年后如性生活有困难，可以做阴道成形术。

（阿艳妮）

第二节　经前期综合征

经前期综合征（premenstrual syndromes，PMS）又称经前紧张症（premenstrual tension，PMS）或经前紧张综合征（premenstrual tension syndrome，PMTS)，是育龄妇女常见的问题。PMS是指月经来潮前7～14天（即在月经周期的黄体期)，周期性出现的躯体症状（如乳房胀痛、头痛、小腹胀痛、水肿等）和心理症状（如烦躁、紧张、焦虑、嗜睡、失眠等）的总称。PMS症状多样，除上述典型症状外，自杀倾向、行为退化、嗜酒、工作状态差甚至无法工作等也常出现于PMS。由于PMS临床表现复杂且个体差异巨大，因此诊断的关键是症状出现的时间及严重程度。PMS发生于黄体期，随月经的结束而完全消失，具有明显的周期性，这是区分PMS和心理性疾病的重要依据；上述心理及躯体症状只有达到影响女性正常的工作、生活、人际交往的程度才称为PMS。

一、病因与发病机制

近年研究表明，PMS 病因涉及诸多因素的联合，如社会心理因素、内分泌因素及神经递质的调节等。但 PMS 的准确机制仍不明，一些研究结果尚有矛盾之处，进一步的深入研究是必要的。

（一）社会心理因素

情绪不稳定及神经质、特质焦虑者容易体验到严重的 PMS 症状。应激或负性生活事件可加重经前症状，而休息或放松可减轻之，均说明社会心理因素在 PMS 的发生或延续上发挥作用。

（二）内分泌因素

1. 孕激素　英国妇产科学家 Dalton（1984）推断 PMS 是由于经前孕酮不足或缺陷，而且应用黄体酮治疗可以获得明显效果。然而相反的报道则发现 PMS 妇女孕酮水平升高（Backstrom 等，1983；Halbreich 等，1986）。Hammarback 等（1989）对 18 例 PMS 妇女连续二月逐日测定血清雌二醇和孕酮，发现严重 PMS 症状与黄体期血清这两种激素水平高相关。孕酮常见的副反应如心境恶劣和焦虑等。

这一疾病仅出现于育龄女性，青春期前、妊娠期、绝经后期均不会出现，且仅发生于排卵周期的黄体期。给予外源性孕激素可诱发此病，在激素替代治疗（hormone replace therapy，HRT）中使用孕激素建立周期引发的抑郁情绪和生理症状同 PMS 相似；曾患有严重 PMS 的女性，行子宫加双附件切除术后给予 HRT，单独使用雌激素不会诱发 PMS，而在联合使用雌孕激素时 PMS 复发。相反，卵巢内分泌激素周期消失，如双卵巢切除或给予促性腺激素释放激素激动剂（GnRHa）均可抑制原有的 PMS 症状。因此，卵巢激素尤其是孕激素可能与 PMS 的病理机制有关，孕激素可增加女性对甾体类激素的敏感性，使中枢神经系统受激素波动的影响增加。

2. 雌激素

（1）雌激素降低学说：正常情况下雌激素有抗抑郁效果（Klaiber 等，1979），经前雌激素水平下降可能与 PMS，特别是经前心境恶劣的发生有关。Janowsky（1984）强调雌激素波动（中期雌激素明显上升，继之降低）的作用。

（2）雌激素过多学说：持此说者认为雌激素水平绝对或相对高，或者对雌激素的特异敏感性可招致 PMS。Morton（1950）报告给妇女注入雌激素可产生 PMS 样症状。Backstrom 和 cartenson（1974）指出，具有经前焦虑的妇女，雌激素/黄体酮比值较高。雌孕激素比例异常可能与 PMS 发生有关。

3. 雄激素　Lahmeyer（1984）指出，妇女雄激素来自卵巢和肾上腺。在排卵前后，血中睾酮水平随雌激素水平的增高而上升，且由于大部分来自肾上腺，故于围月经期并不下降，其时睾酮/雌激素及睾酮/孕激素之比处于高值。睾酮作用于脑可增强两性的性驱力和攻击行为，而雌激素和孕酮可对抗之。经前期雌激素和孕酮水平下降，脑中睾酮失去对抗物，这至少与一些人 PMS 的发生有关，特别是心境改变和其他精神病理表现。

（三）神经递质

研究表明在 PMS 女性中血清性激素的浓度表现为正常，这表明除性激素外还可能有其他因素作用。PMS 患者常伴有中枢神经系统某些神经递质及其受体活性的改变，这种改变可能与中枢对激素的敏感性有关。一些神经递质可受卵巢甾体激素调节，如 5 - 羟色胺（5 - HT）、乙酰胆碱、去甲肾上腺素、多巴胺等。

1. 乙酰胆碱（Ach） Janowsky（1982）推测 Ach 单独作用或与其他机制联合作用与 PMS 的发生有关。在人类 Ach 是抑郁和应激的主要调节物，引起脉搏加快和血压上升，负性情绪，肾上腺交感胺释放和止痛效应。Rausch（1982）发现经前胆碱能占优势。

2. 5 - HT 与 γ - 氨基丁酸 经前 5 - HT 缺乏或胆碱能占优势可能在 PMS 的形成上发挥作用。选择性 5 - HT 再摄取阻断剂（SSRLS）如氟西汀、舍曲林问世后证明它对 PMS 有效，而那些主要作用于去甲肾上腺素能的三环抗抑郁剂的效果较差，进一步支持 5 - HT 在 PMS 病理生物学中的重要作用。PMDD 患者与患 PMS 但无情绪障碍者及正常对照组相比，5 - HT 在卵泡期增高，黄体期下降，波动明显增大，因此 Inoue 等认为，5 - HT 与 PMS、PMDD 出现的心理症状密切相关。5 - 羟色胺能系统对情绪、睡眠、性欲、食欲和认知具有调节功能，在抑郁的发生发展中起到重要作用。雌激素可增加 5 - HT 受体的数量及突触后膜对 5 - HT 的敏感性，并增加 5 - HT 的合成及其代谢产物 5 - 羟吲哚乙酸的水平。有临床研究显示选择性 5 - HT 再摄取抑制剂（SSRIs）可增加血液中 5 - HT 的浓度，对治疗 PMS/PMDD 有较好的疗效。

另外，有研究认为在抑郁、PMS、PMDD 的患者中 γ - 氨基丁酸（GABA）活性下降，Epperson 等用磁共振质谱分析法测定 PMDD 及正常女性枕叶皮质部的 GABA、雌激素、孕激素等水平发现，PMDD 者卵泡期 GABA 水平明显低于对照组；同时 Epperson 等认为 PMDD 患者可能存在 GABA 受体功能的异常。PMS 女性黄体期异孕烷醇酮水平较低，而异孕烷醇酮有 GABA 激活作用，因此低水平的异孕烷醇酮使 PMS 女性 GABA 活性降低，产生抑郁。此外，雌激素兼具增加 GABA 的功能及 GABA 受体拮抗剂的双重功能。

3. 类鸦片物质与单胺氧化酶 Halbreich 和 Endicott（1981）认为内啡肽水平变化与 PMS 的发生有关。他们推测 PMS 的许多症状类似类鸦片物质撤出。目前认为在性腺类固醇激素影响下，过多暴露于内源性鸦片肽并继之脱离接触可能参与 PMS 的发生（Reiser 等，1985）。持单胺氧化酶（MAO）说则认为 PMS 的发生与血小板 MAO 活性改变有关，而这一改变是受孕酮影响的（Klaiber 等，1971）。正常情况下，雌激素对 MAO 活性有抑制效应，而黄体酮对组织中 MAO 活性有促进作用。MAO 活性增强被认为是经前抑郁和雌激素/孕激素不平衡发生的中介。MAO 活性增加可以减少有效的去甲肾上腺素，导致中枢神经元活动降低和减慢。MAO 学说可解释经前抑郁和嗜睡，但无法说明其他众多的症状。

4. 其他 前列腺素可影响钠潴留，以及精神、行为、体温调节及许多 PMS 症状，前列腺素合成抑制剂能改善 PMS 躯体症状。一般认为此类非甾体抗炎药物可降低引起 PMS 症状的中介物质的组织浓度起到治疗作用。维生素 B_6 是合成多巴胺与五羟色胺的辅酶，维生素 B_6 缺乏与 PMS 可能有关，一些研究发现维生素 B_6 治疗似乎比安慰剂效果好，但结果并非一致。

二、临床表现

历来提出的症状甚为分散，可达 200 项之多，近年研究提出大约 20 类症状是常见的，包括躯体、心理和行为三个方面。其中恒定出现的是头痛、疼痛、肿胀、嗜睡、易激惹和抑郁，行为笨拙，渴望食物。但表现有较大的个体差异，取决于躯体健康状态，人格特征和环境影响。

（一）躯体症状

1. 水潴留　经前水潴留一般多见于踝、小腿、手指、腹部和乳房，可导致乳房胀痛、体重增加、面部虚肿和水肿，腹部不适或胀满或疼痛，排尿量减少。这些症状往往在清晨起床时明显。

2. 疼痛　头痛较为常见，背痛、关节痛、肌肉痛、乳房痛发生率亦较高。

3. 自主神经功能障碍　常见恶心、呕吐、头晕、潮热、出汗等。可出现低血糖，许多妇女渴望摄入甜食。

（二）心理症状

主要为负性情绪或心境恶劣：

1. 抑郁　心境低落、郁郁不乐、消极悲观、空虚孤独，甚至有自杀意念。

2. 焦虑、激动　烦躁不安，似感到处于应激之下。

3. 运动共济和认知功能改变　可出现行动笨拙、运动共济不良、记忆力差、自感思路混乱。

（三）行为改变

可表现为社会退缩，回避社交活动；社会功能减低，判断力下降，工作时失误；性功能减退或亢进等改变。

三、诊断与鉴别诊断

（一）诊断标准

PMS 具有三项属性（经前期出现；在此以前无同类表现；经至消失），诊断一般不难。

美国国立精神卫生研究院的工作定义如下：一种周期性的障碍，其严重程度是以影响一个妇女生活的一些方面（如为负性心境，经前一周心境障碍的平均严重程度较之经后一周加重 30%），而症状的出现与月经有一致的和可以预期的关系。这一定义规定了 PMS 的症状出现与月经有关，对症状的严重程度做出定量化标准。

（二）诊断方法

前瞻性每日评定计分法目前获得广泛应用，它在确定 PMS 症状的周期性方面是最为可信的，评定周期需患者每天记录症状，至少记录 2 至 3 个周期。

（三）鉴别诊断

1. 月经周期性精神病　PMS 可能是在内分泌改变和心理社会因素作用下起病的，而月经周期性精神病则有着更为深刻的原因和发病机理。PMS 的临床表现是以心境不良和众多躯体不适组成，不致发展为重性精神病形式，可与月经周期性精神病区别。

2. 抑郁症　PMS 妇女有较高的抑郁症发生风险以及抑郁症患者较之非情感性障碍患者有较高的 PMS 发生率已如上述。根据 PMS 和抑郁症的诊断标准，可做出鉴别。

3. 其他精神疾病经前恶化　根据 PMS 的诊断标准与其他精神疾病经前恶化进行区别。

须注意疑难病例诊断过程中妇科、心理、精神病专家协作的重要性。

四、治疗

PMS 的治疗应针对躯体、心理症状、内在病理机制和改变正常排卵性月经周期等方面。此外，心理治疗和家庭治疗亦受到较多的重视。轻症 PMS 病例采取环境调整、适当膳食、身体锻炼、改善生活方式、应激处理和社会支持等措施即可，重症患者则需实施以下治疗。

（一）调整生活方式

包括合理的饮食与营养、适当的身体锻炼、戒烟、限制盐和咖啡的摄入。可改变饮食习惯，增加钙、镁、维生素 B_6、维生素 E 的摄入等，但尚没有确切，一致的研究表明以上维生素和微量元素治疗的有效性。体育锻炼可改善血液循环，但其对 PMS 的预防作用尚不明确，多数临床专家认为每日锻炼 20～30 分钟有助于加强药物治疗和心理治疗。

（二）心理治疗

心理因素在 PMS 发生中所起的作用是不容忽视的。精神刺激可诱发和加重 PMS。要求患者日常保持乐观情绪，生活有规律，参加运动锻炼，增强体质，行为疗法曾用以治疗 PMS，放松技术有助于改善疼痛症状。生活在经前综合征妇女身边的人，如父母、丈夫、子女等，要多关心患者，对她们在经前出现的心境烦躁，易激惹等给以容忍和同情。工作周围的人也应体谅她们经前发生的情绪症状，在各方面予以照顾，避免在此期间从事驾驶或其他具有危险性的作业。

（三）药物治疗

1. 精神药物

（1）抗抑郁药：5－羟色胺再摄取抑制剂（selective serotonergic reuptake inhibitors，SSRIs）对 PMS 有明显疗效，达 60%～70% 且耐受性较好，目前认为是一线药物。如氟西汀（百忧解）20mg 每日一次，经前口服至月经第 3 天。减轻情感症状优于躯体症状。

舍曲林（sertraline）剂量为每日 50～150mg。三环类抗抑郁药氯丙咪嗪（clomipramine）是一种三环类抑制 5－羟色胺和去甲肾上腺素再摄取的药物，每天 25～75mg 对控制 PMS 有效，黄体期服药即可。SSRIs 与三环类抗抑郁药物相比，无抗胆碱能、低血压及镇静等副作用，并具有无依赖性和无特殊的心血管及其他严重毒性作用的优点。SSRIs 除抗抑郁外也有改善焦虑的效应，目前应用明显多于三环类。

（2）抗焦虑药：苯二氮䓬类用于治疗 PMS 已有很长时间，如阿普唑仑为抗焦虑药，也有抗抑郁性质，用于 PMS 获得成功，起始剂量为 0.25mg，1 天 2～3 次，逐渐递增，每日剂量可达 2.4mg 或 4mg，在黄体期用药，经至即停药，停药后一般不出现戒断症状。

2. 抑制排卵周期

（1）口服避孕药：作用于 H－P－O 轴可导致不排卵，常用以治疗周期性精神病和各种躯体症状。口服避孕药对 PMS 的效果不是绝对的，因为一些亚型用本剂后症状不仅未见好转反而恶化。就一般病例而论复方短效单相口服避孕药均有效。国内多选用复方炔诺酮或复方甲地孕酮。

（2）达那唑：一种人工合 17α－乙炔睾酮的衍生物，对下丘脑－垂体促性腺激素有抑制作用。100～400mg/d 对消极情绪、疼痛及行为改变有效，200mg/d 能有效减轻乳房疼痛。但其雄激素活性及致肝功能损害作用，限制了其在 PMS 治疗中的临床应用。

（3）促性腺激素释放激素激动剂（GnRHa）：GnRHa 在垂体水平通过降调节抑制垂体促性腺激素分泌，造成低促性腺激素水平及低雌激素水平，达到药物切除卵巢的疗效。有随机双育安慰剂对照研究证明 GnRHa 治疗 PMS 有效。单独应用 GnRHa 应注意低雌激素血症及骨量丢失，故治疗第 3 个月应采用反加疗法（add - back therapy）克服其副作用。

（4）手术切除卵巢或放射破坏卵巢功能：虽然此方法对重症 PMS 治疗有效，但卵巢功能破坏导致绝经综合征及骨质疏松性骨折、心血管疾病等风险增加，应在其他治疗均无效时酌情考虑。对中、青年女性患者不宜采用。

3. 其他

（1）利尿剂：PMS 的主要症状与组织和器官水肿有关。醛固酮受体拮抗剂螺内酯不仅有利尿作用，对血管紧张素功能亦有抑制作用。剂量为 25mg 每天 2 ~ 3 次，可减轻水潴留，并对精神症状亦有效。

（2）抗前列腺素制剂：经前子宫内膜释放前列腺素，改变平滑肌张力，免疫功能及神经递质代谢。抗前列腺素如甲芬那酸 250mg 每天 3 次，于经前 12 天起服用。餐中服可减少胃刺激。如果疼痛是 PMS 的标志，抗前列腺素有效。除对痛经、乳胀、头痛、痉挛痛、腰骶痛有效，对紧张易怒症状也有报告有效。

（3）多巴胺拮抗剂：高催乳素血症与 PMS 关系已有研究报道。溴隐亭为多巴胺拮抗剂，可降低 PRL 水平并改善经前乳房胀痛。剂量为 2. 5mg，每日 2 次，餐中服药可减轻副反应。

（阿艳妮）

第三节　功能失调性子宫出血

调节女性生殖的神经内分泌功能紊乱引起的异常子宫出血称为功能失调性子宫出血（dysfunctional uterine bleeding，DUB），简称功血。根据有无排卵功血可分为两类：有排卵的称为排卵型功血，无排卵的称为无排卵型功血。临床上以无排卵型功血为主，约占总数的 85%，而排卵型功血只占 15%。排卵型功血包括黄体功能不足、子宫内膜不规则脱落和排卵期出血等。本节主要介绍无排卵型功血和黄体功能不足。

一、无排卵型功能失调性子宫出血

（一）病理生理机制

无排卵功血多发生在青春期和围绝经期，前者称为青春期功血，后者称为围绝经期功血。虽然青春期功血与围绝经期功血均为无排卵型功血，但它们的发病机制不同。青春期功血不排卵的原因在于患者体内的下丘脑 - 垂体 - 卵巢轴尚未成熟；围绝经期功血不排卵的原因是衰老的卵巢对促性腺激素不敏感，卵泡发育不良，卵泡分泌的雌激素达不到诱发雌激素正反馈的阈值水平。

由于不排卵，卵巢只分泌雌激素，不分泌孕激素。在无孕激素对抗的雌激素长期作用下，子宫内膜增生变厚。当雌激素水平急遽下降时，大量子宫内膜脱落，子宫出血很多，这种情况称为雌激素撤退性出血。在雌激素水平下降幅度小时，脱落的子宫内膜量少，子宫出血也少，这种出血称为雌激素突破性出血。另外，当增生的内膜需要更多的雌激素而卵巢分泌的雌激素却未增加时也会出现子宫出血，这种出血也属于雌激素突破性出血。

由于没有孕激素的作用，子宫螺旋动脉比较直，当子宫内膜脱落时螺旋动脉也不发生节律性收缩，血窦不容易关闭，因此无排卵型功血不容易止住。雌激素水平升高时，子宫内膜增生覆盖创面，出血才会停止。孕激素可以使增生的内膜发生分泌反应，子宫内膜间质呈蜕膜样改变，这是孕激素止血的机制。

（二）临床表现

临床上主要表现为月经失调，即月经周期、经期和月经量的异常变化。

1. 症状　无排卵型功血多见于青春期及围绝经期妇女，临床上表现为月经周期紊乱，经期长短不一，出血量时多时少。出血少时患者可以没有任何自觉症状，出血多时会出现头晕、乏力、心悸等贫血症状。

2. 体征　体征与出血量多少有关，大量出血导致继发贫血时，患者皮肤、黏膜苍白，心率加快；少量出血时无上述体征。妇科检查无异常发现。

（三）诊断

无排卵型功血为功能性疾病，因此只有在排除了器质性疾病时才能诊断。超声检查在功血的诊断中具有重要意义，如果超声发现有引起异常出血的器质性病变，则可排除功血。另外，超声检查对治疗也有指导意义。如果超声提示子宫内膜厚，那么孕激素止血的效果可能较好；如果内膜薄，雌激素治疗的效果可能较好。

（四）处理

1. 一般治疗　功血患者往往体质较差，因此应补充营养，改善全身情况。严重贫血者（Hb＜6g/dl）往往需要输血治疗。

2. 药物止血　药物治疗以激素治疗为主，青春期功血的治疗原则是止血、调整周期和促进排卵。更年期功血的治疗原则是止血、调整周期和减少出血。

激素止血治疗的方案有多种，应根据具体情况如患者年龄、出血时间、出血量和子宫内膜厚度等来选择激素的种类和剂量。在开始激素治疗前必须明确诊断，排除器质性疾病，尤其是绝经前妇女更是如此。诊刮术和分段诊刮术既可以迅速止血，又可进行病理检查以了解有无内膜病变。对年龄较大的女性来说，建议选择诊刮术和分段诊刮术进行治疗。

（1）雌激素止血：机制是使子宫内膜继续增生，覆盖子宫内膜脱落后的创面，起到修复作用。另外雌激素还可以升高纤维蛋白原水平，增加凝血因子，促进血小板凝集，使毛细血管通透性降低，从而起到止血作用。雌激素止血适用于内膜较薄的大出血患者。

1）己烯雌酚（diethylstibestrol，DES）：开始用量为1～2mg/次，每8小时一次，血止3天后开始减量，每3天减一次，每次减量不超过原剂量的1/3。维持量为0.5～1mg/d。止血后维持治疗20天左右，在停药前5～10天加用孕激素，如醋酸甲羟孕酮10mg/d。停用己烯雌酚和醋酸甲羟孕酮3～7天后会出现撤药性出血。由于己烯雌酚胃肠道反应大，许多患者无法耐受，因此现在多改用戊酸雌二醇或结合雌激素。

2）戊酸雌二醇（estradiol valerate）：出血多时口服2～6mg/次，每6～8小时一次。血止3天后开始减量，维持量为2mg/d。具体用法同己烯雌酚。

3）苯甲酸雌二醇（estradiol benzoate）：为针剂，2mg/支。出血多时每次注射1支，每6～8小时肌肉注射一次。血止3天后开始减量，具体用法同己烯雌酚，减至2mg/d时，可改口服戊酸雌二醇。由于肌肉注射不方便，因此目前较少使用苯甲酸雌二醇止血。

4）结合雌激素片剂：出血多时采用1.25～2.5mg/次，每6～8小时一次。血止后减量，维持量为0.625～1.25mg/d。具体用法同己烯雌酚。

在使用雌激素止血时，停用雌激素前一定要加孕激素。如果不加孕激素，停用雌激素就相当于人为地造成了雌激素撤退性出血。围绝经期妇女是子宫内膜病变的高危人群，因此在排除子宫内膜病变之前应慎用雌激素止血。子宫内膜比较厚时，需要的雌激素量较大，使用孕激素或复方口服避孕药治疗可能更好。

（2）孕激素止血：孕激素的作用机制主要是转化内膜，其次是抗雌激素。临床上根据病情，采用不同方法进行止血。孕激素止血既可以用于青春期功血的治疗，也可以用于围绝经期功血的治疗。少量出血和中量出血时多选用孕激素；大量出血时既可以选择雌激素，也可以选择孕激素，它们的疗效相当。一般来讲内膜较厚时，多选用孕激素，内膜较薄时多选雌激素。

临床上常用的孕激素有醋酸炔诺酮、醋酸甲羟孕酮、醋酸甲地孕酮和黄体酮，止血效果最好的是醋酸炔诺酮，其次是醋酸甲羟孕酮和醋酸甲地孕酮，最差的是黄体酮，因此大出血时不选用黄体酮。

1）少量子宫出血时的止血：孕激素使增殖期子宫内膜发生分泌反应后，子宫内膜可以完全脱落。通常用药后阴道流血减少或停止，停药后产生撤药性阴道流血，7～10天后出血自行停止。该法称为“药物性刮宫”，适用于少量长期子宫出血者。方法：黄体酮10mg/d，连用5天；或用甲羟孕酮（甲羟孕酮）10～12mg/d，连用7～10天；或甲地孕酮（妇宁片）5mg/d，连用7～10天。

2）中多量子宫出血时的止血：炔诺酮（norethindrone，norethisteron，noilutin）属19－去甲基睾酮类衍生物，止血效果较好，临床上常用。每片剂量为0.625mg，每次服5mg，每6～12小时一次（大出血每6～8小时1次，中量出血每12小时1次）。阴道流血多在半天内减少，3天内血止。血止3天后开始减量，每3天减一次，每次减量不超过原剂量的1/3，维持量为5mg/d，血止20天左右停药。如果出血很多，开始可用5～10mg/次，每3小时一次，用药2～3次后改8小时一次。治疗时应叮嘱患者按时、按量用药，并告知停药后会有撤药性出血，不是症状复发，用药期间注意肝功能。

甲地孕酮（megestrol acetate）：属孕酮类衍生物，1mg/片，中多量出血时每次口服10mg，每6～12小时一次，血止后逐步减量，减量原则同上。与炔诺酮相比，甲地孕酮的止血效果差，对肝功能的影响小。

醋酸甲羟孕酮（medroxyprogesterone acetate）：属孕酮衍生物，对子宫内膜的止血作用逊于炔诺酮，但对肝功能影响小。中多量出血时每次口服10～12mg，每6～12小时一次，血止后逐渐减量，递减原则同上，维持量为10～12mg/d。

（3）复方口服避孕药：是以孕激素为主的雌孕激素联合方案。大出血时每次口服复方口服避孕药1～2片，每8小时一次。血止2～3天后开始减量，每2～3天减一次，每次减量不超过原剂量的1/3，维持量为1～2片/天。

大出血时国外最常用的是复方口服避孕药，24小时内多数出血会停止。

（4）激素止血时停药时机的选择：一般在出血停止20天左右停药，主要根据患者的一般情况决定停药时机。如果患者一般情况好、恢复快，就可以提前停药，停药后2～5天，会出现撤药性出血。如果出血停止20天后，贫血还没有得到很好的纠正，可以适当延长使用激素时间，以便患者得到更好的恢复。

（5）雄激素：既不能使子宫内膜增殖，也不能使增生的内膜发生分泌反应，因此它不能止血。虽然如此，可是雄激素可以减少出血量。雄激素不可单独用于无排卵型功血的治疗，它需要与雌激素或（和）孕激素联合使用。临床上常用丙酸睾酮（testosterone propionate），25mg/支，在出血量多时每天25～50mg肌肉注射，连用2～3天，出血明显减少时停止使用。注意为防止发生男性化和肝功能损害，每月总量不宜超过300mg。

（6）其他止血剂：如巴曲酶、6－氨基己酸、氨甲苯酸、氨甲环酸（止血环酸）和非甾体类抗炎药等。由于这些药不能改变子宫内膜的结构，因此他们只能减少出血量，不能从根本上止血。

大出血时静脉注射巴曲酶1kU后的30分钟内，阴道出血会显著减少，因此巴曲酶适于激素止血的辅助治疗。6－氨基己酸、氨甲苯酸和氨甲环酸属于抗纤维蛋白溶解药，它们也可减少出血。

3. 手术治疗　围绝经期妇女首选诊刮术，一方面可以止血，另一方面可用于明确有无子宫内膜病变。怀疑有子宫内膜病变的妇女也应做诊断性刮宫。

少数青春期功血患者药物止血效果不佳时，也需要刮宫。止血时要求刮净，刮不干净就起不到止血的作用。刮宫后7天左右，一些患者会有阴道流血，出血不多时可使用抗纤维蛋白溶解药，出血多时使用雌激素治疗。

由于刮宫不彻底造成的出血则建议使用复方口服避孕药治疗，或者选择再次刮宫。

4. 调整周期　对无排卵型功血来说，止血只是治疗的第一步，几乎所有的患者都还需要调整周期。青春期功血发生的根本原因是下丘脑－垂体－卵巢轴功能紊乱，正常的下丘脑－垂体－卵巢轴调节机制的建立可能需要很长的时间。在正常调节机制未建立之前，如果不予随访、调整周期，患者还会发生大出血。

围绝经期功血发生的原因是卵巢功能衰退，随着年龄的增加，卵巢功能只能越来越差。因此，理论上讲围绝经期功血不可能恢复正常，这些患者需要长期随访、调整周期，直到绝经。

二、黄体期缺陷

排卵后，在黄体分泌的孕激素的作用下子宫内膜发生分泌反应。在整个黄体期，子宫内膜的组织学形态（子宫内膜分泌反应）是持续变化的；分泌期时相不同，子宫内膜组织学形态也不同。若排卵后子宫内膜组织学变化比黄体发育晚2天以上，则称为黄体期缺陷（luteal phase deficiency or luteal phase defect，LPD）。目前，国内常把黄体期缺陷称为黄体功能不足或黄体功能不全。导致黄体期缺陷的原因有两个：黄体内分泌功能不足和子宫内膜对孕激素的反应性下降。前者是名副其实的黄体功能不足，后者又被称为孕激素抵抗。

（一）发病机制

目前认为黄体期缺陷的发病机制如下：

1. 卵泡发育不良　黄体是由卵泡排卵后演化而来的，卵泡的颗粒细胞演变成黄体颗粒细胞，卵泡膜细胞演变成黄体卵泡膜细胞。当促性腺激素分泌失调或卵泡对促性腺激素的敏感性下降时，卵泡发育不良，颗粒细胞的数量和质量下降。由发育不良的卵泡生成的黄体质量也差，其分泌孕激素的能力下降。

2. 黄体功能不良　黄体的形成和维持与 LH 有关。当 LH 峰和黄体期 LH 分泌减少时，会发生黄体功能不足。另外，如前所述即使 LH 峰和 LH 分泌正常，如果卵泡发育不良也会出现黄体功能不足。黄体功能不足体现在两个方面：

（1）黄体内分泌功能低下，分泌的孕酮减少。

（2）黄体生存时间缩短，正常的黄体生存时间为 12～16 天，黄体功能不足时≤11 天。

3. 子宫内膜分泌反应不良　黄体功能不足时孕激素分泌减少，子宫内膜分泌反应不良，子宫内膜形态学变化比应有的组织学变化落后 2 天以上。子宫内膜存在孕激素抵抗时，虽然孕激素水平正常，但由于子宫内膜对孕激素的反应性下降，因此也将出现子宫内膜分泌反应不良。

（二）临床表现

黄体期缺陷属于亚临床疾病，其对患者的健康危害不大。患者往往因为不孕不育来就诊。

1. 月经紊乱　由于黄体生存期缩短，黄体期缩短，所以表现为月经周期缩短、月经频发。如果卵泡期延长，月经周期也可在正常范围。

2. 不孕或流产　由于黄体功能不足，患者不容易受孕。即使怀孕，也容易发生早期流产。据报道约 3%～20% 的不育症与黄体期缺陷有关，另外诱发排卵时常出现黄体功能不足。

（三）辅助检查

临床表现只能为黄体期缺陷的诊断提供线索，明确诊断需要一些辅助检查。

1. 子宫内膜活检　是诊断黄体期缺陷的金标准。Noyes 和 Shangold 对排卵后每日的子宫内膜特征进行了描述，如果活检的内膜比其应有的组织学变化落后 2 天以上，即可诊断。活检的关键是确定排卵日，有条件者可通过 B 超监测和 LH 峰测定确定排卵日。临床上多选择月经来潮前 1～3 天活检，但该方法的误差较大。

2. 基础体温（BBT）测定　孕激素可以上调体温调定点，使基础体温升高。一般认为基础体温升高天数≤11 天、上升幅度≤3℃或上升速度缓慢时，应考虑黄体功能不足。需要注意的是，单单测定基础体温对诊断黄体功能不足是不够的。

3. 孕酮测定　孕酮是黄体分泌的主要因素，因此孕酮水平可反映黄体功能。黄体中期血孕酮水平 <10ng/ml 时，可以诊断黄体功能不足。由于孕酮分泌变化很大，因此单靠一次孕酮测定进行诊断很不可靠。

4. B 超检查　可以从形态学上了解卵泡的发育、排卵情况和子宫内膜的情况，对判断黄体功能有一定的帮助。

（四）诊断和鉴别诊断

明确诊断需要子宫内膜活检。另外，根据常规检查很难明确诊断子宫内膜对孕激素的反应性下降。

（五）处理

目前的处理仅仅针对黄体功能不足。如果子宫内膜对孕激素的反应性下降，则没有有效的治疗方法。

1. 黄体支持　因为人绒毛膜促性腺激素（HCG）和 LH 的生物学作用相似，因此可用于黄体支持治疗。用法：黄体早期开始肌肉注射 HCG，1000IU/次，每天 1 次，连用 5 ~ 7 天；或 HCG 2000IU/次，每 2 天 1 次，连用 3 ~ 4 次。

在诱发排卵时，如果有发生卵巢过度刺激综合征（OHSS）的风险，则应禁用 HCG，因为 HCG 可以引起 OHSS 或使 OHSS 病情加重。

2. 补充孕酮　治疗不孕症时选用黄体酮制剂，因为天然孕激素对胎儿最安全。如果不考虑生育，而是因为月经紊乱来治疗，可以选择人工合成的口服孕激素，如醋酸甲羟孕酮和醋酸甲地孕酮等。

（1）黄体酮针剂：在自然周期或诱发排卵时，每日肌肉注射黄体酮 10 ~ 20mg；在使用 GnRH 激动剂和拮抗剂的周期中，需要加大黄体酮剂量至 40 ~ 80mg/d。

（2）微粒化黄体酮：口服利用度低，因此所需剂量大，根据情况每天口服 200 ~ 600mg。

（3）醋酸甲羟孕酮：下次月经来潮前 7 ~ 10 天开始用药，每天 8 ~ 10mg，连用 7 ~ 10 天。

（4）醋酸甲地孕酮：下次月经来潮前 7 ~ 10 天开始用药，每天 6 ~ 8mg，连用 7 ~ 10 天。

3. 促进卵泡发育　首选氯米芬，从月经的第 3 ~ 5 天开始，每天口服 25 ~ 100mg，连用 5 天，停药后监测卵泡发育情况。氯米芬疗效不佳者，可联合使用 HMG 和 HCG 治疗。

（宗秀红）

第四节　痛经

痛经（dysmenorrhea）是指伴随着月经的疼痛，疼痛可以出现在行经前后或经期，主要集中在下腹部，常呈痉挛性，通常还伴有其他症状，包括腰腿疼、头痛、头晕、乏力、恶心、呕吐、腹泻、腹胀等。痛经是育龄期妇女常见的疾病，发生率很高，文献报道为30% ~ 80%不等，每个人的疼痛阈值差异及临床上缺乏客观的评价指标使得人们对确切的发病率难以评估。我国 1980 年全国抽样调查结果表明：痛经发生率为 33.19%，其中原发性痛经占 36.06%，其余为继发性痛经。不同年龄段痛经发生率不同，初潮时发生率较低，随后逐渐升高，16 ~ 18 岁达顶峰，30 ~ 35 岁时下降，生育期稳定在 40% 左右，以后更低，50 岁时约为 20% 左右。

痛经分为原发性和继发性两种。原发性痛经（primary dysmenorrhea）是指不伴有其他明显盆腔疾病的单纯性功能性痛经；继发性痛经（secondary dysmenorrhea）是指因盆腔器质性疾病导致的痛经。

一、原发性痛经

青春期和年轻的成年女性的痛经大多数是原发性痛经，是功能性的，与正常排卵有关，没有盆腔疾患；但有大约 10% 的严重痛经患者可能会查出有盆腔疾患，如子宫内膜异位症或先天性生殖道发育异常。原发性痛经的发病原因和机制尚不完全清楚，研究发现原发性痛经发作时有子宫收缩的异常，而造成收缩异常的原因有局部前列腺素、白三烯类物质、血管加压素、催产素的增高等。

（一）病因和病理生理

1. 子宫收缩异常　正常月经期子宫的基础张力 < 1.33kPa，宫缩时可达 16kPa，收缩频

率为3～4次/分钟。痛经时宫腔的基础压力提高，收缩频率增高且不协调。因此原发性痛经可能是子宫肌肉活动增强、过渡收缩所致。

2. 前列腺素（PG）的合成和释放过多　子宫内膜是合成前列腺素的主要场所，子宫合成和释放前列腺素过多可能是导致痛经的主要原因。PG的增多不仅可以刺激子宫肌肉过度收缩，导致子宫缺血，并且使神经末梢对痛觉刺激敏感化，使痛觉阈值降低。

3. 血管紧张素和催产素过高　原发性痛经患者体内的血管紧张素增高，血管紧张素可以引起子宫肌层和血管的平滑肌收缩加强，因此，被认为是引起痛经的另一重要因素。催产素是引起痛经的另一原因，临床上应用催产素拮抗剂可以缓解痛经。

4. 其他因素　主要是精神因素，紧张、压抑、焦虑、抑郁等都会影响对疼痛的反应和主观感受。

（二）临床表现

原发性痛经主要发生在年轻女性身上，初潮或初潮后数月开始，疼痛发生在月经来潮前或来潮后，在月经期的48～72小时持续存在，疼痛呈痉挛性，集中在下腹部，有时伴有腰痛，严重时伴有恶心、呕吐、面色苍白、出冷汗等，影响日常生活和工作。

（三）诊断与鉴别诊断

诊断原发性痛经，首先要排除器质性盆腔疾病的存在。全面采集病史，进行全面的体格检查，必要时结合辅助检查，如B超、腹腔镜、宫腔镜、子宫输卵管碘油造影等，排除子宫器质性疾病。鉴别诊断主要排除子宫内膜异位症、子宫腺肌症、盆腔炎等疾病，并区别于继发性痛经，还要与慢性盆腔痛相区别。

（四）治疗

1. 一般治疗　对痛经患者，尤其是青春期少女，必须进行有关月经的生理知识教育，消除其对月经的心理恐惧。痛经时可卧床休息，热敷下腹部，还可服用非特异性的止痛药。研究表明，对痛经患者施行精神心理干预可以有效减轻症状。

2. 药物治疗

（1）前列腺素合成酶抑制剂：非甾体类抗炎药是前列腺素合成酶抑制剂，通过阻断环氧化酶通路，抑制前列腺素合成，使子宫张力和收缩力下降，达到止痛的效果。有效率60%～90%，服用简单，副作用小，还可以缓解其他相关症状，如恶心、呕吐、头痛、腹泻等。用法：一般于月经来潮、痛经出现前开始服用，连续服用2～3天，因为前列腺素在月经来潮的最初48小时释放最多，连续服药的目的是减少前列腺素的合成和释放。因此疼痛时临时间断给药效果不佳，难以控制疼痛。

（2）避孕药具：短效口服避孕药和含左炔诺孕酮的宫内节育器（曼月乐）适用于需要采用避孕措施的痛经患者，可以有效地治疗原发性痛经。口服避孕药可以使50%的患者疼痛完全缓解，40%明显减轻。曼月乐对痛经的缓解的有效率也高达90%左右。避孕药的主要作用是抑制子宫内膜生长、抑制排卵、降低前列腺素和血管加压素的水平。各类雌、孕激素的复合避孕药均可以减少痛经的发生，它们减轻痛经的程度无显著差异。

（3）中药治疗：中医认为痛经是由于气血运行不畅引起，因此一般以通调气血为主，治疗原发性痛经一般用当归、川芎、茯苓、白术、泽泻等组成的当归芍药散，效果明显。

3. 手术治疗　以往对原发性痛经药物治疗无效者的顽固性病例，可以采用骶前神经节切除术，效果良好，但有一定的并发症。近年来主要用子宫神经部分切除术。无生育要求者，可进行子宫切除术。

二、继发性痛经

继发性痛经是指与盆腔器官的器质性病变有关的周期性疼痛。常在初潮后数年发生。

（一）病因

有许多妇科疾病可能引起继发性痛经，它们包括：

1. 典型周期性痛经的原因　处女膜闭锁、阴道横膈、宫颈狭窄、子宫异常（先天畸形、双角子宫）、子宫腔粘连（Asherman 综合征）、子宫内膜息肉、子宫平滑肌瘤、子宫腺肌病、盆腔瘀血综合征、子宫内膜异位症、IUD 等。

2. 不典型的周期性痛经的原因　子宫内膜异位症、子宫腺肌病、残留卵巢综合征、慢性功能性囊肿形成、慢性盆腔炎等。

（二）病理生理

研究表明，子宫内膜异位症和子宫腺肌症患者体内产生过多的前列腺素，可能是痛经的主要原因之一。前列腺素合成抑制制剂可以缓解该类疾病的痛经症状。环氧化酶（COX）是前列腺素合成的限速酶，在子宫内膜异位症和子宫腺肌症患者体内表达量过度增高。这些均说明前列腺素合成代谢异常与继发性痛经的疼痛有关。

宫内节育器（IUD）的副作用主要是月经过多和继发痛经，其痛经的主要原因可能是子宫的局部损伤和 IUD 局部的白细胞浸润导致的前列腺素合成增加。

（三）临床表现

痛经一般发生在初潮后数年，生育年龄妇女较多见。疼痛多发生在月经来潮之前，月经前半期达到高峰，此后逐渐减轻，直到结束。继发性痛经症状常有不同，伴有腹胀、下腹坠痛、肛门坠痛等。但子宫内膜异位症的痛经也有可能发生在初潮后不久。

（四）诊断和鉴别诊断

诊断继发性痛经，除了详细询问病史外，主要通过盆腔检查，相关的辅助检查，如 B 超、腹腔镜、宫腔镜及生化指标的化验等，找出相应的病因。

（宗秀红）

第五节　闭经

闭经（amenorrhea）为月经从未来潮或异常停止。闭经可分为生理性闭经和病理性闭经。本节仅介绍病理性闭经。

一、概述

闭经分为原发性和继发性闭经两种。

1. 原发性闭经（primary amenorrhea）　是指女性年满 16 岁尚无月经来潮，或 14 岁尚无第二性征发育，或第二性征发育已过两年而月经仍未来潮者为原发性闭经。此定义以正常青春期应出现第二性征发育和月经初潮的年龄退后两个标准差年龄为依据。

2. 继发性闭经（secondary amenorrhea） 是指月经建立后月经停止，停经持续时间相当于既往 3 个月经周期以上的总时间或月经停止六个月者。

二、诊断

闭经的原因很多，是许多疾病的一种表现，其诊断要根据病史、体格检查和相关的辅助检查找出导致闭经的原发病因，才能最终诊断其类型、发生部位。因此，详细了解闭经患者的发病史、月经史、生育史、个人史十分重要。

1. 病史

（1）现病史：了解末次月经时间，并区分是自然月经或激素治疗后的撤退性出血。了解发病前有无诱因，如环境改变、精神刺激、过度劳累、寒冷刺激等，精神心理因素、节制饮食或厌食所致的明显体重下降，消耗性疾病引起的严重营养不良等。

（2）月经史：原发性闭经患者应询问有无自然的乳房发育、性毛生长、身高增长；继发性闭经者应询问初潮年龄、周期、经期、经量等。闭经以来有无伴发症状，如早孕样反应、腹痛、溢乳、视力改变、体重增加、围绝经症状等。曾做过什么检查，用过哪些药物等。最近的两次月经日期要问清楚。

（3）婚育史：包括婚姻状况、结婚年龄、避孕方法、使用时间等。妊娠生育史包括妊娠次数、分娩次数，有无难产、大出血和手术产情况、有无产后并发症；流产次数、方法、有无并发症等；有无人流、取环等可能造成子宫内膜损伤的病史。

（4）既往史：幼年有无腮腺炎、结核、脑炎、脑部创伤史、生殖器官感染史。有无垂体肿瘤、垂体手术、垂体外伤等病史。有无其他内分泌疾病史，如甲状腺、肾上腺和胰腺等异常病史。

（5）个人史：个人生活习惯、学习工作压力、环境改变、运动强度、家庭关系等。

（6）家族史：母亲、姐妹有无早绝经的病史，父母是否近亲结婚等。

2. 临床表现和体格检查

（1）临床表现：16 岁月经从未来潮，为原发闭经；原来月经正常，排除妊娠和哺乳，月经停止 6 个月以上，为继发闭经。

（2）体格检查：

1）全身检查：包括全身发育状况、有无畸形；测量身高、体重、四肢与躯干的比例，五官特征，观察精神状态、智力发育、营养状等，对毛发分布和浓密程度进行评分，评估乳房发育情况并检查是否溢乳，腹股沟和小腹部有无肿块等。

2）妇科检查：观察外生殖器发育情况，有无先天性畸形；检查子宫和卵巢的大小，有无肿块和结节，输卵管有无增粗和肿块等。

3. 辅助检查

（1）激素试验：

1）孕激素试验：根据孕激素试验将闭经分为Ⅰ度闭经和Ⅱ度闭经，反映闭经的严重程度：卵巢具有分泌雌激素功能，有一定雌激素水平，用孕激素有撤退出血称Ⅰ度闭经；卵巢分泌雌激素功能缺陷或停止，雌激素水平低落，用孕激素无撤退出血，称Ⅱ度闭经。方法为黄体酮 20mg，肌注，共 3～5 天；或甲羟孕酮 8～10mg，每日一次，共 5～7 天；或达芙通 10mg，每日两次，5～7 天。停药后 2～7 日内有撤退性出血为阳性，即Ⅰ度闭经，表示生殖道完整，体内有一定水平的内源性雌激素，但有排卵障碍；如本试验为阴性，则为Ⅱ度闭经。

2）雌激素试验：孕激素试验阴性者行雌激素试验以排除子宫性闭经。口服雌激素（己烯雌酚 1mg，或炔雌醇 0.05mg，或倍美力 0.625mg，或补佳乐 1mg）每日一次，共 20 天，于用药第 16 天开始用孕激素制剂（黄体酮 20mg，肌注，每日一次；或甲羟孕酮 8～10mg，每日一次；或达芙通 10mg，每日两次）共 5 天。停药后 2～7 天内有撤退性出血者为阳性，表示子宫内膜正常，下生殖道无梗阻，病变系内源性雌激素缺乏引起；试验阴性表示病变在子宫，重复两个周期仍无出血，子宫或下生殖道梗阻可诊断。

3）垂体兴奋试验：对于 FSH 低于正常者，需用此试验确定病变在垂体还是下丘脑。方法是静脉注射 GnRH 50μg，于注射前及注射后 15、30、60、120 分钟分别采血测定 LH，峰值为注射前 2 倍以上为阳性，说明病变可能在下丘脑。阴性者人工周期治疗 1～3 个月后重复试验仍无反应者表示病变在垂体。若 FSH 升高不明显，LH 较基础值明显升高，伴有 LH/FSH > 3，提示可能是 PCOS。

（2）靶器官功能检查：

1）子宫功能检查：诊断性刮宫或内膜活检适用于已婚妇女，用以了解宫腔深度、颈管和宫腔有无粘连。刮取内膜活检可以了解子宫内膜对卵巢激素的反应，诊断内膜结核、内膜息肉等疾病。

2）卵巢功能检查：包括基础体温测定、宫颈评分、宫颈脱落细胞检查等。

a. 基础体温测定：孕酮通过体温调节中枢使体温升高，正常有排卵的月经周期后半周期体温较前半周期升高 0.3～0.5℃，因此体温呈双相型提示卵巢有排卵和黄体形成。

b. 宫颈黏液检查：宫颈受雌、孕激素的影响会发生形态、宫颈黏液物理性状的改变。分为宫颈黏液评分和宫颈黏液结晶检查两种，前者是根据宫颈黏液的量、拉丝度、宫颈口张合的程度进行评分；后者根据黏液的结晶判断受雌激素影响的程度及是否受孕激素的影响。

c. 阴道脱落细胞检查：通过观察阴道脱落中表、中、底层细胞的比例，判断雌激素水平，一般表层细胞的比例越高反映雌激素水平越高。卵巢早衰患者出现不同程度的雌激素低落状态。

（3）内分泌测定：

1）生殖激素测定：促性腺激素 FSH、LH 测定适用于雌激素试验阳性者，以区别雌激素缺乏是卵巢性或中枢性。高促性腺激素性腺功能低落（hypergoadotropic hypogonadism）：FSH≥30IU/L，病变在卵巢；低促性腺激素性腺功能低落（hypogoadotropic hypogonadism）：FSH 或 LH < 5IU/L，病变在中枢（下丘脑或垂体）。LH/FSH 比值增大可能患有 PCOS。E_2 测定可反映卵巢激素的水平，E≤50pg 卵巢功能低下，P≥15.9nmo/L 说明有排卵，T 高提示有 PCOS、卵巢男性化肿瘤、睾丸女性化疾病、肾上腺皮质疾病等可能。PRL 测定要在上午 9～11 时，空腹、安静状态下，避免应激因素影响。PRL > 25～30ng/ml 为高泌乳素血症，要根据病史寻找相应的病因。

2）其他激素：甲状腺激素、肾上腺激素、胰岛素等的测定可以确定闭经的原发病因。

（4）其他辅助检查：

1）B 超：可了解盆腔有无肿块，了解子宫大小、内膜情况、宫腔内有无占位病变，卵巢的大小形态、卵泡大小数目、有无肿块，有无腹腔积液等。

2）子宫输卵管造影（HSG）：对于怀疑子宫疾病、结核、粘连者应行 HSG 检查，了解子宫是否有粘连、输卵管是否通畅等。

3）宫腔镜检查：有助于明确子宫性闭经的病变性质，了解宫腔粘连的部位、程度、范围等，估计月经恢复的可能性；腹腔镜检查可以在直视下观察卵巢的外观、大小、形状等，明确闭经的病因，腔镜下可以行活检，卵巢活检有利于明确两性畸形的病因。

4）电子计算机断层扫描（CT）或磁共振成像（MRI）：可用于头部蝶鞍区的检查，有利于分析肿瘤的大小和性质，诊断空蝶鞍、垂体瘤等疾病。

5）染色体检查：对于原发性闭经应常规进行外周血染色体检查，对鉴别先天性性腺发育不全的病因、两性畸形的病因有重要意义。

6）自身免疫性抗体检测：与闭经有关的自身免疫性抗体包括抗肾上腺抗体、抗甲状腺微粒体抗体、抗卵巢抗体、抗胰岛细胞抗体等。

7）其他：疑为结核者测定血沉、结核菌素试验、胸片；怀疑妊娠或相关疾病者应查 HCG。

三、治疗

引起闭经的原因复杂多样，有先天和后天因素，更有功能失调和器质性因素之分，因此治疗上要按照患病病因制定出不同的治疗方案，全身治疗和病因治疗相结合。

1. 一般治疗　月经正常来潮受神经内分泌调节，精神心理、社会环境、饮食营养对其有重大影响。另外闭经本身也会影响患者的身心健康。因此，全身治疗和心理调节对闭经患者十分必要。对于因精神创伤、学习和工作压力导致的精神应激性闭经要进行耐心的心理疏导；对于盲目节食减肥或服药减肥导致的闭经要指导其正确认识和利用适当途径进行体重控制，并告知过度节食减肥的弊端；对于偏食引起的营养不良要纠正饮食习惯；慢性疾病导致的营养不良要针对病因进行治疗，并适当增加营养。若闭经患者伴有自卑、消极的心理问题，要鼓励其树立信心，配合治疗，有助于月经早日恢复。

2. 激素治疗　对于原发性闭经患者，激素应用的目的是促进生长和第二性征发育，诱导人工月经来潮；对于继发性闭经患者，激素应用的目的是补充性激素，诱导正常月经，防止激素水平低下造成的生殖器官萎缩、骨质疏松等影响。

（1）单纯雌激素应用：

1）促进身高生长：Turner 综合征患者及性腺发育不良患者缺乏青春期雌激素刺激产生的身高突增阶段，因此，这类患者在骨龄达到 13 岁以后，可以开始小剂量应用雌激素，如孕马雌酮（倍美力）0. 300 ~ 0. 625mg/d，戊酸雌二醇 1mg/d，可增快生长速度。也可使用生长激素，剂量为每周 0. 5 ~ 1. 0IU/kg，应用时间可早至 5 ~ 6 岁，但价格昂贵。

2）促进第二性征和生殖器官发育：原发性闭经患者为低雌激素水平者，第二性征往往发育不良或完全不发育，应用小剂量雌激素模拟正常青春期水平，刺激女性第二性征和生殖器官发育，如孕马雌酮（倍美力）0. 300 ~ 625mg/d，戊酸雌二醇 1mg/d，使用过程中定期检测子宫内膜厚度，当子宫内膜厚度超过 6mm 时，开始定期加用孕激素，造成撤退性出血——人工月经。

3）激素替代：当患者雌激素水平低下，而缺乏子宫或子宫因手术切除时，可单纯应用雌激素进行激素替代治疗，如孕马雌酮（倍美力）0. 625mg/d、戊酸雌二醇 1 ~ 2mg/d、炔雌醇 0.0125mg/d 等。

（2）雌、孕激素联合：雌、孕激素序贯治疗：孕马雌酮（倍美力）0.625mg/d，或戊酸雌二醇 1～2mg/d，从出血第 5 天开始应用，连续 21～28 天，最后 10～14 天加用孕激素，如甲羟孕酮 8～10mg/d，或地屈孕酮 10～20mg/d。

（3）单纯应用孕激素：对于有一定雌激素水平的 I 度闭经，可以应用孕激素后半周期治疗，避免长期雌激素刺激缺乏孕激素抵抗造成子宫内膜过度增生。用药方法为，甲羟孕酮 8～10mg/d，或地屈孕酮 10～20mg/d，从出血第 16 天开始，连续应用 10～14 天。

3. 促孕治疗　对于有生育要求的妇女，有些闭经患者在进行数个周期的激素治疗后，排卵恢复，可自然孕育；但有些患者无法恢复自发排卵，要在周期治疗诱导生殖器官发育正常后，进行促排卵治疗。

（1）小剂量雌激素：对于卵巢早衰患者，卵巢内尚有少量残余卵泡，这类患者不论对氯米芬或尿促性素都不敏感，可以用小剂量雌激素期待治疗，孕马雌酮（倍美力）0.625mg/d，或戊酸雌二醇 1mg/d，定期监测卵泡生长情况，当卵泡成熟时可用 hCG 5000～10 000IU 促排卵。

（2）氯米芬（CC）：适应于有一定雌激素水平的闭经妇女。从撤退性出血第 3～5 天开始，50～200mg/d，连续 5 天，从最低剂量开始试用，若无效，下一周期可逐步增加剂量。使用促排卵药物过程中要严密监测卵巢大小和卵泡生长情况。

（3）尿促性素（HMG）：适应于中枢性闭经。自撤退出血 3～5 天开始，每天 75IU，连续 7 天，若无反应可逐渐增加剂量，每次增加 37.5～75IU，用药期间必需利用 B 超、宫颈评分、雌激素水平监测卵泡发育情况，随时调整剂量。当宫颈评分 >8，优势卵泡 >18mm 时，可以注射 hCG 促排卵，hCG 的注射剂量要根据卵泡的数量和卵巢的大小决定，以防引起卵巢过激反应。

（4）纯促卵泡激素（FSH）：每支含纯化的 FSH 75IU，该制剂主要适应于 LH 不低的患者，如 PCOS 患者，使用方法同 HMG，在撤退性出血 3～5 天开始使用，每天 75IU，连续 7 天，之后通过定期监测卵泡发育情况调整用药量，直至卵泡成熟，停止应用 FSH。

（5）hCG：促卵泡治疗过程中观察到卵泡直径 >18mm，或宫颈评分连续 2 天大于 8 分时，可以注射 hCG 2000～10 000IU/d，诱使卵泡排出。hCG 的使用量要根据成熟卵泡的数量、卵巢的大小慎重选用，避免剂量使用不当造成卵巢过度刺激。

4. 对因治疗　引起闭经的原因很多，因此治疗闭经要结合其病因诊断，针对发病原因进行治疗。

（1）子宫及下生殖道因素闭经：

1）下生殖道因素闭经：无孔处女膜可手术切开处女膜，有经血者进行引流，并用抗生素预防感染；小阴唇粘连者一经确诊应立即行钝性分离术，术后抗感染、局部应用雌激素预防术后再次粘连；阴道闭锁和阴道完全横膈需手术打通阴道，术后适当应用阴道模具避免粘连；阴道不全横膈可在孕育成功，分娩时予以切开；先天性无阴道无子宫者，可在婚前 3 个月进行阴道成形术，术后放置模具。

2）宫腔粘连：宫腔粘连的处理要根据粘连的部位、面积、程度、有无生育要求决定是否处理。宫腔完全粘连或虽部分粘连但不影响经血外流者，若患者无生育要求者，无需处理；如有生育要求，宫腔部分粘连、或宫颈粘连影响经血流出有周期性腹痛，应分解粘连。

方法有：用宫腔探针或宫颈扩张器分离粘连，或在宫腔镜直视下分离粘连。粘连分离后放置IUD 3～6个月，同时应用雌孕激素序贯治疗支持内膜的修复和生长，预防再粘连。

（2）卵巢性闭经：不论是先天性卵巢发育不良，或是后天因素导致卵巢功能衰退、卵泡耗竭，均表现为促性腺激素增高，雌、孕激素水平低下。

1）原发性卵巢性闭经：这类患者第二性征发育不良或不发育，因此，在骨龄达到13岁时应用小剂量雌激素促进生长和第二性征发育，当子宫内膜发育到一定程度开始使用雌、孕激素联合治疗诱发月经。该类患者由于卵巢内缺乏生殖细胞和卵泡，因此，不能孕育自己的孩子，如子宫发育正常，婚后可以借助他人供卵生育。

2）继发性卵巢性闭经：这类闭经引起的原因不详，治疗上亦无法针对病因。对于无生育要求的，应进行雌孕激素联合替代治疗，维持月经、避免生殖器官萎缩、预防骨质疏松等疾病。对于有生育要求，而卵巢内又有残存卵泡者，雌孕激素序贯治疗数周期后，有部分患者可恢复排卵而受孕；若不能自发恢复可试用促排卵治疗，但这类患者的卵巢对促排卵药物的敏感性差，生育希望较小。继发性卵巢性闭经患者，闭经时间越短，治疗后排卵恢复率越高，反之，排卵恢复率极低。

（3）垂体性闭经：多为器质性原因引起的闭经，如垂体瘤、空蝶鞍综合征、希汉综合征，要针对病因治疗。

1）垂体瘤：如前文所述，垂体瘤种类很多，各具不同的分泌功能，因此除了瘤体增大时的神经压迫症状外，对健康产生的影响依据其分泌的激素而不同。一般而言，垂体肿瘤通过手术切除可以根治，但近年来的研究和医学发展使垂体肿瘤的药物治疗成为可能。垂体催乳素瘤是引起闭经的主要原因之一，该病可以手术治疗，如开颅术、经蝶鞍术等，但垂体催乳素瘤手术常常造成肿瘤切除不全或正常垂体组织损伤，近年来药物治疗获得了巨大的进展，逐渐替代手术成为首选治疗方法。目前垂体催乳素瘤的首选治疗药物是溴隐亭，为多巴胺受体激动剂，每片2.5mg，可从1.25mg开始给药，2次/d，餐时或餐后给药，3天无不适可逐渐加量，最大剂量10mg/d。该药的主要副反应是胃肠道刺激症状，如不能适应，也可改用阴道给药，资料报道与口服生物利用度相似。另外，还有长效溴隐亭，每28天注射一次，一次50～100mg，最大剂量200mg，副作用小，疗效好，可用于对口服溴隐亭不能耐受的患者。还有一种是诺果宁，是非麦角碱类多巴胺受体D_2激动剂，为新一代高效抗PRL药，治疗初始剂量为25μg/d，第二、第三天为50μg/d，维持量为75～150μg/d，该药副反应小、使用安全，但目前国内市场尚无销售。由于PRL降为正常后可以立即恢复自发排卵，因此对于已婚妇女，如不避孕可能很快怀孕，但建议如果是垂体瘤患者，最好是PRL控制正常一年后怀孕。尽管目前尚无任何资料证明溴隐亭对胚胎有害，但慎重起见，推荐妊娠期，特别是三个月以内停用溴隐亭。妊娠过程中定期观察PRL变化，有无头痛、视力下降等症状，如有催乳素瘤复发或加重，可立即使用溴隐亭，能迅速控制症状，控制不住可以立即手术。

2）希汉综合征：由于希汉综合征通常造成垂体分泌促性腺激素、促甲状腺素、促肾上腺素功能的损伤，因此根据患者的具体情况，需进行雌、孕激素、甲状腺素和肾上腺皮质激素三方面的补充替代治疗。雌、孕激素采用序贯治疗；肾上腺皮质激素采用泼尼松5～10mg/d或醋酸可的松25mg/d，晨服2/3，下午服1/3；甲状腺素片30～60mg/d。该病如果没有子宫和输卵管的损伤，如有生育要求，轻型者可用CC促排卵，重者可以用HMG/hCG

促排卵治疗，排卵后建议使用黄体酮维持黄体功能。

（4）中枢性闭经：中枢性闭经的病因多为精神心理、应激相关因素，因此针对诱因进行治疗十分重要；部分为先天性下丘脑神经元发育异常导致，主要是进行激素替代，有生育要求者进行促排卵助孕。

1）Kallmann 综合征：由于这种先天性的中枢异常无法纠正，因此，需用激素替代方法补充治疗及诱导月经来潮。而卵巢本身并无异常，只是缺乏促性腺激素的刺激使其功能处于静止状态，给予外源性促性腺激素可以诱导卵巢内卵泡的发育和成熟。因此，该病的治疗分两个阶段，首先是激素替代治疗，用小剂量雌激素治疗促进第二性征的发育和生殖器官的发育，到生殖器官发育到一定阶段时，单纯雌激素治疗改为雌、孕激素联合治疗诱导月经来潮；当患者结婚有生育要求时，可用 HMG 和 hCG 诱导排卵，或用 GnRH 脉冲法诱导排卵，后者由于操作困难使用较少。

2）特发性低促性腺素性腺功能低下（IHH）：治疗同 Kallmann 综合征，用激素替代方法补充治疗及诱导月经来潮，有生育要求时，给予外源性促性腺激素诱导卵巢内卵泡的发育成熟和排卵。

3）继发性低促性腺素性腺功能低下：用周期性治疗诱导月经来潮，连续 3～6 个月。

（宗秀红）

第六节　多囊卵巢综合征

多囊卵巢综合征（polycystic ovary syndrome，PCOS）是常见的妇科内分泌疾病，以长期无排卵和高雄激素血症为基本特征，普遍存在胰岛素抵抗，临床表现异质性，越 50% 的 PCOS患者超重或肥胖。育龄妇女中 PCOS 的患病率是 5%～10%，而在无排卵性不育症患者中的发病率高达 30%～60%。近年来的研究发现该疾病的功能紊乱远超出生殖轴，由于存在胰岛素抵抗，常发展为 2 型糖尿病、脂代谢紊乱及心血管疾病等；且 PCOS 患者的代谢综合征的患病率为正常人群的 4～11 倍。

一、病因

PCOS 的确切病因至今尚不是很清楚，现有的研究表明，PCOS 发病与遗传因素，如肥胖、2 型糖尿病、脂溢性脱发、高血压等家族史，以及宫内环境、出生后的饮食结构、生活方式等密切相关，提示 PCOS 可能是遗传与环境因素共同作用的结果。

1. 遗传学因素　研究发现 PCOS 患者有明显的家族聚集性，如具有肥胖、2 型糖尿病、脂溢性脱发、高血压等家族史者，其 PCOS 的发生率较高。

目前发现可能与 PCOS 发生有关的基因主要有以下几类：①与甾体激素合成和作用相关的基因，如胆固醇侧链裂解酶 CYP11A、CYP17、CYP21 等；②与促性腺激素作用和调节相关的基因，如 LH 受体基因、卵泡抑素基因、β－FSH 基因等；③与糖代谢和能量平衡相关的基因，如胰岛素基因、胰岛素受体基因、IRS 基因、钙激活酶基因等；④主要组织相容性位点。

这些基因可出现表达水平或单核苷酸多态性变化。另外，研究还发现 PCOS 也存在某些基因 DNA 甲基化的异常，2002 年 Hickey 等首次对雄激素受体（AR）的 CAG 重复序列多态性、甲基化和X染色体失活进行了研究，认为AR（CAG）n位点甲基化类型可能影响PCOS的发生、发展。

2. PCOS的环境因素 近年来发现PCOS患者的高胰岛素或高血糖血症可能通过影响胎儿宫内环境导致子代出生后生长发育及代谢异常；并且出生后饮食结构、生活方式也可以影响PCOS的发生、发展。

二、临床表现

1. 月经失调 见于75%～85%的PCOS患者。可表现为：月经稀发（每年月经次数≤6次）、闭经或不规则子宫出血。

2. 不育症 一对夫妇结婚后同居、有正常性生活（未避孕）1年尚未怀孕者称为不育。须检查排除男方和输卵管异常，并确认无排卵或稀发排卵。

3. 雄激素过多症

（1）痤疮：PCOS患者中约15%～25%有痤疮，病变多见于面部，前额、双颊等，胸背、肩部也可出现。痤疮的分级为：轻-中度者以粉刺、红斑丘疹、丘脓疱疹为主；重度者以脓疱结节、囊肿、结疤炎症状态为主。

（2）多毛症（hirsutism）：性毛过多指雄激素依赖性体毛过度生长，PCOS患者中患多毛症者约65%～75%。

4. 肥胖（obesity） 以腹型肥胖为主，临床上以腰围（WR）或腰臀比（腰围cm/臀围cm，WHR）表示肥胖的类型。若女性WHRI>0.8，或腰围≥85cm可诊断为腹型肥胖。

5. 黑棘皮症（acanthosis nigricans） 是严重胰岛素抵抗的一种皮肤表现，常在外阴、腹股沟、腋下、颈后等皮肤皱折处呈灰棕色、天鹅绒样片状角化过度，有时呈疣状。分为轻、中、重度：0. 无黑棘皮症；1+. 颈部&腋窝有细小的疣状斑块，伴/不伴有受累皮肤色素沉着；2+. 颈部&腋窝有粗糙的疣状斑块，伴/不伴有受累皮肤色素沉着；3+. 颈部&腋窝及躯干有粗糙的疣状斑块，伴/不伴有受累皮肤色素沉着。

三、诊断

1. PCOS临床表现异质性

（1）不论症状还是生化异常都呈现种族和个体差异：多年来对PCOS的诊断一直存在争议，近二十年国际上陆续推出3个标准，1990年美国国立卫生研究院（National institute health，MH）对PCOS诊断标准包括以下两项（按重要性排序）：①雄激素过多症及（或）高雄激素血症；②稀发排卵。但需排除以下高雄激素疾病，如先天性21羟化酶缺乏、库欣综合征、高泌乳素及分泌雄激素的肿瘤等；使标准化诊断迈出了重要的一步。该标准包括了三种基本表现型：①多毛、高雄血症及稀发排卵；②多毛及稀发排卵；③高雄血症及稀发排卵。

（2）随着诊断技术的进展、阴道超声的广泛应用，许多学者报道超过50%，的PCOS患者具有卵巢多囊改变特征，2003年由美国生殖医学会（American Society for Reproductive Medicine，ASRM）及欧洲人类生殖与胚胎协会（European society of human reproduction and embryology，ESHRE）在鹿特丹举办专家会对PCOS诊断达成新的共识，加入了关于卵巢多囊改变的标准，并提出PCOS需具备以下三项中两项：①稀发排卵及（或）无排卵；②雄激素过多的临床体征及（或）生化指标；③卵巢多囊改变。同样需排除其他雄激素过多的疾病或相关疾病；此标准较 NIH 标准增加了两个新的表型：①多囊卵巢、多毛和（或）高雄血症，但排卵功能正常；②多囊卵巢、排卵不规则，但没有雄激素增多症。此标准的提出引起医学界广泛争论，支持该标准的一方认为该标准提出新表型，对病因和异质性的认识有帮助；反对的一方则认为，该标准提出的新表型尚缺乏资料，且两种新表型的临床重要性不确定。

（3）2006 年美国雄激素过多协会（Androgen Excess Society，AES）对 PCOS 又提出如下标准，必须具备以下两项：①多毛及（或）高雄激素血症；②稀发排卵及（或）多囊卵巢。此标准同样需排除其他雄激素过多或相关疾病，与鹿特丹标准不同的是此标准强调必须具备第一条。中华医学会妇产科分会内分泌学组通过多次专家扩大会议确定推荐我国采纳鹿特丹诊断标准，一方面是可与国际接轨，另一方面采用此标准可在我们自己的多中心调研中筛查和确定 PCOS 在我国人群的表型分布。另外，鹿特丹标准未包含青春期及 IR 的诊断内容，因此在中国范围内通过在正常人群按年龄分层对 PCOS 诊断的相关指标的生理值的流行病学调查，并建立相应的评估体系，对 PCOS 及其代谢并发症的早期诊断具有重要意义。

2. 实验室测定

（1）雄激素的测定：正常妇女循环中雄激素有睾酮、雄烯二酮、去氢表雄酮及其硫酸盐 4 种。临床上常规检查项目为血清总睾酮及硫酸脱氢表雄酮。目前尚缺乏我国女性高雄激素的实验室诊断标准。

（2）促性腺激素的测定（LH、FSH）：研究显示 PCOS 患者 LH，FSH 比值 >2 ~ 3，但这一特点仅见于无肥胖的 PCOS 患者。由于肥胖可抑制 GnRH/LH 脉冲分泌振幅，使肥胖 PCOS 患者 LH 水平及 LH/FSH 比值不升高，故此比值不作为 PCOS 的诊断依据。

3. 盆腔超声检查　多囊卵巢（PCO）是超声检查对卵巢形态的一种描述。根据鹿特丹专家共识 PCO 超声相的定义为：一个或多个切面可见一侧或双侧卵巢内直径 2 ~ 9mm 的卵泡≥12 个，和（或）卵巢体积≥10ml（卵巢体积按 0.5 × 长径 × 横径 × 前后径计算）。

注意：超声检查前应停用口服避孕药至少 1 个月，在规则月经患者中应选择在周期第 3 ~ 5 天检查。稀发排卵患者若有卵泡直径 >10mm 或有黄体出现，应在下个周期进行复查。除未婚患者外，应选择经阴道超声检查；青春期女孩应采用经直肠超声检查。

4. 基础体温（BBT）测定　PCOS 患者应于每天早晨醒后立即测试舌下体温（舌下放置 5 分钟），至少一个月经周期，并记录在坐标纸上。测试前禁止起床、说话、大小便、进食、吸烟等活动。根据体温曲线的形状可以了解有无排卵，并估计排卵日期，早期诊断妊娠。

四、鉴别诊断

1. 迟发型肾上腺皮质增生（21 - 羟化酶缺陷）　测定 17α - 羟孕酮水平以排除肾上腺皮质增生（CAH）。

2. 分泌雄激素的肾上腺、卵巢肿瘤　肾上腺素瘤和癌可引起男性化、高雄激素血症和不排卵。分泌雄激素的卵巢肿瘤也引起相似的临床表现，B 超可鉴别。

3. Cushing 综合征　可继发于垂体肿瘤、异位肾上腺皮质激素分泌肿瘤、肾上腺肿瘤或癌，Cushing 综合征患者中近半数有低促性腺激素（Gn）血症，可表现出高雄激素血症临床症状和体征，但雄激素水平可在正常范围，而皮质醇异常升高。

五、治疗

按有无生育要求及有无并发症分为基础治疗、并发症治疗及促孕治疗三方面。基础治疗是指针对 PCOS 患者月经失调、雄激素过多症、胰岛素抵抗及肥胖的治疗，包括控制月经周期治疗、降雄激素治疗、降胰岛素治疗及控制体重治疗四方面。治疗目的：促进排卵功能恢复，改善雄激素过多体征，阻止子宫内膜增生病变和癌变，以及阻止代谢综合征的发生。以上治疗可根据患者的情况，采用单一或两种及以上治疗方法联合应用。并发症的治疗指对已发生子宫内膜增生病变或代谢综合征，包括糖耐量受损、2 型糖尿病、高血压等的治疗。促孕治疗包括药物促排卵、卵巢手术促排卵及生殖辅助技术，一般用于基础治疗后仍未受孕者；但任何促孕治疗应在纠正孕前健康问题后进行，以降低孕时并发症。

1. 基础治疗

（1）降体重疗法：肥胖型 PCOS 患者调整生活方式（饮食控制和适当运动量）是一线治疗。早在 1935 年，Stein 和 leventhal 就发现肥胖是该综合征的常见症状，但长期以来未将降体重作为该综合征肥胖患者的常规治疗方法。近年很多观察性研究资料发现减重能促进 PCOS 患者恢复自发排卵。一项为期 15 年的对照前瞻性的研究发现，减重能降低 10 年内糖尿病及 8 年内高血压的发病率；并有研究表明限制能量摄入是减重和改善生殖功能最有效的方法，甚至有时在体重仍未见明显下降时，生殖功能已得到了明显的改善，这可能与能量摄入减少有关。最早的一项关于低卡路里饮食摄入的观察性研究发现，20 例肥胖的患者（14 例 PCOS，6 个为高雄激素血症 - 胰岛素抵抗 - 黑棘皮综合征患者）予低卡路里饮食 8 个月，明显降低了胰岛素及雄激素水平，随后的多项研究也进一步证实此结果。有证据指出，肥胖患者予低糖饮食有益于改善其高胰岛素血症。2008 年的欧洲生殖与胚胎学会/美国生殖医学会（ESHRM/ASRM）共识建议肥胖型 PCOS 患者首选低糖饮食。2009 年国外学者对 14 项随机对照研究的荟萃分析的资料显示（其中仅 2 项研究为 PCOS 患者），对于肥胖者，不论是否为 PCOS 患者，生活方式的改变（生活习惯及饮食控制）是其一线治疗的方法。但是对不同食物结构组成对减重疗效的评估目前尚缺乏大样本研究，故不同的食物结构对控制体重的效果仍不明确。

运动也是控制体重的方法之一，它可提高骨骼肌对胰岛素的敏感性，但关于单纯运动对 PCOS 生殖功能恢复的作用的研究很少。在一项临床小样本研究中未证实单独运动对减重有效。另外，也有采用药物减重的报道，如采用胰岛素增敏剂——二甲双胍抑制食欲的作用；研究证实二甲双胍治疗肥胖型 PCOS 时，能使体重有一定程度的下降，并能改善生殖功能。一项应用大剂量的二甲双胍（大于 1500mg/d）或服用时间大于 8 周治疗肥胖患者的临床研究表明，二甲双胍组比安慰剂组能明显减轻体重。但是改善生活方式联合大剂量的二甲双胍能否达到更好的协同作用尚缺乏大样本的研究。此外，对饮食运动控制饮食效果并不明显者，美国国家心肺循环研究中心及 Cochrane 系统综述建议如下：对于 BMI 大于 $30kg/m^2$ 且无并发症的肥胖患者或 BMI 大于 $27kg/m^2$ 并伴并发症的患者可给予西布他明食欲抑制剂治疗；而对于 BMI 大于 $40kg/m^2$ 的患者可采用手术抽脂减重。但上述方式对生殖功能的影响未见报道。

（2）控制月经周期疗法：由于 PCOS 患者长期无排卵，子宫内膜长期受雌激素的持续作用，而缺乏孕激素拮抗作用，其发生子宫内膜增生性病变，甚至子宫内膜癌的几率明显增高。定期应用孕激素或给予含低剂量雌激素的雌孕激素联合的口服避孕药（oral contraceptive pills，OCPs）能很好地控制月经周期，起到保护子宫内膜，阻止子宫内膜增生性病变的作用。并且定期应用孕激素及周期性应用 COC 能抑制中枢性 LH 的分泌，故停用口服避孕药后，对恢复自发排卵可能有益。因此对于无排卵 PCOS 患者应定期采用孕激素或口服避孕药疗法以保护子宫内膜及控制月经周期，阻止功能失调性子宫出血及子宫内膜增生性病变，并对自发排卵功能的恢复起到促进作用。

1）单孕激素用药方法：适合于月经频发、月经稀发或闭经的患者，可采用孕激素后半周期疗法控制月经周期。

用药方法：醋酸甲羟孕酮 10mg/d，每次服药 8～10 天，总量 80～100mg/周期；地屈孕酮 10～20mg/d，每次服药 8～10 天，总量 100～200mg/周期；微粒黄体酮 200m/d，每次服药 8～10 天，总量 1600～2000mg/周期。

用药时间和剂量的选择根据患者失调的月经情况而定，月经频发的患者一般在下次月经前 3～5 天用药；月经稀发、闭经的患者应至少 60 天用药一次。

2）口服避孕药疗法：雌孕激素联合的口服避孕药（OCPs），如妈富隆（炔雌醇 30μg + 去氧孕烯 150μg）、达英－35（炔雌醇 35μg + 环丙孕酮 2mg）、优思明（炔雌醇 30gμg + 屈螺酮 3mg）等。适用于单孕激素控制周期撤药出血较多者，或月经不规则者及功能失调性子宫出血（功血）患者需先用 OCPs 止血者。

用药方法：调整周期用药方法：在采用孕激素撤药月经第 5 天起服用，每天 1 片，共服 21 天；撤药月经的第 5 天重复使用，共 3～6 个周期为 1 疗程。

注意事项：OCPs 不会增加 PCOS 患代谢性疾病的风险，但可能加重伴糖耐量受损的 PCOS患者糖耐量损害程度。因此对有严重胰岛素抵抗或已存在糖代谢异常的 PCOS 患者应慎用 OCPs；必须要用时应与胰岛素增敏剂联合使用。有口服避孕药禁忌证者禁用。

（3）降雄激素疗法：适用于有中重度痤疮、多毛及油脂皮肤等严重高雄激素体征需治疗的患者及循环中雄激素水平过高者。目前 PCOS 患者常用的降雄药物主要为 OCPs、胰岛素增敏剂、螺内酯及氟他胺。

1）OCPs：除用于 PCOS 患者调整月经周期，保护子宫内膜，还能通过抑制垂体 LH 的合成和分泌，从而有效降低卵巢雄激素的产生，所含的雌激素成分（炔雌醇）可有效地促进肝脏合成 SHBG，进而降低循环中雄激素的活性。某些 OCPs 所含的孕激素成分，如含环丙孕酮的达英－35 及含屈螺酮的优思明，由于这些孕激素还能抑制卵巢和肾上腺雄激素合成酶的活性及在外周与雄激素竞争受体，因此不仅能有效降低卵巢雄激素的生成，而且也能抑制肾上腺雄激素的产生，并可阻止雄激素的外周作用，从而有效改善高雄激素体征。另外，OCPs 还通过抑制 LH 和雄激素水平缩小卵巢体积。

用药方法：撤药月经的第 5 天起服用，每天 1 片，共服 21 天。用药 3～6 个月，50%～90% 的患者痤疮可减少 30%～60%，对部位深的痤疮尤为有效，服药 6～9 个月后能改善多毛。

2）胰岛素增敏剂——二甲双胍：胰岛素增敏剂能降低循环中的胰岛素水平，进而降低 LH 水平，减少卵巢及肾上腺来源的雄激素的合成，并能解除高胰岛素对肝脏合成 SHBG 的抑制作用，故能有效的降低循环中雄激素水平及其活性，但其降低雄激素的作用治疗效果不如 OCPs 迅速。

用药方法：见下述降胰岛素疗法。

3）螺内酯及氟他胺：螺内酯通过抑制17－羟化酶和17，20裂解酶（雄激素合成所需的酶），以减少雄激素的合成和分泌；在外周与雄激素竞争受体，并能抑制5α－还原酶而阻断雄激素作用。单独使用螺内酯可使50%的PCOS患者多毛症状减少40%，亦可增加胰岛素敏感性。氟他胺则由于其抑制外周5α－还原酶而具抗雄激素作用。

用药方法：螺内酯：100mg/d，应用6个月可抑制毛发生长。氟他胺：250mg，每日2次，连续使用6～12个月。

副作用及用药监测：螺内酯是排钠保钾利尿药，易造成高血钾，使用时应定期监测电解质。螺内酯和氟他胺这两种药物均有致畸作用，因此应用时一般与OCPs联合应用，或用药期间避孕。另外，由于氟他胺有肝脏毒性已较少使用。

关于以上药物的降雄作用及安全性的研究有3项大的荟萃分析。2008年的一项荟萃分析发现，胰岛素增敏剂与OCPs在改善多毛方面的效力相当，但效果不如螺内酯及氟他胺。与此同时，另一项对12个RCT研究所做的荟萃分析发现，螺内酯联合OCPs的作用明显优于单独应用OCPs，而氟他胺联合二甲双胍的作用明显优于单独应用二甲双胍。另外，2009年的一项荟萃分析表明，在调节月经周期和降低雄激素水平上，OCPs优于二甲双胍，但二甲双胍能明显降低胰岛素和甘油三酯水平；两者对PCOS患者空腹血糖及胆固醇的影响无统计学差异。

（4）胰岛素抵抗的治疗：有胰岛素抵抗的患者采用胰岛素增敏剂治疗。可降低胰岛素，从而降低循环中的雄激素水平，从而有利于排卵功能的建立及恢复，并可阻止2型糖尿病等代谢综合征的发生。在PCOS患者中常选用二甲双胍，对二甲双胍治疗不满意或已发生糖耐量损害、糖尿病者可加用噻唑烷二酮类药物（TZDs）。

1）二甲双胍：能明显改善有胰岛素拮抗的PCOS患者的排卵功能，使月经周期恢复运转和具有规律性。一项随机对照双盲临床试验证实IR是二甲双胍治疗后排卵功能恢复的预测指标。另外，二甲双胍可明显增加非肥胖型PCOS和青春期PCOS患者排卵率（A级证据）及妊娠率（B级证据），早孕期应用二甲双胍对胎儿无致畸作用（A级证据）。

用法：850～1500mg/d，胰岛素抵抗改善后逐步减至维持量850mg/d。

副作用及用药监测：胃肠道反应最常见，餐中服用可减轻症状。乳酸性酸中毒为罕见的严重副作用；用药期间每3个月监测肝肾功。

2）噻唑烷二酮类药物（TZDs）：TZDs为PPARγ受体激动剂，能增强外周靶细胞（肝细胞、骨骼肌细胞、脂肪细胞）对胰岛素的敏感性，改善高胰岛素血症。罗格列酮是常用的TZDs，但罗格列酮改善月经状况的作用较二甲双胍弱，而增加胰岛素敏感性的作用与二甲双胍相同。对于不能耐受二甲双胍的患者，可考虑罗格列酮。但由于其肝脏毒性及胚胎毒性，在服用期间应监测肝功能并注意避孕。

2. 并发症治疗

（1）子宫内膜增生病变的治疗：子宫内膜增生病变的PCOS患者应选用孕激素转化子宫内膜。对于已发生子宫内膜癌的患者应考虑手术治疗。

（2）代谢综合征的治疗：对于已出现高血压、高脂血症、糖尿病的患者，建议同时内科就诊。

3. 促孕治疗　由于PCOS患者存在胰岛素抵抗，故在妊娠期发生妊娠糖尿病或妊娠期合并糖尿病、妊娠高血压、先兆子痫、妊娠糖尿病、早产及围产期胎儿死亡率的风险明显增高，故也应引起重视。2008年，ESHRM/ASRM关于PCOS不孕的治疗已达成共识，认为对PCOS患者采用助孕干预开始之前应该首先改善孕前状况，包括通过改善生活方式、控制饮食及适当运动降体重，以及降雄激素、降胰岛素和控制月经周期等医疗干预。部分患者可能在上述措施及医疗干预过程中恢复排卵。多数患者在纠正高雄激素血症及胰岛素抵抗后仍未恢复排卵，此时应该药物诱发排卵。

（1）一线促排卵药物——氯米芬：氯米芬为PCOS的一线促排卵治疗药物，价格低廉，口服途径给药，副作用相对小，用药监测要求不高。其机制是与雌激素竞争受体，阻断雌激素的负反馈作用，从而促进垂体FSH的释放。该药排卵率约为75%～80%，周期妊娠率约22%，6个周期累积活产率达50%～60%。肥胖、高雄激素血症、胰岛素抵抗是发生氯米芬抵抗的高危因素。

用药方法及剂量：自然月经或药物撤退出血的第5天开始，初始口服剂量为50mg/d，共5天；若此剂量无效则于下一周期加量，每次增加50mg/d；最高剂量可用至150mg/d共5天，仍无排卵者为氯米芬抵抗。氯米芬抵抗的PCOS患者，可采用二甲双胍联合氯米芬治疗；7个关于二甲双胍联合氯米芬的观察性研究的荟萃分析表明，二甲双胍联合氯米芬的排卵率较单用氯米芬增加4.41倍（B级证据）。如果氯米芬在子宫和宫颈管部位有明显的抗雌激素样作用，则可采用芳香化酶抑制剂——来曲唑来进行促排卵治疗。来曲唑治疗的排卵率可达60%～70%，妊娠率达20%～27%；目前的观察性研究未见来曲唑对胚胎有不良作用，但仍需大样本研究来进一步证实来曲唑对胚胎的安全性。

治疗期限：采用氯米芬治疗一般不超过6个周期。氯米芬治疗无效时，可考虑二线促排卵治疗，包括促性腺激素治疗或腹腔镜下卵巢打孔术。

（2）促性腺激素：促性腺激素促排卵治疗适用于氯米芬抵抗者，列为PCOS促排卵的二线治疗。促性腺激素促排卵分为低剂量递增方案及高剂量递减方案。较早的研究报道，上述两种方案获得单卵泡发育的成功率均较高，但是目前一项大样本的研究资料显示低剂量递增方案更为安全。低剂量递增方案促单卵泡发育排卵率可达到70%，妊娠率为20%，活产率为5.7%，而多胎妊娠率小于6%，OHSS发生率低于1%。

（3）卵巢手术：早在1935年，Stein和Leventhal首先报道了在无排卵PCOS女性采用卵巢楔形切除，术后患者的排卵率、妊娠率分别为80%和50%，但之后不少报道术后可引起盆腔粘连及卵巢功能减退，使开腹卵巢手术用于PCOS促排卵一度被废弃。随着腹腔镜微创手术的出现，腹腔镜下卵巢打孔手术（LOD）开始应用于促排卵；多项文献的研究结果认为，每侧卵巢以30～40W功率打孔，持续5秒，共4～5个孔，可获得满意排卵率及妊娠率。5项RCT的研究资料显示，对于氯米芬抵抗的PCOS患者LOD与促性腺激素两项方案对妊娠率及活产率的影响差异无统计学意义，且LOD组OHSS及多胎妊娠的发生率小于促性腺激素组。之前的研究认为，对于CC抵抗或高LH的PCOS患者可应用LOD；但是，近期的研究发现，并不是所有的CC抵抗或高LH的患者均适用于该手术。日本学者对40例：PCOS不孕患者进行回顾性队列研究发现，睾酮水平高于4.5nmol/L或雄激素活性指数（free androgen index，FAI）高于15、LH低于8IU/L或BMI大于35kg/m^{2}的PCOS患者因其可能有其他致无排卵因素，故不宜采用卵巢手术诱发排卵。另外，较多的文献研究发现，LOD对胰岛素水平及胰岛素敏感性的改善无效，故卵巢手术并不适用于显著胰岛素抵抗的

PCOS 患者。

（4）体外受精 - 胚胎移植（IVF - ET）：IVF - ET 适用于以上方法促排卵失败或有排卵但仍未成功妊娠，或合并有盆腔因素不育的患者，为 PCOS 三线促孕治疗。近期的一项荟萃分析发现，在 PCOS 患者中采用促性腺激素超促排卵取消周期的发生率较非 PCOS 患者明显增高，且用药持续时间也明显增加，临床妊娠率可达 35%。有一项对 8 个 RCT 的荟萃分析发现，联合应用二甲双胍能明显增加 IVF 的妊娠率，并减少 OHSS 的发生率。

（伦巍巍）

第十四章　妇科性传染性疾病

第一节　急性女性生殖道淋菌感染

急性女性生殖道淋菌感染是由淋病奈瑟菌所致的泌尿、生殖系统化脓性感染。包括有或无症状的泌尿生殖器的淋菌感染。急性女性生殖道淋菌感染包括宫颈炎、盆腔炎和播散性淋菌感染。

一、流行病学

淋病是国内外最常见的性传播性疾病之一，在世界范围内广为流行，淋病在我国，20世纪60年代中期已基本消灭，80年代随着对外开放，重新传入我国，目前已列位我国性传播性病症首位，其构成比为33%。女性淋病中，宫颈炎占90%，尿道炎占70%，输卵管炎或盆腔炎占15%～20%。肛门、前庭大腺、咽部感染率也有较高比例。

二、病因病理

淋病的病原体为淋病奈瑟菌，革兰染色阴性，其最佳生长环境为pH 7.4，温度35.5℃和CO_2浓度在2%～10%。人对淋病奈瑟菌易感，也是唯一天然宿主。淋病几乎完全是由性接触感染，女性比男性有更高的感染风险。据估计，男性与患淋病的妇女发生一次性关系感染淋病的可能为20%～25%；而同样情况下，妇女感染的概率为50%～90%。淋病潜伏期较短，为3～5天。

淋病奈瑟菌在女性生殖道内，被柱状上皮吞噬，并在细胞内增殖，上皮崩解，淋病奈瑟菌到达黏膜下层，引起多叶形细胞反应，形成典型淋菌性炎症。若未得到有效治疗，在月经期或进行宫腔手术时，淋病奈瑟菌经宫颈口上行，引起急性子宫内膜炎，输卵管炎，并致输卵管积脓，脓液可通过伞端开口流入盆腔，引起急性盆腔炎、盆腔脓肿。若炎症或脓肿被控制，脓液吸收，将形成输卵管积水、部分梗死，盆腔粘连。这种情况易致女性不孕或发生异位妊娠。

三、临床表现

1. 女性无并发症生殖器淋病　在女性，无并发症生殖器淋病可广泛涉及子宫颈内膜、尿道、尿道旁腺、前庭大腺及肛门部位。颈管内膜是最常见的感染部位。

（1）淋病性宫颈内膜炎：患者白带增多，脓血性；有臭味，伴外阴轻度瘙痒及烧灼感，妇检宫颈红肿、糜烂、宫颈口可见脓性分泌物排出，宫颈触痛，质脆触之易出血。

（2）淋病性前庭大腺炎及脓肿：前庭大腺腺体开口部位红、肿、痛、热，可形成脓肿。

（3）淋病性尿道、尿道旁腺炎：感染淋病妇女中，70%以上可查到尿道感染。患者有尿频、尿急、尿痛及排尿时烧灼感，尿道口充血、肿胀、有脓性分泌物，挤压尿道旁腺开口有脓液溢出。

（4）淋菌性肛门炎：感染淋病妇女中，35% ~50% 的人伴有直肠感染。而在大约 5% 的女性患者中，直肠为其感染的唯一部位。女性肛门淋病通常无症状，可表现为轻度瘙痒、黏性分泌物，每日 2 ~3 次稀烂便。

（5）淋菌性咽炎：感染淋病妇女中，10% ~20% 的人合并咽部感染，女性为男性口淫时所致。大多数无症状，可有轻度咽痛和红斑。咽部及扁桃体的溃疡或渗出也可发生。

2. 有并发症淋病

（1）急性盆腔感染是淋病的局部并发症，发生于 10% ~20% 未经治疗的淋病病例中，是患淋病妇女最常见的并发症。包括急性输卵管炎、慢性淋菌性输卵管炎。表现为月经后突然高热、寒战、头痛、恶心、白带增多、双侧下腹痛。妇科检查可见，阴道脓性分泌物增多，宫颈触痛，双侧附件增厚压痛等。

（2）幼女淋菌性外阴阴道炎：由于幼女阴道壁由柱状上皮组成，故易受淋菌侵袭。因宫颈腺体发育不良，淋菌不易侵入内生殖器。表现为外阴红肿痒痛、尿痛、阴道口有较多脓性分泌物，分泌物污染肛门，致肛周皮肤红肿，糜烂，可引起直肠炎。

3. 播散性淋菌感染　播散性淋菌感染是淋病最常见的全身并发症，表现为由淋菌菌血症引起的生殖道外淋菌感染。在所有的淋病病例中，播散性淋菌感染占 0.1% ~0.3% 不等。在高度流行的人群中，有报道它的发病率大于 3%。播散性淋菌感染临床表现可分为两期。

（1）早期菌血症期：高热、寒战、典型的皮肤病损和不对称性的关节受累。皮肤病损大约出现在 50% ~75% 的病例中，表现为小泡，后可继续发展为脓疱，逐渐出现血性的基底，而病损中心则坏死，是淋病栓子造成的。30% ~40% 的患者可发生关节炎，不对称的关节受累是最常见形式，多累及膝、肘、腕、踝或掌指关节。关节炎是游走性的，即一个关节痊愈而另一个关节又病。2/3 患者可有腱鞘炎。

（2）晚期菌血症期：症状明显并伴有永久性关节损害的关节炎、心内膜炎、脑膜炎、心包炎、骨髓炎和肝周围炎。在关节炎中，膝、肘、腕关节是最常受累的。

四、实验室检查

1. 涂片　取宫颈分泌物，革兰染色，油镜下可见满视野多叶形白细胞，白细胞胞质内或其旁边有许多革兰阴性双球菌。

2. 培养　用棉拭子插入宫颈内口内 1 ~2cm，转动约 5 次，停留约 10 分钟取出，立即进行接种。

3. 非扩增 DNA 探针法　如今美国，非扩增 DNA 探针法成为诊断淋菌感染最常用的非培养法。这种方法是用单链 DNA 探针与淋菌的核糖体 RNA 相杂交。实验证明，这种方法的敏感性为 89% ~97%，而特异性为 99%，因此比培养更受欢迎，更便宜。

4. 核酸扩增法　连接酶链式反应（LCR）、聚合酶链反应（PCR），这种方法被证实敏感性为 95% ~98%。

五、诊断

1. 女性无并发症生殖器淋病

（1）不洁性生活史，阴道分泌物多、脓性。

（2）典型体征，尿道口、宫颈口、前庭腺有脓液。

（3）实验室检查。涂片中发现有6对以上革兰阴性双球菌，细菌培养出淋病奈瑟菌，或非培养法中LCR、PCR检测阳性者。

2. 播散性淋菌感染　有以下3点中的2点可以做出诊断：

（1）患者或其性伴黏膜部位分离出淋病奈瑟菌。

（2）四肢出现脓疱，出血性或坏死性皮肤病变。

（3）合理应用抗生素，可使关节症状和体征迅速缓解。

六、治疗

1. 无并发症淋病抗生素治疗指南

（1）美国CDC推荐的无并发症淋病抗生素治疗指南：

头孢克肟：400mg，单剂量口服

头孢曲松钠：125mg，单剂量肌内注射

环丙沙星：500mg，单剂量口服

氧氟沙星：400mg，单剂量口服

左氧氟沙星：250mg，单剂量口服

针对可能存在的沙眼衣原体混合感染的有效疗法，如多西霉素100mg，每日2次，口服，连续7天或阿奇霉素1g单剂量口服。

（2）WHO推荐的无并发症淋病抗生素治疗指南：

头孢克肟：400mg，单剂量口服

头孢曲松钠：125mg，单剂量肌内注射

环丙沙星：500mg，单剂量口服

大观霉素：2g，单剂量肌内注射

阿奇霉素：2g，单剂量口服

（3）英国推荐的无并发症淋病抗生素治疗指南：

环丙沙星：500mg，单剂量口服

氧氟沙星：400mg，单剂量口服

头孢曲松钠：250mg，单剂量肌内注射

头孢噻肟：500mg，单剂量肌内注射

大观霉素：2g，单剂量肌内注射

所有淋病患者应接受沙眼衣原体生殖道感染的筛查或接受假定感染的治疗。

2. 有并发症的淋病推荐治疗方案

（1）播散性淋病奈瑟菌感染（早期）：头孢曲松钠：1g，每24小时1次，肌内注射或静脉点滴，所有症状改善后继续48小时，然后改为头孢克肟400mg，口服，每日2次，或环丙沙星500mg，每日2次，口服至完成7日治疗。

（2）脑膜炎/心内膜炎（晚期）：头孢曲松钠2g，每12小时1次静脉点滴，用药10～14天。心内膜炎患者至少用药1个月。

七、预防

安全的性行为是唯一有效的预防措施。

（文 芳）

第二节 女性生殖道梅毒螺旋体感染

梅毒是苍白螺旋体（梅毒螺旋体）引起的一种慢性、全身性的性传播疾病。可分为后天获得性梅毒和胎传梅毒（先天梅毒），后天获得性梅毒又分为早期和晚期梅毒，早期梅毒病期在2年以内，包括一期、二期和早期潜伏梅毒。晚期梅毒病期在2年以上，包括晚期良性梅毒、心血管和神经梅毒、晚期潜伏梅毒等。胎传梅毒又分为早期（出生后两年内发病）和晚期（出生后两年后发病）胎传梅毒。

一、传播途径

性接触为最主要的传播途径，占95%，未经治疗的患者再感染后1年内最具传染性，随病期延长，传染性逐渐减弱，病期超过4年者基本无传染性，偶有可能经接触污染衣物等间接感染。少数患者通过输入有传染性梅毒患者的血液感染。梅毒孕妇即使病期超过4年，其螺旋体仍可通过妊娠期胎盘感染胎儿，引起先天梅毒。高危因素为有多性伴，不安全性行为，或性伴感染史，或有输血史。

二、临床表现

1. 一期梅毒

（1）硬下疳：潜伏期一般为10～90天。一般为单发，但也可多发；直径为1～2cm，圆形或椭圆形潜在性溃疡，界限清楚，边缘略隆起，疮面清洁，无明显疼痛或触痛。多见于外生殖器部位。妊娠期生殖道的硬下疳常好发于宫颈，因此时宫颈较脆、充血而易受损伤，使梅毒螺旋体易于入侵。一般2～6周治愈，故不易被发现。

（2）腹股沟或患部淋巴结肿大：可为单侧或双侧，无痛，相互独立而不粘连，质硬，不化脓破溃，其表面皮肤无红、肿、热。

2. 二期梅毒　可有一期梅毒史，病期在两年内。

（1）皮损呈多形性，斑疹、斑丘疹、丘疹、鳞屑性皮损、毛囊疹及脓包疹等，外阴及肛周皮损多为湿丘疹及扁平湿疣。

（2）全身浅表淋巴结肿大。

（3）可出现梅毒性骨关节、眼、神经系统损害等。

（4）很多孕妇可无任何病史、局部病灶和皮疹，直到分娩死胎后或有严重先天梅毒的早产儿始被发现。梅毒对妊娠与胎婴儿的危害是严重的，梅毒螺旋体可以通过胎盘感染胎儿引起死胎和早产，现已证实在妊娠6周开始就可感染胎儿引起流产。妊娠16～20周以后梅毒螺旋体可播散到胎儿所有器官，引起肺、肝、脾、胰和骨等病变。梅毒感染的胎盘大而苍白，显微镜下绒毛失去典型的树枝状分布而变厚，呈棍棒状。一般先天梅毒儿占死胎30%左右。

3. 三期梅毒（晚期梅毒） 可有一期或二期梅毒病史，病期在两年以上。

（1）晚期良性梅毒：皮肤黏膜损害、骨梅毒、眼梅毒及其他内脏梅毒。

（2）心血管梅毒：可发生单纯性主动脉炎、主动脉瓣闭锁不全、主动脉瘤。

4. 神经梅毒 部分早期梅毒患者可发生无症状神经梅毒，脑脊液 VDRL 试验阳性。三期梅毒患者约 10% 在感染后 15 ~20 年发生有症状的神经梅毒。

5. 隐性梅毒（潜伏梅毒）

（1）早期隐性梅毒：病期在 2 年内。根据下列标准来判断：在过去两年内，有明确记载的非梅毒螺旋体抗原试验由阴转阳，或梅毒螺旋体抗原试验阳性。

（2）晚期隐性梅毒：病期在 2 年以上。无法判断病期者亦视为晚期隐性梅毒处理。

（3）无论早期或晚期隐性梅毒，均无任何梅毒的临床表现。

三、实验室检查

1. 病原体检查 即暗视野镜检。一期梅毒在硬下疳部位取少许血清渗出液或淋巴穿刺液放于玻片上，滴加 0.9% 氯化钠液后置于暗视野显微镜下观察，依据螺旋体强折光性和运动方式进行判断，可以确诊。

2. 非梅毒螺旋体抗原血清学试验 包括血浆反应素环状卡片（RPR）试验、甲苯胺红不加热血清试验（TRUST）、性病研究实验室（VDRL）试验等。阳性。如感染不足 2 ~3 周，该试验可为阴性，应于感染 4 周后复查。

3. 梅毒螺旋体抗原血清学试验 包括梅毒螺旋体颗粒凝集试验（TPPA）、梅毒螺旋体血细胞凝集试验（TPHA）、荧光梅毒螺旋体抗体吸附试验（FTA - ABS）、梅毒螺旋体酶联免疫吸附试验（TP - ELISA）等。阳性。极早期可能阴性。

4. 脑脊液检查 淋巴细胞 $\geq 10 \times 10^6/L$，蛋白 $>50mg/dl$。VDRL 阳性为神经梅毒。

四、治疗

治疗原则是早期确诊，及时治疗，用药足量，疗程规范。治疗期间应避免性生活，同时性伴侣也应接受检查和治疗。

1. 早期梅毒 包括一期、二期及病期在 2 年以内的潜伏期梅毒，首选青霉素疗法。①普鲁卡因青霉素 G 80 万 U，肌内注射，每日一次，连续 15 天。②苄星青霉素 240 万 U，分双侧臀部肌内注射，每周一次，共 3 次，此为推荐方案。若青霉素过敏，应改用红霉素 0.5g，每日 4 次，连服 30 日。非孕妇还可以用多西环素 100mg，每日 2 次，连服 15 天。或盐酸四环素 500mg，每日 4 次，连服 15 天（肝肾功能不全者慎用）。

2. 晚期梅毒 包括三期梅毒及晚期潜伏期梅毒或不能确定病期的潜伏梅毒，首选青霉素疗法。①普鲁卡因青霉素 G 80 万 U，肌内注射，每日一次，连续 20 日为一个疗程，必要时也可考虑间隔 2 周后给第二个疗程。②苄星青霉素 240 万 U，分双侧臀部肌内注射，每周一次，共 3 次，此为推荐方案。若青霉素过敏，应改为用红霉素 0.5g，每日 4 次，连服 30 天。非孕妇还可以用多西环素 100mg，每日 2 次，连服 15 天。或盐酸四环素 500mg，每日 4 次，连服 15 日（肝肾功能不全者慎用）。用青霉素治疗梅毒同样有效，但不能防治先天梅毒，可用头孢曲松 1g，每日 1 次，肌内注射或静脉给药，连续 10 天。如头孢类过敏，最好采用青霉素脱敏处理。

3. 心血管梅毒　水剂青霉素G，第一日10万U，一次肌内注射，第二日10万U，每日2次肌内注射，第三日20万U，每日2次肌内注射，自第四日起按下列方案治疗：普鲁卡因青霉素G，80万U/d，肌内注射，连续15天为一个疗程，总剂量为1200万U，共两个疗程或更多，疗程间停2周，不用苄星青霉素G。

4. 神经梅毒　水剂青霉素G，1800万~2400万U静脉滴注（300万~400万U，每4小时一次），连续10~14天。继以苄星青霉素G，每周240万U，肌内注射，共3次，或普鲁卡因青霉素G，每日240万U，分次肌内注射，同时口服丙磺舒，每次0.5g，每日4次，共10~14天。必要时，继以苄星青霉素G，每周240万U，肌内注射，共3次。

5. 先天梅毒　因母血梅毒螺旋体IgG抗体可经胎盘到胎儿，故脐血或新生儿血清学阳性不能确诊，若脐血或新生儿血中RPR的滴度高于母血的四倍，或18个月后TPPA仍阳性，才可诊断新生儿感染。先天梅毒新生儿应做腰穿取脑脊液查RPR或VDRL、白细胞计数与蛋白，所有已确诊为先天梅毒的新生儿需进行治疗。普鲁卡因青霉素5万U/（kg·d），肌内注射，连续10~15天。脑脊液正常者，苄星青霉素5万U/（kg·d），一次肌内注射。若青霉素过敏，应改用红霉素7.5~12.5mg/（kg·d），分4次口服，连续30天。

五、治愈标准

包括临床治愈和血清学治愈。各种损害消退及症状消失为临床治愈（即使血清学反应还是阳性）。抗梅毒治疗2年内，梅毒血清学试验由阳性转为阴性。脑脊液检查阴性，为血清学治愈。

六、随访

梅毒经足量规则治疗后，应定期随访观察2~3年，包括全身体检和复查非梅毒螺旋体抗原血清学试验滴度，以了解是否治愈或复发。第一年治疗后隔3个月复查，以后每3个月复查一次，一年后每半年复查一次。如非梅毒螺旋体抗原血清学试验滴度由阴性转为阳性，或滴度升高2个稀释度（4倍以上），属血清复发，或有临床症状复发，应视为治疗失败或再感染，均应延长疗程治疗（治疗2个疗程，间隔2周），还应行脑脊液检查，观察有无神经梅毒。多数一期梅毒在一年内，二期梅毒在两年内血清学试验转阴。少数晚期梅毒血清非梅毒螺旋体抗原血清学试验滴度低水平持续3年以上，可判为血清固定。

七、特殊情况的处理

妊娠期梅毒：在妊娠早期，治疗是为了使胎儿不受感染；妊娠晚期，治疗是为了使受感染的胎儿在分娩前治愈，同时也治疗孕妇。对曾经分娩过早期胎传梅毒儿的母亲，虽无临床症状，血清反应也阴性，仍需进行适当的治疗，治疗原则与非孕期相同，但禁用四环素和多西环素。

（文　芳）

第三节 生殖器疱疹

一、病因

生殖器疱疹是单纯疱疹病毒（herpes simplex virus，HSV）经过接触传播，从患者破损的皮肤或黏膜进入其体内引起的性传播疾病。

单纯疱疹病毒分为1型（HSV-1）和2型（HSV-2）两个血清型。以往普遍认为生殖器疱疹多为HSV-2性传播感染。但近年国外的流行病学调查数据显示HSV-1接触感染引起生殖器疱疹的比例逐渐增加。在以色列、瑞典和挪威的生殖道疱疹患者中，抽样调查发现HSV-1所致的原发感染接近或超过50%，提示原发首次生殖器疱疹由HSV-1感染，复发和亚临床脱落常见为HSV-2感染。两种血清型病毒感染后的临床表现和预后不同，明确疱疹病毒类型利于预测患者预后。

二、临床表现

临床表现多样，因感染病毒型别、感染类型和个体的免疫状态而异。

感染分四种类型：原发首次感染（primary initial infection）、非原发首次感染（nonprimary initial infection，感染新型HSV）、复发（recurrent infection）和亚临床感染（subclinical infection）。原发感染者约经过2～20天潜伏期，出现明显症状。典型的生殖器疱疹表现为生殖器区域局部密集、双边分布的多发性水疱或溃疡性皮损，伴烧灼痛，也可伴有发热、排尿困难和腹股沟淋巴结肿大。2～3周后病灶消失，病毒可长期潜伏在感觉神经节内。非原发首次感染和复发感染通常症状较轻，病灶局限，皮损数量少，病程较短，6～10天痊愈，全身表现少见。亚临床感染无明显的临床表现和体征，仅表现为无症状病毒脱落，可传染。

新生儿感染为原发首次感染，几乎都出现明显症状，通过宫内感染、产道感染和生后获得，以产道感染常见，70%～80%来自无症状生殖器疱疹母亲传播。根据感染范围和程度分为：①局限型，如皮肤、眼睛和口腔黏膜等部位出现斑疹、丘疹进而发展成水疱和溃疡，在眼部可引起疱疹性角膜结膜炎，严重时可损伤结膜基层引起角膜浑浊甚至失明。②中枢神经系统感染，可伴有皮肤损害，表现为发热、昏睡、抽搐、惊厥等神志改变的局灶性脑炎症状，病程进展迅速。③弥漫性感染，累及包括中枢神经系统在内的多个脏器，可伴黄疸、发绀、呼吸困难，不治疗可迅速导致多器官衰竭以致死亡。

三、诊断

有临床表现、下列实验室检查任何一项阳性。

1. 病毒培养检测　病毒分离培养是诊断生殖器疱疹的金标准，目前常用HSV特异性单克隆抗体进行免疫组化染色鉴定和分型。用棉拭子从新鲜疱疹，尤其是形成24～48小时内的疱疹液中采样，利于提高检测阳性率。皱缩干燥的病灶中采样假阴性率高，复发患者病毒培养阴性率也高，因此培养阴性不能完全排除感染。

2. 病毒抗原检测　采集病灶脱落细胞后，常用的快速检测方法是荧光素或酶标单克隆抗体对感染组织进行染色，检测细胞内的抗原。对于无病灶的患者，此方法不够敏感。

3. 病毒核酸检测　敏感性和特异性均高，应在通过相关机构认证的实验室开展。

4. 血清学检测　多采用酶联免疫吸附试验（ELISA）检测血清中的 HSV 抗体，不同试剂敏感性和特异性相差较大，需结合临床综合分析。可用于证实既往 HSV 感染，对恢复期或复发性感染的意义有限。如采用型特异性糖蛋白 G（glycoprotein G，gG）为抗原，能区分 HSV－1 和 HSV－2 抗体，可用于皮损愈合的患者，利于发现亚临床感染。

四、治疗

基于生殖器疱疹容易复发，临床治疗原则应以抗病毒治疗为主干，兼顾局部处理、医学咨询和健康教育，尽量使患者在疾病早期得到妥善处理，了解疱疹自然病程，降低疾病进一步传播和复发风险。

五、预后

经治疗后，全身症状和局部体征消失即为临床痊愈，但易复发，尤其多见于原发感染治愈后一年内，随病程延长，复发频率逐渐减少。出现发热、月经失调、精神紧张或局部损伤等诱因时可激活潜伏的病毒。亚临床感染患者病毒脱落率差异较大，感染 HSV－1 者为 29%，感染 HSV－2 者为 55%，两型同时感染者为 52%。因此，HSV－1 感染导致的生殖器疱疹复发频率较 HSV－2 者少，严重程度也低于后者。

特殊人群处理：

1. 孕妇妊娠期处理　接近分娩原发感染疱疹病毒的孕妇母胎垂直传播风险高（30%～50%），孕早期或足月时复发性感染孕妇垂直传播风险低（<1%）。

妊娠期使用抗病毒治疗药物安全性有争议。目前的研究数据提示，早孕期使用阿昔洛韦治疗的孕妇与普通孕妇比较，其胎儿发生严重的出生缺陷风险不增加。但孕期使用伐昔洛韦或泛昔洛韦的研究数据有限，不足以揭示这些药物对妊娠结局的影响。中美 CDC 均推荐妊娠期使用阿昔洛韦治疗。原发或复发生殖器疱疹可予阿昔洛韦口服治疗，重症 HSV 感染孕妇应给予静脉注射阿昔洛韦治疗。阿昔洛韦抗病毒治疗可减少复发性生殖器疱疹孕晚期妇女足月时复发频率，从而降低这些孕妇剖宫产率。因此，很多专家建议这类患者在孕期抗病毒治疗。可以从妊娠 36 周开始用阿昔洛韦 400mg，3/d 治疗直至分娩结束。

产时处理：无局部病灶或发作前驱症状的产妇，如无剖宫产指征，可以阴道试产。存在局部病灶或明显症状的产妇，破膜前或不论破膜时间长短均推荐剖宫产结束分娩。分娩后其新生儿均应密切监护。

2. 新生儿　预防新生儿疱疹感染重点在于预防孕妇妊娠晚期感染疱疹病毒以及防止新生儿在分娩时接触疱疹皮损。

妊娠晚期，尤其是分娩前 6 周内感染的产妇分娩的新生儿感染风险高，疑似或确诊患儿可用阿昔洛韦治疗。中国 CDC 推荐方案为每天用阿昔洛韦 20mg/kg 静脉滴注 10～21 天，美方推荐方案为每 8 小时用阿昔洛韦 20mg/kg 静脉滴注，治疗中枢神经系统感染的患儿疗程 21 天，局限型感染的患儿疗程 14 天。

3. 性伴侣　有症状和病灶的性伴侣应按上述方案给予系统治疗；无症状和体征的性伴侣应详细询问生殖器皮损的病史和给予型特异性的血清学检测是否感染 HSV。

（胡　萍）

第四节　获得性免疫缺陷综合征

1981 年美国疾病预防控制中心 6 月 5 日出版的《发病率和死亡率周报》报道美国洛杉矶同性恋人群中出现原因不明的免疫功能低下病例，1983 年法国巴斯德研究所成功从一位淋巴腺病综合征（lymphadenopathysyndrome，LAS）患者的肿大淋巴结中分离到一株含反转录酶的病毒，1986 年国际病毒分类委员会确定这一株病毒为人类免疫缺陷病毒（human immunodeficiency virus，HIV）。从美国报道了首例艾滋病临床病例开始，今天艾滋病已经成为人类前所未有的最具有毁灭性的疾病。自从艾滋病流行以来，据估计全世界已有 9000 多万人感染了这一病毒，在全球范围内已成为第四位杀手。目前艾滋病病毒感染者和患者中约有 1/3 的人年龄为 18 ~ 24 岁，其中年轻女性尤其易感，占感染人数的 49%。我国从 1985 年报道第一例艾滋病患者后，艾滋病在中国的流行经历了三个时期，传入期（1985—1988 年），播散期（1989—1994 年），增长期（1995 年至今）。目前中国艾滋病流行的总体趋势是全国范围内低水平流行与局部地区和人群的高水平流行并存，艾滋病流行增长趋势明显，高危人群中的艾滋病的流行没有得到有效控制，并且开始向一般人群扩散，艾滋病流行危险广泛存在，在部分疫情严重地区，艾滋病流行对当地的社会稳定和经济发展带来了严重威胁，造成了沉重的社会经济负担。

一、传播途径

病原体传播的效率主要受机体接触病原体的数量、病原体的变异与毒力、病原体进入机体的途径三个方面的影响，社会环境因素和机体自身免疫状态也有影响。目前，在人体体液和分泌物中，只有血液、精液、阴道分泌物和母乳中，分离到了足以感染其他人数量的病毒。

1. 性接触传播　在成年人，性接触是 HIV 最主要的传播途径。当一个 HIV 感染者与未感染者发生性关系时，病毒可以通过外阴、阴道和直肠黏膜进入体内，而其他性病所引发的炎症及溃疡面，可以提高感染的风险。在性传播中，性交的被动方较主动方更易受感染，由于女性常患宫颈炎或宫颈糜烂，且阴道直肠陷窝长时间储存含病毒精液，故女性感染 HIV 的危险是男性的 5 ~ 10 倍，据推测，与男性感染者发生一次性接触而被感染的几率为 1/200 到 1/300 次。男性与处于月经期或其他因素在性交中出血的女性发生性行为时，感染率明显上升。与女性感染者一次性接触而被感染的几率为 1/800 到 1/1000 次，但在男性同性恋中的几率为 1/3 到 1/10 次。在 HIV 感染初期或 AIDS 期，传播几率为 1/10 到 1/15 次。

2. 经血液传播　血液传播是 HIV 最直接、效率最高的途径。包括：①直接输入 HIV 感染者捐献的血液及器官。研究显示经血传播的效率超过 96%。②输入 HIV 污染的血液制品。通常制备Ⅷ因子需要对 2000 ~ 2500 份血液进行提炼及浓缩，容易混入感染者的血液。我国 1986 年发现的本国一批血友病患者 HIV 感染者，即是用了美国生产的Ⅷ因子而感染的。目前生产Ⅷ因子已进行有效热处理，血友病患者经此途径感染 HIV 机会被杜绝。③医源性感染。口腔科或妇科宫腔操作器械，若器械消毒不严，可造成医源性感染。同时医务人员在诊疗 HIV 患者过程中，职业暴露所致感染，也是近年来不可忽视的问题。④共用针具吸毒。注射器中残留的血液，可将病毒传染给下一个使用者。

3. 母婴垂直传播　妊娠合并 HIV 阳性的孕妇，在妊娠时各期，分娩时或分娩后（母乳/混合喂养），均可垂直传播新生儿，研究显示，未进行母婴垂直传播阻断，新生儿感染率为 30% ~60%。

二、感染发展过程

HIV 病毒进入机体后，感染巨噬细胞、树突状细胞和其他黏膜组织中 CD_4^+ 受体细胞，刺激机体细胞免疫系统活化，出现临床急性感染，此时，病毒大量复制，因此在患者血液或淋巴液中极易检测出病毒。在暴露 2 ~4 周后，70% 以上的感染者出现流感样症状，另一部分患者则没有任何不适的感觉。此时体内的免疫应答产生后，抗体与病毒发生中和，病毒的滴度迅速下降，大部分病毒被清除，而未被清除的病毒进入机体细胞，成功逃脱免疫监视。遂即进入长期带毒而无临床症状的潜伏期，感染者大约在 6 ~12 周体内产生抗体，3 个月内 HIV 抗体检出率达到 95%，而 6 个月后几乎达 100%。

HIV 感染的特点是导致 CD_4^+ 细胞的死亡和功能丧失。健康人中 CD_4^+ 细胞的数量维持在 800 ~1200 个/mm^3 全血中，当感染者 CD_4^+ 细胞数量低至 200 个时，导致免疫应答信号不能传递，使机体出现慢性进行性免疫功能缺陷，极易出现机会性感染和肿瘤，成为艾滋病患者或死亡。HIV 感染者从潜伏期到艾滋病，可以有 10 ~12 年时间，约 10% 感染者 2 ~3 年即发展为艾滋病。这可能与个人的年龄、免疫力、遗传、毒株的毒力以及病原微生物感染的影响有密切关系。

三、临床表现

艾滋病常见临床表现一般具有以下特点：发病以青壮年较多，即性生活活跃的年龄段；受感染后一段时间，患有一些罕见的疾病如卡氏肺孢子虫肺炎、弓形虫病、真菌感染等；持续性广泛性全身淋巴结肿大，以颈部、腋窝和腹股沟淋巴结肿大明显；并发恶性肿瘤。常见卡波西肉瘤、淋巴瘤等恶性肿瘤；出现头痛、意识障碍、痴呆、抽搐等中枢神经系统症状。

人体从感染艾滋病病毒到发展为艾滋病有一个完整的自然过程，临床上将这个过程分为 4 期：急性感染期、无症状感染期、艾滋病前期、艾滋病期。

（1）急性感染期（相当于 CDC 分类第Ⅰ期）本期的症状为非特异性：出现率为 50% ~90%，表现为发热、出汗、乏力、咽喉痛、全身关节酸痛和肌肉疼痛。体检可有枕、颈部及腋窝淋巴结肿大。一般持续 2 周自然消失，此期的传染性较强。

（2）无症状感染期（相当于 CDC 分类第Ⅱ期）此期实际上为艾滋病的临床潜伏期：潜伏期的长短因机体感染 HIV 的剂量、类型、感染途径、个体免疫状态和营养状态而异。一般认为因受血途径感染者此期最短，约数月至 5 年，平均 2 年。性传播途径感染者最长，可达 6 ~12 年，平均 8 年。

（3）艾滋病前期（相当于 CDC 分类Ⅲ组及Ⅳ组 A、B 亚型、或艾滋病相关综合征期）艾滋病前期指在潜伏期的后期阶段：此期感染者血液中病毒载量开始上升，CD_4^+ 细胞减少速度明显，传染性较强，对没有接受抗转录病毒治疗者，发展为艾滋病约为 12 ~18 个月。此期主要的临床表现如下：

1）非特异性全身症状：易疲倦，低热，夜间盗汗和间歇性腹泻等。卡氏肺孢子肺炎患者早期可仅有上述症状而无呼吸道症状。播散性非典型分枝菌感染也有低热、盗汗、乏力、消瘦等症状。胸部 X 线摄片常对诊断有帮助。长期腹泻的患者，应常规检查粪便以排除隐孢子虫感染。

2）鹅口疮：CD_4^+ 细胞下降至 <200 ~ 300/mm^3 时，常出现口腔念珠菌感染，除取白膜作涂片或培养外，抗真菌药物的治疗常有助于诊断。

3）口腔毛状黏膜白斑病：HIV 感染者具有独特的口腔黏膜病损，发病的原因尚不完全清楚。诊断主要依靠临床表现，白斑不能刮去，抗真菌治疗无效，活检组织可以发现 EB 病毒。

4）血小板减少性紫癜：5% ~15% HIV 抗体阳性者有持续性血小板减少，一般少于 10 万/mm^3，少数少于 5 万/mm^3，临床表现为皮肤出血点，易皮下血肿，牙龈出血，出血时间延长。

（4）艾滋病期（相当于 CDC 分类第Ⅳ组 C、D、E 亚型，即艾滋病期）：这是机体感染 HIV 发展的最终临床阶段。其临床表现多样化，此期具有 3 个基本特点：①严重的细胞免疫缺陷。②发生各种致命性机会感染。③发生各种恶性肿瘤。典型的艾滋病主要表现为获得性免疫缺陷所引起的条件性感染（即机会性感染）、恶性肿瘤和多系统损害。

四、常见机会性感染

1. 原虫

（1）卡氏肺孢子肺炎（pneumocystis carinii pneumonia，PCP）是最常见的艾滋病指征性疾病，也是最常见的威胁感染者生命的机会性感染，是主要的致死性原因。据报道 75% ~ 85% 的 HIV 感染者会出现 PCP。PCP 往往发生在 CD_4^+ 细胞计数低于 200 个/mm^3 时，初期患者仅出现发热、夜间盗汗、乏力、体重减轻，几周后出现呼吸短促，随后患者感到胸骨后不适，干咳、呼吸困难。体格检查时，往往仅可闻及少量散在的干湿啰音，体征与疾病的严重程度不成正比，此为该病的典型临床特点。典型的 PCP 胸片为弥散性或对称性肺门周围间质性浸润。从患者引流的痰、支气管灌洗液中查出卡氏肺孢子是病原学诊断的依据。近期随着药物治疗，发生率已下降至 10% ~20%。

（2）弓形虫病（toxoplasmosis）：发生率为 30% ~50%，无明显临床症状。艾滋病妇女感染后可胎传给胎儿，引起流产、死产或胎儿畸形。

（3）隐孢子病也使艾滋病患者常发生肠道感染病，发生率为 30% ~40%，感染后将引起严重的霍乱样腹泻，每日 10 ~20 次不等。

2. 细菌性感染

（1）结核病：结核病是细菌感染中最常见的疾病，其中，肺结核最为常见，其次为淋巴结核、肠结核。肺结核可发生在 HIV 感染的任何时期。在 HIV 感染早期的肺结核，其临床表现和正常人表现相似，纯结核蛋白衍生物试验（PPD）阳性，胸片显示上肺叶的病变常有空洞，很少发生肺外播散。而 HIV 感染晚期的表现则不典型，PPD 可阴性，胸片显示涉及肺中下叶弥散性浸润，有时引起肺外播散性结核。肺结核的诊断依据是从痰液中培养出结核分枝杆菌。

（2）非典型抗酸菌症：AIDS 患者并发细菌感染，多为分枝杆菌所致的全身感染，临床表现没有特异性，诊断主要靠血液培养。由于感染不会危及生命，所以可采用对症治疗。

3. 病毒性感染

（1）巨细胞病毒感染：在 AIDS 中感染率约 90%。病毒可累及肺、肝、中枢神经和多个器官，临床症状为发热、呼吸困难、发绀等，胸片多显示间质性肺炎样表现，也是 AIDS 致死的一个重要并发症。

（2）单纯疱疹病毒感染：常见于口唇、阴部、肛周处形成溃疡病变，疼痛明显，也可见疱疹性肺炎、肠炎和脑炎。治疗采用阿昔洛韦静脉滴注。

（3）带状疱疹病毒感染：AIDS 发生带状疱疹病毒感染者不少。HIV 感染者出现带状疱疹病毒感染时往往是 AIDS 发病的预兆。

（4）其他病毒感染：常见有传染性软疣、尖锐湿疣。病毒性肝炎发生率也可高达 80%。

4. 深部真菌感染

（1）念珠菌病：是机会性感染中最常见的一种，也是 AIDS 早期诊断中最重要的依据。除合并皮肤、口腔浅部念珠菌感染外，还可以引起食管念珠菌感染。治疗可用抗真菌药物，可使症状好转，但易复发，显示难治性。

（2）隐球菌病：AIDS 患者合并隐球菌病发生率约 10%，以脑脊髓膜炎最多见，临床表现为头痛、畏光，精神异样，痉挛等颅内压升高症状，脑液分析可进行诊断。

5. 肿瘤　AIDS 基于免疫缺陷导致肿瘤发生成为 AIDS 主要的致死原因之一

（1）卡波西肉瘤（kaposi sarcoma，KS）：临床上主要表现为初起皮肤上现单个或多个结节，呈粉红、红色或紫色，接着结节颜色加深，增大，发病部位多见于躯干、手臂、头、颈部。如果头颈部已出现卡波西肉瘤，往往提示预后不佳。AIDS 患者尸体解剖表明，除脑组织外，其他内脏组织均可发生这种肿瘤。病灶部位的活检是主要诊断依据。

（2）非霍奇金淋巴瘤（Non－Hodgkin lymphoma，NHL）：HIV 感染出现非霍奇金淋巴瘤是诊断 AIDS 的一个指标。有 10% 的 AIDS 患者会出现 NHL。大部分患者表现为淋巴结肿大或出现严重的发热、盗汗、体重减轻。

（3）其他恶性肿瘤：AIDS 女性患者发生宫颈癌机会较普通人群高，表现为发展快，易出现远处转移。

五、诊断

1. 诊断原则　HIV/AIDS 的临床诊断是一个非常严肃的问题，不能草率行事，必须慎重对待。需结合病史、临床表现和实验室检查等进行综合分析，慎重做出诊断。咨询应贯穿在整个艾滋病诊断的全程中，对患者做出的每项与艾滋病有关的诊断报告前或治疗前均应对患者做好说明，并尊重患者的隐私权，做好保密工作。

2. 诊断程序

（1）问诊

1）吸毒史：包括毒品种类、吸毒方式、吸毒年限、平均吸毒次数和吸毒量，是否合用注射器。

2）性行为史：有无不安全性行为史，性伴侣中有无 HIV 感染者或患者或吸毒者，性伴数，性交次数与性接触方式，有无同性恋史，或兼有异性乱交史。

3）性病史：发生时间，病种，治疗情况，估计感染来源。

4）旅游史：外出旅游时间，国家或地区，尤其注明是否去过艾滋病流行严重地区，在当地活动情况，尤其是性接触、输血或吸毒情况。

5）家庭史：了解其配偶、性伴及儿女健康状况。

6）输血、血制品史和手术史：输血和血制品的来源、数量、次数、种类。

7）有无手术史，手术种类、地点、医院、手术过程、术中有无输血等。

8）献血或献器官史：献血（特别是献血浆）。

9）个人史、既往史：了解过去是否有机会性感染史，当时 HIV 抗体检查结果及治疗情况，既往结核病史及年限的治疗。

（2）体格检查：由于艾滋病的临床表现多样化，检查必须是从口到肛门，从皮肤到内脏器官的全面检查，着重于以下几个方面。

1）检查所有病例的眼睛，观察其视力变化情况，检查眼底往往可以观察到视网膜血管充血，在膜上有絮状的渗出物，多是由于巨细胞病毒感染、弓形虫、带状疱疹病毒所致。

2）仔细检查咽喉部，观察有无念珠菌感染、非特异性溃疡、黏膜上卡波西肉瘤，口腔黏膜内有无毛状白斑。

3）呼吸道检查非常重要，由于高比例患者患有卡氏肺孢子肺炎和肺结核。X 线摄片及痰培养有助于诊断。

4）全身淋巴结检查要注意淋巴结大小、质地、位置、压痛情况。

5）肛指检查可及时发现肠道的卡波西肉瘤或其他病变，如疱疹病毒或尖锐湿疣病毒引起的感染或慢性肛裂。

6）皮肤真菌感染检查。

7）HIV 常感染神经系统，故应对各种神经系统做反应性检查。

3. 实验室诊断　HIV 感染者或 AIDS 患者的确诊均须有实验室检测结果作为依据。HIV 感染后，无论处于哪一期，对其进行确诊，必须要有实验室检查为基础。

（1）HIV 实验室检查方法包括：①病毒分离培养。②抗体检测。③抗原检测。④病毒核酸检测。

（2）免疫缺陷实验室检查：①外周淋巴细胞计数。②CD_4^+ 细胞计数。③CD_4^+/CD_8^+ 比值。④β_2 微球蛋白测定。

（3）条件性感染的病原体检测：几乎每一例艾滋病患者均患有一种或多种条件性感染，应根据临床表现进行相应病原体检查。

4. 诊断标准　根据卫生部颁发的《艾滋病诊疗指南》，我国 HIV/AIDS 的诊断标准：

（1）急性期：诊断标准：患者近期内有流行病学史和临床表现，结合实验室 HIV 抗体由阴性转为阳性即可诊断，或仅实验室检查 HIV 抗体由阴转阳即可诊断。

（2）无症状期：诊断标准：有流行病学史，结合 HIV 抗体阳性即可诊断，或仅实验室检查 HIV 抗体阳性即可诊断。

（3）艾滋病期：诊断标准：有流行病学史，实验室检查 HIV 抗体阳性，加下列各项中的任何一项，即可诊断为艾滋病。或者 HIV 抗体阳性，而 CD_4^+ 细胞数 <200 个/mm^3，也可以诊断为艾滋病。

1）原因不明的持续不规则发热 38℃以上，病程 >1 个月。

2）慢性腹泻次数多于 3 次/日，病程 >1 个月。

3）6 个月内体重下降超过 10% 以上。

4）反复发生口腔白色念珠性感染。

5）反复发作的单纯疱疹病毒感染或带状疱疹病毒感染。

6）肺孢子菌肺炎。
7）反复发生的细菌性肺炎。
8）活动性结核或非结核分枝杆菌病。
9）深部真菌感染。
10）中枢神经系统占位性病变。
11）中青年人出现痴呆。
12）活动性巨细胞病毒感染。
13）弓形虫性脑炎。
14）青霉菌感染。
15）反复发生的败血症。
16）皮肤黏膜或内脏的卡波西肉瘤、淋巴瘤。

六、鉴别诊断

HIV/AIDS 和以下疾病进行鉴别，通过流行病学证据、HIV 抗体检测等可以较明确做出鉴别：

1. 原发性免疫缺陷病　是一组由于免疫性细胞发生、分化或在其相互作用中有异常而引起免疫功能低下的疾病。其原因不明，可能与免疫器官先天发育不全、宫内感染和遗传有关。临床上以抗感染功能低下，易反复患严重感染性疾病为特征，包括 B 细胞缺陷疾病、T 细胞缺陷性疾病及联合缺陷性疾病。通过 HIV 抗体检测可以做出鉴别。

2. 继发性免疫缺陷病　皮质激素、化疗、放疗后引起的或恶性肿瘤等继发免疫疾病。针对此疾病，临床上结合病史及 HIV 抗体检测较易做出鉴别。

3. 传染性单核细胞增多症　该病临床特征为发热、咽喉炎、淋巴结肿大，外周血淋巴细胞显著增多并出现异常淋巴细胞，嗜异性凝集试验阳性，感染后体内出现抗 EBV 抗体，部分患者感染 HIV 后，在急性感染期的表现很像此病。因此，对有高危险行为等流行病学就诊者，如出现传染性单核细胞增多症的症状时，应立即做 HIV 抗体检测。

4. 特发性 CD_4 T 细胞减少症　表现似艾滋病，即 CD_4^+ 细胞明显减少，并发严重机会感染的病菌通过各种检查没有发现 HIV 感染。鉴别主要依靠 HIV 病原学检查。

5. 自身免疫性疾病　HIV 感染后的发热、消瘦等表现须与自身免疫性疾病，如结缔组织病、血液病等进行鉴别。

6. 淋巴结肿大疾病　如霍奇金病、淋巴瘤、血液病等。

7. 中枢神经系统疾病　艾滋病患者常出现中枢神经系统的症状，如头痛、痴呆等，因此需注意与其他原因引起的中枢神经系统疾病相鉴别。

8. 假性艾滋病综合征　通过 HIV 抗体检测易进行鉴别。

七、治疗

艾滋病的治疗强调综合治疗，其主要的治疗策略包括：适时开展抗病毒，抑制病毒复制，提高机体免疫力，积极进行机会性感染和机会性肿瘤的预防与治疗，进行多种支持治疗，改善患者的一般身体状况。目前高效联合抗反转录病毒治疗（highly active antiretroviral therapy，HAART）俗称“鸡尾酒疗法”，已被证实为针对艾滋病感染最有效的治疗方法。抗

HIV 药物通过阻断 HIV 与 CD_4^+ T 细胞的融合，阻断 HIV 复制过程中所需反转录酶蛋白酶、整合酶的活性，从而抑制 HIV 复制。

1. 治疗目的

（1）病毒学目标：最大限度地降低病毒载量，将其维持在不可检测水平的时间越长越好。

（2）免疫学目标：获得免疫功能重建和维持免疫功能。

（3）流行病学目标：减少 HIV 的传播。

（4）终极目标：延长生命并提高生存质量。

2. 实施方法和措施

（1）应选择能达到病毒学目标的合理用药顺序。

（2）保留未来治疗所需的用药选择。

（3）相对较小的毒副作用。

（4）患者服药的良好依从性。

（5）条件准许时，应进行耐药检测。

3. 抗反转录病毒药物的分类及方案　目前美国食品药品管理局（FDA）批准针对 HIV 的抗反录病毒治疗药物有 4 类，分别为 NRTI、NNRTI、PI 和融合抑制剂（FD），共 27 种。国内的 ARV 药物分为 3 类，即 NRTI、NNRTI、PI，共 12 种。

（1）反转录酶抑制剂（RTI）：有在 CD_4^+ 细胞内阻断反转录酶的作用，阻止 HIV RNA 转录为 DNA，有 3 类 RTI。

1）核苷类反转录酶抑制剂（NRTI）：为最早使用的抗 HIV 药物。包括齐多夫定（AZT/ZDA）、去羟肌苷（ddI）、扎西他滨（ddC），司坦夫定（d4T）、拉米夫定（3TC）、阿巴卡韦（ABC）、恩曲他滨（FTC）。

2）核苷酸类反转录酶抑制剂（NtRTI）：替诺福韦（TDF）是这类药物中的唯一。

3）非核苷类反转录酶抑制剂（NNRTI）：包括 3 种，即依非韦伦（EFV）、奈韦拉平（NVP）、地拉韦定（DLV），其中地拉韦定极少应用。

（2）蛋白酶抑制剂（PI）：在 CD_4^+ 细胞内阻断蛋白酶，阻止 HIV RNA 装配成新的 HIV，同时阻止 HIV 从 CD_4^+ 细胞内释放到细胞外。这类药物有沙奎那韦（SQV）、茚地那韦（IDV）、利托那韦（RTV）、奈非那韦（NFV）、安普那韦（APV）、洛匹那韦（RPV）。

（3）融合酶抑制剂（FI）：这类药物阻断 HIV 与 CD_4^+ 细胞膜融合，从而阻止 HIV RNA 进入 CD_4^+ 细胞内。目前只有一种药物，恩夫韦地（T-20）。

（4）整合酶抑制剂：这类药物是在 CD_4^+ 细胞内阻断整合酶，使 HIV 前病毒整合复合物进入细胞核内后，不能在整合的作用下整合到宿主染色体内。

目前的抗反转录病毒药物组合方案可分为三类：基于 PI 的 HAART 治疗（不含 NNRTI）；基于 NNRTU 的 HAART 治疗（不含 PI）；以及 3NRTI 的 HAART 治疗（不含 NNRTI 和 PI）。

4. 治疗时机

（1）急性期：无论 CD_4^+ 细胞数为多少，可考虑治疗。$CD_4^+ > 350/mm^3$，无论血浆病毒载量检测为多少，定期复查，暂不治疗。

（2）无症状期：CD_4^+ 细胞数 $200 \sim 350/mm^3$，定期复查，出现下列情况之一即进行治疗：CD_4^+ 细胞数 1 年内下降 $>30\%$；血浆病毒载量 $>100\ 000$ 拷贝$/mm^3$；患者迫切要求治疗，且保证良好的依从性。

(3) 艾滋病期：无论 CD_4^+ 细胞数为多少，进行治疗。

国内目前常用的四种配伍方案：

1) 司坦夫定（D4T）+去羟肌苷（DDI）+奈韦拉平（NVP）

2) 齐多夫定（AZT）+去羟肌苷（DDI）+奈韦拉平（NVP）

3) 齐多夫定（AZT）+去羟肌苷（DDI）+依非韦伦（EFP）

4) 司坦夫定（D4T）+去羟肌苷（DDI）+依非韦伦（EFP）

抗反转录病毒治疗是复杂的，应在专家或有经验医生指导下进行，目前国内药物品种相对有限，而治疗期间不良反应发生率较高，因此不应当简单照搬发达国家经验，而要结合国情和患者情况，慎重考虑开始治疗时机、方案。如果决定治疗，应当取得患者充分的知情同意。

八、预防

艾滋病病毒的传播是靠各种不良行为传播的，在目前尚无有效的疫苗来预防，无特效药物的情况下，可以通过宣传教育和改变不良行为来预防艾滋病的传播。改变每个人的行为，避免或降低危险行为是预防和控制艾滋病传播最有效的方法。

（胡　萍）

第五节　女性生殖道沙眼衣原体支原体感染

沙眼衣原体（chlamydia trachomatis，CT）感染是常见的性传播疾病。衣原体是一种寄生在细胞内的微生物，有 18 个血清型，其中 8 个血清型与泌尿生殖感染有关。尤其是 D、E、F 型最常见。主要感染柱状上皮及移行上皮而不向深层侵犯。支原体是大小和结构介于细菌和病毒之间、能在无生命培养基中生长、增殖的微生物。从人泌尿生殖道分离出的支原体有 6 种，主要的是人型支原体、解脲脲原体，与衣原体一样都可引起宫颈黏膜炎、子宫内膜炎、盆腔炎，最后导致不孕或输卵管妊娠。

一、流行病学

成人主要经性交直接传播，间接传播少见。高危因素为有多性伴、不安全性行为、或性伴侣感染史。经产道感染是新生儿感染最主要的感染途径。

二、临床表现

多无症状或症状轻微。可有以下表现：

1. 子宫颈炎　可有阴道分泌物异常，非月经期或性交后出血。体检可发现子宫颈接触性出血，子宫颈管黏液脓性分泌物，子宫颈红肿、充血，拭子试验阳性。

2. 尿道炎　出现排尿困难、尿频、尿急。可同时合并子宫颈炎。

3. 盆腔炎　上行感染引起，表现为下腹痛、深部性交痛、阴道异常出血，阴道分泌物异常等。体检可发现下腹部压痛，附件压痛、子宫颈举痛、发热等。病程经过通常为慢性迁延性。导致输卵管性不孕、异位妊娠和慢性盆腔痛。

4. 少数有眼结膜炎、直肠炎。

5. 孕妇感染衣原体可导致胎膜早破、早产、感染胎儿，宫内感染少见，多经阴道感染。主要表现为新生儿结膜炎，在生后5~12天发生，表现为轻重不同的化脓性结膜炎。新生儿肺炎，常在3~16周龄发生。表现为间隔时间短、断续性咳嗽，常不发热。孕妇感染支原体后，在妊娠16~20周侵袭羊膜损伤胎盘造成绒毛膜炎，导致晚期流产、早产或死产。存活胎儿可能发生先天畸形。可发生支原体肺炎。

三、诊断

生殖道衣原体感染无特征性临床表现，故诊断困难。需实验室检查确诊。

1. 培养法　是诊断衣原体的金标准。此法特异性为100%，敏感性为80%~90%。可以作为疗效判断。

2. 直接荧光抗体实验。

3. 酶联免疫实验（EIA）　此法的特异性为93%。

4. 核酸扩增试验　聚合酶链反应法等检测核酸抗体阳性。核酸检测应在通过相关机构认定的实验室开展。

四、治疗

沙眼衣原体感染的治疗目的是防止产生并发症，阻断进一步传播，缓解症状。由于沙眼衣原体具有独特的生物学性质，要求抗生素具有较好的细胞穿透性，所用的抗生素疗程应延长或使用半衰期长的抗生素。

治疗原则：早期诊断，早期治疗，及时、足量、规则用药。根据不同的病情采用相应的治疗方案，性伴侣应该同时治疗，治疗后进行随访。

推荐方案为阿奇霉素1g，顿服，隔天0.5g顿服或多西环素100mg，每日2次，共7~10天。替代方案有以下几种选择：①米诺环素100mg，每日2次，共10天。②红霉素500mg，每日4次，共7~10天。③四环素500mg，每日4次，共7~10天。④罗红霉素150mg，每日2次，共7~10天。⑤克拉霉素250mg，每日2次，共7~10天；⑥氧氟沙星300mg，每日2次，共7~10天；⑦左氧氟沙星500mg，每日1次，共7~10天；⑧司帕沙星200mg，每日1次，共10天。孕妇禁用多西环素和奎诺酮类。对新生儿沙眼衣原体或支原体眼炎和肺炎，用红霉素干糖浆粉剂，50mg/（kg·d），分4次口服。共14天。有衣原体眼炎的新生儿可用1%硝酸银液滴眼或红霉素眼膏治疗。

（胡　萍）

第十五章　妊娠滋养细胞肿瘤

妊娠滋养叶细胞疾病（gestational trophoblastic disease，GTD）是异体滋养细胞增殖的一种疾病，组织学上分为葡萄胎、侵蚀性葡萄胎、绒癌和胎盘部位滋养细胞肿瘤。葡萄胎是一种疾病，不是肿瘤，而后三者为肿瘤，包括侵蚀性葡萄胎、绒癌和胎盘部位滋养细胞肿瘤，统称为妊娠滋养细胞肿瘤（gestational trophoblastic neoplasia，GTN）。由于侵蚀性葡萄胎和绒癌在临床表现、诊断和处理原则等方面基本相同，该组疾病好发于需保留生育功能的年轻妇女，常难以获得组织学诊断，因此国际妇产科联盟（FIGO）妇科肿瘤委员会2000年建议妊娠滋养细胞疾病的临床分类可不以组织学为依据，将侵蚀性葡萄胎和绒癌合称为妊娠滋养细胞肿瘤，并进一步根据病变局限于子宫与否，分为无转移GTN和转移性GTN。由于胎盘部位滋养细胞肿瘤临床表现、处理原则及预后均不同于前两者而另列一类。

一、妊娠滋养细胞肿瘤概述

2005年石一复教授报道我国7省118所医院1991～2000年侵蚀性葡萄胎为1∶1056次妊娠（0.09%），绒癌为1∶2416次妊娠（0.04%）。侵蚀性葡萄胎的病理特点为水肿绒毛侵入子宫肌层和血管。镜检可见增生滋养细胞和肿大的绒毛，伴有组织出血和坏死。只有当绒毛直接接触子宫肌层时才能诊断为侵蚀性葡萄胎，因此在内膜诊刮标本中一般无法做侵蚀性葡萄胎的诊断，除非从破碎组织中发现子宫肌层的浸润。20%～40%的病例可发生子宫外播散，主要见于肺、阴道和外阴。绒癌的病理特点为细胞滋养细胞和合体滋养细胞双相增生，肿瘤内不存在绒毛结构，肿瘤内存在出血和广泛坏死，常伴有远处转移。肺转移最常见(90%)，脑、肝也较多见，30%患者有阴道转移。

侵蚀性葡萄胎和绒癌恶性程度高，在化疗应用以前病死率极高。自1956年Li和Hertz首先报道应用甲氨蝶呤（MTX）治疗转移性绒癌并取得完全缓解，从而开创了应用化疗治愈恶性肿瘤的新时代。以后陆续发现长春碱（VLB）、放线菌素D（ACTD）、巯嘌呤(6－MP)、氟尿嘧啶（5－Fu）等有效药物，5－Fu和放线菌素D（ACTD）联合化疗疗效更好。20世纪70年代以后对晚期病例采用多药联合方案化疗，提高了疗效，如Hammond方案［MTX，ACTD，苯丁酸氮芥（CB1348）］及Goldstein方案［MTX，ACTD，环磷酰胺(CTX)］。20世纪90年代以后又有顺铂（DDP）、依托泊苷（VP16）等药物应用于临床，进一步提高了晚期及耐药绒癌的疗效。目前，早期绒癌及侵蚀性葡萄胎95%以上能得到根治，但化疗对晚期及耐药绒癌的疗效仍不能令人满意，国外文献报道耐药患者的完全缓解率仅为30%～50%，耐药已成为滋养细胞肿瘤治疗失败的主要原因。进入21世纪以来，国内外学者对GTN耐药的诊治问题进行了大量的临床探索及基础研究，取得了重要进展。

二、妊娠滋养细胞肿瘤临床表现及诊断

常见有阴道流血，子宫增大，血或尿人绒促性素（hCG）定量升高，各种转移灶的出现

及相应症状。

1. 症状

（1）原发病灶引起的阴道流血：侵蚀性葡萄胎常在葡萄胎排出后有持续或间断的阴道流血。有的病例可先有几次正常月经，然后出现闭经，再发生阴道流血。绒癌则常见为在葡萄胎、流产或足月产之后，有阴道持续性的不规则流血。长期出血可引起不同程度的贫血。

（2）转移灶所致的阴道出血：阴道转移结节黏膜表面溃破可发生反复阴道大出血。宫颈转移灶溃破后呈现不规则溃疡而有较多量出血，常伴有血性渗液。卵巢转移引起卵巢内分泌紊乱也可出现子宫不规则出血。

（3）腹痛：当病灶穿破子宫肌层和浆膜层时，可造成子宫穿孔或穿入腹腔或阔韧带内，形成内出血或血肿，出现急腹痛、内出血及休克症状。侵蚀性葡萄胎合并卵巢黄素囊肿较多，囊肿有时发生扭转或破裂。

（4）假孕症状：滋养细胞肿瘤分泌 hCG、雌激素和孕激素，部分患者可表现闭经和假孕症状，出现乳房增大，乳头及乳晕着色，外阴色素加深，阴道、宫颈黏膜着色，生殖道变软等症状。

（5）转移灶症状：阴道转移结节溃破可发生阴道大出血或分泌物增多；肺转移患者可有胸痛、咳嗽、咯血、呼吸困难，或 X 线胸片上有病灶而患者没有症状。呼吸道症状可以急性发作，或延迟数月后出现；脑转移可出现头痛、呕吐、抽搐、偏瘫与昏迷；肝、脾转移可出现肝、脾肿大，肝转移灶延伸到肝纤维囊可产生上腹部或右上腹疼痛。肝转移灶质脆易出血，可发生破裂，引起腹腔内出血；消化道转移可有呕血、便血；肾转移有血尿等。

2. 体征

（1）子宫增大：子宫增大的程度及形状由子宫内病灶的大小、数目和部位而定。病灶大，数目多，又近浆膜层，则子宫大而不规则。子宫较柔软，宫旁常可触及血管搏动。

（2）卵巢黄素囊肿：侵蚀性葡萄胎合并卵巢黄素囊肿较多，可扪及附件区有囊性肿块，黄素囊肿发生扭转时有一侧附件区压痛。

3. 诊断与鉴别诊断　绒癌和侵蚀性葡萄胎临床表现相似，通过病史、体检、血或尿 hCG 测定、超声检查等对典型病例不难做出诊断。

葡萄胎排出后，阴道有持续或不规则出血；葡萄胎排出 2 个月以上，血 hCG 测定仍持续阳性或阴性后又转为阳性，再经排除葡萄胎残留或有较大的黄素囊肿存在时，则可临床诊断为侵蚀性葡萄胎。临床实践中对葡萄胎后滋养细胞肿瘤的诊断标准差异较大，2000 年的 FIGO 会议统一了 GTN 的诊断标准（表 15－1），有利于比较疗效。

表 15－1　葡萄胎后滋养细胞肿瘤（GTN）的诊断标准

1	连续 3 周或 3 周以上（即在第 1、7、14、21 天）测定人绒促性素（hCG）共 4 次，其值处于平台，可以诊断为 GTN
2	连续 3 周或 3 周以上测定 hCG，其中至少 2 周或 2 周以上（即在第 1、7、14 天）hCG 升高，可以诊断为 GTN
3	当 hCG 水平在 6 个月或 6 个月后持续升高则诊断为 GTN
4	如果组织学诊断为绒毛膜癌则诊断为 GTN

1）连续 3 周或 3 周以上（即在第 1、7、14、21 天）测定人绒促性素（hCG）共 4 次，其值处于平台，可以诊断为 GTN。

2）连续3周或3周以上测定hCG，其中至少2周或2周以上（即在第1、7、14天）hCG升高，可以诊断为GTN。

3）当hCG水平在6个月或6个月后持续升高则诊断为CTN。

4）如果组织学诊断为绒毛膜癌则诊断为GTN。

凡产后或流产后，以及葡萄胎后若有持续阴道出血、子宫复旧不佳、较大而软，hCG持续不正常，并有逐渐增高趋势，以及全身有消瘦、衰竭、恶病质等症状出现，应考虑绒癌的存在。绒癌约50%发生于葡萄胎之后，发生于流产、足月分娩后各约占25%，少数继发于异位妊娠后，近来也有发生于辅助生育技术后绒癌的报道。

绒癌和侵蚀性葡萄胎的区分，如有病理标本，则以病理为准，在外院治疗病例应复查外院病理切片。如确无病理而需区分绒癌或侵蚀性葡萄胎者，则根据末次妊娠性质及时间做出诊断。凡葡萄胎后1年内恶变者诊断为侵蚀性葡萄胎；1年以上恶变者则诊断为绒癌；半年以内恶性者基本为侵蚀性葡萄胎，半年至1年者，绒癌和侵蚀性葡萄胎均有可能，时间间隔越长，绒癌可能性越大。若继发于流产或足用产后均诊断绒癌。

GTN需与葡萄胎、胎盘残留、流产、前置胎盘等鉴别。

4. 转移　GTN侵蚀力强，主要通过血道在全身各处形成转移灶，也有个别通过淋巴道转移。绒癌的转移以肺、阴道、脑转移最为多见，其次为肝、肾、脾、肠道等。尸检分析发现临床上有广泛外阴、阴道转移者较少发生肺转移，反之亦然；两处转移同时存在的不到1/3的病例；凡有脑、肝、脾、肾、肠等处转移的，全部有肺转移或有过肺转移，且这些转移都是继发于肺转移的。

三、妊娠滋养细胞肿瘤临床分期

数十年来对GTN的分期和分类多种多样，这给评价治疗及对比疗效带来一定困难。国内普遍应用北京协和医院的分期法（表15-2），国外应用的有美国NCI、FIGO、WHO分类系统。2000年国际滋养细胞疾病学会（International Society for the Study of Trophoblastic Disease，ISSTD）、国际妇科肿瘤学会（International Gynecologic Cancer Society，IGCS）和FIGO共同修订了GTN分期系统，于2002年7月公开发表，现国内外均推荐使用该分期系统。FIGO（2002年）分期评分系统有两部分组成：Ⅰ~Ⅳ期的解剖学分期和修改自WHO的评分系统（表15-3）。与以往不同，该系统的高危因素的分值包括1、2、4分，取消血型在评分系统中的使用，肝转移为4分。报告的格式为患者的诊断先用罗马数字Ⅰ、Ⅱ、Ⅲ和Ⅳ分期，然后以冒号分隔，再用阿拉伯数字表示确切的各危险因子评分之和，如Ⅱ：4，Ⅳ：9。如此对每个患者进行分期和评分。推荐以6分为界将患者分为低危组（评分0~6分）和高危组（评分≥7分）。取消中危的分组。

表15-2　北京协和医院分期法

分期	肿瘤范围
Ⅰ期	病变局限于子宫（无转移）
Ⅱ期	病变转移至宫旁组织、阴道及附件（近处转移）
ⅡA	转移至宫旁组织或附件
ⅡB	转移至阴道

续 表

分期	肿瘤范围
Ⅲ期	病变转移至肺（远处转移）
ⅢA	单个转移灶直径 <3mm 或病灶面积不超过一侧肺的一半者
ⅢB	超出上述范围者
Ⅳ期	病变转移至脑、肝、肾等器官（全身转移）

表 15－3 FIGO（2002 年）GTN 分类

分期	肿瘤范围
Ⅰ期	病变局限于子宫
Ⅱ期	GTN 超出子宫，但局限于生殖器官（附件、阴道、阔韧带）
Ⅲ期	GTN 转移至肺，伴或不伴有生殖器转移
Ⅳ期	所有其他部位的转移

高危因素	评分			
	0	1	2	4
年龄（岁）	<40	≥40	–	–
前次妊娠	葡萄胎	流产	足月产	–
妊娠终止至化疗开始的间隔（月）	<4	4～<7	7～<13	≥13
治疗前血清 hCG（IU/L）	$<10^3$	$10^3 \sim <10^4$	$10^4 \sim <10^5$	$\geq 10^5$
肿瘤最大直径（cm）（包括子宫）	<3	3～<5	≥5	–
转移部位	肺	脾、肾	胃肠道	肝、脑
转移数目	–	1～4	5～8	>8
以前失败的化疗	–	–	单药	两种药或多药

四、妊娠滋养细胞肿瘤治疗原则

GTN 的治疗以全身化疗为主，适当配合手术、放疗、免疫等综合治疗。早期病例，单纯化疗可以得到根治。晚期和耐药病例，则应以全身化疗为主，局部治疗为辅。如对肝、脑转移，以及直径在 5cm 以上的病灶，化疗消退不满意者，应及早配合放疗或手术。单个转移灶可手术或放疗，多个病灶则宜放疗。

1. 化疗　由于 GTN 的增殖周期短，生长比率大，因此适宜采用强力化疗，一般可得到根治。FIGO（2003 年）建议对无转移，低危仅有肺转移，病程 <4 个月，hCG <40 000 U/L，WHO 评分 <7 分，FIGO Ⅰ、Ⅱ、Ⅲ期者的低危患者采用 MTX 或 ACTD 单药化疗。而对 WHO 评分≥7 分的 FIGO Ⅰ、Ⅱ、Ⅲ期 GTN 患者以及Ⅳ期的高危患者，首选 EMA-CO 联合化疗方案。

要少耐药产生的关键是在初次治疗中应注意：①规范化疗，合理用药，疗程间隔适当。②治疗前正确临床分期，做出预后评分，制定个体化的治疗方案。③FIGO 评分≥7 分的晚期病例采用多药联合化疗。④对单纯化疗不能清除的大病灶，单个病灶可联合应用手术或放疗，多个病灶则用放疗。⑤监测病灶大小及 hCG 定量，密切观察病情动态变化，出现耐药及早换药。⑥保留子宫者，适当增加化疗疗程。⑦加强晚期绒癌的巩固化疗。⑧应用免疫促进剂，提高机体免疫功能。

2. 放疗　GTN 对化疗敏感，多数绒癌病灶已能被药物控制，因此除脑、肝转移外，一般很少需要应用放疗。由于绒癌对放射线敏感，经临床实践证实对单纯化疗难以治愈的病灶，局部放疗仍有一定意义。其适应证为：①外阴、阴道、宫颈等转移灶的急性出血，可局部放疗止血。②脑、肝等重要脏器转移而急需解除症状，可在病灶区域放疗。③化疗后的残余病灶或耐药病灶。④团块病灶的综合治疗。⑤局部病灶的姑息性放疗。侵蚀性葡萄胎的适宜剂量为（20～30）Gy/（2～3）周，绒癌则为（30～40）Gy/（3～4）周。复旦大学附属肿瘤医院对肺和盆腔的团块转移病灶以及脑转移病灶采用四联化疗（MOMK 或 MOFK 方案）合并局部分段放疗取得良好疗效。尤其是放射治疗脑转移收效迅速，疗效高于一般治疗，而不良反应轻。

3. 手术　由于绝大多数 GTN 病例单纯化疗已能得到根治，因此近年来很少病例需进行手术治疗。手术适用于以下情况：①子宫明显增大。②病灶大出血。③子宫穿孔。④各种脏器有单个大的转移灶。⑤耐药病灶。⑥脑转移颅内高压危及生命者，需开颅减压或行病灶清除。⑦胎盘部位滋养细胞肿瘤，化疗不敏感，早期诊断和手术切除的病例的治愈率高。但对非转移性病例行子宫切除要非常慎重。严格把握手术适应证，根据患者年龄、疾病类型、高危评分等选择手术方式。

五、妊娠滋养细胞肿瘤手术治疗

在化疗应用于 GTN 治疗之前，绝大多数患者最终因肿瘤进展导致死亡，因而采用姑息性全子宫切除。20 世纪 50 年代后化疗在 GTN 治疗中显示出疗效，采用手术与化疗相结合的治疗模式，先手术再化疗或化疗后再手术。经临床实践摸索，决定在手术前两三天开始化疗用药，然后手术，手术后第一天接着用药至完成疗程。因术前已开始化疗，患者血液内已有一定浓度的药物，可减少术中肿瘤播散。手术方式以全子宫和一侧或双侧附件切除为主，多数患者取得了良好疗效。但是还是有部分患者子宫切除后，虽然不断化疗，仍然出现新的肺部或盆腔转移病灶。后来经术中仔细观察，发现部分患者子宫和卵巢静脉充盈明显，或者静脉中有灰色条索状物，切除检查后发现均含有瘤栓。患者因行全子宫切除而保留了子宫和（或）卵巢静脉中的癌细胞或瘤栓，从而导致日后的肺转移。因此以后采用次广泛子宫切除术，以将子宫和卵巢静脉尽可能切除。对于年轻患者能否保留卵巢呢？研究发现子宫病灶部位和范围与卵巢或子宫静脉充盈情况有一定关系。子宫病变位于宫底部则常可见卵巢静脉充盈；位于子宫左侧的则以左侧卵巢静脉充盈为主，反之亦然；而位于子宫体中下段者，则伴有子宫静脉丛充盈。所以可根据术中所见静脉充盈情况和子宫病变部位，选择性切除病变所在侧或静脉充盈的一侧卵巢，并予高位结扎卵巢动静脉，而保留对侧卵巢。为防保留下来的卵巢静脉中仍可能残留癌细胞，在处理卵巢固有韧带时，在静脉中注入 5－Fu。后来对年轻患者试行单纯化疗，而不切除子宫，也取得了满意的疗效，绝大多数患者治愈后又正常生育，保留子宫的患者并不增加复发机会。此后，治疗的观念更新了，GTN 的治疗以药物治疗为主。

1. 对病员全身情况评估　仔细评估患者存在的并发症，包括先兆子痫、甲状腺功能亢进、电解质紊乱和贫血。在患者情况稳定、改善贫血后，再行手术治疗。有肺转移者术前应行肺功能检查。

2. 术前准备和家属谈话　由于 GTN 比一般广泛子宫切除手术出血多，术前必须配好输血。其他准备同子宫切除手术。

术前家属谈话十分重要，GTN 极易发生血行播散，术中操作挤压可能导致血道转移，对此要向家属说明。除因为大出血急诊手术患者外，一般均应在术前 2~3 天给予药物治疗，或进腹后操作前先从卵巢静脉注射 5-Fu。对于因脑转移颅内高压危及生命急诊开颅减压者，应向家属充分说明手术风险，以取得家属理解与合作。

3. 麻醉方式　采用连续硬膜外麻醉或全身麻醉。

4. 手术方式和重点　子宫原发病灶的切除适用于子宫穿孔大出血患者、耐药者、胎盘部位滋养细胞肿瘤或不需要生育的患者。一般主张行次广泛子宫切除，但是根据患者具体情况，也可酌情考虑病灶切除加子宫重建术、次全子宫切除、全子宫切除等，年轻患者卵巢可予以保留。术中应注意：①避免挤压肿瘤病灶，进腹后可先从卵巢静脉注射 5-Fu，使其回流到肺循环，以预防手术操作引起的肺转移。②卵巢除疑有转移者外可保留。如切除卵巢则需高位结扎卵巢动静脉，一般需达髂总动脉水平。③如盆腔血管充盈明显，需切净充盈的宫旁静脉丛，则必须游离输尿管至膀胱水平。④阴道断端和全子宫切除一样，不必过多切除。⑤不必清除盆腔淋巴结。

（梁江红）

第十六章　妇科恶性肿瘤合并妊娠

一、概述

随着女性婚育年龄的推迟以及恶性肿瘤的发病率增高，女性恶性肿瘤合并妊娠的发病也随之增加。妊娠合并恶性肿瘤对患者及家庭无疑是一场灾难，对临床医师而言，也是一个治疗难题。因为妊娠会影响癌症的处理，而癌症也会影响妊娠的处理。

国外流行病学资料显示大约每1000次妊娠中有1例恶性肿瘤患者。妊娠合并恶性肿瘤的发病率头四位由高到低依次为宫颈癌、乳腺癌、黑色素瘤和卵巢癌。大约60例产妇死亡中有1例是源于恶性肿瘤。由于恶性肿瘤合并妊娠的发病率不高，很难开展大规模前瞻性的临床研究。目前多数研究均为回顾性临床分析或个案报道。临床上在治疗这样的患者时需要由妇科肿瘤医师、产科医师、儿科医师、放疗科医师、化疗科医师及心理科医师组成的多学科治疗组共同诊治。

（一）诊断和筛查

由于孕期检查的开展使得很多女性有机会接受系统的妇科检查，如盆腔检查、宫颈细胞学筛查以及盆腔B超等。盆腔包块可以通过盆腔检查和超声检查帮助诊断。宫颈病变可以通过宫颈细胞学检查、阴道镜或宫颈活检明确诊断。产科医生常常会认为孕妇的一些症状是由于妊娠引起，而忽略了一些常规的妇科检查，从而导致疾病的误诊、误治。对于妊娠妇女阴道出血都应该进行妇科检查，并行宫颈脱落细胞学检查。对于子宫颈的可疑病变，还应该进行阴道镜检查。

（二）妊娠期手术治疗

恶性肿瘤患者应该在明确诊断后尽早行手术治疗。原则上妊娠妇女的手术治疗在孕中期进行比较安全，因为与孕早期相比，在这一时期孕妇流产的可能性降低，而且胎儿受药物的影响也较小。在开腹手术过程中，医生应该最大限度地减少子宫的操作。术后可以加用减少宫缩的产科药物。孕中期后由于妊娠的激素维持主要依赖于胎盘，因而在这一时期行单侧或双侧附件切除一般不会对妊娠造成影响。

（三）妊娠期放射治疗

原则上妊娠期间应该尽量避免放射治疗。在孕20周内接受20Gy即可能造成新生儿畸形。30Gy以上即可能造成流产。放射治疗最好能在产后进行，如果孕妇必须接受放射治疗，则尽可能保护腹部不受照射，减少胎儿受到的射线量。由于诊断的需要，孕妇偶尔也要接受一些放射性检查，如钡餐检查、CT检查、静脉肾盂造影等。虽然射线不是直接照射下腹部，但盆腔仍然会接受到总剂量的0.1%～1.0%。如果为诊断所必须，则需要向家属告知。磁共振检查虽然不涉及射线，但在孕早期也最好避免。目前尚无证据表明有致畸后果。

（四）妊娠期化疗

化疗药物可以通过胎盘屏障对胎儿的器官发育和骨髓功能造成不良影响。尤其是在孕早期接受化疗可能造成胎儿畸形，因而应该尽量避免。然而当恶性肿瘤的快速生长威胁到生命时，则孕妇必须及时接受化疗，例如快速生长的生殖细胞肿瘤合并肝转移。有报道孕中期的患者接受化疗后发生胎儿中性粒细胞、血小板减少及脱发。建议尽可能待胎儿器官发育后，如孕中期后再行化疗。尽量避免在骨髓抑制期间进行分娩。否则出血及感染问题可能会导致产妇和新生儿的并发症和死亡率的增加。

二、子宫颈癌合并妊娠

由于孕期检查的开展，孕妇宫颈癌常在早期得到诊断。国外资料显示宫颈癌合并妊娠的发病为10/10万～100/10万。孕妇宫颈细胞学异常的发生率同非孕期妇女相当，为5%～8%，这些孕妇中约1.2%为宫颈癌，69%～83%的孕妇为宫颈癌Ⅰ期，11%～23%为Ⅱ期，3%～8%为Ⅲ期，0～3%为Ⅳ期，而非妊娠妇女的分期分布分别为42%、35%、21%和2%。孕妇宫颈癌的病理类型分布也同非妊娠妇女相当，以鳞状细胞癌为主（>80%），宫颈腺癌较少。由于孕期生理因素的改变，以及关系到孕妇和胎儿两条生命，因而诊断和治疗比较棘手。

（一）临床表现和诊断

妊娠合并宫颈癌的症状和体征根据临床分期和宫颈肿瘤的大小而不同。多数宫颈癌患者在早期无特殊不适。患者的症状和非妊娠妇女类似，可以表现为异常的阴道出血（多数为接触性出血）或阴道排液。对于有以上表现的孕妇，均应仔细行妇科检查、宫颈细胞学检查，必要时行阴道镜检查。对于有宫颈可疑病灶者，必要时还需做活检以排除宫颈癌。由于妊娠期生理性鳞柱交界外移，可以看到转化区。因此孕早期宫颈病变常被误认为宫颈外翻。到孕后期，宫颈病变的外观和质地会随着颈管的消失、子宫颈的增大和颜色改变而变化。

宫颈细胞学检查是一项很有临床价值的筛查手段。需要注意的是患者合并妊娠的病史对于细胞病理学家进行诊断非常重要。因为妊娠时期高孕激素水平使宫颈腺体和间质发生很大改变，可能导致过度诊断。

宫颈细胞学涂片异常的患者应该接受阴道镜检查。仔细的阴道镜检查以排除宫颈浸润癌对于治疗非常重要。CIN的患者可以适当延迟治疗而不会对孕妇和胎儿造成危害。而延误了早期浸润癌的诊治则可能造成根治时机的丧失。

对阴道镜下的可疑病灶实施活检是安全且准确的。但孕期活检可能出血较多，大出血的发生率为1%～3%。孕晚期活检可发生早产。妊娠期宫颈锥切由于有较高的并发症和病变残留，需要慎重考虑，严格把握指征。锥切的目的是明确或排除宫颈浸润癌的诊断，指导治疗。妊娠期间实施宫颈锥切由于鳞柱交界的外移，可以行较扁平的锥形切除，切忌切除过多的颈管。锥切的常见并发症为出血（5%～15%），流产（25%），早产和感染。大出血的发生率随着孕期的增加而增加，孕早期较少发生，孕中期约为5%，孕后期约为10%。孕早期、中期的流产发生率为7%～50%，孕后期早产的发生率为12%。为了减少流产和大出血的发生，最佳的手术时期为孕中期，建议孕14～20周。孕期锥切不宜行颈管搔刮，以避免发生胎膜早破。

（二）CIN 合并妊娠的处理

妊娠合并宫颈上皮内瘤变的治疗以观察等待为原则。妊娠妇女如果发现宫颈细胞学涂片异常，应该接受阴道镜指导下可疑部位的活检以排除宫颈浸润癌。有经验的阴道镜专家可根据镜下表现排除非浸润癌，如无异常血管的微小醋白上皮，从而将孕期活检推迟到产后进行。做这样的决定是有一定风险的，需要由非常有经验的阴道镜专家在阅读细胞学涂片和镜下表现后慎重决定。即使这样，孕妇也需要定期复查宫颈细胞学涂片和阴道镜。阴道镜指导下的宫颈活检如果显示为微小浸润癌，还需要尽快行楔形切除或宫颈锥切以排除浸润癌。这是在孕期行宫颈锥切的唯一指征。这个诊断将决定是否采取干预妊娠的措施。早期的宫颈浸润癌如Ⅰ A1 期的患者可以接受保守治疗（图 16－1）。CIN 的患者可以采取经阴道分娩。有趣的是很多宫颈上皮内瘤变的患者在产后 6 周再次复查时病灶已经消失。这个原因尚不清楚，可能的解释一种为病变自发消退，另一种为分娩时的创伤造成上皮病变的脱落。由于妊娠期间实施宫颈锥切容易发生大出血、流产等并发症，因而有些专家主张实施仔细的阴道镜指导下的宫颈楔形切除，既可以明确诊断，又可以最大限度减少出血。术中可用局部收缩血管的药物，或两到三针缝合帮助止血。宫颈锥切可以行扁平的宫颈切除，切除后可采用宫颈环扎止血。尽量减少对宫颈管的操作，可以减少大出血和流产的风险。

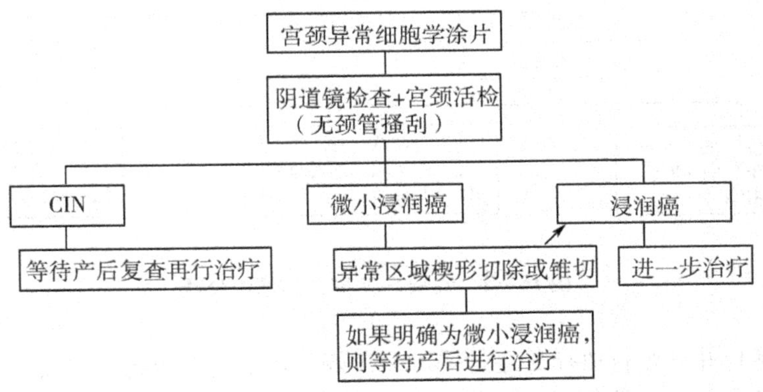

图 16－1　妊娠期宫颈细胞学涂片异常的处理

Ackermann（2006）对 83 例宫颈原位癌合并妊娠的患者进行了前瞻性的保守观察，产后复查发现病变退缩率为 34.2%，63.1% 的患者产后仍为原位癌，2 例患者产后锥切结果显示为微小浸润癌，宫颈病变的变化与分娩方式无关。

（三）宫颈癌合并妊娠的治疗

妊娠合并宫颈浸润癌的处理要根据病变期别、妊娠时间以及患者的愿望来决定。有的观点认为妊娠会加速肿瘤生长，分娩会造成癌细胞的播散，然而目前尚未得到研究的证实。事实上，研究显示妊娠宫颈鳞癌的预后与同一病期的非妊娠患者相当。妊娠合并宫颈浸润癌的处理见图 16－2、图 16－3。

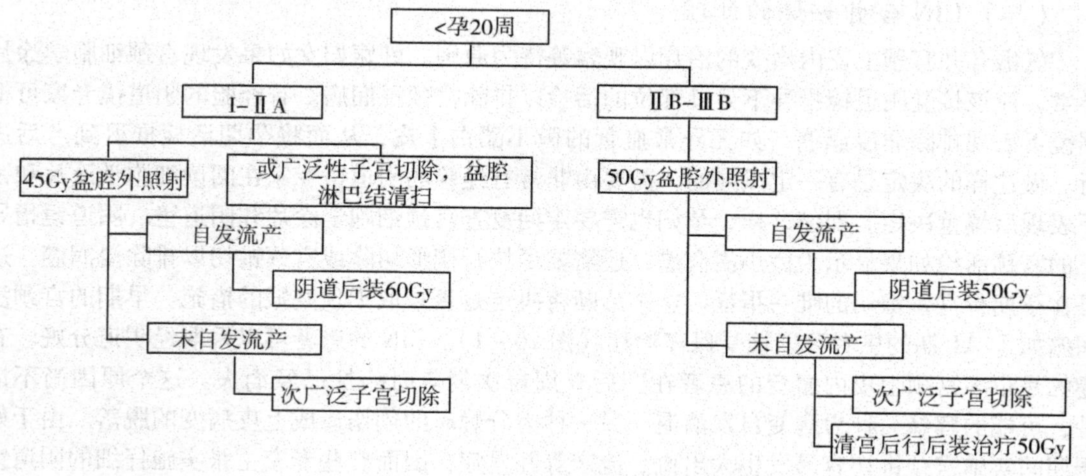

图 16－2 妊娠小于 20 周宫颈癌的处理

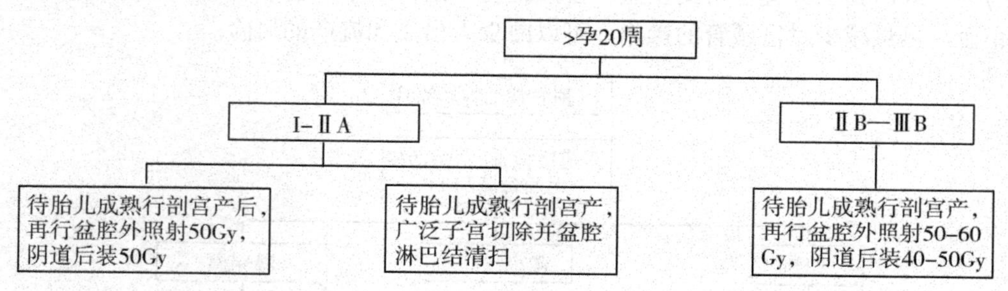

图 16－3 妊娠 >20 周宫颈癌的处理

早期宫颈癌合并妊娠行放疗好还是手术治疗好，目前仍有争论。接受放疗的孕妇通常在放疗过程中自发流产。在孕早期的患者，自发流产发生在放疗后 35 天左右，而孕中期的患者发生在 45 天左右，也有一些患者 60～70 天才流产。如果没有发生自发流产，则可以考虑行次广泛子宫切除术。盆腔淋巴结因为接受了全盆腔外照射可以不做清扫。

Germann 在总结了 21 例宫颈癌合并妊娠患者的治疗资料后认为，部分早期宫颈癌，宫颈肿瘤小于 2 cm，无淋巴结转移征象的孕 20 周以上的患者可以考虑推迟治疗至胎儿成熟。Sadler 和 Sykes 认为孕中晚期的早期宫颈癌患者推迟 6 周治疗以等待胎儿成熟是安全的。

由于一些患者强烈要求继续维持妊娠，也有文献报道采用新辅助化疗以减小宫颈肿瘤，防止肿瘤播散，延迟治疗。目前文献的个案报道有 8 例ⅠB1～ⅡB 期宫颈癌妊娠患者，在接受新辅助化疗推迟根治手术至胎儿成熟后进行。其中 4 例患者分别在产后 5、13、52 和 59 个月死于肿瘤复发。尚无资料显示在孕中期后采用顺铂化疗对母亲和胎儿造成明显不良影响。

也有一些患者强烈要求既保留胎儿又保留生育功能。最新文献报道有 5 例ⅠA2－ⅠB1 期的宫颈癌合并妊娠（孕 7～18 周）的患者成功地接受了开腹广泛宫颈切除术及盆腔淋巴结清扫术，两名患者成功分娩。平均随访 40 个月，无复发。妊娠患者接受此类手术与未孕患者不同之处在于前者需要保留双侧子宫动脉，以确保有充足的血供维持妊娠。在放置宫颈环扎线时注意不要弄破羊膜。围手术期给予预防感染、减少宫缩及补充孕激素。术前的 MRI 检查对于确定病变范围、排除远处转移、判断宫颈切除的位置非常有价值（图 16－4）。

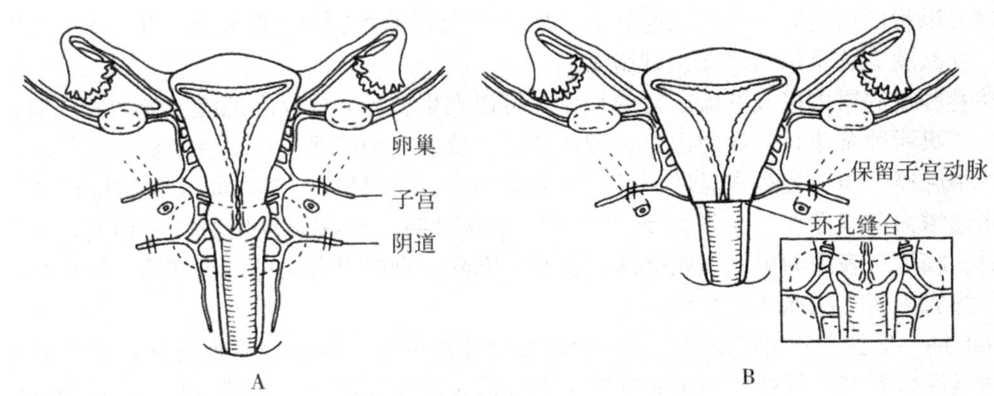

图 16－4　宫颈广泛切除术前后

A. 切除术前；B. 切除术后

（图片摘自 Ungar. Radical trachelectomy in pregnancy. Obstet Gynecol，2006）

（四）宫颈癌合并妊娠的预后

宫颈上皮内瘤变的演变各家报道不一，文献报道的病灶好转率为 10%～70%，部分患者病灶甚至在产后消失，病变稳定率为 25%～47%，进展率为 3%～30%。病变演变与分娩方式无关。由于病变演变的情况，患者产后仍需复查以决定治疗方式。

由于宫颈癌合并妊娠的患者多数为病变早期，因而预后相对较好。Allen 和 Nisker 报道了 86 例妊娠期宫颈癌患者的 5 年无瘤生存率为 65.5%，其中Ⅰ A1 期 92.3%，Ⅰ B 期 68.2%，Ⅱ期 54.5%，Ⅲ期 37.5%。按照分期进行分层分析后发现，妊娠患者的肿瘤特点、病程、并发症和生存率与未孕患者没有差别。

尽管患者的生存率与分娩方式无关，但是需注意的是经阴道分娩后可能发生会阴伤口的转移。Baloglu 对 15 例个案报道进行了回顾性分析，除 3 例患者为Ⅲ期，1 例Ⅱ期，其余患者均Ⅰ期宫颈癌。10 例患者为鳞癌，5 例患者为腺癌。通常在产后 1～21 个月发现会阴伤口转移，仅 1 例于产后 5 年发生。转移灶可表现为疼痛、肿胀，结节状、肉芽肿样、囊肿样、溃疡或脓肿，大小为 0.5～5 cm。小的转移灶可以行手术切除后辅以放疗，晚期患者可考虑放化疗。因而建议宫颈浸润癌的患者采取剖宫产分娩。

Zemlickis 等报道患宫颈癌的产妇与正常产妇的分娩年龄和早产率相似，但新生儿体重较后者轻，而且死胎率较高。在宫内接受化疗的小孩的健康状况还需长期随访。

三、卵巢癌合并妊娠

（一）临床表现和诊断

妊娠合并卵巢肿瘤极其罕见。临床表现根据卵巢肿瘤大小、性质、生长速度、妊娠时期的不同而不同。多数妊娠期的卵巢肿瘤无特殊不适，患者常因产前检查或 B 超发现卵巢肿瘤。晚期恶性卵巢肿瘤患者可表现为腹胀逐渐加重、纳差、消瘦、贫血及恶病质等。孕中晚期常因增大的子宫阻挡而查不清。B 超检查常能帮助卵巢肿瘤的检出，而且有助于判断肿瘤的性质。MRI 常可弥补 B 超检查的不足，在 B 超诊断不明确时帮助诊断。血清肿瘤标志物 CA_{125} 在妊娠期间可以升高，诊断价值有限，主要用于卵巢癌的疗效评价和随访。其他肿瘤标志物可以帮助监测卵巢生殖细胞肿瘤，如 AFP 可以监测卵巢内胚窦瘤，B－hCG 可以监测绒癌，乳酸脱氢酶可以监测无性细胞瘤。

随着肿瘤的增大以及妊娠子宫的长大，可以发生各种并发症和急症，如盆腔压迫、产道受阻、卵巢囊肿蒂扭转、瘤内出血、瘤体破裂、感染、肿瘤恶变，以及由此发生的流产或早产。卵巢肿瘤蒂扭转是最常见的急症，发生率为 10%～15%。多数卵巢肿瘤蒂扭转发生在子宫快速增大期（孕 8～16 周）或产后子宫复原时期，约 60% 发生在妊娠初期，40% 发生在产后。临床可表现为突发下腹疼痛、恶心、呕吐，有些患者还可以出现休克样症状。查体表现为腹肌紧张、压痛及反跳痛。

Hoffman 综述了 13 篇文献共 1206 例妊娠合并卵巢肿瘤的患者病理资料，最常见的为囊腺瘤和囊性畸胎瘤。妊娠期卵巢癌的发生率很低，国外报道为 1 ：12 500～1 ：25 000。

妊娠期间卵巢功能性囊肿通常为滤泡囊肿或黄体囊肿，大小 3～5cm，也有报道 11cm 大小的功能性囊肿，但极其罕见。超过 90% 的功能性囊肿在妊娠中消退，通常是为孕 14 周。肿瘤大小和消退率呈反比，≤6cm 的肿瘤 6% 不消退，而 >6cm 的肿瘤 39% 不会消退。并发症和瘤体大小呈正比。由于在孕 18 周左右行探查手术罕有不良事件发生，建议在孕 18 周左右行剖腹探查，这不仅对胎儿是安全的，也使得部分功能性肿瘤免于手术（图 16－5）。而如果怀疑恶性肿瘤则另当别论。

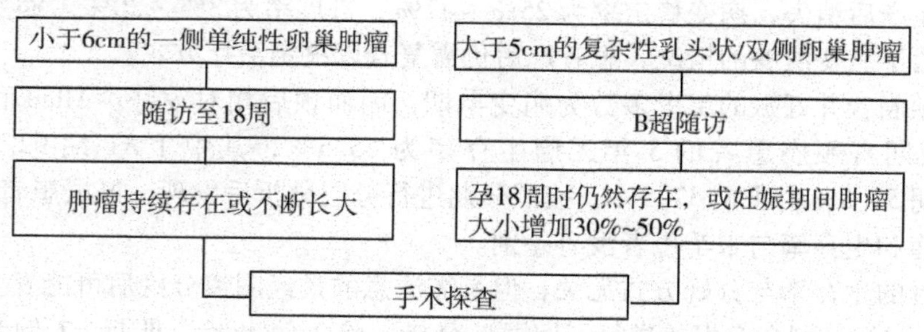

图 16－5　妊娠期卵巢肿瘤的处理

（二）卵巢癌合并妊娠的处理

原则上卵巢恶性肿瘤合并妊娠患者的手术治疗与未孕患者一样，需要接受标准的手术分期治疗，包括腹腔洗液细胞学检查、腹膜多点活检、大网膜切除和腹膜后淋巴结切除。然而有时也无法行完整的手术分期治疗，则只好根据有限的病理资料进行后续治疗。有幸的是，多数卵巢恶性肿瘤和交界性肿瘤为低度恶性且期别较早，使剖宫产或产后行完整的分期手术成为可能。

年轻的孕妇可能合并生殖细胞肿瘤，如无性细胞瘤、胚胎癌、未成熟畸胎瘤及内胚窦瘤。幸运的是，多数孕期的卵巢生殖细胞肿瘤通常为良性的。皮样囊肿是孕期最常见的肿瘤。建议在孕中期初将肿瘤切除。如果为ⅠA 期恶性生殖细胞肿瘤，扩大手术范围并不能改善预后，可以采取病侧附件切除。除了无性细胞瘤和低度恶性的未成熟畸胎瘤，辅助化疗起着非常重要的作用，可以显著改善预后，保留患者的生育功能，以及维持妊娠。如果是发生在孕中期，则在开始辅助化疗前让患者考虑是否要等待胎儿成熟后化疗。因为这些肿瘤在无治疗期间可能迅速长大或复发，延迟化疗是不利的。临床上术后及早化疗取得成功的病例时有报道，而术后推迟数月化疗的结果还没有充分考证。

卵巢内胚窦瘤合并妊娠是非常罕见的病例。目前文献个案报道仅23例。由于肿瘤生长极其迅猛，孕妇常常发生肿瘤蒂扭转及瘤体内出血等，还有报道患者出现男性化表现。治疗方式取决于患者的症状、年龄、孕期、病期及其妊娠要求。这些患者接受的治疗包括终止妊娠、手术±化疗。其中8例患者复发或死亡，2例死胎，1例接受过化疗的孕妇产下的小孩诊断为脑室扩大和脑萎缩。

卵巢无性细胞瘤在恶性生殖细胞肿瘤中是比较特别的，因为这类肿瘤总体预后好，Ⅰ期患者可以手术治愈。孕期无性细胞瘤较常见，约占孕期卵巢恶性肿瘤的30%。ⅠA期患者可以单纯接受患侧附件肿瘤切除，而无需终止妊娠。理想的分期手术还应包括盆腔和腹主动脉旁淋巴结切除。卵巢无性细胞肿瘤合并妊娠中发生急症的情况比较多。Karlen等报道了27例患者，卵巢肿瘤平均直径25cm，发生卵巢肿瘤蒂扭转的情况很常见。近一半的患者发生产科并发症，约1/4的胎儿死亡。23例ⅠA期行患侧附件肿瘤切除的患者复发，但由于大多数患者的探查情况不明，因而分期的准确性无法评价。另有报道行保守治疗的患者复发率为10%，而且即使复发或转移，75%的患者也能通过放化疗治愈，因而认为ⅠA期的患者可以行保守治疗。

卵巢间质肿瘤如颗粒细胞肿瘤和Sertoli－Leydig细胞肿瘤在孕期非常少见。由于这些肿瘤常为低度恶性潜能，建议对年轻未育患者尽量采取保守治疗。Young等报道了孕期及产后17例卵巢颗粒细胞肿瘤，13例Sertoli－Leydig细胞，6例未分类性索间质肿瘤。11例患者主诉腹痛、腹胀，5例发生休克，2例出现男性化，1例出现阴道出血。所有患者均为Ⅰ期，13例肿瘤破裂，1例为双侧肿瘤。患者均接受了保守的手术治疗，其中2例接受了术后放疗，2例接受了术后化疗。8例患者二次手术时接受了子宫及附件切除，无1例发现有残留肿瘤。仅1例患者复发后接受了手术治疗。平均随访4.7年，其中有随访资料的30例患者均无瘤生存。由于卵泡膜细胞瘤高发于绝经期妇女，因而妊娠合并卵巢卵泡膜细胞瘤极其罕见，目前个案报道共十几例。患者可发生肿瘤蒂扭转、瘤体破裂，和（或）大量胸腔积液腹水（Meigs综合征）。Hopkins报道孕中期或剖宫产时行卵巢肿瘤切除均是安全有效的治疗方法。

（三）卵巢癌合并妊娠的预后

卵巢癌合并妊娠对母亲预后的影响通常比对新生儿的影响大。母亲死亡的风险和卵巢癌诊断的时间密切相关。报道显示如果在产前9～12个月诊断，母亲病死率为0；如果在产前0～9个月，病死率为5.6%；如果是分娩时诊断，病死率为6.3%；如果是产后0～12个月诊断，病死率高达18.5%。

卵巢癌合并妊娠是否接受辅助化疗取决于肿瘤的分期、组织学类型和细胞分化程度。原则上如果延迟治疗可能造成肿瘤进展，从而影响患者预后，就不要推迟治疗。譬如卵巢癌已经发生远处转移，或是高度恶性的生殖细胞肿瘤，则需要立即加用辅助化疗。而对于一些早期或是低度恶性的肿瘤，则可以采取较保守的治疗。

妊娠期卵巢癌行化疗的病例报道不多。由于孕早期化疗的致畸率为10%～23%，原则上是不予化疗的。孕中晚期如果必须接受化疗，可以考虑使用，目前不良反应报道不多。

Picone 报道了 1 例 43 岁的孕妇在孕 22 周时诊断为ⅢB 期低分化卵巢内膜样腺癌，在给予两个疗程的卡铂化疗后，于 34 周行剖宫产产下一健康婴儿，同时行完整的分期手术，术后行 TP 方案化疗 7 个疗程。随访 18 个月，患者仍无瘤生存，小孩发育正常。

四、输卵管癌合并妊娠

由于输卵管癌的好发年龄为 50 ~ 55 岁，因而合并妊娠的病例极其罕见。由于孕 12 周后宫腔和输卵管间的通道受阻，其临床表现常不典型。多数患者是在行剖宫产时被诊断，也有报道患者在产后行输卵管结扎术时偶然发现。病变通常为单侧性，病理类型多为腺癌。输卵管癌合并妊娠的处理原则同卵巢癌，需要行完整的分期手术，术后的辅助治疗取决于分期及残留病灶情况。

五、宫体癌合并妊娠

由于子宫内膜癌好发于绝经后妇女，而且孕期高孕激素水平会对抗雌激素，对子宫内膜起保护作用，因而合并妊娠的情况极其罕见。目前的文献报道约 20 余例，通常因为流产或产后阴道持续出血行诊断性刮宫而被诊断。子宫内膜癌合并妊娠的治疗与未孕妇女相同。通常内膜癌合并妊娠为早期，且分化好，无肌层浸润或微小浸润，因而预后较好。

Vaccarello 等对 27 例子宫内膜癌合并妊娠的病例进行了文献回顾。患者平均年龄为 33.5 岁（21 ~ 43 岁）。6 例患者既往无生育史，其余产次为 1 ~ 10 次。其中 12 例患者在孕早期被诊断。患者或在流产后被诊断，或因附件肿块手术而被诊断，还有的由于子宫异常出血被诊断，另有 9 例患者于产后被诊断。20 例患者的病理显示为高分化腺癌，且多数为局灶，无肌层浸润或浅肌层浸润。9 例患者无随访资料，2 例患者死亡，其余患者预后良好。

六、外阴癌合并妊娠

文献报道外阴癌合并妊娠的病例不超过 50 例，发生率为 1 ∶ 8 000 ~ 1 ∶ 20 000。外阴恶性肿瘤好发的病理类型依次为上皮样癌、外阴黑色素瘤、外阴肉瘤及腺样囊腺癌。多数患者年龄为 25 ~ 35 岁。临床表现与未孕妇女相似。对外阴的可疑病灶行深部活检对于排除外阴浸润癌至关重要。如果明确诊断为外阴上皮内瘤变，则可以保守处理，密切随访，等待产后治疗。

孕期的外阴浸润癌患者的治疗原则同未孕患者。孕早期患者建议在孕 18 周后行手术治疗。孕晚期的患者由于子宫增大，出血多，手术困难，可以考虑先行外阴广切，产后再行根治术。

文献报道外阴癌合并妊娠患者的预后与相同分期的未孕患者相似。分娩方式取决于外阴病灶的部位、范围及外阴伤口的恢复情况。如果外阴伤口恢复好，无严重瘢痕形成，仍可以考虑经阴道分娩。部分患者由于术后阴道狭窄，外阴瘢痕或纤维化严重，则应考虑行剖宫产。

七、阴道癌合并妊娠

原发性阴道癌的好发年龄为 40 ~ 59 岁，因而阴道癌合并妊娠实属罕见。年轻孕妇合并阴道透明细胞癌与其母亲在妊娠期间服用雌激素有关。Senekjian 报道了 24 例阴道或宫颈透明细胞癌合并妊娠的患者，其中 14 例诊断于孕早期，6 例于孕中期，4 例于孕晚期。在Ⅰ～Ⅱ期患者中，16 例（73%）为阴道透明细胞癌，6 例（27%）为宫颈透明细胞癌。16 例早期阴道透明细胞癌患者中，13 例长期生存。5 年生存率与未孕患者无显著性差异。目前文献报道的原发阴道鳞癌合并妊娠仅十几例，Collins 和 Barclay 报道了 10 例患者，预后均不良。阴道癌合并妊娠的诊断和治疗原则与未孕患者相同。阴道上段癌的治疗类同宫颈癌的治疗，阴道下段癌的治疗类同外阴癌的治疗。手术治疗仅限于早期阴道癌，晚期患者建议采用放、化疗综合治疗。

八、小结

妇科恶性肿瘤合并妊娠是非常罕见且棘手的临床问题。个体化的治疗计划需要多学科综合治疗组的临床专家们根据孕期、病期、病理、疾病转归及患者的要求共同参与制定。手术治疗在早期患者的治疗中起着非常重要的作用，正确地配合化疗和放疗可以在部分选择性的患者中取得既保留新生命又治愈肿瘤的效果。综合治疗对母、子的长期影响有待进一步随访。

（梁江红）

第十七章　围绝经期及绝经期有关疾病

第一节　绝经期综合征

一、定义

绝经期综合征（menopausal syndrome）以往称为更年期综合征，是指妇女在绝经前、后卵巢分泌的雌激素水平波动或下降所致的以自主神经系统功能紊乱为主，伴有神经心理症状的一组症候群以及低雌激素水平的相关疾病、症状。青春发育与绝经是女性一生中生殖内分泌发生重大变化的两个转折。青春发育表示卵巢活动的激活，此后女性逐步成熟，进入生殖旺盛期；绝经表示卵巢功能衰退，生殖功能的终止。而卵巢功能衰退是一个渐进的过程，女性更年期即为由生育旺盛的性成熟期过渡到老年期的一段岁月，是妇女一生中的重要时期。长期以来人们习惯用更年期一词来形容这一渐进的变更期，尽管“更年期”一词已被广泛地应用，并被人们所熟悉，但仍存在含糊之处，为统一认识，促进研究工作的进一步发展，世界卫生组织人类生殖特别规划委员会于1994年6月14日在日内瓦召开有关20世纪90年代绝经研究进展工作会议时提出废除“更年期”这一术语。改名为围绝经期综合征，并推荐对绝经有关的术语定义如下。

绝经前期（premenopause）：包括自青春发育到绝经。

围绝经期（peri-menopause）：指妇女绝经前、后的一段时期包括临床特征上、内分泌及生物学开始出现绝经趋势的迹象（40岁左右），一直持续到最后一次月经后一年。

绝经过渡期（menopause transition）：指月经前的一段时间，一直到最后一次月经。

绝经（menopause）：指妇女一生中的最后一次月经。

绝经后期（postmenopause）：人生中最后一次月经一直到生命终止。

二、围绝经及绝经后的内分泌变化

绝经过渡期卵巢内卵泡数目急剧减少，卵巢功能开始衰退，卵巢激素的分泌也相应减少，因此而引起妇女全身内分泌环境变化，主要有以下激素变化。

1. 促性腺释放激素（GnRH）　近年来可以通过简单的方法测定周围血内的含量反映下丘脑-垂体门脉系统中的含量与其作用，在绝经后是升高的，并且也是周期性释放。

2. 促性腺激素（FSH、LH）　绝经后FSH及LH均升高，绝经2~3年时达到最高水平，此时FSH水平均为正常早期卵泡期的13~14倍，LH的水平平均升高3倍，持续这种水平达5~10年之久，然后开始下降，绝经20~30年后可能低于生育年龄时的水平。绝经时外周血测定约为40IU/ml。

3. 雌激素　在正常月经周期中，人体内源性雌激素90%由卵泡颗粒细胞和卵巢内卵泡膜细胞分别受 FSH 及 LH 的刺激而合成与分泌，少数由肾上腺分泌雄烯二酮在脂肪组织转化而成。绝经后由于卵巢萎缩，循环中的雌激素来源和性质发生重大变化，血中雌二醇水平明显降低，一般低于 40pg/ml，而由于循环雌激素是雌酮，大部分雌酮来源于肾上腺雄激素前身物质在腺外的转化，尤其是雄烯二酮，而雄烯二酮转化为雌激素受哪些因素的影响，以及雌激素的生物活性作用在绝经后为何有所变化尚不清楚，有待于进一步研究。

4. 孕激素　绝经后不再排卵，黄体酮明显降低，仅为育龄妇女卵泡期值的 30%。

5. 雄激素　85% 来自肾上腺的雄烯二酮，绝经后血中含量仅为育龄妇女一半，睾酮下降 20%，肾上腺分泌的去氢表雄酮和硫酸去氢表雄酮均下降 60% ~80%。

6. 催乳素　绝经后催乳素变化不大，有学者认为 FSH - LH 的升高会使催乳素下降。

7. 抑制素（Inhibin）　血抑制素浓度下降，比雌二醇下降早且明显，可能成为反映卵巢功能衰退更敏感的标志。

8. 甲状旁腺素（PTH）　由甲状旁腺分泌，雌激素与其相拮抗，并共同参与体内血钙平衡的调节，雌激素水平下降，甲状旁腺素升高。

9. 降钙素（CT）　由甲状腺滤泡细胞分泌，受雌激素刺激分泌增加，二者呈正相关，绝经后随雌激素水平下降而下降。

10. 生长激素（GH）　随年龄增长而减少。

综上所述，绝经后妇女体内内分泌发生明显变化，但在绝经过渡期及围绝经期常因人而异，但几种主要生殖激素分泌改变的规律往往是：①孕激素不足最早出现。②雌激素在开始时有所下降，继而可能出现一过性的代偿性的相对升高阶段，然后进入长期雌激素绝对缺乏状态。雌激素水平随年龄的下降过程并非呈线性，而是波动性下降。③FSH 可能有所升高或仍在正常水平，至卵泡完全耗竭后，才基本稳定在升高的状态。因此临床上测定围绝经期或绝经过渡期妇女血 FSH 和 E_2 水平以下几种情况均可能出现（见图 17 - 1），所以对围绝经期及绝经过渡期妇女血生殖内分泌激素测定的结果应结合其临床特征进行分析。

FSH↑ +E_2↑

FSH↑ +E_2↓

FSH→E_2↑

FSH→E_2↓

图 17 - 1　围绝经期及绝经过渡期妇女血 FSH 和 E_2 的升降情况

↑：升高　↓：下降　→：正常

三、临床表现

主要可分为两大类：一是以自主神经功能紊乱伴神经心理症状的症候群，二是低雌激素水平的相关疾病，现分述如下。

（一）自主神经系统功能紊乱伴有神经心理症状的症候群

1. 精神神经症状　临床特征为围绝经期首次发病，多伴有性功能衰退，可有 2 种类型。①兴奋型：表现为情绪烦躁、易激动、失眠、头痛、注意力不集中、多言多语、大声哭闹等神经质样症状。②抑郁型：烦躁、焦虑、内心不安、甚至惊慌恐惧、记忆力减退、缺乏自信、行动迟缓，严重者对外界冷淡、丧失情绪反应，甚至发展成严重的抑郁性神经官能症。

据统计绝经妇女中精神神经症状发生率为58%，其中抑郁78%、淡漠65%、激动72%、失眠52%。约有1/3有头痛、头部紧箍感、枕部和颈部疼痛向背部放射。也有人出现感觉异常，常见的有走路漂浮、登高眩晕、皮肤划痕、瘙痒及蚁走感，咽喉部异物梗阻（俗称梅核气）。

2. 血管舒缩症状　潮红、潮热是妇女进入围绝经后的特征性症状，其发作与雌激素减少致血管舒缩平衡失调有关，曾有报道调查6174例围绝经妇女，有血管舒缩症状者占50.9%。患者时感自胸部向颈及面部扩散的阵阵上涌热浪，同时上述部位皮肤有区域性弥散性或片状发红，伴有出汗，汗后又有畏寒。潮热突然出现，可持续数秒到数十秒，甚至达1个小时，通常约1~2分钟，发作次数可由每周1~2次到每天数次至数十次。在发作时能测到一些客观指标：如脉搏加快13%~20%；在发作1.5分钟时皮肤（手指、面颊）温度上升，9分钟时温度达高峰，升高温度为0.2~2.7℃不等，40分钟后温度回到基值。因此患者感到难以忍受的不舒服和烦躁，常急于解开衣襟，开窗通风，或寻物代扇取凉，额部微汗，手心湿润。发作的频率、严重程度以及持续时间个体差异很大，发作多在凌晨乍醒、黄昏或夜间、活动、进食、穿衣、盖被过多、热量增加的情况下或情绪激动时，伴头痛、心悸。症状严重者影响情绪、工作、睡眠，困扰患者使之感到痛苦。82%的患者此症状持续1年左右，有时还能维持到绝经后5年，在绝经前及绝经早期较严重，随绝经时间进展，发作频度及强度亦渐渐减退，最后自然消失。

3. 心血管症状

（1）28.9%的患者有假性心绞痛，有时伴心悸、胸闷。症状发生常受精神因素影响，且易变多样：症状多、体征少，心功能良好，心电图、心功能、24小时动态心电图监测属正常生理范围，用扩血管药物不见改善。曾跟踪部分患者作冠状动脉造影结果呈阴性。一些学者描述围绝经期妇女出现的这样一组心血管症候群类似心血管疾病中的X综合征。

（2）15.2%的患者出现轻度高血压，特点为收缩压升高、舒张压不高，阵发性发作，血压升高时出现头昏、头痛、胸闷、心慌。一些病例用雌激素治疗后可下降。围绝经及绝经后妇女在复杂的生理性的机体内环境改变及因而引起的病理变化中生存，不同的家庭因素、社会影响、个人的性格特点、精神因素，所表现的自主神经紊乱的症候群症状变化多样，可轻可重，甚至有人无明显不适，安然度过。也有10%~15%的患者症状较为严重，影响日常的工作和生活，需药物治疗。

（二）与内分泌改变（低雌激素水平）的相关疾病

近年来研究发现全身各脏器（包括皮肤、肌肉、心、脑、血管、骨骼等）均有雌激素受体，受雌激素作用，因而绝经后雌激素水平下降可出现相关症状。

1. 月经紊乱　详见功能性子宫出血。

2. 外阴及阴道萎缩　外阴及阴道萎缩时，外阴部的皮肤逐渐变薄，皮下脂肪减少，阴阜上的阴毛稀少，阴道上皮细胞随着雌激素的降低而渐渐萎缩，表皮细胞中含糖原的细胞消失，pH处于6~8，阴道弹性减低，长度缩短，皱褶变平，排液量减少，润滑作用缺乏，临床上发生一系列症状，如外阴瘙痒、性交疼痛、老年性阴道炎等，造成很大痛苦和不安，甚至影响家庭和睦。

3. 膀胱及尿道的症状　当雌激素缺乏时，有些妇女可发生一系列由于膀胱及尿道黏膜萎缩所致症状，如萎缩性膀胱炎、尿道炎、尿道口外翻、肉阜及张力性尿失禁。且由于膀胱容量随增龄而减少，生育年龄时约500ml，60岁时仅为250ml左右，因而尿液积聚稍超过容量即会引起不自主的膀胱收缩，并感尿意，出现尿频、尿急、夜尿增多。老年妇女虽有这些症状，但检查并无明显感染证据，培养也未见致病菌。但由于膀胱肌肉收缩力下降，也会引起排尿不畅，残余尿增加，且尿道黏膜薄而脆易损伤，故绝经后妇女也易发生反复发作的泌尿道感染，予雌激素后可改善症状。

4. 子宫脱垂及阴道壁膨出　尤其是曾有过多次分娩史及会阴严重撕裂者，雌激素缺乏易于发生盆底肌肉与筋膜松弛，目前老年子宫脱垂病例颇为多见。可酌情采用子宫托或手术治疗，手术方法根据年龄、体质而定。

四、治疗

（一）性激素补充治疗

1. 性激素补充治疗的意义　性激素补充治疗（HRT）是一种医疗措施。当机体缺乏性激素，并由此发生或将会发生健康问题时，需要外源性地给予具有性激素活性的药物，以纠正与性激素不足有关的健康问题。从广义上讲，这种治疗措施可用于任何性激素不足的临床症状。卵巢功能生理性减退、内分泌失调，最终雌激素不足是绝经前后心理及器官功能失调，以致发生退化性病变的基本病因之一，需要性激素补充治疗；卵巢功能病理性减退也是性激素补充治疗的指征，但是前者应用普遍得多。尤其是随着社会进步，人类寿命延长，妇女对自身生活质量的追求，任何一个活到足够年龄的妇女都希望能从性激素补充治疗中获益。性激素补充治疗正是在这种需求中发展的。

性激素不仅对维持、保证性器官发育完善有重要意义，并且影响骨骼发育、自主神经系统的平衡，甚至情绪、体力、代谢等都将受到不同程度的影响，直接与身心健康有关。女性步入更年期以后，卵巢逐渐老化，终止排卵，血清性激素水平明显下降，全身两百多个部位、器官均受到影响，并影响到全身机体组织的新陈代谢。自主神经系统紊乱、骨质疏松症、冠心病等老年性疾病发病率明显升高。内生殖器子宫萎缩、变小，阴道黏膜变薄，分泌物减少，阴道内干燥，抵抗致病菌侵袭能力下降，性能力减退。

目前医疗界已取得共识，恰当地补充性激素可望改善临床症状，恢复心理平衡，并有益于身心健康。

经雌激素补充治疗后可取得明显效果的有：①控制血管舒缩，减少潮热、潮红、出汗，减轻忧郁、失眠等神经、精神症状。②纠正外阴和阴道黏膜的萎缩，减少性交痛，提高性欲。③老年性骨质疏松症防治，保持骨密度，用药2～5年骨密度上升，因骨质疏松而引起的骨折降低50%。④降低心血管系统疾病的发生率。

2. 性激素补充治疗原则　近年来提出性激素补充治疗的原则是：①生理性补充。②个体化处理。③以最小量达到最好效果。④联合应用。

根据不同个体卵巢功能衰退的状况，性激素（包括雌激素、孕激素、雄激素）缺乏的具体情况及由此而引起的不同临床表现，有针对性地进行生理性补充，以期缓解症状、延缓退化性疾病的发生、提高生活质量，而不引起严重的不良反应。绝经后主要的激素改变是血雌激素水平下降，而由此引起一系列临床症状及退化性改变，处理应以补充天然雌激素为中心，要求血雌激素水平达到育龄妇女卵泡期水平。为保护子宫内膜，对有完整子宫的妇女应加用足量孕激素10～14日。以对抗内膜过度增生；也可与雌激素连续联合应用。原则上应选用雄激素活性低、对代谢无不良影响的孕激素制剂。手术绝经的妇女因缺乏卵巢雄激素分泌，可酌情补充少量雄激素。

性激素补充治疗应个体化地进行选择，鼓励在医师检测下长期应用。

3. 性激素补充治疗的前景　性激素补充治疗的前景是具有组织特异性的选择性作用在不同组织器官的靶细胞以达到在各种不同组织中发挥不同作用。要求能有效缓解症状，预防泌尿生殖器官萎缩，预防骨丢失，保护心血管功能，预防冠心病及动脉粥样硬化，同时在子宫乳腺中避免雌激素作用。

目前，组织特异性的利维爱被寄予厚望；选择性雌激素受体调节剂“selective estrogen receptor modulator，SERM”迅速发展，其中第二代昔芬类药物—雷洛昔芬（Reloxifene，Evista）正在推向市场；植物性雌激素：中草药，食物中所含黄酮类结构有待于进一步开发。

4. 绝经后性激素补充治疗的适应证　绝经期综合征严重影响生活质量；骨质疏松高危人群；预防心血管疾病；性生活不能协调者；反复发作性泌尿道感染。

5. 绝经后性激素补充治疗禁忌证　不明原因阴道流血；目前患有乳腺癌、子宫内膜癌等肿瘤；系统性红斑狼疮；一年内曾患有血栓性疾病；慎用：如有患子宫内膜癌、乳腺癌的病史，妇科其他肿瘤史，子宫内膜异位症，高血压，糖尿病，严重胆囊疾病等。

6. 绝经后性激素补充治疗方法

（1）性激素的作用：①雌激素的不良反应：刺激子宫内膜异常增生，导致细胞异形改变，进而发展为癌，诱导妇女乳腺细胞异常生长。②孕激素：在子宫内膜中增加 17β－雌二醇脱氢酶活性，促进雌二醇代谢下调子宫内膜细胞核中雌激素受体浓度，抑制 DNA 合成，因而有保护子宫内膜的作用。③雄激素：促进蛋白合成，提高基础代谢率，增加骨形成，充沛精力，唤起性欲作用。

（2）根据雌、孕、雄激素作用特点，性激素替代治疗的模式。

单用雌激素：仅适用于子宫已切除患者。

单用孕激素：周期性疗法适用于绝经过渡期功血；连续性疗法适用于绝经症状重不能用雌激素的患者。

雌激素和孕激素联合应用：①连续序贯，前 18 天雌激素，后 12 天加孕激素（30 天）。②周期序贯，前 18 天雌激素，后 12 天加孕激素（25 天停药），有撤退性出血。③连续联合，雌激素加孕激素，30 天。④周期联合雌激素加孕激素 25 天停药。⑤雌激素加雄激素联合应用。⑥雌激素加孕激素及雄激素联合应用。

（3）性激素补充治疗期限：用于缓解症状，可针对症状短期使用，通常 1～2 年。用于退化性疾病，预防疾病一般应坚持 5～10 年以上，资料显示用药 6 年减少骨质疏松症引起髋部骨折危险性 50%。

（4）性激素补充治疗的监测：①用药前、用药后半年随访一次。②详细询问病史、体格检查、身高、体重、BMI 检测。③乳腺触诊。④妇科检查三合诊。⑤宫颈防癌刮片检查。⑥化验、辅助检查：血 FSH、E_2、P 检测，阴道细胞学检查；超声检测子宫内膜厚度应小于 5mm；血脂、血糖；骨密度（DEXA）。

（5）常用的激素治疗方法。

1）雌激素疗法：①尼尔雌醇（Nilestriol）是一个合成的雌激素，衍生于雌三醇，口服吸收后在体内储存于脂肪组织，缓慢释放。剂型及规格：片剂，1mg/片，2mg/片，5mg/片。

用法为每2周服一次，每次服1～2mg，或每4周服一次，每次5mg。不良反应及注意点：少数人可有白带增多、乳房胀痛等反应，对有子宫的患者，如长期服用应周期性加用孕激素，即尼尔雌醇每月服一次，每3个月加服甲羟孕酮10mg/d，连服10天。②结合雌激素（conjugatedestrogen），常用药物是倍美力。剂型及规格：片剂，0.625mg/片，0.3mg/片。用法为0.3mg/d或0.625mg/d，连续或周期性服用。③诺坤复，为17β－二醇（17β－estrodiol）。剂型与规格：片剂，1mg/片。每日1片口服，连续服用或按医嘱。④补佳乐，戊酸雌二醇（estradiol valerate）。剂型与规格：片剂1mg/片。用法为每日1mg，口服每日一次，连续服用21天或按医嘱。

2）雌、孕激素联合治疗：同前“雌激素和孕激素联合应用”。

3）孕激素治疗：①甲羟黄体酮（medroxyprogesterone），即甲羟孕酮，剂型及规格：片剂，2mg/片；用法为2～10mg每日一次口服，与雌激素配合作周期治疗。②炔诺酮（norethisterone）的剂型及规格：片剂，0.625mg/片，用法为0.625～5mg每日一次口服，与雌激素配合作周期治疗。③环丙黄体酮（cyproterone）的剂型及规格：片剂，50mg/片。用法为50mg每日一次口服，与雌激素配合作周期治疗。

4）常用的复方制剂：①倍美安（premelle）：每片含倍美力0.625mg及甲羟孕酮2.5mg，每包含28片，适用于连续联合治疗。②倍美盈（premelle cycle）：有14片0.625mg的倍美力和每片含倍美力0.625mg及甲羟孕酮5mg复方片剂，每包28片，适用于连续序贯治疗。③诺更宁（kliogest）：17β－雌二醇2mg与醋酸炔诺酮1mg的复方片剂，每包28片。

仿性腺激素，即利维爱，化学名替勃龙（tibolone）的剂型及规格：片剂2.5mg/片，用法为2.5mg每日一次口服或个体化给药。近年来研究提出东方妇女用1.25mg/d也可有一定疗效。

5）雄激素治疗：①十一酸睾酮（testosterone）的剂型及规格：胶囊，40mg/粒，用法为维持剂量40mg每日一次口服。②甲基睾酮（methltestosterome）的剂型及规格：片剂，5mg/片，用法为5～10mg每日一次含舌下。

6）贴皮剂治疗：为避免肝脏首过效应可采用贴皮剂，如妇舒宁（17β－雌二醇），25μg或50μg制成贴皮剂，使用时将其贴于髋部或臀部，每日一张，每月两次。也可制成凝胶剂每次2.5g，每日一次敷于皮肤，可周期性使用24日，停用7日后重复使用。周期第20天起加服甲羟孕酮4mg/d，连服5天。

7）阴道给药：适用于泌尿生殖道症状严重者可给予局部用药。①栓剂，即雌三醇（estriol，E_3），2mg/粒，每日一次阴道内给药。②霜剂，即倍美力软膏，0.625mg/g，霜剂每日0.5～2g，阴道内给药。可根据患者的不同情况或用药后的不同反应适当调整剂量。

7. 性激素补充治疗的不良反应　因人而异，多见的可能有乳房胀痛，不规则的阴道流血，偶见恶心、水肿、胃部不适、皮肤过敏、肝功能改变等。可酌情继续用药，调整雌孕激素剂量、更改药物种类或停药随诊、监测子宫内膜厚度等处理。

（二）其他防治方法

除了应用雌激素治疗绝经期综合征以外，对进入更年期的妇女还需要其他方面的防治方法，现介绍如下：多数国外学者认为生殖内分泌紊乱是导致绝经综合征的主要原因，症状的出现与雌激素分泌减少的速度和程度相一致，未到绝经年龄妇女因病手术切除双侧卵巢或对双侧卵巢进行放疗后，由于卵巢功能突然消失，雌激素水平突然急剧下降，患者会出现明显的绝经综合征症候群。而自然绝经，雌激素水平缓慢下降则症状较轻，服用雌激素后症状可基本缓解，上述发现均支持雌激素缺乏是导致绝经综合征的主要原因的观点。但并不是唯一原因，其发生与神经类型、文化程度、职业特征均有关；城市职业妇女、文化程度越高其发生率也较高，另外近年来研究潮热患者在其发作时检测血清 LH，发现发作时间、症状程度与 LH 峰值高度成正比。但又发现因病作垂体切除者也有潮热发生，故认为可能有垂体以上神经中枢诱发。进而提出神经—内分泌学说；研究提示：雌激素水平下降干扰了神经递质儿茶酚胺，引起多巴胺（DA）/去甲肾上腺（NE）比率改变，5-羟色胺（5-HT）系统活性增强，5-HT 本身为低分子致热源且 5-HT 系统与 GnRH 神经元、交感神经系统及体温调节中枢关系密切，其活性增强使体温调节中枢不稳定，导致潮热发生。近年来在神经介质和神经肽方面的研究提示大脑皮层通过血 β-内啡肽及 β-内啡肽自身抗体对下丘脑功能起调节作用从而引起绝经综合征症状。在正常人体内 β-内啡肽和 β-内啡肽自身抗体浓度维持在稳定的生理浓度，而综合征症状明显者与对照组相比 β-内啡肽及其自身抗体均明显降低。

1. 预防

（1）医疗保健人员应以积极主动与更年期妇女进行卫生保健知识的宣传教育，帮助他们掌握必要的科学知识，消除恐惧与疑虑，以乐观和积极的态度对待更年期。

（2）对更年期妇女的家人，主要是对她们的丈夫也要进行卫生保健知识的宣传，帮助他们了解妇女更年期可能出现的症状，在一旦出现某些神经功能失调症状时，应给予关怀、安慰、鼓励和同情。

（3）更年期妇女最好半年至一年进行一次体格检查，包括妇科检查和防癌检查，有选择地做内分泌检查。医疗保健人员应向更年期妇女提供优质咨询服务，帮助他们预防更年期综合征的发生，或减轻症状，缩短病程。

（4）绝经前行双侧卵巢切除术者，适时补充雌激素。

2. 治疗

（1）一般治疗：对病情轻微，仅出现一般症状，如头痛、头晕、心悸、失眠、乏力、忧虑者，可给予耐心解释、安慰，以消除其顾虑，帮助其树立战胜疾病的信心；鼓励他们参加力所能及的工作；进行经常性的体育锻炼；参加适度文娱活动。同时还可以根据病情给予以下药物：安定 5mg 睡前服用，谷维素 30~60mg/d，分 3 次服用，有助于调节自主神经功能。此外，还可以服用维生素 B_6、复合维生素 B、维生素 E 及维生素 A 等。

（2）精神心理治疗：医生应与患者进行个别交谈，给患者以精神鼓励，解释科学道理，帮助患者解除疑虑，建立信心，促使健康的恢复，并建议患者采取以下措施延缓心理衰老。

1）科学地安排生活：保持生活规律化，坚持力所能及的体育锻炼，少食动物脂肪，多吃蔬菜水果，避免饮食无节，忌烟酒。

2）坚持力所能及的体力劳动和脑力劳动：坚持劳动可以防止肌肉、组织、关节发生“失用性萎缩”现象。不间断地学习和思考，学习科学文化新知识，使心胸开阔，防止大脑发生“失用性萎缩”。

3）充实生活内容：如旅游、烹饪、种花、编织、跳舞等，以获得集体生活的友爱，精神上有所寄托。

4）注意性格的陶冶：更年期易出现急躁、焦虑、忧郁、好激动等情绪，这些消极情绪有害于身心健康，要善于克制，并培养开朗、乐观的性格，善用宽容和忍耐对待不称心的人和事，以保持心情舒畅及心理、精神上的平静状态，有利于顺利度过围绝经期。

（芦延峰）

第二节 骨质疏松

一、正常骨的形成

正常的成人全身有206块骨，根据形状可分为长骨、短骨、扁骨及不规则骨，根据结构可分为密质骨和松质骨。皮质骨又叫密质骨，占人体骨骼的80%，是人体四肢长骨的主要组成部分，有髓腔外骨皮质及其之间的小梁骨组成；松骨，占人体骨骼的20%，分布于长骨的骨干骺后端与脊椎。椎体内含密质骨很少，而以小梁骨为主。骨髓腔内有血管及髓液。

每块骨骼都有（成骨细胞、破骨细胞及衬里细胞）、骨基质（胶原纤维）以及矿物质（主要为钙和磷）组成。钙和磷以结晶形式沉着于由胶原组成的骨基质中，骨中还含有碳、镁、氟等不同的离子，这些矿物质对维持骨强度起到一定的作用。

骨是一种活的组织，在不断的吸收和形成过程中维持着一种动态平衡关系。骨的重建周期是由吸收旧骨的破骨细胞和形成新骨的成骨细胞共同来完成的。骨的重建是使旧骨不断吸收并被新骨所取代，此即为骨代谢。

二、影响骨代谢的因素

（1）影响骨代谢的因素有很多，包括营养、消化、内分泌、维生素及微量元素以及运动和力的作用因素等。其中激素的影响最大也最敏感，包括甲状旁腺激素、降钙素、肾上腺皮质激素以及性激素。

（2）雌激素对骨骼的发育和骨重建有极重要的作用，雌激素起保护骨骼作用，绝经后雌激素快速下降，骨骼脱钙，骨量会快速下降，在双卵巢切除后（中年妇女），腰椎松质骨年丢失率为80%，皮质骨为2%，2～4年后松质骨丢失速率减慢，5～7年后皮质骨丢失速率也不断减慢。

（3）雌激素影响骨代谢的途径：①可直接影响成骨细胞和功能。②可促进降钙素的分泌。③降低骨细胞对甲状旁腺激素的敏感性。④促进1、25－羟化酶的活性，增加1、25－双羟维生素D的合成间接增加肠钙吸收。⑤可增加胰岛素生长因子和抑制白细胞介素的释放。雌激素缺乏时，骨转换增强，破骨细胞活性增加更为显著，其结果导致骨吸收。

骨骼的坚度主要是由于钙质存在。在人体整个生命过程中，骨骼的内部不停地发生钙的丢失和补充，保持骨骼的正常形态和功能，这个过程是由成骨细胞和破骨细胞联合作用形成。在妇女进入绝经期，由于性激素尤其是雌激素的衰退，对成骨细胞和破骨细胞的功能产生影响，破骨细胞活性增加更为明显，其结果骨骼组织吸收的速度加快，导致骨量的丢失，骨中海绵状小孔增多，骨质变得疏松，坚固性减弱。

妇女一生中丢失皮质骨约30%，小梁骨约50%。包括自然绝经在内的任何原因导致雌激素缺乏，均可使骨的吸收大于骨的形成，引起骨量丢失，发生骨质疏松。

三、骨质疏松的定义

1993年第三届国际骨质疏松会议确定为“骨质疏松症是以低骨量、骨微细结构异常并导致骨脆性增加为特征的、易于骨折的一种全身代谢疾病。”

骨质疏松是由多种原因引起的一种骨病，其特点是在每个单位容积内骨组织总量减少，骨盐和基质的比例正常。其形态的变化是骨小梁变细、皮质变薄、髓腔增宽，髓腔内的软组织是正常的。这时，骨骼的强度和抗压能力下降，容易发生骨折，并出现全身或局部骨骼疼痛，肢体畸形和功能障碍。

四、分类

骨质疏松分为原发性和继发性两类。原发性骨质疏松包括如下几点。①青少年型骨质疏松：罕见，发生在儿童期至近发育期。②特发性骨质疏松症：少见，发生在两性中青年期。③退行性骨质疏松症：多见，占总病例的75%以上，多见于绝经后妇女和老人。其中又分为以下几型。Ⅰ型骨质疏松，与绝经有关，出现在绝经后10~15年。Ⅱ型骨质疏松，又称老年性骨质疏松，是与年龄增长相关的一种缓慢的骨丢失。继发性骨质疏松，是由内分泌病、胃肠道疾病、骨髓瘤病、结缔组织病、某些药物、不活动（失用）、类风湿性关节炎等原因所致。不论原发性或继发性，根据骨代谢转换特点又分为高转换型和低转换型两类。绝经期后的骨质疏松，大多数为原发性Ⅰ型，属高转换型。

随着人类平均寿命的不断增加，我国老年人口比例和数目也不断提高，目前我国已进入老龄化社会，老年性的骨质疏松症的发病率也不断增长，对老年人的健康和生活质量产生很大影响。

根据上海市流行病学调查，目前60岁以上的女性患不同程度的骨质疏松者约41.2%，已成为我国老年人致死、致残的危害公众健康问题。

五、临床表现

（1）疼痛、身高缩短、驼背、易骨折为骨质疏松症的特有症状绝经以后的妇女，有周身骨关节痛，步行时更剧，以膝和踝关节较明显，下楼困难，为最早期症状；以后发展为腰骶部疼痛，可表现为静止、翻身、弯腰、起坐时疼痛，行动受限，困扰患者生活。轻度骨质疏松不引起疼痛或其他任何症状。起病可以是隐袭的，也可以突然发生。突然的腰痛常因脊椎骨折引起，发生于轻微外伤，提取重物、扭转身躯或剧烈咳嗽后。由于骨折刺激神经及腰背肌痉挛，疼痛甚为剧烈，呈痉挛性，可放射至肋腹部、臀部、胸背部及下肢，疼痛于限制活动时减轻，常被误认为一般风湿病，而被忽视，延误诊断。

（2）锥体压缩塌陷可致驼背畸形，患者身材变矮，由于椎体前缘负荷大，因而每一椎体前缘比后缘短2cm，呈楔形，故除身高缩短外，形成脊椎后突呈圆背或驼背。隐袭起病者，身材变矮往往是一个重要的早期特征，常在连续测量身高时才能做出正确估计。脊柱压缩性骨折也可以没有任何症状。骨质疏松症患者绝经2年身高可以缩短2~3cm，俗称“老缩”。老缩的老年人即应警惕，及时治疗。此外，在老年人常因骨质疏松而引起长骨骨折，好发部位为股骨颈、桡骨远端和肱骨近端。老年人发生骨折不易愈合，尤其股骨颈骨折常使患者卧床不起，容易出现褥疮、肺炎等严重并发症，甚至因此危及生命。国内外统计结果显示，老年人股骨颈骨折后1年内50%发生各种并发症（肺炎、褥疮）而死亡，25%幸存者也将丧失生活自理能力，严重影响生活质量。

六、诊断

当患者出现身高缩短、弯腰驼背、周身骨痛症状时，病变已属晚期。而骨质疏松早期无明显症状，人们称之为无声无息悄然来临的流行病。人到40岁以后骨钙即开始从骨中流失，故建议人们在40岁以后即做骨密度测量及骨量测定或X线摄片，以便早期发现低骨量，及早预防和治疗。如果发现骨密度或X线片有异常，必须尽早就医，给予干预治疗，否则将更为严重，以及并发骨折。骨密度测量即测定人体骨骼中骨钙和磷的含量（以钙为主），骨钙少，骨量也低。测定骨量的方法有以下几种：单能X线测定仪（SPA）、双能X线测定仪（DEXA）、超声测定仪（SOS）及定量扫描仪（QCT）。血、尿骨代谢指标测定：血AKP、骨钙素（BGP）、尿吡啶丙酚（Pyd）及钙与肌酐比值。这些测定均有诊断价值，可以因地制宜、按需选择。

结合我国国情，我们提出三级诊断法如下。①一级：从患者自觉骨痛及外观体态身高缩短、弯腰驼背即可明确，但为时已晚。②二级：在第三腰椎中心拍侧位X线片，根据拍片结果分析，但X线片能明确诊断，骨已吸收1/3。③三级：骨密度测定及血液中骨代谢指标测定，这些方法灵敏、准确，但费用较高。

七、防治

目前认为骨质疏松症预防重于治疗，由于诱发本病的原因众多，因此防治采取综合措施，包括适当的营养、锻炼以及内分泌激素、维生素D和钙剂的补充。妇女进入中年以后，经常注意饮食中需有足够的蛋白质、维生素D和钙剂，并经常进行体育锻炼，可以防止或延缓绝经后及老年性骨质疏松。

1. 提高骨峰值量　人的骨骼从儿童生长发育开始增加，到25~30岁达到顶峰，此时的骨量称峰值。以后维持一段时间，40岁后开始减少。提高骨峰值量，应从青少年开始，重视营养，补充钙等矿物质的摄入，加强体育锻炼，提高骨峰值量。美国营养学会（RDA）推荐，儿童青少年每日应摄入1200mg钙。

2. 合理饮食结构　以植物性食物为主者，其饮食中的钙盐难以吸收。因此，为了增加钙盐的吸收和摄入，有必要增加动物性食物，尤其是海产品，以补充高质量的蛋白质、钙、磷、维生素D和维生素C等。骨质疏松时，骨中蛋白质和骨盐均有丢失，因此需要给予高蛋白饮食、足够的矿物质和维生素。体力活动对成骨细胞的功能是必要的刺激。有人报道，在一组55~94岁老年骨质疏松症患者经8个月的锻炼和体疗后，骨组织量增加3%~8%，可见活动的重要。对每个骨质疏松症患者，都应制定适当的锻炼计划（必须适当，过量活动易发生骨折）。患者因病须暂时卧床时，也应鼓励其在床上进行四肢和腰、背肌的锻炼，以防止失用性肌萎缩和骨质疏松的进一步发展。

3. 补充钙剂和维生素D　FDA推荐用量每日需钙800mg，特殊人群每日1200~1500mg。根据中华营养学会大样本调查，按每日需要800mg计算，我国有50%的人（包括妇女等特殊人群）缺钙达50%。在我们的普通食物中每日仅能得到400~500mg的钙。因此，缺少的钙需从钙制剂中补充。孕妇及哺乳期妇女由于保证胎儿生长发育的需要，应补充足够的钙剂以避免孕妇孕期钙负平衡而引起胎儿低骨钙。建议孕妇每日摄入钙1500mg。老年人由于肠道吸收能力的减退，需补充更多的钙以维持正常的代谢需要。一般认为，每日需钙1000～1500mg。奶制品（100ml普通的牛奶含100mg的钙，高钙奶中更多）海鲜类食品、某些植物（如大豆、芝麻等），这些食品中均含有丰富的钙。食物中和药物中的钙摄入后，都经过小肠吸收进入血液。其中，98%～99%储存于骨中，只有1～2%储存在血液中。每个人血液内的钙必须维持在正常恒定的数量。骨钙与血钙互相调节以保证血钙恒定。当人体血钙减少时，储存在骨中的钙向血中转移；血钙过高时会向骨及其他器官沉淀，如心、肺、血管等，引起异位钙化，并由尿液排出体外。血钙过高或过低都会引起严重的并发症，如四肢抽搐、心脏停搏等情况。口服钙剂后在人体小肠吸收时须由维生素D的协助，维生素D进入人体后须经二次羟化成活性维生素D_3，在体内起生物活性作用。第一次羟化在肝脏，第二次羟化在肾脏，老年人由于肾功能降低，25－羟化酶活性降低，因而由食品或光照经皮肤吸收的维生素D难以转化为活性维生素D_3。骨化醇制剂为活性维生素D_3，故口服后可增加钙在肠道内吸收。目前市场上骨化醇的制剂有a－D_3、罗钙全、萌格旺、霜叶红，剂量均为0.25～0.5μg。每日1次口服。

4. 补充雌激素　1937年德国Albrt医生首次提出应用雌激素以减轻绝经后症候群，并广泛应用于骨质疏松症的防治，有研究发现在卵巢切除3年内开始雌激素治疗可阻止骨量丢失。若延迟至六年后治疗，则不能阻止骨质疏松症的发生。

5. 补充氟化钠　在饮用水含氟超过4×10^{-6}地区，骨质疏松症发病较低。氟化物进入体内后可与羟磷灰石结晶结合在一起，稳定骨盐结构，使之不易被破骨细胞溶解，抑制骨质吸收，故可治疗本病。应用时需注意氟化物的过量摄入可导致骨质过度钙化，并有发生视神经炎、关节炎、慢性肠胃炎等不良反应。氟制剂有特乐定10mg/片，每日一次口服。

6. 降钙素的应用　降钙素由人体甲状腺滤泡细胞分泌，是骨骼的保护神，可抑制破骨细胞功能。雌激素能刺激甲状腺分泌降钙素，绝经后雌激素水平下降，降钙素水平也下降。降钙素有抑制骨质重吸收的作用，女性的降钙素水平较男性为低。因此，女性的骨质疏松症可能部分由于降钙素缺乏所致。市场上有降钙素针剂：益钙宁、降钙素。益钙宁，20单位/支，1次/周，肌肉注射。降钙素，50单位/支，2次/周，肌肉注射，用药6～12个月，可防止骨密度继续下降，用药1～2年后测骨密度有所提高。此外，降钙素具有中枢性镇痛作用，对骨质疏松症引起的腰背疼痛，镇痛效果良好。

7. 补充双磷酸盐　能抑制破骨细胞活性，防治骨质疏松。目前市场上有第三代双磷酸盐制剂，如福善美10mg/片，固邦10mg/片，效果均较好，不良反应小，唯一的不良反应为口服后如药物粘于食道壁，可引起食道溃疡，故应嘱咐患者早晨起床后即用白开水一杯吞服药片，然后洗漱、进食，保证药物由食道进入胃部。切忌吞服药片后又躺下，而使药片黏附于食道后壁引起食道黏膜溃疡。

8. 中医药的作用　中医认为，肾主骨生髓，肾虚衰老，骨髓失养，阴精不能固守，骨钙脱失而疏松、疼痛。治疗宜添精补肾，强筋健骨。以六味地黄丸（熟地、山萸肉、牡丹皮、泽泻、茯苓、山药）为主方，选加鳖甲、龟板、珍珠母、牡蛎等。亦可选用龙牡壮骨冲剂。

（芦延峰）

第三节 绝经与心血管疾病

动脉粥样硬化（AS）以及冠心病（CHD）是目前妇女居首位的死亡原因，50 岁以后尤其是绝经后心血管疾病发生明显增加，其原因部分与绝经后雌激素缺乏有关。雌激素降低增加冠心病发生主要因素，30% ~50% 归于脂代谢的改变，另有 50% 为雌激素能改善引起冠心病的其他高危因素。

一、雌激素对血脂代谢的有利作用

主要有以下几点：

（1）降低低密度脂蛋白（LDL－C），抑制 LDL－C 氧化和沉淀，减少泡沫细胞形成。

（2）升高高密度脂蛋白（HDL－C）。

（3）促使胆酸分泌，从而加速胆固醇（CT）从机体清除。

绝经后妇女由于雌激素下降血脂成分改变：表现为总脂蛋白（TC）、LDL－C 上升，HDL－C 下降。LDL－C 尤其是过氧化的 LDL－C 及泡沫细胞在动脉粥样斑块形成中起很大作用。血管内膜上有 LDL－C 受体，当血管壁有炎症或其他病变时，LDL－C（尤其是过氧化的 LDL－C）与受体结合沉淀于血管壁上，形成粥样斑块。久而久之出现管腔狭窄，脏器灌注血量缺少，发生心脑供血不足。而 HDL－C 是一种抗动脉粥样硬化的脂蛋白，是冠心病的保护因子，其作用是将周围组织，包括动脉壁内的胆固醇转运到肝脏代谢，进而排出体外，还有抗 LDL－C 氧化的作用，促进已损害的血管内皮细胞修复，稳定前列环素的活性。测定 HDL_2 及 HDL_3 亚分浓度对预测冠心病有较大意义。绝经后妇女血脂谱的改变（HDL－C↓、LDL－C↑、TC↑）是冠心的危险因素。HDL－C 水平与冠心发生呈负相关，HDL－C <1.04mmol/L（40mg/dl）即有不利影响，<0.9mmol/L，冠心病危险增加 2.7 倍。女性 TC/HDL－C 比值随年龄增大，其比值应 <3.5mol/L，当比值 >4.5mol/L，冠心病危险性明显增加。LDL 的理想值 <3.4mmol/L（130mg/dl），过高值 >4.1mmol/L（160mg/dl）。

二、雌激素预防心血管疾病的其他作用

（1）降低血黏度：较多研究发现，妇女绝经后血清雌激素水平下降血黏度增高，检测血纤维蛋白原、凝血因子Ⅶ、抗凝血酶和血清蛋白 C 均增高，因而血黏度增加，促进动脉粥样硬化。

（2）降低心血管紧张素转换酶（ACE）的活性，并改善血管调节功能，促使其扩张，改善冠状动脉对乙酰胆碱的扩张反应，加强血管扩张剂的作用。并促进血管内皮舒张因子（NO）释放，降低周围循环血管阻力，减少高血压发生。

（3）抗氧化剂作用：对抗过氧化 LDL－C 的细胞毒性作用，并延缓 LDL－C 氧化过程。

（4）使心肌收缩力增强，改善心功能，使心排血量（心输出量）及血流速度增加。

（5）增加胰岛素 β 细胞分泌胰岛素，并对高胰岛素血症的糖尿病患者对胰岛素敏感性增加，降低对胰岛素抵抗，减少高胰岛素血症的糖尿病。

目前经研究冠心病及动脉粥样硬化发病的 12 项高危因素中依次排列：高血压、糖尿病、吸烟、肥胖、遗传等。综上所述，雌激素有保护心血管系统的作用。而绝经后雌激素水平下

降，心血管疾病发生率增加。

三、防治

（1）有冠心病的患者在积极接受内科治疗的同时，更应重视预防，尤其在缓解期、静息期以及虽未患冠心但有糖尿病、高血脂、高血压、肥胖的围绝经期患者，预防冠心病更有意义。

（2）预防措施主要是积极参加体育运动，已有冠心病患者出院后或缓解期亦应适当参加体力劳动，控制体重。忌高脂肪、高胆固醇食物，避免暴饮暴食，最好是少食多餐。冠心病患者饮食中动物脂肪的含量不应超过20%。要少吃猪脑、蛋黄、动物内脏及含胆固醇较高的食物。每日胆固醇的摄入量为250～300mg。糖类亦不宜多吃，因糖类在体内会转化为脂肪，应多吃植物性蛋白（豆制品等）及复合碳水化合物（如淀粉等），不吃单纯碳水化合物（如蔗糖、果糖、蜜糖及乳糖），要多补充维生素C，可多吃高纤维素食物，以改善大便习惯，增加大便量，增多排出粪便中的粪固醇，从而降低血清中的胆固醇。长期吃素亦影响健康，因饮食成分失调，可使体内内生性胆固醇增高。选择饮食时可选用下列食品：①黄豆，可降低血清胆固醇浓度约20%。②蘑菇，有降低胆固醇和抗病毒作用。③洋葱，可防止高脂肪饮食引起的动脉粥样硬化和血栓形成。④大蒜油，可防止血脂变化并使动脉粥样斑块减少。⑤海带，据日本学者研究，海带是防止动脉硬化的最好食品。⑥茶叶，能分解脂肪并具有利尿作用，茶叶中的儿茶酚胺能增强血管韧性、弹性和渗透性，以预防血管硬化。茶碱还能兴奋精神，促进血液循环，减轻动脉硬化对肾脏的不良影响，有益于冠心病的恢复。

冠心病患者应忌烟酒，甚至咖啡。酒能刺激神经系统，长期大量饮酒，可产生血管和心脏病变。啤酒亦可破坏正常的饮食规律，引起心脏扩大，并使心脏衰弱。烟草中的尼古丁能损害心脏血管系统正常调节功能，使供应心脏血液的血管收缩，心脏应激性增加，可引起心绞痛，甚至心肌梗死。咖啡亦可引起心脏病发作，有关研究认为饮咖啡比吸烟对冠心病的危害更严重。

近年来研究提出，雌激素在预防心血管疾病中的应用范围：①高胆固醇血症。②血甘油三酯无明显异常升高而HDL－C降低者。③有心血管病的其他高危因素。④存在问题：雌激素对心血管的保护程度与使用时间及剂量关系有待进一步研究，而孕激素对心血管系统有无不利影响，可因不同的制剂、给药途径而不同。

（阿艳妮）

第四节　绝经与阿尔茨海默病综合征

1907年Alzheimer Alosis医生首次报道1例51岁的女性患者有进行性痴呆症，经过4年6个月后死亡的病例。以后亦有不少病例报道，被命名为“阿尔茨海默病”（Alzheimer’s disease，AD）即早老痴呆症。另一类发病较迟的痴呆症，则称为“老年性痴呆”。近年来人们认识到此两种疾病的神经病理改变相同，可视为同一种疾病。

一、病理生理

主要病理生理改变有。

（1）弥漫性大脑皮层萎缩，大量神经细胞变性及丧失，神经突触密度减低，以基底前脑及海马区最严重。

（2）神经细胞内、外有β-淀粉样蛋白（β-amyloidprotein，β-AP），尤如皮肤上棕褐色老年斑沉积，形成神经原纤维缠结。

（3）胆碱乙酰基转移酶活性低下，导致传递信息的神经传递物质乙酰胆碱减少。

（4）脑部血流量减少：检测证明，痴呆越严重，脑中的血流量越少，脑氧供应减少，脑细胞低氧代谢抑制乙酰胆碱合成，多巴胺下降，5-羟色胺（5-HT）、去甲肾上腺素能神经元也有累及。

根据流行病学研究：遗传、脑外伤、冠心病、缺乏教育等都为“AD”发病的危险因素，但有研究报道，在老年妇女中患病高于男性，为男性的1.5~3倍。Honjo报道本症患者血雌酮硫酸盐浓度低于年龄相当的无“AD”对照组。血E_2<20pg/ml的患者，19染色体载脂蛋白E（APOE）水平过高，促进β淀粉样蛋白沉积，抑制神经元突起的生长。Hender Son1994年研究报道用ERT的AD患者Mini Mental State score（神经精神高级评分，MMSS量表）评分平均值较非ERT者高8.4分。这些现象均指示雌激素缺乏可能增加“AD”发病；而雌激素补充治疗可能减少其发病危险性。

根据美国Alzheimer协会材料：目前约有400万AD患者，每年为此耗资1000亿美元。预计下世纪中将有1400万患者，对患者本人、家庭社会是巨大负担，并已列为成年人第四位死因。最近一项大样本流行病调查显示：中国并非痴呆病的低发区，发病率与欧美相似，美国国立卫生院妇女健康指导所（women health initiative，WHI）正在对8000名正常绝经妇女观察ERT能否预防AD，以进一步揭示ERT与阿尔茨海默病的关系，如确实如此将有巨大意义。

二、临床表现

阿尔茨海默病是一种慢性进行性疾病，其症状是逐渐出现的，所以家人也很难说清楚准确的发病时间，而在就医时，病情往往已相当严重。

（1）发病初期的主要症状是容易忘记事情，喜欢提多年前的往事，变得比较固执。正常老年人的记忆困难只是偶尔发生，其困难主要发生在回忆人名和地名等方面，对近期发生的事是能记忆的。痴呆患者的记忆困难是整个事情都想不起来，而且日趋严重，若做神经心理学测试，就能发现有命名能力缺失、视空间能力及计算能力障碍等，如测定结果低于一定标准时，就可能是痴呆的开始。阿尔茨海默病患者还会对以往日常生活中感兴趣的事情显得不关心，如原来每日要看报、看电视的人，逐渐不愿翻看报纸，对节目的内容根本不在意。这时，家人应注意到这种现象可能是阿尔茨海默病的开始。另外早期也会有嗅觉减退。

（2）当病情继续进展，记忆力也会越来越差，起初可能只忘记一些比较不重要的事，以后逐渐地对重要事情也常常忘记。对时间、地点及人物的定向力也越来越差，这时患者可能会迷路，不认得自己的家门，叫错熟人的名字，说不清自己的出生年月，不认识镜子中自己的形象，把过去事情和最近的事情混杂在一起，刚吃过饭会认为未曾吃过，反而责怪家人不给饭吃。患者还会爱收藏物品，甚至连破烂和垃圾也会视为珍宝。因为记忆差而忘记自己收藏的地方时，怀疑被别人偷走了。有的患者白天嗜睡、卧床不起，到了夜间却起来活动，并伴有猜疑、激动、迷惑不宁等，闹得家人和邻居不得安宁，称之为“日落综合征”。在个人卫生方面，由于运动能力缺失，往往会衣服穿得不整齐，甚至穿错。开始会有小便失禁，后来大便也会失禁，并且还否认自己有失禁现象。病情进展到这个阶段，一般临床接触就可测出其有严重认知障碍。若做脑电图检查，还可发现有广泛性慢波。CT 可发现脑皮层萎缩及脑室扩大。病情发展到最后，患者会变得同植物人一样，失去所有定向力及语言能力，进食及大小便都需要别人照顾。

（3）痴呆发展到严重程度时，死亡率很高，痴呆的病程一般是 2～8 年。很少有自发缓解及停止进行。一般到了后期，由于生活不能自理、卧床而继发褥疮、营养不良、骨折、肺炎等疾病或因衰竭而死亡。

三、诊断

关于阿尔茨海默病的诊断，目前主要根据病史和临床检查来进行。凡有肯定的智能障碍（即痴呆表现），起病缓慢，且逐渐加重，一般可诊断为阿尔茨海默病，但是必须排除脑部其他器质性病变所引起的痴呆，其中与脑血管病所引起的多发性梗死性痴呆的鉴别最为重要。一般可以根据起病的缓急，有无高血压、动脉硬化和脑中风史，病程波动的特点，人格是否保持完整，有无神经系统局限性体征等加以区别。

早期发现十分重要，以便于及时治疗。可以采用各种心理测验的方法，对患者既没有损伤，又可尽早检出认知功能方面的障碍。此外，CT、MRI 及脑电图都可作为辅助方法帮助明确诊断。

四、防治

因为阿尔茨海默病的病因至今还不十分清楚，到目前为止，对阿尔茨海默病的治疗还缺乏特别有效的医疗手段和措施。但是，根据以上对发病机制的认识及流行病学调查中知道的阿尔茨海默病产生的危险因素，还是可以做到早发现和早治疗。

雌激素治疗可能减轻 AD 患者的症状、预防或延迟 AD 的发生，其机制有：①抗抑郁焦虑，提高患者的积极性。②扩张血管、改善脑血供，使葡萄糖的运送增加，从而保护了神经元。③直接神经营养作用。④抑制 APOE 促使 β－淀粉样蛋白清除。⑤促进 Ach、DA、5－HT 等神经递质合成。

目前无根治方法，胆碱酯酶抑制剂 Cognex（Tacrine）可能对轻或中等程度患者有缓解疾病进展的效果；其他如应用抗氧化剂维生素、非甾体抗炎剂（NSAID）、泼尼松等。

（阿艳妮）

第五节　围绝经期及老年期性行为特点

性行为是人类最基本的生物学特征之一，是一种自然功能。人类性行为不仅是生理本能的反映，而是思想、情感、意识形态影响在内的社会心理因素与生物因素相互作用的结果，是行为、情欲、态度和品质的综合表现。人的性行为在不同阶段具有不同的特征。围绝经期、卵巢功能的逐渐衰退、生理器官的萎缩以及社会因素、道德观念等因素的影响，使她们的性生活与育龄妇女不同。做好围绝经期、老年期妇女性保健工作，保持家庭美满、性生活和谐、提高围绝经期、老年期妇女的生活质量，有益于她们的身心健康。1995 年，上海市妇女保健所对上海市区围绝经期妇女功能状况调查资料提示：性欲随着年龄增大而下降；性交要求和性交频率随年龄增大而减少；性交持续时间随年龄增大而缩短；约有 22.5% 妇女不性交。其中，性欲下降占 33.33%，自身的身体欠佳占 33.33%，认为老了不应该过性生活的占 20%，丈夫有病占 13.34%。

上述资料提示围绝经期、老年期妇女性功能明显减退。虽有减退，但仍有正常的性反射，约有 20% 的妇女有各期性反射，有高质量性生活表现。但对一个健康的妇女来说，衰老并不意味着性欲的必然减退和获得性高潮能力的丧失。因为性功能除体内性激素因素外，还有心理、性观念、社会等诸因素的影响。美国消费者协会调查发现，大部分人性生活的活跃可持续到 70 岁或更高，60 岁以上妇女有 3/4 以上仍和丈夫过性生活，平均每月一次；70 岁以上妇女仍有半数以上过着正常性生活。身体健康、感情融洽的夫妇，他们的性兴趣和性能力能持续到 70 岁、80 岁，甚至 90 岁。

1. 围绝经期、老年期妇女性生理特点　主要有如下几点。

（1）老年妇女性兴奋的生理反应较年轻人弱，性兴奋减慢，性高潮时阴道及其周围肌肉的收缩次数亦减少。虽然老年妇女绝经后阴道逐渐萎缩，分泌物减少，润滑度降低，会出现快感减弱，甚至性交困难等客观情况。但是生理上的衰退，并不意味着性欲和性功能的消失，他们仍可有良好的性功能，并可出现性高潮。一直持续性生活的老年妇女更是如此。适当的性生活，对老年妇女维护身心健康和延年益寿是有益的。

（2）老年妇女性活动存在着明显的个体差异：由于性观念、性习惯的不同，在性活动、性能力方面差异较大，这与社会习惯势力、家庭条件、环境影响、生理及心理因素密切相关。有人认为，年纪大了，与性也就无缘了，不再需要性生活；有的人认为，年老肾气衰退，性生活会耗伤精气，有碍健康，影响寿命；有的老年妇女丧偶后情绪低落，或受世俗观念的影响，或子女的无理干涉，无意或无法寻觅新的伴侣；有的住房条件差，几代同堂，老年人不便进行性生活；有的因家庭、退休、经济等问题承受着很大的体力和心理上的压力，无心顾及性问题；有的与老伴的健康状况有差异，性兴奋不同步，性生活不协调；有的由于生殖器官衰退，产生性交不适，或性交困难等；上述诸多原因的综合因素，压抑了某些老年妇女，使他们过早的减少或停止了性生活。然而越是没有性生活，阴道越是萎缩，性生活也越困难，这是失用性萎缩。

2. 性需求的变化受社会、心理、疾病等影响　各方面的影响所形成的性问题一直是影响围绝经期、老年期生活质量的重要方面。影响围绝经期、老年期性行为的因素有以下几方面：

（1）雌激素缺乏对性功能的影响：性腺与性功能是密切相关。妇女的性腺在更年期逐渐缩小，分泌雌激素逐渐减少，只有生育期妇女雌激素水平的 1/10。围绝经期、老年期妇女随年龄增大，绝经年限增加而性欲减退、性交要求减低、性交频率减少、性交持续时间缩短，其原因与雌激素水平下降有关。因为雌激素是维持正常性功能的物质基础。

1）器官退行性变化影响性行为：随年龄增长，外生殖器不可避免地发生着衰退的变化。大、小阴唇萎缩，阴道壁变薄或进而萎缩、皱襞消失、阴道弹性减少、阴道变窄变短，造成性交时男方阴茎插入困难。阴道黏膜萎缩，阴道区供血减少，阴道分泌物减少变得干燥，性交时干涩，润滑度减小，导致性交疼痛，甚至性交后黏膜被擦破而出血，这种情况使围绝经期、老年期妇女产生恐惧心理，害怕性交。

2）阴道、外阴炎症影响性生活：当雌激素降低后可使阴道酸度减少，降低抵抗力，容易感染，导致外阴黏膜破裂、外阴及阴道口疼痛，影响性交。

（2）心理因素对性行为的影响：围绝经期、老年期的性原动力，心理因素所起的作用几乎与生物因素的影响同等重要。性心理是性行为的内在动因和支配力量。虽然围绝经期、老年期妇女性功能随卵巢功能衰退而下降，当围绝经期、老年期妇女改变性行为的心理偏差，可改善围绝经期、老年期妇女性功能。国外曾对围绝经期、老年期妇女性行为进行研究，发现严重的焦虑与性交次数的减少有很重要的关系，抑郁和性欲的降低也有关。有些妇女往往随绝经的出现而产生一种悲观情绪、抑郁心理。还有些绝经妇女因外阴疼痛、阴道干涩，引起性交疼痛而产生恐惧心理，这些心理均会影响性行为。在消除性心理偏差后，恢复正常心理状态，可提高自身的性意识，从而支配性行为。

（3）社会文化及观念对性行为的影响：有些妇女文化水平低，性知识缺乏，她们不懂性生理、性心理，也不知随年龄增长后性行为会出现哪些变化。有些妇女利用掌握的性科学知识，与丈夫交流性生活感受，在性交前做性游戏，性交时转换姿势，使夫妇双方共同达到性高潮。性生活中夫妇双方都能达到性高潮是人类性生活高质量的表现。性观念对性行为是有影响的。在我国，由于封建社会的长期性禁锢，甚至禁欲，导致女性对自身的性问题缺乏正确的认识，从而影响性行为。

（4）健康状况对性行为的影响：性行为与围绝经期、老年期妇女的健康状况密切相关。如围绝经期、老年期妇女患心血管疾病时，担心性交会促发心肌梗死、心绞痛、中风，从而压抑性欲，不愿有性行为。有些患癌症的妇女，尤其是患生殖器恶性肿瘤者，经手术、放射治疗后阴道缩窄，性交发生困难；有的对癌症产生恐惧心理或认为癌症可以传染，这些想法均会影响性行为。

3. 应注意的问题

（1）保持心理上的健康，对坚持正常的性生活要充满信心，把老年夫妻过性生活看做是正常的，防止“衰败心理”。

（2）坚持适度的性生活对身体有益无害。但对身体确实有病的老年妇女不能莽撞行事。过度的性生活对身体不利。

（3）性生活的时间和频度要根据双方的体质和习惯。

（4）性交的体位及各种姿势要根据身体状况去选择，可采用女上位、侧位、床边位等。

（5）围绝经期、老年期妇女的性交，一定要经过充分的准备，使心理和生理上都达到充分性兴奋后再开始，不能急躁，否则阴道干涩会使女方产生疼痛、阴道皲裂出血等意外情况。

（阿艳妮）

妇产科
诊疗基础与临床处置要点

（下）

薛晓英等◎主编

吉林科学技术出版社

第十八章　女性不孕症

第一节　输卵管性不孕

输卵管在女性生殖活动中起重要作用，它不但担负着运送配子和受精卵的作用，而且为胚胎的早期发育提供场所和环境。输卵管分为间质部、峡部、壶腹部和漏斗部。漏斗部的输卵管伞摄取卵子，进入壶腹部受精，受精卵在第 2 天进入峡部，在峡部约停留 2 天，并发育成桑葚胚，第 4 天桑葚胚进入子宫准备着床。受精卵和早期胚胎在输卵管内运输是靠输卵管上皮纤毛运动和输卵管正常蠕动来完成，因此，无论是输卵管器质性病变，还是支配输卵管的自主神经功能障碍，或是内分泌功能失调，只要影响输卵管的通畅和正常生理功能，均可导致不孕。

一、病因

1. 输卵管和盆腔炎症　输卵管和盆腔炎症是引起输卵管性不孕的主要原因。炎症不仅引起输卵管梗阻，而且可以形成瘢痕，造成输卵管壁僵硬和周围粘连，影响输卵管蠕动，同时输卵管内膜炎可破坏和影响纤毛的活动，妨碍配子、受精卵和早期胚胎在输卵管内的运送，导致不孕。输卵管炎症可以由上行感染造成，也可继发于阑尾炎或其他盆腹腔炎症，输卵管炎症同时又有阻塞时，可造成输卵管积水或积脓。近年来，人工流产的增加和淋菌性盆腔炎的发病率上升，导致输卵管炎症和梗阻的发病率明显升高。常见致病菌有细菌、衣原体、支原体和淋球菌等。

2. 子宫内膜异位症　子宫内膜异位症引起不孕的原因是多方面的，对输卵管功能的影响是原因之一。异位种植的内膜病灶不断发展，可形成卵巢、输卵管和盆腔的异位子宫内膜囊肿，造成输卵管与周围组织粘连、梗阻和蠕动功能障碍，卵巢粘连或卵巢子宫内膜异位囊肿破坏正常卵巢组织妨碍排卵，盆腔粘连造成卵巢与输卵管伞部隔离，卵子不能进入输卵管。异位病灶造成的盆腔体液和细胞免疫因素的改变，也影响输卵管正常功能。

3. 输卵管和盆腔结核　输卵管和盆腔结核极易引起输卵管梗阻，但结核的发病率明显下降，由此引起的不孕症越来越少。生殖器结核绝大多数为继发性，原发病灶主要在肺，有时也继发于腹膜结核。结核累及女性生殖器官往往首先侵犯输卵管，可同时伴有子宫内膜结核或卵巢结核。早期输卵管结核仅表现为轻度充血、水肿，随着病变的加重，可形成输卵管脓肿、慢性间质性输卵管炎、结节性输卵管炎或输卵管积水等。发展为慢性结核时，则输卵管管壁肥厚、僵硬、失去正常蠕动功能，往往与周围器官和组织紧密粘连，子宫输卵管造影时表现为典型的串珠样改变。

4. 其他　女性输卵管绝育术后，输卵管发育不良，先天性输卵管缺损，手术切除输卵管，宫外孕保守治疗后输卵管粘连不通，输卵管功能障碍，如间质部或峡部痉挛。

二、诊断

1. 输卵管通液试验　此方法简单易行，并且有一定治疗效果，所以临床常用。时间安排在月经干净3～7天内，排除生殖道炎症后才能进行。器械用输卵管通液器、Foley氏双腔导尿管或特制的宫腔导管，液体用生理盐水加入抗生素、透明质酸酶和（或）地塞米松。根据推注时有无阻力、宫腔压力大小、液体有无外溢、患者有无腹痛来初步判断输卵管的通畅程度，若输卵管通畅，则注液时无阻力及腹痛。但若输卵管出现积水等异常时，也可容纳20ml以上的液体而产生假象，故应注意。注液速度宜缓慢，注压不超过250mmHg，注液量一般不超过25ml。输卵管通液试验只是一种比较粗略的检查方法，文献报道通液与腹腔镜检查的符合率在46%～78%，因而不能作为决定性诊断，需要确诊时应进一步做其他检查。

2. 输卵管通气试验　在月经干净3～7天进行。所用气体是CO_2，最大气体压力不超过200mmHg（26.7kPa），这个压力不至于使封闭的输卵管破裂，注入速度在20～40ml/min。输卵管正常而通畅者，一般当压力达80～120mmHg（10.6～16kPa）间即开始下降到一恒定水平40～80mmHg（5.3～10.6kPa），并随输卵管蠕动出现小的波动，波动的间隔是2～3秒。如输卵管阻塞，则压力持续上升直到停止注入。根据压力记录图形及主观感觉有无肩痛（气体膈下刺激症状）来判断输卵管是否通畅。输卵管通气试验的结果并不十分准确，输卵管通气试验的结果显示不通，不一定说明输卵管有器质性病变所致的阻塞，而可能是输卵管痉挛所致；通气显示通畅也不能说明输卵管功能完全正常，有时输卵管周围轻度粘连或子宫内膜异位症等情况，虽然显示输卵管尚通畅，但也影响受孕。

3. 子宫输卵管造影　子宫输卵管造影（HSG）的特点是结果比较可靠和无创伤性。借助HSG可以对子宫位置、宫腔形态、宫腔粘连、宫腔肿瘤和息肉、输卵管的形态及管腔是否通畅进行判断，还可以根据造影剂在盆腔内的弥散程度了解有无盆腔粘连。

HSG在月经干净3～5天进行。常用碘油作为显影剂，因为碘油吸收缓慢、显影较清晰。术前常规检查外阴及生殖道有无炎症，做碘过敏试验。术中在X线透视下缓慢注射造影剂，仔细观察造影剂在子宫、输卵管内的充盈情况，防止造影剂进入血管，在子宫、输卵管显影后拍片，24小时后再拍片1张，观察造影剂在盆腔内的弥散情况。

造影时，正常的子宫呈倒三角形，双侧输卵管峡部自左右子宫角处呈弧形细线状柔和地伸出，渐移行于输卵管壶腹部和伞部。24小时拍片，造影剂弥散于盆腔各处。异常的输卵管显影像有：输卵管闭锁、僵直、花蕾状、腊肠形（输卵管壶腹部闭锁或积水）和断续状等，子宫角部有时出现截断征象，可能系间质部痉挛所致，容易误诊为梗阻。还应注意子宫位置及形态，注意有无宫腔变形、充盈缺损、造影剂进入血管、宫颈扩大或羽毛状皱褶等征象。生殖道结核在造影时有特殊的征象：①盆腔平片中见多数钙化点。②输卵管因多处狭窄呈串珠样改变。③输卵管伞部阻塞并伴有碘油进入输卵管间质中，形成溃疡和瘘管等灌注缺陷。④子宫腔不规则狭窄和变形，碘油进入淋巴管、血管或间质。

在常规的子宫输卵管造影时发现约15%表现为子宫角部截断征象，如何区分是由于输卵管间质部梗阻还是由于暂时性痉挛所致，HSG和腹腔镜检查均无法做出判断。Novy（1988）等报道了一种输卵管插管造影的方法，应用一种特制的输卵管导管，在X线透视引导下，经宫颈、子宫缓缓插入输卵管导管，注意避免损伤输卵管内膜，通过近侧端并注入造影剂，观察输卵管的形态及通畅情况。经此种方法证实，HSG诊断为间质部梗阻的病例中有92%是通畅的。因此，对于怀疑间质部阻塞的病例，行输卵管插管造影可以明确诊断。

4. 宫腔镜检查　宫腔镜可以直接观察子宫腔的形态、有无粘连和输卵管在子宫角部的开口，尤其可以对子宫角部息肉或肌瘤阻挡输卵管间质部开口而影响其通畅者明确诊断，并可进行治疗。在宫腔镜下行输卵管插管通液试验可以更确切地反映输卵管的通畅情况。方法是：在宫腔镜下找到输卵管开口将输卵管导管轻轻插入0.5～1cm，注意不要伤及输卵管内膜，推注含有亚甲蓝或酚红的生理盐水，其中也可以加入抗生素和透明质酸酶等，根据推注时阻力大小及有无液体经输卵管口反流入宫腔，判断其通畅程度。但宫腔镜下输卵管插管通液术也有其局限性，有时找不到输卵管开口导致插管失败，输卵管积水或伞端粘连易误诊为输卵管通畅。宫腔镜检查应在卵泡期进行，因为排卵后子宫内膜增厚会造成出血及妨碍观察输卵管开口，在月经干净3～5天进行最为合适。用CO_2气体、高分子量右旋糖酐或葡萄糖溶液膨宫均可取得良好的膨宫效果。

5. 腹腔镜检查　腹腔镜检查可以对不孕症的病因有更深入的了解，有一些发达国家，腹腔镜已被列为不孕症的常规检查。腹腔镜下可直接观察子宫、输卵管、卵巢的情况，可以发现HSG不宜发现的盆腔病变，如子宫内膜异位症，输卵管、卵巢周围粘连，子宫直肠窝粘连，输卵管积水和输卵管伞端粘连等。可在腹腔镜直视下，经宫腔镜下或直接经宫颈行输卵管插管通液，观察液体经输卵管伞端溢出情况和输卵管的形态，确定输卵管是否通畅。综合一些文献资料，腹腔镜对于输卵管通畅性和盆腔病变的诊断，较HSG更为准确，Novy（1988）等报道，经HSG诊断为输卵管间质部梗阻的病例中，又行宫腔镜下输卵管插管通液并同时在腹腔镜或开腹探查下观察，92%的病例证实为通畅。为配合输卵管通液，腹腔镜检查常选择在月经后、排卵前进行，用CO_2气体膨宫比较安全，应注意严重盆腔粘连的患者不宜做此项检查。

6. 输卵管镜检查　输卵管镜是用于输卵管腔内检查的显微内窥镜，它有几条优点：①能直视整条输卵管腔的形态和内膜情况。②对于输卵管近侧端的阻塞区分是真正梗阻还是痉挛所致。③可同时进行治疗，可以除去管腔内的碎片及分离管腔内轻度粘连，用气囊或扩张导线扩张狭窄部分。输卵管镜通过共轴的宫腔镜插入，输卵管镜长1.0～1.5m、外径0.5mm，无创伤的头端和柔韧性可以减少输卵管内膜损伤和穿透输卵管肌层的危险，将输卵管镜插至近伞端，在退回的过程中，观察输卵管管腔和内膜的情况，镜检的图像可以直接传输到彩色监视器上。文献报道（Kerin 1990）HSG与输卵管镜检结果的符合率为74%。

三、治疗

应根据输卵管病变的病因、部位、程度选择恰当的治疗方案。

1. 输卵管通液治疗　在无急性炎症的情况下，对输卵管不通畅的患者可行通液治疗，时间在月经干净后3～7天之内，可隔日1次通液治疗，用通液器将药液注入子宫、输卵管，可适当加压注射。药液为生理盐水20～30ml，加入抗生素、地塞米松、透明质酸酶等。对怀疑有输卵管痉挛者，可术前20分钟肌注阿托品0.5mg，以使平滑肌松弛，解除痉挛。输卵管通液治疗适用于输卵管轻度狭窄、输卵管周围及伞端轻度粘连的患者。

2. 宫腔镜、腹腔镜和输卵管镜下治疗　宫腔粘连和黏膜息肉堵塞输卵管子宫开口，可以在宫腔镜下松解粘连和摘除息肉。宫腔镜下输卵管插管行通液治疗对输卵管狭窄和伞端轻度粘连有治疗作用。也可以在X线透视监测下行输卵管插管，注入造影剂，对输卵管进行疏通。

腹腔镜手术是有效的治疗手段，可以清除盆腔子宫内膜异位病灶，松解输卵管周围和伞端的粘连，恢复输卵管和卵巢的正常解剖关系，腹腔镜下可以行输卵管造口术。

输卵管镜为输卵管性不孕提供了一种新的诊治手段，可以在输卵管镜下去除管腔内碎片、松解管腔粘连、扩张狭窄部位，根据输卵管镜检查结果，选择合适的助孕方法。

3. 抗感染治疗　对于急、慢性炎症造成的输卵管阻塞，可选用敏感的抗生素进行抗感染治疗。复方甲硝唑溶液（含甲硝唑溶液、庆大霉素或其他抗生素、透明质酸酶、和/或地塞米松）保留灌肛，1 个疗程 10 天，有良好的治疗效果。结核性输卵管炎或盆腔炎首先抗结核治疗，经全身抗结核治疗后数月，可配合用含有抗结核杆菌的抗生素进行输卵管通液治疗。

4. 治疗子宫内膜异位症　对于轻度子宫内膜异位症合并输卵管阻塞的患者，可行输卵管通液术或行腹腔镜手术，清除盆腔子宫内膜异位病灶，松解输卵管周围粘连，恢复输卵管正常功能。有较大的盆腔或卵巢子宫内膜异位囊肿，主张行手术治疗，剥除囊肿，尽量保存正常卵巢组织，并保持输卵管的正常走行和位置，也可在腹腔镜下行囊肿抽吸，注入无水乙醇使异位内膜病灶坏死。这些治疗均可配合药物治疗，如达那唑、内美通、GnRH - a 等。

5. 手术治疗　体外受精 - 胚胎移植技术（IVFET）应用以前，手术治疗是输卵管梗阻的最后治疗措施。常做的手术有输卵管端 - 端吻合术、输卵管子宫角部移植术、输卵管周围粘连松解术、输卵管积水造口术、输卵管伞部成形术，其中输卵管结扎术后行端 - 端吻合术效果最佳，附件粘连松解术效果较好，伞部成形术效果较差，造口术效果最差。手术技巧的提高、术后早期通液、术中盆腔内放入低分子右旋糖酐防止粘连，可以提高手术的输卵管复通率。手术的最终效果，主要取决于输卵管的病变程度、范围，手术后输卵管通畅，亦不等于输卵管功能恢复正常，加之手术后又可重新粘连，因而妊娠率平均只有 15% 左右。

6. 辅助生殖技术　近年来辅助生殖技术不断发展，日益成熟。对于输卵管梗阻的患者可以行 IVF - ET 或宫腔内配子移植（GIUT），由于 IVF - ET 和 GIUT 可以免除手术的痛苦和创伤，并且可以达到 30% ~50% 的周期妊娠率，目前已成为输卵管性不孕的首选治疗方式。

（伦巍巍）

第二节　排卵障碍

排卵是成熟女性最基本的生殖生理活动，在成年妇女中，偶可出现无排卵周期，但如果无排卵持续发生或出现其他类型排卵障碍，则可导致不孕。

一、病因

女性正常的排卵过程是由下丘脑 - 垂体前叶 - 卵巢性腺轴控制的。它们之间存在自上而下的调节和自下而上的反馈调节。下丘脑脉冲式分泌促性腺激素释放激素（GnRH），作用于垂体，刺激垂体前叶促性腺细胞分泌 FSH、LH，FSH、LH 又作用于卵巢，在卵泡的发育、成熟、排卵、黄体形成和卵巢类固醇激素的分泌中起调控作用。卵巢分泌的雌、孕激素又对其上一级中枢起反馈性调节作用。下丘脑 - 垂体 - 卵巢这三个环节中任何一个环节功能异常，均可导致排卵障碍。引起排卵障碍的因素涉及精神性因素，全身性疾病，下丘脑 - 垂体－卵巢轴病变或功能失调，肾上腺或甲状腺功能异常等。下面只介绍性腺轴功能失调引起的排卵障碍。

1. 下丘脑功能障碍　除了先天异常、发育不全，主要为精神因素引起的下丘脑功能障碍，紧张、压力、环境改变导致下丘脑功能失调，GnRH 脉冲式分泌的振幅和频率改变，引起垂体促性腺激素的分泌明显低下，出现排卵障碍。神经性厌食症和长期服用避孕药造成排卵障碍均与下丘脑功能失调有关。PCOS 的发生也与下丘脑调控机制失调有关。

2. 垂体功能障碍　主要表现为垂体促性腺激素分泌低下，长期缺乏足够的下丘脑 GnRH 的刺激，可导致垂体功能低下。其他如空泡蝶鞍、垂体肿瘤（最常见为垂体催乳素瘤）、席汉综合征是比较常见的引起排卵障碍的垂体病变。高催乳素血症时，垂体分泌过高的 PRL，由于旁分泌作用常导致垂体促性腺激素分泌功能减退，影响排卵。

3. 卵巢功能障碍　PCOS 是最常见的引起排卵障碍的因素。卵巢早衰、卵巢对性激素不敏感综合征、卵巢发育不全、卵巢肿瘤均是引起排卵障碍的疾病。卵巢早衰和卵巢不敏感综合征都表现为高促性腺激素性闭经，但前者的卵巢萎缩，基本上没有卵泡，E_2 极度低下；而后者卵巢外观可表现正常，组织学检查见多数始基卵泡及少数初级卵泡，E_2 呈低水平或正常低值。一些轻度的卵巢性排卵障碍，如卵泡发育不良、黄素化未破裂卵泡综合征（LUFS）、黄体功能不全等也是导致不孕的原因。

二、诊断

对排卵障碍的患者应做系统的检查和评估。先排除全身性因素或疾病的影响，此外，还要考虑肾上腺皮质、甲状腺功能有无异常及对生殖功能的影响。对于排卵障碍要明确其病变部位、程度，从而有针对性地进行治疗。从以下几方面进行诊断。

1. 病史　不孕和月经改变的病史对诊断很有帮助。月经周期少于 21 天、不规则阴道流血、月经稀发、闭经均提示排卵障碍。从初潮即开始的月经稀发并逐渐加重或闭经，提示可能为 PCOS。月经失调伴有泌乳，可以考虑高催乳素血症或闭经溢乳综合征或垂体肿瘤所致。

2. 体格检查　需要做全面的体格检查。注意体形、体态、是否肥胖、第二性征发育情况；有无高雄激素的表现，如痤疮、多毛；有无溢乳。妇科检查应注意阴毛分布的形态和密度、阴蒂有无肥大、有无外生殖器和子宫畸形、子宫发育情况、卵巢有无增大或肿瘤、有无生殖道或盆腔炎症。

3. 下丘脑－垂体－卵巢性腺轴及其相关的内分泌功能检查

（1）性腺轴内分泌激素测定：主要测定雌二醇（E_2）、黄体酮（P）、尿促卵泡素（FSH）、黄体生成素（LH）、睾酮（T）、催乳素（PRL）六项。激素水平随卵泡的发育在整个月经周期中呈现周期性变化。每个实验室采用不同的检测方法及试剂，各有其正常范围。月经周期第 1～3 天取血测定基础值，月经周期第 22 天即月经前 7 天，取血测定 E_2 及 P，了解排卵和黄体功能。

1）E_2：卵泡早期 $E_2<184$pmol/L（50pg/ml），随卵泡发育 E_2 迅速上升，排卵前 1～2 天达到峰值，自然周期为 918～1835pmol/L（250～500pg/ml），每个成熟卵泡分泌 E_2 水平为 918～1101pmol/L（250～300pg/ml）排卵后 E_2 水平迅速下降，黄体形成后再次上升形成第二次峰值 459～918pmol/L（125～250pg/ml），黄体萎缩后逐渐下降到卵泡早期水平。

2）P：在黄体期的范围为 16～95nmol/L（5～30ng/ml），黄体期 $P>16$nmol/L（5ng/ml）

可断定有黄体形成，黄体中期即排卵后7gd左右P＞32nmol/L（10ng/ml），足以证明功能性黄体的存在，说明黄体功能正常。

3）FSH：基础值为5~15IU/L，排卵前峰值为基础值的2倍以上。

4）LH：基础值为5~15IU/L，排卵前升高至2倍以上。

5）PRL：正常范围为10~25μg/L。

6）睾酮：正常范围为0.7~2.8nmoL/L（20~80ng/dl）。

必要时应行甲状腺、肾上腺皮质功能测定，以明确是否是由于甲状腺或肾上腺皮质功能异常引起排卵障碍。

（2）孕激素试验、雌孕激素试验：孕激素试验用于闭经的诊断，可初步鉴别闭经的类型。方法：每天注射黄体酮10mg，连用5天，或每天注射黄体酮20mg，连用3天，停药后观察5~10天，有撤退性出血者为试验阳性，无出血为阴性。试验阳性者，说明体内有一定雌激素水平，称为Ⅰ度闭经。试验阴性，说明体内雌激素不足，子宫内膜增生不良，或子宫内膜破坏，以至于对孕激素无反应。

对于孕激素试验阴性的患者，应进一步做雌孕激素试验。方法：每天口服已烯雌酚0.5~1.0mg，连用22天，也可服用其他雌激素制剂，于最后3天每天注射黄体酮20mg，停药后观察5~10天，有撤退性出血为雌孕激素试验阳性，称为Ⅱ度闭经，无撤退性出血为试验阴性。试验阳性说明内源性雌激素水平低下，不足以刺激子宫内膜增生，因而对孕激素的作用无反应，外源性雌激素的作用使子宫内膜增生良好，恢复对孕激素刺激的反应。试验阴性者可诊断为子宫性闭经。

（3）氯米芬（clomiphene citrate，CC）试验：

1）方法：月经周期第5天开始，每天口服氯米芬50~100mg，连服5天，以促发排卵，在服药3天后LH可增加85%，FSH增加50%，停药后LH、FSH即下降。如果以后再出现LH、FSH上升达到高峰，诱发排卵，表示为排卵型反应，如果停药后不再出现LH、FSH上升，即无反应。在服药第1、第3、第5天测LH、FSH，服药第3周测P、E_2，确定有无服药后LH、FSH升高及排卵。

2）意义：目的是评估下丘脑-垂体-卵巢轴的功能。正常情况下，氯米芬作用于下丘脑-垂体，与内源性雌激素竞争受体，减弱体内E_2与受体的结合，解除雌激素对下丘脑及垂体的抑制作用，使血中FSH、LH升高，出现E_2高峰后，由于正反馈机制促发下丘脑释放GnRH，垂体出现LH高峰促发排卵。排卵后黄体形成，血中E_2、P升高。对GnRH兴奋试验有反应CC试验无反应，提示病变在下丘脑，CC试验有反应的患者促排卵效果好。

（4）GnRH兴奋试验：对于闭经患者行GnRH兴奋试验，目的是测定垂体对GnRH刺激的反应性及分泌FSH、LH的功能，从而鉴别闭经或排卵障碍的病因。

1）方法：常在卵泡期进行，早晨空腹，将50~100μg GnRH溶于5ml生理盐水中，静脉推注。于30秒内注完，在注射前及注射后15分钟、30分钟、60分钟、120分钟各取血2ml，用放射免疫或酶联免疫法测定FSH、LH值。也可用GnRH增效剂（GnRH-a）做兴奋试验，因为GnRH-a的生物效价比GnRH强10余倍，故做兴奋试验时只需5μg，它的半衰期较长，采血观察时间也应延长，可在注射后30分钟、60分钟、120分钟、180分钟取血观察。

2）结果判定：①正常反应：注射GnRH或GnRH-a后，LH峰值比基值升高2~3倍，高峰出现在给药后15～30分钟（GnRH）或60～120分钟（GnRH－a）；FSH峰值在注药后15分钟出现，为基值的1.5倍以上。②活跃反应：LH峰值比基值升高超过5倍。③延迟反应：峰值出现较晚，约在注射后60～90分钟（GnRH）或120分钟（GnRH－a）后才出现，其他标准同正常反应。④无反应或低弱反应：注射GnRH或GnRH－a后，LH无上升或峰值比基值升高不足2倍。

3）临床意义：①正常反应：说明垂体对GnRH的刺激反应良好，垂体功能正常，闭经的病因可能在下丘脑。②活跃反应：说明垂体促性腺细胞对外源性GnRH的刺激反应强烈，垂体分泌LH的功能良好。③延迟反应：外源性GnRH刺激后不能在正常时间内引起LH峰，说明垂体反应较差，也可能存在下丘脑功能低下。④低弱反应或无反应：垂体对GnRH的刺激反应差或无反应。表示垂体功能低下，病变部位可能在垂体。但应排除垂体“惰性状态”，即垂体由于长期缺乏下丘脑GnRH刺激，可表现为功能低下，重复GnRH刺激后可以产生正常或较好的反应，说明垂体功能低下是继发于下丘脑功能障碍，如果重复试验仍无反应，表明病变在垂体。

（5）小剂量地塞米松抑制试验：对于高雄激素血症的患者做此试验，可以鉴别雄激素的来源，从而有针对性进行治疗。雄激素是由肾上腺皮质和卵巢共同产生的，地塞米松可反馈性抑制垂体分泌ACTH，从而使肾上腺皮质分泌皮质醇和雄激素等减少，进行小剂量地塞米松抑制试验，可以鉴别雄激素升高的来源。方法：进行试验前取血测定睾酮、雄烯二酮、17羟类固醇和皮质醇基础值，当晚给予地塞米松2mg口服，第二天取血重复测定上述激素水平，若它们的血浆水平仅部分减少（减少小于50%），则雄激素主要来源于卵巢，相反则来源于肾上腺，在这种情况下应进一步做ACTH兴奋试验等其他内分泌试验，以排除库欣综合征、肾上腺腺瘤、酶缺乏或罕见的自主分泌雄激素的卵巢和肾上腺肿瘤。

4. 其他检测有无排卵的方法

（1）基础体温测定（BBT）：BBT是一种最简单的检测有无排卵的手段。BBT呈双相，说明体内有孕激素的作用，除外LUFS，即说明有排卵。典型的双相BBT表现为：高温期比低温期上升0.4～0.5℃，高温期持续12天或以上。不典型双相表现为：黄体期短于12天，基础体温呈梯形上升或梯形下降，可能为黄体功能不全的一种表现。BBT单相说明无排卵。排卵可发生在体温转变前后1～3天。有时体温上升前出现一最低点，可能是最接近排卵的时间。值得注意的是，发生LUFS时，因为有孕激素分泌，所以BBT呈双相，但没有发生排卵。

（2）子宫内膜检查：在月经前或月经来潮12小时内进行子宫内膜活检，将子宫内膜送病理检查，病理结果可分为三种类型：正常分泌期或月经期子宫内膜提示有排卵，黄体功能正常；如果为增生期子宫内膜，说明无孕激素作用，即无排卵；分泌期子宫内膜伴有间质反应差，可能为黄体功能不全的一种子宫内膜的表现。应注意LUFS时，虽然子宫内膜呈现分泌期改变，但并无排卵。子宫内膜活检可以对子宫内膜结核做出诊断。

（3）宫颈黏液检查：随卵泡的发育，分泌雌激素增加，受雌激素的作用，宫颈黏液分泌逐渐增加，变稀薄，清亮而透明，能拉成细丝，至排卵前，宫颈黏液涂片干燥后镜检出现典型的羊齿状结晶。排卵后，宫颈黏液变稠，不能拉成细丝，结晶变为不典型而逐渐消失，至排卵后7天左右出现椭圆体。宫颈黏液检查只能粗略地反映体内雌激素水平及雌孕激素作用的转变，并且需要做动态观察。

（4）阴道细胞学检查：受体内雌孕激素水平的影响，阴道上皮细胞呈现周期性变化，雌激素水平越高，阴道细胞越成熟。正常月经周期中，排卵前受高水平雌激素的影响，阴道涂片中出现大量核致密、固缩而胞浆嗜酸的表层上皮细胞，细胞平铺、排列均匀、背景清洁。排卵后，受孕激素影响阴道涂片中出现多量核呈网状而胞浆嗜碱性的中层细胞，细胞呈梭形排列成堆，背景不清洁。但应注意，阴道细胞学检查结果可受炎症的影响。LUFS 时也出现孕激素作用的表现，因此应结合其他检测手段判断有无排卵。

（5）B 超监测排卵：B 超连续监测，可以直观地观察卵泡发育及排卵情况，卵泡逐渐发育，至成熟后直径达到 18～25mm，卵泡消失或突然缩小，表明排卵。发生 LUFS 时，成熟卵泡不消失或继续增大。

5. 引起排卵障碍常见疾病的诊断标准

（1）闭经：闭经分为原发闭经和继发闭经。对于闭经患者应进行孕激素试验或雌孕激素试验，了解闭经的程度，并排除子宫性闭经。对于排卵障碍导致的闭经，为便于治疗，常根据促性腺激素水平分为三种类型。

1）正常促性腺激素：FSH、LH 均为 5～15IU/L，常为下丘脑功能障碍所致。

2）低促性腺激素：FSH、LH 均 <5IU/L，可能为下丘脑—垂体功能障碍所致，应进一步做 GnRH 兴奋试验。

3）高促性腺激素：FSH、LH 均 >30IU/L，为卵巢功能障碍所致。

（2）高催乳素血症：血清催乳素（PRL）>25μg/L，诊断为高 PRL 血症，应排除药物和生理性因素所致。PRL >100μg/L 时，应做垂体 CT 或核磁共振检查，诊断有无垂体肿瘤。

（3）多囊卵巢综合征：以下几项作为多囊卵巢综合征（PEOS）的诊断依据。

1）临床表现：月经稀发、闭经或功血，常合并不孕，可能有多毛、肥胖、痤疮等高雄激素血症的表现。

2）激素测定：血清 LH 升高，睾酮（T）升高，LH/FSH≥3。

3）B 超：双侧卵巢增大，每平面有 10 个以上 2～6mm 直径的小囊泡，主要分布在卵巢皮质的周边，少数散在于间质内。

4）腹腔镜：见卵巢增大，表面苍白，包膜厚，表面多个凸出的囊状卵泡。

（4）黄素化未破裂卵泡综合征（LUFS）：月经周期基本正常，BBT 呈双相，子宫内膜有分泌期改变，但 B 超监测卵泡增大至 18～20mm，72 小时仍不缩小或继续增大，宫颈黏液显示黄体期改变，血清 P >3ng/ml，即可诊断 LUFS。血清 FSH、LH、E_2 水平与正常排卵周期无明显差别。

（5）黄体功能不全：有以下几项诊断指标：

1）子宫内膜组织学检查能反映雌孕激素的生物学效应，在预计月经来潮前 1～3 天做子宫内膜活检，如组织学特征迟于正常周期的组织学特征 2 天，可结合其他指标诊断黄体功能不全，但必须准确判断子宫内膜活检日是月经周期的第几天。

2）BBT：一般认为黄体期少于 10 天为黄体期过短，只能作为黄体功能不全的参考指标。

3）黄体酮测定：黄体中期（排卵后 7 天）血清黄体酮水平达高峰，若 P <48nmol/L（15ng/ml），为黄体功能不全。

（6）高雄激素血症：一般认为血清 T >3.12nmol/L（90ng/dl），为高雄激素血症。女性体内雄激素主要来源于卵巢和肾上腺，可进行小剂量地塞米松实验，鉴别雄激素的来源。避孕药可抑制卵巢雄激素的分泌，口服避孕药后睾酮水平降低，说明过高的雄激素主要来源于卵巢。

三、治疗

1. 常用促排卵药物的应用及促排卵方案

（1）枸橼酸氯米芬（clomiphene citrate，CC）：CC 是最基本的促排卵药物。它具有抗雌激素作用，主要作用部位在下丘脑，与内源性雌激素竞争受体，使下丘脑对雌激素的正反馈作用敏感，促使下丘脑 GnRH 释放，刺激垂体分泌 FSH、LH，促进卵泡发育排卵。使用 CC 的条件是体内要有一定的雌激素水平，垂体功能良好。适应证为：下丘脑性闭经，服用避孕药引起的闭经，PCOS，高催乳素血症引起的排卵障碍。基本用法是：月经周期第 5 天开始，每天口服 CC50～100mg，连用 5 天。

联合用药方案。

1）E＋CC＋hCG：于月经周期第 5 天开始，服用小剂量雌激素，如己烯雌酚 0. 25mg/d 或补佳乐 0. 5mg/d，连用 20 天，接着服 CC 50～100mg/d，连用 5 天，停用 CC 3 天后，每天肌注 hCG 3000IU，连续 3 天，也可 B 超监测卵泡发育，当主卵泡直径达到 18mm 以上时，肌肉注射 hCG 10 000IU。此方案用于原发闭经、继发闭经、月经稀发的患者。

2）CC＋E＋hCG：于月经周期的第 5～9 天口服氯米芬，每日 1 次，每次 50～100mg，接着服小剂量雌激素，如己烯雌酚 0. 25mg/d 或补佳乐 0. 5mg/d，连用 7～15 天。在月经周期的第 11 天开始监测卵泡发育，主卵泡直径达到 18mm 以上时，肌肉注射 hCG 10 000IU。此方案用于月经稀发、卵泡期过长、无排卵患者。

3）CC＋HMG＋hCG：月经周期第 3～7 天口服氯米芬，每日 1 次，每次 50mg，月经周期第 8 天、第 10 天每天肌注 HMG 150IU，第 11 天开始监测卵泡发育，根据卵泡发育情况，隔日肌肉注射 HMG 150IU，至卵泡成熟，肌肉注射 hCG 5000～10 000IU。

（2）促性腺激素：促性腺激素包括垂体前叶分泌的 FSH、LH 以及胎盘合体滋养层细胞分泌的人绒毛膜促性腺激素（hCG）。常用的促性腺激素制剂有人绝经期促性腺激素（HMG）、纯化的 FSH、高纯度 FSH（FSH－HP）、基因重组 FSH（r－FSH）、hCG。

FSH、LH 的作用是促进卵泡的发育和成熟，hCG 具有类似 LH 作用，可以激发成熟卵泡排卵和促进黄体形成。促性腺激素应用的适应证为下丘脑—垂体功能障碍所导致的闭经或排卵障碍；CC 治疗无效的排卵障碍；辅助生殖技术中的超促排卵；不明原因性不孕。基本用药方法：于月经周期或撤退性出血的第 3～5 天开始用药，每天肌注 HMG 或：FSH 75～150IU，月经周期第 10 天开始 B 超监测卵泡发育情况，如卵泡发育良好则维持原剂量，如无优势卵泡发育，可每隔 5～7 天增加 75IU，至卵泡成熟。制剂的选择及起始剂量根据患者的具体情况而定。对低促性腺激素的闭经患者可用 HMG，起始剂量为 2 支/d；促性腺激素水平基本正常的闭经患者，一般采用 HMG1 支/d 起步。PCOS 患者宜用 FSH 制剂，且应从小剂量起步，每天用 FSH 52. 5～75IU。用促性腺激素促排卵的过程中，应严密监测，防止 OHSS 的发生。

联合用药方案：

1）CC＋HMG＋hCG：同氯米芬的联合用药。

2）HMG/FSH + hCG：于月经周期或撤退性出血的第 2 ~ 5 天开始用药，HMG 或 FSH 的起始剂量为 75 ~ 150IU，月经周期第 10 天开始 B 超监测卵泡发育，如无优势卵泡发育，可每隔 5 ~ 7 天增加 75IU HMG 或 FSH，至卵泡成熟，主卵泡直径≥18mm 时，肌肉注射 hCG 5000 ~ 10 000IU。对促性腺激素水平正常的患者，起始剂量可用 75IU，促性腺激素低下时起始剂量可用 150IU。

3）FSH + HMG + hCG：HMG 中含有 75IU FSH 和 75 IU LH，FSH 是纯尿促卵泡素，可以在前 3 ~ 5 天用 FSH，以后用 HMG，特别是 PCOS 患者，血中 LH 水平高于正常，采用 FSH 制剂效果更好。

（3）促性腺激素释放激素及其类似物：促性腺激素释放激素（GnRH）是由下丘脑分泌的多肽类激素，它呈脉冲式分泌，每 90 ~ 120 分钟释放 1 次，促进垂体 FSH、LH 的分泌。因为 GnRH 促进 LH 分泌的作用强于促进 FSH 分泌的作用，所以又称为黄体生成素释放激素（LHRH）。GnRH 已经人工合成，化学名为（gonodorelin）。促性腺激素释放激素类似物（GnRH - a）是 GnRH 的高效类似物，它的作用比 GnRH 强 10 ~ 20 倍，给药初期促进垂体的促性腺激素分泌，持续给药可造成垂体降调节，即抑制垂体促性腺激素的分泌，由此可治疗一些雌激素依赖性疾病。常用的制剂有布舍瑞林（buserelin）、组氨瑞林（histerelin）、亮丙瑞林（leuprorelin）、那法瑞林（nafalrelin）、高舍瑞林（caoserelin）。可以滴鼻、皮下或静脉给药。GnRH 治疗的适应证是下丘脑功能障碍所致的闭经或排卵障碍。

用药方案。

1）GnRH 脉冲治疗：月经周期或撤退性出血第 5 天开始，用微量注射泵静脉或皮下给药，静脉给药效果好，剂量为每次脉冲 5 ~ 20μg，频率为每 60 ~ 120 分钟给药 1 次，用药过程中监测卵泡发育，在确定排卵后，基础体温上升第 2 天时停用 GnRH，改用 hCG 2000IU 肌肉注射，每 3 天 1 次，共 4 次。也可黄体期继续用 GnRH 脉冲给药刺激黄体功能。GnRH 脉冲治疗适用于下丘脑性闭经或排卵障碍的患者。

2）GnRH 诱发排卵：HMG 或 CC 促进卵泡发育成熟后，给予 GnRH 可以刺激垂体分泌 LH 和 FSH，诱导排卵。方法为在卵泡成熟后，每天肌注 GnRH 100 ~ 200μg，或 GnRH - a 5 ~ 10μg，连用 3 天，也可一次冲击给药。给予 GnRH 后，LH 的分泌仍然在正常范围内，可以避免由于大剂量给予 hCG 诱导排卵而导致或加重 OHSS。

3）GnRH - a 可用于治疗雌激素依赖性疾病，用于辅助生殖技术中的超促排卵方案，还可以用于 PCOS 治疗的联合用药。

2. 对于不同排卵障碍的特殊治疗

（1）闭经：闭经患者应首先明确其程度和病因。雌激素水平极度低下的Ⅱ度闭经患者，应先用人工周期治疗 3 个月，使卵巢恢复对促性腺激素的敏感性，然后再用促排卵治疗。对于下丘脑性闭经和排卵障碍，氯米芬是首选和最简单的治疗方案，也可以用 GnRH 脉冲治疗。下丘脑 - 垂体功能障碍所致闭经和排卵障碍可以用 HMG 或纯 FSH 促排卵。

（2）高 PRL 血症：高 PRL 血症可导致无排卵和黄体功能不全。溴隐亭是特效药物。对于特发性高 PRL 血症或闭经溢乳综合征合并不孕的患者，可用溴隐亭治疗，开始为每天 2 次，每次口服 1.25mg，连用 7 天，若无严重不良反应，可改为每天 2 次，每次 2.5mg，与餐同服可以减少胃肠道刺激症状。服药 1 周后 PRL 开始下降，服药 2 周后可停止溢乳，服药 4 周常可恢复月经和排卵。服药过程中应监测血清 PRL 水平来调整用药量，当 PRL 水平正常后，可逐渐减至维持量，即能维持PRL水平正常的最小用药量：溴隐亭每天最大剂量为10mg，最小维持量为2.5mg，PRL恢复正常后3个月内多能自然排卵并妊娠，仍无排卵者可加用CC、HMG等促排卵药。溴隐亭可抑制垂体催乳素瘤的生长，长期应用可使垂体催乳素瘤逐渐萎缩。对微腺瘤合并不孕患者，首选溴隐亭治疗；腺瘤或巨腺瘤可以考虑手术切除。我们曾用溴隐亭治疗数例失去手术机会（骨质浸润又有鞍上扩展）又迫切要求生育的患者，获得妊娠。但整个孕期应严密监测、随访。

（3）PCOS：PCOS患者的内分泌特征为血中LH和T升高。氯米芬促排卵是一种安全有效的方法。氯米芬无效时可用促性腺激素。因为促性腺激素直接刺激卵巢，可以使多个卵泡同时发育，极易发生卵巢过度刺激综合征（OHSS），应特别谨慎，初始剂量要小，并且严密监测。PCOS患者本身内源性LH过高，所以用纯FSH制剂促排卵效果优于HMG。FSH或HMG的初始剂量为每天肌注37.5～75IU。PCOS患者体内过高的雄激素影响卵泡的发育，可先用肾上腺皮质激素或孕激素抑制雄激素的分泌，再促排卵效果更好，具体用法见高雄激素血症的促排卵治疗。

（4）黄素化未破裂卵泡综合征（LUFS）：LUFS常在进行卵泡监测时发现，可能是某一周期偶然发生，若连续2个月经周期出现并且影响受孕，则应治疗。有2种治疗方法：①促发排卵：当B超监测卵泡成熟，直径达到18～24mm时，肌注hCG 5000～10 000IU，也可在用hCG的同时，加用HMG 150IU或FSH 150IU。②促进卵泡发育：对于卵泡未达成熟大小即发生黄素化者，可用CC＋hCG或HMG/FSH＋hCG促排卵方案。

（5）黄体功能不全：治疗方法有如下。

1）补充黄体功能：外源性给予孕激素支持子宫内膜的发育，以利于受精卵的种植和发育，排卵后每日肌注黄体酮10～20mg，至妊娠8周后逐渐减量，国外采用黄体酮阴道栓剂，使用更方便，每日50～100mg。

2）促进黄体功能：hCG能促进和维持黄体功能，排卵后每日肌注hCG 1000IU或隔日肌注2000IU。

3）促进卵泡发育和黄体功能：因为卵泡发育不良可导致黄体功能不足，因此对于卵泡发育不良者用促排卵治疗效果好，可用CC＋E＋hCG或HMG/FSH＋hCG方案。

（6）高雄激素血症：肾上腺来源的高雄激素血症，可以用肾上腺皮质激素抑制，如月经周期第2天开始，每天口服地塞米松0.375 mg，连用22天，同时加用促排卵治疗。卵巢来源的高雄激素血症，如PCOS患者，可用孕激素制剂对抗，常用有孕激素类短效口服避孕药和醋酸环丙黄体酮（达英－35）等，连用1～3个周期，待雄激素降到正常水平后，开始促排卵治疗。

3. 卵泡发育的监测

（1）B超监测：用药前常规检查子宫、卵巢及盆腔状况，自月经周期第10天开始，隔日或每天监测卵泡的发育情况和子宫内膜的厚度。卵泡成熟的征象：卵泡直径≥18mm，部分卵泡内壁可见半月形的突起，称“卵丘征”，提示24小时内将发生排卵。排卵征象：成熟卵泡消失或明显缩小、内部结构模糊，有时子宫直肠陷凹内可见游离液体。子宫内膜类型：A型，呈三线型，即在子宫中心纵切面有三条线型强回声；B型，内膜与周围肌层等回声，中线回声可见但不强；C型，内膜与周围肌层相比为均匀的强回声。A型、B型内膜，达到8分钟以上，妊娠率较高，子宫内膜成熟延迟可能与激素水平不足或子宫内膜雌、孕激素受体缺乏有关。

（2）激素监测：

1）雌二醇（E_2）：卵泡发育过程主要合成及分泌雌二醇，循环中95%的E_2来自优势卵泡，在卵泡早期E_2处于低水平，随着卵泡的发育，E_2的分泌增加，排卵前24～36小时E_2达高峰，排卵后，循环中E_2水平迅速下降，3天降到最低值，约为峰值的50%，排卵后7天左右黄体形成，E_2再度上升形成第二峰。在LH峰启动时，每个直径大于17mm的卵泡最高E_2水平约为250～500pg/ml。由于排卵前E_2上升经历6天时间，并且血中E_2测定不能很快得出结果，因此不易准确掌握E_2峰值的出现时间，应结合B超和其他方法来预计排卵时间。

2）LH测定：卵泡成熟，血中E_2达高峰诱导LH峰出现，血LH起始峰在排卵前32小时，顶峰在排卵前16.5小时左右出现，须连续测定才能测得LH峰值。尿LH峰比血LH峰晚出现6～7小时，与血LH水平有很好的相关性，尿LH定性测定方法简便快速，预计卵泡近成熟时，每8小时测定一次，一般在尿LH峰出现后的14～28小时内排卵。

（3）宫颈评分：宫颈及分泌的黏液随E_2水平的变化呈现周期性变化，随卵泡发育，分泌E_2增加，宫颈口松弛张开，黏液量增多，清澈透明似蛋清样，拉丝度渐增，出现羊齿状结晶，排卵后在孕激素作用下黏液分泌量迅速减少、变稠，宫颈口闭合。宫颈评分（cervical score，CS）可反映卵巢的反应性和卵泡的发育情况，当CS≥9分时，结合B超监测，可判断卵泡成熟（表18－1）。

表18－1　宫颈评分法

宫颈因子	0分	1分	2分	3分
宫颈黏液	无	少量黏液，从宫颈管内取出	宫颈外口见光亮黏液滴	多量黏液，可从宫颈外口溢出
拉丝性	无	从宫颈口能拉丝到外阴1/4长度	从宫颈口能拉丝到外阴1/2长度	从宫颈口能拉丝到外阴全长
羊齿结晶	不定型物质	仅在某些部位有线形结晶，无侧支	有些部位有良好的结晶，另一些部位仅有线形结晶或无定形物	整个涂片表现羊齿结晶
宫颈	关闭		部分开放	充分开放，呈瞳孔样改变

4. 卵巢过度刺激综合征的处理　卵巢过度刺激综合征（ovarine hyperstimulation syndrome，OHSS）是卵巢对促性腺激素超生理反应而导致的一种严重医源性并发症，其病理生理特点为大量血管内体液外渗导致血容量极度耗竭及血液浓缩，严重者可危及生命。在辅助生殖技术（assisted reproductive technique，ART）中，由于广泛应用超促排卵，轻度OHSS经常发生，并无危险，但对于中、重度OHSS应十分重视。近年来，由于促性腺激素释放激素激动剂（GnRH－a）在控制性超促排卵中的合理应用、取卵技术的提高及对OHSS的进一步了解和预防，使OHSS的发生率明显下降。

（1）OHSS发生机制：OHSS的发生机制尚不十分明确，可能的机制为卵巢受促性腺激素过度刺激后导致多数卵泡同时发育，产生过多的雌激素，使肾素—血管紧张素—醛固酮系统被激活，前列腺素（PG）合成增加，并产生大量的组织胺、5羟色胺类活性物质，与炎性介质及血管通透因子的共同作用，使毛细血管损害，促进血管通透性增加，血管内体液大量渗漏，导致腹水、胸水、弥漫性水肿、蛋白丢失。而血管内循环血量减少，血容量降低、血液浓缩，肾灌注量减少，导致少尿或无尿、氮质血症、酸中毒、肝脏损害，同时伴有水电解质失调、低血容量休克。血液浓缩后，血黏稠度增加，血凝亢进可引起血栓形成，严重者危及生命。卵巢多囊状增大，有发生蒂扭转、破裂或出血致急腹症的危险。

（2）OHSS 的高危因素：

1）大剂量外源性促性腺激素的使用：在 IVF－ET、GIFT 及 IUI 等辅助生殖技术中，为了获取更多的卵母细胞及较多高质量的胚胎，卵泡期一开始即使用大剂量的促性腺激素，来募集大批卵泡，多数卵泡同时发育，分泌过量的雌激素，诱发 OHSS 的发生。

2）hCG 的触发作用：辅助生殖技术中需要应用大剂量的 hCG 促进卵泡的最后成熟和诱发排卵，排卵后应用 hCG 支持黄体。外源性 hCG 刺激 PG 的产生，使 5 羟色胺等活性物质被激活，触发 OHSS 的发生。如果妊娠，持续内源性 hCG 共同作用，更加重 OHSS，症状可持续 2～3 个月。

3）卵巢过度敏感的高危人群：多囊卵巢综合征患者卵巢内有许多囊状小卵泡，在促性腺激素刺激下同时发育，易发生 OHSS。年轻瘦弱的妇女对促性腺激素的耐受性差，很容易发生过度反应。因此，治疗应个体化，对这两种人群应减少促性腺激素的用量，避免发生中、重度 OHSS。

（3）OHSS 的临床表现和诊断：OHSS 一般在排卵后 3～10 天出现，临床上表现为胃肠道不适、恶心、呕吐、腹水、胸水、少尿、胸闷、卵巢增大等症状。此综合征为自限性，若未妊娠，在 20～40 天内症状消失，一旦妊娠可持续 6～8 周，若症状一度缓解后再次加重，妊娠可能性极大，排卵后第 9 天症状加重多数与妊娠有关。根据临床表现和实验室检查，OHSS 的诊断并不困难，为了指导治疗和评估预后，常将 OHSS 分为轻、中、重三度。

1）轻度：胃部不适，轻微腹胀或下腹痛、恶心。B 超检查卵泡数多于 10 个，卵巢直径 <5 cm，少量腹腔积液，血 E_2 >1500pg/ml。

2）中度：恶心、呕吐、腹痛、腹胀加重。B 超检查卵巢直径 5～10cm，黄素化囊肿，中等量腹水。血清 E_2 >3000pg/ml。

3）重度：腹胀加重，体重增加，严重少尿，心肺功能障碍，呼吸困难，大量腹水，严重者可有胸水，甚至心包腔积液，深部静脉血栓。B 超检查卵巢直径 >10cm。实验室检查血液浓缩，血液黏稠度增加，血球压积 HCT >50%，低蛋白血症，血液高凝状态，水电解质紊乱，肝肾功能损害。

（4）OHSS 的治疗：

1）轻度：不需治疗，可自然缓解。鼓励患者多饮水、多小便，多进高蛋白饮食，适当限制活动。

2）中度：卧床休息，适量进水和补充体液，对症处理，尽早确诊妊娠，观察病情变化，对于有病情加重倾向者，及早给予扩容和白蛋白治疗。

3）重度：入院治疗，防止严重的并发症。治疗包括以下几方面。①卧床休息，每日测腹围、体重、血压，记出入量。尽早确诊妊娠，检查血、尿常规，血液黏稠度，电解质，肝肾功能，血浆蛋白水平和凝血机制。B 超检查卵巢和胸、腹水情况。②保持胶体渗透压，静脉滴注白蛋白、新鲜血浆或血浆代用品，白蛋白每天给予 10～20g。③补充液体，维持有效循环血量，防止血液浓缩及肾衰，保持水电解质平衡。可用低分子右旋糖酐 500～1000ml，生理盐水，葡萄糖液。对于体液大量潴留者，限制盐分及液体入量。酸中毒者可给予5%碳酸氢钠纠正。④降低毛细血管渗透性，阻止液体渗漏，可给予糖皮质激素，如泼尼松5mg，每日三次，或前列腺素拮抗剂，吲哚美辛 25mg，每日三次，妊娠期慎用。近年来提出，马来酸氯苯那敏（扑尔敏），一种 H_1 受体阻断剂，对维持膜通透性的稳定性有一定作用。⑤严重胸腹水，伴心肺功能障碍，可于 B 超引导下穿刺放液，以改善症状。每次腹水引流量一般为 2000～3000ml，应缓慢放液。可同时穿刺卵泡囊内液，减少血雌激素量，但要防止流产。⑥少尿处理，发病早期的少尿属肾前性，及时扩充血容量一般能维持正常尿量，病情严重有肾功损害而发生少尿者，可采用甘露醇利尿。多巴胺可以增加肾灌注量而增加尿量。在未充分扩容前，禁用利尿剂。⑦若血液呈高凝状态时，适当给予肝素化治疗有利。注意下肢活动，防止深部静脉血栓形成。⑧保守治疗无效时，可考虑终止妊娠。⑨若出现卵巢黄体囊肿破裂、出血或蒂扭转等急腹症，应剖腹探查，尽量保留卵巢组织。⑩全身情况不良者应预防感染。

（5）OHSS 预防措施：

1）合理应用促排卵药物，促排卵药物起始剂量不能太大，刺激排卵数目不宜太多。警惕可能发生 OHSS 的高危因素，对氯米芬敏感者容易发生 OHSS，年轻、瘦弱的妇女及 PCOS 患者促排卵时要特别小心控制用药量。

2）在超促排卵过程中，加强 B 超和血 E_2 监测，根据卵泡数目和 E_2 水平调整 HMG 或 FSH 剂量，若排卵前 $E_2 \geqslant 1500$pg/ml、B 超监测卵巢直径≥5cm、3 个或更多卵泡直径≥17mm，应慎用 hCG 诱发排卵；若 $E_2 \geqslant 2000$pg/ml、B 超监测卵巢直径≥6cm、4 个或更多卵泡直径≥17mm，则放弃用 hCG 诱发排卵。

3）在超促排卵周期，不用或慎用 hCG 支持黄体功能，采用黄体酮更合适。

4）对于 LH 水平增高或 PCOS 患者，先用 GnRH－a 造成垂体降调节后再使用 FSH 或 FSH－HP 促排卵，可以减少 OHSS 的发生，提高妊娠率。

5）有学者报道，于 hCG 给药后 36 小时静脉滴注白蛋白 5～10g，可以减少 OHSS 的发生和严重程度。

（伦巍巍）

第三节　其他原因引起的不孕症

一、不明原因性不孕

不明原因性不孕是指各种不孕症检查指标均正常的不孕症。其实是针对目前对不孕症的认识范围内尚不能找出确切原因的不孕症。由于诊断标准的掌握不同，文献报道的发生率为 6%～60%。有一些在卵泡发育、排卵、受精、胚胎发育和着床过程中的轻度异常，目前的手段尚不能检测出来，这一部分不孕症也列入了不明原因性不孕。许多研究报道，对不明原因性不孕患者做腹腔镜检查，发现 1/3 患者有子宫内膜异位症，15%～30%的患者有输卵管疾病及盆腔粘连等，因此，对不明原因性不孕症必须通过腹腔镜检查才能确定。如果再排除受精和胚胎发育过程中的异常，真正不明原因性不孕症不会超过 5%。

1. 诊断

（1）与不孕症相关病史、妇科查体均未发现异常。

（2）输卵管通畅：HSG显示输卵管通畅、功能正常，疑有子宫内膜异位症或盆腔粘连的患者，应行腹腔镜检查。不孕病史超过3年也应行腹腔镜检查。

（3）排卵正常：月经规律，BBT双相，黄体期≥12天，黄体中期黄体酮水平（黄体酮峰值）≥48nmol/L（15ng/ml），FSH、LH作为H－P－O轴功能试验和卵巢储备功能测定均在正常范围。

（4）精液常规检查在正常范围：1994年WHO提供的精液变量正常值为：①量≥2ml。②pH 7.2～8.0。③精子密度≥20×10^6/ml，总精子数≥40×10^6/一次射精。④活力，射精后60分钟内，Ⅲ～Ⅳ级运动的精子≥50%或Ⅳ级运动的精子≥25%。⑤形态，正常形态精子≥30%。⑥存活率≥75%。⑦白细胞<1×10^6/ml。

还有其他一些试验室检查可以考虑，但与妊娠的关系尚不明确，如去透明带仓鼠卵母细胞试验、抗精子抗体检测、性交后试验。

2. 治疗　不明原因性不孕因为找不到确切的病因，所以治疗只能靠经验。综合治疗效果、复杂性和费用，促排卵联合宫腔内人工授精（IUI）是最佳的治疗方案，可先进行3个周期的促排卵联合IUI治疗，若失败，可考虑采用其他辅助生殖技术（ART）。下面分述治疗方法。

（1）期待疗法：如果患者年轻、不孕年限短，可考虑1～2年的性交指导、期待疗法。有报道期待疗法每月的妊娠率为1.5%～3%（Rousseau，1983），原发不孕和继发不孕7年的累积妊娠率分别为36.2%和78.8%。

（2）促排卵：促排卵可以克服卵泡发育过程中的某些轻度缺陷，并且由于增加了受精的卵子数目，使妊娠机会增加。常用促排卵药为氯米芬（CC）和HMG，CC的效果较差，HMG促排卵的周期妊娠率为2%～26%。具体方法参照本章第2节。

（3）促排卵联合IUI：单用IUI治疗不明原因性不孕效果不理想，CC促排卵联合IUI可以达到10%的周期妊娠率，而HMG联合IUI使妊娠率提高到13%～32%。近年来，有学者提出促排卵联合输卵管内人工授精使妊娠率提高，方法是将4ml精子悬液注入输卵管，可以获得26.9%的周期妊娠率（Khan，1992），治疗2周期达到40%的妊娠率（Khan，1993）。

（4）辅助生殖技术（ART）：促排卵联合IUI治疗失败，就应考虑ART，如：体外受精—胚胎移植（IVF－ET）、输卵管内配子移植（GIFT）、输卵管内合子移植等（ZIFT），ART的妊娠率可以达到25%～30%。

（5）其他治疗方法：考虑到不明原因性不孕可能存在一些未被检查出的子宫内膜异位病灶，所以曾用达那唑治疗，剂量每天200～400mg，但效果不肯定。其他如溴隐亭、抗生素等治疗均未获得确切的疗效。

二、免疫性不孕

免疫性不孕是指夫妇双方各项不孕症检查指标均正常，但有抗生育免疫证据存在。在不孕夫妇中免疫性不孕占5%～7%。不明原因性不孕中，一部分可能存在免疫因素。目前对于免疫性不孕的诊治研究尚无突破性进展，研究最多的是抗精子免疫，只是根据一些体外试验和性交后试验发现精子异常凝集和制动现象来诊断。其实，一些具有正常生育能力的夫妇血清或宫颈黏液中也能检测出抗精子抗体，但研究发现不育人群中抗精子抗体的检出率明显高于有生育能力的人群，抗精子抗体在不育、不孕中的真正意义尚不十分明确。

1. 抗精子免疫的发生机制　精子对于男性属自身抗原，但由于精子直到青春期才出现，因而对自身免疫系统来说也是一种异抗原。正常情况下，血生精小管屏障可防止精子与抗体免疫系统发生接触，因而不会产生抗精子的免疫反应。但如果睾丸炎症、外伤或手术损伤时，血生精小管屏障受到破坏，精子漏出或被巨噬细胞吞噬进入血液循环，即可刺激免疫系统产生抗精子抗体。

精子对女性生殖道来说是异种抗原，正常情况下女性生殖道黏膜上皮完整，避免性交时进入生殖道的精子产生免疫反应。但当炎症、损伤时，女性生殖道的黏膜上皮完整性受到破坏，性交后进入生殖道的精液成分，尤其是精子的异抗原，则可刺激女性免疫系统产生抗精子抗体。抗精子抗体不但可影响精子在女性生殖道中的运行，且可干扰精子的获能及顶体反应，还可影响精子穿透卵子周围的透明带影响受精，从而引起不孕。

2. 抗精子免疫的检查方法　可以用酶联免疫法测定血清、精浆、宫颈黏液中的抗精子抗体，传统的试验方法有以下几种。

（1）性交后试验：性交后试验应尽可能靠近排卵期进行。排卵期可根据通常的临床指标，即周期长短、基础体温、宫颈黏液变化和阴道细胞学检查，如有可能，也应测定血浆或尿中的雌激素和 LH 水平及 B 超监测来确定。试验前 2 天避免性生活。正常性交后 8～12 小时到医院检查。

1）试验方法：先将不加润滑剂的窥器放入阴道，再用结核菌素注射器（不带针头）或吸管在阴道后穹隆部吸取混合标本。然后再用另一注射器或导管吸取宫颈管内的黏液标本，将这些标本置于载玻片上，盖上盖玻片，在高倍镜下进行观察。通常精子在阴道内 2 小时即死亡，检查阴道、混合标本的目的是为了证实精液确曾存留于阴道内。宫颈黏液中精子活力分级如下：①快速直线前向运动。②缓慢或呆滞的前向运动。③非前向运动。④不活动精子。正常妇女在周期中期与精液指标正常的男子性交后 8～24 小时内，宫颈黏液标本每高倍视野（HPF，400×）通常有 50 个以上的活动精子，其活力属于 a，b 两级。每高倍视野中有 20 个或更多的 a 级精子，即可认为结果良好。如每高倍视野中精子数不足 10 个，特别是只有缓慢运动或转圈的 b 级精子，则表明精子穿透能力减低或宫颈黏液异常。

2）结果的解释：性交后试验的目的不仅是为了测定宫颈黏液中的活精子数量，而且也是为了确定性交后一定时间内精子存活和运动情况（储藏作用）。结果良好说明宫颈黏液具有正常输送精子及储存精子的能力，精子具有正常的穿透能力。试验阴性的原因可能有：试验时间选择不当；宫颈黏液异常；pH 影响；宫颈黏液内具有抗精子抗体；精液异常等。如初试结果阴性或不正常，应重复性交后试验。对未发现精子者，必须仔细询问以确定是否曾射精并在阴道内射精。

（2）免疫珠试验：可用直接法测定精子上有无抗精子抗体，也可用间接法检测血清、宫颈黏液及精浆中的抗精子抗体，并可进行 IgG、IgA 及 IgM 的分类测定。其作用机制是免疫珠结合着第二抗体，可与结合了精子抗体的精子结合。方法：用上游法提取活精子，以培养液稀释精子密度为 10×10^6/ml。取 0.1ml 精子悬液 + 0.1ml 1∶4 稀释的灭活血清或宫颈黏液，37℃温育 1～2 小时后，滴于玻片上（一式三份），分别加入免抗人 IgG、IgA、IgM 免疫珠悬液，混匀加盖玻片，温育 20 分钟后显微镜下观察，至少计数 100 个以上活动精子，如果有 20% 以上活动精子附着到免疫珠上，则试验结果为阳性，如果 50% 活动精子包裹在免疫珠上，则有临床意义。

（3）混合抗球蛋白试验（MAR 试验）：因为如果没有 IgG 抗体，IgA 抗体几乎从不存在，所以作为常规筛选方法，检测 IgG 已足够了。MAR 试验方法：将 10μl 新鲜精液，10μl IgG 包裹的乳胶颗粒或 IgG 包裹的绵羊红细胞，以及 10μl 抗人 IgG 抗血清置于载玻片上。首先混合精液滴和 IgG 包裹的颗粒，然后用一个较大的盖玻片混合抗血清滴，再将盖玻片盖在混合液上，2～3 分钟后，在 400 倍或 600 倍光镜或相差显微镜下观察湿片，10min 后再观察一次。如无包被抗体，可见精子在颗粒之间自由游动，而颗粒本身互相黏附成团。如果精子表面有抗体，则乳胶颗粒便会与活动的精子相互黏附。开始时活动精子可带着少数几个甚至成串的颗粒游动，最后凝集团变得很大，以致附着在颗粒上的精子只能在原地活动。至少计数 100 个活动精子，附着颗粒上的精子多于 10% 为阳性，说明有抗精子抗体存在。

3. 免疫性不孕的治疗

（1）隔离疗法：使用避孕套，避免和减少女性生殖道与精子及其抗原物质的接触，而不产生新抗体。一般隔离 6～12 个月，并且随访血清及宫颈黏液中的抗精子抗体滴度，待恢复正常后可能受孕。

（2）免疫抑制疗法：临床上多用肾上腺皮质激素，有局部使用、低剂量持续给药、大剂量间歇给药和冲击给药几种方法。免疫抑制疗法的目的是抑制体内免疫反应，使抗精子抗体滴度下降。可用泼尼松 5mg，每天 3 次，连用 3～6 个月。或甲泼尼龙 32mg，每天 2 次，于月经周期第 5～11 天，连用 7 天。免疫抑制疗法不良反应大，很少使用。

（3）宫腔内人工授精（IUI）：对免疫性不孕采用超促排卵联合 IUI 的治疗方法，可使不少患者获得妊娠，是最常用的治疗方法。经体外处理后的活动精子直接移植入宫腔，避免其与宫颈黏液的接触，可能克服了部分免疫性因素，提高受孕率。

（4）配子输卵管内移植（GIFT）及体外受精－胚胎移植（IVF－ET）：这两种技术都可以避免精子与女性生殖道接触，因而被用于免疫性不孕的治疗。但尚不能克服免疫因素对精卵结合的影响，其确切效果尚不能肯定。

（伦巍巍）

第三篇

常见产科疾病

第十九章　妊娠期症状

第一节　恶心与呕吐

恶心是一种可以引起呕吐冲动的胃内不适、紧迫欲吐的感觉，常伴有迷走神经兴奋症状，如皮肤苍白、头晕、流涎、血压降低及心动过缓等。呕吐是通过胃的强有力收缩迫使胃内容物或一部分小肠内容物经口排出的病理生理反射。恶心常为呕吐的前驱感觉，但两者可伴随或单独出现。

恶心与呕吐是早孕期妇女常见症状之一，病因可能是由于体内高浓度孕激素、HCG 的作用使胃肠平滑肌张力降低，贲门括约肌松弛，胃内容物逆流至食管下部导致恶心、呕吐。此外，也可与神经系统功能障碍、自主神经功能失调有关。

一、病史要点

1. 询问月经周期、末次月经时间，明确有无停经。
2. 恶心、呕吐的发生、终止时间与停经月份有无相关性。
3. 食欲不振、恶心呕吐的发生是否与进食、饮酒、药物使用、精神刺激等因素有关。
4. 是否有阴道出血及阴道出血的时间、量、颜色；有无腹痛，如有腹痛应注意询问腹痛的部位、性质、持续时间及有无诱因，有无腹泻、便秘等症状。
5. 是否伴有发热、头痛、头晕、耳鸣、眩晕。
6. 发病的缓急，呕吐是否为喷射状，呕吐物的性状和量，既往有无肝炎、胃肠疾病，不良妊娠史。

二、体检及妇科检查重点

1. 体格检查应注意患者的一般情况，有无脱水征，皮肤、巩膜是否黄染，浅表淋巴结有无肿大，瞳孔是否等大、等圆，视乳头有无水肿，有无颈强直，腹部有无压痛、反跳痛、肌紧张、包块，有无病理反射。
2. 妇科检查注意子宫大小是否与停经月份相符，有无压痛；两侧有无包块及压痛。

三、重要辅助检查

1. 血 HCG 定量检测。

2. 血液生化检查　血常规、肝肾功能、电解质检查，必要时行血气分析等。

3. 尿液检查　行尿常规检查，注意有无酮体及其含量。

4. B 超检查　子宫大小与停经月份是否相符；宫腔内有无胚囊、胚芽、胎心搏动；附件区有无包块。

5. 其他特殊检查　根据诊断需要决定检查项目。如患者有黄疸表现，应做肝炎病毒标志物检查，排除合并病毒性肝炎的可能；怀疑胃癌，应做大便常规、大便隐血、纤维胃镜检查取活检；如怀疑与脑部炎症有关，可行脑脊液检查；怀疑合并颅内占位性病变，应做头颅 CT 检查。

四、鉴别诊断

（一）早孕反应

孕妇在早孕时出现头晕、倦怠、择食、食欲不振、轻度恶心呕吐等症状，称为早孕反应。早孕反应与体内孕激素及 HCG 增多、胃酸分泌减少以及胃排空时间延长可能有关。

1. 约半数妇女于停经 6 周左右出现早孕反应。

2. 早孕反应一般对工作和生活影响不大，不需特殊治疗，多在妊娠 12 周前后自然消失。

3. 反应稍重者呕吐不限于晨间，并有食欲减退、疲乏无力、体重下降，但营养状况尚好，无代谢障碍，经休息、对症治疗及饮食调整多可缓解。

4. 尿妊娠实验阳性；尿酮体阴性。

（二）妊娠剧吐

妊娠剧吐是早孕反应严重，恶心呕吐频繁，不能进食，影响工作、生活及身体健康，甚至威胁孕妇生命的一种病态。

妊娠剧吐与血中 HCG 水平增高关系密切，还可能与大脑皮质及皮质下中枢功能失调，致使下丘脑自主神经系统功能紊乱有关。

1. 停经 6 周左右 B 超示宫内妊娠以排除葡萄胎。

2. 妊娠剧吐多见于年轻初产妇，一般在停经 6 周左右出现，初为早孕反应，尔后逐渐加重，直至呕吐频繁，不能进食。

3. 患者不能进食进饮，且不论摄食与否，常频发剧烈呕吐，每日呕吐次数在 10 次以上，难以用药物或其他方法控制。

4. 患者出现严重脱水及营养不良，明显消瘦，极度疲乏，精神萎靡，皮肤、黏膜苍白、干燥，眼球下陷，甚至出现血压下降。

5. 妊娠剧吐持续 4 ~ 8 周，经过积极治疗，大部分患者在孕 12 周后可好转。重症妊娠呕吐患者，病程可长达数周以上，以致严重营养缺乏。维生素 C 缺乏可致血管脆性增加，有出血倾向，严重者可有视网膜出血。

6. 持续脱水、饥饿与酸中毒可导致肝功能受损，出现黄疸，血胆红素、转氨酶升高，甚至出现黄色肝萎缩、昏睡状态。

7. 血液浓缩及尿量减少，尿中含有蛋白质及酮体，脉搏细速，可达每分钟 100～120 次，呼吸急促，体温持续 38℃ 以上。

8. 尿酮体强阳性。

9. 脉搏、呼吸、体温以及血生化检测有明显异常，治疗无效者在终止妊娠后症状可自行消退。

10. 个别妊娠剧吐严重而罕见者可因维生素 B 摄入不足发生 Wernicke 脑病，引起神经精神症状，如精神障碍、眼球运动异常、共济失调三联征，表现为眼球震颤、视力障碍、步态和站姿受影响，木僵昏迷，有少数经治疗后仍死于肺水肿、呼吸肌麻痹等。

（三）葡萄胎

葡萄胎是指妊娠后胎盘绒毛滋养细胞异常增生，形成大小不一水泡，水泡间相连成串，形如葡萄而得名。葡萄胎分为完全性和部分性两类，其中大多数是完全性葡萄胎，且具有较高的恶变率；少数为部分性葡萄胎，恶变罕见。葡萄胎的发生可能与营养因素、病毒感染、卵巢功能不健全或已衰退、孕卵缺陷、细胞遗传异常、种族因素、原癌基因的过度表达及抑癌基因变异失活有关。

1. 妊娠呕吐较正常妊娠出现早，持续时间长，且症状严重。

2. 常在停经 2～4 个月后（平均为孕 12 周）发生不规则阴道流血，开始量少，以后逐渐增多，且常反复大量流血，有时可自然排出水泡状组织，此时往往出血较多。

3. 子宫异常增大、变软。由于绒毛水肿及宫腔积血，约 2/3 葡萄胎患者的子宫大于相应正常妊娠月份的子宫。

4. 由于大量 HCG 的刺激，患者双侧或一侧卵巢往往形成卵巢黄素化囊肿。

5. 葡萄胎在妊娠中期即可出现高血压、水肿、蛋白尿等妊娠期高血压疾病。

6. 可出现轻度甲亢，T_3、T_4 增高或出现甲亢体征。

7. 血 HCG 异常升高，大于 100ku/L，甚至高达 1500～2000ku/L，且持续不降。孕期超过 12 周时血 HCG 水平仍极高。

8. 超声多普勒不能探及胎心。B 超显示子宫多数明显大于停经月份，子宫腔内充满弥漫分布的光点和小囊样无回声区，无妊娠胚囊、胎儿结构及胎心搏动。

（四）神经症性呕吐

神经症性呕吐包括胃神经症、癔症。

1. 临床表现为食后即吐，量不多，呕吐声音大而吐出物多为唾液。

2. 患者可伴有精神、神经或躯体等方面的许多症状，但无相应的病理体征。

3. 呕吐可发生在任何时期，与妊娠月份无关，与进食及精神因素有关。

4. 此类患者多有不健康的个性特征，如性格内向、敏感多疑、主观急躁和自制力差。

（五）妊娠合并胃癌

早期胃癌常无典型的症状，有恶心、呕吐、嗳气、反酸、腹胀、隐痛、食欲不振及消瘦等症状，若上述症状在妊娠早期出现，常被误认为是早孕反应。

1. 呕吐症状不明显，在整个妊娠期持续食欲不振，孕妇呈进行性消瘦，可伴有中上腹痛。

2. 胃癌晚期可发生幽门梗阻、胃潴留，此时呕吐大量隔宿食物。

3. 大便隐血实验持续阳性。

4. 纤维胃镜检查及活检可确诊。

（六）妊娠合并病毒性肝炎

妊娠期新陈代谢明显增加，营养消耗加速，肝内糖原储备降低，不利于肝炎恢复；妊娠期增加的雌激素需在肝内灭活，妨碍了肝对脂肪的转运和胆汁的排泄；胎儿代谢产物在母体肝内解毒。这些均加重了肝脏负担，故孕期易感染病毒性肝炎。

1. 有与病毒性肝炎患者接触史或不洁饮食史、不洁注射或不洁输液史等。

2. 有恶心、呕吐症状，可伴有低热、头昏、乏力、食欲不振、厌油、腹胀、右上腹痛、腹泻。以上症状的发生与妊娠时间早晚无相关性。

3. 查体可发现皮肤、巩膜黄染，肝肿大，肝区叩击痛。

4. 辅助检查主要是肝功能异常，血清肝炎病毒标志物检查阳性。

（七）妊娠合并脑膜炎、脑炎、脑水肿、颅内占位性病变

均可引起颅内压增高而发生呕吐。呕吐呈喷射性。呕吐前多无恶心，但有剧烈头痛，可伴有不同程度的意识障碍。体格检查可有神经系统阳性体征。脑脊液检查有助于对妊娠合并脑炎的诊断。头颅 CT 或 MRI 检查可用于妊娠合并颅内占位性病变的诊断。

（张金荣）

第二节　早期妊娠腹痛

疼痛是由痛觉神经束梢传入的神经冲动，经脊髓丘脑束投射到皮质感觉分析区而产生的一种主观感觉症状。腹痛是妊娠期最常见的症状，其病因复杂，多数为器质性，也可为功能性；多由腹腔内器官病变引起，也可由腹腔外器官病变所致。因此，在诊断时要全面考虑，详细分析病史、临床表现及各项检查结果才能得出正确的诊断。临床上按起病急骤与病程长短可分为急性腹痛和慢性腹痛两大类。妊娠早期急性腹痛主要是由妊娠并发症或并发症，如异位妊娠，流产，妊娠合并卵巢肿瘤蒂扭转，妊娠合并阑尾炎、胰腺炎、胆囊炎、胆石症所引起。

一、病史要点

1. 月经史　包括末次月经时间、月经周期，以确定有无停经史。

2. 有无不良妊娠史及生育史，既往史有无子宫肌瘤、卵巢肿瘤、胃溃疡、胆囊炎。

3. 应了解腹痛开始时间及持续时间、腹痛部位，腹痛最早出现的部位或最显著的部位常提示为病变部位，但必须注意妊娠期增大的子宫会使腹腔脏器移位，故应注意病变部位与子宫的关系。还应注意腹痛的性质与程度，间歇性或痉挛性疼痛多见于子宫收缩；持续性疼痛一般为腹腔内脏器炎症，如阑尾炎、胆囊炎等；持续性疼痛阵发性加重或撕裂样剧烈疼痛多见于异位妊娠、卵巢肿瘤蒂扭转。

4. 注意腹痛诱因与伴随症状　如体位突然改变可诱发卵巢肿瘤蒂扭转；用力不当的妇科检查可诱发卵巢肿瘤破裂；暴饮暴食是急性胰腺炎的诱因。还应注意腹痛的伴随症状，有

无发热、白带增多、阴道流血、恶心呕吐，有无晕厥、肛门坠胀、放射性疼痛和休克。若腹痛伴发热、恶心、呕吐，多见于腹腔脏器炎症；腹痛伴晕厥、肛门坠胀、放射性疼痛和休克多见于腹腔内出血。

5. 其他　如既往有无相似的发作史等。

二、体检及妇科检查重点

1. 一般检查　测量体温、脉搏、呼吸、血压，注意有无贫血貌和休克体征。

2. 检查腹部有无压痛、肌紧张及反跳痛；疼痛的部位、范围、程度；腹部有无包块及包块的大小、形状和活动度；肠鸣音亢进或减弱；腹部有无移动性浊音。

3. 阴道壁是否充血、出血、有无赘生物及分泌物性状，若有异常，需取白带检查。

4. 宫颈有无着色、宫口是否开大、宫颈有无举痛，宫颈口有无出血或被组织物堵住，注意鉴别血液是来自宫腔还是宫颈。

5. 宫体大小是否与停经月份相符，质地，有无压痛。

6. 两侧有无增厚、压痛、有无包块及其质地、大小、形状、活动度，表面是否光滑、周围有无粘连。

三、重要辅助检查

1. 血 HCG 可进行定量检测。

2. 血液检查　注意血红蛋白含量、红细胞计数、白细胞总数和分类，有无电解质紊乱、肝酶是否升高等。

3. 阴道后穹穿刺　抽出不凝固血液提示腹腔内出血，考虑异位妊娠；抽出脓液提示盆腔脓肿；抽出浑浊液体检查为渗出液则为炎症。

4. B 超检查　盆腔 B 超检查注意子宫大小与停经月份是否相符；宫腔内有无胚囊、胚芽、胎心搏动；附件区有无包块；盆腔有无积液；考虑合并有胆囊和胰腺疾病时作上腹部 B 超检查，注意观察胆囊大小、有无结石和胰腺的形态。

5. 其他检查　根据诊断需要决定检查项目。如患者有黄疸表现，应做肝炎病毒标志物检查，排除合并病毒性肝炎的可能；怀疑有胰腺炎应检查血、尿淀粉酶。

四、鉴别诊断

（一）异位妊娠

异位妊娠是指受精卵着床于子宫腔以外的妊娠，最常见的是输卵管妊娠。

1. 患者有停经、阴道流血、腹痛三大症状　停经时间多不超过 6～8 周，20%～30% 的患者可无明显的停经史。阴道流血不规则，量少，淋漓不净。

2. 腹痛特点　腹痛往往是输卵管妊娠患者就诊的主要症状。输卵管妊娠发生流产或破裂之前，腹痛常表现为一侧下腹部隐痛或酸胀感。当发生输卵管妊娠流产或破裂时，表现为一侧下腹部撕裂样疼痛。

3. 伴随症状　输卵管妊娠流产或破裂时可伴有恶心、呕吐，当腹腔内出血较多时，可出现晕厥、肛门坠胀，甚至肩胛部放射性疼痛。失血过多时可出现休克。

4. 体检及妇科检查在腹腔有内出血时，可有贫血貌及休克体征；腹部检查下腹部有压痛、反跳痛，尤以病侧为甚，但肌紧张不明显。若出血量 >500ml 者移动性浊音可为阳性。妇科检查可发现阴道有少量血液，宫颈举痛，阴道后穹饱满、有触痛，子宫正常或略大，较软。内出血较多时子宫可有漂浮感，一侧附件区可触及包块，压痛明显，包块大小、形状、质地不一，边界多不清楚。

5. 辅助检查 ①血 HCG 阳性，但滴度远低于同期正常妊娠。②在腹腔有内出血时，阴道后穹穿刺可抽到暗红色的陈旧性不凝血。③B 超检查宫腔内无孕囊，腹腔内出现异常液性暗区，或附件包块内见有妊娠囊及胚芽、原始胎心搏动。④必要时宫腔诊刮可协助排除宫内孕。腹腔镜检查可确诊。

（二）流产

凡妊娠不足 28 周、胎儿体重不足 1000g 而终止妊娠者称为流产。妊娠 12 周内流产系早期流产。流产的主要症状是腹痛和阴道流血。

1. 腹痛性质 流产引起的腹痛为阵发性宫缩痛。

2. 腹痛与阴道流血的关系 早期流产往往是先有阴道流血，后出现腹痛。晚期流产则多为先有腹痛，后有流血。

（三）妊娠合并急性阑尾炎

妊娠合并阑尾炎是妊娠期较常见的外科并发症，但妊娠本身并不诱发阑尾炎。由于妊娠期子宫增大，阑尾位置发生改变，使得妊娠中晚期阑尾炎症状、体征不典型，给诊断增加了困难。同时由于妊娠期盆腔器官充血，阑尾也充血，加之大网膜被增大的子宫推移，不能及时包裹和局限发炎的阑尾，从而加速妊娠期阑尾炎的病程发展，容易引起阑尾穿孔及弥漫性腹膜炎，流产和早产发生率亦明显增加。

1. 早期妊娠合并急性阑尾炎，临床可表现为转移性右下腹痛，伴恶心、呕吐、发热，体温一般在 38℃左右。

2. 检查发现右下腹麦氏点压痛、反跳痛和肌紧张。早期妊娠合并急性阑尾炎其症状、体征与非妊娠时急性阑尾炎相似。妊娠中晚期急性阑尾炎的压痛和肌紧张较不明显，且位置上移。

3. 血常规检查白细胞升高。

（四）妊娠合并卵巢肿瘤蒂扭转

妊娠合并卵巢肿瘤蒂扭转是常见的产科急腹症，由于妊娠期或产褥期子宫位置改变，约 10% 的卵巢肿瘤可并发蒂扭转。

1. 腹痛 本病典型症状是突然发生一侧下腹剧痛，常伴恶心、呕吐，一般无发热。

2. 病史及诱因 患者妊娠前多有下腹部包块史。突然改变体位或向同一方向连续地转动，常为卵巢肿瘤蒂扭转的诱因。

3. 腹部检查 早期妊娠合并卵巢肿瘤蒂扭转，有时可扪及下腹包块，有压痛。

4. 妇科检查 早期妊娠可触及附件区包块，边界清晰，张力较大，触痛明显。

5. B 超检查 可发现肿块的部位、大小、形态及性质。

（五）妊娠合并急性胆囊炎、胆石症

急性胆囊炎、胆石症可发生于妊娠期任何阶段，尽管其发病率不高，但由于妊娠期孕激素水平增高，胆囊及胆道平滑肌松弛，胆囊排空缓慢，胆汁淤积，加之雌激素水平增高，胆

汁中胆固醇成分增多，胆盐分泌减少，故妊娠是胆囊炎和胆结石的重要诱因。

1. 常在进食高脂餐后发病。

2. 主要临床表现为突然发生的右上腹剧烈绞痛，阵发性加重，疼痛常向右肩或右背部放射，伴恶心、呕吐、发热。

3. 检查右上腹有压痛和肌紧张，Murphy 征阳性，并常在右上腹扪及肿大而有触痛的胆囊，感染严重时可出现黄疸。

4. 辅助检查可见血白细胞计数升高；腹部 B 超显示胆囊增大，囊壁增厚，大部分患者还可见到胆囊结石影像。

（六）妊娠合并急性胰腺炎

妊娠合并急性胰腺炎较少见，但急性胰腺炎并发胰腺坏死，预后不良，孕妇病死率高达37%，应予重视。急性胰腺炎可分为急性水肿型和出血坏死型，发病与胆道疾病、四环素、氯噻嗪类利尿药使用等有关。

1. 常在饮酒和高脂肪、高蛋白质饮食后突然发作上腹部疼痛，疼痛先从上腹中部或偏左开始，后扩散至整个左上腹及中上腹；疼痛呈持续性剧烈的刀割样或刺痛，阵发性加重，并放射至左肩部或腰部；常伴恶心、呕吐、发热或黄疸，并发感染者出现寒战和高热；严重者出现低血压、休克，甚至死亡。

2. 检查左上腹可有明显压痛、反跳痛和肌紧张，肠鸣音减弱或消失；腹部移动性浊音阳性；严重者腹部穿刺可抽出血性液体。

3. 辅助检查包括血清淀粉酶在起病后 6～12h 开始升高，48h 开始下降，持续 3～5d，血清淀粉酶超过正常值 5 倍即可诊断为本病；尿淀粉酶升高较晚，在发病后 12～14h 开始升高，下降较慢，持续 1～2 周，定时测定尿淀粉酶含量对急性胰腺炎亦很有价值。血清脂肪酶常在病后 24～72h 开始上升，升高超过 1.5u，持续 7～10d，对病后就诊较晚的急性胰腺炎患者有诊断价值，且特异性也较高；腹部超声对胰腺肿大、脓肿及假囊肿有诊断意义，并可除外胆囊炎、胆结石所致的腹痛。

（七）妊娠合并急性胃肠炎

急性胃肠炎多因摄入细菌与毒素而引起。

1. 暴饮暴食或食入不洁食物后发病。

2. 上腹或全腹部持续性钝痛、阵发性痉挛性疼痛，疼痛常阵发性加剧，用解痉药后疼痛可缓解。

3. 一般先出现恶心、呕吐，随之出现腹泻，呕吐、腹泻严重者可诱发宫缩。

4. 上腹部或脐周有轻度压痛，无反跳痛及肌紧张；肠鸣音亢进。

5. 实验室检查　呕吐物及粪便可查到致病菌。

（张金荣）

第三节　早期妊娠阴道出血

阴道出血是妇产科疾病中最常见的症状。妊娠期阴道出血多由妊娠本身异常或合并外阴、阴道、宫颈、子宫等部位病变引起，也可发生于生殖道创伤。妊娠早期阴道出血的常见病因有流产、葡萄胎、异位妊娠、生殖道创伤、宫颈和阴道病变。

一、病史要点

1. 月经史　既往月经周期情况、经量、经期、末次月经时间、阴道出血量多少，有无血凝块，并且与平时月经量比较以确定有无停经史。

2. 出血情况　出血时间、量及颜色，有无组织物排出。还应该注意出血持续时间。生育年龄的妇女在停经一段时间后出现阴道流血，则应考虑与妊娠有关的疾病，如流产、异位妊娠、葡萄胎、绒癌等。性生活后即出现阴道鲜血，应想到阴道损伤、早期宫颈癌、宫颈息肉或黏膜下子宫肌瘤的可能。

3. 伴随症状　早孕反应及其程度；有无疼痛或腹痛，如有腹痛，注意询问腹痛的部位、性质、持续时间。

4. 其他　性生活史，外伤史。

二、体检及妇科检查要点

1. 体检　注意检查患者的一般情况，体温，脉搏，呼吸，血压，有无贫血貌及贫血程度，有无休克体征，腹部有无压痛，肌紧张、反跳痛及包块。

2. 妇科检查　应该在消毒条件下进行，注意出血来源，检查外阴、阴道有无裂伤、赘生物，宫颈有无着色、举痛、糜烂、溃疡，宫颈口有无血液流出，宫口是否扩张，子宫大小、质地、活动度，附件有无包块及压痛。

三、重要辅助检查

1. 血常规、凝血象。

2. 为鉴别异位妊娠、葡萄胎、绒癌时应作血 HCG 定量检测。

3. B 超检查　子宫大小与停经月份是否相符；宫腔内有无胚囊、胚芽、胎心搏动；附件区有无包块；盆腔有无积液。

四、鉴别诊断

（一）与妊娠有关的出血

1. 流产　妊娠不足 28 周、胎儿体重不足 1000g 终止妊娠者，称为流产。流产是早期妊娠最常见的并发症。育龄妇女出现停经后阴道流血首先考虑有无流产。流产发生于 12 周以前者为早期流产，发生在妊娠 12 周至不足 28 周称晚期流产。流产转归过程有先兆流产、难免流产、不全流产或完全流产，特殊类型如稽留流产。其相互之间的鉴别如下。

（1）先兆流产：是流产的最初阶段。包括：①患者有停经及早孕反应史。②有少量阴道流血。③可伴轻微腹胀或腰酸。④妇科检查见宫颈口未开，子宫大小与停经周数相符。⑤血、尿妊娠实验阳性。⑥B 超示宫腔内有胚囊及胎心搏动。

（2）难免流产：由先兆流产发展而来，指流产已不可避免。①阴道流血量增多。②阵发性下腹痛加重。③妇科检查见宫颈口已扩张，有时可见胚胎组织或胚囊堵塞于宫颈口，子宫大小与停经周数相符或略小。④B 超示宫腔内有异常回声。

（3）不全流产：指妊娠物已部分排出体外，尚有部分残留于宫腔内。①阴道流血多，可因流血过多而发生失血性休克。②有阵发性下腹痛。③妇科检查见宫颈口已扩张，有血液自宫颈口流出，有时可见胎盘组织堵塞于宫颈口或部分妊娠产物已排出于阴道内，而部分仍留在宫腔内，子宫小于停经周数。④B 超示宫腔内有异常回声。

（4）完全流产：指妊娠产物已全部排出。①患者有停经及早孕反应史。②阴道流血少，逐渐停止。③腹痛逐渐消失。④妇科检查见宫颈口闭，子宫接近正常大小。⑤B 超示宫腔内无异常。

（5）稽留流产：指胚胎或胎儿已死亡，滞留在宫腔内尚未自然排出。①胚胎或胎儿死亡后子宫不再增大，反而缩小，早孕反应消失。②不出血或反复阴道流血，量时多时少。③无明显腹痛。④妇科检查见子宫小于停经周数。⑤B 超可见子宫、胚胎均小于停经月份，无胎心搏动。

以上各种类型流产的鉴别要点见表 19－1。

表 19－1　各种类型流产的鉴别诊断

项目	先兆流产	难免流产	不全流产	完全流产	稽留流产
阴道流血	量少	逐渐增多	持续性大量流血	逐渐停止	不出血或出血量少
腹痛	轻或无	阵发性下腹痛，较重	较轻	逐渐消失	不明显
宫颈口	闭	已扩张，可见组织物堵塞于宫颈口	有血液自宫颈口流出，也可见组织物堵塞于宫颈口	关闭	未开
子宫大小	与停经周数相符	与停经周数相符或略小	小于停经周数	接近正常大小	较停经周数小
妊娠转归	可继续妊娠或发展为难免流产	发展为不全流产或完全流产	妊娠停止	妊娠停止	妊娠停止
B 超检查	宫腔内有胚囊及胎心搏动	宫腔内有异常回声	宫腔内有异常回声	无异常	子宫、胚胎均小于停经月份，无胎心搏动

2. 异位妊娠　异位妊娠是指受精卵在宫腔以外着床发育。异位妊娠以输卵管妊娠最为常见，由于输卵管管腔狭小，管壁薄且缺乏黏膜下组织，其肌层远不如子宫肌壁厚，妊娠时又不能形成完好的蜕膜，不能适应胚胎的生长发育，因此输卵管妊娠发展到一定时期，将导致流产或破裂，胚胎常在早期死亡，血 HCG 水平降低，子宫蜕膜随之剥脱而出现不规则阴道流血，一般出血量少，淋漓不净。但应警惕异位妊娠伴有宫内孕流产引起的出血。

3. 葡萄胎

（1）停经后阴道流血是最常见的症状，多数患者在停经 2～4 个月后（平均为孕 12 周）发生不规则阴道流血，呈暗红色，多少不定，时断时续或连绵不断，开始时量少，以后逐渐增多，且随时可有反复大量流血，有时可自然排出水泡状组织，此时往往出血较多。如在排出物中见到水泡状物即可诊断。

（2）妊娠呕吐较正常妊娠出现早，持续时间长，且症状严重。

（3）检查可见子宫异常增大、变软，明显超出妊娠月份。

（4）一侧或双侧卵巢囊性包块。

（5）血 HCG 异常升高，明显超过正常妊娠水平。

（6）B 超检查显示子宫明显增大，宫腔内回声丰富，充满闪亮密集光点如雪花纷飞状。无妊娠胚囊、胎儿结构及胎心搏动。超声多普勒不能探及胎心。

（二）妊娠合并子宫黏膜下肌瘤、宫颈息肉、蜕膜息肉

子宫肌瘤是女性生殖器官最常见的良性肿瘤，子宫肌瘤合并妊娠占肌瘤患者的 0.5% ~ 1%，占妊娠的 0.3% ~0.5%。尽管发病率较低，但妊娠合并子宫肌瘤对妊娠、分娩均有影响。带蒂的黏膜下肌瘤可突出于宫颈外口。宫颈息肉是由于慢性炎症刺激，宫颈管黏膜局部增生，逐渐向宫颈外口突出而形成的赘生物。蜕膜息肉是由于妊娠后蜕膜在高浓度雌—孕激素作用下局部增生形成，增生严重者可逐渐向宫颈外口突出而形成赘生物。黏膜下肌瘤、宫颈息肉、蜕膜息肉均可出现接触性阴道流血，伴感染时还可出现不规则阴道流血，鉴别要点如下。

1. 宫颈息肉为鲜红色，一般无触血；蜕膜息肉源自宫腔，呈暗红色，质软、脆，触血明显。

2. 黏膜下肌瘤一般呈红色，伴感染时可呈暗灰色，质中偏硬。

（三）妊娠合并宫颈癌

宫颈癌是女性生殖系统最常见的恶性肿瘤，宫颈癌合并妊娠较少见。宫颈癌在妊娠前已存在，早期宫颈癌合并妊娠可无症状，尔后逐渐出现症状。

1. 性交出血是妊娠合并宫颈癌最早出现的症状。

2. 随着宫颈癌细胞对血管的侵蚀，逐渐出现不规则少量阴道出血，肿瘤继续发展，阴道出血增多。

3. 晚期癌组织坏死、脱落，继发感染，有大量脓液或米汤样恶臭的白带。

4. 妇科检查　早期宫颈癌外观与宫颈糜烂不易区别。晚期宫颈癌呈菜花状或溃疡型。

5. 宫颈刮片细胞学或 TCT 检查，必要时阴道镜检查及镜下宫颈活检确诊。

（四）与创伤有关的阴道出血

妊娠期阴道壁结缔组织疏松变软，阴道黏膜充血水肿，血供丰富，呈紫蓝色。由于妊娠子宫增大，压迫盆腔静脉及下腔静脉，部分孕妇可以有阴道壁静脉曲张。孕期大阴唇内血管增多，血供丰富，结缔组织疏松变软，部分孕妇可出现外阴静脉曲张。

1. 外伤或性交时动作粗暴导致阴道壁或阴道后穹裂伤时，可立即出现阴道流血、血肿。

2. 妇科检查发现裂伤部位有鲜红色渗血，或活动性出血即可明确诊断。

（秦彩云）

第四节　中、晚期妊娠腹痛

腹痛由腹部或腹外器官疾病所引起，可分为急性与慢性，病变性质可分为器质性或功能性。妊娠中、晚期腹痛的原因复杂，主要与妊娠相关疾病有关，并常以急性腹痛的形式表现出来。此外，许多内科、外科的疾病亦可导致腹痛，易引起混淆。

一、病史要点

1. 孕龄　如卵巢肿瘤蒂扭转多见于妊娠早、中期。胎盘早剥发生于妊娠20周以后，子宫破裂常发生于妊娠晚期，急性阑尾炎则在妊娠中期多见。

2. 诱因及影响因素　胎盘早剥常有妊娠期高血压疾病、高血压或外伤史。子宫破裂可能有子宫手术史所致的瘢痕子宫或引产时导致的过强子宫收缩。妊娠合并急性胆囊炎、胰腺炎常由于高脂饮食所致。

3. 腹痛的部位　妊娠相关疾病常表现为下腹及腰骶部疼痛。胎盘早剥时腹痛部位与胎盘附着位置密切相关，当后壁胎盘剥离时可表现为腰骶部疼痛。卵巢肿瘤蒂扭转引起的腹痛常始于一侧季肋部。胃及十二指肠、胰腺病变的疼痛常位于上腹部或剑突下。由于妊娠期子宫增大，使腹部脏器位置发生改变，妊娠合并阑尾炎在不同孕龄的腹痛位置不同。

4. 腹痛的性质　早产或临产的腹痛由规律性的宫缩引起，表现为下腹及腰骶部阵发性、节律性胀痛。重型胎盘早剥时腹痛常为持续性，宫缩无明显间歇。

5. 腹痛的伴随症状　是否伴有阴道流血、排液，有无发热，消化道症状如恶心、呕吐、腹泻等。

应重点询问妊娠期引起腹痛的常见妇产科疾病如胎盘早剥、子宫破裂、妊娠合并子宫肌瘤及卵巢肿瘤蒂扭转、肌瘤红色变性的相关病史和症状，排除上述疾病，才考虑外科急腹症及其他疾病。

二、体检及产科检查重点

1. 一般项目　首先检查患者脉搏、血压、呼吸、体温等生命体征，注意有无内出血、休克等表现。如病情危急，应立即抢救。

2. 腹部检查　腹部是检查的重点。Alder试验有助于鉴别腹部压痛来自子宫本身或子宫外病变。其方法为检查者将手指放于最大压痛点上，令患者取左侧卧位，因子宫亦倒向左侧，如压痛消失或减轻，说明疼痛来自子宫；如仍有压痛，提示疼痛来自子宫以外病变的可能性大。

3. 其他部位检查　有牙龈出血、鼻出血等凝血功能障碍的体征，提示凶险的内出血存在，如重型胎盘早剥。有皮肤、黏膜黄染，有助于肝、胆、胰腺疾病等的诊断。

4. 通过触诊了解胎儿大小与孕龄是否相符，子宫张力，宫底高度，有无局部压痛、阵发性宫缩或子宫激惹状态。胎盘早剥时胎盘附着于子宫的部位有明显压痛，随血肿增大，宫底随之升高。观察阴道分泌物性状，是否为脓性、血性分泌物或为羊水。

5. 胎儿监护　早产或临产的腹痛由规律性的宫缩引起。电子胎儿监护可监测宫缩情况，协助早产或临产的诊断。同时评估胎儿在宫内的状态，有助于判断疾病轻重并选择处理方式。

三、辅助检查

1. B超　B超是最重要的辅助检查，有助于胎盘早剥、子宫破裂的诊断，也可以鉴别卵巢肿瘤蒂扭转、肌瘤红色变性。

2. 血、尿常规，凝血功能试验　血常规检查见白细胞总数及中性粒细胞升高提示有感染存在。红细胞及血红蛋白减少提示出血量较多，有失血性贫血或休克存在。有凝血功能异常，提示已进入 DIC 阶段。血、尿淀粉酶升高应考虑急性胰腺炎。

四、鉴别诊断

（一）功能性腹痛的诊断

妊娠中、晚期常见的功能性腹痛因不规则的间歇性子宫收缩引起，又叫子宫“Braxton - Hick”征。宫缩抑制剂（如硫酸沙丁胺醇）可以抑制。另一种是由增大的子宫牵拉圆韧带引起的疼痛。因子宫右旋，故腹痛常在左侧，体查发现沿圆韧带走向有压痛存在。局部热敷或体位改变可以减轻疼痛。此外，孕中期子宫可致急性尿潴留，表现为耻骨联合上区胀痛。功能性腹痛无器质性改变，孕妇一般情况好。

（二）DIC、凝血功能障碍的诊断

胎盘早剥是发生凝血功能障碍最常见的原因。临床上常表现有皮下、牙龈、黏膜下或注射部位出血，阴道出血不凝，甚至出现血尿、咯血、呕血。一旦怀疑 DIC 存在，应立即作 DIC 筛选试验，包括血小板计数、凝血酶原时间（PT）、部分凝血活酶时间（APTT）、纤维蛋白原测定和血浆鱼精蛋白副凝试验（3P 试验）。无实验室条件时，可行全血凝块观察及溶解试验。取 2～5ml 血液置一试管内，倾斜固定，若血液在 6min 内不凝固，或凝血块在 1h 内又溶解，提示血凝异常。

（三）腹痛的病因诊断

1. 胎盘早剥　妊娠 20 周后或分娩期，正常位置的胎盘在胎儿娩出前，部分或全部从子宫壁剥离，称为胎盘早剥。发生率为 0.46%～2.1%。

（1）病史：可有妊娠期高血压疾病、慢性高血压、慢性肾炎、糖尿病史，外伤史，羊水过多，胎膜早破。轻型胎盘早剥有少量阴道出血，腹痛轻微，血压正常。重型胎盘早剥则起病急，腹痛明显，有恶心、呕吐、面色苍白、脉搏细速等休克表现，阴道出血量与贫血程度不成正比。

（2）体检：重型胎盘早剥时子宫坚硬如板状，腹肌紧张，压痛明显，子宫收缩无间歇，胎心消失，胎位不清，破膜后可见血性羊水，可有休克、凝血功能障碍等表现。

（3）辅助检查：B 超检查可见胎盘附着于正常位置，胎盘后血肿、胎盘增厚；产后胎盘检查，胎盘母体面凝血块压迹。重型胎盘早剥应作凝血功能检查。

2. 子宫破裂　妊娠期子宫破裂较临产时少见，多在妊娠晚期，常见于下列情况：子宫瘢痕破裂、子宫壁有病理改变、外伤以及中、晚期妊娠引产发生强烈宫缩导致的子宫破裂等。而残角子宫妊娠破裂可见于孕中期。

（1）病史：突然发作的下腹剧烈疼痛，烦躁不安，阴道出血，可随即出现休克及失血症状，胎动消失。

（2）体检：完全型子宫破裂，则全腹压痛、反跳痛，腹壁可清楚扪及胎儿肢体；不完全型子宫破裂，局部压痛明显，如破裂发生在子宫侧壁阔韧带之间，可在宫体一侧触及有压痛包块，胎心不规则或消失。

（3）辅助检查：主要根据临床表现确诊，必要时进行 B 超检查，协助诊断。

3. 早产或临产　早产或临产的腹痛由规律性的宫缩引起。

（1）病史：阵发性的子宫收缩且渐强渐频繁，可有少量阴道出血，即“见红”，无其他

严重不适。

（2）体检：子宫收缩时可扪及发硬的子宫壁，随即松弛，无压痛，伴宫颈容受或扩张，脉搏及血压正常。

（3）辅助检查：胎儿电子监护可以准确监测宫缩情况，协助早产或临产的诊断。

4. 子宫肌瘤红色变性　妊娠期子宫肌瘤迅速生长而发生血管破裂，出血弥漫于组织内，肌瘤剖面呈暗红色，称为肌瘤红色变性。

（1）病史：孕前或早孕期发现有肌瘤者，突发阵发性下腹疼痛，伴恶心、呕吐，若瘤蒂较长，疼痛可见于上腹部。痛点固定，无转移。可致早产。

（2）体检：有腹膜刺激征，但胎位、胎心正常。如为肌瘤，子宫大于妊娠月份，病变局部压痛明显，拒按，有反跳痛。腹部检查或肛查时可扪及肿胀的瘤体。

（3）辅助检查：血常规检查白细胞升高，B 超检查可见子宫肌瘤。剖腹探查并行肿瘤病理检查可确诊。

5. 妊娠合并子宫肌瘤或卵巢肿瘤蒂扭转　妊娠期以中等大小、瘤蒂较长、活动度大、重心偏一侧的瘤块易发生蒂扭转。如子宫带蒂的浆膜下肌瘤或卵巢畸胎瘤、黄素囊肿等。

（1）病史：既往有附件包块、子宫肌瘤或有一侧下腹痛或孕前月经过多史。突发下腹绞痛，可伴恶心、呕吐。

（2）体检：子宫本身无压痛，或有牵扯痛。一侧下腹压痛及反跳痛，但常局限于附件包块上及其周围。有时肿块位于子宫后，其局部体征可被增大的子宫掩盖，给诊断带来困难。

（3）辅助检查：血常规白细胞总数轻度升高。B 超可确定肿瘤来自子宫或附件，并判断其性质。

6. 妊娠合并急性阑尾炎　发病率为 0.1% ~2.9%，多在孕中期发病。由于妊娠期随子宫增大，阑尾位置向上、向外移位。孕 3 个月末，阑尾位于髂嵴下 2 横指；孕 5 个月末在髂嵴水平；孕 8 个月在髂嵴上 2 横指；足月时可达胆囊区。由于阑尾移位且妊娠期肾上腺皮质激素水平较高，使组织对炎症反应迟钝，不易早期发现阑尾炎。因此易造成误诊、诊断延误，加之大网膜、小网膜上移，使炎症不易局限，病情发展较快，阑尾穿孔和腹膜炎发生率较高。

（1）病史：转移性右下腹痛伴恶心、呕吐等消化道症状，疼痛常为持续性钝痛或胀痛；当阑尾化脓或坏死时为剧痛；由蛔虫或粪石所致的梗阻，疼痛多为阵发性。孕晚期因阑尾移位于子宫右后方，不易与肾结石或卵巢肿瘤蒂扭转区别。部分患者有慢性阑尾炎病史。

（2）体检：腹痛部位和压痛点常较高。有时子宫可位于阑尾前方，掩盖压痛、反跳痛和肌紧张等腹膜刺激征。肛查时直肠右前壁有触痛。Bryan 试验：右侧卧位时子宫右移致疼痛，提示为阑尾炎；腰大肌试验：左侧卧位，将右下肢向后过伸，致右下腹疼痛者，也提示阑尾炎。

（3）辅助检查：血白细胞计数 $>15\times10^9/L$ 有诊断价值，B 超、腹腔镜检查可帮助确诊。

7. 妊娠合并肠梗阻　妊娠合并肠梗阻发病率 0.018% ~0.16%，高发时期在孕中期子宫进入腹腔时和近足月胎头入盆时。60% ~70% 由肠粘连引起，其次为肠套叠、恶性肿瘤。

（1）病史：可有腹部手术史。大部分患者的腹痛呈持续性或阵发性脐周绞痛，可波及全腹。常伴腹胀、呕吐，无排气和排便。但乙状结肠扭转或肠套叠者可见血便。

（2）体检：可见肠型及肠蠕动波。听诊时可闻及高亢的肠鸣音或气过水声。叩诊可发现移动性浊音阳性。

（3）辅助检查：X线腹透或摄片可见积气和液平面。B超可发现病变部位近端有屈曲扩张的数个蜂窝状的无回声区，当发生绞榨时可见腹水。当怀疑结肠梗阻时可行钡剂灌肠检查以助诊断。

8. 妊娠合并肾、输尿管结石

（1）病史：上尿路结石主要表现为与活动有关的血尿和疼痛，结石越小症状越严重。从无明显临床症状，到上腹部或腰部钝痛，到典型的肾绞痛即疼痛剧烈、呈阵发性，患者辗转反侧，可伴恶心、呕吐。疼痛可沿输尿管放射到同侧阴唇、大腿内侧。

（2）体检：腹肌紧张、肾区叩痛、输尿管结石部位深压痛。

（3）辅助检查：尿常规可有镜下血尿，当合并感染时有脓尿，细菌培养阳性。泌尿系X线平片、B超常可确诊。

9. 妊娠合并肾盂肾炎　肾盂肾炎是妊娠晚期常见并发症之一。其原因有：①输尿管、肾盂、肾盏扩张，致使残余尿量增加。②膀胱、输尿管反流增加，细菌可逆行性感染。③增大的子宫及胎头的压迫，导致排尿不畅。④妊娠期尿液中碳水化合物增加，有利于细菌繁殖。⑤受妊娠期激素变化的影响，输尿管蠕动减慢。⑥由于子宫右旋致右输尿管受压，因此右肾常发病。

（1）病史：急性肾盂肾炎起病急，高热、寒战、腰部疼痛和膀胱刺激征，伴上腹部、腰部持续性钝痛或胀痛，程度不等，可沿输尿管向下腹及会阴部放射。

（2）体检：肾区有压痛，脊肋角处有叩击痛。

（3）辅助检查：尿常规见成团的脓细胞，细菌培养阳性，血白细胞计数升高。

10. 上腹部疼痛

（1）子痫前期肝被膜下出血：妊娠期高血压疾病发展到子痫前期时，患者除感头痛、眼花、恶心、呕吐外，有时伴有上腹部疼痛。而子痫前期可引起肝细胞坏死，表现为右上腹疼痛，肝区有压痛和反跳痛。严重时致肝被膜下出血或被膜破裂出血，可引起疼痛并向右肩放射及内出血表现。查体：右上腹压痛，巩膜黄染，腹水征。辅助检查：肝酶升高、血小板减少、血红蛋白降低、异形红细胞或有溶血表现，腹部B超检查，结合妊娠期高血压疾病病史常可确诊。

（2）急性胰腺炎：妊娠中晚期多见，病死率高达5%～37%。有胆道疾病和肥胖史，表现为突发性上腹部持续性剧痛，阵发性加重，向后背或肋下放射，伴恶心、呕吐、发热，严重时有意识障碍甚至休克。查体：上腹部可有明显压痛、反跳痛、肌紧张，但有时腹部体征不典型。辅助检查：血、尿淀粉酶水平升高，分别大于500u/L和300u/L、血清钙下降。腹腔穿刺液淀粉酶 >1200u/L。CT和MRI可辅助诊断，B超检查示胰胆管结石可提示胆源性胰腺炎。

（3）胆结石、胆囊炎：妊娠期发病率为0.8%，由于孕期胆汁中胆固醇增高，胆盐分泌相对减少，有利于胆结石形成，诱发胆囊炎，因此70%的胆囊炎合并胆石症。患者多有高脂餐或疲劳史，常夜间发作。表现为右季肋部疼痛，可放射到右肩、背部，伴消化道症状，常反复发作。胆结石的疼痛为特征性的“胆绞痛”，即剧痛和缓解交替。当发展为胆囊炎时疼痛呈持续性，阵发性加重。伴恶心、呕吐、寒战、发热。体检发现胆囊区压痛、肌紧张，Murphy 征可阳性、Robson 点有压痛。B 超对胆囊有阳性发现。

（4）胃、十二指肠溃疡：由于胃酸分泌减少，胃蠕动减慢，孕期该病较少见。发病者多有胃炎、胃溃疡既往史。表现为上腹部或剑突下刀割样或烧灼样疼痛，伴恶心、呕吐、反酸、嗳气。胃溃疡疼痛多于餐后 0.5～2h 发作；十二指肠溃疡疼痛见于餐后 3～4h 或饥饿时，进食可缓解。查体：上腹部局限性压痛。当发生穿孔时，腹痛剧烈，有化学性腹膜炎的严重腹膜刺激征。辅助检查：大便隐血阳性，胃镜检查可确诊。穿孔时，X 线透视可发现膈下游离气体。

（5）急性胃肠炎：有暴饮暴食或不洁饮食史。表现为上腹部或脐周钝痛，阵发性加剧，伴呕吐、腹泻。解痉药物可缓解疼痛。体温升高，腹部有压痛，但无反跳痛和肌紧张，肠鸣音活跃。大便检查有白细胞甚至红细胞，培养可找到病原体。

（6）病毒性肝炎：食欲减退、乏力、恶心、腹胀等妊娠不能解释的消化道症状。有肝区痛及压痛伴黄疸。肝炎病毒标志物检查阳性。

（7）急性羊水过多：多见于孕中期。短期内子宫急剧增大推移腹部脏器，因腹壁皮肤张力过大而疼痛，检查腹壁有触痛。伴呼吸困难、下肢及外阴部水肿。严重时有少尿、无尿。B 超检查可确诊。

11. 其他　妊娠期腹痛较少见的有子宫壁静脉曲张破裂，表现为上腹部突发撕裂样疼痛并随体位改变，有肛门坠胀感，查体见上腹部压痛、反跳痛，子宫持续收缩，有腹腔内出血体征。铅中毒、急性血卟啉病、糖尿病酮症酸中毒引起的疼痛剧烈，无明确定位，但腹部体征不明显。

（马繁华）

第五节　中、晚期妊娠阴道出血

阴道出血（vaginal bleeding）是除正常月经外，妇女生殖道任何部位，包括子宫、宫颈、阴道和外阴发生的出血，经阴道流出，统称为“阴道出血”。妊娠期大多数孕妇凝血因子增多，而纤溶系统的活性下降，血液处于高凝状态，容易引起弥散性血管内凝血（DIC）。引起阴道出血的原因甚多，大多数出血来自于子宫腔。出血量多少不一，反复多次的阴道出血可致贫血，出血严重者可发生休克，胎儿有缺氧、宫内窘迫，甚至死亡。

一、病史要点

1. 孕龄　妊娠 28 周以前阴道出血，多为流产，妊娠晚期出血除先兆临产外，多为病理性的。

2. 出血的部位　是阴道出血、尿血还是便血。

3. 血液的颜色及混杂物　是鲜红、暗红还是淡红色混有羊水。

4. 出血次数及出血量的估计　少量、多次出血可导致严重的贫血，短时间大量出血可以出现休克。准确估计出血量对治疗有很大的帮助。

5. 诱因及伴随症状　如剧烈运动或腹部、外阴部外伤史，性生活史。出血时有无腹痛及外阴部疼痛，全身出血倾向如鼻出血、牙龈出血，有无黄疸。

应重点询问孕中、晚期阴道出血的常见妊娠并发症的相关病史和症状，如前置胎盘、胎盘早剥、羊水栓塞等。还应考虑到内科出血性疾病，如再生障碍性贫血、严重的肝肾功能损害及局部原因引起的出血，如创伤、生殖系统的炎症甚至肿瘤等。

对于出血量大的患者，应在短时间内作出判断，立即进行止血、输血、纠正凝血功能障碍等抢救，以挽救母儿的生命。

二、体检及产科检查重点

检查患者血压、脉搏、呼吸、体温，注意有无失血性休克的表现，如反应迟钝、面色苍白、脉搏快弱、呼吸增快、血压下降或检测不到等。应除外皮肤、黏膜黄染和鼻出血、牙龈出血等凝血功能障碍的表现。

1. 产科检查　通过触诊、测量宫高及腹围，了解胎儿大小与孕龄是否相符；检查子宫肌张力，宫底高度，有无局部压痛、阵发性宫缩及子宫激惹状况。胎盘早剥时胎盘附着于子宫的部位有明显压痛，随血肿增大，宫底随之升高。

2. 阴道检查或肛查　了解阴道出血量、颜色，是否混有羊水或宫颈黏液。窥阴器检查可以发现阴道、宫颈局部的病变和损伤；如阴道检查时破膜发现血性羊水，提示胎盘早剥；肛查可以了解宫口扩张及胎先露情况。当疑仃前置胎盘时，应慎行阴道检查，禁作肛查。

3. 胎儿监护　早产或临产的腹痛由规律性的宫缩引起。胎儿电子监护可以监测宫缩情况，协助早产或临产的诊断。同时评估胎儿在宫内的状态，有助于判断疾病轻重并选择处理方式。

三、重要辅助检查

1. B超　B超诊断前置胎盘的准确率可达95%以上，也有助于鉴别胎盘早剥、子宫破裂。

2. 血常规、凝血功能试验、骨髓穿刺、病理检查见红细胞及血红蛋白减少提示出血量较多，有失血性贫血或休克存在。有凝血功能异常，提示已进入DIC阶段。阴道、宫颈局部活组织病理检查可明确病变性质。阴道分泌物检查有助于鉴别感染的病原体。

四、鉴别诊断

（一）贫血的诊断

贫血是指外周血液在单位体积中的血红蛋白浓度（Hb）、红细胞计数（RBC）和（或）血细胞比容低于正常最低值，其中以血红蛋白浓度较重要。妊娠期 Hb < 100g/L 可诊断贫血。贫血的分类与病因学诊断　通过血常规、骨髓穿刺检查可基本确立诊断。特殊检查包括血清铁、铁蛋白及骨髓铁染色等，有助于缺铁性贫血的诊断；血清胆红素检查有助于溶血性贫血的诊断。

（二）失血性休克的诊断

急性、大量出血，失血量超过全身总血量20%时出现失血性休克，常见于前置胎盘出血、胎盘早剥出血。患者可表现为兴奋，烦躁不安，出冷汗，尿量减少等。如出现神志淡漠，反应迟钝，面色苍白，脉搏快弱，呼吸浅快，血压进行性下降（收缩压 < 90mmHg），

尿少，则已进入休克抑制期。

（三）凝血功能障碍的诊断

见中晚期妊娠腹痛章节。

（四）出血部位的诊断

阴道出血需确定生殖道出血的部位，如宫腔（胎盘、脐带、子宫蜕膜）、宫颈、阴道、外阴等。此外，尚需与便血、肉眼血尿相鉴别，便血是消化道出血从肛门排出，可为鲜红色、暗红色或柏油样黑便，或粪便带血。其中直肠、肛管疾病（如非特异性直肠炎、痔、肛裂或肛瘘）引起的便血常与阴道出血相混淆。前者便血量较少，往往排出鲜红色的血便，或于便后滴下或射出鲜红色血液。而血尿与小便有关，常有外伤史或伴有尿路刺激症状。肛指检查、尿常规、大便常规及隐血试验可与之鉴别。

（五）病因诊断

1. 早产或临产　早产或临产是导致阴道出血的常见原因，由于子宫收缩，宫颈在容受及扩张过程中，可造成宫颈内口附近的胎膜与子宫壁分离，毛细血管破裂，少量血液经阴道流出，即“见红”。

（1）病史：孕妇有规律的下腹部阵痛，腰酸、下坠感，伴少量阴道流血或血性分泌物。

（2）体征：子宫规律性收缩并逐渐增强，间隔 5～6min，持续 30s 以上。肛查示宫颈管容受，宫口逐渐扩张。阴道出血量少，混有黏稠的宫颈黏液。

（3）辅助检查：B 超检查除外胎盘因素。

2. 前置胎盘　正常胎盘附着于子宫体部的后壁、前壁或侧壁。孕 28 周后胎盘附着于子宫下段，甚至其下缘达到或覆盖宫颈内口处，低于胎儿先露部，称前置胎盘。当不足 28 周时称胎盘前置状态。它是妊娠中、晚期阴道出血的主要原因之一，发病率在 0.24%～1.51%，其发生与子宫内膜病变和损伤史如人工流产、引产、刮宫、剖宫产等，胎盘面积过大如双胎妊娠、胎盘形态异常如副胎盘等有关。部分前置胎盘可合并胎盘植入。

（1）病史：表现为妊娠中、晚期或临产时无诱因、无痛性的反复阴道流血。既往多有内膜损伤或宫腔病变史。出血有时发生于睡梦中。出血量多少、出血的早晚及次数与前置胎盘的类型有关。完全性前置胎盘初次出血时间早，次数频繁，量较多；边缘性前置胎盘初次出血发生较晚，量较少；部分性前置胎盘介于两者之间。

（2）体征：子宫大小与孕周相符。胎先露高浮或跨耻征阳性，可有胎位异常。子宫无明显压痛。宫缩为阵发性，间歇期可完全放松。有时在耻骨联合上方可闻及胎盘杂音。反复流血可引起贫血，贫血程度与阴道出血量成正比；大量出血可导致休克如脉搏细弱、血压下降或测不到。

（3）辅助检查：B 超诊断前置胎盘的准确性可达 95% 以上，并可区别其类型；窥阴器检查可除外宫颈、阴道病变；产后检查胎盘形状及胎膜时发现胎盘边缘有陈旧性血块附着，提示为胎盘的前置部分，胎膜破口距胎盘边缘 <7cm 则为边缘性前置胎盘。

3. 胎盘早剥　详见中、晚期妊娠腹痛章节。

4. 子宫破裂　详见中晚期妊娠腹痛章节。

5. 脐带帆状附着　脐带呈帆状附着于胎膜上，脐带血管通过羊膜与绒毛膜之间进入胎盘。当胎盘血管越过子宫下段或胎膜跨过宫颈内口时，成为前置血管。当胎膜破裂时造成血管破裂出血，胎儿的病死率极高。

（1）病史：破膜时，出现无痛性阴道出血，随即胎动、胎心消失。

（2）体征：阴道出血与宫缩无关。出血量较多，伴胎心率不规则甚至消失，胎儿死亡。

（3）辅助检查：B 超检查示胎盘附着于正常位置，取阴道血涂片检查，如找到有核红细胞或幼红细胞，则可确诊。

6. 轮廓状胎盘　指胎盘的胎儿面边缘部分或全部围了一圈，呈黄白色环状，脐血管终止于环的内缘。由于轮廓状胎盘发育异常，胎盘边缘血窦易破裂导致出血。出血多发生在妊娠晚期，为无痛性、反复发作的阴道出血。与前置胎盘相比，其出血量少，不随孕周的增加而增加。这种胎盘结构异常可致该处的胎膜早破，诱发临产。

7. 妊娠合并出血性疾病　妊娠常见的出血性疾病有再生障碍性贫血、白血病、严重肝功能损害、脾功能亢进等。某些药物如阿司匹林、双嘧达莫、肝素、吲哚美辛等亦可致血管、血小板或凝血功能障碍。

（1）病史：孕前病史如月经量较多，外伤后常引起瘀斑、血肿；孕期表现为阴道出血，量可多可少，无下腹疼痛。

（2）体检：皮肤黏膜出血，有瘀点、瘀斑，阴道出血不易凝固成血块等。

（3）辅助检查：B 超检查示胎盘正常，血常规、凝血功能及骨髓穿刺检查有助于诊断。

8. 生殖道损伤

（1）病史：外伤或粗暴性交史。

（2）体检：生殖道裂伤，窥阴器检查可见阴道壁、宫颈裂伤和出血表现。

（3）辅助检查：B 超检查示胎盘正常，阴道检查可确诊。

9. 阴道、宫颈病变　如宫颈炎、子宫颈息肉、子宫颈癌及阴道癌等。蜕膜息肉也可出血，它是因子宫峡部蜕膜组织局部过度生长、肥厚，突出宫颈外口形成。

（1）病史：既往有阴道、宫颈的炎症、溃疡、糜烂史，阴道静脉曲张，宫颈息肉，黏膜下肌瘤，宫颈癌等病史。

（2）体检：窥阴器检查可见阴道、宫颈病变，阴道出血部位来自于阴道或宫颈病变部位。宫颈炎常表现为宫颈糜烂、宫颈肥大、宫颈息肉、腺囊肿等。子宫颈息肉常为单发性，表面光滑，红色，直径在 2cm 以下。蜕膜息肉呈长条形，色暗红，质软而脆，有接触性出血。

（3）辅助检查：阴道壁或宫颈分泌物涂片找到细菌、真菌、滴虫等可提示炎症；宫颈刮片作细胞学检查或病变部位活组织病理检查可确诊肿瘤；B 超检查可排除胎盘病变。

（李淑娟）

第六节　胎动频繁

胎动频繁是指孕妇自觉胎动次数远大于近期同一时段的胎动次数，电子胎心监护也提示胎动次数异常增多，胎心率持续≥180 次/min，且可伴有减速。引起胎动频繁的主要病因有急性胎儿窘迫、发热、低血糖、各种刺激。

一、病史要点

对胎动频繁患者主要询问：

1. 自觉胎动频繁开始的具体时间。

2. 胎动频繁是否为持续性。

3. 自我计数的12h胎动次数。

4. 胎动频繁与患者的体位是否有关。

5. 其他　孕妇就诊时有无高热；近期有无发热及阴道分泌物增多、有异味；有无腹痛及阴道流血。既往不良孕产史，是否生育过畸形儿；家族性遗传病史；孕前或孕期有无反复发生阴道炎症的病史；有无阴道排液及其性状；既往有无子宫肌瘤病史、子宫手术史或子宫畸形诊断；孕前是否患高血压、糖尿病、慢性肾炎、肺部疾病等。

二、体检及产科检查重点

1. 阴道分泌物的性状。

2. 宫颈容受及宫口扩张情况。

3. 有阴道出血者应窥视阴道流血的量，是否来自宫颈或宫腔。

4. 有无前羊膜囊，若羊膜已破，应观察流出羊水的性状（Ⅰ°、Ⅱ°、Ⅲ°粪染）。

三、重要辅助检查

1. 胎心监护。

2. 血、尿常规，出、凝血时间，肝、肾功能，夫妇双方的血型，血糖，血C反应蛋白。

3. B超检查　有无胎心搏动，胎儿生长情况，有无畸形，胎儿颈部、四肢、躯干周围有无脐带缠绕，羊水指数，有无前羊膜囊，胎盘附着部位及分级，有无胎盘后血肿。

四、鉴别诊断

（一）急性胎儿窘迫

1. 急性胎儿窘迫初期，交感神经兴奋，肾上腺分泌大量儿茶酚胺，通过神经体液调节作用，使胎心率加快，胎动增加。

2. 病史　急性胎儿窘迫多因产科并发症而引起，以脐带受压、羊水过少、宫缩过强、滞产等较为常见。此外，前置胎盘、胎盘早剥、仰卧位低血压综合征及胎儿心血管系统功能不全等均为发病原因。

3. 体格检查及诊断

（1）胎心听诊，胎心率 >160 次/min 或 <120 次/min 提示胎儿窘迫；胎心电子监护胎心基线下降或变异减少，伴有不良减速，胎动后反应不良或无反应。

（2）羊水性状监测，羊水Ⅱ°以上粪染提示胎儿缺氧。

（3）5项生物物理监测，Manning评分≤6分者胎儿储备功能不佳，围生儿死亡率及发病率随评分下降而增加（表19－2）。

表 19－2 Manning 评分法

项目	2 分（正常）	0 分（异常）
无应激试验（20 min）	≥2 次胎动伴胎心加速 ≥15 次/rmn，持续≥15 s	<2 次胎动；胎心加速 <15 次/mm，持续<15 s
胎儿呼吸运动（30 min）	≥1 次，持续≥30 s	无；持续<30 s
胎动（30 min）	≥3 次，躯干和肢体活动（连续出现计 1 次）	≤2 次躯干和肢体活动；无活动肢体完全伸展
肌张力	≥1 次，躯干和肢体伸展复屈，手指摊开、合拢	无活动；肢体完全伸展；伸展缓慢，部分复屈
羊水量	羊水暗区垂直直径≥2 cm	无或最大暗区垂直羸径<2 cm

（4）彩色超声多普勒检测胎儿脐动脉血流，当搏动指数（PI）≥110%，脐动脉收缩期最高血流速与舒张期最低血流速的比值（S/D）≥3.0，则提示胎儿窘迫。

（5）胎儿心电图 P－R 间期延长，胎心减慢；ST 段及 T 波改变。

（6）胎儿头皮血 pH<7.20 或乳酸检测。

（二）发热

1. 体温过高的孕妇，新陈代谢增强，母体耗氧量增强，致胎盘氧扩散量相对减少。

2. 病史　孕妇体温升高，大多伴有头昏、头痛、乏力、食欲下降等非特异性症状以及主要病变系统的局部症状。

3. 体格检查　孕妇体温升高，脉搏与呼吸一般随体温升高而加速，尤其是贫血患者心率增速更为明显。

4. 诊断　血、尿常规，红细胞沉降率，出、凝血时间，细菌学检查（血、阴道分泌物、痰液、尿），血清学检查，B 超（肝、胆、胰、脾、肾及产科 B 超），胎盘及胎膜的病理学检查。

（三）低血糖

1. 病因　降糖药物用量不当、内源性高胰岛素血症、营养不良、肝脏疾病、心力衰竭、败血症、胃手术后的胃肠道性低血糖、特发性低血糖、早期糖尿病。

2. 短期内血糖迅速下降，临床上出现交感神经受刺激及肾上腺素过多征象，胎儿受母体激素反应的影响，交感神经兴奋，导致胎动增加。

（李淑娟）

第七节　胎动消失

胎动消失是指孕妇自觉胎动停止，电子胎心监护也未捕捉到胎动的证据。引起胎动消失的主要病因有胎儿窘迫、死胎、应用镇静剂或注射硫酸镁后的反应。

一、病史要点

对胎动消失的患者主要询问：

1. 胎动消失之前，有无腹痛及其腹痛的诱因、部位、性质、范围、持续时间和有无间歇期，或大量阴道流血。

2. 胎动消失之前，是否有大量阴道排液之后自觉阴道有脱出物。

3. 胎动消失之前，是否感觉胎动频繁及其持续时间。

4. 近期有无胎动减少及胎动减少的时间。

5. 胎动消失的具体时间，消失后 1 ~2d 内有无恢复。

6. 其他　是否在短时间内用过镇静剂或静脉注射硫酸镁；孕期是否合并妊娠胆瘀、妊娠期高血压疾病、糖尿病等可能引起胎儿窘迫的疾病。既往有无不良孕产史，是否生育过畸形儿；家族性遗传病史；既往有无子宫肌瘤病史、子宫手术史或子宫畸形（双子宫、双角子宫、子宫纵隔、心形子宫等）诊断；孕前是否患高血压、糖尿病、慢性肾炎、肺部疾病等。

二、体检及产科检查重点

1. 胎盘早剥导致严重胎儿窘迫，胎动消失。若剥离面超过胎盘面积的 1/2，胎儿可因缺氧而死亡。孕妇有持续性腹痛、板状腹，压痛明显，面色苍白、脉弱、血压下降等休克征象。隐性胎盘早剥阴道流血少或无。

2. 有剖宫产史的孕妇，尤其前次手术为古典式者，子宫体部切口瘢痕在孕晚期可自行破裂，胎儿及羊水排至腹腔。体检发现板状腹，压痛、反跳痛明显。在腹部扪不到子宫轮廓，有时可清楚扪及排至腹腔内的胎儿及收缩的子宫。

3. 阴道及外阴有无脐带脱垂　当脐带先露、脐带隐性脱垂时，胎膜一旦破裂，脐带可脱至阴道或外阴，致胎儿严重缺血、缺氧，胎动消失，随之胎心消失。

三、重要辅助检查

1. 胎心听诊　胎动消失之初仍可探及胎心，若缺血缺氧得不到改善，胎心随之消失。

2. 胎心电子监护　初期胎心基线率降低，变异消失，或伴晚期减速、正弦图形，表明胎儿缺氧已至失代偿。病情进一步加重，胎心消失。

3. B 超检查　未见胎动，有或无胎心搏动。为明确病因，应同时注意胎儿生长情况，有无畸形，有无脐带绕颈、绕身或绕肢，羊水指数，有无前羊膜囊，胎盘附着部位及分级，有无胎盘后血肿。

4. 超声多普勒在脐带部位探及的脐动脉收缩期最高血流速与舒张期最低血流速的比值（S/D）异常增高，或血流图于舒张末期消失，甚至未探及脐血流声。

5. 血、尿常规，出凝血时间，夫妇双方的血型，血糖，必要时作糖耐量试验，检查肝肾功能。

四、鉴别诊断

（一）胎儿窘迫

1. 有 30% ~50% 的围生儿死亡与胎儿窘迫或胎儿窘迫合并其他因素有关。胎动是判断胎儿是否缺氧的临床指标，胎动正常是胎儿情况良好的表现，胎动减少或消失则提示胎儿缺氧严重。

2. 病史　胎儿窘迫的病因有母体循环血液中氧含量不足（合并心、肺、肾等疾病，重度贫血）；或子宫过度膨胀（多胎妊娠、羊水过多）；宫缩过强；胎盘绒毛气体交换功能受损（前置胎盘、胎盘早剥、帆状胎盘前置血管破裂、羊膜绒毛膜炎、胎盘广泛梗死等）；脐带血运受阻（脐带脱垂、脐带绕颈缠身、脐带受压等）；胎儿心血管系统功能障碍。孕妇自我监测胎动，若12h少于10次，则提示胎儿缺氧，胎动减少往往可历时2～3d，但亦可能在较短时间内消失。胎动完全停止到胎心消失一般不超过24～48h。

3. 体格检查及诊断

（1）胎心听诊，胎心率＞160次/min或＜120次/min提示胎儿窘迫；胎心电子监护出现胎心基线率降低、变异减弱或消失，伴不良减速（如：重度频繁变异减速、晚期减速）。

（2）12h胎动自我计数少于10次，提示胎儿缺氧。

（3）羊水性状监测，羊水Ⅱ度以上粪染，提示胎儿缺氧。

（4）5项生物物理监测≤6分者胎儿储备功能不佳，围生儿死亡率及发病率随评分下降而增加。

（5）彩色超声多普勒检测胎儿脐动脉血流，当搏动指数（PI）≥110%，脐动脉收缩期最高血流速与舒张期最低血流速的比值（S/D）≥3.0，提示胎儿窘迫。

（6）胎儿心电图P－R间期延长，胎心减慢；ST段及T波改变。

（7）胎儿头皮血血气分析（pH ＜7.20）或乳酸检测。

（二）死胎

1. 病因　胎盘脐带因素，包括前置胎盘、胎盘早剥、帆状胎盘血管前置、急性绒毛膜羊膜炎、脐带打结或扭转、脐带脱垂、出血性血管内膜炎等；胎儿因素，包括畸形、多胎、胎儿生长受限或感染等；母体因素，包括妊娠期高血压疾病、过期妊娠、糖尿病、慢性肾炎、心血管疾病、感染、子宫强直收缩、子宫肌瘤及其他子宫病变等。

2. 病史　胎儿死亡后，孕妇自觉胎动停止，子宫增大停止，乳房逐渐变小，胀感消失。如果胎儿死亡时间较长，患者常感周身乏力、食欲不振、腹部下坠感等。

3. 体格检查　胎心听诊未闻及胎心搏动。若由于胎盘早剥、子宫破裂胎儿死亡，孕妇有板状腹，压痛、反跳痛明显等症状。

4. B超检查　B超显示胎心搏动和胎动消失是诊断死胎最灵敏和可靠的手段，如死亡较久可见胎头塌陷。

（三）应用镇静剂或注射硫酸镁后

1. 镇静剂应用不当，胎儿中枢神经系统受抑制，反射功能降低及对外界刺激反应减弱等，胎动可暂时减少甚至消失。

2. 硫酸镁应用后，对肌肉有松弛作用，可使胎儿活动减少甚至胎动暂时消失。

（四）子宫破裂

子宫破裂常见于有古典式剖宫产手术史的孕妇，由于孕晚期子宫膨大、宫内压增加，子宫体部瘢痕可发生破裂。原瘢痕处有压痛已提示局部肌层有分裂，若胎膜未破，胎心可无改变。一旦完全破裂，胎儿及羊水排入腹腔，孕妇有急腹症表现，腹部可扪及胎体、胎肢，胎心大多消失。子宫瘢痕破裂出血一般较少。

子宫破裂也有少数因缩富素或前列腺素使用不当所致。过去在产程中因胎位异常、头盆不称造成的子宫破裂现已少见。

（李淑娟）

第二十章 产前阴道大量出血

第一节 流产

流产（abortion）是指妊娠不满28周和（或）胎儿体重≤1000g终止者，发生在妊娠12周前者称早期流产，发生在12～28周者称晚期流产。本节讲述的是自然发生的非意愿性流产，意愿性流产（患者自愿或医疗诱导）不在本节探讨的范围内。自然流产绝大多数为早期流产，流产的原因包括染色体异常所致受精卵或胚胎发育异常、母体内分泌失调、子宫病变、全身性疾病、手术创伤、母儿血型不合、免疫因素及外界环境因素等。流产的主要症状有阴道流血及腹痛。根据流产的发展过程及临床表现可分为先兆流产、难免流产、不全流产、完全流产、稽留流产、感染流产及反复性流产。

一、流产的急症发病特点

1. 发生率高，并发症多　至今为止，还没有权威性的流产发病率数据。在流行病调查中，有学者认为仅包括早产、足月产，也有学者认为应包括所有妊娠，即早产、足月产、人工流产、异位妊娠、葡萄胎等，故所得到的数据分歧较大。根据既往的临床观察，一般认为1次自然流产发病率为10%～18%，连续发生2次自然流产的发病率为5%，连续3次自然流产的发病率为0.4%～1.0%。但近年较大规模的流行病学研究显示，自然流产发病率远高于15%。有学者应用敏感的放射免疫法在月经后半周期检测已婚妇女的血清β-HCG发现，约30%～40%的受精卵在着床后月经前发生流产，称为隐性流产。这类患者仅表现为月经稍延迟，月经量稍多或正常。目前比较一致的看法为，自然流产的发病率在50%～60%。随着人们生活方式的改变和环境因素的重大变化，反复性自然流产的实际发病率也远高于上述数字。流产是育龄期妇女最常见的需手术干预的原因或病症，未及时就诊或处理不当会引起失血性休克、附件炎、继发性不孕症、子宫内膜异位症等严重并发症，需引起育龄期妇女及妇产科医务工作者的高度重视，并给予及时、正确地处理。

2. 对患者及其家人的身心打击较大　绝大多数的流产并非是患者或其家人的主动意愿，因此他们往往在流产发生前后出现紧张、烦躁、焦虑和抑郁等一系列身心应激症状。他们除了因流产导致的胎儿丢失而感觉悲伤外，还会相当担心医疗干预带来的身体痛苦和经济压力，此外，许多患者会对再次妊娠产生恐惧和不安。在经历了流产的痛苦以后，女性会产生抑郁、沮丧、哭泣、烦躁、失眠等一系列精神症状。因此，医务人员除做好流产常规治疗和护理外，还要做到以下几点：①建立良好的医患关系，要尽可能认真地倾听患者的倾诉，并给予必要的理解和安慰。②让患者了解流产的可能病因和防治方法，减轻其焦虑和恐惧。③在保障手术安全的前提下，遵从患者主观意愿，详细说明各种流产方式的利弊，让患者自行选择流产方式。④积极提高护理水平，给予患者充分的心理支持。⑤对于明显存在心理障碍的患者，必要时请心理咨询专家进行身心护理。

3. 病因往往难以确定　事实上，流产只是导致胚胎脱离母体适宜环境的众多病因的结果，除少数遗传学异常和内分泌疾病外，绝大多数的流产病因无法确定。即使是较为常见的染色体异常，若未获得流产胚胎的存活绒毛细胞并进行分析，亦无法得知。而且，由于技术要求较高或条件限制，不可能对每一例流产胚胎均进行染色体分析；另外，许多病因的检测方法还处于实验研究阶段，距离真正应用于临床还需要相当长的探索，这一点需向患者明确交代。

4. 确定性的治疗手段匮乏　病因确定的复杂性为治疗带来了较大困难。目前的处理手段基本还处于对症治疗上，针对性的治疗方法相当匮乏。当前较为合理的治疗方案应根据流产类型、可能病因，结合经验进行制定与选择。

二、各种流产类型的临床特点与鉴别诊断（表20－1）

表20－1　各种流产鉴别表

类型	出血量	下腹痛	组织物排出	宫颈口	子宫大小
先兆	少	轻或无	无	闭合	与妊娠周数相符
难免	中～多	加剧	无	扩张	相符或略小
不全	少～多	减轻	部分排出	扩张，或有组织物堵塞，或闭合	小于妊娠周数
完全	少或无	无	全排出	闭合	相符或略大
稽留	少或无	轻或无	无	闭合	相符或略小
感染	中～多	加剧，伴发热	部分排出	扩张，或有组织物堵塞，或闭合	略大，多有盆腔包块
反复	根据具体情况，可能出现上述任何一种表现				

三、先兆流产的诊断与紧急处理

（一）早期先兆流产

1. 诊断

（1）停经后少量阴道流血，偶有下腹隐痛及腰酸痛，早孕反应仍存在。

（2）妇科检查。宫口未开，宫体大小与停经时间相符。

（3）B超检查。子宫大小符合孕龄，宫腔有球形胚囊。停经7～8周可见胎心跳动；停经10周以上100%看到胎心搏动，并初具人形。

（4）人绒毛膜促性腺激素（HCG）。囊胚植入后8～9天可于尿或血中测得。正常状态下，停经33天时尿HCG应＞312U/L，停经40天＞2500U/L，60～90天为高峰期，可达8万～32万U/L，随后逐渐下降。如动态监测早期HCG处于低水平或有下降趋势，提示有流产倾向。但需注意，仅单次血HCG监测对于预测流产预后并无价值。

（5）血孕激素。≤25ng/ml提示异常妊娠的可能性，包括异位妊娠或宫内妊娠胚胎发育不良：≤5ng/ml提示妊娠物死亡。与血HCG一样，需做动态监测。

（6）人胎盘泌乳素（HPL）测定。孕妇血中HPL的生理水平可作为胎盘功能的标志：正常妊娠6～7周HPL应为0.02mg/L，8～9周为0.04mg/L。低于正常水平是早期流产的先兆。

2. 鉴别诊断　见表20-1。

3. 紧急处理　如先兆流产不是由于孕卵或胚胎异常引起，可行保胎治疗，但治疗前必须行B超检查和动态血HCG测定，以判断胚胎是否存活。

（1）卧床休息，禁止性生活，尽量减少不必要的阴道检查。

（2）药物治疗。可用一般镇静剂，如苯巴比妥0.06g，每日3次。应用维生素E（50mg，每日3次）和叶酸（5mg，每日3次口服）有利于受精卵发育。

（3）黄体酮应用。适用于黄体功能不全者。剂量为20mg，肌内注射，每日1次；流血停止后，可改为隔日1次，逐渐停止使用。特别要指出的是，对于非黄体功能不全所致的流产，黄体酮并无治疗作用，且会影响已死亡的胚胎排出，而形成稽留流产。

（4）HCG。1000~3000U肌内注射，每天1次；流血停止后，可改为每2~3天1次，逐渐减量；或使用至停经3个月。

（5）甲状腺功能低下者可口服甲状腺素30~60mg，每日1~2次。

（6）中药辨证施治。

（7）给予精神安慰，解除顾虑。

（8）进食营养丰富、易消化的食物。

（9）定期行B超及尿HCG检测，监测胚胎是否继续发育，如发现胎儿死亡，应在无禁忌证的情况下及时清宫。

（二）晚期先兆流产

1. 诊断　妊娠12周至不足28周出现流产先兆，少量阴道流血伴下腹隐痛，胎动存在，宫口未开，子宫大小与停经月份相符。此症常见于子宫发育畸形、宫颈功能不全、合并内外科疾病、羊水过多、绒毛膜羊膜炎、外伤、吸烟、酗酒等。

2. 鉴别诊断　一般诊断较明确，需注意合并胎盘早剥等隐匿性疾病导致的先兆流产症状。

3. 预防

（1）孕前及早期诊治并发症，如高血压、糖尿病、贫血、甲状腺功能亢进等。

（2）有反复自然流产或早产史者，行子宫碘油造影。如发现先天发育异常（如双角子宫），有学者建议行子宫整形术，但暂无循证医学证据支持。

（3）宫颈功能不全者，可于妊娠14~16周行宫颈内口环扎术。

（4）如有泌尿生殖道感染，应于孕前及时治疗。

（5）避免吸烟、过量饮酒、性生活及外伤。

4. 紧急处理

（1）卧床休息。

（2）25%硫酸镁10ml+10%葡萄糖溶液20ml静脉推注；继之，以25%硫酸镁40~60ml+5%葡萄糖1000ml，约每小时1g硫酸镁的速度静脉滴注，维持血镁浓度在治疗范围内。使用时需监测膝反射、呼吸及尿量。

（3）使用β受体兴奋剂。常用硫酸沙丁胺醇2.4~4.8mg，每天3~4次口服。但因目前药品说明书上将孕期使用列为禁忌，故不建议应用。

（4）可用前列腺素抑制剂。消炎痛25mg，每天3次口服；或阿司匹林0.5~1g，每天3

次口服。

（5）治疗过程中，严密观察胎动、胎心、阴道流血或流液等情况，定期行 B 超复查，避免漏诊重要并发症或并发症。

四、难免流产的诊断与紧急处理

1. 诊断　难免流产意味着流产必定发生，表现为阴道出血增多或有血块，可超过月经量，下腹阵发性隐痛逐渐加剧。妇科检宫口示逐步开大，胎膜已破或宫口可见胚胎组织堵塞，子宫大小与停经月份相符或小于停经月份。B 超检查无胎心搏动或胎动，或胚囊下移至子宫内口。

2. 鉴别诊断　见表 20－1。

3. 紧急处理　以及时使妊娠物完全排出为原则，并防止出血和感染。

（1）子宫小于 12 周妊娠者可行吸宫术；在有条件的医疗机构，也可在患者知情同意并住院的情况下行药物流产，我国学者应用后成功率可达 92% 以上。药物流产方法：第 1～2 天，分别分次口服米非司酮 150mg 或 20mg；第 3 天，口服米索前列醇 600μg，4 小时后无论胚囊是否排出，均加服米索前列醇 400μg，若不成功及时清宫。

（2）子宫大小超过 12 周妊娠者，可用宫缩素静脉点滴，以促进子宫收缩，排出胎儿及胎盘。子宫口已开大者，可行钳刮术；还可试用药物引产。出血不多者还可试用中药：当归 9g、川芎 6g、红花 9g、牛膝 9g、车前子 12g、益母草 30g，煎服。

（3）手术前后均应给予抗生素预防感染。出血过多或休克者应立即输血、输液抢救。

（4）清宫所得组织均需送病理检查。有感染迹象者，可行宫腔或阴道分泌物细菌培养，必要时送血培养。

五、不全流产的诊断与紧急处理

1. 诊断　妊娠物部分排出，部分残留于宫腔，子宫收缩不良，出血不止，甚至发生严重失血性贫血或休克。妇科检查：宫口已张开，见多量血液自宫口流出，有胎盘组织物堵塞宫口，或部分组织已排至阴道内。子宫常小于停经月份，但有因宫腔积血而使子宫大小仍如停经月份，此症常发生于妊娠 8 周后，可借助 B 超检查协助诊断。

2. 鉴别诊断　见表 20－1。

3. 紧急处理　立即清出宫内残留组织，出血多者应在静脉点滴宫缩素或输血下进行。围术期口服或静脉用抗生素预防感染。

六、完全流产的诊断与紧急处理

完全流产指在短时间内胎儿、胎盘完全排出，阴道出血逐渐停止，腹痛随之消失。妇科检查示宫口已闭，子宫接近正常大小，常发生于妊娠 8 周之前或妊娠 4～6 个月。此型流产一般不需特殊处理，但需注意追踪血 HCG 的动态变化，直至正常。

七、稽留流产的诊断与处理

1. 原因　胚胎或胎儿死亡后未及时排出，而较长期存留子宫腔内，称为稽留流产。造成稽留流产的原因尚不清楚，可能与体内内分泌水平及子宫敏感性有关，但盲目保胎为重要原因之一，并可导致一些并发症。

2. 诊断

(1) 曾有先兆流产症状。

(2) 妇科检查。子宫不增大或小于停经时间，宫口闭，可有少许阴道流血。

(3) 如发生于妊娠中期，孕妇自觉腹部无增大，胎动消失。

(4) 借助B超检查可进一步确诊。

3. 鉴别诊断　见表20－1。

4. 紧急处理

(1) 确诊后及时处理，并检查血常规及凝血功能，做好输血准备。

(2) 发生于中期妊娠的过期流产，胚胎死亡后无阴道流血，且估计死亡已近1个月，唯恐组织机化。手术前给予己烯雌酚5mg，每日1次肌内注射，连用3天，用以提高子宫敏感性，便于手术，减少术中出血。

(3) 停经<12周者，可行扩宫和刮宫术，术中使用宫缩素，减少出血。由于胚胎组织可能与宫壁粘连，手术时动作应轻柔。如一次不能彻底刮净，不可勉强追求完全清宫，可在5～7天后行第2次刮宫。注意，术前需做到患者知情同意，并签署同意书。

(4) 如为中期妊娠胎儿死亡，可用静脉点滴小剂量宫缩素，诱发宫缩，排出宫腔内容物。若B超检查示宫腔内仍有一定量羊水，可行羊膜腔内注射利凡诺引产，也可用$PGF_{2\alpha}$。羊膜腔外用药，效果良好。羊膜腔外给药方法：消毒阴道、宫颈后，用Foley导尿管经宫颈置于羊膜腔外，充盈气囊，用$PGF_{2\alpha}$7.5mg＋生理盐水20ml，首先注入Foley导尿管3ml，以后每30分钟注入1ml，直至流产成功，一般应用总量不超过15mg；也有人将$PGF_{2\alpha}$ 500～800μg一次性注入羊膜腔外，80%于24小时内流产。

八、感染性流产的诊断与紧急处理

感染性流产是指流产合并生殖器感染，多发生于不全流产、手术时无菌操作不严或非法堕胎者。

1. 诊断　有不全流产或人工流产史及感染表现。

(1) 体温升高，脉搏增快，发冷，寒战。

(2) 下腹疼痛，盆腔检查宫颈举痛，子宫及附件有明显触压痛。严重者可并发腹膜炎、败血症或感染性休克。

(3) 白细胞升高，核左移。

2. 鉴别诊断　见表20－1。

3. 紧急处理

(1) 抗菌药物。感染性流产的病原菌常不是单一的，是多种厌氧菌及需氧菌的混合感染。常见的厌氧菌有链球菌，需氧菌以大肠杆菌、假单胞菌为多。在细菌培养及药敏试验未明确前，选用革兰阳性菌、阴性菌、厌氧菌，以及需氧菌均有效的广谱抗生素，常用药物有以下几种。

1) 每日青霉素G480万～800万U＋庆大霉素16万～24万U，分别加入5%葡萄糖溶液静脉点滴。

2) 每日氨苄青霉素4～6g＋甲硝唑2g，静脉点滴。

3）每日头孢拉定（先锋Ⅵ）4～6g＋甲硝唑2g，静脉点滴。

4）红霉素＋氯霉素每日各2g，静脉点滴（慎用）。

（2）手术治疗。

1）刮宫术：在静脉滴注抗生素4～6小时后进行，以防感染扩散。可先用卵圆钳将宫腔内大块组织钳出，用大刮匙轻轻搔刮宫壁。术中肌注或静脉滴注宫缩素，以减少出血及避免子宫穿孔。术后继续使用抗生素，待感染控制后。行第2次刮宫，彻底清除宫腔内残留组织。术前必须告知患者及家属手术风险和再次手术的可能性，并签署知情同意书。

2）子宫切除术：个别病例宫腔感染严重、难以控制或合并感染性休克，经积极抢救6小时病情仍无转归趋势，可行子宫切除以挽救患者生命。手术前后必须加强抗感染。

（3）支持疗法。输血、输液纠正水、电解质平衡紊乱，补充热量及维生素，改善患者一般情况，以增强抗病能力及手术耐受能力。

九、反复流产的病因、诊断及其相应处理

最新的国际专家共识确定：同一性伴、连续自然流产发生3次或以上称为反复流产（recurrent spontaneous abortion，RSA）。曾有学者将2次自然流产发生亦列为RSA，但目前的研究已经不支持这一观点。RSA病因和治疗是近10多年来的研究重点。RSA的发生率随着流产次数的增加而上升，影响复发的因素包括：①孕妇年龄＞35岁，复发率明显增加。②流产的胚胎核型正常，无大体畸形的复发率较核型异常或有畸形者高。③有活产史者，复发率低＜30%。④流产发生越晚，复发率越高。⑤月经稀发者，复发率高；⑥紧张型夫妇，容易复发。

以往曾经认为，同一患者多次流产的病因常常是相同的，但国际上并未就此达成一致意见。RSA的病因十分复杂，有遗传性、内分泌性、解剖性、感染性和免疫性等多种因素，病因往往混杂共存。由于RSA是一组病因极其复杂的临床综合征，只有明确病因，才能制定针对性的治疗策略，因此全面的筛查病因极为必要。在全面检查前，需要向患者说明上述情况，取得理解与支持。需要强调的是，大样本的资料显示，不完善的检查和治疗只会导致过度治疗或治疗不足，最终导致治疗失败，甚至促进病情发展。

（一）遗传因素

此因素占3%～8%，包括夫妇染色体异常以及胚胎染色体异常、基因异常等。夫妇染色体异常者，目前尚无有效的治疗方法，可通过遗传咨询、孕早期绒毛或羊水染色体检查等判断胎儿有无异常，必要时进行选择性人工流产，其预后最差，再次妊娠成功率为20%。有些夫妇双方表型及染色体核型均正常，只是在妊娠过程中受某些因素如X线、化学试剂、药物、病毒等影响，导致胎儿染色体出现断裂、缺失、环形或易位等结构变化，使其发育终止而流产。若再妊娠，尤其早期应避免再遭受同样不良因素的影响，预后较人工流产好。需要重点指出的是，与单次自然流产遗传物质异常占绝大多数（有报道称高达70%～85%）的情况不同。如果夫妇双方外周血染色体核型正常，其RSA的胚胎核型随流产次数的增加而更趋向正常。

（二）内分泌因素

此因素占10%～20%，包括黄体功能不全、多囊卵巢综合征、高泌乳素血症、甲状腺疾病和糖尿病等，以黄体功能缺陷多见。

1. 诊断

（1）基础体温（basal bodytemperature，BBT）：有双相体温，但高温相 <11 天提示黄体过早萎缩，或体温上升幅度不足 0.4℃提示黄体发育不良。

（2）子宫内膜活检：在行经 6 小时内刮取子宫内膜进行病程检查，了解有无分泌期改变。若分泌不良，提示黄体功能不足。

（3）尿孕二醇测定：于排卵后 6～8 天测定 24 小时尿孕二醇值，如 <20mg，则提示黄体功能不足。

（4）孕酮测定：于 BBT 升高后第 4、6、8 天，各抽血 1 次，取其 3 次平均值，<48mmol/L 为异常；或自妊娠后即开始测定，可发现低于正常。由于妊娠血清孕激素水平个体差异较大，即使同一患者在不同时间测定也有较大波动。因为单次测定很难决定是否属孕激素过低，应每周测 2 次。在同一时间抽血，同一时间检测，以防出现误差。

（5）怀疑有甲状腺疾病或糖尿病者，应测定血清 T_3、T_4、TSH（促甲状腺激素刺激激素），行空腹血糖及糖耐量试验。

2. 处理

（1）氯米芬 + HCG：于月经第 3 天开始，给予氯米芬 50～100mg，每日 1 次口服，连用 5 天；再于月经周期第 14 天及第 19 天各加用 HCG 5000U，肌注。

（2）孕激素治疗：补充黄体功能不足、有受孕可能者，自 BBT 升高第 10 天开始，给予黄体酮 20mg，隔天 1 次，肌内注射；经查尿 HCG 阳性后，改为每周 2 次，直至妊娠 12 周。

（3）HCG 治疗：HCG 有延长和促进黄体功能的作用。当尿 HCG 阳性后，可肌注 HCG3000U，隔日 1 次，视病情逐渐延长间隔时间，至妊娠 12 周。

（4）甲状腺功能低下合并黄体功能不足者，可补充甲状腺素 30mg，每日 2～3 次口服。

（5）B 超监测：了解孕囊及胚胎情况，如发现孕囊枯萎或胎心消失，应立即停药。

（三）解剖因素

此因素占 12%～15%，包括先天性子宫发育异常，如子宫中隔、双子宫、单角或双角子宫等；宫腔粘连，可因多次人工流产过度刮宫、宫腔内有妊娠物残留或产褥期宫腔手术引起损伤或感染导致宫腔粘连；子宫肌瘤；子宫腺肌病，如黏膜下子宫肌瘤致宫腔变形、内膜环境不良或机械性梗阻不利胚胎发育而致流产；宫颈机能不全，少数因先天发育不良，多由于分娩时宫颈裂伤所致。刮宫或人流过度扩张宫口、损伤宫颈软组织或宫颈锥形切除后，均可导致宫颈机能不全。

1. 诊断　上述各种类型的子宫病变均可通过子宫输卵管碘油造影、宫腔镜、腹腔镜及三维 B 超检查协助诊断。宫颈功能不全的诊断可在非孕期通过 8 号 Hegar 扩张器检查宫内口得出。

2. 治疗

（1）子宫发育异常：有学者建议经腹部行子宫整形术进行矫治，在宫腔镜下行中隔切除术。但新近的循证医学证据并未证明行子宫整形术有助于改善 RSA 患者预后。

（2）宫腔粘连：在宫腔镜下分离粘连，放入宫内节育器，同时给予抗生素及雌孕激素序贯人工周期 3～6 个月，月经正常后取出宫内节育器。

（3）子宫肌瘤：行肌瘤剔出术，术中操作轻柔，缝合细致，层次对合整齐，术后按肌瘤大小及生长部位决定避孕时间。

（4）宫颈功能不全：于妊娠13～16周或既往流产期限前2～3周行宫颈环扎术，术后卧床休息，禁止性生活及负重，也可给予硫酸镁抑制子宫收缩。

（四）感染因素

流产与孕前及孕期微生物感染有关，既往的研究指出引起流产的病原体可能有病毒（有风疹病毒、巨细胞病毒、单纯疱疹病毒等）、弓形体、支原体等。但最近的研究资料显示，除风疹病毒外，其他微生物感染与RSA无关，不建议进行相关检查。美国儿科学会已经颁布临床指引，不再鼓励对孕妇进行常规的TORCH筛查。

1. 感染途径　病毒感染主要有呼吸道、性接触、输血、人工授精等；弓形体感染途径是由于进食了含有弓形体的未煮熟的肉或被猫狗粪便污染的食物。病原微生物可经胎盘及产道垂直传播进入胎儿体内。

2. 诊断

（1）病毒感染：用血清学方法进行检测，应在孕早期检查，以便发现易感者。目前多用酶联免疫吸附法检查血清病毒IgG滴度，若异常增高及病毒IgM阳性，提示有新近感染。

（2）弓形体感染：从羊水、体液和淋巴结穿刺活检中分离弓形体可确诊，但较准确的诊断方法是血清学检查，其中有间接血凝试验、间接荧光抗体试验。以酶联免疫吸附试验灵敏度高、特异性强，尤其是对IgM的测定，有助于临床诊断及处理。

（3）支原体感染：可有尿频、尿痛症状。宫颈分泌物培养或多聚酶联反应可确诊。

3. 治疗

（1）病毒感染：目前尚无满意的预防及治疗方法，可在妊娠早期进行病毒监测，如风疹病毒IgG和IgM测定。如IgG滴度异常升高或IgM阳性，为新近感染或复发感染，有引起胎儿畸形、听力损害、智力低下等危险，应行早期人工流产并及时接种疫苗。

（2）弓形体感染：应在孕前进行检查及治疗。方法有：①乙胺嘧啶：25mg，每日2次，7天为一疗程，隔10天再行第二疗程，与磺胺合用能提高疗效。②磺胺嘧啶1g，每日3～4次，可与乙胺嘧啶同时口服，7天为一疗程。③复方磺胺对甲氧嘧啶1g，每日2次，连用10～14天为一疗程，隔10天后再行第二疗程。

孕期如发现有弓形体感染，可用螺旋霉素0.4～0.6g，每日4次，10～14日为一疗程，可间断重复应用2～3个疗程。

（3）支原体感染：可引起不孕，有学者认为确诊后应及早治疗。①强力霉素200mg，每日2次，连服14天。②罗红霉素150mg，每日2次，连服14天。③美满霉素100mg，每日2次，连服10天。④红霉素500mg，每日4次，连服14天。⑤如已妊娠，暂不予药物治疗，可于妊娠晚期服用红霉素或罗红霉素。对于是否应对无症状的支原体感染进行治疗，目前依然存在较大争议，但越来越多的证据表明，支原体是构成女性生殖道的正常微生物群之一，对无症状者似乎无需特殊处理。

（五）免疫因素

20世纪80年代以来，随着生殖免疫学的进展，许多原因不明的RSA已经可用免疫学因素解释，研究最多的因素包括组织相容性抗原、滋养细胞抗原、保护性抗体、ABO血型抗原、抗精子抗体、自身抗体等。有研究认为，上述某些抗体的异常可导致胚胎死亡而流产。

1. 检查　根据欧洲人类生殖与胚胎学会和美国生殖医学会最近共同颁布的《反复流产

诊治专家共识》，南方医科大学南方医院生殖医学中心对 RSA 夫妇制定了病因筛查的全套检查。

（1）双方外周血染色体核型分析。如有妊娠产物，有必要行胚胎染色体核型分析。

（2）女方对男方血清中混合淋巴细胞培养封闭抗体分析。

（3）女方宫颈黏液及男方精浆中抗精子抗体，包括 IgG、IgM 和 IgA。

（4）女方抗磷脂抗体谱（需隔 3～6 周复查一次）、抗双链 DNA 抗体、抗 Smith 抗体、抗核抗体、快速血浆反应素试验、抗子宫内膜抗体、抗卵巢抗体、抗 HCG 抗体、抗 β_2－糖蛋白Ⅰ抗体、T 细胞亚群与 NK 细胞亚群检测。

（5）女方狼疮抗凝物（需隔 3～6 周复查一次）、部分活化凝血酶原时间、血浆蛋白 C 系统活性、血浆蛋白 S 系统活性、血浆抗凝血酶Ⅲ活性、血浆 D－二聚体定量检测。

（6）女方早卵泡期性激素检查和黄体中期孕激素检查，必要时行糖耐量检查。

（7）女方甲状腺功能检查。

（8）男方精液常规检查。

（9）女方血清风疹病毒抗体检查，包括 IgG、IgM。

2. 治疗　RSA 的处理必须针对患者的情况进行个体化治疗，否则极易带来对患者和胚胎的不利影响。

（1）主动免疫治疗：主要是通过输入同种异体白细胞增加相容抗原或次要组织相容抗原的不相容性，以刺激母体对相容抗原及滋养层淋巴细胞交叉反应抗原的适当免疫反应，产生保护性抗体，从而维持妊娠，保护胎儿。目前应用较多的是丈夫/第三者外周血淋巴细胞注射，每 2～4 周一次，妊娠前应用 2～4 次，妊娠后应用 2～3 次。尽管循证医学的证据指出，对所有不区分病因的患者进行主动免疫治疗无效，甚至有害；但我们的经验证明，经检查确定为夫妇间相容性过高且排除其他病因的 RSA 经过治疗后可获得满意的治疗结局。

（2）被动免疫治疗：主要是通过静脉输注免疫球蛋白，以降低患者血中自身抗体滴度、调整独特型—抗独特型免疫网络、降低局部内膜 NK 细胞毒性等诸多环节，获得妊娠成功。但是，应用前应注意向患者交待费用昂贵和导致血源性疾病传播的可能性，并签署知情同意书。

（3）抗精子抗体阳性：如双方或一方抗精子凝抗体或制动抗体阳性（抗体滴度 >1：32），可用避孕套避孕半年至 1 年，使抗体含量减低或消失。如抗体滴度持续不降，应采用小剂量免疫制剂，如泼尼松 5mg，每日 2 次口服。此外，某些中药效果也不错。

（4）抗自身抗体谱阳性：自身抗体（如抗心磷脂抗体、狼疮抗凝抗体）阳性者，从妊娠初期即应开始使用泼尼松及小剂量阿司匹林治疗，均有改善胎盘功能的作用。泼尼松每日 30～60mg 口服；阿司匹林每日 75～225mg 口服。需要指出的是，自身抗体阳性的患者不应进行主动免疫治疗。

（5）血栓前状态：血栓前状态是最近发现的导致 RSA 的主要病因之一，我们的资料显示占华南地区 RSA 患者病因的 27%～39%。对此类患者应用阿司匹林、普通肝素或者低分子肝素治疗有确切的疗效，有利于滋养细胞的生长发育和有节制侵入。

到目前为止，学者们对免疫因素与 RSA 的相互影响及其发病机理、患者的全身免疫状况如何等问题尚存在许多不同看法，治疗方法存在很多不明确之处，治疗条件及技术要求高、不易推广、治疗方案的个体化要求高，治疗对机体的免疫防御功能及稳定性是否有远期效果亦未能确定，这些均有待深入研究。

（阿艳妮）

第二节　前置胎盘

胎盘在正常情况下附着于子宫体部的后壁、前壁或侧壁。妊娠28周后，若胎盘附着于子宫下段，甚至胎盘下缘达到或覆盖宫颈内口，其位置低于胎先露部，称前置胎盘（placenta previa）。18世纪以前，人们相信胎盘总是正常地位于胎儿上方；1877年，Bagby才首先指出胎盘早期剥离所造成的出血与前置胎盘所造成的不同，并将前者称为“意外出血”，将后者称为“不可避免出血”。前置胎盘是妊娠中期至妊娠晚期的严重并发症，也是最常见的妊娠晚期出血原因，是最常见的产前出血疾病，处理不当会危及母儿生命。所以，它是引起孕产妇和围生儿死亡的重要原因之一。

一、急症发病特点

1. 发生率不高　前置胎盘的发生率因不同历史时期、各地的生活习俗等因素而有所不同，主要与妇女年龄、妊娠次数和分娩方式有关，近年发现其与吸烟史亦有关联。在国外，其发生率约在0.20%～1.0%。1997年，Ananth等人对1950—1996年有关前置胎盘的英文文献中有关剖宫产及流产与前置胎盘发生率关系的问题进行了荟萃分析，在36篇文献中的360万名孕妇中，有13992例前置胎盘，其发生率为0.280%～2.0%。国内报道在0.24%～1.57%。近几年来，前次剖宫产史对前置胎盘的影响是研究的热点之一。

2. 并发症多，孕产妇风险大

（1）出血：前置胎盘可以引起产前出血，严重的出血可导致孕妇贫血，继而影响胎儿的发育。产后由于子宫下段肌组织菲薄，肌层收缩力较差，既不能使附着于此处的胎盘完全剥离，又不能有效收缩压迫血窦而闭合止血，故常发生产后出血，出血量多且难于控制。在前置胎盘患者中，约有10%合并胎盘粘连，从而使产后出血发生率增高。

（2）胎盘植入：在前置胎盘患者中，有1%～5%同时并发胎盘植入，极少数还可能侵犯膀胱。胎盘全部植入者少见，在胎儿娩出前后出血均不多，但部分植入者可发生致命性产后出血。胎盘植入，尤其伴有膀胱侵犯时，子宫切除率明显增高。

（3）产褥感染：前置胎盘的胎盘剥离面位于子宫下段接近宫颈外口处，使细菌易于从阴道上行侵入胎盘剥离面，加之多数产妇因反复失血而致贫血、体质虚弱、免疫力差，易于发生产褥感染。

3. 早产及围生儿病死率高　前置胎盘致胎儿并发症增加，主要包括早产（约46.56%）、先天性疾病、呼吸窘迫综合征和贫血。与正常妊娠相比，胎儿生长受限的发生率明显增加，且新生儿出生体重多与其孕龄相符。由于早产发生率高，早产儿成活率低，使新生儿病死率增加。此外，妊娠晚期孕妇大量出血，生前供氧不足，出生时手术操作可能损伤胎盘小叶而发生新生儿失血，均可致新生儿死亡。综上所述，前置胎盘早产率高，围生儿病死率也高。

二、分类

前置胎盘的分类有 2 种。

1. 四级分类法　完全性前置胎盘（complete placenta previa），又称中央性前置胎盘（central placenta previa），子宫颈内口完全为胎盘组织所覆盖；部分性前置胎盘（partial placental previa），子宫颈内口部分为胎盘组织所覆盖；边缘性前置胎盘（marginal placental previa），胎盘的边缘恰位于子宫颈内口旁；胎盘低置（low - lying plaecenta），胎盘种植于子宫下段，其边缘虽未达子宫颈内口，但与其相靠近。

2. 三级分类法　完全性前置胎盘（complete placenta previa），又称中央性前置胎盘（central placenta previa），胎盘组织完全覆盖宫颈内口；部分性前置胎盘（partial placental previa），胎盘组织部分覆盖宫颈内口；边缘性前置胎盘（marginal placental previa），胎盘附着于子宫下段，边缘到达宫颈内口，未覆盖宫颈内口。

因胎盘低置在临床上影响较小，且易与边缘性前置胎盘混淆，因此目前常用三级分类法。由于晚期妊娠临产后宫颈口的扩张可以使宫颈口与胎盘的关系发生改变，例如临产前的边缘性前置胎盘于临产后宫颈口扩大而成为部分性前置胎盘，因此其分类应根据处理前的最后一次检查而定。

三、诊断

近 40 年来，前置胎盘的诊断有了极大的进步。B 超的临床应用能及早诊断出前置胎盘，使患者得到及时处理。

1. 病史　对既往有多次刮宫、分娩史、子宫手术史、吸烟或滥用麻醉药物史或高龄孕妇、双胎等病史的患者，如出现相应临床症状及体征，可对前置胎盘的类型做出初步判断。

2. 阴道检查　对于已明确诊断的前置胎盘患者，不必做阴道检查。如果没有可以确诊的仪器而必须通过阴道检查，仅适用于终止妊娠前为明确诊断并决定分娩方式的情况，且必须在有输液、输血及手术的条件下方可进行。若诊断已明确或流血过多，不应再行阴道检查。

严格消毒外阴后，用阴道窥器检查，排除阴道壁静脉曲张、宫颈息肉、宫颈糜烂、宫颈癌等出血。窥诊后再行扪诊，但不宜行颈管内指诊，以防附着于宫颈内口处的胎盘进一步剥离大出血，应以一手食、中两指在宫颈周围的阴道穹窿部轻轻触诊。若感觉在手指与胎先露部之间有较厚软组织（胎盘），应考虑为前置胎盘；如可清楚扪及先露，可排除前置胎盘。如宫口已部分扩张，无活动性出血，可将示指轻轻伸入宫颈，检查有无海绵样组织（胎盘）。若为血块，触之易碎，可判断与宫颈的关系，以确定前置胎盘类型；若触及胎膜并决定破膜，则行人工刺破胎膜，观察羊水性状，并使先露部下降，压迫止血。

阴道检查切忌粗暴或将胎盘附着处进一步分离。如在检查过程中发生大出血，应立即停止阴道检查，并行手术结束分娩。

3. 辅助检查　B 超检查可清楚显示子宫壁、胎盘、胎先露部及宫颈的位置，并可根据胎盘下缘与宫颈内口的关系确定前置胎盘的类型。操作应轻柔，避免出血，并预防感染。B 超检查诊断前置胎盘时必须注意妊娠周数。妊娠中期胎盘占据宫壁一半面积，因此胎盘贴近或覆盖宫颈内口的机会较多；妊娠晚期胎盘占据宫壁面积减少到 1/3 或 1/4，子宫下段的形成及伸展增加了宫颈内口与胎盘边缘之间的距离，故原似在子宫下段的胎盘可随宫体上移而改变成正常位置胎盘。所以许多学者认为，若妊娠中期B超检查发现胎盘前置者，不宜诊断为前置胎盘，而应称胎盘前置状态。膀胱过度充盈可压迫子宫下段，子宫下段收缩可造成“前置胎盘”的假象。

国内有报道称，超声是目前胎盘定位的首选方法，超声诊断的关键是清晰显示子宫壁、胎盘、胎先露部及宫颈内口的关系。当胎盘附着在前壁或侧壁偏前时，在适当充盈膀胱后，经腹探查能显示子宫颈内口与胎盘的关系；但胎盘附着于后壁或侧后壁时，胎盘常被胎体掩盖，胎盘下缘往往显示模糊，尤其是边缘性前置胎盘和低置性前置胎盘，不易清晰显示胎盘下缘位置。经阴道检查能显示宫颈内口与胎盘关系，但易导致出血，应尽量避免应用。经阴道探查不仅能避开胎体的掩盖，清晰显示宫颈内口、内口周边各侧宫壁及前置胎盘下缘的位置，而且能避开经阴道检查导致的损害，能准确及时诊断后壁、侧后壁前置胎盘。

在下列情况经腹超声检查后，还应行阴道超声检查：①中晚期妊娠，临床有阴道大出血或反复多次阴道无痛性出血，经腹探查未发现有前置胎盘者。②中期妊娠要求引产者，经腹超声显示胎盘位置较低，但不能清晰显示宫颈内口。③低位帆状胎盘或胎盘位于子宫下段扩张处，有副胎盘时脐带或联结主胎盘与副胎盘间的血管可能横越子宫颈内口而形成血管前置者，应用彩色多普勒超声经会阴部检查，在子宫颈内口上方可显示横越的血管并可记录到血流信号。

4. 产后检查胎盘和胎膜　对产前出血患者，产后应仔细检查胎盘，以明确诊断。胎盘前置部分有黑紫色陈旧血块附着。如胎膜破口距胎盘边缘距离＜7cm，则为前置胎盘。如行剖宫产，则术中即可了解胎盘位置，此时胎膜破口失去诊断意义。

多数学者认为，在孕28周后，经B超检查、阴道检查、剖宫产或经阴道产后确定胎盘附着部位异常者，方可诊断为前置胎盘；孕28周前属流产范畴，通常不诊断前置胎盘，但在孕中期引产者，要注意胎盘位置不正常的问题。

四、鉴别诊断

前置胎盘主要应与轻型胎盘早剥、脐带帆状附着、前置血管破裂、胎盘边缘血窦破裂、宫颈病变产前出血相鉴别。结合病史，通过B超检查及分娩后胎盘检查，一般不难鉴别。

五、紧急处理和确定性治疗

前置胎盘病情变化多端，产前难以估计其结局，处理原则是抑制宫缩、止血、纠正贫血和预防感染，根据阴道流血量、有无休克、妊娠周数、产次、胎位、胎儿是否存活、是否临产及前置胎盘的类型等综合做出决定。

1. 及早确诊和转诊　对未明确诊断的妊娠晚期出血患者，应在有输血、抢救、剖宫产条件的医院进行确诊性检查和处理。在患者阴道大量流血而当地无条件处理时，应在输液、输血的条件下，消毒外阴，以无菌纱布条填塞阴道以压迫止血，迅速护送至上级医院。

2. 期待疗法　目的是在保证母体安全的情况下，通过积极治疗等待胎儿生长、延长孕龄、提高围生儿存活率，适用于妊娠＜36周、胎儿体重＜2300g、胎儿存活、阴道流血不多、一般情况良好而无需紧急分娩的孕妇。期待治疗时，应住院观察以备随时应付紧急情况。尽管国外有资料证明，住院与门诊治疗对前置胎盘孕妇的妊娠结局并无明显影响，但我国仍强调应住院治疗。

（1）一般处理：患者应绝对卧床休息，取左侧卧位，以改善子宫胎盘循环，增加胎儿氧供。同时注意阴道流血情况。禁止灌肠及肛查。如孕妇血红蛋白≤80g/L，或红细胞压积<30%，或心率>110 次/min，或收缩压下降 15~20mmHg，应输血维持正常血容量。孕妇应间断吸氧，每次 1 小时，每日 3 次。常规对胎儿进行监护，包括胎心率、胎动计数、NST。

在期待治疗过程中，对于出现宫缩者，为防止胎盘进一步剥离，使胎儿宫内生长的时间延长，或为促胎肺成熟，可酌情使用宫缩抑制剂，常用的药物有利托君、硫酸镁、舒喘灵；估计孕妇近日需终止妊娠者，若胎龄<34 周，应促胎肺成熟。地塞米松 5~10mg/次，每日 2 次，连用 2~3 天，有利于减少产后新生儿呼吸窘迫综合征的发生。情况紧急时，可在羊膜腔内注入地塞米松 10mg。期待过程中可使用 B 超监测胎盘与宫颈内口的关系。

35 周以后，子宫生理性收缩频率增加，前置胎盘的出血率随之上升，因此，期待治疗至 36 周，且各项指标均说明胎儿已成熟者，可适时终止妊娠。资料表明 36 周以后主动结束妊娠的围生儿结局要明显好于等待至 36 周以上自然临产者。

（2）宫颈环扎术：Tessarolo 曾报道，对其管理的 6 例前置胎盘患者在孕 24~30 周实行宫颈环扎术，使孕龄平均延长 8.2 周，以剖宫产结束妊娠，未发现胎儿新生儿并发症，无一例孕妇需要输血，从而又一次说明妊娠中期的宫颈环扎术可能对某些前置胎盘病例是可靠和实用的。但是，对患者缝扎时间、剖宫产手术时机的选择仍有待于大量资料分析确定。山东省立医院从 1987 年开展改良宫颈环扎术治疗中央性前置胎盘 20 多例，使平均胎龄达 37 周，无围生儿死亡。

3. 终止妊娠　如保守治疗成功，仍应适时终止妊娠，与自然分娩及大出血紧急手术时处理相比，此时围生儿病死率明显下降。

（1）终止妊娠指征：一般认为完全性前置胎盘应在妊娠 34~35 周时处理；边缘性前置胎盘应在妊娠 37 周时考虑结束妊娠；而部分性前置胎盘可根据胎盘覆盖宫颈内口的面积，适时终止妊娠。但如果孕妇阴道出血量多或有休克征象时，无需顾虑孕龄大小，为保证母体安全，应果断终止妊娠。此外，胎龄达 36 周以后，胎儿成熟度检查提示胎儿肺成熟者，胎龄未达 36 周而出现胎儿窘迫征象或胎儿电子监护发现胎心异常者，也应终止妊娠。

（2）剖宫产：剖宫产可在短时间内娩出胎儿，迅速结束分娩，对母儿相对安全，是目前处理前置胎盘的急救措施和适时分娩的主要手段。剖宫产的指征应包括：①完全性前置胎盘，持续大量阴道流血。②部分性和边缘性前置胎盘，出血量较多，先露高浮，短时间内不能结束分娩。③胎心异常等。

术前应积极纠正贫血，预防感染、备血，做好处理产后出血和抢救新生儿的准备。子宫切口的选择应避开胎盘，可参考产前 B 超检查的胎盘定位。若胎盘附着于子宫后壁，选子宫下段横切口；附着于侧壁，可选择偏向对侧的子宫下段横切口；附着于前壁，则根据胎盘边缘所在，选择子宫体部纵切口、子宫下段纵切口娩出胎儿。

胎儿娩出后立即于子宫肌壁注射宫缩剂，如麦角新碱（0.2~0.4mg）、宫缩素（10~20U），迅速徒手剥离胎盘，并配以按摩子宫，以减少子宫止血。宫缩剂不能奏效时，可选用前列腺素 $F_{2\alpha}$ 600mg 子宫肌壁注射，亦可采用以下方法：在吸收性明胶海绵上放凝血酶或巴曲酶，快速置胎盘附着部位，再加湿热纱布垫压迫，应持续 10 分钟；用可吸收线局部

“8”字缝合开放血窦；宫腔及下段填纱条压迫，24 小时后经阴道取出。上述方法无效时，可行子宫动脉、髂内动脉结扎术；经上述处理胎盘剥离面仍出血不止，应考虑行子宫切除术。行剖宫产开腹后，注意检查子宫下段，若有局限性怒张血管，应高度怀疑植入性前置胎盘。此时不应急于切开宫壁，应备好大量血液和液体，做好一切抢救产妇和新生儿的准备，再次向家属交代病情，选子宫体部纵切口取出胎儿，仔细检查胎盘是否植入。若为部分植入可行梭形切口切除部分子宫肌组织，用可吸收线缝合止血；若大部分植入、活动性出血无法纠正时，应行子宫次全或全切术。同时，应积极抢救出血与休克，并以中心静脉压监测血容量，注意纠正心衰、酸中毒，并给予抗生素预防感染。

（3）阴道分娩：边缘性前置胎盘、枕先露、阴道流血不多、估计在短时间内能结束分娩者，可予试产。人工破膜后，胎头下降压迫胎盘前置部位而止血，并可促进子宫收缩，加快产程。若破膜后胎先露部下降不理想，仍有出血或分娩进展不顺利，应立即改行剖宫产术。

（4）紧急转送的处理：患者大量阴道流血而当地没有条件处理者，先输液、输血，在消毒条件下用无菌纱布进行阴道填塞、腹部加压包扎，以暂时压迫止血，并迅速转送到上级医院治疗。

（阿艳妮）

第三节　胎盘早剥

妊娠 20 周以后或分娩期正常位置的胎盘在胎儿娩出前，部分或全部从子宫壁剥离，称胎盘早剥。胎盘早剥是妊娠晚期严重并发症，具有起病急、发展快的特点，若处理不及时，可危及母儿生命。胎盘早剥的发病率：国外平均为 1% ~2%，国内平均为 0.46% ~2.1%。其确切的病因及发病机制不清，可能与以下因素有关：

1. 孕妇血管病变　孕妇患重度子痫前期、慢性高血压、慢性肾脏疾病或全身血管病变时，胎盘早剥的发生率增高。妊娠合并上述疾病时，当底蜕膜螺旋小动脉痉挛或硬化，引起远端毛细血管变性坏死甚至破裂出血，血液流至底蜕膜层与胎盘之间形成血肿，致使胎盘与子宫分离。

2. 机械性因素　外伤，尤其是腹部直接受到撞击或挤压；脐带过短（<30cm）或因脐带绕颈、绕体等相对过短时，分娩过程中胎儿下降牵拉脐带造成胎盘剥离；羊膜腔穿刺时，刺破前壁胎盘附着处，血管破裂出血，引起胎盘剥离。

3. 宫腔内压力骤减　双胎分娩时第一胎娩出过速、羊水过多时人工破膜后羊水流出过快，均使宫腔内压力骤减，子宫骤然收缩，胎盘与子宫壁发生错位剥离。

4. 子宫静脉压突然升高　妊娠晚期或临产后孕妇长时间取仰卧位，巨大妊娠子宫压迫下腔静脉，回心血量减少，血压下降，此时静脉瘀血，静脉压升高，蜕膜静脉床瘀血或破裂，形成胎盘后血肿，导致部分或全部胎盘剥离。除上述因素外，近年发现一些高危因素，如吸烟、可卡因滥用、孕妇代谢异常、孕妇有血栓形成倾向、子宫肌瘤（尤其是胎盘附着部位）等，与胎盘早剥发生有关。有胎盘早剥史的孕妇再次发生胎盘早剥的危险性比无胎盘早剥史者高 10 倍。

一、急症发病特点

1. 起病急，严重威胁母儿健康　胎盘早剥对母儿预后影响极大，使剖宫产率、贫血、产后出血率、DIC 发生率均升高。由于胎盘早剥出血引起胎儿急性缺氧，新生儿窒息率、早产率明显升高，围生儿病死率约为 25%，是无胎盘早剥者的 15 倍。

2. 积极预防、早期治疗处理可降低发生率和母儿病死率　建立健全的孕产妇三级保健制度，积极防治妊娠期高血压疾病、慢性高血压、肾脏疾病；行外转胎位术纠正胎位时，动作应轻柔；羊膜腔穿刺应在 B 超引导下进行，以免误穿胎盘；妊娠晚期或分娩期，应鼓励孕妇进行适当的活动，避免长时间仰卧；避免腹部外伤等。

二、诊断与鉴别诊断

根据病情严重程度，Sher 将胎盘早剥分为 3 度（表 20－2）。

表 20－2　胎盘早剥分度

	Ⅰ度	Ⅱ度	Ⅲ度
出血	外出血为主	内出血和混合性出血为主	内出血和混合性出血为主
剥离面	＜1/3	1/3～1/2	＞1/2
阴道流血	较多	少或无	少或无
腹痛	轻或无	持续性加重	持续性加重
子宫	软，宫缩有间歇	较硬，宫缩有间歇	硬板状，宫缩无间歇
胎位及胎心	清楚	胎位可扪及	不清

1. B 超检查　典型声像图显示胎盘与子宫壁之间出现边缘不清楚的液性低回声区，胎盘异常增厚或胎盘边缘“圆形”裂开，同时可见胎儿的宫内状况（有无胎动或胎心搏动），并可排除前置胎盘：Ⅰ度胎盘早剥者若血液已流出而未形成血肿，则见不到上述典型图像。

2. 实验室检查　包括全血细胞计数及凝血功能检查。Ⅱ度及Ⅲ度患者应检测肾功能及二氧化碳结合力，若并发 DIC，应行筛选试验（血小板计数、凝血酶原时间、血纤维蛋白原测定）。结果可疑者，可做纤溶确诊试验（凝血酶时间、优球蛋白溶解时间和血浆鱼精蛋白副凝试验），以期及时发现，积极治疗。血纤维蛋白原＜250mg/L 为异常，如果＜150mg/L，对凝血功能障碍有诊断意义。情况紧急时，可抽取肘静脉血于一试管中，轻叩管壁，7～10 分钟后观察是否有血块形成。若无血块或血块质量差，说明有凝血障碍。

依据病史、症状、体征，结合实验室检查结果，做出临床诊断并不困难。Ⅰ度临床表现不典型，主要与前置胎盘相鉴别，依据 B 型超声检查可确诊（见表 20－3）。Ⅱ度及Ⅲ度胎盘早剥症状与体征比较典型，诊断多无困难，主要与先兆子宫破裂相鉴别（见表 20－4）。

表 20－3　前置胎盘与胎盘早剥的鉴别

	重型胎盘早剥	胎盘早剥
诱因	无原因	有
胎盘位置	产宫下段	宫体
阴道出血	显性	有或无

续 表

	重型胎盘早剥	胎盘早剥
临床表现	无腹痛，腹部张力不高；胎位清楚，先露高浮；贫血与外出血符合	突发持续腹痛，腹部呈板状，压痛；胎位不清；贫血与外出血不符
治疗	可期待	立即终止妊娠
B超	附着于子宫下段	胎盘后血肿

表 20－4　先兆子宫破裂与胎盘早剥的鉴别

	重型胎盘早剥	先兆子宫破裂
诱因	妊娠高血压疾病史	梗阻性分娩及剖宫产史
腹痛	发病急，剧烈	强烈宫缩，阵发性腹痛
出血	隐性或阵发性出血，贫血程度与出向量不成正比	少量阴道出血，出现血尿
子宫	硬如板状，有压痛，较孕周大，宫底持续升高	下段有压痛，出现病理缩复环
胎儿	出现窘迫或死亡	多有窘迫
胎盘	胎盘母体面有凝血块及压迹	无特殊变化
化验	血红蛋白进行性降低	无特殊变化
B超	胎盘位置正常，有胎盘后血肿	无特殊变化

3. 并发症

（1）DIC 和凝血机制障碍：胎盘早剥是妊娠期发生凝血功能障碍最常见的原因，伴有死胎时，约 1/3 的患者可发生。患者临床表现为皮肤、黏膜及注射部位出血，子宫出血不凝或凝血块较软，甚至发生血尿、咯血和呕血。一旦发生 DIC，病死率较高，应积极预防。

（2）产后出血：胎盘早剥发生子宫胎盘卒中时，可影响子宫肌层收缩，致产后出血，经治疗多可好转。若并发 DIC，产后出血的可能性更大，且难以纠正。

（3）急性肾功能衰竭：胎盘早剥多伴发妊娠期高血压疾病、慢性高血压、慢性肾脏疾病等，加之失血过多、DIC 等因素，严重影响肾血流量，导致肾皮质或肾小管缺血坏死，出现急性肾功能衰竭。

（4）羊水栓塞：胎盘早剥时，羊水可经剥离面开放的子宫血管进入母体血循环，羊水中的有形成分形成栓子栓塞肺血管，致羊水栓塞。

三、紧急处理和确定性治疗

若胎盘早剥处理不及时，会严重危及母儿生命，故应及时诊断，积极治疗。

1. 纠正休克　对处于休克状态的危重患者，应积极开放静脉通道，迅速补充血容量，改善血液循环。休克抢救成功与否取决于补液量和速度，最好输新鲜血液，既可补充血容量，又能补充凝血因子，使血细胞比容提高到 0.30 以上，使尿量 >30ml/h。

2. 及时终止妊娠　胎儿娩出前胎盘剥离有可能继续加重，因此，一旦确诊重型胎盘早剥，应及时终止妊娠。根据孕妇病情轻重、胎儿宫内状况、产程进展、胎产式等因素，决定终止妊娠的方式。

（1）阴道分娩：Ⅰ度患者，以外出血为主，一般情况良好，宫口已扩张，估计短时间内能结束分娩，则可经阴道分娩。人工破膜使羊水缓慢流出，缩小子宫容积，用腹带裹紧腹部，压迫胎盘，使其不再继续剥离，必要时静脉滴注宫缩素以缩短第二产程。产程中应密切观察心率、血压、宫底高度、阴道流血量以及胎儿宫内情况，一旦发现病情加重或出现胎儿窘迫征象，应行剖宫产结束分娩。

（2）剖宫产：适用于：①Ⅰ度胎盘早剥，出现胎儿窘迫征象，必须抢救胎儿者适用。②Ⅱ度胎盘早剥，特别是初产妇，不能在短时间内结束分娩者适用。③Ⅲ度胎盘早剥，产妇病情恶化，胎儿已死，不能立即分娩者适用。④破膜后产程无进展者适用。剖宫产取出胎儿与胎盘后，立即注射宫缩剂并按摩子宫。如发现有子宫胎盘卒中，配以按摩子宫和热盐水纱垫湿热敷子宫，多数子宫收缩可转佳。若发生难以控制的大量出血，可在输新鲜血、新鲜冰冻血浆及血小板的同时行子宫次全切除术。

3. 并发症的处理

（1）凝血功能障碍：必须在迅速终止妊娠、阻断促凝物质继续进入母体血循环的基础上，纠正凝血机制障碍。

1）补充凝血因子：及时、足量输入新鲜血及血小板是补充血容量和凝血因子的有效措施；输纤维蛋白原更佳，补充4g可使患者血浆纤维蛋白原浓度提高1g。1L新鲜冰冻血浆含纤维蛋白原3g。

2）肝素的应用：DIC高凝阶段主张及早应用肝素。禁止在有显著出血倾向或纤溶亢进阶段应用。

3）抗纤溶药物的应用：应在肝素化和补充凝血因子的基础上，应用抗纤溶药物。常用的药物有氨基已酸、氨甲环酸、氨甲苯酸等。

（2）肾功能衰竭：若尿量 $<30ml/h$，提示血容量不足，应及时补充血容量；若血容量已补足而尿量 $<17ml/h$，可给予20%的甘露醇500ml快速静脉滴注，若呋塞米20~40mg静脉推注，必要时可重复用药，通常应用1~2日尿量可以恢复。若短期内尿量不增，血清尿素氮、肌酐、血钾进行性升高，并且二氧化碳结合力下降，提示肾功能衰竭。出现尿毒症时，应及时行透析治疗，以挽救孕妇生命。

（3）产后出血：胎儿娩出后，立即给予子宫收缩药物，如宫缩素、麦角新碱、米索前列醇等。胎儿娩出后，行人工剥离胎盘，持续子宫按摩等。若仍有不能控制的子宫出血或血不凝、凝血块较软，应快速输入新鲜血以补充凝血因子，同时行子宫次全切除术。

（凡爱华）

第二十一章　早产及胎膜早破

第一节　早产

早产（premature delivery）指妊娠满28周至不满37足周间分娩者，分自发性早产和治疗性早产。自发性早产包括未足月分娩和未足月胎膜早破；治疗性早产指因妊娠并发症或合并症而需要提前终止妊娠者。早产发病原因复杂，约30%的早产无明显原因。世界范围内早产发生率约12.5%，且有不断上升趋势。早产娩出的新生儿称早产儿，胎龄越小、体重越低，病死率越高。早产是新生儿死亡的主要原因之一，占围产儿死亡的60%。早产儿并发症发生率较高，前3位并发症为呼吸系统疾病、中枢神经系统疾病、高胆红素血症。早产对社会及家庭造成巨大的物质、精神负担。随着胎龄增加，并发症总体发生率有下降趋势，因此防治早产是降低围生儿病死率和提高新生儿素质的主要措施之一。

一、急症发病特点

1. 发生率高　1981年，世界范围内早产的发病率为9.4%；时至今日，早产的发病率上升30%，达12.5%左右。早产发病率与种族、文化、社会经济状况有关，在贫穷和文化水平低的地方（例如非洲），发病率达17.8%。2002—2003年6179名早产儿的流行病学初步调查显示，我国产科出生的新生儿中早产儿发生率为7.8%，新生儿科住院患者中早产儿占19.7%。

2. 病死率和并发症发生率高　早产是新生儿死亡和发病的主要原因之一。据统计，早产儿中有2%死亡，24%严重残疾，24%残疾但不严重，仅有49%无残疾。早产儿即使存活，也存在各种并发症，如各器官发育不成熟、出生缺陷、脑瘫、智力迟延发育、视力缺损、听觉缺失、肺支气管病变以及其他不易察觉的病变。随着糖皮质激素和肺表面活性物质的应用，新生儿的病死率降低，但是社会和医疗机构依然需要投入大量资金治疗和照顾有并发症的存活者。在美国，平均每年花费260亿美元治疗早产儿并发症，平均每个早产儿花费51 600美元，其中包括医疗费用、特殊教育费用、家庭生产力的损失费用等。早产儿对社会、家庭均是沉重的负担。

3. 无明确的一线治疗方法　有文献称，宫缩抑制药物能有效治疗先兆早产，延长妊娠时间，目前主要应用治疗药物为宫缩素受体拮抗剂、β肾上腺素能受体激动剂、硫酸镁、非甾体类抗炎药、钙离子阻滞剂。此类药物对母体、胎儿的副作用大，所以目前尚无明确的一线治疗药物，需要个体化治疗，根据孕妇的身体状况、孕周及药物潜在副作用选择最佳治疗方案：

4. 用药指征不明确　80%有先兆早产症状的孕妇不会发展为早产。病情的发展、孕周与药物的应用相关。当保守治疗不能缓解宫缩、宫颈管缩短、宫颈口扩张等情况时，临床上一般使用药物治疗。然而，诊断早产的方法有很多，只有B超和胎儿纤维连结蛋白（fFN）有诊断意义，两者的意义主要在于其阴性预测值。宫缩抑制剂可以延长孕周，有利于糖皮质激素的应用及转运，其他作用尚不清楚。

二、诊断

在妊娠28周到37周之间出现规律宫缩和宫颈进行性改变是早产的主要临床表现。宫缩的频率在不同的孕妇中变化较大，而且不同的孕妇对宫缩的感知能力不同，因此早产的诊断较困难，临床很难区分真的早产和假的早产。同时，早产治疗药物的不良反应较大，临床必须根据孕周、宫缩、胎膜完整性以及宫颈的改变情况综合分析。

1. 孕周　当月经周期不规则、末次月经不明确或胎儿偏小时，一定要尽快明确孕周，确定是否早产。尤其当胎儿偏小时，判别早产和宫内发育迟缓与后续治疗方案的制定有很大的关系。月经周期、末次月经、早孕反应、首次妊娠试验、首次胎动时间、孕早期的超声检查胎儿头臀长、超声检查胎盘分级和羊水量等，对正确判断孕周均有帮助。必要时，行各项生化检测，以判断胎儿胎盘的成熟度。

2. 子宫收缩　宫缩出现时，孕妇可能感到疼痛或腰酸，早期可无明显的感觉。但是，宫缩必须是持续存在的，并且为进行性加重。一般认为，1小时内有4~5次以上的宫缩时，早产的可能性明显增加。当孕妇1小时内出现4次宫缩，重复监测再次出现1小时4次以上的宫缩时，诊断为早产，结果发现诊断的准确性为70%，敏感性为57%，特异性为80%，阳性预测值为72%，阴性预测值为68%。另一方面，宫缩的强度和表现形式也十分重要，如是否疼痛或腰酸、是否规则等。当存在规律宫缩和宫颈改变时，早产的诊断明确；但是当规则性宫缩存在，但宫颈无明显扩张或容受时，早产的诊断较困难。

3. 胎膜状态　胎膜早破后，紧接着出现宫缩，则早产的诊断即可成立。当胎膜完整时，早产的诊断必须是规则的宫缩和宫颈的改变同时存在。

4. 宫颈改变　宫颈的改变是早产的另一重要临床表现。妊娠37周前，宫口扩张2cm则发生早产的可能性增大。有文献称，宫口扩张2cm，预测早产的敏感性为57%，特异性为94%，阳性预测值为27%，阴性预测值为94%。因此，当胎膜完整、宫颈扩张2cm或容受80%以上时，临床上诊断为早产，同时应继续动态监测宫颈的变化。

5. 辅助诊断　超声提出了早产的征象：①宫颈长度≤2cm。②宫颈内口扩张>1cm。③羊膜囊向颈管内突入。④子宫下段<6cm，具备其中1项即可诊断为早产。胎儿纤维连结蛋白（fFN）是目前研究较多的指标，胎膜早破前宫颈阴道分泌物fFN含量≥50μg/L（ELISA法），其临床优势主要在于阴性预测价值。fFN检验加超声检查宫颈长度对于确诊早产高危孕妇有效。此外，唾液雌三醇、胰岛素样生长因子结合蛋白-1、基质金属蛋白酶及白介素-6等一系列因子也均有作为早产的预测及诊断指标的报道。

三、鉴别诊断

1. 生理性宫缩　妊娠晚期，孕妇子宫敏感度、收缩性逐渐增高，常在劳累、多行走后发生收缩，但稍事休息即可消失。

2. 假阵缩　难免早产需与假阵缩相鉴别。假阵缩的特点是宫缩间歇时间长且不规则，持续时间短且不恒定，宫缩强度不增加，常在夜间出现而于清晨消失。此种宫缩仅引起下腹部轻微胀痛，子宫颈管长度不短缩，子宫颈口无明显扩张，可被镇静剂抑制。

四、紧急处理和确定性治疗

（一）先兆早产的处理

（1）行左侧卧位，给予低流量吸氧，行胎心电子监护。

（2）行阴道检查，以了解子宫颈容受及扩张情况。观察 1 ~ 2 小时后，如宫缩变少、消失，则不再复查。

（3）若情况无明显改善，应再次行肛查或阴道检查，以明确是否进展至难免早产而给予相应处理。

（二）难免早产的处理

1. 紧急处理

（1）若孕周 > 34 周，确诊为难免早产，停用一切宫缩素抑制剂，严密监护母儿情况，积极与新生儿科医师联系，做好新生儿抢救准备。

（2）若孕周 < 34 周、无宫内感染情况，可予以抑制宫缩，延缓分娩，为胎儿宫内转运和糖皮质激素的应用争取时间。

1）药物抑制宫缩：硫酸镁，用法为 25% 硫酸镁 20ml + 5% GS 100ml，30 分钟内滴完；吲哚美辛，用法为 150 ~ 300mg/d，首负荷量为 100 ~ 200mg 直肠给药或 50 ~ 100mg 口服；硝苯地平，用法为 30mg 口服或 10mg 舌下含服，每隔 20 分钟服 1 次，连续 4 次；利托君，用法为 100mg + 葡萄糖盐水 500ml，以 0. 05mg/min 开始静脉滴注，每隔 10 ~ 15 分钟增加 0. 05mg，至 0. 35mg/min，心率≥140 次/min 应停用；阿托西班，紧急时给药方案为 1 分钟内注射 0. 9ml 依保。

2）药物促胎肺成熟：估计早产已难以避免，应在给予产妇宫缩抑制剂的同时肌内注射、静脉滴注或羊膜腔内注射肾上腺糖皮质激素，以促胎肺成熟，预防早产儿出现呼吸窘迫综合征，提高早产儿生存率。单胎常用方法：地塞米松 5mg，肌内注射，12 小时应用 1 次，连用 2 天；倍他米松 12mg，肌内注射，每天应用 1 次，连用 2 天；地塞米松 10mg，羊膜腔内注射 1 次，此法适用于妊娠合并糖尿病患者。多胎常用方法：地塞米松 5mg，肌内注射，8 小时应用 1 次，连用 2 天。倍他米松 12mg，肌内注射，18 小时应用 1 次，连用 3 天。

2. 确定性治疗

（1）药物抑制宫缩。

1）硫酸镁：硫酸镁在延缓分娩或早产发动后预防自发性早产方面无效，而且其会提高婴儿病死率。我国、美国及其他一些国家使用此药，但在欧洲很少应用。用法：25% 硫酸镁 30ml + 5% 葡萄糖 500ml，静脉滴注，1 ~ 2g/h。用药过程中注意患者的呼吸、膝反射及尿量。

2）吲哚美辛：为非甾体类抗炎药，前列腺素合成酶抑制剂，孕期用药属于 B 类。用法：每 4 ~ 6 小时应用 25 ~ 50mg。副作用：孕妇出现消化道反应，阴道出血时间延长，分娩时出血增加；妊娠 34 周后使用，PG 水平下降使动脉导管收缩、狭窄，出现心衰、肢体水肿、肾血流减少、羊水过少等，进而影响胎儿。禁忌证有消化道溃疡、吲哚美辛过敏，凝血功能障碍，肝肾疾病。

3）硝苯地平：为钙离子阻滞剂，孕期用药属于C类，药物的安全性质并不完善，使用前应充分考虑，避免合并使用硫酸镁和硝苯地平。钙通道阻滞剂可以促进对孕妇心血管平衡的负性作用，在多胎妊娠时禁用。用法：每4～6小时口服10～20mg或舌下含服10mg。副作用有血压下降、心悸、胎盘血流减少、胎心率减慢。禁忌证有心脏病、低血压和肾脏病。

4）利托君：为β肾上腺素能受体激动剂，孕期用药属于B类。用法：利托君100mg+葡萄糖盐水500ml，以0.05mg/min开始静脉滴注，每隔10～15分钟增加0.05mg，至0.35mg/min，至宫缩停止后维持12小时；逐渐减量后改为每4～6小时口服1～2片（10～20mg），根据宫缩情况给药，每天常用维持剂量在80～120mg，平均分次给药；如有必要延长妊娠时间，可继续口服用药。

5）阿托西班：为宫缩素受体拮抗剂，与宫缩素竞争受体而起到抑制宫缩的作用。与其他三种不同的β拟交感神经药物相比，阿托西班的副反应发生率低，但仍有待进一步评估。固定给药方案：按溶液配制方法配100ml依保静脉滴注液，高速滴注3小时（24ml/h）；余下28ml及再配制的100ml依保静脉滴注溶液，低速率继续滴注15小时。

（2）抗感染：早产的主要原因之一是感染，但抗生素并不能延长孕周及降低早产率。有早产史者或其他早产高危孕妇可结合病情个体化应用。对于胎膜早破的先兆早产，建议常规应用。

（3）镇静：若孕妇情绪紧张，可酌情给予镇静药物治疗。

（三）分娩的处理

有的学者认为选择性剖宫产可降低胎儿或新生儿的病死率，但也有学者认为选择性剖宫产并不能降低胎儿的病死率及并发症发生率。目前，对于早产分娩方式的选择尚无定论。早产分娩方式的选择应充分考虑胎儿及母体两方面，应与孕妇及家属充分沟通。有剖宫产指征者可考虑行剖宫产结束分娩，但应在估计早产儿有存活可能性的基础上实施。对于胎膜早破时间长、疑有绒毛膜炎的患者，在行剖宫产时，最好行腹膜外剖宫产，以减少感染的机会。早产臀位分娩时，应选择剖宫产。

早产儿对缺氧的耐受性差，临产后注意给产妇吸氧，慎用抑制新生儿呼吸中枢的药物（如吗啡、哌替啶等），同时应该避免创伤性分娩。分娩时，认真做好产时监护，缩短听诊胎心的间隔时间；进入第二产程后，适时在阴部神经阻滞麻醉下行会阴切开术，以减少盆底组织对胎头的阻力，必要时可行预防性产钳助产术，但操作需轻柔，以防损伤胎头。产科、新生儿科和麻醉科医师均应在场协助抢救。

（四）早产儿的处理

1. 清理呼吸道　将新生儿面朝下或取头偏向一侧的仰卧位，用盐水纱布轻轻挤捏鼻腔，促使咽喉部的黏液、血液和羊水排出；使新生儿的头部伸展，用电动负压或口衔导管吸净咽喉部液体，然后轻击足底，刺激啼哭。如出生前胎盘功能良好，出生时多数能适应新环境而在娩出后1～2分钟内开始自然呼吸。呈苍白窒息者，应迅速行气管插管，吸出气管内液体后，输氧，给予加压呼吸。出生后肺呼吸的转换越迟，遗留永久性中枢神经系统障碍的可能性越大。

2. 断脐　在清理呼吸道、复苏的同时，立即断脐，以减少高胆红素血症的发生，避免增加肝脏负担。

3. 保温　断脐后，迅速擦干全身，但不必擦去皮肤表面起保温作用的胎脂，以暖干布包裹躯体，避免散热过多。

4. 其他　出生后即送新生儿科。

（伦巍巍）

第二节　胎膜早破

胎膜早破（premature rupture of membranes，PROM）是指临产前发生的胎膜破裂，其发生率报道不一，占分娩总数的2.7%～17%。早产者胎膜早破的发生率为足月产者的2.5～3倍。胎膜早破往往是多因素作用的结果，例如：创伤；宫颈内口关闭不全；妊娠后期性交；下生殖道感染，可由细菌、病毒、弓形虫、衣原体或支原体等引起；羊膜腔内压力升高，如多胎妊娠、羊水过多；胎儿先露部与骨盆入口衔接不好，如头盆不称、胎位异常。胎膜发育不良等。也有报道称微量元素锌、铜的缺乏可引起胎膜早破。

一、发病特点

胎膜早破可引起绒毛膜羊膜炎，增加产褥感染率；严重者可影响子宫收缩，导致产后出血：胎膜早破还是羊水栓塞的高危因素，尤其当宫缩素使用不当时更易发生。胎膜早破可诱发早产，使围产儿病死率明显升高。胎儿吸入感染的羊水可发生肺炎、败血症。胎膜早破引起的羊水过少易导致胎儿宫内窘迫。胎膜早破还可增加脐带脱垂的机会。

二、诊断与鉴别诊断

1. 诊断

（1）重点询问停经周数，阴道流液开始的时间、流液量及液体的颜色，是否合并阴道出血、阵发性腹痛等临产的症状，注意是否有感染及脐带脱垂的发生，如下腹痛、发热、组织物（如脐带）的脱出。

（2）病程：足月妊娠胎膜早破者，通常于破膜后12小时内自然临产。

（3）症状：孕妇突感较多液体自阴道排出，继而少量间断流出，腹压增加（如咳嗽、打喷嚏）时有羊水流出，有时仅感到阴道较平时湿润。孕妇可无阵发性的腹痛或仅有不规则的下腹阵痛。

（4）体格检查：一般胎膜早破无明显的体征，仅见液体自阴道口流出，注意观察液体中有无胎脂等羊水成分以及液体的量、液体性状（如颜色）；注意有无阵发性子宫收缩、宫口逐渐开大、胎头缓慢下降等临产的体征。

视诊：可见较多量液体自阴道口流出，有时可见胎脂等羊水成分。

触诊：腹部触诊无明显的子宫收缩，肛诊水囊感消失，上推胎头见流液量增加，即可确诊：注意了解胎位及胎头是否已入盆，排除异常胎先露。破水时间长者，要注意有无下腹部压痛等感染的征象。

听诊：注意监测胎心搏动，排除胎儿窘迫或合并有隐性脐带脱垂的可能。

2. 鉴别诊断　必要时可行下列检查帮助诊断：阴道液酸碱度检查，pH＞6.5为阳性，即胎膜早破的可能性极大；阴道液涂片检查是否见羊水成分，如羊齿植物叶状结晶、胎儿上皮细胞、毳毛、脂肪小粒等；涂片加热法（宫颈管吸出液涂于玻片上，酒精灯加热 10 分钟），液体变成白色为羊水．褐色为宫颈黏液。

3. 确诊依据　羊膜镜检查可直视胎先露者即可确诊胎膜早破。

三、治疗

1. 期待疗法　适用于孕龄 <35 周不伴感染的孕妇。绝对卧床，避免不必要的肛诊及阴道检查，胎心监护；破膜 12 小时以上，预防使用抗生素；可选用硫酸镁、沙丁胺醇、利托君等药物抑制子宫收缩；促胎肺成熟，肌内注射地塞米松 6mg，每天 2 次，共 4 次；注意早期诊断绒毛膜羊膜炎，如血 C 反应蛋白的检测；羊水过少时，可通过羊膜腔内羊水输注，使 B 超下羊膜池维持一定深度。

2. 终止妊娠　适用于孕龄 >35 周或有宫内感染体征者。孕龄 >35 周、宫颈成熟者，可等待自然临产；宫颈不成熟者，破膜后 12 小时可用前列腺素 E_2（PGE_2）引产。早产阴道分娩者，初产妇应行会阴切开以减少阻力，慎用出口产钳，不宜用胎头吸引器。有剖宫产指征者，行剖宫产结束分娩。

四、预防

积极预防和治疗下生殖道感染，重视孕期卫生指导；妊娠后期禁止性交；避免负重及腹部撞击；宫颈内口松弛者，可于妊娠 14 周左右行宫颈环扎术。

（伦巍巍）

第二十二章　异常分娩

第一节　产力异常

产力包括子宫收缩力、腹壁肌和膈肌收缩力以及肛提肌收缩力，其中以子宫收缩力为主，贯穿分娩的全过程。子宫收缩的节律性、对称性及极性不正常或强度、频率有改变，称子宫收缩力异常，简称产力异常（abnormal uterine action）。

一、子宫收缩乏力

引起子宫收缩乏力的常见原因有头盆不称或胎位异常、子宫局部因素、精神因素、内分泌失调、药物影响等；根据发生时间可分为原发性和继发性；临床上根据子宫收缩乏力的性质又分为协调性和不协调性两种。

（一）诊断

（1）协调性子宫收缩乏力（低张性子宫收缩乏力）：子宫收缩具有正常的节律性、对称性和极性，但收缩力弱，宫腔压力低（<15mmHg），持续时间短，间歇期长且不规律，多属于继发性宫缩乏力。

（2）不协调性子宫收缩乏力（高张性子宫收缩乏力）：子宫收缩的极性倒置，节律不协调，宫腔内压力达20mmHg，宫缩时子宫下段收缩力强，间歇期子宫壁不能完全松弛，收缩不协调，属无效宫缩。此种收缩乏力多为原发性宫缩乏力，需与假临产鉴别。鉴别方法为肌注哌替啶100mg，休息后宫缩停止者为假临产，不能使宫缩停止者为原发性宫缩乏力。这种不协调性子宫收缩乏力可使产妇体力消耗，继而出现水电解质平衡失调，胎儿—胎盘循环障碍而出现胎儿窘迫。

（3）产程图曲线异常（图22-1）。

潜伏期延长：初产妇潜伏期正常约需8小时，最大时限16小时，超过16小时称为潜伏期延长；

活跃期延长：初产妇活跃期正常约需4小时，最大时限8小时，超过8小时称为活跃期延长；

活跃期停滞：进入活跃期后，宫颈口不再扩张达2小时以上；

第二产程延长：第二产程初产妇超过2小时，经产妇超过1小时尚未分娩；

第二产程停滞：第二产程达1小时胎头下降无进展；

胎头下降延缓：活跃晚期至宫口扩张9~10cm，胎头下降速度每小时少于1cm；

胎头下降停滞：活跃晚期胎头停留在原处不下降达1小时以上；

滞产：总产程超过24小时。

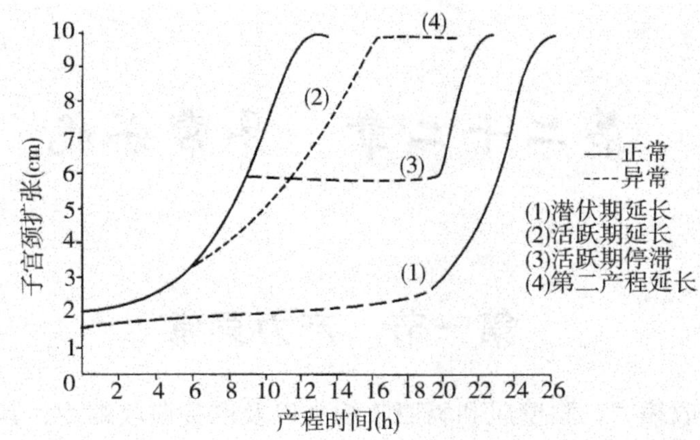

图 22-1　产程曲线异常

（二）治疗原则

不论原发还是继发子宫收缩乏力，首先应寻找原因，阴道检查了解宫颈扩张、胎先露下降、头盆比例等情况。若发现有头盆不称，估计不能阴道分娩者，应及时行剖宫产；若无头盆不称或胎位异常，估计能阴道分娩者应采取措施加强宫缩，继续试产。

不协调性子宫收缩乏力者，应调节子宫收缩，使之恢复正常节律性及极性。在未恢复协调性宫缩之前，禁用催产素加强宫缩。

（三）治疗

1. 协调性子宫收缩乏力

（1）第一产程：

1）一般处理：消除精神紧张，多休息，多进食，补充营养和水分，及时排空膀胱等。

2）加强子宫收缩：经一般处理无效，确诊为协调性子宫收缩乏力，可选用下列方法加强宫缩：①人工破膜：宫颈扩张 3cm 或以上，无头盆不称，无脐带先露，胎头已衔接者，可行人工破膜；②缩宫素静脉滴注：适用于协调性宫缩乏力，宫口扩张 3cm，胎心良好，胎位正常，头盆相称者。将缩宫素 2.5U 加入 5% 葡萄糖溶液 500ml 内，从 4～5 滴/min 开始，根据宫缩调整。应有专人观察产程进展，监测宫缩、胎心等情况；③地西泮静脉推注：该药有松弛宫颈平滑肌、软化宫颈、促宫口扩张作用。适于宫口扩张缓慢或宫颈水肿时。常用剂量为 10mg 静注，与缩宫素联合应用效果更好。

经上述处理，若产程仍无进展或出现胎儿窘迫，应及时行剖宫产。

（2）第二产程：若无头盆不称，出现宫缩乏力时，应使用缩宫素加强宫缩；若胎头双顶径已过坐骨棘平面，应等待自然分娩或会阴侧切助产；若胎头未衔接或伴胎儿窘迫，应行剖宫产术。

（3）第三产程：为预防产后出血，应使用宫缩剂加强宫缩。

2. 不协调性子宫收缩乏力　可给予强镇静剂哌替啶 100mg 肌注或地西泮 10mg 静注，使产妇充分休息，醒后多数恢复为协调性子宫收缩；若经以上处理无效或出现胎儿窘迫、头盆不称情况，应及时剖宫产；若已变为协调性子宫收缩乏力则按加强宫缩处理。

二、子宫收缩过强

（一）协调性子宫收缩过强

1. 诊断　子宫收缩的节律性、对称性和极性均正常，仅子宫收缩力过强、过频，宫腔内压力>50mmHg。若产道无阻力，宫口迅速开全，分娩在短期内结束，宫口扩张速度>5cm/h（初产妇）或10cm/h（经产妇），总产程不足3小时称为急产。由于产程过快，产妇易发生软产道裂伤和产后出血；胎儿易发生宫内窘迫；新生儿容易出现颅内出血。

2. 治疗　有急产史者需提前住院待产，提前作好接产及抢救新生儿窒息准备；产后及时检查、缝合软产道裂伤；新生儿肌注维生素 K_1 预防颅内出血。

（二）不协调性子宫收缩过强

1. 强直性子宫收缩

（1）诊断：大部分由外界因素造成，如临产后不适当使用缩宫素、胎盘早剥等。产妇表现为烦躁不安、持续性腹痛、拒按；胎位触不清，胎心听不清；甚至出现病理性缩复环、血尿等先兆子宫破裂征象。

（2）治疗：一经确诊，应给予宫缩抑制剂，如25%硫酸镁20ml加入25%葡萄糖20ml静脉缓慢注射；若处理无效或为梗阻性难产、重型胎盘早剥，应马上行剖宫产术。

2. 子宫痉挛性狭窄环（constriction ring）　子宫壁局部肌肉呈痉挛性不协调性收缩所形成的环状狭窄，持续不放松，称为子宫痉挛性狭窄环。多在子宫上下段交界处，也可在胎体某一狭窄部，以胎颈、胎腰处常见。与产妇精神紧张、过度疲劳和粗暴的产科操作有关。

（1）诊断：持续性腹痛、烦躁不安，宫颈扩张缓慢，胎先露部下降停滞，阴道检查有时可触及狭窄环。此环和病理性缩复环不同，特点是不随宫缩而上升。

（2）治疗：积极寻找原因，及时纠正。如停止阴道内操作、停用缩宫素。如无胎儿宫内窘迫，可给予镇静剂或宫缩抑制剂，待宫缩恢复正常时等待阴道自然分娩或助产。若经处理无好转，或伴胎儿窘迫征象，应立即行剖宫产术。

（文　芳）

第二节　产道异常

产道包括骨产道及软产道是胎儿经阴道娩出的通道，临床以骨产道异常多见。

一、骨产道异常

骨盆径线过短或形态异常，致使骨盆腔小于胎先露部可以通过的限度，阻碍胎先露下降，影响产程顺利进展，称为狭窄骨盆。狭窄骨盆对产妇易发生继发性宫缩乏力、生殖道瘘、产褥感染、先兆子宫破裂及子宫破裂；对胎儿及新生儿易出现胎儿窘迫、胎死宫内、颅内出血、新生儿产伤、新生儿感染。

根据狭窄部位的不同，分为以下几种：

（一）骨盆入口平面狭窄

我国妇女常见为单纯性扁平骨盆和佝偻病性扁平骨盆，由于骨盆入口平面狭窄，胎头矢状缝只能衔接于骨盆入口横径上。胎头侧屈使两顶骨先后依次入盆，呈倾势不均嵌入骨盆入口。若前顶骨先嵌入，矢状缝偏后，称前不均称；若后顶骨先嵌入，矢状缝偏前，称后不均称；只有胎头双顶骨均通过骨盆入口平面时，才能经阴道分娩。

1. 扁平骨盆　骨盆入口呈横椭圆形，骶岬向下突出，使骨盆入口前后径缩短而横径正常。

2. 佝偻病性扁平骨盆　幼年时患佝偻病，骨骼软化使骨盆变形，骶岬被压向前，骨盆入口前后径缩短，使骨盆入口呈横的肾形，骶骨下段后移变直向后，尾骨呈钩状突向骨盆入口平面。

（二）中骨盆及骨盆出口平面狭窄

我国妇女以漏斗骨盆、横径狭窄骨盆多见。

1. 漏斗骨盆　骨盆入口各径线正常，两侧骨盆壁向内倾斜，如漏斗状。特点是中骨盆及骨盆出口平面均明显狭窄，坐骨棘间径、坐骨结节间径缩短，耻骨弓 $<80°$，坐骨结节间径与出口后矢状径之和常 <15cm。

2. 横径狭窄骨盆　骶耻外径值正常，但髂棘间径及髂嵴间径均缩短，使骨盆入口、中骨盆及骨盆出口横径均缩短，前后径稍长，坐骨切迹宽。当胎头下降至中骨盆或骨盆出口时，常不能顺利地转成枕前位，形成持续性枕横位或枕后位。

（三）骨盆三个平面狭窄

均小骨盆指骨盆外形属女性骨盆，但骨盆入口、中骨盆及骨盆出口平面均狭窄，每个平面径线均小于正常值2cm或更多。多见于身材矮小、体型匀称的妇女。

（四）畸形骨盆

骨盆失去正常形态称为畸形骨盆，如骨软化症骨盆、偏斜骨盆。

（五）骨盆狭窄诊断

1. 病史采集要点　询问孕妇幼年发育情况，有无佝偻病、脊髓灰质炎、脊柱和髋关节结核以及外伤史。有无难产史及其发生原因，新生儿有无产伤等。

2. 体格检查要点

（1）一般检查：身高小于145cm、身体粗壮、颈短；步态呈“X”或“O”跛形；腹部形态呈尖腹、悬垂腹；米氏（Michaelis）菱形窝不对称等骨盆异常发生率增高。

（2）腹部检查：注意腹部形态、宫高、腹围、胎位是否正常，骨盆入口狭窄往往因头盆不称，胎头不易入盆导致胎位异常，如臀先露、肩先露。中骨盆狭窄影响已入盆的胎头内旋转，导致持续性枕横位、枕后位等。

3. 超声显像检查　可观察胎先露与骨盆的关系，还可测量胎头双顶径、胸径、腹径、股骨长度，预测胎儿体重，对判断能否顺利通过骨产道有意义。

4. 估计头盆关系　检查跨耻征可了解胎头衔接与否，具体方法：孕妇排空膀胱、仰卧，检查者将手放在耻骨联合上方，将浮动的胎头向骨盆腔方向压。若胎头低于耻骨联合前表面，则跨耻征阴性；若胎头平耻骨联合前表面，则跨耻征可疑阳性；若胎头高于耻骨联合前表面，则跨耻征阳性。出现跨耻征阳性的孕妇，应让其两腿曲起半卧位，再次检查胎头跨耻征，若转为阴性，则不是头盆不称，而是骨盆倾斜度异常。

5. 骨盆测量

（1）骨盆外测量：可间接反映真骨盆的大小。骶耻外径＜18cm为扁平骨盆；坐骨结节间径＜8cm，为漏斗骨盆；各径线＜正常值2cm或以上为均小骨盆；两侧斜径及同侧直径相差＞1cm为偏斜骨盆。

（2）骨盆内测量：骨盆外测量异常者应作骨盆内测量。若对角径＜11.5cm，骶岬突出为扁平骨盆；若坐骨棘间径＜10cm，坐骨切迹宽度＜2横指，则为中骨盆平面狭窄；若坐骨结节间径与出口后矢状径之和＜15cm，则为骨盆出口平面狭窄。

（六）治疗

明确狭窄骨盆的类别和程度，了解胎位、胎儿大小、胎心、宫缩强度、宫颈扩张程度、破膜与否，结合年龄、产次、既往分娩史综合判断，决定分娩方式。

1. 骨盆入口平面狭窄的处理

（1）明显头盆不称（绝对性骨盆狭窄）：足月活胎不能经阴道分娩，临产后行剖宫产术结束分娩。

（2）轻度头盆不称（相对性骨盆狭窄）：严密监护下可试产2～4小时，产程进展不顺利或伴胎儿窘迫，应及时行剖宫产术结束分娩。

2. 中骨盆平面狭窄的处理　胎头在中骨盆完成俯屈及内旋转动作，若中骨盆平面狭窄胎头俯屈及内旋转受阻，易发生持续性枕横位或枕后位。临床表现为活跃期或第二产程延长及停滞、继发宫缩乏力。若宫口已开全、双顶径达坐骨棘水平以下、无明显头盆不称，可徒手回转胎头等待自然分娩或助产；若有明显头盆不称或出现胎儿窘迫征象，短时间又不能阴道分娩者，应马上行剖宫产术。

3. 骨盆出口平面狭窄的处理　临产前对胎儿大小、头盆关系做充分估计，决定能否经阴道分娩。出口横径与后矢状径相加＞15cm，多数可经阴道分娩。如需助产时，应做较大的会阴切开，以免会阴严重撕裂；坐骨结节间径与出口后矢状径之和＜15cm，足月活胎不易经阴道分娩，应作剖宫产术。

4. 骨盆三个平面狭窄的处理　均小骨盆若胎儿估计不大，胎位正常，头盆相称，宫缩好，可以试产。若胎儿较大，有头盆不称应尽早行剖宫产术。

5. 畸形骨盆的处理　根据畸形骨盆种类、狭窄程度、胎儿大小等综合分析，若畸形严重、明显头盆不称，宜及时剖宫产术。

二、软产道异常

软产道包括子宫下段、宫颈、阴道及骨盆底软组织构成的弯曲管道。软产道异常所致的难产少见，易被忽视。

诊断及治疗：

1. 外阴异常　外阴肿瘤可致难产，外阴脓肿在阴道分娩时切开引流。

（1）外阴水肿：严重贫血、重度子痫前期、慢性肾炎、心脏病等孕妇，在有全身水肿的同时，常有外阴严重水肿。分娩时阻碍胎先露下降，易造成组织损伤和愈合不良。产前要做综合处理，会阴部可用50%硫酸镁湿敷；产时需作预防性的会阴切开；产后加强局部护理。

（2）外阴瘢痕：外伤或炎症后瘢痕挛缩，导致外阴及阴道口狭小，影响胎先露下降。

若瘢痕范围小，分娩时可作会阴切开；若瘢痕范围大，难以扩张者，应行剖宫产术。

（3）外阴静脉曲张：轻者可阴道分娩，严重的可行剖宫产分娩。

2. 阴道异常

（1）阴道横膈：横膈多位于阴道上、中段，局部较坚韧，产时阻碍胎先露下降。分娩时，若横膈低且薄，可直视下白小孔处作 X 形切开，胎儿娩出后再切除剩余的膈，残端用肠线连续或扣锁缝合；若横膈高且厚，则需剖宫产术分娩。

（2）阴道纵隔：阴道纵隔若伴有双子宫、双宫颈，位于一侧子宫内的胎儿，通过该侧阴道分娩时，纵隔被推向对侧，分娩多无影响；阴道纵隔发生于单宫颈时，若纵隔薄，胎先露下降时自行断裂，分娩无阻碍；若纵隔厚阻碍胎先露下降时，须在纵隔中间剪开，分娩结束后再切除剩余的隔，残端用肠线连续或扣锁缝合。

（3）阴道狭窄：药物腐蚀、手术感染导致阴道瘢痕挛缩形成阴道狭窄者，若狭窄位置低、程度轻，可作较大的会阴切开后经阴道分娩；若狭窄位置高、范围广，应行剖宫产术。

（4）阴道尖锐湿疣：妊娠期尖锐湿疣生长迅速，宜早期治疗。若病变范围广、体积大，可阻碍胎先露下降，且容易发生出血和感染。为预防新生儿患喉乳头状瘤宜行剖宫产术。

（5）阴道囊肿或肿瘤：阴道壁囊肿较大时，可阻碍胎先露下降，产时可先行囊肿穿刺抽出囊液，待产后再择期处理原有病变；若阴道壁肿瘤阻碍胎先露下降，又不能经阴道切除者，应行剖宫产术。

3. 宫颈异常

（1）宫颈外口黏合：临床较少见，多在分娩受阻时发现。若宫口为一小薄孔状，可用手指轻轻分离黏合处，宫口即可迅速开大；若黏合处厚且韧，需作宫颈切开术或选择剖宫产。

（2）宫颈水肿：多见于胎位或骨盆异常，宫口未开全过早用腹压，使宫颈前唇受压水肿。轻者可抬高产妇臀部或宫颈两侧注入 0.5% 利多卡因 5～10ml，待宫口近开全时，用手将宫颈前唇上推越过胎头，即可经阴道分娩；若经以上处理无效或水肿严重，可行剖宫产术。

（3）宫颈坚韧：多见于高龄初产妇，宫颈弹性差或精神过度紧张使宫颈挛缩，临产后宫颈不易扩张。此时可静脉推注地西泮 10mg 或宫颈两侧注入 0.5% 利多卡因 5～10ml，若无效应行剖宫产术。

（4）宫颈瘢痕：多见于宫颈锥切术后、宫颈裂伤修补术后感染等，导致宫颈瘢痕形成。临产后虽宫缩很强，但宫口不扩张，此时不宜试产过久，应行剖宫产术。

（5）子宫颈癌：因宫颈变硬而脆、弹性差，临产后不易扩张，若经阴道分娩有发生裂伤大出血及扩散等风险。故不宜阴道分娩，而应行剖宫产术，术后行放疗。如为早期浸润癌，可先行剖宫产术，随即行广泛性子宫切除及盆腔淋巴结清扫术。

（6）宫颈肌瘤：位于子宫下段或宫颈的较大肌瘤，因阻碍胎先露下降需行剖宫产术；若肌瘤不阻塞产道可经阴道分娩，肌瘤待产后再作处理。

（文　芳）

第三节　胎位异常

分娩时枕前位（正常胎位）约占 90%，胎位异常仅占 10% 左右，其中胎头位置异常占 6%～7%，是造成难产的常见因素之一。

一、持续性枕后位、枕横位

在分娩过程中，胎头以枕后位或枕横位衔接，在下降过程中，胎头枕部因强有力的宫缩绝大多数向前转135°或90°，转为枕前位而自然分娩。仅有5%～10%胎头枕骨持续不能转向前方，直至分娩后期仍然立于母体骨盆的后方或侧方，致使分娩发生困难者，称为持续性枕后位（persistent occiput posterior position）或持续性枕横位（persistent occiput transverse position）（图22－2）。发生原因与骨盆异常、胎头俯屈不良、子宫收缩乏力、头盆不称等有关。

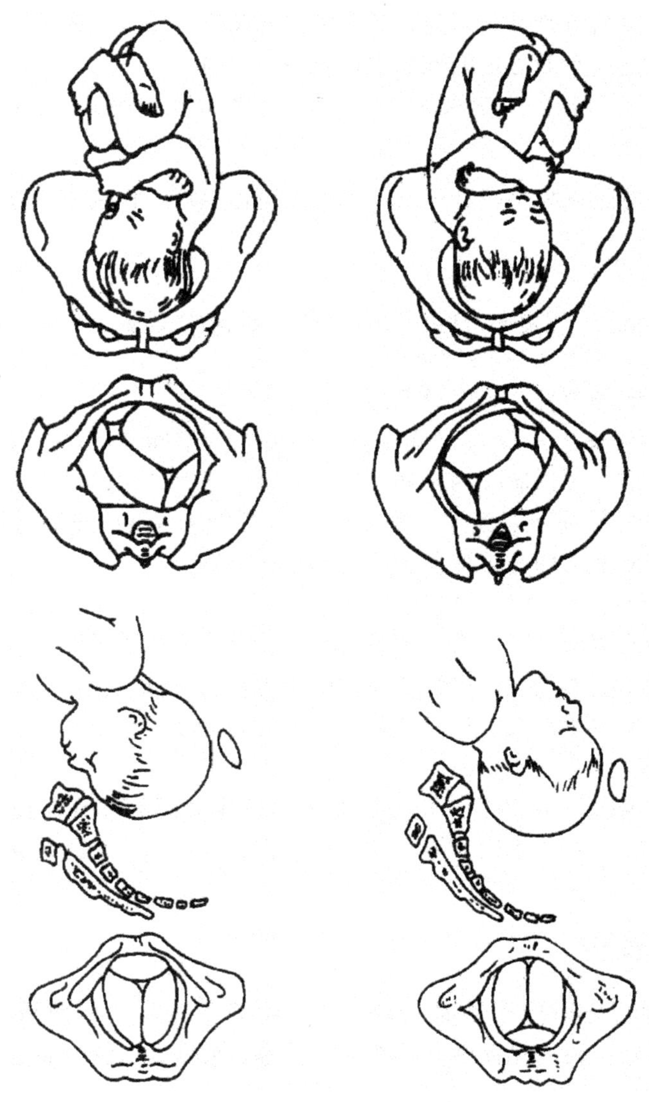

图22－2　持续性枕后位、枕横位

（一）诊断

1. 临床表现　临产后胎头衔接较晚，因胎先露部不能紧贴子宫下段及宫颈，常出现协调性子宫收缩乏力及宫颈扩张缓慢。枕后位时，因枕部压迫直肠，产妇自觉肛门坠胀及排便感，过早使用腹压导致宫颈前唇水肿和产妇疲劳，影响产程进展。持续性枕后位或持续性枕横位常出现活跃期延缓或第二产程延长。

2. 腹部检查　胎背偏向母体后方或侧方，对侧可明显触及胎儿肢体，胎心在脐下一侧偏外方。

3. 肛门检查或阴道检查　若为枕后位，检查时感到盆腔后部空虚，矢状缝位于骨盆斜径上；若为枕横位，则矢状缝位于骨盆横径上；根据前囟、后囟的方向和位置可判断胎方位。当胎头水肿、颅骨重叠、囟门触不清时，需行阴道检查胎儿耳廓和耳屏位置及方向确定胎位。如耳廓朝向骨盆后方则为枕后位；耳廓朝向骨盆侧方则为枕横位。阴道检查是确诊胎位异常必要的手段，其确定胎方位的准确率达80%～90%。

4. 超声显像检查　根据胎头颜面及枕部位置，能准确探清胎头位置以明确诊断。

（二）治疗

持续性枕后位或持续性枕横位如无头盆不称时可以试产，但要密切观察胎头下降、宫口开张及胎心变化。

1. 第一产程

（1）潜伏期：保证产妇足够的营养和休息，如精神紧张、休息不好可肌注哌替啶100mg或地西泮10mg，对纠正不协调宫缩有良好效果。嘱产妇向胎腹方向侧卧，有利于胎头枕部转向前方。若宫缩欠佳，宜尽早静滴缩宫素。

（2）活跃期：宫口开大3～4cm产程停滞，排除头盆不称可行人工破膜，使胎头下降压迫宫颈，起增强宫缩、促进胎头内旋转作用。若宫缩乏力，可静滴缩宫素。经以上处理产程有进展则继续试产；若进展不理想（每小时宫口开大<1cm）或无进展时，应行剖宫产术。在试产中如出现胎儿宫内窘迫征象也应行剖宫产分娩。

2. 第二产程　产程进展缓慢，初产妇宫口开全近2小时、经产妇已近1小时，应行阴道检查了解骨盆及胎头情况。若胎头双顶径已达坐骨棘水平或更低时，可徒手转胎头至枕前位，从阴道自然分娩或阴道助产；如转枕前位困难可转为正枕后位，以产钳助产，此时需作较大的会阴切口，以免发生严重裂伤；若胎头位置较高，疑有头盆不称，需行剖宫产术，禁止使用中位产钳。

3. 第三产程　为防止发生产后出血，胎儿娩出后应立即静注或肌注宫缩剂。有软产道裂伤者，应及时修补。凡行手术助产及有软产道裂伤者，产后应给予抗生素预防感染。新生儿应按高危儿处理。

二、胎头高直位

胎头呈不屈不仰姿势衔接于骨盆入口，其矢状缝与骨盆入口前后径一致，称高直位（sincipital presentation）。胎头枕骨靠近耻骨联合者为胎头高直前位；靠近骶岬者为胎头高直后位（图22－3）。头盆不称是发生胎头高直位的最常见原因。

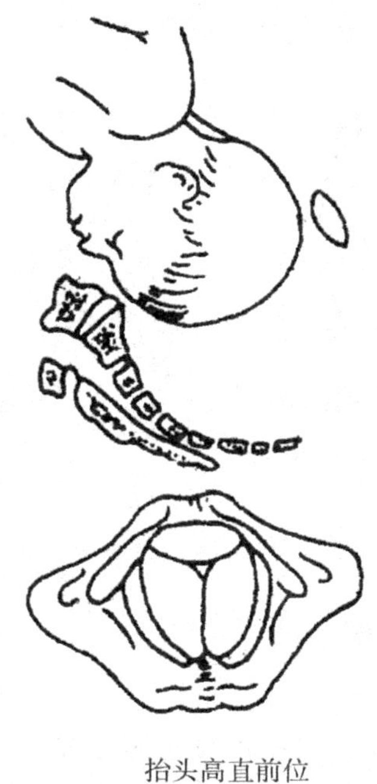
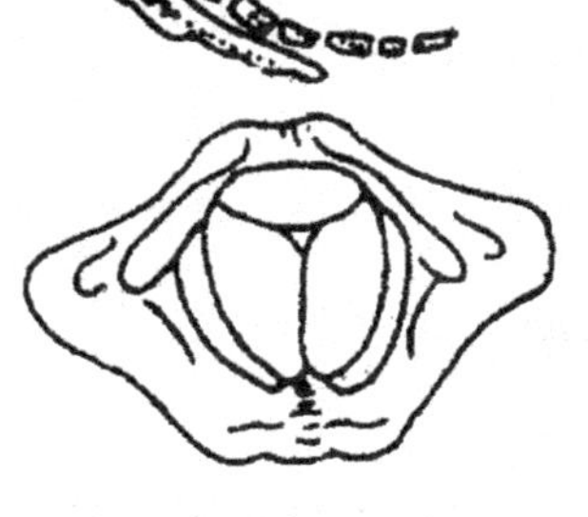

抬头高直前位　　　抬头高直后位

图 22－3　胎头高直位

（一）诊断

1. 临床表现　由于临产后胎头不俯屈，进入骨盆入口的胎头径线增大，使胎头迟迟不能衔接，导致宫口开张及先露下降缓慢，产程延长。表现为活跃期延缓或停滞，胎头下降受阻。高直前位胎头入盆困难，一旦入盆后，产程进展顺利。高直后位胎头不能入盆，先露难以下降，即使宫口能开全，先露部仍停留在坐骨棘水平或以上。

2. 腹部检查　胎头高直前位时，胎背靠近腹前壁，不易触及胎儿肢体，胎心位置稍高，在近腹中线听得最清楚。胎头高直后位时，胎儿肢体靠近腹前壁，有时在耻骨联合上方可触及胎儿下颏。

3. 阴道检查　因胎头位置高，肛查不易查清，应作阴道检查。如发现胎头矢状缝与骨盆入口前后径一致，后囟在耻骨联合后，前囟在骶骨前，即为胎头高直前位；反之为胎头高直后位。前者产瘤在枕骨正中，后者产瘤在两顶骨之间。

4. 超声显像检查　可探清胎头双顶径与骨盆入口横径一致，胎头矢状缝与骨盆入口前后径一致。

（二）治疗

胎头高直前位时，若骨盆正常、胎儿不大、产力强，应给予充分试产机会。加强宫缩促使胎头俯屈，胎头转为枕前位后可经阴道自然分娩或阴道助产，若试产失败再行剖宫产术结束分娩。胎头高直后位因很难经阴道分娩，一经确诊应行剖宫产术。

三、前不均倾位

胎头以枕横位入盆时，胎头侧屈，以前顶骨先下降，矢状缝靠近骶岬为前不均倾位

(anterior asynclitism)（图 22－4）。发生前不均倾位的原因尚不清楚，可能与头盆不称、扁平骨盆及腹壁松弛有关。

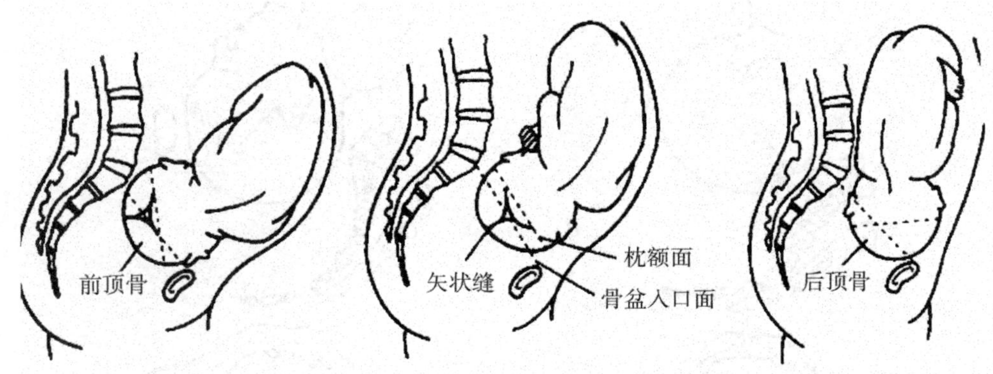

图 22－4　前不均倾位

（一）诊断

1. 临床表现　常发生胎膜早破，胎头迟迟不衔接，因后顶骨被阻于骶岬之上，胎头难以衔接和下降，导致继发性宫缩乏力、活跃期停滞或产程延长，甚至出现血尿、宫颈水肿或先兆子宫破裂。由于胎头受压过久可出现产瘤和胎儿宫内窘迫。

2. 腹部检查　临产早期，在耻骨联合上方可扪到胎头前顶部。随着产程进展，胎头继续侧屈使胎头与胎肩折叠于骨盆入口处，因胎头折叠于胎肩之后使胎肩高于耻骨联合平面，于耻骨联合上方只能触到一侧胎肩而触不到胎头，易误认为胎头已入盆。

3. 阴道检查　胎头矢状缝在骨盆入口横径上，向后移靠近骶岬。前顶骨紧嵌于耻骨联合后方，产瘤大部分位于前顶骨，因后顶骨的大部分尚在骶岬之上，致使盆腔后半部空虚。

（二）治疗

一旦确诊为前不均称，应尽快以剖宫产结束分娩。手术切开子宫下段时，应用力将胎肩往子宫方向推送，使胎头侧屈得到纠正，防止前臂脱出。极个别情况因胎儿小、骨盆宽大、宫缩强者，可通过前顶骨降至耻骨联合后，经侧屈后顶骨能滑过而入盆。

四、面先露

胎头枕部与背部接触，胎头呈极度仰伸姿势通过产道，以面部为先露时称为面先露(face presentation)（图 22－5）。

面先露以颏骨为指示点，有颏左前、颏左横、颏左后、颏右前、颏右横、颏右后六种胎方位。其中以颏左前、颏右后多见，且经产妇多于初产妇。发病原因与骨盆狭窄、头盆不称、腹壁松弛、胎儿畸形等有关。

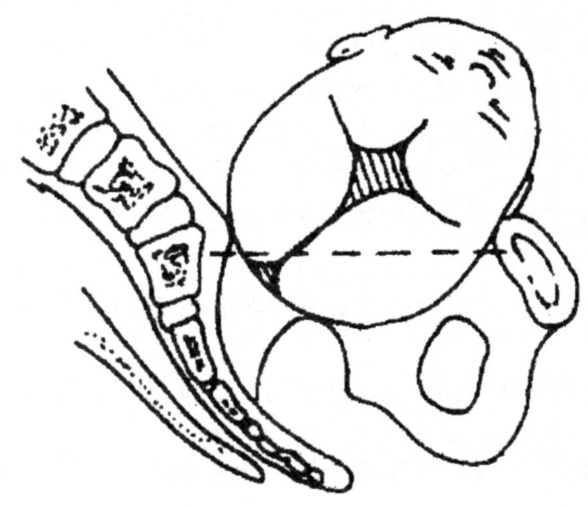

图 22-5 面先露

（一）诊断

1. 临床表现 胎头迟迟不能入盆，先露部不能紧贴子宫下段及宫颈，常引起继发性宫缩乏力，导致产程延长。可表现为潜伏期延长、活跃期延长或停滞。颏后位导致梗阻性难产，可出现子宫破裂征象。由于胎头受压过久，可引起胎儿宫内窘迫。

2. 腹部检查 因胎头极度仰伸入盆受阻，胎体伸直，宫底位置较高。颏前位时，胎头轮廓不清；在孕妇腹前壁容易扪及胎儿肢体，胎心在胎儿肢体侧的下腹部听得清楚。颏后位时，于耻骨联合上方可触及胎儿枕骨隆突与胎背之间有明显凹沟，胎心较遥远而弱。

3. 肛门检查或阴道检查 可触到高低不平、软硬不均的颜面部，若宫口开大时可触及胎儿口、鼻、颧骨及眼眶，并依据颏部所在位置确定其胎位。阴道检查确定面先露时须与臀先露、无脑儿相鉴别。

4. 超声显像检查 可以明确面先露并能探清胎位。

（二）治疗

颏前位时，若无头盆不称，产力良好，有可能自然分娩；若出现继发性宫缩乏力，第二产程延长，可用产钳助产，但会阴切开要足够大。若有头盆不称或出现胎儿窘迫征象，应行剖宫产术。持续性颏后位时，难以经阴道分娩，应行剖宫产术结束分娩。若胎儿畸形，无论颏前位或颏后位，均应在宫口开全后行穿颅术结束分娩。颏横位若能转成颏前位，可以经阴道分娩；持续性颏横位应行剖宫产结束分娩。由于头、面部受压过久，新生儿可出现颅内出血、颜面部肿胀，需加强护理，保持仰伸姿势数日之久。

五、臀位

臀位（breech presentation）是最常见的异常胎位，占妊娠足月分娩总数的 3% ~4% ，经产妇多见。臀位易并发胎膜早破、脐带脱垂、分娩时后出胎头困难，导致围生儿死亡率较高，是枕先露的 3 ~8 倍。臀先露以骶骨为指示点，分骶左前、骶左横、骶左后、骶右前、骶右横、骶右后六种胎方位。根据两下肢所取的姿势又分为：

单臀先露或腿直臀先露：胎儿双髋关节屈曲，双膝关节伸直，以臀部为先露，最多见。

完全臀先露或混合臀先露：胎儿双髋及膝关节均屈曲，以臀部和双足为先露，较多见。

不完全臀先露：以一足或双足、一膝或双膝或一足一膝为先露，较少见。

臀先露对产妇易引起胎膜早破或继发性宫缩乏力，使产后出血与产褥感染的机会增多，若宫口未开全而强行牵拉，容易造成宫颈撕裂甚至延及子宫下段；对胎儿易致脐带脱垂、胎儿窘迫或死产；新生儿窒息、臂丛神经损伤及颅内出血发生率增加。

（一）诊断

1. 临床表现　腹部检查在孕妇肋下触及圆而硬的胎头；因宫缩乏力致宫颈扩张缓慢，产程延长。

2. 腹部检查　子宫呈横椭圆形，宫底部可触及圆而硬、有浮球感的胎头，耻骨联合上方可触到圆而软，形状不规则的胎臀，胎心在脐左（右）上方最清楚。

3. 肛门及阴道检查　可触及胎臀或胎足，应与颜面部、胎手相鉴别。注意有无脐带脱垂。

4. 超声显像检查　能准确探清臀先露类型以及胎儿大小、胎头姿势等。

（二）治疗

1. 妊娠期　妊娠30周前，多能自行转为头先露；30周后仍为臀先露应予矫正。常用方法有胸膝卧位、激光照射或艾灸至阴穴，外倒转术慎用。

2. 分娩期　剖宫产指征：狭窄骨盆、软产道异常、胎儿体重大于3500g、胎儿窘迫、胎膜早破、脐带脱垂、妊娠并发症、高龄初产、有难产史、不完全臀先露等。

决定经阴道分娩的处理：

（1）第一产程：产妇侧卧，少做肛查，不灌肠。一旦破膜，立即听胎心，了解有无脐带脱垂，监测胎心。当宫口开大4～5cm时，使用“堵”外阴方法，待宫口及阴道充分扩张后才让胎臀娩出。在“堵”的过程中，每隔10～15分钟听胎心一次，并注意宫口是否开全。宫口已开全再堵易引起胎儿窘迫或子宫破裂。宫口近开全时，要做好接产和抢救新生儿窒息的准备。

（2）第二产程：初产妇做会阴侧切术。分娩方式有3种：①自然分娩：胎儿自然娩出，不作任何牵拉，极少见。②臀助产术：当胎臀自然娩出至脐部后，胎肩及后出胎头由接产者协助娩出。脐部娩出后，一般应在2～3分钟娩出胎头，最长不能超过8分钟。③臀牵引术：胎儿全部由接产者牵拉娩出，此种手术对胎儿损伤大（图22－6）。

（3）第三产程：使用缩宫素，防止产后出血。有软产道损伤者，应及时检查并缝合，予抗生素预防感染。

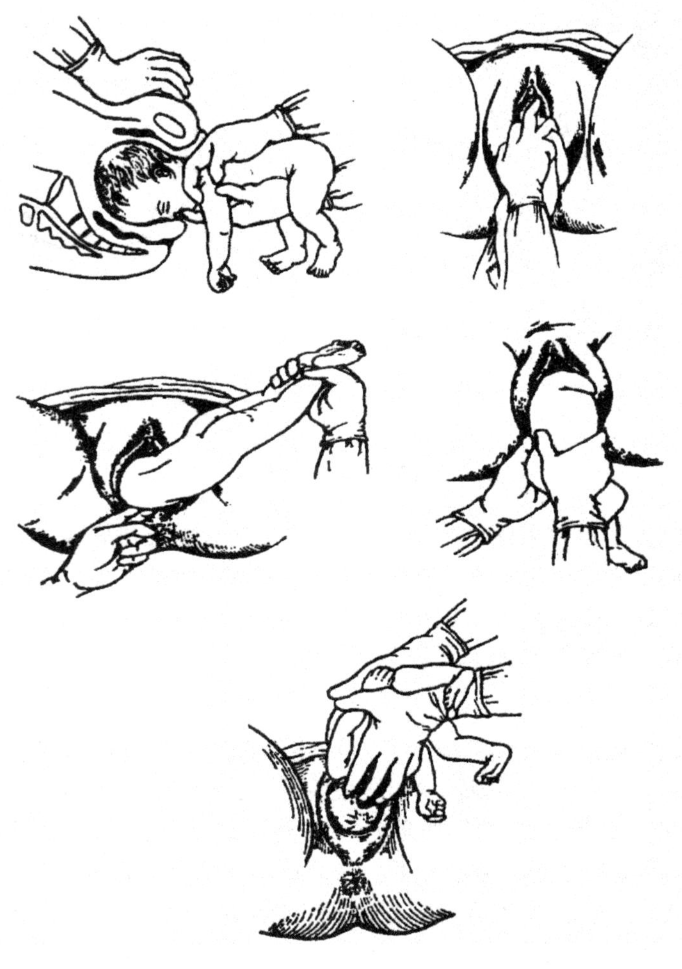

图 22－6 臀牵引术

六、肩先露

胎体横卧于骨盆入口之上，先露部为肩，称为肩先露（shoulder presentation）（图 22－7）。是对母儿最不利的胎位。除死胎或早产儿胎体可折叠娩出外，足月活胎不能经阴道娩出。若处理不当，易造成子宫破裂，甚至危及母儿生命。

（一）诊断

1. 临床表现　易发生宫缩乏力、胎膜早破。破膜后容易发生脐带脱垂和胎儿上肢脱出，导致胎儿窘迫甚至死亡。随着子宫收缩增强，子宫上段越来越厚，下段被动扩张越来越薄，上下段肌壁厚薄相差悬殊，形成环状凹陷，出现病理性缩复环，是子宫破裂的先兆，若不及时处理，将发生子宫破裂。

2. 腹部检查　子宫呈横椭圆形，耻联上方较空虚，在母体一侧触及胎头。胎心在脐周两侧最清楚。

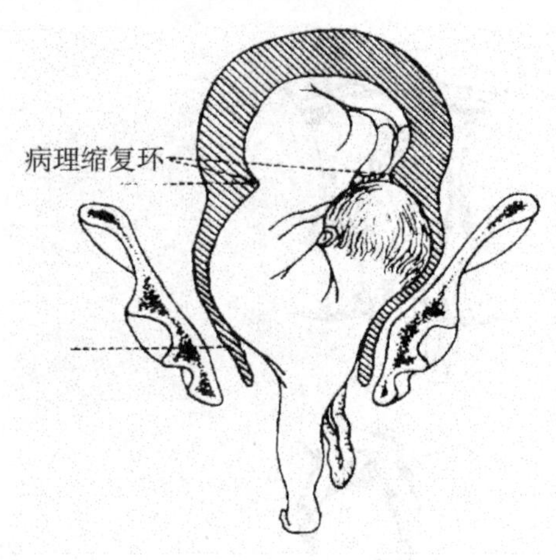

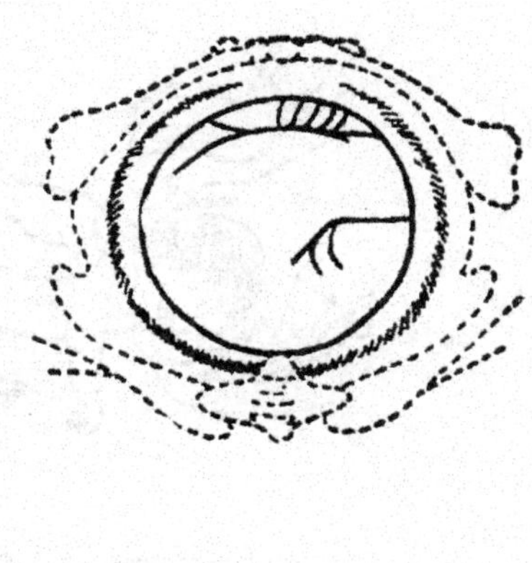

图 22－7 肩先露

3. 肛门或阴道检查　胎膜未破、先露高浮者，肛查不易触及先露部；若胎膜已破、宫口已开张，阴道检查可触及胎肩锁骨、腋窝或肋骨，腋窝尖指向胎肩及胎头位置，据此决定胎头在母体左侧或右侧。若胎手已脱出阴道口外，可用握手法鉴别是胎儿左手或右手。

4. 超声显像检查　能清楚地确定肩先露及具体胎方位。

（二）治疗

1. 妊娠期　妊娠后期发现肩先露应予及时矫正，常用方法有胸膝卧位、激光照射或艾灸至阴穴。上述方法无效可试行外倒转术，转成头位后，包腹固定胎头。

2. 分娩期　①足月活胎，应于临产前行剖宫产术；②经产妇，足月活胎，宫口开大5cm以上，胎膜已破羊水未流尽，可全麻下行内倒转术，待宫口开全助产；③出现先兆子宫破裂或子宫破裂征象，无论胎儿死活均应立即剖宫产术；④胎儿已死，无先兆子宫破裂征象，若宫口近开全，可全麻下行断头术或碎胎术。术后常规检查子宫下段、宫颈及阴道有无裂伤，若有裂伤应及时缝合，注意产后出血及感染。

七、复合先露

胎先露部（胎头或胎臀）伴有肢体同时进入骨盆入口，称为复合先露（compound presentation）。临床以一手或一前臂随胎头脱出常见。发生原因与胎先露部不能完全填充骨盆入口，先露部周围有空隙有关。

（一）诊断

产程进展缓慢，阴道检查发现胎先露旁有肢体而确诊。

（二）治疗

首先应检查有无头盆不称。如无头盆不称，可让产妇向肢体脱出的对侧侧卧，有利于肢体自然回缩。若脱出肢体与胎头已入盆，可待宫口近开全或开全后上推肢体，使胎头下降后自然分娩或产钳助产。如有头盆不称或伴有胎儿窘迫征象，应尽快行剖宫产术。

（文　芳）

第四节　难产的诊断与处理

决定分娩的四大因素是产力、产道、胎儿及精神心理因素，其中任何一个或几个因素异常即可能导致分娩进程受阻而发生难产。常发生于头先露的难产称为头位难产。随着妇幼保健工作的开展，臀先露、横位的发生率大大减少，致头位难产在难产中所占的比例增加。据1980年全国15各单位协作调查，头位难产占分娩总数的12.56%，占难产总数的69.12%，周溶等报道，1987年至1997年头位分娩占分娩总数的97.02%，头位难产占分娩总数的15.70%，占难产总数的83.62%。难产尤其头位难产若处理不当，可给母儿带来严重危害。因此，产科工作者应当综合分析分娩的四大因素，及时正确地诊断难产并给予恰当的处理，防止母儿并发症的发生。

一、难产的因素及其相互间的关系

导致难产的因素虽不外影响分娩的产力、产道与胎儿三方面的异常，但此三方面又各有不同情况所造成的不同影响，如产力异常方面有原发性子宫收缩乏力与继发性子宫收缩乏力，产道方面有骨产道与软产道的异常，胎儿方面不仅有发育方面的异常（包括过度发育与畸形），还有胎位方面的异常。所有这些异常既可以单独存在，又可以相互影响，其影响不仅可以发生于异常者之间，如胎儿发育异常与骨盆异常等，亦可发生于正常与异常之间，如胎儿发育正常与重度骨盆狭窄等。更值得注意的是有些异常并不明显，如轻度骨盆狭窄、头位异常等，其诊断与处理之正确与否，往往建立于医生对此类情况之基本要领与定义的认识与熟悉，如必须了解轻、中、重度骨盆狭窄的区分标准，枕后位之不同于持续性枕后位等。临床上由于医、护、助产士不能明辨影响分娩因素之正常与异常界限而诊治失当者，主要即在于对所遇情况的基本概念与定义认识与熟悉不足，此在难产因素及其间关系的判断上尤为重要。

二、头位难产的诊断

明显的胎儿发育异常、胎头位置异常及骨盆狭窄常在临产前容易发现，而临界性异常（如骨盆临界狭窄）及产力异常往往在临产后出现分娩受阻，需要耐心细致地观察产程。善于发现早期异常表现，才能得到及时的诊断及正确的处理。头位难产的诊断应注意以下方面：

1. 病史　仔细询问产妇既往内科、外科病史，以及是否有佝偻病、骨质软化症、脊髓灰质炎、严重的胸廓或脊柱变形、骨盆骨折病史，曾有剖宫产、阴道手术助产、反复发生臀先露或横位的经产妇、死胎、死产、新生儿产伤等病史。

2. 全面检查产妇情况　了解产妇思想状态，对妊娠及分娩的认识。全身体检特别要注意心、肺、肝、肾等重要器官情况，测量血压、脉搏、呼吸、体温，了解有无妊娠并发症和内、外科并发症，有无脱水、酸中毒，以及排尿、排便情况。若仅注意产科情况而忽略产妇全身情况常会造成诊断和处理上的重大失误，给母儿带来严重危害，故应引起产科医务人员的高度重视。

3. 仔细检查产科情况

（1）产道：临产前应仔细检查孕妇产道包括骨产道和软产道是否有明显异常，以决定行选择性剖宫产或阴道试产。凌萝达等按骨盆狭窄程度进行评分，临界性骨盆狭窄可经阴道试产，但应严密观察在良好宫缩情况下的产程进展，根据分娩进展情况决定处理措施。

（2）胎儿：临产前应尽量准确估计胎儿体重，除了测量宫高、腹围外，还应做B超测量胎儿径线（如双顶径、头围、腹围、股骨长、肱骨软组织厚度等），尽量使估计的胎儿体重相对较准确些。产程中注意观察胎头下降情况及胎方位情况，还应加强胎儿监护，及时正确诊断胎儿窘迫。

（3）产力：分娩中产力多数表现正常。但若有胎头位置异常、胎儿过大、羊水过多及骨盆异常，以及某些软产道异常也可影响子宫收缩力。此外，精神因素的影响也不容忽视。

子宫收缩力可借腹部扪诊或宫缩检测仪了解宫缩频率、持续时间、强弱及宫缩的有效强度而分为强、中、弱三等，“强”指正常的强宫缩，为有效宫缩，与宫缩虽强而无效的强直性宫缩不同；“中”为一般正常宫缩；“弱”指微弱宫缩，包括原发性、继发性宫缩乏力及宫缩不协调等效能差或无效的子宫收缩。

4. 头位分娩评分的临床应用　1978年，凌萝达提出头位分娩评分法，系将骨盆大小、胎儿体重、胎头位置及产力强弱四项评分相加综合判断，以帮助助产者决定处理时参考。四项评分总和≥13分者为正常，≥10分者可以试产。

凌萝达的研究表明：头位分娩评分总分10分为头位难产分娩方式的一个分界线。10分中剖宫产占59.5%，11分中剖宫产只有6.1%，12分以上基本都可阴道分娩。可见10分及以下者多考虑剖宫产分娩。

若产妇尚未临产，则根据骨盆大小及胎儿体重两项评分之和（头盆评分）进行判断，头盆评分≥8分者为头盆相称，6～7分为轻微头盆不称，≤5分为严重头盆不称。头盆评分≥6分可以试产，评分5分者若系骨盆入口问题可予以短期试产，否则以剖宫产为宜。

5. 产程图监测分娩进展　20世纪50年代Friedman提出以产程图监护产程，70年代末国内开始应用简易产程图监测分娩进展。产程图可直接及时反映产程进展情况，适用于每位产妇的产程监测。当出现产程图异常如宫颈扩张或胎头下降延缓或停滞时，应做进一步检查并进行综合分析，及时诊断头位难产。

三、处理

1. 选择性剖宫产头位分娩　在临产前决定做选择性剖宫产者不甚容易，只有符合以下条件者予以考虑：

（1）足月妊娠具有绝对性狭窄骨盆或明显畸形、歪斜骨盆。

（2）胎头高直后位、颏后位、额先露等。

（3）头盆明显不称，头盆评分≤5分者需做选择性剖宫产。然入口面头盆评分5分者、枕前位、产力正常或强、总分仍可达到10分，有阴道分娩的可能，可以短期试产。但出口面若总评分为10分者，最好还是实行剖宫产。

（4）联体双胎、双头畸形在临产前即可经X线摄片或超声显像做出诊断，此类无存活可能的畸形即使予以毁胎也难经阴道娩出，且可并发母体软产道严重损伤，多选择剖宫产，其目的是保护母体。若畸胎有存活可能者更应经剖宫产娩出。

2. 临产过程中考虑做剖宫产

（1）严重胎头位置异常如高直后位、枕横位中的前不均倾势、额位及颏后位。这些胎位往往在宫颈口扩张3～5cm后，经阴道检查证实。高直后位体征明确，一旦证实即可做剖宫产；但枕横位中的前不均倾势体征不如高直后位明确，有怀疑时尚需要观察一段时间，随着胎头继续侧屈，矢状缝继续后移，体征逐渐明确，诊断方能成立并选择剖宫产结束分娩；额位时也可观察一段时间，因额位有向面位及枕先露转化的可能，可短期试产。若持续于额位则需考虑剖宫产；颏后位时除非胎儿较小，产力强，胎头达盆底后有可能转成颏前位娩出，如持续于颏后位则需做剖宫产术。

（2）临产后产程停止进展，检查有明显头盆不称。

（3）经过积极处理宫颈始终未能开全。

（4）胎头始终未能衔接者，特别要警惕由于颅骨过分重叠及严重胎头水肿所造成的胎头业已衔接的假象。

（5）子宫收缩乏力，经积极治疗后仍无进展。

3. 试产　除因绝对指征选择性剖宫产者外，头先露的初产妇一般均应试产，尤其骨盆入口面临界性或轻度狭窄更应给予充分试产的机会。试产过程中应有专人守护，严密观察产程进展。试产过程中严格按照产程图进行观察和处理非常重要。中骨盆－出口狭窄试产应特别慎重，若产程中处理不当，勉强经阴道助产分娩或阴道助产失败后再做剖宫产对母儿均极为不利，容易发生分娩并发症。因此，若发现中骨盆－出口狭窄，剖宫产指征应当适当放松。

（1）一般处理：应给产妇提供舒适的待产环境，减少对分娩的恐惧心理，消除精神紧张。注意改善产妇全身情况，对疲乏不能进食者，可静滴5%～10%葡萄糖液、维生素B_6、维生素C或（和）电解质。产妇宜左侧卧位，以改善胎儿、胎盘循环，防止仰卧位低血压。产程中应随时排空膀胱，若出现尿潴留，应给予导尿并警惕发生滞产。

（2）产程图异常的处理。

1）潜伏期异常：有潜伏期延长倾向（超过正常平均值即≥8小时）时应处理。首先应除外假临产，若确已临产可予以哌替啶100mg或地西泮10mg肌内注射，纠正不协调性子宫收缩，当宫缩协调后常可很快进入活跃期。若用镇静剂后宫缩无改善，可加用缩宫素，观察2～4小时仍无进展，则应重新评估头盆关系，若有头盆不称应行剖宫产，以免延误处理导致滞产，危害母儿安全。

2）活跃期宫颈扩张延缓或停滞：首先应做阴道检查了解骨盆情况及胎方位，若无明显头盆不称，可行人工破膜加强产力，促进产程进展。严重的胎头位置异常，如高直后位、前不均倾位、额位及颏后位等应立即行剖宫产术。若无头盆不称及无严重胎位异常，可用缩宫素加强宫缩，观察2～4小时产程仍无进展，或进展欠满意（宫颈扩张率<1cm/h）应行剖宫产。

3）胎头下降延缓或停滞：第一产程末或第二产程胎头下降延缓或停滞，提示胎头在中骨盆遇到阻力，也应及时做阴道检查，了解中骨盆及出口情况，有无宫颈水肿，胎方位及胎头下降水平，胎头水肿及颅骨重叠情况，若无头盆不称或严重胎位异常，可用缩宫素加强宫缩；若为枕横位或枕后位可试行徒手将胎头转为枕前位，待胎头下降至≥＋3，宫颈开全后行产钳或胎头吸引器助产，若徒手转胎方位失败，胎头仍持续在＋2以上，应行剖宫产术。

（文　芳）

第二十三章　异常产褥

第一节　产褥感染

一、概述

产褥感染（puerperal infection）是指产妇分娩时及产褥期（产后6周，由于致病菌侵入生殖道，发生局部和全身的炎症性变化，又称为产褥热。发病率为1.0% ~7.2%，每年由产褥感染导致的产妇死亡占产妇死亡总数的8%。绝大部分发生在产后10天之内，少数发生在产褥末期，在社会经济状况较差、有手术产、胎膜早破、宫缩时间过长、出血过多、羊水胎粪污染、产道损伤和盆腔多次检查的妇女中较常见。常见的病原体有：需氧性链球菌、大肠杆菌、葡萄球菌、厌氧性链球菌、厌氧类杆菌、梭状芽孢杆菌、衣原体、支原体及淋病双球菌等。

产褥病率（puerperal morbidity）是指分娩24小时以后的10日内，每日测量4次体温，凡体温有两次达到或超过38℃者。其中包括产褥感染、上呼吸道感染、急性泌尿系感染及急性乳腺炎等。

产褥感染一旦发生可引起产妇出现高热、头痛、腹痛、厌食、心动过速、白细胞增高、子宫体增大及压痛、恶露大量增加，伴异味等一系列临床表现，并有可能引起急性子宫内膜炎、急性盆腔炎、急性盆腔腹膜炎和弥漫性腹膜炎，以及血栓性静脉炎等并发症，病情严重时甚至还可因脓毒败血症及败血症危及产妇的生命，能引起不育，如附件粘连，偶尔严重产后或手术后感染还需行子宫切除术。

在我国，新中国成立前产褥感染发病率很高，产妇死亡中约半数系由产褥感染引起。新中国成立后推广新法接产，特别是抗生素的广泛使用及无菌观念的加强，使发病率明显下降，但产褥感染和产后出血、妊娠合并心脏病、重度妊娠期高血压疾病仍是孕产妇死亡的四大主要原因。

二、诊断

（一）临床症状和体征

了解妊娠、分娩及产后经过等产科病史，注意有无发生产褥感染的危险因素。产褥感染的主要临床表现为发热、腹痛和异常恶露。发热是多数产褥感染的基本症状，疼痛（下腹部、盆腔、下肢等），阴道分泌物或恶露增多，呈血性或脓性、有臭味，子宫大、软、有压痛等也是产褥感染所特有的。根据感染发生的部位将其分为以下几种类型。

1. 急性外阴、阴道、宫颈炎　分娩时由于会阴部损伤或手术产而招致感染，表面为局部灼热、红肿、疼痛、下坠，有压痛、拒按，炎性分泌物刺激尿道可出现尿痛、尿频、尿急；伤口边缘可有坏死、流液或流脓、切口裂开、组织不新鲜。阴道与宫颈感染表现为黏膜充血、溃疡、化脓，日久可致阴道粘连甚至闭锁。如阴道前壁黏膜受压严重过久伴有感染，可使组织大片坏死脱落，形成膀胱阴道瘘或尿道阴道瘘。病变局限者，一般体温不超过38℃，病情发展可向上或宫旁组织，导致盆腔结缔组织炎。

2. 急性子宫内膜炎、子宫肌炎　为产褥感染最常见的类型，病原体经胎盘剥离面侵入。产后发热迅速而显著，常为低热，有臭味的血性恶露。由于炎症的作用，使子宫缩复不佳，宫体较大而软，下腹不适并有子宫压痛。当发展为子宫肌层炎时，发热可持续至产后1周以上，子宫压痛更为明显。

3. 急性盆腔结缔组织炎、急性输卵管炎　多于产后1周以后发生，患者症状加重，可有高热、寒战、下腹坠胀和疼痛，并伴膀胱和直肠刺激症状。检查子宫有举痛，宫旁增厚或有肿物，触痛明显。淋病双球菌沿生殖道黏膜上行感染，达输卵管与盆腹腔，形成脓肿后，可以高热不退。

4. 急性盆腔腹膜炎及弥漫性腹膜炎　炎症扩散至子宫浆膜层，形成盆腔腹膜炎，继续发展为弥漫性腹膜炎，出现全身中毒症状：高热、寒战、呼吸心跳加快、恶心、呕吐、腹胀，高热时可有意识不清、谵妄等神经症状。检查时下腹部有明显压痛、反跳痛。由于产妇腹壁松弛，腹肌紧张多不明显。因腹膜面炎性渗出、纤维素覆盖引起肠粘连，也可在直肠子宫陷凹形成局限性脓肿。若脓肿波及肠管与膀胱，可出现腹泻、里急后重与排尿困难。急性期治疗不彻底可发展成慢性盆腔炎而导致不孕。

5. 盆腔及下肢血栓性静脉炎　盆腔血栓性静脉炎可累及卵巢静脉、子宫静脉、髂内静脉、髂总静脉及下腔静脉，病变常为单侧性。患者多于产后1~2周，继子宫内膜炎之后出现寒战、高热，反复发作，持续数周，虽已用抗生素但无理想效果，不易与盆腔结缔组织炎鉴别。下肢血栓性静脉炎病变多在股静脉、腘静脉及大隐静脉。出现弛张热、下肢持续性疼痛、局部静脉压痛或触及硬索状，并由于血液回流受阻，引起下肢水肿、皮肤发白，习称"股白肿"。下肢血栓性静脉炎多继发于盆腔静脉炎或周围结缔组织炎。

6. 脓毒血症及败血症　当感染血栓脱落进入血液循环，可引起脓毒血症，出现肺、脑、肾脓肿或肺栓塞而致死。若细菌大量进入血液循环并繁殖形成败血症，表现为寒战、高热，重者谵语、昏迷，危及生命。

7. 剖宫产腹部切口、子宫切口感染　剖宫产术后腹部切口的感染多发生于术后3~5天，局部红肿、触痛、组织侵入有明显硬结，并有浑浊液体渗出，伴有脂肪液化者其渗出液可呈黄色浮油状，严重患者组织坏死、切口部分或全层裂开，伴有体温明显升高，超过38℃。

（二）实验室检查

1. 血常规　血白细胞计数升高，且有核左移。

2. 血清C－反应蛋白测定　对可疑感染病例，可在亚临床期发现感染，有助于感染的早期诊断。

3. 病原体确定

（1）病原体培养和药敏感试验：伤口局部、阴道拭子、阴道分泌物、宫腔分泌物培养均有意义。如体温>38℃以上并伴有寒战者，应做血培养，阳性则是菌血症的佐证。

（2）分泌物涂片检查，对淋球菌或厌氧菌感染有一定的参考意义。

（3）病原体抗原抗体检测：可采用相应免疫试剂盒进行快速检测。

4. B超　可对产褥感染形成的炎性包块、脓肿做出诊断。

5. 彩超　可确定有无静脉血栓及血栓的部位、大小、弥漫性还是局限性，了解静脉血流是否通畅。

三、治疗纵观

应积极处理，切勿耽搁时机，否则病情加剧随时可致患者因中毒性休克、多脏器功能衰竭而死亡。治疗原则是控制感染，辅以整体护理、清理感染灶、手术或中药等综合治疗。清除感染灶是治疗的关键，伤口和切口感染应及时给予清洗，热敷，消炎或切开引流等酌情处理，抗感染治疗非常重要。最好根据细菌培养和药敏试验选择细菌敏感的抗生素。

四、治疗措施

（一）一般治疗

产妇取半卧位，以利恶露排出和炎症局限于盆腔内。进食高蛋白、易消化的食物，多饮水，补充维生素，必要时补液。注意纠正酸中毒及电解质紊乱，贫血者应予补血。发热者以物理退热方法为主，高热者酌情给予 50～100mg 双氯芬酸栓塞肛门退热。重症患者应少量多次输新鲜血或血浆、清蛋白，以提高机体免疫力。

（二）药物治疗

对发生产褥感染的患者，除应进行一般性的支持治疗外，抗生素的合理应用成为治疗产褥感染的关键。抗生素的合理选用与及时的病原学诊断有很大关系，为寻找病原菌需作病灶分泌物（主要是宫腔）细菌培养及药物敏感性试验。然而治疗往往需在得到细菌培养结果之前即开始，因此必须根据临床症状及临床经验选用抗生素。

鉴于产褥感染多为混合菌感染，因此应联合使用抗生素，一般以青霉素和氨基糖苷类抗生素合用作为首选，亦可选用氨苄西林或青霉素或头孢菌素Ⅱ加庆大霉素或卡那霉素，也可并用甲硝唑。如青霉素过敏可改用红霉素。以后视病情变化，细菌培养及敏感试验选用其他抗生素。青霉素对革兰阳性细菌和除脆弱类杆菌以外的厌氧菌有效；氨基糖苷类抗生素，如庆大霉素对大多数革兰阴性杆菌有效，但氨基糖苷类抗生素对少数孕妇在乳汁中有分泌，对新生儿听神经有影响，故需慎用；头孢菌素：第一代头孢菌素对革兰阳性菌如金黄色葡萄球菌、链球菌作用强，对肠球菌无效；对革兰阴性菌的作用较第二、三代弱；对肾脏有一定损害。第二代头孢菌素对革兰阴性菌作用优于第一代，不及第三代，对革兰阳性菌作用优于第一代，次于第三代；肾毒性较第一代弱。第三代头孢菌素对 β_2 内酰胺酶稳定，抗菌谱广而强，对肾基本无害，其抗菌谱广，长效，半衰期约 7～8 小时，对革兰阴性及阳性菌均有抗菌作用，不易透过血—胎盘屏障，对母婴不良反应小。

肝功能不全者忌用四环素、红霉素、氯霉素。肾功能不全者忌用庆大霉素，四环素及头孢来星，但可使用红霉素及氯霉素。林可霉素虽对厌氧菌感染有效，但有可能引起假膜性肠炎。氯霉素对产褥感染疗效虽好，但偶可引起再生障碍性贫血，故除病情严重者外，使用较少。

使用抗生素的原则是：①剂量要足，时间要够，且以静脉给药为主，持续到临床治愈后 3 天再停药，以彻底控制感染，勿使其迁延为慢性。②严重感染时应使用杀菌剂，常用二联。③注意对乳儿的影响：抗菌药物在乳汁中浓度高，且对乳儿有影响的药物有：磺胺类药、氯霉素、红霉素、四环素、甲氧苄啶（TMP）、异烟肼类，孕妇应用时，应暂停哺乳。

④经足量抗生素治疗，体温仍持续不降者，应考虑有无盆腔脓肿，有无盆腔血栓性静脉炎，以及是否耐药等。必要时可结扎卵巢静脉。高热不退者，在应用抗生素的同时，可酌情加用氢化可的松或地塞米松，也可使用物理降温。

（三）手术治疗

子宫内膜炎、子宫肌炎注意清除宫腔残留物。外阴或腹壁切口感染者可采用物理治疗，如红外线或超短波局部照射，有脓肿者应切开引流。会阴伤口感染时也可局部湿热敷，如化脓应提前拆线，并扩创引流，也可用1 ：5000 高锰酸钾坐浴。盆腔脓肿突入阴道后穹隆者，可行后穹隆切开引流。盆腔脓肿出现于腹股沟韧带上方者，可经腹壁切开引流，附件脓肿须剖腹探查切除脓肿。当感染灶来自子宫而出现严重败血症或中毒性休克不能控制时，应考虑子宫切除，以清除感染灶。

（四）宫缩剂

可适当用子宫收缩剂，如益母草，催产素及麦角新碱等，以促进子宫收缩，并有利于感染性分泌物的排出。

（五）盆腔血栓性静脉炎

对深部的血栓性静脉炎，除用抗生素外，尚应采用抗凝物，以控制血栓进一步发展和防止新血栓形成：①肝素 1mg/（kg·d）加入 5% 葡萄糖液 500ml 中，静脉滴注，每 6 小时 1 次，连用 4 ~7 日。②尿激酶 40 万 U 加入 0.9% 氯化钠液或 5% 葡萄糖液 500ml 中，静脉滴注 10 日，用药期间检测凝血功能。③同时可口服双香豆素、阿司匹林或双嘧达莫。若化脓性血栓不断扩散，可考虑结扎卵巢静脉、髂内静脉等，或切开病变静脉直接取栓。下肢血栓静脉炎应抬高患肢，局部热敷，待疼痛消失，体温正常后方可下床活动。

（六）中毒性休克

应大力抢救，除吸氧，给大剂量抗生素外，尚需补充血容量，使用低分子、右旋糖酐，羧甲淀粉及糖盐水等。同时纠正酸中毒及电解质平衡紊乱，应用血管舒张药及肾上腺皮质激素等。发生弥散性血管内凝血时应及早应用肝素及其他有关治疗。

（七）中药治疗

中药治疗则为清热解毒、凉血化瘀，可用五味消毒饮和失笑散加丹皮、赤芍、鱼腥草、益母草。

（八）预防

1. 加强孕期卫生宣教　临产前一个月避免性生活和盆浴，加强营养，纠正贫血，及时治疗外阴阴道炎、宫颈炎，避免胎膜早破。

2. 产程中　避免滞产、严格无菌操作、正确掌握手术指征，及时防治产道损伤及产后出血，必要时应用抗生素预防感染。

3. 产后　剖宫产者术后预防性给予抗生素，鼓励产妇早下床活动，不能离床活动者应在床上多活动下肢。

（龚水萍）

第二节 晚期产后出血

分娩24小时后，在产褥期内发生的子宫大量出血，称为晚期产后出血（late puerperal hemorrhage）。其发生率为0.3%～0.7%，以产后1～2周发病者居多，也有产后6～8周发病者，更有时间长达产后6个月者。子宫出血呈持续性或间歇性，也可表现为急骤大量出血，同时有凝血块排出，产妇常伴寒战、低热，失血过多导致重度贫血甚至发生失血性休克。晚期产后出血是产科重要的并发症之一，若处理不及时可危及产妇生命。

一、病因

1. 子宫复旧不全

（1）胎盘、胎膜残留：为最常见的原因，残留组织发生变性、机化，可形成胎盘息肉。坏死脱落、暴露基底部血管引起出血。

（2）蜕膜残留：蜕膜多在产后一周内脱落并随恶露排出，若大面积蜕膜长时间残留影响子宫复旧，继发子宫内膜炎，引起晚期产后出血。多见于双子宫、双角子宫等先天畸形的产妇。

（3）胎盘附着部位发生感染：影响修复，血栓脱落，血窦重新开放而出血，主要原因是胎盘过大、多胎妊娠、羊水过多、子宫内膜炎等。

2. 剖宫产后出血　随着剖宫产率的上升，尤其是近年来子宫下段横切口剖宫产的广泛开展，子宫切口感染、裂开也成为晚期产后出血的重要原因之一。

（1）解剖因素：子宫横切口靠近子宫血管分支（子宫动脉分支），术中常因下段横切口撕裂而行多次缝扎，造成切口愈合不良。同时因子宫右旋，故易损伤子宫右侧血管分支。子宫峡部的弓形动脉较体部短而小，分支少。下段横切口时，容易切断下行的子宫动脉分支，而此处血供相对较体部差，致使切口供血不足。

（2）切口位置不当：子宫颈部主要由结缔组织构成，肌纤维少，血管少，若产程较长，子宫下段明显扩张，变长、变薄，而切口过低，则会因此处愈合能力差，易缺血坏死。

（3）感染因素：术前多次阴道检查、肛查，或第二产程剖宫产易诱发切口感染，子宫下段横切口距阴道很近，产程延长、术中出血过多易导致切口感染。

（4）缝合技术：子宫切口撕裂、出血时切忌反复盲目缝扎止血，局部供血不足，而缝合过松易形成血肿亦使切口愈合不良。

3. 其他　产妇患重度贫血（Hb <60g/L）重度营养不良、子宫黏膜下肌瘤，产后滋养细胞疾病例如绒毛膜癌、超常胎盘部位反应，性病及TORCH感染因素。

二、诊断

（一）病史

常有第三产程或产后2小时内阴道流血量较多或曾怀疑有胎盘残留及剖宫产史，产后恶露不净，有臭味。

（二）临床表现

反复阴道出血或大出血，阴道流血时间、流血形式和流血量因病因而异。胎盘、蜕膜残留大量出血通常在产后10天左右为多次反复阴道少量流血，也可突然阴道大量出血；子宫复旧不良多发生在产后2周左右，多为突然大量流血且持续不断；剖宫产子宫切口裂开所致阴道出血多发生于术后2~3周突然、大量出血，可在短时间内处于失血性休克。有感染时可出现下腹痛、体温升高，若出血时间长可出现贫血。

（三）妇科检查

发现子宫复旧不良，子宫大且软，宫口松弛，宫腔内有或无残留组织。若伴有感染，子宫有压痛。对有子宫下端剖宫产时，可用阴道内的手指轻触切口部位有无裂口协助确诊。

（四）辅助检查

1. 血常规检查　贫血，血白细胞总数及分类有助于感染的诊断。

2. B超检查　可以发现胎盘胎膜残留，在剖宫产患者可能有子宫切口愈合不良的情况。

3. 宫腔分泌物　涂片、培养及药敏，有助于确定病原微生物的种类及选用有效的抗生素。

4. 尿妊娠试验　有助于诊断胎盘残留及除外绒毛膜癌。

5. 病理检查　宫腔刮出物镜下见到变性绒毛或混有新鲜绒毛。遇有晚期产后出血患者，排除常见出血原因后应想到超常胎盘部位反应，绒毛膜癌等少见疾病的可能，刮宫标本及时送检以明确诊断。

三、治疗纵观

晚期产后出血治疗原则：抗感染、促进宫缩、刮宫、清创、瘢痕修补、髂内动脉结扎乃至子宫切除。

胎盘、蜕膜残留所致晚期产后出血的治疗，目前有两种基本观点：一是刮宫多能奏效，操作应轻柔，备血并做好开腹手术的准备，认为刮宫可达到止血和进行病理检查的双重目的，还能排除子宫绒毛膜癌。另一观点认为，刮宫通常刮不出明显的胎盘组织，且可使出血更加重。刮宫，与其是在减少出血，却更像损伤胎盘附着处而引起出血。目前育龄妇女引、流产手术增多，子宫内膜受损程度重，胎盘残留的发生率随之增加，因此产后应仔细检查胎盘、胎膜，如有残缺，应及时取出；在不能排除胎盘残留时，应探查宫腔。杜绝胎盘残留致晚期产后出血和不良状态下的清宫，关键是把握清宫的时机，对产后出血和疑有胎盘残留者在分娩后立即行清宫术；对阴道分娩疑有胎盘残留大量出血者，在排除产道损伤后，在抗感染、抗休克的同时行清宫术；对于出血不多者可先抗感染，止血及宫缩剂应用3~5天后行清宫术，组织送病理检查；对胎盘胎膜粘连较紧疑有胎盘植入者，可先予5-FU治疗5天，使胎盘滋养叶细胞变性坏死脱落，然后再行清宫术，近年来国内外有用甲氨蝶呤（MTX）为抗代谢药二氢叶酸还原酶抑制剂，其化学结构与叶酸相似，可使DNA合成受阻，抑制肿瘤细胞增殖，也可抑制胚胎组织和胎盘绒毛的生长，使其死亡，故近几年用于异位妊娠的保守治疗。将其用于部分植入性胎盘残留，疗效满意；子宫复旧不良用宫缩剂及米索前列醇治疗，有感染者加强抗感染，并予中药生化汤服用。出院前可对患者B超检查，并给以复方生化合剂、勤哺乳等措施，可有效预防晚期产后出血。

剖宫产术后晚期产后出血，如考虑子宫复旧不全或合并感染，首次应用一种或多种缩宫素及抗生素等保守治疗。出血多者同时输液以维持血容量，并注意凝血功能障碍；如剖宫产组织残留行操作一定要慎之又慎，因剖宫产组织残留机会极罕见，且刮宫还可能造成原切口再损伤而致出血量增多或致子宫穿孔加重出血；如术中夹取组织困难，又有活动性出血，可能有胎膜粘连，此时要开腹在直视下从原切口进入清理宫腔；宫腔积血可行清宫术，应首先排除切口感染、裂开后方可施术，需在B超监测下，操作应轻柔不仅能清除宫腔内的残留胎盘，还能刺激子宫平滑肌引起收缩，减少出血量。术中注意勿伤子宫前壁切口，术后注意抗感染治疗。如患者少量反复出血，B超检查排除宫腔内残留或子宫切口裂开，可在手术准备条件下行药物保守治疗，术后22天以后仍淋漓出血者，同时给予己烯雌酚治疗。对于大量出血者，尤其是反复大量出血者，过去常需切除子宫。髂内动脉结扎术是一种安全可靠的妇产科大出血急救方法。在无法控制的严重盆腔出血时能迅速有效止血。但有研究发现结扎髂内动脉后，远端末梢动脉压最多下降84%，平均动脉压下降24%，血液减少48%，不能有效的控制出血。由于髂内动脉远端宫腔结扎后并没有闭锁，血流可以通过其余交通支进入子宫动脉，故有再次发生出血的可能。近年来介入性放射医学快速发展，1979年，Brown首先报道髂内动脉栓塞治疗产后出血，选择性动脉造影栓塞术已取代髂内动脉结扎术。此方法有选择的栓塞出血动脉，完全闭锁整个动脉腔，从而有效的控制出血，在不开腹的情况下迅速而准确地做出诊断和实施治疗，为患者保留子宫又避免了二次开腹手术之痛。

四、治疗

（一）保守治疗

少量或中等量阴道出血，一般情况好者，可应用足量抗生素、缩宫素及支持疗法。

（二）诊断性刮宫术

疑有胎盘、胎膜、蜕膜残留或胎盘附着部位复旧不全者，在补液、备血情况下刮宫多能起效，术后继续给予抗生素、缩宫素。刮出物应送病理检查。

（三）剖宫产术后切口愈合不良的处理

1. 保守治疗　应用抗生素，纠正贫血，改善全身状况，部分裂开的伤口有可能再次愈合。

2. 手术　对疑有宫腔内容物者行清宫术。必须在B超监视下进行，操作手法轻巧，避免搔刮子宫切口，以防子宫穿孔。如裂开的切口周围组织血运好，可行扩创清除坏死组织，形成新鲜创面，用肠线重新缝合以及子宫动脉或髂内动脉结扎止血而保留子宫。有条件的医院行髂内动脉栓塞治疗。如无上述条件则抗感染，输血，纠正休克的同时果断行子宫切除术。

（四）若确诊为绒毛膜癌

则进行化疗。

（五）超常胎盘部位反应

反复刮宫、加强宫缩、抗感染等保守治疗无效者可考虑切除子宫以去除出血灶、根治疾病。此外，应随访血β-HCG、临床表现及影像学检查。

（六）若发生失血性休克

应立即抢救和积极纠正休克。

（龚水萍）

第三节 产后尿潴留

一、概述

产后尿潴留（postpartum urinary retention）即产后不能自行排尿，导致尿潴留称为产后尿潴留。2003 年，GlaVindK 及 Bjork J 在一项临床研究中调查显示：需要通过器械助产分娩，括约肌断裂以及会阴严重撕裂伤在尿潴留观察组的发生率要明显增加。在一项国外临床研究中调查显示：通过器械助产分娩，括约肌断裂以及会阴严重撕裂伤在尿潴留观察组的发生率要明显高于对照组。并指出产后尿潴留的发生率大概为 0.7%。多数产妇于分娩后 4～6 小时内可以自行排尿，但有些产妇产后长时间（>8h）膀胱充盈，而不能自行排尿，若产后 6～8 小时排尿困难，尿液点滴而下或完全闭塞不通，伴有小腹胀急疼痛，或产后多日小便不能排尽，膀胱内残留尿超过 100ml，这种现象称之为产后尿潴留。多见于初产妇，特别是手术产及行会阴切开者占多数。产后尿潴留是产科的常见并发症，大多发生在第二产程滞产时。由于胎先露，胎头对膀胱及骨盆底长时间的压迫，产程过长，造成暂时性神经支配障碍，特别是引起了膀胱三角区组织水肿，以及会阴部侧切口的疼痛反射性的盆底肌肉痉挛，或因产后腹肌松弛排尿无力，或精神因素、惧怕疼痛、不习惯卧床排尿等所引起。孕期体内潴留多量水分，需在产褥早期主要经肾脏排出，故产后最初 5 日尿量明显增多。但在分娩过程中，膀胱受压、黏膜水肿充血，肌张力降低使正常排尿反射异常、再加上会阴伤口疼痛、不习惯于卧位排尿等原因，容易发生尿潴留。

如尿液完全潴留膀胱，称为完全性尿潴留；如排尿后仍有残余尿液，称为不完全性尿潴留。急性发作者称为急性尿潴留；缓慢发生者为慢性尿潴留。

二、诊断

（一）病史

应询问是否有难产、手术产（如会阴侧切、胎头吸引术）史。

（二）临床表现

一般产后经过 4～6 小时，或剖宫产保留尿管，除去后 4～6 小时难以自行排尿，小便不通或点滴而下，或见有血尿，可伴有小腹胀急疼痛，或尿意频频。小腹部可扪及高度充盈的膀胱，行导尿术可有小便排出，尿常规一般无异常。急性尿潴留者，下腹部膨隆，触扪膀胱区产妇有尿意、压痛，叩诊呈浊音；慢性尿潴留者，部分患者膀胱极度扩张，充满盆腔甚至达脐上，腹部压痛不明显。

（三）辅助检查

1. 实验室检查　急性尿潴留者，尿常规正常；慢性尿潴留者，常尿液浓缩，尿比重增加，尿液中可有红、白细胞和少量的蛋白质。应与产后尿道感染相鉴别（表 23－1）。

表 23－1　产后尿潴留与产后尿道感染的鉴别

病　名	病　史	症　状	实验室检查
产后尿潴留	有滞产及手术产史	小便困难，点滴而下或无尿，伴有小腹胀急，下腹部膨隆，叩诊呈实音	急性尿潴留，尿常规正常；慢性尿潴留，尿液浓缩，尿比重增加
产后尿道感染	无滞产、无手术产史，有尿道感染史	尿频、尿急、尿液淋漓，伴有排尿痛、发热或腰痛，尿总量正常或超正常	尿常规有较多的红、白细胞

2. B 超检查　小便后，膀胱内残余尿高于 100ml 即可诊断为尿潴留。应与产后小便生产障碍相鉴别（表 23－2）。

表 23－2　产后尿潴留与产后小便生产障碍的鉴别

病　名	病　史	症　状	实验室检查
产后尿潴留	滞产、手术产史	无尿或点滴而下，伴有下腹急痛，下腹部膨隆，有压痛	B 超有尿液高于 100ml
产后小便生产障碍	无滞产、手术产史	无尿，但腹软，无胀急疼痛感	B 超无尿液，或有心肾衰竭指征

三、治疗纵观

尿潴留是孕妇在产后阶段常见且让产妇十分痛苦的并发症，在孕期的妇女，因其膀胱发生生理的改变，而更加易于使其在分娩后几小时至数天内发生尿潴留的症状。Saultz JW 等对产后尿潴留的发生率和发病特征进行研究调查和分析得出：产后尿潴留的发生率为 1.7%～17.9%，与产后尿潴留发生的相关因素包括：①初次经阴道分娩（first vaginal delivery）。②硬膜外镇痛（epidural anesthesia）。③剖宫术（cesarean section）。最初的治疗多采用支持疗法来促进增强自主排尿的可能性，如心理疏导，早期下床活动，给其相对私人安静的环境，温水冲洗外阴等，如果都没有明显作用，则可给予其留置导尿管，当膀胱充盈超过 700ml 时，由于此时很有可能反复留置导尿管或延长放置时间，因此可以预防性地使用抗生素来防止感染。

尿潴留原因分两类：①尿道梗阻：尿潴留可由于尿道炎症水肿或结石、尿道狭窄、尿道外伤、前列腺肥大或肿瘤、急性前列腺炎或脓肿、膀胱肿瘤等阻塞尿道而引起。②神经因素：各种原因所致的中枢神经疾患以及糖尿病等所致自主神经损害都可引起尿潴留。尿潴留可继发其他疾病，主要在于如下。①继发尿路感染：因尿潴留有利于细菌繁殖，容易并发尿路感染，感染后难以治愈，且易复发，加速肾功能恶化，例如，男性前列腺肥大和女性尿道狭窄患者，常出现部分尿潴留，但其无自觉排尿障碍，对这类患者需及早诊治，清除残留尿，有效控制尿路感染，保护肾功能。②继发反流性肾病：因尿潴留使膀胱内压升高，尿液沿输尿管反流，造成肾盂积液，继之肾实质受压、缺血，甚至坏死，最后导致慢性肾衰竭。

产后尿潴留是产科的常见并发症，大多发生在第二产程滞产时，多因第二产程延长，胎先露，长时间持续压迫膀胱，使膀胱底部充血水肿，膀胱肌麻痹，尿道水肿，尿道口闭塞。

产后盆腔内压力突然下降，引起盆腔内瘀血；产后腹壁松弛，盆腔空间增大，膀胱的容量也增大，膀胱对内压增高不敏感，当尿液过多时，膀胱的张力更下降，感觉性也更低，尿潴留时没有尿意，加上产程过长引起体力的大量消耗，而导致排尿困难；产前或产程中应用大剂量的解痉镇静药，如妊娠期高血压疾病应用硫酸镁，莨菪类等药物降低膀胱的张力而致尿潴留；或因会阴切口疼痛，或精神紧张不敢努力自行排尿，反射引起盆底肌肉痉挛。产前膀胱过度充盈，未注意护理，使膀胱紧张度及感受性降低，甚至神经麻痹，或由产科麻醉所引起。妊娠期为适应妊娠的需要，肾集合系统、输尿管均有生理性扩张。生产后体内潴留的大量水分均在产后数天经肾脏排出，故尿量明显增加。急性尿潴留，因膀胱极度扩张，如处理不及时，脊髓及排尿中枢失调，膀胱肌失去正常收缩功能。慢性尿潴留时，除排尿中枢失调外，因膀胱肌肉为克服尿道阻力，持续收缩，久之膀胱壁肌纤维增生变厚，残余尿增多，可引起膀胱输尿管反流和肾盂积水，导致肾功能损害。

由于产时及产后会应用大剂量的解痉镇痛药，那么由此而引起的是否由于这些镇痛药物的使用而增加了产后尿潴留的发生率的争论也引起了众多学者的关注。2002 年 Liang CC, Tsay PT 等人进行的一项调查研究：搜集了 110 名为减轻分娩时疼痛而使用硬膜外镇痛泵的经阴道分娩的初产孕妇作为一组；100 名相同情况下未使用硬膜外镇痛泵的初产妇作为对照组，发现：使用了镇痛泵的一组，特别是膀胱充盈超过 500ml 的，与对照组比较都有明显的产程延长，高百分比的机械助产，以及广泛的阴道或会阴部的撕裂伤。只有极少的产妇在产后 6 个月依然有排尿问题。2006 年，Evron S 等比较产妇分娩时使用罗哌卡因和芬太尼混合罗哌卡因患者自控硬膜外镇痛（PCEA）对产后尿潴留的影响，采用随机双盲法，将 198 例要求用硬膜外自控镇痛泵的产妇分为罗哌卡因组（R 组 $n=100$）和芬太尼混合罗哌卡因组（RF 组 7，$n=98$），分别用 0.2% 罗哌卡因和 0.2% 罗哌卡因加上 2μg/ml 芬太尼，临床上每小时估算一下膀胱的充盈程度，用 B 超来监测残尿量，结果显示：加了芬太尼的一组并没有增加产后尿潴留的风险并可提供良好的镇痛效果。Beilin 指出硬膜外腔分娩镇痛存在三方面争议问题：①剖宫产率是否会增加，少数人认为可能增加，但多数人认为与其他分娩镇痛方法并无差别。②母乳喂养困难问题，多数人认为分娩镇痛好，产妇心情也好，母亲与新生儿接触提前，这样有助于顺利哺乳成功。③是否会引起并发症，有人报告产妇体温上升 0.07℃/h，多数人认为体温的变化微小，无显著性差异。

由于尿潴留不仅可以导致尿路感染，膀胱麻痹，体内代谢废物积聚，也影响产后子宫的恢复，致阴道出血量增多，易导致产后泌尿道感染，它增加了产妇的痛苦，故应及时处理。Zaki MM 等曾报道，在产后尿潴留的诊断标准上并没有统一意见，但在分娩期和产后对膀胱的护理很重要，要密切观察并及时给予处理。其治疗原则为：为防止尿潴留发生，应鼓励产妇尽早自解小便。产后 3～4 小时即应让产妇排尿。若排尿困难，应解除怕排尿引起疼痛的顾虑，鼓励产妇坐起排尿，用热水熏洗外阴，用温开水冲洗尿道口周围，或按摩膀胱，诱导排尿。下腹置热水袋，针灸以及肌肉注射新斯的明均可起到促使排尿的作用。若使用上述方法均无效时应予导尿，必要时留置导尿管 1～2 日，因导尿法可能造成尿路感染，因此一般不要轻易导尿，如膀胱充盈超过 700ml 时可用此法，并留置导尿管，24 小时后多能自行排尿。注意产褥期会阴伤口处理，避免伤口水肿、感染而刺激尿道。饮食宜清淡且富于营养，忌食生冷寒凉及辛辣香燥之品，产后短时间内多饮汤水，从而引起尿意。

四、治疗

（一）心理疏导

解除产妇的紧张心理，让产妇树立信心，用温水冲洗外阴，按摩腹部膀胱膨隆部，以推压手法环形按摩5分钟左右，此方法简便易行，无不适感，同时还可促进子宫收缩，减少产后出血。可让产妇听到流水声刺激其尿意而促进排尿；让产妇精神放松，采取自己习惯的排尿体位；产后要尽早鼓励产妇多饮水，及时下床解小便。

（二）热敷疗法

用消毒的湿热巾敷于肿胀的尿道口及下腹部，促使尽快消肿，按摩膀胱，诱导排尿。或将热水倒入便盆内，令产妇坐其上，利用湿热蒸汽的熏蒸可使尿道口痉挛缓解而排尿，也可给予肛门注入开塞露后刺激排大便，借腹肌力量促进膀胱排尿。

（三）红外灯或周林频谱仪照射排尿法

用红外线或周林频谱仪在产生尿潴留的膀胱区照射15～20分钟，效果良好，电磁波本身具有解除平滑肌痉挛的作用，并能促进神经传导的功能恢复，红外线的主要生物学效应是热，热能进入人体组织后亦具有松弛平滑肌的作用，两者均可解除膀胱括约肌的痉挛，促进尿液排出，其优点是操作简便，患者无任何痛苦。

（四）低压灌肠法

肛门括约肌与膀胱括约肌有协同作用，当排出灌肠液同时，尿液也随之排出。

（五）开塞露纳肛法

柯国琼等利用排便促使排尿的神经反射原理，采用开塞露纳肛，促使逼尿肌收缩，内括约肌松弛而导致排尿。

（六）药物治疗

1. 卡巴胆碱　0.25mg肌注，促使膀胱平滑肌收缩而排尿。必要时给予抗生素以防尿路感染。

2. 溴新斯的明（neostigmine）　有抗胆碱酯酶的作用而起到刺激胆碱能神经的兴奋作用，对膀胱过度充盈而麻痹者有效。口服片剂1次15mg，针剂为0.5mg/ml或1mg/2ml，肌肉注射，或双侧足三里穴位封闭，促使排尿，或加兰他敏2.5mg肌肉注射促进排尿。

3. 安贝氯铵（ambenonium）　又称美斯的明，作用也是抗胆碱酯酶，类似新斯的明，为片剂，每次服5～25mg，每日3次。

（七）导尿法

在诱导排尿无效时，临床上常采用无菌导尿术留置导尿管导尿，应在严格无菌操作下放置导尿管，排空膀胱并保留尿管开放24小时，使膀胱充分休息，然后每2～4小时开放尿管1次，以锻炼膀胱肌肉的收缩功能，1～2天后撤除尿管多能自行恢复排尿功能。然而有报道在对120例尿路医院感染的发生及其相关因素进行调查时，发现导尿所致的尿路感染是最直接、最严重的相关因素。近几年来，Foley管由于其易固定、便于清洁而在临床上广泛应用，但由此引发的问题如拔尿管困难致尿道损伤往往在解除尿潴留的同时，又额外地增加了患者的痛苦和经济负担，如果反复插导尿管，应给予抗生素治疗，防止感染。

（龚水萍）

第四节　子宫复旧不良

一、概述

产褥期间变化最大的是子宫体。正常情况下，分娩后，由于子宫体肌纤维收缩及缩复作用，肌层内的血管管腔狭窄甚至栓塞，使局部血液供应明显减少，子宫肌细胞缺血发生自溶而逐渐缩小，胞浆减少，因而子宫体积明显缩小，子宫腔内胎盘剥离面随着子宫的逐渐缩小，加之子宫内膜的再生使得剥离面的修复，子宫通常在产后5～6周时恢复到接近非孕时状态，这个过程称为子宫复旧（involution ofuterus）。当上述复旧功能受到阻碍时，即发生子宫复旧不全（subinvolution of uterus）。导致子宫复旧不全的主要原因有胎盘、胎膜残留、蜕膜脱落不完全；子宫内膜炎、子宫肌炎或盆腔感染；子宫肌瘤；子宫过度后屈或侧屈致使恶露排出不畅，而滞留宫腔；胎盘面积过大影响子宫复旧；多产妇因多次分娩使子宫纤维组织相对增多，影响子宫收缩；膀胱过度充盈。

二、诊断

1. 临床表现　血性恶露持续时间长，从正常的仅为3天，延长至7～10天，甚至更长。若病因为胎盘残留，则血性恶露持续时间长，而且血量也明显增多，此时恶露常混浊或伴有臭味，有时能见到坏死的残留胎盘组织和（或）胎膜组织随恶露一起排出。在血性恶露停止后，若有脓性分泌物流出，提示伴有子宫内膜炎症。患者在这段期间常有腰痛及下腹坠胀感，但也有少数患者血性恶露极少，而主要是下腹部出现剧烈的腹痛。

2. 妇科检查　双合诊检查，发现宫颈较软，宫颈外口至少能通过一指，子宫较同时期正常产褥子宫稍大稍软，多数子宫呈后倾后屈，并有轻压痛。若因子宫内膜炎，子宫肌炎或盆腔感染所致的子宫复旧不良时，子宫压痛更明显，甚至附件区也有不同程度的压痛。

3. 影像学检查　子宫较大，子宫腔内有残留胎盘或胎膜影像，则可通过B型超声检查确诊为胎盘残留或胎膜残留所致的子宫复旧不全；当怀疑有胎盘植入时，使用MRI更有利于诊断；若见到子宫肌壁间肌瘤或子宫腺肌瘤影像，即可确诊子宫复旧不伞的病因。

4. 诊断性刮宫　确诊方法，如有炎症，首先应用广谱抗生素1～2天后刮宫，刮出物送病理检查。

三、治疗纵观

为预防子宫复旧不全的发生，应注意预防措施。包括在妊娠期间，重视能够增强孕妇体质的一切措施。临产后，正确处理胎盘及胎膜的娩出，认真检查娩出的胎盘胎膜是否完整，并注意检查胎盘胎儿面边缘有无断裂血管，以便能够及时发现副胎盘。若怀疑有副胎盘，部分胎盘残留或大部分胎膜残留，应在严密的无菌操作下伸手入子宫腔内取出全部残留组织。若检查胎膜后确定仅有少许胎膜残留，产后可及时应用子宫收缩剂和抗生素，等待其自然排出及预防感染。为了避免产后尿潴留，嘱产妇于胎盘娩出后4小时内及时排尿。若产后6小时仍不能自行排尿诊断为尿潴留时，应及时处理，必要时导尿。嘱产妇避免长时间仰卧位，并鼓励产妇早期下床活动。若确诊为子宫后倾后屈位，每天应行胸膝卧位2次，每次15～

20分钟予以纠正。

随着超声技术在妇产科的广泛应用，更加有利于子宫复旧不全确诊病因，如发现确有子宫复旧不良，可以使用宫缩剂促其恢复；当发现有胎盘胎膜残留可以抗感染后行刮宫术；如发现有子宫肌瘤，可以促宫缩处理，如无效则可考虑手术切除子宫。广谱抗生素及长效促子宫收缩制剂的应用，为子宫复旧不良的治疗提供了有效的保证。

四、治疗措施

（1）促进子宫收缩发现子宫复旧不全时，应给予子宫收缩剂治疗。最常用的药物有：麦角新碱（ergometrine）0.2～0.4mg，每天2次肌注；缩宫素（oxytocin）10～20U，每天2次肌注；麦角流浸膏2ml，每天3次口服；益母草颗粒剂2g，每天3次冲服；生化汤25ml，每天2～3次口服；产妇康冲剂20g，每天3次冲服。以上各药至少应连续用2～3天。长效缩宫素制剂：卡贝缩宫素（巧特欣）是一种合成的具有激动剂性质的长效催产素九肽类似物。其临床和药理特性与天然产生的催产素类似。卡贝缩宫素与子宫平滑肌的催产素受体结合，引起子宫的节律性收缩，在原有的收缩基础上，增加其频率和增加子宫张力，促进子宫的复旧，用法100μg加入莫非管滴注。前列腺素制剂：卡前列素氨丁三醇（欣母沛）是含有天然前列腺素F2α的（15S）－15甲基衍生物的氨丁三醇盐溶液，适用于肌肉注射及子宫肌注射，可以取得良好的促子宫收缩效果。

（2）确诊为胎盘胎膜残留所致的子宫复旧不全时，应首先使用抗感染治疗后再行刮宫术，以免发生感染扩散。应全面彻底地刮除残留组织及子宫蜕膜，以达到止血和进行病理检查的双重目的，还应注意排除子宫绒毛膜癌。术后给予子宫收缩剂促进子宫收缩，并继续应用广谱抗生素1～2天。针对植入性胎盘、胎盘粘连患者，在刮宫前服用米非司酮75mg/d，连用7天，再行刮宫，具有安全、简便、止血效果好、不易形成胎盘残留等优点。

（3）若确诊子宫复旧不良的病因为子宫肌瘤，治疗方法主要是应用子宫收缩剂，促进子宫收缩减少出血。如治疗无明显效果，阴道流血仍多，则应考虑行子宫切除。

（龚水萍）

第五节　产后抑郁症

一、概述

产褥期妇女精神疾病的发病率明显高于妇女的其他时期，尤其以产褥期抑郁症较常见。1968年Pitt首次提出产后抑郁症（postpartum depression）的概念，他描述产后抑郁症是分娩后不典型抑郁，病程较产后忧郁长，出现较晚，但严重程度不及产后精神病的情感性障碍，属于神经症性抑郁，但有别于常说的精神病。目前国内外学者普遍认为产后抑郁症多在产后2周发病，4～6周症状明显，一般在产后6个月开始症状逐渐缓解，预后良好，约2/3患者可在一年内康复，如再次妊娠则有50%的复发率。产妇的抑郁发病率是非孕妇的抑郁发病率的200倍。50%～75%的女性都随着孩子的出生经历过一段产后忧郁。1987年英国学者J. Cox教授EPDS产后抑郁问卷，平均产后抑郁症发病率达到15.01%。

二、诊断

（一）临床表现

多在产后2周内发病，产后4~6周症状明显。产妇主要表现为：心情压抑、沮丧、感情淡漠、不愿与人交流、甚至与丈夫也会产生隔阂。有的产妇还可表现为对生活、对家庭缺乏信心、主动性下降，流露出对生活的厌倦，平时对事物反应迟钝、注意力不易集中，食欲、性欲明显减退。产褥期抑郁症患者亦可伴有头晕、头痛、胃部不适、心率加快、呼吸增加、便秘等症状，有的产妇有思维障碍、迫害妄想，甚至出现伤婴或自杀行为。其过程为产后前3天，可无明显症状——潜伏期（latency）；产后第10天出现产后心境低落（postpartum blues）的前兆症状：失眠、烦躁、疲劳但不能安心休息、情绪不稳定、莫名哭泣；之后出现产后抑郁症表现：精神压抑感、兴趣丧失、害羞、不愿见人、人际关系协调障碍，头痛、胃部烧灼感；当出现对婴儿健康过分关注，自以为照顾不周而自责，对婴儿回避，产生幻觉以为婴儿已死或有缺陷，甚至有弑夫杀婴的行为提示有重症抑郁（major depression）。

（二）诊断标准

本病至今尚无统一的诊断标准。

多采用美国精神病学会1994年制定的产褥期抑郁症的诊断标准。

（1）在产后4周内出现下列5条或5条以上的症状，必须具备①②两条。①情绪抑郁。②对全部或多数活动明显缺乏兴趣或愉悦感。③体重显著下降或增加。④失眠或睡眠过度。⑤精神运动性兴奋或阻滞。⑥疲劳或乏力。⑦遇事皆感毫无意义或有自罪感。⑧思维能力减退或注意力涣散。⑨反复出现死亡想法。

（2）在产后4周内发病对产褥期抑郁症的诊断，许多指标具有一定的主观性，因此目前的诊断多以Cox等设立的Edinburgh产后抑郁量表（Edinburgh postnatal depression scale，EPDS）为标准（表23-3）。包括10项内容，于产后6周进行调查。每项内容分4级评分（0~3分），总分相加≥13分者可诊断为产褥期抑郁症。

表23-3 Edinburgh产后抑郁量表

在过去的7日			
1. 我能够笑并观看事情有趣的方面			
如我总能做到那样多	0分	现在不是那样多	1分
现在肯定不多	2分	根本不	3分
2. 我期待着享受事态			
如我总做到那样多	0分	较我原来做得少	1分
肯定较原来做得少	2分	全然难得有	3分
3. 当事情做错，我过多的责备自己			
是，大多时间如此	0分	是，有时如此	1分
并不经常	2分	不，永远不	3分
4. 没有充分的原因我会焦虑或苦恼			
不，总不	0分	极难得	1分

续 表

在过去的7日			
是，有时	2分	是，非常多	3分
5. 没有充分的理由我感到惊吓或恐慌			
是，相当多	3分	是，有时	2分
不，不多	1分	不，总不	0分
6. 事情对我来说总是发展到顶点			
是，在大多数情况下我全然不能应付	3分	不，大多数时间我应付得相当好	1分
是，有时我不能像平时那样应付	2分	我应付得与过去一样好	0分
7. 我难以入睡，很不愉快			
是，大多数时间如此	3分	是，有时	2分
并不经常	1分	不，全然不	0分
8. 我感到悲伤或痛苦			
是，大多数时间如此	3分	是，相当经常	2分
并不经常	1分	不，根本不	0分
9. 我很不愉快，我哭泣			
是，大多数时间	3分	是，相当常见	2分
偶然有	1分	不，绝不	0分
10. 出现自杀想法			
是，相当经常	3分	有时	2分
极难得	1分	永不	0分

三、治疗纵观

据统计，我国有50% ~70%的初产妇在产后变得情绪低落、容易焦虑、注意力难以集中、健忘、悲伤、失眠、对婴儿过于担心，严重者可出现抑郁症。但是这种变化容易被周围的人忽视，甚至丈夫、亲人。以往，产后抑郁症并不为人们所重视，认为这仅是一般的表现，很快即会好转。随着心理医学，产妇心理卫生健康以及产科学等学科的发展，产后抑郁症作为疾病被愈来愈重视。它所造成的危害如产妇自身的负性心理，伤及婴儿及他人，对家庭及社会造成的不良影响被更多地关注。针对产后抑郁症的发生，其预防及治疗也被更广泛地研究。

其治疗与一般抑郁症无显著差异，产后抑郁症的治疗包括心理和药物治疗。心理治疗此项治疗很有必要，能增强患者的自信心，提高患者的自我价值感。同时，医师可以根据患者的个性特征、心理状态和发病原因，给予个体化的心理疏导，解除心理致病因素。药物治疗通常选用抗抑郁症的药物。约70%的患者可在1年内治愈。

四、治疗措施

（一）治疗原则

预防为主，治疗包括心理治疗和药物治疗。

（二）预防

产褥期抑郁症的发生，受到许多社会因素、心理因素及妊娠因素的影响。因此，加强对孕妇的精神关怀，了解孕妇的生理特点和性格特点，运用医学心理学、社会学知识，及时解除治病的心理因素、社会因素，在孕期和分娩过程中，多给一点关心、爱护，对于预防产褥期抑郁症具有积极意义。

（1）加强围生期保健，利用孕妇学校等多种渠道普及有关妊娠、分娩常识，减轻孕妇对妊娠、分娩的紧张、恐惧心情，完善自我保健。

（2）对有精神疾患家族史的孕妇，应定期密切观察，避免一切不良刺激，给予更多的关爱、指导。

（3）在分娩过程中，医护人员要充满爱心和耐心，尤其对产程长、精神压力大的产妇，更需要耐心解释分娩过程。

（4）对于有不良分娩史、死胎、畸形胎儿的产妇，应向她们说明产生的原因，用友善、亲切、温和的语言，给予她们更多的关心，鼓励她们增加自信心。

（三）治疗

1. 心理治疗　心理治疗对产褥期抑郁症非常重要。通过心理治疗增强患者的自信心，对产妇给以关心和无微不至的照顾，尽量调整好家庭成员之间的各种关系，指导其养成良好的睡眠习惯，对产后抑郁症患者的康复是非常有利的。目标：①增强患者的自信心，提高患者的自我价值意识。②根据患者的个性特征、心理状态、发病原因给予个体化的心理辅导，解除致病的心理因素。

2. 药物治疗　哺乳期妇女使用药物应慎重，选用的抗抑郁症药物以不进入乳汁为佳。常用药物有：

（1）氟西汀：选择性抑制中枢神经系统5－羟色胺的再摄取，延长和增加5－羟色胺的作用，从而产生抗抑郁作用，每日20mg，分1～2次口服，根据病情可增加至每日80mg。

（2）帕罗西汀：通过阻止5－羟色胺的再吸收而提高神经突触间隙内5－羟色胺的浓度，从而产生抗抑郁的作用。每日20mg，1次口服，连续用药3周后，根据病情增减剂量，1次增减10mg，间隔不得少于1周。

（3）舍曲林：作用机制同帕罗西汀，每日50mg，1次口服，数周后增加至每日100～200mg。

（4）阿米替林：为常用的三环类抗抑郁药，每日50mg，分2次口服，渐增至每日150～300mg，分2～3次服用。维持量每日50～150mg。

（芦延峰）

第二十四章　分娩期并发症

第一节　羊水栓塞

一、概述

羊水栓塞（amniotic fluid embolism）又称产科栓塞，是指在分娩过程中羊水突然进入母体血液循环引起急性肺栓塞、过敏性休克、弥散性血管内凝血（DIC）、肾衰竭或猝死的严重分娩并发症。羊水栓塞的发病率为4/10万~6/10万。发生于足月妊娠时，产妇死亡率高达80%以上；也可发生于妊娠早、中期流产，病情较轻，死亡少见。羊水栓塞是由于污染羊水中的有形物质（胎儿毳毛、角化上皮、胎脂、胎粪）和促凝物质（具有凝血活酶的作用）进入母体血液循环引起。羊膜腔内压力增高（子宫收缩过强或强直性子宫收缩）、胎膜破裂（其中2/3为人工破膜，1/3为自然破膜）和宫颈或宫体损伤处有开放的静脉或血窦是导致羊水栓塞发生的基本条件。高龄初产妇和多产妇（较易发生子宫损伤）、自发或人为的过强宫缩、急产、胎膜早破、前置胎盘、胎盘早剥、子宫不完全破裂、剖宫产术、孕中期钳刮术、羊膜腔穿刺形成胎膜后血肿（分娩时此处胎膜撕裂）、巨大胎儿（易发生难产、滞产、胎儿宫内窒息致羊水混浊）、死胎不下（胎膜强度减弱而渗透性显著增加）等，均可诱发羊水栓塞的发生。近年研究认为，羊水栓塞主要是过敏反应，是羊水进入母体循环后，引起母体对胎儿抗原产生的一系列过敏反应，故建议命名为“妊娠过敏反应综合征”。

二、诊断

羊水栓塞起病急骤、来势凶险是其特点。多发生于分娩过程中，尤其是胎儿娩出前后的短时间内。羊水栓塞的诊断应根据临床表现和辅助检查结果做出判断。

典型临床经过分为三阶段。

1. 呼吸循环衰竭和休克　在分娩过程中，尤其是刚破膜不久，产妇突感寒战，出现呛咳、气急、烦躁不安、恶心、呕吐，继而出现呼吸困难、发绀、抽搐、昏迷；脉搏细数、血压急剧下降；听诊心率加快、肺底部湿啰音。病情严重者，产妇仅在惊叫一声或打一个哈欠后，血压迅速下降，于数分钟内死亡。

2. DIC引起的出血　患者度过呼吸循环衰竭和休克，进入凝血功能障碍阶段，表现为难以控制的大量阴道流血、切口渗血、全身皮肤黏膜出血、血尿以及消化道大出血。产妇可死于出血性休克。

3. 急性肾衰竭　后期存活的患者出现少尿（或无尿）和尿毒症表现。主要为循环功能衰竭引起的肾缺血及DIC前期形成的血栓堵塞肾内小血管，引起缺血、缺氧，导致肾脏器质性损害。

羊水栓塞临床表现的三阶段通常按顺序出现，有时也可不完全出现，或出现的症状不典型，如钳刮术中发生羊水栓塞仅表现为一过性呼吸急促、胸闷后出现阴道大量流血。

因此，胎膜破裂后、胎儿娩出后或手术中产妇突然出现寒战、呛咳、气急、烦躁不安、尖叫、呼吸困难、发绀、抽搐、出血、不明原因休克等临床表现，应考虑为羊水栓塞。立即进行抢救。为确诊做如下检查。

1. 血涂片查找羊水有形物质　采集下腔静脉血，离心沉淀后，取上层羊水碎屑涂片，染色，显微镜下检查，找到鳞状上皮细胞、黏液、毳毛等，或做特殊脂肪染色，见到胎脂类脂肪球即可确定羊水栓塞之诊断。

2. 床旁胸部 X 线摄片　90% 以上的患者可出现肺部 X 线异常改变，胸片见双肺弥散性点片状浸润影，沿肺门周围分布，可伴有肺部不张、右侧心影扩大，伴上腔静脉及奇静脉增宽。

3. 床旁心电图或心脏彩色多普勒超声检查　提示有心房、右心室扩大，S－T 段下降。

4. 凝血检查　凝血功能障碍及有关纤溶活性增高的检查。

5. 肺动脉造影　是诊断肺动脉栓塞最正确、最可靠的方法，其阳性率达 85% ~90%，并且可确定栓塞的部位及范围。X 线征象：肺动脉内充盈缺损或血管中断，局限性肺叶、肺段血管纹理减少可呈剪枝征象。肺动脉造影同时还可以测量肺动脉楔状压、肺动脉压及心输出量，以提示有无右心衰竭。

若患者死亡应行尸检。可见肺水肿、肺泡出血；心内血液查到羊水有形物质；肺小动脉或毛细血管有羊水有形成分栓塞；子宫或阔韧带血管内查到羊水有形物质。

三、治疗纵观

羊水进入母体血液循环后，通过阻塞肺小血管，引起变态反应并导致凝血机制异常，使机体发生一系列病理生理变化。因此，羊水栓塞患者主要死于呼吸循环衰竭，其次是难以控制的凝血功能障碍，因此应围绕以上两个关键问题展开积极而有效治疗。

（一）纠正呼吸循环衰竭

羊水内有形物质，如胎儿毳毛、胎脂、胎粪、角化上皮细胞等直接形成栓子，经肺动脉进入肺循环，阻塞小血管并刺激血小板和肺间质细胞释放白三烯、$PGF_{2\alpha}$和 5－羟色胺使肺小血管痉挛；同时羊水有形物质激活凝血过程，使肺毛细血管内形成弥散性血栓，进一步阻塞肺小血管。肺小血管阻塞反射性引起迷走神经兴奋，引起支气管痉挛和支气管分泌物增加，使肺通气、换气量减少，肺小血管阻塞引起肺动脉压升高，导致急性右心衰竭，继而呼吸循环功能衰竭、休克、甚至死亡。因此，遇有呼吸困难或青紫者，立即正压给氧，改善肺泡毛细血管缺氧状态，预防肺水肿以减轻心肌负担。昏迷者，可行气管插管或气管切开，通过人工呼吸，保证氧气的有效供应。同时，应用盐酸罂粟碱、阿托品、氨茶碱等解痉药物，以减轻迷走神经反射引起的肺血管及支气管痉挛，缓解肺动脉高压。为保护心肌及预防心力衰竭，除用冠状动脉扩张剂外，应及早使用强心剂。

（二）抗过敏性休克

羊水有形物质成为致敏原作用于母体，引起 I 型变态反应，导致过敏性休克。多在羊水栓塞后立即出现血压骤降甚至消失，休克后方有心肺功能衰竭表现。故应及早使用大剂量抗过敏药物，解除痉挛，改进及稳定溶酶体，保护细胞。并可根据病情重复使用。纠正休克除补足血容量外，应用升压药物多巴胺和间羟胺，增加心肌收缩及心输出量，使血压上升，同时扩张血管，增加血流量，尤其是肾血流量，此为治疗低血容量休克伴有。肾功能不全、心排量降低患者的首选药物（血容量补足基础上使用）。抗休克的原则为维持动脉收缩压＞90mmHg，动脉血氧饱和度＞90%，动脉血氧分压＞60mmHg，尿量≥25ml/h，预防肺水肿和急性呼吸窘迫综合征（ARDS）。抗休克同时纠正酸中毒，有利于纠正休克及电解质紊乱。另外，尽快行中心静脉压测定，以了解血容量的情况，调整液体输入量，同时可抽血监测有关 DIC 的化验诊断指标，以及了解有无羊水有形成分。一般以颈内静脉下端穿刺插管较好。

（三）防治弥散性血管内凝血（DIC）

妊娠时母血呈高凝状态，羊水中含多量促凝物质，进入母血后易在血管内产生大量的微血栓，消耗大量凝血因子及纤维蛋白原，发生 DIC 时，由于大量凝血物质消耗和纤溶系统激活，产妇血液系统由高凝状态迅速转变为纤溶亢进，血液不凝固，极易发生严重产后出血及失血性休克。改善微循环的灌流量是防治 DIC 的先决条件。适当补充复方乳酸钠液、全血和中分子右旋糖酐液（低分子右旋糖酐虽然扩容疏通微循环效果好，但有诱发出血倾向），增加血容量，解除小动脉痉挛，降低血液黏稠度，促使凝聚的血小板、红细胞疏散。肝素是常用而有效的抗凝剂，但对已形成的微血栓无效。国内外一致主张，羊水栓塞患者尽快应用肝素，于症状发作后 10 分钟内应用效果最好。并经文献统计，羊水栓塞 DIC 及时应用肝素增高存活率。另外，在消耗性低凝血期补充凝血因子，如输新鲜血和新鲜冰冻血浆、纤维蛋白原（当 DIC 出血不止，纤维蛋白原下降至 1.25～1g/L 时）、血小板（血小板降至 $50\times10^9/L$，出血明显加剧时）等，除补充血容量，还能补充 DIC 时消耗的多种凝血因子。并可在肝素化的基础上使用抗纤溶药物。

（四）防止急性肾衰竭

由于休克和 DIC，肾血液灌注量减少，肾脏微血管缺血，导致急性肾小管坏死，出现肾功能障碍和衰竭。羊水栓塞的患者经过积极抢救，度过肺动脉高压、右心衰竭、凝血功能障碍等危险期后，常会进入肾衰少尿期。如休克期后血压已上升、血容量已补足，尿量仍少于400ml/d 或 30ml/h，应使用利尿剂。若用药后尿量仍不增加，表示肾功能不全或衰竭，应按肾衰治疗原则处理，及早行血液透析。羊水栓塞患者往往出现尿毒症，故在一开始抢救过程中就应随时记录尿量，为后阶段治疗提供依据，争取最后抢救成功。

羊水栓塞患者，原则上应先改善母体呼吸循环功能，纠正凝血功能障碍。待病情稳定后，立即终止妊娠。否则，病因不除，病情仍有恶化可能。另外，羊水栓塞患者，由于休克、出血、组织缺氧等，使患者机体免疫力迅速下降，同时存在一定感染因素，故应正确使用抗生素（对肾功能无影响的药物，如青霉素、头孢霉素类等），以预防肺部以及宫腔感染。

四、治疗方案

一旦出现羊水栓塞的临床表现，应立刻抢救。抗过敏、纠正呼吸循环功能衰竭和改善低氧血症、抗休克、防止 DIC 和肾衰竭发生。

（一）抗过敏，解除肺动脉高压，改善低氧血症

1. 供氧　保持呼吸道通畅，立即行面罩给氧，或气管插管正压给氧，必要时行气管切

开；保证供氧以改善肺泡毛细血管缺氧状况，预防及减轻肺水肿；改善心、脑、肾等重要脏器的缺氧状况。

2. 抗过敏　在改善缺氧同时，尽快给予大剂量肾上腺糖皮质激素抗过敏、解痉，稳定溶酶体，保护细胞。氢化可的松 100～200mg 加于 5%～10% 葡萄糖液 50～100ml 快速静脉滴注，再用 300～800mg 加于 5% 葡萄糖液 250～500ml 静脉滴注，日量可达 500～1000mg；或地塞米松 20mg 加于 25% 葡萄糖液静脉推注后，再加 20mg 于 5%～10% 葡萄糖液中静脉滴注。

3. 缓解肺动脉高压　解痉药物能改善肺血流灌注，预防右心衰竭所致的呼吸循环衰竭。①盐酸罂粟碱：为首选药物，30～90mg 加于 10%～25% 葡萄糖液 20ml 缓慢静脉推注，日量不超过 300mg。可松弛平滑肌，扩张冠状动脉、肺和脑小动脉，降低小血管阻力，与阿托品同时应用效果更佳。②阿托品：1mg 加于 10%～25% 葡萄糖液 10ml，每 15～30 分钟静脉推注 1 次，直至面色潮红、症状缓解为止。阿托品能阻断迷走神经反射所致的肺血管和支气管痉挛。心率 > 120 次/min 慎用。③氨茶碱：250mg 加于 25% 葡萄糖液 20ml 缓慢推注。可松弛支气管平滑肌，解除肺血管痉挛，降低静脉压，减轻右心负荷，兴奋心肌，增加心搏出量。一般应用在肺动脉高压，心力衰竭、心率快以及支气管痉挛时。必要时可每 24 小时重复使用1～2 次。④酚妥拉明（phentolamine）：5～10mg 加于 10% 葡萄糖液 100ml 中，以 0.3mg/min 速度静脉滴注。为 α－肾上腺素能抑制剂，能解除肺血管痉挛，降低肺动脉阻力，消除肺动脉高压。

（二）抗休克

1. 补充血容量　扩容常用低分子右旋糖酐－40 500ml 静脉滴注，日量不超过 1000ml；并应补充新鲜血液和血浆。抢救过程中应测定中心静脉压（central venous pressure CVP），了解心脏负荷状况、指导输液量及速度，并可抽取血液检查羊水有形成分。

2. 升压药物　多巴胺 10～20mg 加于 10% 葡萄糖液 250ml 静脉滴注；间羟胺 20～80mg 加于 5% 葡萄糖液静脉滴注，根据血压调整速度，通常滴速为 20～30 滴/min。

3. 纠正酸中毒　应作血氧分析及血清电解质测定。发现有酸中毒时，用 5% 碳酸氢钠液 250ml 静脉滴注，并及时纠正电解质紊乱。

4. 纠正心衰　常用毛花苷 C 0.2～0.4mg 加于 10% 葡萄糖液 20ml 静脉缓注；或毒毛花苷 K 0.125～0.25mg 同法静脉缓注，必要时 4～6 小时重复用药。也可用辅酶 A、三磷腺苷（ATP）和细胞色素 C 等营养心肌药物。

（三）防治 DIC

1. 肝素　羊水栓塞初期血液呈高凝状态时短期内使用。肝素 25～50mg（1mg = 125U）加于 0.9% 氯化钠注射液或 5% 葡萄糖液 100ml 静脉滴注 1 小时；4～6 小时后再将 50mg 加于 5% 葡萄糖液 250ml 缓慢滴注。用药过程中应将凝血时间控制在 20～25 分钟。肝素 24 小时总量可达 100～200mg。肝素过量（凝血时间超过 30 分钟）有出血倾向（伤口渗血，产后出血，血肿或颅内出血）时，可用鱼精蛋白对抗，1mg 鱼精蛋向对抗肝素 100U。

2. 补充凝血因子　应及时输新鲜血或血浆、纤维蛋白原等。

3. 抗纤溶药物　纤溶亢进时，用氨基已酸（4～6g）、氨甲苯酸（0.1～0.3g）、氨甲环酸（0.5～1.0g）加于 0.9% 氯化钠注射液或 5% 葡萄糖液 100ml 静脉滴注，抑制纤溶激活酶，使纤溶酶原不被激活，从而抑制纤维蛋白的溶解。补充纤维蛋白原 2～4g/次，使血纤维蛋白原浓度达 1.5g/L 为好。

（四）预防肾衰竭

羊水栓塞发病第三阶段为肾衰竭阶段，注意尿量。当血容量补足后，若仍少尿应选用呋塞米 20～40mg 静脉注射，或 20% 甘露醇 250ml 快速静脉滴注（10ml/min），依他尼酸钠 50～100mg 静脉滴注，扩张肾小球动脉（有心衰时慎用）预防肾衰，并应检测血电解质。

（五）预防感染

应选用肾毒性小的广谱抗生素预防感染。

（六）产科处理

（1）若在第一产程发病，产妇血压脉搏控制平稳后，胎儿不能立即娩出，则应行剖宫产术终止妊娠去除病因。

（2）若在第二产程发病，则可及时产钳助产娩出胎儿。

（3）若产后出现大量子宫出血，经积极处理仍不能止血者，应在输新鲜血及应用止血药物前提下行子宫切除术。手术本身虽可加重休克，但切除子宫后，可减少胎盘剥离面开放的血窦出血，且可阻断羊水及其有形物质进入母体血液循环，控制病情继续恶化，对抢救与治疗患者来说均为有利措施。

（4）关于子宫收缩制剂的应用。羊水栓塞产妇处于休克状态下，肌肉松弛，对药物反应性差。无论缩宫素还是麦角新碱等宫缩制剂的使用都会收效甚微，而且还可能将子宫开放血窦中的羊水及其有形物质再次挤入母体血液循环，从而加重病情。因此，应针对患者具体情况及用药反应程度，权衡利弊，果断决定是否应用子宫收缩制剂。切勿因拖延观察时间而耽误有利的抢救时机。

（龚水萍）

第二节　子宫破裂

一、疾病概述

子宫破裂（rupture of uterus）是指在分娩期或妊娠晚期子宫体部或子宫下段发生破裂。若未及时诊治可导致胎儿及产妇死亡，是产科的严重并发症。国外报道其发生率为 0.005%～0.08%。梗阻性难产是引起子宫破裂最常见的原因。骨盆狭窄、头盆不称、软产道阻塞（发育畸形、瘢痕或肿瘤所致）、胎位异常（肩先露、额先露）、巨大胎儿、胎儿畸形（脑积水、连体儿）等，均可因胎先露下降受阻，为克服阻力子宫强烈收缩，使子宫下段过分伸展变薄发生子宫破裂。其次，剖宫产或子宫肌瘤剔除术后的瘢痕子宫，于妊娠晚期或分娩期宫腔内压力增高可使瘢痕破裂，前次手术后伴感染及切口愈合不良者再次妊娠，发生子宫破裂的危险性更大。另外，子宫收缩药物使用不当，尤其用于高龄、多产、子宫畸形或发育不良、有多次刮宫及宫腔严重感染史等的孕妇，更易发生子宫破裂；宫颈口未开全时行产钳或臀牵引术，暴力可造成宫颈及子宫下段撕裂伤；有时毁胎术、穿颅术可因器械、胎儿骨片损伤子宫导致破裂；肩先露无麻醉下行内转胎位术或强行剥离植入性胎盘或严重粘连胎盘，均可引起子宫破裂。子宫破裂按发生原因，分为自然破裂及损伤性破裂；按其破裂部位，分为子宫体部破裂和子宫下段破裂；按其破裂程度，分为完全性破裂和不完全性破裂。

二、诊断

子宫破裂多发生于分娩期，通常是个渐进发展的过程，多数可分为先兆子宫破裂和子宫破裂两个阶段。

（一）先兆子宫破裂

常见于产程长、有梗阻性难产因素的产妇。表现为：①子宫呈强直性或痉挛性过强收缩，产妇烦躁不安、呼吸、心率加快，下腹剧痛难忍，出现少量阴道流血。②因胎先露部下降受阻，子宫收缩过强，子宫体部肌肉增厚变短，子宫下段肌肉变薄拉长，在两者间形成环状凹陷，称为病理缩复环（pathologic retraction ring）。可见该环逐渐上升达脐平或脐上，压痛明显。③膀胱受压充血，出现排尿困难及血尿。④因宫缩过强、过频，胎儿触诊不清，胎心率加快或减慢或听不清。子宫病理缩复环形成、下腹部压痛、胎心率异常和血尿，是先兆子宫破裂四大主要表现。

（二）子宫破裂

1. 不完全性子宫破裂　子宫肌层部分或全层破裂，但浆膜层完整，宫腔与腹腔不相通，胎儿及其附属物仍在宫腔内，称为不完全性子宫破裂。多见于子宫下段剖宫产切口瘢痕破裂，常缺乏先兆破裂症状，仅在不全破裂处有明显压痛、腹痛等症状，体征也不明显。若破裂口累及两侧子宫血管可导致急性大出血或形成阔韧带内血肿，查体可在子宫一侧扪及逐渐增大且有压痛的包块，多有胎心率异常。

2. 完全性子宫破裂　子宫肌壁全层破裂，宫腔与腹腔相通，称为完全性子宫破裂。继先兆子宫破裂症状后，产妇突感下腹撕裂样剧痛，子宫收缩骤然停止。腹痛稍缓和后，因羊水、血液进入腹腔，又出现全腹持续性疼痛，伴有面色苍白、呼吸急促、脉搏细数、血压下降等休克征象。破裂口出血流入腹腔出现内出血。全腹压痛、反跳痛，腹壁下可清楚扪及胎体，子宫位于侧方，胎心胎动消失。阴道检查：阴道有鲜血流出，胎先露部升高，开大的宫颈口缩小，部分产妇可扪及宫颈及子宫下段裂口。子宫体部瘢痕破裂多为完全性子宫破裂，多无先兆破裂典型症状。

根据以上典型子宫破裂病史、症状、体征，容易诊断。子宫切口瘢痕破裂，症状体征不明显，诊断有一定困难。根据前次剖宫产手术史、子宫下段压痛、胎心改变、阴道流血，检查胎先露部上升，宫颈口缩小，或触及子宫下段破口等均可确诊。B型超声检查能协助确定破口部位及胎儿与子宫的关系。

但也有例外，有些病例可以毫无症状及临床体征。某些患者子宫破裂则因胎儿填塞裂口，压迫致出血不多，则无临床症状，在开腹手术时才获得诊断。值得一提的是，还有一类毫无临床症状的妊娠期子宫破裂，多发生在剖宫产术后瘢痕子宫妊娠者，称为妊娠期子宫“静止”破裂。临床表现为“开窗式”，尤其当破口未波及血管时，无明显症状和体征。分娩者多在宫缩当时发生，可用超声波诊断。

另外，临床上，子宫破裂常需与以下疾病相鉴别。

1. 胎盘早剥　起病急、剧烈腹痛、胎心变化、内出血休克等表现，可与先兆子宫破裂混淆，但常有妊娠期高血压疾病史或外伤史，子宫呈板状硬，无病理缩复环，胎位不清；B型超声检查常有胎盘后血肿。

2. 难产并发腹腔感染　有产程长、多次阴道检查史，腹痛及腹膜炎体征，容易与子宫破裂混淆；阴道检查胎先露部无上升、宫颈口无回缩；查体及B型超声检查，发现胎儿位于宫腔内、子宫无缩小；患者常有体温升高和血白细胞计数增多。

三、治疗纵观

子宫破裂多发生于子宫曾经手术或有过损伤的产妇以及难产、高龄多产妇。治疗应根据破裂的不同原因，采取相应的抢救措施。

（一）瘢痕子宫破裂

以往行剖宫产术、子宫穿孔后子宫修补术、肌瘤剔除术切口接近或达到内膜层，留下薄弱部分，或曾发生过妊娠子宫破裂者，若原瘢痕愈合不良，伴随妊娠月份增加，子宫逐渐增大，尤其到妊娠晚期或分娩期，子宫张力更大，承受不了子宫内压力增加，瘢痕裂开，自发破裂。此时，应在积极抢救休克，预防感染同时，行裂口缝合术。如产妇已有活婴，应同时行双侧输卵管结扎术。子宫体部肌层较厚，对于曾行剖宫产术、子宫穿孔后修补术或妊娠子宫破裂者，术后子宫复旧时出现收缩，切口的对合和愈合均不如子宫下段创口，故子宫体部切口瘢痕比下段瘢痕容易发生破裂，前者发生率是后者的数倍。且子宫体部瘢痕破裂多为完全破裂而子宫下段瘢痕多为不完全破裂。但无论子宫体或子宫下段瘢痕裂开，处理原则都是一样的。也有报道妊娠晚期瘢痕子宫隐性破裂的病历，患者为瘢痕子宫，孕足月，无产兆，产前B超发现子宫下段异常，考虑有隐性子宫破裂的可能，及时行剖宫产手术，术中见子宫下段原切口瘢痕处有裂口，结果得到证实。产程中的先兆子宫破裂尚可被发现，但妊娠晚期的隐性子宫破裂不易被发现。Gibbs 描述子宫破裂的情况有开窗、裂开、破裂 3 种。临床上极易被忽略的是，子宫瘢痕已逐渐裂开，但因出血少，子宫浆膜尚保持完整，胎儿仍能在宫内存活。这些产妇如果继续妊娠，甚至临产以至阴道试产，不可避免地造成子宫完全破裂，给母婴生命造成严重威胁。子宫隐性破裂的外因是妊娠晚期子宫腔张力逐渐增大，内因可能与以下几点有关：①上次手术切口愈合不良，至妊娠晚期下段形成时，原手术瘢痕限制了子宫下段的形成，造成子宫切口瘢痕裂开。②胎动、羊水流动，造成宫壁的压力不均匀。③妊娠晚期子宫自发性收缩，使手术瘢痕发生解剖学上的病理变化。由于瘢痕子宫隐性破裂诊断十分困难，应对瘢痕子宫妊娠晚期进行常规的B超检查，进行认真的探查子宫瘢痕处。若发现子宫下段厚薄不均，或手术瘢痕处出现缺陷，子宫下段局部失去原有的肌纤维结构，或羊膜囊自菲薄的子宫下段向母体腹部膀胱方向膨出，应考虑先兆子宫破裂的可能。因此，凡有剖宫产史的产妇均应于预产期前 2 ~3 周入院，详细了解上次手术、术中、术后情况，并行产前B超检查。结合此次B超检查报告，对伤口愈合情况进行综合判断，决定分娩方式及时间。子宫切口瘢痕愈合好坏是剖宫产后阴道试产的先决条件。

（二）无瘢痕子宫破裂

可分为自然破裂和损伤性破裂。

1. 自然破裂　梗阻性难产为自然破裂最常见和最主要的原因，尤其好发于子宫肌壁有病理性改变，如畸形子宫肌层发育不良，或曾经多次分娩、多次刮宫、甚至子宫穿孔史，以及人工剥离胎盘史等。当出现头盆不称、胎位异常，如忽略性横位、骨盆狭窄、胎儿畸形如脑积水等情况时，胎儿先露下降受阻，造成梗阻性难产。为克服阻力，子宫体部肌层强烈收缩，宫体变厚、缩短；子宫下段肌层则被过度牵拉、变薄，伸展，受阻的胎儿先露随将子宫下段薄弱处撑破。裂口为纵行或斜纵行，多位于前壁右侧，亦可延伸至宫体部和宫颈口、阴道甚至撕裂膀胱。遇此情况，应考虑行子宫全切术，开腹探查时，除注意子宫破裂的部位外，还应仔细检查宫颈、阴道以及膀胱、输尿管，同时行邻近损伤脏器修补术。

2. 损伤性子宫破裂　主要是由于分娩时手术创伤或分娩前子宫收缩剂使用不当引起。不适当和粗暴的实行各种阴道助产术，如臀牵引手术手法粗暴；忽略性横位行内倒转术、断头术、毁胎术等手术操作不慎；人工剥离胎盘；暴力或不妥当的人工加压子宫底助产，促使胎儿娩出同时，致使子宫破裂。宫口未开全时行臀牵引助产或产钳助产，以及困难产钳，均可造成宫颈裂伤，甚至延伸至子宫下段造成子宫破裂。根据损伤情况不同，针对性给予处理：破裂口较大，有感染可能或撕裂不整齐者，考虑行子宫次全切除术；损伤不仅在下段，且自下段延及宫颈口，应行子宫全切术；个别产程长，感染严重的病例，应尽量缩短手术时间，为抢救产妇生命，手术宜尽量简单、迅速，达到止血为目的。是做次全子宫切除术，还是全子宫切除，或者仅行裂口缝合术加双侧输卵管结扎术，需视具体情况而定。同时术前、术后应用大剂量抗生素防治感染。

使用缩宫素引产或催产，适应证为胎位正常，头盆相称。若子宫收缩剂使用不当，如分娩前肌注缩宫素；无适应证，无监护条件下静脉滴注缩宫素；或前列腺素阴道栓剂、麦角制剂等用法用量不正确，均可引发强烈子宫收缩，导致子宫破裂。特别是高龄、多产和子宫本身存在薄弱点者，更容易发生子宫破裂。由于孕妇个体对缩宫素敏感程度不同，有的即便按照原则使用缩宫素，也可能出现强直性宫缩。因此，应采取稀释后静脉滴注缩宫素，同时专人负责观察产程进展情况，随时调整滴速，使产生近乎生理性的有效宫缩。

一旦出现异常宫缩，如宫缩过强、过频、持续时间过长或宫缩强度基线过高等，应立即停止使用缩宫素，或紧急使用宫缩抑制剂舒张子宫。据报道，海索那林（hexoprenaline）等β肾上腺素受体激动剂能有效地抑制宫缩，但有显著的不良反应，包括心动过速、心悸、高血压等。

阿托西班（atosiban）是新开发的宫缩抑制剂，能与缩宫素竞争性结合子宫平滑肌上缩宫素受体而无缩宫素活性，不良反应轻微。

此外，偶见植入性胎盘穿透子宫浆膜层造成子宫破裂。若子宫破裂已发生休克，尽可能就地抢救，以避免因搬运而加重休克与出血。如必须转院，也应在大量输液、抗休克、输血以及腹部包扎后再行转运。2006年浙江省立同德医院曾报道一例孕中期、前置胎盘伴胎盘植入、导致子宫破裂、出血性休克、DIC、败血症抢救成功案例。其经验概括为：①救治及时，患者从入院到手术仅用了20分钟。②及时深静脉置管至关重要，使患者在最短时间内补充血容量，避免了重要脏器的缺血缺氧及再灌注损伤，进而避免了MODS的发生。③及时补充血容量及凝血因子，保证了有效血容量的维持，改善了组织细胞的缺血缺氧，并且随着自身凝血功能的代偿，DIC渐渐得到控制。④相关科室密切配合，使患者得到全方位抢救。

四、治疗方案

（一）先兆子宫破裂

应立即抑制子宫收缩：肌注哌替啶100mg，或静脉全身麻醉。立即行剖宫产术。

（二）子宫破裂

在输液、输血、吸氧和抢救休克的同时，无论胎儿是否存活均应尽快手术治疗。

（1）子宫破口整齐、距破裂时间短、无明显感染者，或患者全身状况差不能承受大手术，可行破口修补术。子宫破口大、不整齐、有明显感染者，应行子宫次全切除术。破口大、撕伤超过宫颈者，应行子宫全切除术。

（2）手术前、后给予大量广谱抗生素控制感染。

（三）特殊子宫破裂

即妊娠期子宫“静止”破裂。

（1）疑有先兆子宫破裂时，应尽量避免震动，转送前注射吗啡，在腹部两侧放置沙袋，以减少张力，同时有医护人员护送。

（2）在家中或基层发生子宫破裂，应在检查无小肠滑入宫腔内后，谨慎用纱布行宫腔填塞。若技术条件和经验受限，在填塞纱布时，一定要注意不宜盲目实施，可考虑用腹部加压沙袋包裹腹带，适当应用吗啡，边纠正休克边转送。

严重休克者应尽可能就地抢救，若必须转院，应输血、输液、包扎腹部后方可转送。发生DIC患者，应按DIC的抢救措施处理。

（四）预防

究其子宫破裂的潜在根源，基本上都包含有人为因素存在，如瘢痕子宫破裂的手术史，损伤性子宫破裂的手术创伤或分娩前子宫收缩剂使用不当，自然破裂中的多次分娩、刮宫、甚至子宫穿孔史，人工剥离胎盘史等，极少数患者因子宫先天发育不良而引发。因此，规范手术操作和治疗，减少子宫破裂发生隐患。同时，严密观察产程，及时发现和处理可能发生的危险，提高产科质量，绝大多数子宫破裂可以避免发生。

1. 做好计划生育工作　避免多次人工流产，节制生育、减少多产。

2. 做好围生期保健工作　认真做好产前检查，有瘢痕子宫、产道异常等高危因素者，应提前1~2周入院待产。

3. 提高产科诊治质量

（1）正确处理产程：严密观察产程进展，警惕并尽早发现先兆子宫破裂征象并及时处理。

（2）严格掌握缩宫剂应用指征：诊为头盆不称、胎儿过大、胎位异常或曾行子宫手术者产前均禁用；应用缩宫素引产时，应有专人守护或监护，按规定稀释为小剂量静脉缓慢滴注，严防发生过强宫缩；应用前列腺素制剂引产应慎重。

（3）正确掌握产科手术助产的指征及操作常规：阴道助产术后应仔细检查宫颈及宫腔，及时发现损伤给予修补。

（4）正确掌握剖宫产指征：包括第1次剖宫产时，必须严格掌握手术适应证。因瘢痕子宫破裂占子宫破裂的比例越来越高，术式尽可能采取子宫下段横切口式。有过剖宫产史的产妇试产时间不应超过12小时，并加强产程监护，及时发现先兆子宫破裂征象转行剖宫产术结束分娩。对前次剖宫产指征为骨盆狭窄、术式为子宫体部切口、术式为子宫下段切口有切口撕裂、术后感染愈合不良者、已有两次剖宫产史者均应行剖宫产终止妊娠。

（龚水萍）

第三节　脐带脱垂

一、概述

胎膜未破时脐带位于胎先露部前方或一侧，称为脐带先露（presentation of umbilical cord）或隐性脐带脱垂。胎膜破裂脐带脱出于宫颈口外，降至阴道内甚至露于外阴部，称为脐带脱垂（prolapse of umbilical cord）。多发生在胎先露部尚未衔接时，如头盆不称、胎头入盆困难，或臀先露、肩先露、枕后位及复合先露等胎位异常时，因胎先露与骨盆之间有空隙脐带易于滑脱。另外，胎儿过小，羊水过多，脐带过长，脐带附着异常以及低置胎盘等均是脐带脱垂的好发因素。脐带是连接母体与胎儿之间的桥梁，一端连于胎儿腹壁脐轮，另一端与胎盘胎儿面相连。它由两条脐动脉和一条位于脐带中央的宫腔较大脐静脉组成，血管周围为华通胶，是胎儿与母体进行气体交换、营养物质和代谢产物交换的重要通道。一旦发生脐带脱垂，不但增加剖宫产率，更主要对胎儿影响极大：发生在胎先露部尚未衔接、胎膜未破时的脐带先露，因宫缩时胎先露部下降，一过性压迫脐带导致胎心率异常，久之，可引起胎儿宫内缺氧；胎先露部已衔接、胎膜已破者，脐带受压于胎先露部与骨盆之间，快速引起胎儿缺氧，甚至胎心完全消失，其中，以头先露最严重，肩先露最轻。若脐带血液循环阻断超过7～8分钟，则胎死宫内。

（一）胎心听诊监测

临产后听胎心，耻骨联合上有明显的杂音，脐带杂音是提示脐带血流受阻的最早标志，但非唯一体征。胎膜未破，于胎动、宫缩后胎心率突然变慢，改变体位、上推胎先露部及抬高臀部后迅速恢复者，应考虑有脐带先露的可能。无论自然破膜或人工破膜后，胎心突然减慢，可能发生了脐带脱垂。在第二产程时胎先露下降幅度最大，也是引发脐带受压的危险期，更应密切观察胎心变化，一旦出现胎心快慢节律不均或宫缩后胎心持续减速等异常，均应及时考虑脐带因素致胎儿窘迫的潜在危险存在。而此时胎心听诊仍是最简单实用、及时有效、可靠且经济的一种监测手段。

（二）胎心电子监测

胎心电子监测是近十多年来临床应用最多的监测脐带因素致胎儿窘迫的方法，以其能够实时反映脐带受压时胎心的瞬时变化为特征，且反应灵敏。在持续监护过程中，如果频繁出现胎心变异减速，且胎心率基线变异小，但减速持续时间短暂且恢复快，氧气吸入无明显改善，改变体位后有好转，提示脐带受压，可能有隐性脐带脱垂；若破膜后突然出现重度减速（胎心常低于70次/min），考虑脐带脱垂发生，胎心宫缩监护（CST或OCT）监测，宫缩时脐带受压引起的典型可变减速（VD）波形特点：先是脐静脉受压使胎儿血容量减少，通过压力感受器调节使胎心在减速前可有一短暂加速，随后当脐动脉受压，通过压力及化学感受器双重调节产生胎心减速；当脐带压力缓解时，又是脐静脉梗阻解除滞后于脐动脉，产生一个恢复胎心基线率前的又 1 次胎心加速；重度 VD 胎心减速最低可≤70 次/min，持续≥60 秒。其他不典型的 VD 可表现为减速与宫缩无固定联系，变异波形不定可表现为 W 型、K 型、U 型等，可发生延长减速（超过 60～90 秒，但 < 15 分钟的减速）或心动过缓（ > 15 分钟的减速）。合并晚期减速，多提示胎儿预后危急。但使脐带受压的因素很多，应动态监测并密切结合临床，综合判断。

（三）阴道检查

适用于产程中胎心突然减慢或不规则及肛门指诊可疑脐带脱垂时，及时改行阴道检查若触及前羊水囊内或宫颈外口处有搏动条索状物即可确诊。但无搏动时也不能完全排除脐带血肿、囊肿脱垂甚至脐带脱垂后完全受压、血流中断或已胎死宫内的可能，需进一步结合胎心等其他临床检查诊断，包括产后脐带检查。

（四）超声检查

B 超诊断对脐带异常很有意义，彩色多普勒或阴道探头检查更为清楚。脐带先露者，脐带位于胎头与宫颈内口之间的羊水暗区内，B 超容易诊断，且部分病例经产科采取干预措施脐带位置可恢复正常。而隐性脐带脱垂者因脐带周围无足够的羊水衬托，B 超诊断相对困难，且须与脐带绕颈鉴别。前者脐带回声位于胎儿耳部及以上水平，呈团状多条索样回声；后者则可于胎儿颈项部见到脐带横断面，呈圆形低回声，中间可见“ = ”样强回声，转动探头可见到脐带长轴断面，仔细观察，可以鉴别。而显性脐带脱垂则多为破水后脐带娩出于宫颈或阴道外，超声诊断意义不大。

二、治疗纵观

脐带是维系胎儿生命的重要通道。胎儿心脏每一次搏动将含氧较低、二氧化碳较高的血液经脐动脉输向胎盘，经过绒毛的毛细血管，与绒毛间隙的母血根据血氧及二氧化碳的浓度梯度差进行氧及二氧化碳的交换，交换后，将含氧较高、二氧化碳较低的血经脐静脉回输给胎儿；当然，此中还兼有输送各种胎儿所赖以生存的各种营养成分和经代谢之后需要排出的产物。因此，一旦脐带脱垂，血运受阻，将造成胎儿的急性缺氧，以致死亡。故解除脐带受压，恢复血液循环是处理脐带脱垂的关键。因脐带受压血流量减少，反射性刺激迷走神经，使胎心率减慢，终至胎儿死亡。为改善脐血流量，可以采取头低臀高位，检查者用手指经宫颈将胎先露上推，并将脱出的脐带轻轻托于阴道内，以消除脐带受压，同时应用宫缩抑制剂。有人曾用地西泮 10mg 静脉推注，国外也有学者用 500～700ml 生理盐水灌注膀胱，使充盈的膀胱向上推移胎头，减少对脐带的压迫，同时持续给氧，将已脱出阴道外的脐带轻柔送入阴道内，避免脐带受外界冷空气刺激，引起脐血管痉挛及迷走神经兴奋所致的循环障碍，再用 37℃左右生理盐水浸泡的温湿棉垫放入阴道下 1/3 处，以防脐带再度脱出。经上述处理后要根据胎儿情况、宫口开大的程度及胎先露高低确定分娩方式：①宫口已开全，胎儿存活且先露较低者，应立即行阴道助产结束分娩。②不具备阴道分娩条件者，应立即在局麻下就地（待产室或产房）行剖宫手术。③如果胎儿小、不足月或胎心音消失，估计不能存活时，可等待宫口开全后自然分娩或酌情行毁胎术。也有臀位，脐带脱垂，因先露较低，宫口开大约 8cm，而行宫颈口扩张并加用 2% 丁卡因棉球浸润宫颈，5 分钟后宫口开全，行会阴侧切 + 臀牵引术结束分娩而抢救成功的案例。目前不主张脐带还纳术，是因为脐带有一条较粗的静脉及两条旋绕在其外侧的动脉，因脐动脉是由内环层平滑肌、内纵层平滑肌、大盘旋平滑肌及小盘旋平滑肌组成，其中内纵层平滑肌对不同浓度的肾上腺素、去甲肾上腺素、乙酰胆碱等物质的反应不敏感，但对机械刺激可发生明显收缩，甚至使血管完全关闭。

脐带脱垂发生率为0.4%～10%，大部分由于胎位异常造成，其中臀位高于头位发生率，足先露高于单臀和混合臀位。86.43%的脐带脱垂发生于第一产程活跃期及第二产程。因此，如发现胎心突然变化，耻骨联合上方听到脐带杂音，即行阴道检查。产程中除脐带脱垂高危因素外，若不能排除隐性脐带脱垂或脐带先露者，绝对不能人工破膜；胎膜已破，先露未入盆，绝对卧床休息，抬高床尾，不能下蹲小便。而且，产程中严密监护胎心音，一旦发生胎心音改变，寻找原因要快、稳、准，争取产房就地立即剖宫产挽救胎儿生命。同时，加强医护人员责任心，不断提高业务技术水平，力争做到有发生立即抢救，有抢救就成功。脐带隐性脱垂致脐带受压超过30分钟，将发展成脑瘫，对新生儿危害极大。在隐性脐带脱垂中首要征象为胎儿窘迫，脐带隐性脱垂的处理，关键在于早期发现，及时处理。一旦考虑到本病，除给氧、静推三联等外，必须立即停用催产素，改变体位或上推先露部，以缓解对脐带的压迫，使用得当可立即见效。胎心极慢，上述效果不显时，尚可用哌甲酯20mg加入5%葡萄糖500ml静滴。如估计阴道助产能立即娩出者，可不必等待胎心好转。宫口开全、先露较低，可负压吸引助产。如胎心不好，短期内不能经阴道分娩，应尽快行剖宫产术。剖宫产时一般可取平卧位，如平卧后胎心再度减慢，可恢复改善时的体位姿势手术。足位隐性脐带脱垂一旦临产宜尽快行剖宫产术。脐带隐性脱垂的重要诱因是产科操作。破膜前应充分注意是否存在脱垂原因，可降低其发生率。有资料显示，胎先露在坐骨棘0.5cm以上者几乎为坐骨棘0.5cm以下的3倍（23/8），LOA位的发生率（0.77%）为ROA位（0.46%）的1.7倍。提示先露在坐骨棘0.5cm以上、LOA位为高危因素，此外前羊水囊较充盈者，无论是自然破膜还是人工破膜均易导致脐带隐性脱垂。故先露在坐骨棘上0.5cm以上、前羊水较充盈、尤为LOA位者，破膜时应慎重，宜使羊水缓慢流出，避免发生脐带隐性脱垂。

在一些边远落后地区，无条件手术时或产妇和家属不同意剖宫产时，可行改良脐带还纳术。改良脐带还纳器的制作：①采用18号1次性塑料导尿管取代传统脐带还纳术中的肛管，把导尿管剪至子宫探针的长度，可将导尿管侧孔适当扩大到足以通过粗棉绳。②子宫探针。③粗棉绳取代传统脐带还纳术中棉纱条。操作方法：取胸膝卧位或骨盆臀高位，脐带脱垂处取高位，用粗棉线在脐带脱垂的远端套系成一个约5cm直径的棉线环，探针穿入尿管至侧孔处，把棉线环套入探针后，将探针顶在导尿管顶端。稍推开先露，在一手食指和中指的引导下，将导尿管送入宫腔，至宫口无脐带，并保证脐带不受胎先露挤压，争取在宫缩间歇时完成。待胎心恢复，取出探针，其余部分暂保留于宫腔，助手下推宫底，促使先露下降堵塞宫口，以免脐带再度脱垂，当经阴道或剖宫产娩出胎儿后取出导尿管。此法较以往脐带还纳术成功率高，可将脐带送到有效深度，将变形的塑料导尿管及棉线保留于宫腔，既不妨碍先露下降，又不会因肛管过粗留置后造成空隙过大而引起脐带再度脱垂，同时又可避免取导尿管造成脐带再次脱垂和不必要的操作导致延误抢救时机。操作中应注意以下几点：①采取适当的体位，以避免脐带在操作中受压。②可将脱出阴道内的脐带稍向外拉，使脱出脐带的远端近阴道口处，以方便操作，可缩短操作时间。③操作时可在多普勒或B超监护下进行。④一旦还纳成功，应尽早剖宫产。

三、治疗方案

根据 Llsta 等的统计，与产科干预有关的脐带脱垂情况有所增加，可达 40% 左右。产科的干预包括：①人工破膜，尤其是先露高浮的情况下。②水囊等引产。③外倒转术。④促宫颈成熟。⑤旋转胎头。⑥羊水灌注。⑦胎儿头皮电吸的应用等。

虽脐带脱垂很大部分与产科的干预措施有关，但正确的产科干预措施并不增加脐带脱垂的发生率。故采取有效的预防措施及积极的处理是必要的。

（1）孕妇有高危因素如对胎位异常，先露高浮的孕妇提前 1～2 周入院，注意数胎动，嘱破膜后立即平卧；减少不必要的肛查与阴道检查；如多胎妊娠、臀位可适当放宽剖宫产指征。

（2）产程中加强监护，全程的胎心监护对有高危因素或经产科干预的孕妇是很有效的监测手段，它可以及时发现胎心异常、及时做阴道检查。胎心监护的可变减速是一个信号，可缩短诊断的时间。

（3）掌握人工破膜指征及方法。破膜前尽可能摒除脐带先露的存在，在宫缩间隙期行高位、小孔破膜。

（4）B 超发现隐性脐带脱垂，胎儿已成熟可行剖宫产。

（5）对有症状者酌情给以吸氧、静脉注射三联（50% 葡萄糖、维生素 C、尼可刹米）、5% 碳酸氢钠、阿托品、哌甲酯，提高胎儿缺氧的耐受能力。

（6）产程中隐性脐带脱垂而胎心尚存者。宫口开全、先露不高，可行阴道助产；臀位行臀牵引术；宫口开大 8cm 以下且估计胎儿娩出后能存活者则尽快行剖宫产术。

（7）显性脐带脱垂，胎心尚存宫口开全、先露不高者，可行阴道助产；臀位行臀牵引术；宫口未开全的孕妇，取头低臀高位或胸膝卧位，由助手用手经阴道上推先露；吸氧；膀胱内注入 500～750ml 等渗盐水；脱出阴道的脐带轻轻还纳入阴道，避免冷刺激。局麻下行剖宫产。关于脐带脱垂时对胎儿情况的判断，除了手摸脐带搏动、听诊器或超声多普勒听胎心外，有条件者还可用 B 超检查显示胎心率。有报道 2 例患者用前述方法已听不到胎心，而 B 超诊断胎心 50～80 次/min，剖宫产后胎儿存活。故胎心到底是多少次以上应该行剖宫产抢救胎儿，尚没有定论。应根据胎心率、胎儿的成熟度、孕妇的切盼程度以及产科的抢救能力来综合考虑。

（8）预防产后出血及感染。产后及时按摩子宫，促使其收缩，常规宫体注射缩宫素 20U；检查胎盘是否完整、有无宫腔残留，软产道有无损伤及有无异常出血等情况，及时对症处理；分娩后保持会阴部清洁，聚维酮碘（碘附）每天 2 次，常规擦洗外阴，有会阴侧切口者，应嘱其取健侧卧位，并应用抗生素，防止恶露污染伤口引起感染。

（9）胎儿存活，宫口未开全又无剖宫产条件，可行脐带还纳术。术者手托脐带进入阴道，手指将先露向上推，助手腹部向上推胎体并要求产妇张口深呼吸，吸氧气同时，还纳脐带从近端开始单方向旋转，争取在宫缩间歇时迅速完成，脐带处于先露之上越高效果越好，待宫缩后将手慢慢退出，直至先露部固定，但还纳术有一定的困难，常边送边滑脱。另外，因脐带受刺激，脐血管收缩加重胎儿缺氧情况，常在还纳的过程中胎儿脐带搏动停止。可试行改良脐带还纳术。同时加强围生期保健，做好定期的产前检查，增强孕产妇自我保健意识，提高整个社会人群卫生保健素质，也是预防脐带脱垂，降低围产儿病死率的关键。

（龚水萍）

第四节　胎儿窘迫

一、概述

胎儿窘迫（fetal distress）是指胎儿在子宫内因急性或慢性缺氧和酸中毒危及其健康和生命的综合征，严重者可遗留神经系统后遗症或发生胎死宫内。发病率为2.7%～38.5%。胎儿窘迫分为两种类型：急性胎儿窘迫多发生在分娩期；慢性胎儿窘迫常发生在妊娠晚期，在临产后往往表现为急性胎儿窘迫。母-胎间血氧运输及交换障碍或脐带血液循环障碍，可引起胎儿急性缺氧，如缩宫素使用不当，造成过强及不协调宫缩，宫内压长时间超过母血进入绒毛间隙的平均动脉压；前置胎盘、胎盘早剥；脐带异常，如脐带绕颈、脐带真结、脐带扭转、脐带脱垂、脐带血肿、脐带过长或过短、脐带附着于胎膜；母体严重血液循环障碍致胎盘灌注急剧减少，如各种原因导致休克等；孕妇应用麻醉药及镇静剂过量，抑制呼吸。引起胎儿慢性缺氧的因素，如母体血液含氧量不足，合并先天性心脏病或伴心功能不全，肺部感染，慢性肺功能不全，哮喘反复发作及重度贫血等；子宫胎盘血管硬化、狭窄、梗死，使绒毛间隙血液灌注不足，如妊娠期高血压疾病、妊娠合并慢性高血压、慢性肾炎、糖尿病、过期妊娠等；胎儿严重的心血管疾病、呼吸系统疾病，胎儿畸形，母儿血型不合，胎儿宫内感染、颅内出血及颅脑损伤致胎儿运输及利用氧能力下降等。

二、诊断

胎儿窘迫的主要临床表现为胎心率异常、羊水粪染及胎动减少或消失。因此，诊断胎儿窘迫不能单凭1次胎心听诊的结果，应综合其他因素一并考虑。

（一）急性胎儿窘迫

1. 胎心率异常　胎心率变化是急性胎儿窘迫的一个重要征象。正常胎心率为120～160次/min，缺氧早期，胎心率于无宫缩时加快，>160次/min；缺氧严重时胎心率<120次/min。若行胎儿电子监护可出现多发晚期减速、重度变异减速。胎心率<100次/min，基线变异<5次/min，伴频繁晚期减速提示胎儿缺氧严重，可随时胎死宫内。

2. 羊水胎粪污染　根据程度不同，羊水污染分3度：Ⅰ度浅绿色，常见胎儿慢性缺氧。Ⅱ度深绿色或黄绿色，提示胎儿急性缺氧。Ⅲ度呈棕黄色，稠厚，提示胎儿缺氧严重。当胎先露部固定，当胎心率<100次/min而羊水清时，应在无菌条件下，于宫缩间歇期，稍向上推胎先露部，观察后羊水性状。

3. 胎动异常　缺氧初期为胎动频繁，继而减弱及次数减少，进而消失。

4. 酸中毒　采集胎儿头皮血进行血气分析，若pH<7.2，PO_2<10mmHg，PCO_2>60mmHg，可诊断为胎儿酸中毒。

（二）慢性胎儿窘迫

1. 胎动减少或消失　胎动<10/12h为胎动减少，为胎儿缺氧的重要表现之一，临床上常见胎动消失24小时胎心消失，应予警惕。监测胎动的方法：嘱孕妇每日早、中、晚自行计数胎动各1小时，3小时胎动之和乘以4得到12小时的胎动计数。胎动过频或胎动减少

均为胎儿缺氧征象，每日监测胎动可预测胎儿安危。

2. 胎儿电子监护异常　胎儿缺氧时胎心率可出现以下异常情况。①NST 无反应型：即持续监护 20 分钟，胎动时胎心率加速≤15 次/min，持续时间≤15 秒。②在无胎动与宫缩时，胎心率＞180 次/min 或＜120 次/min 持续 10 分钟以上。③基线变异频率＜5 次/min。④OCT 可见频繁重度变异减速或晚期减速。

3. 胎儿生物物理评分低　根据 B 型超声监测胎动、胎儿呼吸运动胎儿肌张力、羊水量及胎儿电子监护 NST 结果进行综合评分（每项 2 分）：≤3 分提示胎儿窘迫，4～7 分为胎儿可疑缺氧。

4. 胎盘功能低下　24 小时尿雌三醇值（E_3）＜10mg 或连续监测减少＞30%，尿雌激素/肌酐比值＜10；妊娠特异 β_1 糖蛋白（SP1）＜100mg/L；胎盘生乳素＜4mg/L，均提示胎盘功能不良。

5. 羊水胎粪污染　通过羊膜镜检查可见羊水呈浅绿色、深绿色及棕黄色。

6. 脐动脉多普勒血流　搏动指数（PI）和阻力指数（RI）可以了解胎盘阻力高低，间接推测胎儿有无宫内缺氧。有关脐动脉收缩期与舒张期血流速度比值（S/D 或 A/B）的下降幅度或正常的切点报道也不一致：第三军医大学大坪医院足月妊娠以 S/D 为 2.3 为预警指标。上海瑞金医院的标准是 36～40 周 S/D 为 1.7～3，平均 2.5 左右，一般认为 30～32 周以后 S/D＜3。但当 B—O 或出现逆流意味着胎儿严重缺氧，有胎死宫内的可能。

三、治疗纵观

胎儿对宫内缺氧有一定的代偿能力。轻、中度或一过性缺氧，不产生严重代谢障碍和器官损害，而长时间中度缺氧则可引起严重并发症。

（一）心血管系统的变化

由于二氧化碳蓄积及呼吸性酸中毒，使交感神经兴奋，肾上腺儿茶酚胺及肾上腺素分泌增多，致血压升高、心率加快及血液重新分布：心、脑、肾上腺血管扩张，血流量增加，其他器官血管收缩，血流量减少。重度缺氧时，转为迷走神经兴奋，心功能失代偿，心率由快变慢。无氧糖酵解增加，丙酮酸及乳酸堆积，胎儿血 pH 值下降，出现混合性酸中毒。

（二）消化系统的变化

缺氧使肠蠕动亢进，肛门括约肌松弛，胎粪排出污染羊水，呼吸运动加深，羊水吸入，出生后可出现新生儿吸入性肺炎。

（三）中枢神经系统

由于妊娠期慢性缺氧，使胎儿生长受限，分娩期急性缺氧可发生缺血缺氧性脑病及脑瘫等终生残疾。

（四）泌尿系统的变化

缺氧使肾血管收缩，血流量减少，胎儿尿形成减少而致羊水量减少。

由此看来，胎儿窘迫的基本病理是缺血缺氧引起的一系列变化。胎儿在宫内慢性乏氧或缺氧初期，由于胎儿对缺氧有一定耐受力，通过低氧消耗、血液供应的重新分布及利用无氧糖酵解作为能量来源尚有一定代偿能力。但若缺氧时间长，胎儿一旦对缺氧失去代偿能力，则会对胎儿器官特别是心血管系统和中枢神经系统的功能产生影响，不但直接威胁胎儿在宫内的生命，还可造成出生后新生儿窒息及出生后永久性的神经损伤后遗症。因此胎儿宫内窘迫的出现表明胎儿处于危急状态，应进行紧急处理，当然最重要的措施在于早针对胎儿宫内窘迫的病因预防或早期治疗，以降低围产儿的患病率及死亡率。

胎儿氧供应来自母体血液循环，胎儿与母体间气体交换与运输对胎儿宫内健康生长与安危至关重要。妊娠晚期近足月时母体从子宫动脉流向胎盘的血流量为500～700ml/min，氧分压为12.7kPa（95mmHg），流到绒毛间隙的血流量为400～500ml/min，氧分压为5.5kPa（400mmHg）；绒毛内胎儿毛细血管血流量为300～400ml/min，而氧分压为2.67kPa（21mmHg）。胎儿与母体间血氧与二氧化碳交换是通过单纯弥散方式按浓度与压力梯度原理进行，即物质在生物膜两侧交换时，从浓度高或压力高侧向低处弥散。因此胎儿与母体间气体交换系通过血管内皮细胞及绒毛细胞膜，由母侧血中氧分压12.7kPa先直接流向绒毛间隙，因其为混合血，PO_2 降至5.33kPa，再弥散至胎血中，PO_2 为2.67kPa的低侧。母体中 PO_2 越高，绒毛面积越大，绒毛合体细胞膜越薄，则单位时间内母体向胎儿运送的 O_2 越多。母体的供氧，胎儿的输氧与胎儿的用氧三者问是密切相关的，三者中任何一方出现障碍，均可造成胎儿在宫内缺氧而出现胎儿窘迫。

临产后，胎儿宫内窘迫一般应用5%碳酸氢钠静推来缓解缺氧状况，但效果不理想，不能有效中断胎儿体内的无氧酵解。注射用内给氧（注射用碳酸酰胺过氧化氢）是一种白色结晶或结晶性粉末，易溶于水，遇强氧化剂或还原剂可分解，注入人体后，能分解出过氧化氢，然后再经过氧化氢酶催化释放出氧。氧可直接与血红蛋白结合，进入细胞膜和线粒体内，从而提高氧分压和血氧饱和度，缓解缺氧状态。碳酸酰胺则通过肾脏以原形排出体外。胎儿宫内窘迫根本原因为脐血氧供不足，造成胎儿宫内缺氧所致酸血症，鼻部吸氧使母体内血红蛋白结合氧增加与胎盘交换增多，但交换能力有限。内给氧直接通过血液进入胎儿体内，分解出过氧化氢再经过过氧化氢酶催化释放出氧，氧直接与血红蛋白结合，进入细胞膜和线粒体内，从而提高氧分压，缓解缺氧状态，使胎儿缺氧得到改善。改善胎儿缺氧症状后，应尽快查明发生胎儿宫内窘迫的病因所在，如脐带绕颈，产道、产力异常等，要及时、恰当地给予处理，以保证胎儿安全和降低新生儿并发症。

围产儿死亡中30%～50%与胎儿宫内窘迫有关，窘迫时间长、程度重者，可产生神经系统的各种后遗症，甚至直接威胁胎儿生命。因此，胎儿宫内窘迫的治疗是产科医师应该非常重视的问题。急性胎儿宫内窘迫主要的病理生理特点是，母血含氧量降低，或胎盘循环受阻，导致胎盘气体交换障碍、供氧不足而产生酸中毒，引起胎儿体内二氧化碳积聚。临床常见于滞产、子宫收缩过程及脐带过短、绕颈以及其他的胎盘老化、梗死等情况。现已确认，胎儿宫内窘迫的传统治疗方法，即应用高糖及呼吸兴奋剂可加重缺氧，而葡萄糖无氧代谢时及应用维生素C可加重酸中毒，目前已多不主张应用。氨茶碱是组织磷酸二酯酶抑制剂。动物试验表明，氨茶碱能使子宫胎盘血流量增加21%～45%，抑制子宫收缩，降低宫腔压力，从而缓解宫缩过强、脐带因素引起的缺氧状况。有文献报道对胎儿宫内发育迟缓（IU－GR）的产妇给予氨茶碱后，用超声多普勒技术测定发现子宫动脉血流增加。对活跃期子宫收缩过程中因催产素使用不当导致胎儿宫内窘迫的产妇，氨茶碱有较好的治疗效果，这可能与扩张子宫血管、降低子宫压力、增加子宫胎盘血流量有关。氨茶碱还可提高母儿间氨基酸的转运能力，增加胎儿肝和胎盘的环磷酸腺苷（cAMP）含量，可导致肺表面活性物质产生，这有助于增强胎儿对缺氧的耐受性，提高抗病力。氨茶碱可提高cAMP含量，而

cAMP 可稳定平滑肌细胞膜电位，松弛平滑肌，并能抑制肥大细胞释放过敏性物质，使支气管扩张、黏膜水肿减轻，这有利于新生儿的复苏；氨茶碱具有心脏兴奋作用，可使心肌收缩力增强，心率明显增加，血二氧化碳水平明显下降，从而使 FHR 恢复。地塞米松通过胎盘进入胎肺诱导磷酸胆碱转换酶的合成，使羊水中卵磷脂/鞘磷脂比值加速上升，降低新生儿呼吸窘迫综合征的发生率。此外，地塞米松具有抗氧化、稳定溶酶体膜的作用，可维持小血管的紧张，并降低其通透性，恢复血脑屏障的功能，减轻脑水肿，这就大大降低了由于胎儿宫内缺氧引起脑及脑膜充血、水肿、出血的可能。氨茶碱与地塞米松联用治疗急性胎儿宫内窘迫，能提高胎儿对急性缺氧的耐受性，促进胎肺成熟，改善宫内循环状态和胎肺呼吸运动，从而纠正胎儿缺血状况缺氧。两药协同作用，还可减少胎儿在异常的呼吸动作下误吸羊水、胎粪而引起吸入性肺炎的可能；尤其是在严重胎儿宫内窘迫状态下需即刻行剖宫产结束分娩时，为宫内复苏抢救胎儿赢得了时间。因此，氨茶碱、地塞米松联用是一种有效的治疗急性胎儿宫内窘迫的方法。在应用中应注意氨茶碱需稀释后静脉缓慢注射，以避免恶心、呕吐、心动过速等不良反应。

胎儿宫内窘迫不论何种原因所致，就病理生理而言均为胎儿缺氧过程。沙丁胺醇兴奋 β_2 受体，能激活细胞膜上的腺菌酸环化酶，使 ATP 转化为环磷腺苷，调节钾、钠、钙等离子交换，降低钙离子水平以及肌液蛋白链激酶含量，抑制肌液蛋白磷酸化，使血管平滑肌松弛，动脉血管扩张，子宫胎盘血流量增加，因而致血压下降，脉压增大，改善宫内供氧环境，从而改善胎儿缺氧状况。所以，沙丁胺醇适用于急慢性胎儿缺氧的宫内复苏治疗，但不宜用于严重的胎儿宫内窘迫。对用沙丁胺醇后 3～4 小时不能分娩者，应立即采取剖宫产等，尽快结束分娩。有资料显示，沙丁胺醇与三联加地塞米松联用对比，在胎心率转归、降低剖宫产和阴道手术助产及新生儿窒息率方面，前者具有明显优越性。沙丁胺醇的抑制宫缩、扩张血管的作用不影响产后出血。沙丁胺醇偶有发生心动过速者，故合并心脏病者慎用。

另外，纳洛酮系阿片受体拮抗剂，可拮抗中枢神经系统和其他组织内源性阿片样物质内啡肽逆转，这些物质有抑制中枢神经系统的作用。纳洛酮 5mg/kg 可拮抗哌替啶引起的呼吸抑制，具有逆转中枢神经系统被抑制的作用。主要机制是纳洛酮直接作用于神经细胞，稳定细胞膜对钙离子的通透性，改善胎儿颅内缺氧状态，且对心血管及呼吸无抑制，起到了抗休克作用。胎儿缺氧可引起宫内窒息，吸入羊水或胎粪并致脑组织损害，造成永久性神经性后遗症。此药可提高患儿对缺氧的耐受力，减轻大脑皮层水肿对中枢呼吸的抑制，适用于分娩前和术前，抢救产后新生儿窒息成功率亦较高。治疗剂量的纳洛酮对母体很少有毒性作用，对胎心和新生儿的影响很小，一般情况下用 0.4mg 即可。如效果欠佳，可重复应用 0.4mg。临床实验表明，纳洛酮不但对胎心和新生儿无不良反应，而且疗效明显，作用迅速、方便，有助于治疗产时胎儿窘迫和促进胎儿宫内复苏。

胎儿窘迫后缺氧缺血常引起胎儿脏器功能损害，特别是缺氧缺血性脑病，临床和动物实验研究，发现其机制主要有：酸中毒，高能磷酸耗竭，ATP 酶依赖钙泵失活，膜离子转运停止，神经元发生去极化，细胞内钙超载，兴奋性氨基酸释出，氧自由基积聚，炎症因子释出，这些因素可直接使细胞受损、坏死，也可通过凋亡基因表达，导致迟发性细胞死亡。在动物实验中发现许多细胞保护剂具有较好的脑保护作用。用多种细胞保护剂联合治疗胎儿窘迫具有协同作用，能阻断发病后细胞损伤连锁反应。含镁能量合剂，能改善心脑循环，扩张子宫动脉及脐血管，解除胎盘绒毛表面血管痉挛，增加胎盘绒毛膜板氧合血流量，镁同时有抗钙离子、抗兴奋性氨基酸作用。ATP 和 CoA 作为细胞活化剂也被临床广泛应用，脑缺血启动过程首先是 ATP 耗竭，有人监测，在缺血后 10 分钟 ATP 由 2.2mmol/kg 降至 0.1mmol/kg，ATP 不仅直接供给能量，它还具有类似发动机的引火作用；通过环磷腺苷而增加磷酸化酶的活性，增加氧的氧化，生成更多的 ATP。CoA 作为一种辅酶参与磷脂的生物合成。胞磷胆碱作为胆碱的活化剂形成在卵磷脂的生物合成中起关键作用，它具有稳定细胞膜的作用。醋谷胺在抗兴奋性氨基酸过程中起介质作用。尼莫地平是钙通道拮抗剂，能阻断病理情况下的钙离子过度内流造成的细胞损害。另一个功能，能选择性阻断病理状态下的钙离子通道，降低钙离子向血管壁平滑肌细胞内转移，减轻血管痉挛，改善心、脑、肺、胎盘血液循环，从而起到防治胎儿窘迫脑损伤的作用，但对血压偏低孕妇不能盲目应用尼莫地平，以防低血压。甘露醇静脉滴注，它具有清除羟自由基、抑制脂质过氧化的作用，从而减轻了自由基所诱发的脑水肿，防止缺氧脑组织不可逆性损伤，甘露醇还可改善心脑循环，使神经细胞得以改善。地塞米松、维生素 E、维生素 C 为自由基清除剂，起协同作用。故多种细胞保护剂联合治疗胎儿窘迫疗效明显。

胎儿窘迫是孕期和产期的一种严重并发症，若不及时治疗，有可能导致胎死宫内。常压下吸氧对改善胎儿窘迫的效果并不令人满意。对孕期确诊为胎儿窘迫的孕妇进行高压氧（HBO）治疗，以促进胎儿在宫内正常发育，对争取新生儿存活、减少近期并发症和远期后遗症，提高生存质量和民族健康素质都有积极的意义。胎儿能获取充分的氧气供给取决于以下五个环节：母血含量充足；子宫血液循环良好；胎盘绒毛交换功能健全；胎儿脐带血液循环通畅；胎儿血液循环功能正常。凡引起上述环节中任何一个环节失常的突发因素，均可导致胎儿窘迫。HBO 能迅速提高血氧分压、血氧张力，增加氧含量及组织中的氧储备，舱压每提高 1 个标准大气压，吸入氧的氧分压即比常压下吸氧时提高 0.1MPa，由于压强的增加，气体的密度亦成正比增加，HBO 下吸入高分压、高密度的氧，形成了肺泡气—血液氧的高压力梯度，因而氧向血液内弥散的速度、距离、量与常压下吸氧时比有明显的增加。在常压下氧的有效弥散半径为 30μm，而在 3TAT 氧下，可达 100μm，在常压下吸氧，血氧张力达 600mmHg，而在 2.5～3TAT 下吸氧，血氧张力可升至 1770～2140mmHg，物理溶解氧量比常压下高 17～20 倍，能向组织和细胞提供充足的氧，从而改善子宫血液供应和血流迟滞，同时改善胎盘的供养及功能。换言之，只要上述五个环节中任何一环节的功能仅存正常的 1/17～1/20，在 HBO 下均能得以补偿，这是常压氧无法达到的。跟踪随访出生 5 个月～3 岁的婴幼儿，眼底检查未发现晶状体后纤维增生，小儿生长发育情况良好。因此，HBO 治疗胎儿窘迫，有利于妊娠顺利进行，是安全、有效的，且无不良反应，可作为孕期胎儿窘迫首选的辅助治疗措施。

脐带因素致胎儿窘迫在围产儿死亡中占很大比重，脐带异常是孕妇中常见的病理妊娠。当脐带因素致胎儿宫内窘迫时对新生儿危害极大，如处理不及时，可导致新生儿死亡。脐带一端连接胎儿，另一端附着于胎盘，通过胎盘与母体相连，以进行营养和代谢物质交换，脐带异常直接影响胎儿的生长、发育和预后。无论是脐带过短、缠绕及打结均在临产后，由于胎儿下降时牵拉脐带血管过度延伸变窄，血流受阻，致胎儿血液循环减少，胎儿缺氧窒息。脐带因素所致胎儿窘迫常发生于临产后，多为急性胎儿窘迫，胎心监护图上表现为心率异常或变异减速。脐带受压引起的典型变异减速波形特点如下：先是脐静脉受压使胎儿血容量减少，通过压力感受器调节使胎心在减速前可有一短暂加速，随后当动脉受压，通过压力及化学感受器双重调节产生胎心减速。当脐带压力缓解时，又是脐静脉梗阻解除滞后于脐动脉，产生一个恢复胎心基线前的又 1 次加速，重度变异减速胎心减速最低可≤70 次/min，持续≥60 秒，其他不典型的变异减速可表现为减速与宫缩无固定联系，变异波形不定，可表现为 W 型、A 型、U 型等，可发生延长减速（超过 60 ~ 90 秒，但≤15 分钟的减速），如脐带脱垂时，后两种情况可导致胎死宫内，应积极处理。因此，在妊娠晚期及临产后都应仔细观察胎心变化，当发现胎心异常或头先露有黏稠胎粪尚有 30 分钟缓冲期，如在 15 分钟内结束分娩，则新生儿病死率 0.5%，如持续 30 分钟以上可高达 11%，如同时有上述两种异常情况，新生儿病死率可达 50%。因此，应抓住时机果断处理。当发现胎儿宫内窘迫，应仔细检查，如宫口已开全，确能经阴道分娩，应立即侧切胎吸或产钳助产分娩。如不能经阴道分娩或宫口未开全，应立即剖宫产结束分娩。同时做好抢救新生儿准备，并应有儿科医师共同协作，才能使出生窒息的新生儿抢救成功。如在临产前发现脐带较重异常，则处理起来有足够时间。因此，利用彩超及脐血流图进行产前检查脐带情况是很有必要的。

不同职业的孕妇胎儿窘迫的发生率有很大差别，首先工人和农民孕妇劳动强度大，子宫肌张力紧张，增加子宫肌层间血管的外阻力，子宫胎盘血运受阻，故易引起胎儿缺氧，由于含氧量不足，特别是临产时，宫内缺氧加重引起一系列临床症状。其次，体力劳动者产程相对较短，子宫收缩较强，过频、过强的宫缩，胎盘血流停止时间较长，胎盘中氧的交换受到影响，而造成胎儿窘迫。因此，应该积极提倡产前休息，最好从预产期前 2 周开始休息。

胎儿宫内窘迫是指以胎儿胎盘系统的呼吸循环功能不全为主的一组综合征。护理胎儿宫内窘迫对减少围产儿死亡，改善预后，优生优育具有重要意义。因此，应做好胎儿窘迫的防治。

1. 胎儿宫内窘迫　应针对病因、孕周、胎儿成熟度和窘迫的严重程度进行处理。

2. 胎动计数　孕妇于 28 周开始自数胎动，于每日早、中、晚固定时间各测 1h/次胎动，将胎动数相加乘 4 即得出 12 小时的胎动数。胎动数 > 30/12h 为正常，< 20/12h 为异常，<10/12h 提示胎儿已明显缺氧，若胎动继续减少至消失，胎心也将在 24 小时内消失。应及时就诊，以免贻误抢救时机，胎动过缓往往是胎动消失的前驱症状。

3. 掌握听胎心的方法　每日定时听胎心并记录，正常指导孕妇左侧卧位，改善胎盘血流灌注。

4. 孕妇配合　用通俗易懂的语言向高危孕妇讲解有关妊娠并发症与发生胎儿窘迫的因果关系，使她们对自身疾病有正确认识，能够积极配合治疗和护理，同时高危孕妇应每日吸氧 3 次，每次 30 分钟，增加母血氧饱和度含量，减轻因疾病所引起的胎儿宫内窘迫慢性缺氧。

胎儿宫内窘迫的护理包括。

1. 慢性宫内窘迫的护理　①吸氧改善胎儿氧供。②定期做产前检查者，估计胎儿情况尚可，立即抑制宫缩改善胎盘循环，延长孕周数。③胎儿宫内窘迫情况难以改善，接近足月，估计在娩出后胎儿生存可能性极大者，可立即剖宫产。④距离足月妊娠较远，胎儿娩出后生存可能性较小，则可将情况向家属说明，尽量保守治疗，以延长孕周数。

2. 急性胎儿窘迫的护理　①宫口开全，胎儿先露部已达坐骨棘平面以下 3cm 者应尽快助产经阴道娩出胎儿。②宫颈尚未完全扩张，胎儿窘迫情况不严重可吸氧，同时左侧卧位观察 10 分钟，若胎心率变为正常，可继续观察。③如果催产素使用不当引起子宫收缩过强，出现胎心音异常时，应立即调慢滴速，减少进量或停止滴注。如果子宫呈强直性收缩，遵医嘱使用镇静剂，抑制宫缩恢复绒毛间隙及脐血流量，改善胎儿血氧的供应。④静脉滴注葡萄糖盐水及维生素C，增加母血容量，提高糖的储备，补充钠盐，补充产时消耗，同时防止毛细血管通透性增加，降低胎儿颅内出血的可能。⑤在处理过程中，护理人员要保持镇静，措施果断，技术熟练，仔细观察羊水情况，勤听胎心，及时准确地发现胎儿窘迫，为医师提供第一手资料，以便做出最恰当的处理，降低新生儿窒息率和产妇的剖宫产率。值得注意的是，及时终止妊娠是对胎儿窘迫的最好防治。

四、治疗方案

（一）治疗原则

胎儿窘迫的治疗原则：根据胎儿窘迫的病理生理变化，必须抓住以下三个方面去治疗胎儿窘迫。

（1）提高胎儿大脑及其他重要器官对缺氧的耐受性和稳定性。

（2）消除窘迫时对胎儿造成的脑及其他重要器官的功能障碍。

（3）尽快消除母体对胎儿的不良影响因素或使胎儿尽快脱离其有不良影响因素的母体。

（二）治疗措施

1. 急性胎儿窘迫　应采取果断措施，改善胎儿缺氧状态。

（1）一般处理：左侧卧位。应用面罩或鼻导管给氧，10L/min，吸氧30分钟/次，间隔5分钟。纠正脱水、酸中毒及电解质紊乱。

（2）病因治疗：如缩宫素使用不当致宫缩过强、不协调宫缩，应立即停用缩宫素，口服宫缩抑制剂沙丁胺醇2.4～4.8mg，每日3次，哌替啶100mg肌肉注射，也可用硫酸镁肌肉注射或静脉滴注抑制宫缩。如羊水过少（AFV <2cm）脐带受压，可经腹羊膜腔输液，将250ml生理盐水或乳酸钠林格注射液缓慢注入羊膜腔内，5～10ml/min。AFV维持8～10cm。

（3）尽快终止妊娠：

1）宫口未开全：应立即行剖宫产的指征有如下。①胎心率 < 120次/min或 > 180次/min，伴羊水污染Ⅱ度。②羊水污染Ⅲ度，伴羊水过少。③胎儿电子监护CST或OCT出现频繁晚期减速或重度变异减速。④胎儿头皮血pH <7.20。

2）宫口开全：骨盆各径线正常，胎头双顶径已达坐骨棘平面以下者，应尽快经阴道助娩。

无论阴道分娩或剖宫产均需做好新生儿窒息抢救准备。

2. 慢性胎儿窘迫　应针对病因，视孕周、胎儿成熟度及胎儿窘迫程度决定处理。

（1）一般处理：左侧卧位休息。定时吸氧，每日2～3次，每次30分钟。积极治疗妊娠并发症。

（2）期待疗法：孕周小，估计胎儿娩出后存活可能性小，尽量保守治疗以期延长胎龄，同时促胎肺成熟，争取胎儿成熟后终止妊娠。

（3）终止妊娠：妊娠近足月，胎动减少，OCT出现频繁的晚期减速、重度变异减速或胎儿生物物理评分 <3分者，均应以剖宫产终止妊娠为宜。

在救治急性胎儿窘迫时尚应避免不合理的措施，即传统三联（50% GS 40ml、维生素C

0.5g、尼可刹米 0.375g）疗法。因为，胎儿在缺氧状态下葡萄糖无氧酵解后生成的 ATP 很少，却产生过多的丙酮酸，因不能进入三羧酸循环而堆积肝内，且部分转变成乳酸，发生代谢性酸中毒。高渗糖的使用目的在于补充能量，但使无氧酵解增加，乳酸生成增多，加重代谢性酸血症的病情；呼吸兴奋剂的使用促使胎儿深呼吸，与此同时，可能会吸入更多的羊水，而已发生胎儿窘迫的羊水多伴胎粪污染、变浑浊，此羊水吸入到下呼吸道诱发 MAS。另外，用碳酸氢钠静滴，对产程长进食少，恶心呕吐严重，肠胀气明显者，能起到纠正酸中毒及电解质功能紊乱作用。国内专家认为胎儿酸中毒是母体的反映，给母体碱性药物可改善胎儿酸中毒。但由于碳酸氢钠通过胎盘速度缓慢，因而对急性缺氧的缓解不起很大作用。现多主张羊膜腔内给药，达到快速纠酸作用。

发生胎儿宫内窘迫时产科医师应当机立断进行有效的宫内复苏。

1. 注射用内给氧治疗方案　注射用内给氧又名碳酸酰胺过氧化氢，其化学式为：$CO(NH_2)_2 \cdot H_2O_2$，它是在双氧水的基础上衍化过来的，是一种强氧化剂，对人体组织无损害无刺激。注射用内给氧 1g（内含 H_2O_2 0.3g）+10% 葡萄糖 250ml 静脉滴注，先快后慢（即快速滴注后胎心转好，后慢速维持，直至胎儿娩出）。但内给氧制剂仅能缓解、改善胎儿缺氧症状，不能解决病因问题，如胎盘早剥，脐带脱垂，产道、产力异常等。因此，胎儿缺氧症状改善后，应尽快查明病因，给予及时、恰当的处理，以保胎儿安全。

2. 氨茶碱与地塞米松联用治疗方案　地塞米松 5mg，立即静脉推注，再用 25% 葡萄糖 20ml 加氨茶碱 0.25g 静脉缓注（氨茶碱静推时间≥5 分钟）。氨茶碱可引起个别患者恶心、呕吐、心动过速、烦躁等不良反应。但只要推注缓慢，这些不良反应可以避免。

3. 沙丁胺醇治疗方案　沙丁胺醇喷雾吸入，0.1~0.2mg，30 分钟后含服 4.8mg，个别产妇不能在 4 小时内结束分娩者再服 2.4mg。沙丁胺醇不良反应小，偶发用药后心动过速，对合并心脏病及甲亢的孕妇应慎用；同时，注意防止产程延长及产后出血。

4. 多种细胞保护剂联合治疗方案　建立两路静脉通道，一路静脉缓慢推注地塞米松 10mg，继续给予 20% 甘露醇 150ml 静脉滴注，另一路予 10% 葡萄糖液 250ml 加 25% 硫酸镁 20ml、ATP 40mg、CoA 200U、维生素 C 2g、胞磷胆碱 0.5g、醋谷胺 0.5g，静脉滴注，同时根据血压口服尼莫地平 10~20mg、维生素 E 0.2g。

5. 纳洛酮治疗方案　静推纳洛酮 0.4mg，30~120 分钟重复 1 次。

6. 高压氧治疗方案　采用 YYCl8D-8 型空气加压舱，治疗压力 0.16MPa（1.6ATA），升压 10 分钟，面罩吸纯氧 30 分钟，匀速减压 10~15 分钟，全程 50~60 分钟，每日 1 次，共 2~10 次，同时记录孕妇的自觉症状。

1998 年 ACOG 提出的建议包括以下几点。

1. 改变孕妇体位　可缓解脐带受压，并可纠正仰卧位低血压；通过电子胎心监护仪，观察侧卧位后胎心率图形改变，以调整孕妇保持最合适的体位，并不仅限于左侧卧位。

2. 停止缩宫素的使用并缓解过强的宫缩　从而改善子宫胎盘血流灌注量。即使在等待剖宫产时，有条件者也应给予子宫松弛剂，如单次静脉慢推硫酸镁 4g 或静脉用利托君（ritodrine）；也可皮下或静脉单次注射特布他林（terbutaline）0.25mg。后两种药物不宜用于糖代谢异常孕妇。

3. 阴道检查　排除脐带脱垂等病因。

4. 纠正低血压　可适当给予升压药物，纠正因使用麻醉镇痛药物所致的低血压。

5. 通知麻醉师和助产士　做好紧急分娩的准备工作。

6. 注意胎心变化　可用电子胎心监护仪连续监护，也可间断听诊。在手术室，腹部皮肤消毒前，应始终注意胎心变化。

7. 通知新生儿科医师　请有经验的新生儿科医师到分娩现场，准备复苏的药品和器械。

8. 吸氧　给孕妇吸氧，最好采用高流量纯氧、面罩法间断给氧。

（龚水萍）

第五节　产后出血

一、概述

产后出血（postpartum hemorrhage）是指胎儿娩出后生殖道出血超过500ml（阴道分娩中），早期产后出血发生在产后24小时内，晚期产后出血发生在产后24小时后到产后6周内。出血可能发生在胎盘娩出前、娩出时及娩出后。事实上，在没有并发症的阴道分娩中准确测量平均出血量为600～700ml，而阴道助产和剖宫产可达1000～1500ml。对产后出血量的估计通常存在低估。不论是在发达国家还是发展中国家产后出血都是引起孕产妇死亡的重要原因，特别是在非洲和亚洲的发展中国家，常是孕产妇死亡原因的第一位。产后出血在世界范围内的发生率是10.5%，每年引起13.2万名产妇死亡，产后出血的死亡率为1%。在我国产后出血近年来一直是引起孕产妇死亡的第一位原因，特别是在边远落后地区产后出血引起的死亡占到50%以上。降低孕产妇死亡率，减少和有效处理产后出血至关重要。

二、诊断

在阴道分娩时，胎儿娩出后，生殖道出血超过500ml，在剖宫产时，胎儿娩出后出血超过1000ml应诊断为产后出血。这种传统的定义对于临床的处理并没有太多的帮助，研究表明阴道分娩的平均出血在500ml左右，而剖宫产的平均出血在1000ml左右，按照这种定义有一半孕产妇分娩时会发生产后出血。用能引起低血容量症状时的失血量来定义产后出血可能更为实用，比如，血细胞比容产后较产前降低10%或需要输血治疗，这种情况占到阴道分娩的4%，剖宫产的6%。

（一）产后出血的常见病因

1. 子宫收缩乏力　产后止血的重要生理机制就是胎盘附着部位围绕在血管周围的子宫肌纤维的强力收缩，使血管关闭从而达到止血的效果。子宫收缩乏力是指子宫肌纤维收缩不佳，是引起产后出血的最常见的原因（占50%以上）。引起子宫收缩乏力的危险因素有过多的宫腔操作，全身麻醉，子宫过度扩张（双胎、羊水过多），产程延长，多产，子宫肌瘤，手术助产及宫腔操作，缩宫素引产和催产，子宫感染，子宫卒中等。

2. 软产道损伤　会阴切开和（或）产道撕裂伤引起的大量出血占到了产后出血原因的20%。撕裂伤的部位包括子宫、宫颈、阴道及外阴，在急产及阴道助产中比较常见。有时在外阴和阴道的皮下发生血管的撕裂伤，引起皮下血肿，由于没有显性出血，容易被忽略，有时产后几小时后或发生休克了才发现。

会阴切开时如果伤及动脉血管或曲张的静脉可能引起大量的出血，会阴切开的时机选择也很重要，胎儿娩出前切开过早，或是胎儿娩出后未及时缝合，都会明显增加出血量。世界卫生组织建议应有限制地进行会阴切开术，而不应作为一项常规。

产后如果子宫收缩好，持续有新鲜血液流出，应考虑撕裂伤的因素。发现宫颈和阴道撕裂伤需要在良好的暴露下仔细检查，如有撕裂伤应在充分的麻醉下及时修补。

子宫自然破裂十分罕见，在多产、胎位异常、子宫瘢痕和催产素引产这些高危因素存在时应警惕。近年来越来越多剖宫产术后再次妊娠的情况，子宫破裂引起的产后出血有所增加。

3. 胎盘组织残留　胎盘胎膜组织残留造成的产后出血占到5%～10%，在胎盘植入、手剥胎盘、第三产程处理不正确、未及时发现副胎盘均可造成胎盘组织残留。B超发现宫腔内高回声团块支持宫内组织残留的诊断。在产后几个小时后或晚期产后出血时，应高度警惕胎盘组织残留，并及时进行B超检查。经阴道的彩色多普勒超声检查更为敏感。如超声未见明确的宫内占位，则没有必要进行清宫术。

4. 凝血功能障碍　在一些严重的产科并发症中可能出现凝血功能障碍，如胎盘早剥、死胎、羊水栓塞、重度子痫前期、子痫及败血症。临床表现可能有低纤维蛋白原血症、血小板减少及弥散性血管内凝血。如输血超过8个单位可能出现稀释性的凝血障碍。其他的内科并发症也可能引起凝血功能障碍，如白血病、血小板减少性紫癜等。对凝血功能障碍的诊断应重视孕产妇病史的采集和实验室检查。

（二）产后出血常见的危险因素

在一项对9598例阴道分娩的孕产妇的调查中，有374例发生产后出血，发生率为4%，相关的危险因素有：

（1）产程延长（OR 7.56）。

（2）子痫前期（或HELLP综合征）（OR 5.02）。

（3）会阴侧切（OR 4.72）。

（4）有产后出血病史（OR 3.55）。

（5）双胎（OR 3.31）。

（6）先露下降停滞（OR 2.91）。

（7）软组织撕裂伤（OR 2.05）。

（8）使用催产素引产（OR 1.66）。

（9）手术助产（OR 1.66）。

（10）会阴正中切开（OR 1.58）。

（11）初产妇（OR 1.45）。

其他一些危险因素还包括：全身麻醉、子宫过度膨大（多胎妊娠、巨大儿、羊水过多）、多产、绒毛膜羊膜炎等。

三、治疗纵观

尽管产后出血有近90%没有明确的高危因素，但通过加强孕产期的管理，特别是产时正确的处理能减少产后出血的发生。世界卫生组织推荐的积极处理第三产程对预防产后出血的效果已经被多项研究所证实。积极处理第三产程包括及早钳夹脐带、有节制地牵拉脐带（controlled cordtraction）、排空膀胱和预防性使用缩宫药物。一项系统评价显示：与期待处理相比积极处理第三产程（在医院里）降低了产后出血的量，平均降低约 80ml；产后出血超过 500ml 发生率由 13.6% 降至 5.2%，出血超过 1000ml 的发生率由 2.6% 降至 1.7%；第三产程时间平均缩短 9.77 分钟。有节制牵拉脐带是积极处理第三产程的重要一环，传统的观点是在第三产程时要等到胎盘有剥离征象时方能协助胎盘娩出。但积极处理时要求胎儿娩出后，脐带停止搏动即钳夹切断脐带，在使用缩宫药物的同时，一手将钳夹的脐带一端握紧，另一只手放在产妇的耻骨联合之上，在牵拉脐带时，上面的手通过反向用力使子宫固定，防止引起子宫内翻，下面的手保持较低的牵拉力量，持续 2～3 分钟，当子宫变得圆硬，脐带变长，下拉脐带使胎盘娩出，而不要等出血（胎盘剥离）时才开始牵拉脐带。在整个过程中上面的手要持续用力保持子宫位置固定，切忌在没有上面的手向反方向推力的情况下，下拉脐带，造成子宫内翻。

宫缩剂的使用在预防产后出血中起到了至关重要的作用，常用的宫缩剂包括缩宫素（催产素）、麦角新碱、前列腺素制剂（米索前列醇片、卡孕栓、卡前列素氨丁三醇针）。多项随机对照试验表明缩宫素是目前预防产后出血效果明确，不良反应少的药物，但缩宫素应注意避免 1 次短时间大剂量使用（负荷剂量），如静脉推注 5U 以上，可能引起低血压、心慌、心悸，特别是在区域麻醉的情况下更容易发生。麦角新碱在高血压和心脏疾患时不宜使用，我国现已停产。米索前列醇使用后腹泻、发热、寒战等不良反应明显，可作为没有缩宫素时替代或应用缩宫素无效时使用。卡前列素氨丁三醇针（欣母沛）价格昂贵，并不适于广泛应用，在应用缩宫素无效的宫缩乏力引起的产后出血的治疗有一定的效果。

四、治疗方案

许多处理产后出血的方法还停留在专家的经验和一些个案的报道，缺乏随机对照研究和系统评价，但在目前证据的基础上，也能为我们有效地处理、抢救产后出血的产妇提供有价值的借鉴。国际助产士联盟（ICM）和国际妇产科联盟（FIGO）建议处理产后出血按以下的流程，共 11 个步骤，每个步骤的第一个字母组成英文单词“止血（HAEMO－STASIS）”。

止血步骤如下。

1. H（ask for help） 呼叫救援帮助，立即组成抢救小组。通知助产士、产科医师、麻醉医师、内科医师、护工及后勤保障部门，组成有效的抢救小组，由在场的职称最高的医务人员作为总指挥，统一协调，并指定专人记录，同时通知血库、手术室做好准备。将产妇转入高危病房或 ICU 病房。

2. A（assess and resuscitate） 评估（包括生命征、出血量）并开始抢救复苏。立即建立 2 个 14 或 16 号的静脉输液通道，每个通道输入晶体液 1000ml，最初 15～20 分钟内可快速输入 1000ml，在第一小时内至少输入 2000ml，输液 20～30 分钟评估休克有无改善，如有改善则以每 6～8 小时 1L 的速度滴注晶体液。予面罩给氧，流量为 8L/min，并抬高下肢。抽血进行合血、血常规、凝血图（PT、APTT、Fib、D－D 二聚体）、电解质检查；安放尿管，行尿液分析，记录每小时尿量；监测产妇生命征包括血压、心率、呼吸、氧饱和度及心电图，必要时行中心静脉插管监测中心静脉压。

3. E（establish etiology and check medication supply） 初步确定病因并检查药物准备情况（缩宫素、麦角等），立即备血。在经过补液治疗无改善则进一步处理，有血液应立即使用，危及生命时先输入“O”型 Rh 阴性血液，PT/APTT > 1.5 倍正常值，输入冰冻血浆，有的建议每输入 6U 血液需输入冰冻血浆 1L，当纤维蛋白原 < 1g，输入血浆冷沉淀物，血小板 < 50×10^9/L，输入血小板悬液。

4. M（massage uterus） 按摩子宫。让产妇躺在产床或手术台上，一手置于阴道前穹隆，另一手放于耻骨联合之上一起加压，按摩子宫。

5. O（oxytocin inftlsion） 使用缩宫素及前列腺素（经静脉、盲肠、肌肉或直接子宫肌壁）。剂量与方法：①缩宫素 5 ~ 10U 静脉缓推。②麦角新碱 0.4mg 静脉缓推。③缩宫素 10 ~ 20U + 500ml 液体，125ml/h 静脉滴注。④卡前列素氨丁三醇（$PGF_{2\alpha}$）250μg 肌注，15 ~ 90 分钟可重复使用，总量不超过 2mg。

6. S（shift to operating room） 将产妇转入手术室，排除胎盘等组织残留以及产道的撕裂伤。可继续双手按摩子宫。

7. T（tamponade） 填塞止血。可考虑使用用于胃底静脉出血时的气囊填塞，在条件不具备的地区可使用自制避孕套水囊填塞。纱布填塞也可使用，但失败率在 50% 左右。在使用缩宫剂治疗无效的情况下，应立即考虑进行填塞试验，以确定是否需要手术干预。使用方法：消毒暴露宫颈后将无菌的单腔气囊放入宫腔，这时静脉持续滴入缩宫素，缓慢注入热的生理盐水可达 300 ~ 400ml，观察宫颈及引流管没有鲜血继续流出时停止注入。如有效为填塞试验阳性，保守治疗成功的希望有 87%，可继续持续滴入缩宫素，置保留尿管监测生命征，出血量及尿量。6 小时后如无继续出血可先放出生理盐水，但不取出气囊观察 30 分钟，如无出血可取出气囊停用缩宫素。如再次出血可考虑重新注入生理盐水填塞。常规使用抗生素 3 天。

8. A（apply compression sutures） 实施压迫子宫的缝合。填塞试验阴性，应考虑开腹进行手术止血。最常用的是 B - lynch 缝合，探查宫腔，清除积血，搬出子宫，用手加压子宫体以估计缝合成功的机会；用 0 号合成缝线自子宫切口右侧 3cm 的下缘 3cm 处进针，经宫腔自切口上缘侧方距 4cm 出针，拉紧肠线至宫底绕到子宫后壁，于前壁相当部位进针至宫腔，自右侧水平向左侧相应部位穿出至子宫后壁，肠线紧贴宫体表面绕过宫底到子宫前壁下段切口上 3cm 处进针，通过宫腔在切口左下缘与右侧进针处同一水平出针，拉紧可吸收线，切口下缘左右侧两线端打结，再加压宫体，检查子宫止血良好，缝合子宫切口。

9. S（systematic pelvic devascularization） 系统性的结扎盆腔血管。如果子宫压迫缝合失败，可试行供应子宫血管的结扎，包括双侧子宫动脉，接下来是双侧卵巢韧带远端的输卵管分支。子宫动脉可在打开膀胱腹膜反折下推膀胱后直接结扎，在距子宫侧缘 2cm 出进针穿入子宫肌层，从阔韧带无血管区出针，缝扎打结。对侧同法处理。如果出血仍持续，可考虑结扎双侧卵巢动脉的输卵管支。如果仍无效，可进一步结扎髂内动脉，这需要手术医师有熟练的技巧并熟悉盆腔的解剖结构。在子宫切除术中常规辨别髂内血管和输尿管可增强产科医师在急诊时处理的信心。双侧髂内动脉结扎后，远端动脉血管的脉压降低高达 85%，结扎远端的血流供应减少约 50%，这一方法的成功率为 40% ~75%，对避免子宫切除有很高的价值。可能的并发症有盆侧壁血肿、输尿管损伤、髂静脉撕裂伤、误扎髂外动脉等。

10. I（intervention radiologist） 放射医师干预，如出血继续，有条件的可行子宫动脉栓塞术。

11. S（subtotal or total abdominal hysterectomy） 子宫次全或全切术。选择全切或次全切要看出血的情况，如果出血主要在子宫下段（如前置胎盘），应考虑行子宫全切术。如果子宫收缩乏力则子宫次全切除术更合适。次全切的并发症发病率和死亡率均较低而且时间较短。子宫切除术是处理子宫收缩乏力及胎盘植入的最后手段，但如果患者的血流动力学不稳定或出血量大用药物和其他手术措施根本无法控制的情况下应及早施行。

（龚水萍）

第六节　产后休克

一、概述

休克（shock）是由于急性循环功能障碍，全身组织和脏器的血流灌注不足，引起组织缺血、缺氧、代谢紊乱和各种重要脏器功能发生严重障碍的综合征。休克可出现在各种疾病过程中，如不及时予以适当处理，全身组织器官会发生不可逆损害而引起死亡。产科休克是指产科特有的、与妊娠及分娩直接相关的休克，是威胁孕产妇和围生儿生命的重要原因之一。失血性休克占产科休克的首位，亦是造成孕产妇死亡的主要原因，如产后出血、前置胎盘、胎盘早剥、流产、异位妊娠、剖宫产后子宫切口裂开、子宫破裂、软产道严重撕裂伤等。其次是感染性休克，如感染性流产、长时间破膜后的绒毛膜羊膜炎、产后和手术后发生盆腔感染和切口感染、产褥感染、妊娠合并严重血小板减少性疾病所造成的感染等，如不及时处理，可致感染性休克。据统计约有 20% 的产妇死于感染性休克。此外，孕妇有可能因注入对其过敏的抗生素或不相容的血液制品而引起过敏性休克；妊娠使孕妇的血液处于高凝状态，HELLP 综合征等，有导致深静脉血栓形成，肺栓塞的危险性；还有羊水栓塞引起弥散性血管内凝血（DIC），大量微血栓形成，以上两种为产科常见的阻塞性休克；产科休克还包括心脏泵衰竭或心功能不足所引起的心源性休克；手术和麻醉引起的神经源性休克等。

二、诊断

（一）临床表现

休克早期表现为烦躁、焦虑或激动；休克晚期，表情淡漠或意识模糊，甚至昏迷。皮肤苍白或发绀、四肢湿冷。

（二）体征

1. 体温　体温的骤然变化，如突然升高至 39℃以上，或体温骤降至 37℃以下，或伴有寒战继而发生面色苍白、烦躁不安者，常常提示感染性休克即将发生。

2. 脉搏　休克早期，血压下降前，往往细数，随血压下降，更为细数；休克晚期，脉细缓提示病情危重。

3. 呼吸　休克早期呼吸加快，开始出现呼吸性酸中毒时，呼吸深而速；酸中毒加深后，呼吸转为深而慢，出现呼吸困难，提示病情危重。

4. 血压　动脉血压及脉压下降，收缩压 <80mmHg 或下降 20% 以上，或原有高血压者收缩压较其基础血压下降 30mmHg，同时脉压 <20mmHg，伴有尿量减少、四肢湿冷等，则提示已有休克存在。

5. 尿量　尿量每小时低于 20～25ml 表示血容量不足，为内脏血液灌流量的一个敏感指标。在尿量足够而尿钠低的败血症患者，提示肾脏通过潴留钠以维持血容量，此时尽管尿量正常也应输液。

（三）中心静脉压监测

在失血性休克中，中心静脉压监测非常重要，正常中心静脉压为 6 ~ 12cmH_2O，< 6cmH_2O，表示血容量不足，故中心静脉压监测以及血压变化可供补液、输血量参考。此外计算休克指数可作为低血容量休克的诊断参考。休克指数 = 脉率 ÷ 收缩压。指数为 0.5，表示正常血容量；指数为 1，表示失去 20% ~ 30%（1000 ~ 1500ml）的血容量；指数 >1，表示失去 30% ~ 50%（为 1500 ~ 2500ml）的血容量。

（四）实验室检查

1. 血红细胞计数　血红蛋白及血细胞比容。出血性休克时各项指标均降低；感染性休克时，白细胞计数及中性粒细胞明显升高，粒细胞内可出现中毒颗粒。

2. 血气分析　休克时 pH、PO_2 均下降，PCO_2 上升。

三、治疗纵观

产科休克一旦发生，贵在及时、迅速、配合、分秒必争地进行急救，对严重出血或感染性休克患者，应立即给予止血、输液、输血、止痛、保持呼吸道通畅和氧气输入、迅速改善血液循环等处理，常能缓和休克的进展，有时甚至可阻止休克的进展和防止休克的发生。近年研究表明，迅速有效地使用液体疗法抗休克，是挽救孕产妇及胎婴儿生命的关键。液体疗法成功与否与选择的液体性质、数量及输液速度密切相关，遵循“需多少，补多少”的原则，贵在及早补充。同时针对病因治疗，方能得到好的治疗效果。

四、治疗方案

（一）急救措施

1. 迅速确定出血来源和阻止继续出血　是治疗失血性休克的关键。根据不同的原因采取相应的措施，积极治疗原发病。

2. 保持有效通气量，经鼻导管供氧　是抢救休克的首要原则。休克时肺循环处于低灌注状态，氧和二氧化碳弥散受到影响，严重缺氧时，可引起低氧血症，低氧血症又加重休克，导致恶性循环。因此，必须保证充足供氧，鼻导管插入深度应适中，通常取鼻翼到耳垂间的长度，氧的流量应保持 5 ~ 6L/min。

3. 确保输液通道　可选用静脉输液。若达不到效果可采用套管针，选颈外静脉或颈内静脉穿刺，增加抢救成功率。

4. 补充血容量　扩充血容量是维持正常血流动力和微循环灌注的物质基础，是抗休克的基本措施。现推荐使用平衡液，如林格乳酸钠溶液。适当输全血，需要大量输血时，应按照 3 : 1 补充新鲜血。当失血量大于 25% 时，必须同时补充电解质。

5. 纠正酸中毒　代谢性酸中毒常伴休克而产生，酸中毒能抑制心脏收缩力，降低心排血量，并能诱发 DIC。因此，在抗休克同时必须注意纠正酸中毒。首次可给予 5% 碳酸氢钠 100 ~ 200ml，2 ~ 4 小时后酌情补充。有条件最好监测二氧化碳结合力，根据失衡情况给予治疗。

6. 预防心力衰竭　休克发生后，心肌缺氧，能量合成障碍，加上酸中毒的影响，可使心肌收缩无力，心搏量减少，甚至发生心力衰竭。因此，必须严格监测脉搏，注意两肺底有无湿啰音。有条件应做中心静脉监测。如脉率大于 140 次/min，或两肺底部发现有湿啰音，或中心静脉压高达 1.18kPa 以上者，可给予快速洋地黄制剂，一般常用毛花苷 C 0.4mg，加入 25% 葡萄糖 20ml 中，缓慢静脉注射。4～6 小时后可酌情再给 0.2mg 毛花苷 C，以防治心力衰竭。

7. 预防肾功衰竭　当血容量补充已足，血压恢复正常，但每小时尿量仍少于 17ml 时，应适当给予 20% 甘露醇 250ml，于 30 分钟内滴入，以改善肾脏皮质的血流量，产生利尿作用，预防肾衰竭。

（二）不同类型产科休克的处理不同

1. 出血性产科休克　原则是迅速止血、纠正失血性休克及控制感染。迅速确定出血来源和阻上继续出血。对由于前置胎盘或胎盘早剥引起的产前出血，应先稳定母体情况，然后再选择适当的措施娩出胎儿；对产道撕裂引起的严重产后出血，通常采用缝合和修补以控制出血；异位妊娠破裂流产导致的大出血，应在充分补液的同时迅速手术治疗；对子宫乏力、子宫破裂或胎盘滞留等引起的出血，可选择各种止血药物（如催产素、麦角新碱、卡前列素氨丁三醇）和手术方法（如结扎子宫动脉或髂内动脉、子宫切除法、介入法和改良 B－Lynch 压缩缝合术）以挽救产妇的生命。

（1）宫缩乏力引起的产后出血。

1）按摩子宫和缩宫素的应用：常规治疗方法是按摩子宫，助产者迅速用一手置于宫底部，拇指在前壁，其余四指在后壁，作均匀按摩宫底，经按摩后子宫开始收缩，亦可一手握拳置于阴道前穹隆，顶住子宫前壁，另一手自腹壁按压子宫后壁，使子宫体前屈，两手相对紧压子宫并作按摩。必要时可用另一手置于耻骨联合上缘，按压下腹正中部位，将子宫上推，按摩子宫必须强调用手握宫体，使之高出盆腔，有节律轻柔按摩。按压时间以子宫恢复正常收缩，并能保持收缩状态为止，使之高出盆腔，有节律轻柔按摩。在按摩的同时，催产素 20U 子宫体直接肌肉注射，20U 催产素加入平衡液 500ml 中静脉滴注，滴速＜80 滴/min。切忌无限加大催产素的剂量，大剂量催产素可引起血压升高，使冠状血管平滑肌收缩。麦角新碱 0.2mg 静脉推注，作用时间慢，对宫颈、宫体有作用，一般用量为 1mg/d，1 次最大剂量为 0.5mg，如无效，需采取进一步治疗。

2）前列腺素衍生物的应用：①米索前列醇：是一种新型口服前列腺素 E_1（PGE_1）的衍生物，吸收后转化为有活性的米索前列醇酸，不但有强烈的子宫收缩作用，而且能增加子宫收缩作用，增加子宫收缩频率，不影响血压，不增加心血管系统的负荷。米索前列醇给药途径主要为口服、舌下含化、宫腔内放置、直肠给药、阴道上药等途径。剂量一般为 200μg。②卡前列素氨丁三醇（欣母沛）为甲基前列腺素，其活性成分为卡前列腺素氨丁三醇，是前列腺素 PGF_{2a}的衍生物，对子宫平滑肌有较强的收缩作用，国外已广泛用于难治性产后出血的治疗。卡前列素氨丁三醇作为一种前列腺素，具有一定的不良反应，最常见的是腹泻、恶心呕吐、血压升高等；唯一禁忌证是过敏。剂量一般为 250～500μg，最大可达到 2000mg。③卡孕栓，主要给药途径为舌下含服、阴道给药、直肠给药。剂量为 1mg。④氨甲环酸，剂量为 0.1～0.3g 加入生理盐水或 5% 葡萄糖液 20～100ml 静脉滴注。

通过如上处理，多能使子宫收缩而迅速止血。若仍不能奏效可采取以下措施。

1）填塞宫腔：近代产科学中鲜有应用纱布条填塞宫腔治疗子宫出血者，若需行此术则宜及早进行，患者情况已差则往往效果不好，这是因为子宫肌可能收缩力甚差之故。方法为经消毒后，术者用一只手在腹部固定宫底，用另一只手或持卵圆钳将2cm宽的纱布条送入宫腔内，纱布条必须白宫底开始自内而外填塞，应塞紧。填塞后一般不再出血，产妇经抗休克处理后，情况可逐渐改善。若能用纱布包裹不脱脂棉缝制成肠形代替纱布条，效果更好。24小时后缓慢抽出纱布条，抽出前应先肌肉注射催产素、麦角新碱等宫缩剂。宫腔填塞纱布条后应密切观察一般情况及血压、脉搏等生命指征，注意宫底高度、子宫大小的变化，警惕因填塞不紧，纱布条仅填塞于子宫下段，宫腔内继续出血，但阴道则未见出血的止血假象。

2）结扎子宫动脉：按摩失败或按摩半小时仍不能使子宫收缩恢复时，可实行经阴道双侧子宫动脉上行支结扎法。消毒后用两把长鼠齿钳钳夹宫颈前后唇，轻轻向下牵引，在阴道部宫颈两侧上端用2号肠线缝扎双侧壁，深入组织约0.5cm处，若无效，则应迅速开腹，结扎子宫动脉上行支，即在宫颈内口平面，距宫颈侧壁1cm处，触诊无输尿管始进针，缝扎宫颈侧壁，进入宫颈组织约1cm，两侧同样处理，若见子宫收缩即有效。

3）结扎髂内动脉：若上述处理仍无效，可分离出两侧髂内动脉起始点，以7号丝线结扎，结扎后一般可见子宫收缩良好。此措施可以保留子宫，保留生育能力，在剖宫产时易于施行。

4）子宫切除：结扎血管或填塞宫腔仍无效时，应立即行子宫次全切除术，不可犹豫不决而贻误抢救时机。

5）血管性介入治疗：国内对阴道流血多少实行介入治疗尚无统一的意见。一般认为，凡是采用保守治疗方法不能有效止血的产后出血，均适合血管性介入治疗。无绝对禁忌证。相对禁忌证包括对造影剂慢性过敏、严重DIC、严重的心肝肾及凝血功能障碍。介入治疗的术式有两种：一为经皮双髂内动脉栓塞术（IIAE），另一为经皮双子宫动脉栓塞术（UAE），两者均属经导管动脉栓塞术的范畴。目前，在我国选择介入治疗的患者病情危重，因此首选IIAE；对部分一般情况较好的产后出血患者，或者术者插管技术相当熟练者可选用UAE以减少并发症的发生。这种治疗既可达到止血目的又可保全子宫，保留患者的生育功能。具有手术时间短、创伤小、恢复快、止血迅速、彻底、不良反应小和可保留子宫等优点。是治疗产后出血的一种全新有效的方法。

6）改良B－Lynch压缩缝合术：剖宫产出血量大于阴道产，随着剖宫产率的逐年上升，产后出血率也明显上升。产后出血成了我们必须面对的一个严峻问题。宫缩乏力是产后出血最常见的原因，占90%。胎盘因素也因胎盘剥离面出血而影响子宫收缩，难以有效止血。以往对于保守治疗失败患者，急诊行子宫切除或次全切为最有效的方法。改良B－Lynch压缩缝合术操作简单，无需特殊器械和手术技巧，成功率高止血迅速可靠，如及时施行可减少失血及避免子宫切除。此法未发现术后并发症，对子宫收缩乏力性出血与胎盘剥离面出血均为有效的外科止血方法。

B－Lynch子宫缝线术是英国Milfon Keynes医院报道一种新的外科手术控制产后出血的缝线方法，较动脉缝扎技术简单易行。其原理为机械性纵向挤压子宫平滑肌，使子宫壁的弓状血管有效地被挤压，血流明显减少减缓；局部加压后易于使血流凝成血栓而止血；同时因血流减少，子宫肌层缺血，刺激子宫收缩而进一步压迫血窦，使血窦关闭而持续止血。方法：首先将子宫托出腹腔，两手挤压子宫观察出血情况，若挤压后出血基本停止，则行改良缝线术成功的可能性极大。以1/0可吸收线从子宫下段切口的左侧中、外1/3交界处的切缘下方2cm处进针，穿过子宫肌层；然后从切口上缘对应部位出针，依次穿过肌层、浆膜层，均不穿透蜕膜层；出针后于宫体中部向宫底方向垂直褥式缝合1针，深达肌层，不穿透蜕膜层，缝线绕向宫底，于宫底部再次垂直褥式缝合1针（距宫角3cm），不穿透蜕膜层；出针后将缝线绕过宫底达子宫后壁，于宫体中部与前壁缝合相对应部位向宫颈方向缝合1针（同前壁缝合法），出针后在相当于子宫下段切口水平，自左向右水平缝合1针，不穿透蜕膜层，进、出针部位相当于中、外1/3交界处。同法，继续右半部自后壁向前壁的缝合，但缝合方向相反，最后于切口右侧中、外1/3交界处的切缘下方2cm处出针。在助手挤压子宫的同时，小心、缓慢地拉紧缝线的两端后打结，使子宫呈纵向压缩状，大致将子宫纵向分为3等份。观察子宫出血情况，无出血或出血基本停止，可常规缝合子宫切口后关腹。

7）压迫髂内动脉和子宫动脉：主要根据髂内动脉和子宫动脉的解剖位置，两手于下腹部压迫子宫同时通过子宫和盆腔组织传递性“压迫髂内动脉和子宫动脉”的方法治疗产后出血。此方法治疗产后出血简单、易行、经济、可靠，是首选而有效的治疗产后出血的方法。

8）囊压塞术：Condous等报道，在轻微止痛法或局部麻醉下，用宫颈钳夹宫颈前后唇，把Sengstsken Blakemore食管导管超过气囊处切去导管尾端，并经宫颈放入宫腔，在食管气囊内注入70～300ml温热的生理盐水，直到腹部触及膨胀的气囊，子宫收缩好时停止。轻轻牵拉食管导管，使其位置固定，这时观察宫颈口或Sengstsken Blakemore食管导管胃腔管无流血或流血很少，则压塞成功。术后加强监护，并缓慢静滴催产素40U加5%葡萄糖液，在24小时内静脉用广谱抗生素，2/3患者在12小时内拔除气囊管，最长放置24小时14分钟。在监护过程中，阴道出血仍多、血压下降、脉搏增快，说明该手术失败，则气囊管放气，用其他方法治疗。气囊压塞术适用于宫缩乏力的患者。

（2）软产道裂伤：止血的有效措施是及时准确地修补缝合。一般情况下，严重的宫颈裂伤可延及穹隆及裂口甚至伸入邻近组织，疑为宫颈裂伤者应在消毒下暴露宫颈，用两把卵圆钳并排钳夹宫颈前唇并向阴道口方向牵拉，顺时针方向逐步移动卵圆钳，直视下观察宫颈情况，若发现裂伤即用肠线缝合，缝时第一针应从裂口顶端稍上方开始，最后一针应距宫颈外侧端0.5cm处止，若缝合至外缘，则可能日后发生宫颈口狭窄。阴道裂伤的缝合需注意缝合至底部，避免留下无效腔，注意缝合后要达到组织对合好及止血的效果。阴道缝合过程要避免缝线穿过直肠。缝合采取与血管走向垂直则能更有效止血。会阴部裂伤可按解剖部位缝合肌层及黏膜下层，最后缝合阴道黏膜及会阴皮肤。

（3）胎盘因素：治疗的关键是及早诊断和尽快去除此因素的存在。胎盘剥离不全、滞留及粘连均可徒手剥离取出。部分残留用手不能取出者，可用大号刮匙刮取残留物。若徒手剥离胎盘时，手感分不清附着界限则切忌以手指用力分离胎盘，因很可能是胎盘植入，此情况应剖腹切开子宫检查，若确诊则以施行子宫次全切除为宜。胎盘嵌顿在子宫狭窄环以上者，应使用乙醚麻醉，待子宫狭窄环松解后，用手取出胎盘当无困难。

（4）凝血功能障碍：若于妊娠早期，则应在内科医师协同处理下，尽早施行人工流产终止妊娠。于妊娠中、晚期始发现者，应协同内科医师积极治疗，争取去除病因或使病情明显好转。分娩期则应在病因治疗的同时，出血稍多即作处理，使用药物以改善凝血机制，输新鲜血液，积极准备做好抗休克及纠正酸中毒等抢救工作。

2. 感染性产科休克

（1）补充血容量并酌情应用血管活性药物：补液量2000～4000ml/d，选用平衡盐液为主，适量低分子右旋糖酐、清蛋白、血浆等。低分子右旋糖酐以较快速度滴入（4小时内滴入500ml，但有肾功能不全出血倾向慎用），多巴胺10～20mg/100ml，6～12μg/（kg・min）间羟胺10～20mg/100ml，5～10μg/（kg・min）静脉滴注或输液泵泵入，视病情变化调整剂量，输液宜先快后慢，先多后少，用4小时至5天，力争在短时间逆转休克状态。

（2）去除感染病灶：是治疗感染性产科休克的关键。可根据具体情况选用药物或手术方法去除感染源。在消除感染灶之前，宜先以抗生素控制感染，使之局限化。使用抗生素的原则是：①休克发生时应停用、更换或追加休克前已用过的抗生素。②病原菌不明确者应选用广谱抗生素。③病原菌明确者应根据药敏试验选用2～3种抗菌药物。④长期大量使用抗生素者需注意预防真菌感染。⑤伴肾功能不良者应慎用具有肾毒性的抗生素。控制感染可联合使用2～3种抗生素，主要选用青霉素类、头孢类、喹诺酮类或大环内酯类抗生素。疑有厌氧菌感染加用替硝唑，真菌感染加用氟康唑。

（3）大剂量使用糖皮质激素，氟米松30～60mg/d，2～3天。

（4）纠正酸中毒维持酸碱平衡，适当应用碱性药物，一般选用5%碳酸氢钠静脉滴注。

（5）及时处理原发病灶，有手术指征予手术处理。

（6）维持重要脏器功能，及时处理并发症（心衰则强心，缺氧则吸氧，脑水肿予脱水等）。

3. 阻塞性产科休克　由肺栓塞引起的阻塞性休克患者，应立即取左侧头低卧位，以避免肺小动脉栓塞进一步加重，有条件者应置入高压氧舱；羊水栓塞引起的产科休克，处理关键是缓解肺动脉高压和改善肺循环。若发生DIC，应积极治疗原发病，阻断内、外源性促凝物质的来源，是预防和终止DIC的关键。产科DIC病情凶险，但病因较明确，要抓紧时间，解决分娩问题，阴道分娩条件不成熟，不能迅速终止妊娠者应及时进行剖宫产，对于无法控制的出血则果断地切除子宫，使病情很快得到改善，即使在休克状态下也应在抢救休克的同时行剖宫产或子宫切除。同时补充新鲜血、冰冻血浆、低分子右旋糖酐、纠正酸中毒和水电解，酌情应用小剂量肝素治疗。

4. 过敏性产科休克　过敏性休克是由于抗原物质进入人体后，与相应的抗体相互作用，激发引起广泛的Ⅰ型变态反应，使组织释放组胺、缓激肽、5-羟色胺和血小板激活因子等，导致全身毛细血管扩张和通透性增加，血浆迅速内渗到组织间隙，循环血量急剧下降引起。若不及时抢救常可危及患者生命，但若急救措施得力，则救治效果良好。救治的关键是逆转血管扩张和支气管痉挛，寻找、证实和去除致敏原。急救药物首选肾上腺素，其作用机制为通过β-受体效应使痉挛支气管快速舒张，通过α-受体效应使外周小血管收缩，可及时消除过敏引起的哮喘，保护重要脏器的血液供应。联合应用肾上腺皮质激素效果更佳，其作用机制为抑制变态反应降低血管通透性，进一步加强肾上腺素的作用，甚至有报道是抗过敏最有效的药物。一般抢救措施包括：立即去除致敏原，吸氧保暖、平卧、保持呼吸道通畅等。综合抢救措施有：①首选0.1%肾上腺素0.5皮下注射，3～10分钟重复1次。②立即建立静脉通道，琥珀酸氢化可的松钠100mg静脉注射，300mg加入5%葡萄糖500ml持续静脉滴注。③多巴胺40～100mg加入5%葡萄糖250ml持续静滴。④心跳呼吸骤停者立即进行心肺脑复苏。

5. 心源性产科休克 常继发于其他类型的休克。因而应注意维持血压，以保证重要脏器（包括心脏本身）的血流灌注。可应用多巴胺、间羟胺与多巴酚丁胺等；需纠治心律失常，补充血容量和应用血管扩张剂，必要时应用合适的强心苷。

（1）利尿剂：减轻心脏前负荷，改善肺瘀血。

（2）血管扩张剂：硝普钠能扩张小动脉和静脉血管，常与多巴胺联合应用，增加冠状动脉灌注压。一般从 10 ~ 15μg/min 开始，并逐渐加量。硝酸甘油一般剂量可扩张静脉系统，减轻前负荷，大剂量降低后负荷和左室舒张末压，增加心输出量；通常用量从 10 ~ 15μg/min开始。酚妥拉明为 α – 受体阻断剂，直接松弛血管平滑肌，降低外周阻力，0.05 ~ 0.1mg/min 开始静滴，并逐渐加量。用血流动力学监测这类药物时应以 PCWP 不低于 15mmHg 为宜。如患者可以口服，可用血管紧张素转换酶抑制剂（ACEI）类药物。

（3）血管收缩剂：对于有持续性低血压及低心排血量时，可应用交感神经兴奋剂。多巴胺可直接作用于 α – 受体、β – 受体和多巴胺受体。小剂量 3 ~ 5μg/（kg · min）时可以扩张肾脏血管，保持足够的尿量，同时扩张脑和冠状动脉血管，有正性肌力作用，可降低外周阻力，增加组织灌注；大剂量 8 ~ 10μg/（kg · min）可进一步增加心肌收缩力，加快心率及增加外周阻力，减少肾血流。多巴酚丁胺主要兴奋 β_1 受体，增加心肌收缩力，减轻后负荷，无血管收缩反应。但不适合有明显低血压的患者。静脉应用剂量为 2.5 ~ 10μg/（kg · min）。对于血流动力学恶化、持续性严重低血压、其他措施无效时可以选择去甲肾上腺素或肾上腺素。

（4）磷酸二酯酶抑制剂：氨力农、米力农为非儿茶酚胺类正性肌力药物；增加心肌收缩力及扩张血管。

（5）血管扩张剂与血管收缩剂联合应用。可以在改善心功能的同时减少不良影响。如多巴胺与硝酸甘油合用。

（6）其他药物：纳洛酮在休克状态下有升压作用，1，6 二磷酸果糖改善心功能，肾上腺皮质激素的应用有时可起到意想不到的良好效果。对于有感染存在的心源性休克，应恰当应用抗生素治疗。钙离子增敏剂左西孟旦（levosimendan）是一种新型的非洋地黄类正性肌力药物，和其他非洋地黄类正性肌力药物相比，其不增加钙超载和心肌耗氧量，不导致心律失常和细胞损伤，能明显改善血流动力学参数，有正性肌力作用，不损害舒张功能，也不延长舒张时间，对心肌有保护作用，并逐渐成为心肌保护的研究热点。

（三）分娩时间和方式的选择

发生休克时，由于子宫—胎盘血流减少而导致胎儿产生窘迫是颇为常见的。虽然立即分娩可避免胎儿死亡，但也可能进一步加重母体的休克状态。在这种情况下，首先应考虑母体的安全。经抢救休克，母体状况获得稳定之后，如果胎儿仍然存活，尤其是对产前出血和宫内感染的孕妇，剖宫产为常选的分娩方式。如果胎儿已死宫内，而延长妊娠所带给母体的危害性低于立即做剖宫产时，则宜选用阴道分娩。

（龚水萍）

第七节 产后DIC

一、概述

产科领域的弥散性血管内凝血（disseminated inravascular coagulation，DIC）系妊娠期间在血液处于高凝状态的基础上，由多种产科并发症引起的，以异常凝血和继发性纤维蛋白溶解为主要表现的临床综合征。妊娠期妇女，特别是分娩期孕妇体内凝血、抗凝和纤溶功能均发生明显改变。血凝血因子Ⅱ、Ⅴ、Ⅶ、Ⅷ、Ⅸ、Ⅻ含量有不同程度增加（除Ⅺ和XⅢ外）。而AT－Ⅲ和蛋白C、蛋白S下降，血小板略有减少。抗凝及纤溶功能减弱，血液呈现高凝状态，这一生理变化为产后快速有效止血提供了物质基础，但也易导致产科DIC的发生。DIC的病理特点是广泛性血管内凝血与血栓形成，这可能是造成多系统或多器官功能障碍的主要病理机制，其中难以纠正的微循环障碍和休克最为常见，国内统计发生率可高达50%～60%。DIC并非独立疾病，只是疾病发生发展中的一个病理过程，最常见发病诱因为羊水栓塞，其次为死胎、稽留流产、胎盘早剥、前次胎盘、感染、先兆子痫、产后出血及妊娠合并肝病等。DIC起病急骤、发展迅速、病势凶险、治疗棘手，早期诊断和治疗可以降低母婴病死率。

二、诊断

（一）临床表现

根据病史，结合临床表现及实验室检查，诊断并不困难。

1. 多发生性出血倾向　DIC临床主要表现为皮肤瘀斑、淤点，注射针眼出血，血液不凝，与出血量明显不成比例的休克与循环衰竭，血尿，上消化道出血，阴道壁血肿，休克，呼吸困难，意识障碍，脑疝，阴道流血等。最终呼吸功能障碍、心功能衰竭、肾衰竭。

2. 不易用原发病解释的微循环衰竭或休克　产前、产时及产后发现患者呼吸困难、胸闷、气急、伴随血压下降等主诉及症状，均应立即考虑是否存在羊水栓塞的可能。产妇在分娩过程中突然出现寒战、胸闷、气急、呼吸困难、发绀、伴随血压下降、昏迷等主诉及症状，均应立即考虑是否存在羊水栓塞的可能，应当监测血液中的羊水结晶。羊水栓塞患者约有50%可以发展为DIC。

3. 多发性微血管栓塞的症状和体征　如皮肤、皮下、黏膜栓塞坏死即早期出现的肾、肺、脑等脏器功能不全。

4. 抗凝治疗　有效。

（二）实验室检查

1. 血小板计数　$<100\times10^9/L$ 有诊断价值，特别是进行性降低。

2. 凝血时间　DIC早期，即弥散性微血栓形成期，血液处于高凝状态，血液凝固时间缩短。后期继发纤溶为主，血液呈低凝状态，凝血时间延长。

3. 凝血酶原时间（PT）　是外在凝血途径的筛选试验。超过正常对照3秒以上有意义。

4. 部分凝血活酶时间测定（APTT）　是内在凝血途径的过筛试验。除因子Ⅶ和Ⅻ外，任何一个凝血因子缺乏都可使 APTT 延长。正常 35～45 秒，超过正常对照 10 秒以上有意义。DIC 的高凝期 APTT 缩短，在消耗性低凝血期 APTT 延长。

5. 纤维蛋白原定量　纤维蛋白原 <1.5g/L 或呈进行性下降，或 >4.0g/L。

6. 凝血酶时间（TT）　反应凝血第三阶段的试验，正常 16～18 秒，比正常对照延长 3 秒以上有诊断价值。

7. 其他　优球蛋白溶解时间缩短或纤溶酶原减低；血浆副凝固时间。

三、治疗纵观

产科 DIC 一旦发生应尽快处理，以防延误最佳抢救时机而造成严重后果。积极治疗原发病，阻断内外源性促凝物质进入血液循环，是预防和终止 DIC 的关键。去除病因能阻断促凝物质继续进入血液循环，阻断 DIC 的进一步发展。稽留流产、死胎应尽快清宫；重型羊水栓塞或胎盘早剥应尽快行剖宫产术，必要时切除子宫，以阻断促凝物质（胎盘绒毛、羊水等）继续进入母体血液循环。产前 D I C 应尽快结束分娩，如阴道分娩条件不成熟，应尽快剖宫产结束分娩。如产后出血不止，经积极保守治疗无效时应及时果断行子宫切除。纠正引起 DIC 的诱因如补充血容量，防治休克，改善缺氧状态，纠正酸中毒及电解质紊乱等。DIC 时体内凝血因子大量消耗，故应及时补充凝血因子是抢救 DIC 的重要措施。补充凝血因子可输入新鲜全血，血小板，冰冻血浆，纤维蛋白原等。在治疗 DIC 的同时，要密切监测心率、尿量、中心静脉压、血氧饱和度，及时行床边胸片、心电图、血气分析，肝肾功能、电解质等检查。维持水电解质及酸碱平衡，纠正低蛋白血症，保持心、肺、肝、肾、脑等功能。一旦发生 MODS，应及时与 ICU 联合治疗。

产科 DIC 多数发生于分娩后，伴有不同程度的出血、休克。休克与 DIC 可互为因果，DIC 诊断明确时多数已进入消耗性低凝期，甚至纤溶亢进期，此时如已去除 DIC 诱因，治疗的关键为止血及抗休克，纠正缺氧、改善微循环、纠正酸中毒及电解质紊乱，补充新鲜全血和血浆凝血因子、输冰冻血浆、清蛋白，必要时结合实验室检查结果应用抗纤溶药物。给予大量皮质激素，并给氨茶碱、阿托品解除支气管痉挛，加压给氧，多巴胺及间羟胺升压。改善微循环灌流量是防治 DIC 的先决条件。补充全血、低分子右旋糖酐和复方乳酸钠溶液能有效增加血容量，解除小动脉痉挛，降低血液黏度，促使凝聚的血小板和红细胞离散。及时输入新鲜全血、冰冻血浆、清蛋白是补充各种凝血因子和血容量首选和最有效的措施，既可补充大量消耗的血小板及凝血因子达到止血的目的，又能迅速补充血容量达到抗休克的目的，输新鲜血和冰冻血浆最好使用 3 天以内的新鲜血，根据实验室检查补充纤维蛋白原、血小板和凝血酶原复合物。输入血浆在减少容积输入的同时，还能避免红细胞破坏产生红细胞素等促凝物质入血，在出血仍不能控制时，可结合实验室检查结果应用抗纤溶药物，多能在较短时间内控制出血。由于 DIC 发生的纤溶为继发性纤溶，常与微血栓形成同时存在，可消耗纤维蛋白，这是对机体的一种生理保护反应，所以不宜过早使用抗纤溶药物。在改善微循环、积极输血的同时静脉输注纤维蛋白原，首先静脉使用纤维蛋白原 1～2g，用药后 15～30 分钟见到凝血块，出血渐减少。若无凝血块，再重复使用，每次递增 0.5～1g，总量可达 4g。产科 DIC 多为急性失血引起，病情发展迅速，高凝期往往不明显而迅速进入消耗性低凝期及纤溶亢进期，因此在血液不凝固阶段补充凝血因子及纤维蛋白原至关重要。目前对于产科 DIC 时是否应用肝素治疗尚存在争论，主张使用肝素的理由是血管内高凝状态与继发性纤溶同时存在，肝素可以阻断凝血因子的进一步消耗，降低 DIC 的发生率和死亡率，强调肝素是一切 DIC 患者的首选治疗，而且应早用、足量、维持足够长时间。主张不使用的理由是肝素虽为强有力的抗凝剂，但对血管内已形成的血栓不起作用，肝素的抗凝作用有赖于抗凝血酶Ⅲ（AT－Ⅲ）的介入。DIC 时，AT－Ⅲ血浆水平不同程度下降，当下降超过正常的60%时，肝素的抗凝作用明显减弱。其次，DIC 早期临床表现无特异性，需动态观察及结合实验室检查结果方能做出诊断，而实验室指标受不同试剂、方法等因素影响，其结果均有差异。3P 试验特异性和敏感性均较差，早、晚期都可阴性，阳性时已是显性 DIC。诊断方法中又缺乏判断是凝血占优势还是纤溶占优势的指标，这种判断对确定治疗方案有极其重要的意义。再次，在具有对照组的临床实验中并未证明肝素对急性 DIC 患者的有利作用。因此，认为 DIC 的主要死亡原因不是血管内凝血，肝素在抑制微血栓形成的同时，还抑制损伤血管，造成损伤血管无法止血，导致 DIC 加重。

四、治疗方案

（一）去除原发病

去除诱因是治疗产科 DIC 的关键。稽留流产、死胎应尽快清宫；重型羊水栓塞或胎盘早剥应尽快行剖宫产术，必要时切除子宫，以阻断促凝物质（胎盘绒毛、羊水等）继续进入母体血液循环。纠正引起 DIC 的诱因，如补充血容量，防治休克，改善缺氧状态，纠正酸中毒及电解质紊乱等。

（二）抗凝治疗

合理使用肝素是提高治愈率的重要手段。肝素具有强大的抗凝重要作用，可防止微血栓的形成。DIC 确立诊断后，应尽早使用肝素，用于高凝期治疗效果更为显著。肝素 25～50mg（1mg＝125U）加于生理盐水或5%葡萄糖液 100ml 内静脉滴注 1 小时，4～6 小时后可重复给药 1 次，50mg 加入 250ml 5%葡萄糖液中缓慢滴注。用药过程中可用试管法测定凝血时间，控制在 20～25 分钟。肝素 24 小时总量可达 150～200mg。肝素过量（凝血时间超过 30 分钟）有出血倾向（伤口渗血，产后出血，血肿或颅内出血），可用鱼精蛋白对抗，1mg 鱼精蛋白对抗肝素 100U。

不同产科疾病引起 DIC 应用肝素治疗亦有区别。羊水栓塞并发 DIC，必须及早使用肝素，甚至不必等待化验结果。胎盘早剥并发 DIC，则应在补充血容量的情况下，迅速结束分娩，病因去除后，DIC 即可迅速被控制，而无需肝素抗凝治疗。

（三）抗血小板凝集药物

适用于轻型 DIC 或高度怀疑 DIC 而未肯定诊断或处于高凝状态的患者。双嘧达莫 400～600mg 口服或静脉注射有对抗血小板凝集和黏附作用，不良反应少，安全，病情严重者可配合肝素使用。

（四）补充凝血因子

在促凝物质不断入血时，不宜补充凝血因子及输血，以免加重 DIC。当病因已去除，在抗凝治疗的基础上，即 DIC 过程停止，而出血倾向严重，或失血过多，贫血时，应补充新鲜血或血浆、纤维蛋白等。库存血超过 7 天，不宜用于 DIC 抢救。

（五）抗纤溶药物应用

抗纤溶药物在 DIC 早期忌用，只有当继发性纤溶亢进成为出血的主要原因时才可与足量肝素同时应用。处于纤溶亢进时用甘氨酸（4～6g）、氨甲苯酸（0.1～0.3g）、氨甲环酸（0.5～1.0g）加入生理盐水或5%葡萄糖液20～100ml 静脉滴注对抗或抑制纤溶激活酶，使纤溶酶原不被激活，从而抑制纤溶蛋白的溶解。补充纤维蛋白原 2～4g/次，达 1.5g/L 为好。

（六）预防产科 DIC

产科 DIC 发病诱因依次为产后出血、重度妊娠期高血压疾病、羊水栓塞、胎盘剥离、死胎、重症肝炎、前置胎盘等。因此预防产科 DIC，重点是加强围生期保健，特别是对农村地区的孕产妇要增强孕期保健知识，加强产前检查，积极治疗各种产科并发症，同时提高基层医院产科人员的诊疗水平，发现上述有并发症的孕妇及可疑 DIC 患者应及时转诊。对于正常分娩产妇，要严密观察产程进展，发现异常及时处理，同时严格掌握催产素使用指征，把握人工破膜的时机及方法，防止子宫及产道的裂伤，一旦出现产后出血，要积极处理。

（伦巍巍）

第八节　软产道损伤

软产道是由子宫下段、子宫颈、阴道、盆底及会阴等软组织所组成的弯曲管道。在妊娠期内软产道发生一系列生理性改变，使其在分娩时能承受一定程度的压力和适当的扩张。如果在分娩过程中所需软产道扩张的程度超过其最大限度，或不能相应扩张，以及分娩时处理不当等，均可导致不同程度的软产道损伤。软产道损伤在产后出血中的发生率为 26%～35%，当产妇分娩后出现不明原因的休克，或者大量新鲜的阴道出血时要除外软产道损伤的发生，尤其是多产妇女。临床中要重视导致软产道损伤的高危因素，早期发现和有效止血是关键。同时要给予正确的缝合，以预防远期盆底功能障碍的发生。软产道损伤主要包括：外阴、会阴、阴道和宫颈的裂伤，产道血肿以及子宫破裂。

一、外阴、会阴、阴道裂伤

（一）疾病概述

多发生于会阴部正中线，同时伴有阴道口部的裂伤，常见于初产妇。发生原因包括：

（1）胎儿先露部径线过大，如巨大儿、枕后位、面先露等胎儿以较大径线通过产道或产道狭窄，使胎儿与产道不相适应。

（2）过期妊娠，胎头较硬而不易变形。

（3）产力过强，胎儿娩出过快或产道未充分扩张。

（4）产妇会阴体发育差，坚硬，不易扩张；或会阴体过长、会阴组织肥厚，扩张不足；或会阴陈旧性瘢痕及会阴白斑病变，使会阴缺乏弹性，伸展性差。

（5）产妇骨盆出口狭窄，耻骨弓角度 <90°，耻骨弓下段较大，胎儿娩出时胎头后移，使用骨盆出口的后三角区，使会阴体过度受压，强迫伸展而撕裂。

（6）会阴切开术切口过小。

（7）因滞产、营养不良及全身重度水肿而致会阴水肿，均易致裂伤。

（8）保护会阴手法不当，未协助胎头充分俯屈，且未充分使会阴松弛或娩胎肩时未继续保护会阴等，均可造成会阴、阴道裂伤，或过分保护会阴而将胎头推向前方，引起前庭、小阴唇破裂。

（9）产钳助产或手转胎头操作不当可造成阴道裂伤，甚至可继发宫颈、子宫下段裂伤。

（二）诊断

症状与体征：在分娩过程中外阴、阴道裂伤多在后联合、大小阴唇、阴道口附近黏膜及阴道后联合浅层组织。如为复杂裂伤可使阴道两侧向上达阴道穹隆，深达直肠侧；向下可使会阴裂伤至肛门括约肌，甚至肛管及直肠。

按裂伤程度分为三度。

会阴Ⅰ度裂伤：指会阴皮肤及黏膜、前庭大腺黏膜、阴唇系带等处裂伤，但未累及肌层者。

会阴Ⅱ度裂伤：指裂伤累及骨盆底肌肉和筋膜但肛门括约肌仍保持完整，裂伤多延及阴道侧沟常出血较多。

会阴Ⅲ度裂伤：指肛门括约肌全部或部分撕裂，甚至达直肠前壁者，常伴有更深更广的阴道与盆底组织裂伤，如不及时正确缝合，可遗留大便失禁后遗症。

（三）治疗纵观

原则上，一经诊断，立即给予修补。如不及时修补或修补不完善近期有出血及感染的可能；远期则可使盆底组织松弛，并可能影响盆底组织功能。要求严格无菌操作，对活动性出血点必须一一结扎，第一针要在裂伤顶端上方 0.5cm 处进针，以防血管回缩漏缝而引起血肿形成。缝合时，还要注意应由里到外，由深到浅，达到止血并恢复正常解剖结构关系。

（四）治疗方案

1. 会阴Ⅰ度裂伤　需用丝线或肠线缝合，会阴Ⅱ度裂伤需逐层用肠线间断缝合，皮肤用丝线间断缝合。如能正确缝合，多数愈合良好。会阴Ⅲ度裂伤缝合，需要先辨清解剖关系，如直肠前壁损伤时，用细丝线或3/0 肠线间断内翻缝合直肠壁，不穿过直肠黏膜。然后将断裂的肛门括约肌断端查清，用鼠齿钳提起，用 7 号丝线间断缝合 2 针，这是Ⅲ度裂伤缝合的关键。用肠线分层缝合肛提肌及阴道黏膜，应以处女膜为标志，将组织对合整齐。皮肤用丝线间断缝合。术后 5 天内给少渣、半流质饮食，术后给抗生素预防感染。用复方樟脑汀 4ml 或鸦片酐 0.5ml，每日 3 次，共 3 日，以防止粪便污染伤口而影响愈合。3 天后给润肠药使大便软化，保持伤口清洁，严禁灌肠。

2. 复杂外阴、阴道裂伤的处理　如系阴道深层裂伤，主要用纱布压迫止血，可让助手食指进入直肠，在指引下进行深肌层的缝合，以避免缝合时穿透直肠黏膜。肌层缝合完毕后，观察无出血，可继续缝合阴道黏膜、皮下脂肪组织及皮肤。在止血情况下，应用局麻及止痛药，即可完成手术，必要时也可在麻醉医师实施麻醉下进行手术。如出血较多，应迅速检查破裂情况，查清裂伤解剖部位，立即从底层向外用 0 或 1 号可吸收肠线分肌层及脂肪层进行缝合，缝合后，查看如有出血，则进行彻底止血后，再进行第二层缝合。缝合完毕后，要进行肛诊检查，以明确有无缝线穿透直肠黏膜。在不具备缝合复杂裂伤的医院如遇到这种情况，应立即用纱布填塞压迫止血，在保证输液通畅的情况下，迅速转上级医院处理。

二、宫颈裂伤

（一）疾病概述

初产妇分娩时宫颈常有轻度裂伤，深度<1cm，多无出血，产后可自然愈合，但有可能使宫颈外口松弛，呈“一”字形。裂伤较深时，可发生不同程度的出血，如果不进行正确的缝合会引起产后出血或导致远期宫颈功能不全。困难剖宫产术中子宫切口延裂至宫颈时，应仔细缝合，术后严密监护生命体征，尤其是要及时发现缝合不当引起的腹腔内出血。

（二）诊断要点

阴道手术助产后均应常规检查宫颈，检查宫颈裂伤应在直视下，用阴道拉钩暴露宫颈，用3把无齿卵圆钳交替夹住宫颈并仔细检查是否有裂伤。宫颈两侧肌纤维组织少，撕裂易在此处发生，检查时应注意裂伤一般自子宫颈外口开始，然后向上扩展，可延至后穹隆，甚至累及子宫下段（如子宫下段有裂伤，属子宫破裂）。

其发生原因包括以下几种。

1. 自发性裂伤

（1）宫口未开全时产妇即用力屏气。

（2）宫缩过强，宫颈未充分扩张而被先露部冲破。

（3）相对头盆不称时，宫颈被压在胎头与骨盆之间，因压迫而致水肿、缺血、坏死、脱落。

2. 损伤性裂伤　宫口未开全即行阴道助产术，如产钳、胎头吸引、臀牵引造成宫颈裂伤。

（三）治疗纵观

第三产程胎盘娩出后，子宫收缩良好，但阴道有持续鲜血流出，应考虑有宫颈裂伤。宫颈裂伤查清后应立即缝合。

（四）治疗方案

用两把无齿卵圆钳夹持裂口两侧，向下牵引，找到裂伤顶端，用1号可吸收肠线间断缝合，第一针必须缝合在裂伤顶端上0.5cm，使其能缝扎已回缩的血管，最后一针距宫颈外口0.5cm，以免产后宫颈回缩，引起宫颈狭窄。术后应用抗生素预防感染。失血过多应及时输血。

三、产道血肿

（一）疾病概述

由于分娩造成产道深部血管破裂，而皮肤、黏膜保持完整，血液不能外流，积聚于局部形成血肿称为产道血肿。可以发生于外阴、阴道、阔韧带，甚至达腹膜后，严重者致失血性休克，危及生命。

（二）诊断要点

1. 产道血肿的类型　按血肿发生的部位分为：

（1）外阴血肿：血肿局限于外阴部，局部肿胀隆起皮肤或黏膜表面发紫，肉眼即可发现。

（2）外阴、阴道血肿：血肿自阴唇扩展至阴道旁组织，常累及会阴及坐骨直肠窝，肉眼仅能发现外阴局部血肿。

（3）阴道血肿：血肿范围限于阴道旁组织，常发生于阴膜黏膜和肛提肌筋膜间的血肿，向阴道内突出。

（4）阔韧带内血肿：阴道上段、直肠或膀胱阴道中隔处血管断裂，在子宫旁及阔韧带内形成血肿，并可沿腹膜后间隙向上延至肾区。

2. 产道血肿的诱因

（1）产程异常：产程过快或产程延长者，当产程过快时，胎头下降的冲力可直接造成组织损伤及组织深部血管受损撕裂，因阴道周围有丰富的静脉丛，并与痔下静脉、痔中静脉及膀胱下静脉丛相连通，一旦撕裂极易发生血肿。文献曾报道1例患者阴道分娩总产程<3小时，会阴完整，产后3天出院，一切正常。产后10天，因感到会阴和肛门处坠胀性疼痛而就诊，检查见阴道左侧壁血肿达20cm×10cm×8cm，经切开清除血肿，缝扎止血后愈合。产程延长时软产道深部血管因长时间受压发生坏死破裂也可引起出血。

（2）产道裂伤或会阴侧切时由于修补缝合技术不佳，止血不彻底，漏缝了已回缩的血管而引起血肿。

（3）凝血功能障碍：如重度妊高征、肝病或血液病合并妊娠，使凝血因子、血小板等减少，分娩时如组织损伤，易发生血肿。

3. 症状　产后自觉阴道、肛门部剧烈胀痛，伴里急后重感，随时间延长而加重，如出血量多时，则有各种程度的失血表现。

4. 检查　外阴血肿可见阴唇膨大，皮肤黏膜表面呈紫色；阴道血肿多使一侧阴道壁向阴道腔膨出，阴道变窄，血肿壁组织十分紧张，表面黏膜呈紫色，触诊时剧痛；阔韧带血肿，由于疼痛症状不明显。往往产妇出现贫血或休克时才发生。在腹股沟韧带区或一侧处，可扪及包块且明显触痛。

（三）治疗纵观

应根据血肿部位及大小，血肿是否继续增大，症状及贫血程度全面考虑。原则上应切开血肿，将腔内血块清除，对活动性出血应用丝线缝扎止血。术后应用抗生素预防感染。

（四）治疗方案

1. 外阴血肿　血肿直径<5cm，不继续增大，可冷敷，待其自然吸收，同时应用抗生素预防感染；如血肿直径>5cm或观察中血肿继续增大，应手术治疗，选用局麻或神经阻滞麻醉，选黏膜侧血肿最突出处切开血肿腔，将腔内血块清除，对活动性出血应用丝线缝扎止血，冷生理盐水冲洗血肿腔，然后用0号肠线由血肿底部开始间断或荷包式缝合腔壁，避免无效腔，创面用丁字带加压防止渗血。

2. 阴道血肿　多为阴道黏膜下较深层血管破裂，应切开血肿，去除血块，缝合止血。因为阴道血管似网络交错的吻合枝，给止血带来一定难度，如找不到出血点，只有大片渗血，可用吸收性明胶海绵敷于创面处，然后用“0”号肠线“8”字缝合血肿腔，术毕于阴道内填塞纱布，24～48小时后取出。术后留置尿管。如血肿延伸至后穹隆，则不要盲目缝合结扎，一定要在麻醉下充分暴露术野，避免伤输尿管，必要时可剖腹探查止血，也可选用血管介入技术。

3. 阔韧带血肿　如阴道血肿累及阔韧带，一侧阔韧带处形成血肿，如病情稳定，全身情况尚好，可仅处理阴道血肿，阔韧带血肿任其自然吸收，用抗生素预防感染。如全身情况差，有失血过多表现，应剖腹探查，寻找出血点结扎，如找不到出血点而又有明显出血，止血无效时应行同侧髂内动脉及子宫动脉结扎。有时产妇分娩后无明显阴道出血，但出现血压下降伴有心率增快等休克表现时，虽然阴道检查未发现软产道损伤，但在纠正休克的同时应行盆腔检查以早期发现侧附件区是否有包块存在，应警惕是否有阔韧带血肿形成的可能，以便早期发现早期处理。

4. 血肿　时间久，可疑感染者，不宜创面缝合，可用消毒纱条填塞血肿 24 ~48 小时取出，每天换 1 次，直至血肿基本愈合为止，因组织脆弱，适度填塞不宜过紧。

5. 介入治疗　在抢救难治性产后出血患者过程中快速及时有效的处理方法是至关重要的。子宫切除和介入性子宫动脉栓塞术均是产后出血晚期采取的手段。Heaston 等 1979 年报道首例在产后髂内动脉结扎后持续出血的成功应用动脉栓塞止血的病例。此后，UAE 对于控制术后、流产后，以及难治性的产后出血病例。凝血功能正常的情况下，手术的成功率为 90%。介入治疗的优势在于保留了患者的生育功能，而且止血确切，因为在血管造影过程中我们可以清晰可见出血的血管，而且与单纯的血管结扎比较，栓塞术可以对小的血管网也进行栓塞。血管造影可以发现平均流速 1 ~2ml/min 的血管溢出表现。与子宫切除术比较介入治疗的优势显而易见。既往的研究报道中动脉栓塞作为保留子宫的治疗手段应用于各种类型的产后出血。根据出血的病理生理学基础，不同的疾病选择有所区别。

应用血管性介入治疗产后出血的主要技术为盆腔动脉血管栓塞术，1979 年，Heaston 首次将该技术应用于产后出血的治疗获得成功，1992 年，国内的李选应用该方法成功治疗产后出血。血管性介入治疗技术结束了部分产妇因产后出血常规治疗失败不得不切除子宫的历史，开创了一种治疗产后出血的新技术，为重度产后出血的治疗提供了一个简单、方便、有效、损伤小的方法。随着介入技术的日臻完善，该技术治疗成功率达 90% ~100%，明显优于盆腔动脉的结扎术。

近年有采用动脉栓塞疗法治疗产道裂伤所致产后出血的报告，产程进展快或胎儿过大，往往可致胎儿尚未娩出时宫颈和（或）阴道已有裂伤。保护会阴不当、助产手术操作不当也可致会阴、阴道裂伤。会阴、阴道严重裂伤可上延达阴道穹隆、阴道旁间隙、甚至深达盆壁。传统治疗方法是寻找出血点、结扎止血、缝合血肿腔隙。而发生腹膜后血肿时则必须经腹、经阴道联合手术，手术困难，且有时创面广泛渗血不能缝合止血或血肿超过 24 小时不宜创面缝合。相比之下，介入疗法栓塞髂内动脉则简便安全、快速有效。目前，在我国选择介入治疗的患者病情危重，因此产道裂伤所致产后出血的介入治疗术式选择，经皮双髂内动脉栓塞术（internal iliac arterial embolization，IIAE），由于盆腔供血呈明显的双侧性，因此仅栓塞一侧髂内动脉前干将导致治疗失败。

产道裂伤所致产后出血血管性介入治疗的目的是栓塞出血血管，因此栓塞剂的选择是十分重要的。目前临床常用的栓塞剂根据栓塞时间的长短分为：长效栓塞剂（如聚乙烯醇颗粒 - PVA、海藻酸钠微球 - KMG 等）、中效栓塞剂（新鲜吸收性明胶海绵颗粒）和短效栓塞剂（新鲜血凝块等）。根据病情需要在产道裂伤所致产后出血中最常用的栓塞剂为新鲜吸收性明胶海绵颗粒，具体做法是将消毒的新鲜吸收性明胶海绵剪成直径 1 ~3mm 大小的颗粒，溶入造影剂和抗生素中进行栓塞。其他的栓塞剂不是栓塞强度过大会导致子宫的坏死，如PVA或KMG，就是栓塞时间较短达不到治疗的目的，如新鲜血凝块。新鲜吸收性明胶海绵颗粒具有以下优点：①吸收性明胶海绵栓塞剂是无毒、无抗原性的蛋白类物质，其海绵框架可被红细胞填塞，在血管内引起血小板凝集和纤维蛋白沉积，并引起血管痉挛而达到较好的栓塞效果。②新鲜吸收性明胶海绵是可吸收的中效栓塞剂，14～19天吸收，约3个月可以完全吸收，子宫动脉复通后可保全子宫的功能最大限度地避免栓塞后并发症的发生。③新鲜吸收性明胶海绵只能栓塞至末梢动脉，不能栓塞毛细血管前动脉及毛细血管床，保证了毛细血管小动脉平面侧支循环的通畅，使子宫、膀胱、直肠等盆腔脏器可获得少量血供，不致出现盆腔器官坏死。

介入栓塞髂内动脉方法：在一侧腹股沟处消毒、局麻，扪及动脉搏动后，确定穿刺点。在穿刺针触及搏动后快速进针，拔去针芯，见搏动性血液从针尾喷出，插入导引钢丝。当导管插入一侧髂内动脉后，注造影剂，见到造影剂自血管外溢时，即可注入吸收性明胶海绵颗粒进行栓塞止血。造影示栓塞成功后拔去导管、导丝，局部压迫止血15分钟，加压包扎，卧床24小时以防止穿刺部位血肿形成。

介入栓塞髂内动脉无绝对禁忌证。相对禁忌证包括对造影剂慢性过敏，严重DIC，失血性休克，严重的心、肝、肾及凝血功能障碍。

6. 产道血肿的预防

（1）产前预防：产道血肿常常发生于妊娠高血压疾病、巨大儿、胎位不正、双胎等，所经产前应做好围产期保健工作，重视妊娠并发症防治，对于胎位不正的孕妇应在围产期及时纠正；应早期发现合并有妊娠高血压疾病等具有高危因素的孕妇，积极防治及时处理是防治血肿扩展的有效措施。

（2）产时预防：对初产妇、巨大儿、妊娠高血压疾病、急产、胎位不正及胎儿宫内窘迫急需缩短第二产程等产妇，应产时保护好产道，注意预防产道撕裂。如需实行胎吸、产钳等阴道助产，要掌握好时机及时会阴侧切，帮助胎头俯屈，以最小径线在宫缩间歇缓慢娩出，注意保护会阴；胎盘娩出后应及时检查产道，不仅要检查会阴切口，而且要检查阴道右侧壁，以免导致右侧及双侧壁血肿的发生。助产士应提高缝合技术，会阴切口及血肿切开时，缝扎必须超过裂口顶端0.5cm，不留无效腔，对于产道撕裂缝合要彻底。

（3）产后预防：产后血肿多发生在分娩后数分钟至2小时。因此要加强产后观察，产后24小时，尤其是2小时，应严密观察巡视，注意阴道有无明显流血，重视产妇主诉如会阴、肛门坠痛，便急紧迫感，产妇出现不明原因的烦躁不安、面色苍白、脉搏、血压下降等休克表现，应阴道检查和肛门检查，及时发现血肿。

（芦延峰）

第二十五章　产科手术

第一节　会阴切开缝合术

会阴切开缝合术是最常用的产科手术，在妇科偶尔也为阴道手术扩大阴道手术视野而行该手术。

一、会阴切开指征

（1）初产妇会阴体较长或会阴部坚韧，有撕裂可能。
（2）初产妇需作产钳、胎头吸引术或作臀位助产术。
（3）胎儿较大，有继发宫缩乏力。
（4）因妊高征、妊娠合并心脏病需主动缩短第二产程。
（5）对未生育的妇女作妇科阴道手术，需扩大视野者。

二、分类及选择

会阴切开可分为会阴侧切开和正中切开。会阴正中切开的优点是切开位于会阴正中，其切口小、出血少，对合缝合容易，术后疼痛轻，缺点是如接生者经验不足，胎儿大或因产程过长等需要用产钳助产时，稍有不慎可造成肛门括约肌裂伤而发生Ⅲ度裂伤，故适用于胎儿较小，接生技术较熟练者。会阴侧切的优点是如有撕裂不易损伤肛门括约肌，如胎儿较大，或因产程较长等需要用产钳助产时亦以侧切为宜，必要时甚至可作两侧会阴侧切术。缺点是出血较多，缝合时对合难度大于正中切口，术后疼痛明显。

三、会阴切口及缝合方法

1. 麻醉　一般采用阴部神经阻滞及局部浸润。先用 7 号长针于左侧坐骨结节与会阴后联合间中点进针，在皮内注射作一皮丘，然后进针至坐骨棘（以手指置阴道内扪及坐骨棘为引导），先抽无回血，然后在坐骨棘及其上、下注射 0.5% 的普鲁卡因 5ml，再退至皮下向大阴唇下侧至会阴后联合作扇形匐性浸润约 10ml，必要时作双侧会阴切开时可对对侧作同样的阴部神经阻滞及局部浸润。

2. 会阴正中切开　当胎头着冠时，在会阴正中向下切开，根据产妇会阴后联合长短而定，一般不超过 2.5～3cm，切开后立即小心保护，注意使胎头以最小平面娩出，在处理好新生儿及胎盘后检查切口有无撕裂，先缝合阴道黏膜至外阴口，将两侧皮下组织对端缝合，最后缝合皮肤，可用丝线间断缝合，亦可用可吸收肠线皮内缝合。凡胎儿较大者不宜用会阴正中切开术。

3. 会阴侧切开　会阴侧切开应用较多，常用左侧切开。胎头着冠后，侧切开在会阴后联合正中偏左0.5cm处，与垂直线呈45°向下切开，根据需要，切开3~4cm必要时可作双侧切开。胎儿及胎盘娩出处理完毕后，检查会阴切口，寻找阴道黏膜顶端并检查有无撕裂及出血，缝合从阴道黏膜顶端开始，注意两侧对端缝合距离，连续缝合至阴道外口，然后缝合皮下组织及肌肉（会阴浅及深横肌等），再缝合皮肤，可以间断缝合，亦可用可吸收缝线作皮下连续缝合。

4. 注意点

（1）各层组织缝合时不宜过紧过密，以防组织肿胀、坏死。

（2）缝合皮下组织时不应留下无效腔，以免积血感染。

（3）缝合完毕后，经肛查是否缝线穿过直肠黏膜，如确有缝线穿过黏膜，则应拆除重缝。

（龚水萍）

第二节　产钳术

产钳是产科手术中的一项十分重要的发明，它曾经挽救无数胎儿的生命。根据文献记载，最早的产钳是彼得·张伯伦（Peter Chamberlen，1575~1628）于1598年发明的，当时作为张伯伦家族的秘密传了四代，此后其他形式的产钳纷纷问世。从它的开始应用至今已有400年历史。产钳指征和使用率也有所改变。

产钳种类很多，常以发明者的名字命名。我们目前最常用的产钳是Simpson产钳，其他尚有Tarnier产钳、Kielland产钳、Tucker－Mclane产钳、Piper产钳，它们都各有特点。但是多年的应用，目前都认为Simpson产钳最为安全、易学、实用。其他的各种产钳都已经很少用。下文介绍Simpson产钳（简称产钳）。

一、产钳结构

产钳分为左、右两叶，分清左、右叶很重要。因为操作时，常规是术者以左手执左叶产钳置入患者阴道。每叶产钳由产钳叶、茎、锁扣及柄四部分组成。

产钳叶是一个扁椭圆形的中空薄片不锈钢的结构，为了适应母体骨盆的曲面和保护胎儿头不受挤压，每叶产钳都有相对的有两个弧度，第一弧度适应于胎儿头的两侧曲面称为胎头弧度，这个弧度是一个向外突出的曲面，第二弧度是适应从出口至中骨盆的曲面，是自产钳叶具有自上向下的弧度，称为骨盆弧度。每个产钳叶长16cm，为不使胎头受过分的挤压，两叶间最大宽度为9cm，两叶前端间距为3cm，中空部不仅减轻产钳重量，而且也起了保护胎头的作用。产钳叶连着一个茎，长约3cm，两叶产钳相交为锁扣部，锁扣部为一特殊结构，以右叶的相应部分恰恰钳入左叶的凹陷部，形成一个具有一定活动度的锁扣，这种锁扣方式称为英国式锁扣。锁扣的交合，初步意味着所在两叶产钳的位置是正确的。锁扣下连接着产钳柄，其用处是在正确的置入产钳并交合后，用手握住柄向外牵引。

二、产钳术的分类

根据手术时胎头所在位置可以分为四类，即出口、低位、中位、高位产钳四种。也有学者将出口和低位产钳统称为低位产钳。

根据胎头高位及旋转程度的产钳分类（美国大学妇产科母亲—胎儿医学会议，1988 年）如表 25－1。

表 25－1　产钳分类

产钳术	分类定义
出口产钳	1. 不用分离小阴唇即已见胎儿头皮
	2. 整个胎颅顶已完全达盆底
	3. 矢状缝为正前后位或左右前或后位
	4. 胎头已达会阴部
	5. 旋转不超过 45°
低位产钳	胎头的先露部位已在 +2 或 +2 以下，但未达盆底
	旋转≤45°（左或右枕前位旋至直前位，左或右枕后位旋至直后位）或旋转 >45°
中位产钳	胎头虽以固定，即双顶径已入盆，但胎头仍在 +2 以上
高位产钳	胎头尚未入盆

表 25－1 的分类十分重要，因目前高位产钳因危险度太大，已不应用。对于中位产钳争论较多，60 年代的文献多认为中位产钳危险度大，对新生儿智力有影响，有时对母亲亦可造成较大伤害。故目前的使用主要限于低位及出口产钳。

三、指征

1. 以下原因造成的第二产程延长　①子宫收缩乏力。②持续性枕横位或枕后位，提示可能有轻度头盆不称。③会阴较厚、坚韧。

2. 因胎儿情况而需主动缩短第二产程　①胎儿宫内窘迫，如胎心率快于 160 次/min，或低于 120 次/min，或在产程中羊水变为混浊，浓绿色，胎粪明显的污染。②宫口开全而发生脐带脱垂。③胎盘早期剥离，宫口已开全，胎头已明显下降者。④其他胎儿紧急情况，而宫口已开全者。

3. 因产妇情况需缩短第二产程者　①中及重度妊高征。②妊娠合并各种慢性疾病，不宜用力下屏者，如合并心脏病、活动性肺结核等。③产妇有急性疾病，伴高热、无力者。④胎头吸引器失败者，可以考虑改用产钳。⑤臀位助产，胎头娩出困难，可以考虑试用 Piper 产钳。

四、施行产钳术的必备条件

（1）无明显头盆不称。施行低位产钳时应作细致的阴道检查，对胎儿应包括胎先露的高低、胎方位、胎头变形程度、颅缝有无重叠、胎头水肿范围及程度。同时尽可能了解骨盆情况，骶岬是否明显突出、骶骨弯度是否良好、骨盆是否明显内聚、坐骨棘是否突出、坐骨切迹是否狭小，同时一并考虑头盆有无明显不称。根据表 25－1 美国大学妇产科母亲胎儿会议中心所表达的，胎头旋转度和头先露高低是决定产钳难易的主要因素，如先露在 +2 以上，胎头为枕横位，应扪摸矢状缝位置，了解有无前不均倾，如为前不均倾，应考虑剖宫产；如先露部已达 +2 以下，但颅缝严重重叠，头与盆壁紧贴，说明头盆关系紧张，有明显不称，亦以剖宫产终止妊娠。对胎头水肿亦应重视，偶尔外阴已微见胎头拨露，其实是胎头极度水肿，实际高位仍在 +2 左右，且头盆关系紧张，如此时未作全面思考，而作会阴切开，使用产钳术，结果往往是手术失败，甚至给母亲或胎儿带来严重后果。

胎方位是一个很重要的因素，胎头为枕后位或枕横位，有骨盆狭窄，要旋转至枕前位有困难，甚至向后位旋转45°亦有困难，则应放弃产钳术。

（2）宫口开全，胎膜已破。

（3）估计胎大小应在4000～4500g以下，如胎儿在4000g以上，无糖尿病，胎头已完全达盆底，可以考虑产钳助产，但母亲有糖尿病，第二产程延长，胎头下降不满意，应考虑有发生肩难产的可能，因此以剖宫产终止妊娠为宜。

（4）胎儿存活。胎儿存活及时行产钳术，如胎心突然消失，而宫口开全，先露已低，可急行产钳术，急行新生儿复苏术，新生儿仍有存活的可能。如胎儿死亡已有一段时间，B超亦已证实，可根据胎儿大小及产程长短，有无感染以决定分娩方式。

五、麻醉

在初产妇，用阴部神经阻滞及会阴訇行浸润麻醉法，已如前述。如初产妇已用硬膜外麻醉，则无需再作其他麻醉。

六、手术步骤

（1）产妇取膀胱截石位。

（2）消毒外阴，铺消毒巾。

（3）导尿，如胎头压迫尿道或膀胱颈，则推上胎头，解除压迫，插入导尿管。

（4）阴道检查：①明确宫口是否开全。②了解胎头有无明显水肿，确定其真正的高位，颅缝有无明显的重叠，摸清矢状缝、大小囟门的位置以确定胎位，大囟门在骨盆前方者为枕后位，反之为枕前位。有时颅缝重叠而无办法摸清大小囟门的位置，则可以伸手越过胎头顶，扪摸胎儿耳郭，可以藉胎儿耳郭的位置辨别胎儿的头方位，但少数情况下，耳郭反转向前，为避免错误，可以同时扪摸耳心、外耳道及耳郭的关系，则其方位可以明确无误。若已明确为左枕前位或左枕后位，可试行旋转其为枕前位或枕后位。

阴道检查后，根据结果以决定是否作产钳。如会阴口较小，阴道检查可以在会阴切开后进行。

（5）切开会阴。

（6）放置产钳和产钳的交合：以枕前位为例，右手掌向上，可以用手掌或右手食、中指伸入胎头和阴道壁之间，左手以执笔式或握住左叶产钳柄，垂直向下将左产钳叶沿手掌或手指滑入胎儿头左侧，并逐渐深达穹窿部，柄亦随之下降而成为水平状态，术者可请助手将其保持在会阴正中部位，此时产钳叶的凹面恰对着胎儿左侧顶颞及面部。然后术者以左手掌面向上，以食指和中指伸入胎头及阴道壁间，以同样方法置入右叶产钳，置入后，左右叶交合。如交合顺利，提示阴道检查结果正确，置入方法正确；如产钳交合困难，两侧锁扣部上、下有距离或成角，需重作阴道检查，了解胎儿位置的检查是否有误；如两次检查无误，而产钳交合困难，说明胎头可能有严重的变形，应改变其分娩方式。

（7）牵引胎儿娩出：交合完成后，开始牵引。执产钳柄牵引的方式常见有两种：一种是以一手的中指伸至两个产钳茎的交合后的中间部，手的其余部分握住锁扣部；另一方式是两手紧握柄部，利用术者的肱二头肌收缩的力量牵引，但同时又有三角肌收缩等力量作为对抗，阻止用力过猛。

牵引的方向根据先露的高位确定。如是低位产钳而胎头偏高者，可以先向下、向外牵引至胎头逐渐拨露，当胎头枕部逐渐下降至耻骨联合下缘时，即应将产钳柄向上逐渐抬高，使胎头以最小径线枕下前囟径娩出。如胎头已位于盆底，为一出口产钳，产钳交合后稍向下牵引即可将产钳柄向上旋转，使胎头以最小径线娩出。牵引一般在宫缩时进行为好，因宫缩与产钳形成合力，有利于胎头下降，宫缩过后，可以停止牵引，将锁扣放开，以减轻因牵引而使颅内压暂时升高，待宫缩再次开始时又行牵引。

当产钳助产胎头即将娩出时，即松脱锁扣，先以向产妇腹部滑行方式取出左叶产钳，再以同样方式取出右叶产钳，胎头娩出后，胎体随即娩出。新生儿的处理与自然分娩新生儿的处理相同。

（8）胎头旋转问题：对左枕前及右枕前胎位，胎头的旋转并不困难，对枕后位胎头转成枕前位是比较困难的，特别是在持续性左枕后位和右枕后位的情况下，如胎头已达盆底，胎头不很大，可以旋转为直后位，以较大的会阴切开，在牵引时尽量先向外向下的方向牵引，在枕部已部分露出于会阴部后再向上牵引，以避免过度的向上牵引致小脑天幕撕裂的发生。如勉强转135°，则有时实际上仅转了45°或90°，而上产钳时成为斜位，甚至前后位，一叶在额部，一叶在枕部，产钳不能交合，交合后牵引又滑脱，以致损伤母体和胎儿。持续性枕横位的问题也在旋转，情况同上。关于旋转方法以徒手旋转为好，还是以Keilland产钳旋转好，一般而言，以手旋转较为安全，器械旋转除非技术熟练，否则容易造成损伤，这需要术者谨慎考虑。

（9）产钳结束后，常规检查宫颈、阴道壁、会阴切口，然后进行修补及缝合。

（龚水萍）

第三节　胎头吸引术

胎头吸引器（vacuum extractor）于19世纪40年代由Simpson介绍而进入临床的。至今已有很多种形式的胎头吸引器。在欧洲用的是扁平圆盘式的吸引器，在美国用的是杯状的吸引器，而在我国则用的是圆筒或牛角式的吸引器。

胎头吸引器的指征与产钳是相同的，但其使用的技术比较简单，其安置也比较方便。在我国，一度有较大量的使用倾向，目前使用范围亦逐渐受限。胎儿吸引器对母体的伤害小，但对胎儿如使用不当，损伤将超过产钳。对胎头吸引器的使用要注意所应用的负压大小。根据Lucas 1994年的报告，负压与胎头单位面积所受的力换算关系可见表25－2。

表25－2　吸引器负压与单位面积受负压的换算表

毫米汞柱	水柱	磅/每平方英寸	千克/每平方英寸
100	3.9	1.9	0.13
200	7.9	3.9	0.27
300	11.8	5.8	0.41

续 表

毫米汞柱	水柱	磅/每平方英寸	千克/每平方英寸
400	15.7	7.7	0.54
500	19.7	9.7	0.68
600	23.6	11.6	0.82

一、指征及反指征

（1）指征与产钳基本相同。①子宫收缩乏力，第二产程延长。②需缩短第二产程，如合并心脏病，中、重度妊高征。③轻度头盆不称，有胎儿旋转不良者。

（2）但对下列情况以上产钳为宜。①胎儿宫内窘迫。②宫口开全，有脐带脱垂者。③巨大儿。④胎头水肿明显者。

（3）有严重头盆不称者及面位、额位禁用吸引器。

二、进行胎头吸引器的条件

（1）阴道检查。同产钳术。过去曾对胎头较高者用胎头吸引器下降后再改用产钳，现因持久的吸引器的吸引负压再加产钳的挤压，有增加颅内病变的趋势而为改用产钳术或剖宫产术。

（2）宫口近开全或已开全。

（3）手术器械最好接上吸气泵或负压泵。

三、手术步骤（以我国的直筒型或牛角型吸引器为例）

（1）患者取膀胱截石位。

（2）消毒外阴、铺消毒巾。

（3）排空膀胱。

（4）检查（同产钳）主要了解胎头高位及胎头方位。

（5）吸引器的功能及完整性。将橡皮管接在吸引器上，外接负压表及吸气泵，如无此装置，则代以50ml的大空针筒，准备弯钳一把。

（6）吸引器。在吸引器头端涂以消毒液状石蜡，在分开两侧小阴唇后，暴露阴道外口，以手指轻轻压向阴道外口下缘，轻轻扩大之，然后将吸引器压向阴道外口下缘慢慢将吸引器滑入阴道。

（7）与胎头附着。将吸引推进并与胎头紧贴，以食指仔细检查所有吸引器与胎头附着部位一圈，特别警惕宫颈或阴道壁勿被牵入，同时调整直筒的外端的两个小柄，或牛角端的弯度，与矢状缝一致，以便作为旋转度数的标志。

（8）吸引器内的空气，使之成为负压，一般以每分钟使负压增加0.2kg/cm^{2}为度，最大负压以0.6kg/cm^{2}为度，如无负压表，则抽吸空气150ml，此时轻轻牵引吸引器，如与胎头紧贴则可证明安放成功。

（9）胎头方位在向外牵引过程中，逐渐旋转胎头至枕前位，当枕部达到耻骨联合下缘时，将吸引器向上牵引，使胎头以最小径线娩出。

（10）时间以10～16分钟为宜，最长不超过30分钟。

（11）吸引器脱落，应检查原因，然后重新放置，再用吸引器，但最多不可超过三次，失败后改用产钳。

四、胎头吸引器与产钳的比较

关于两者使用范围及对产妇和胎儿的影响，前文已叙述。产钳损伤主要在产妇，但胎儿损伤可能较小，主要是它有胎头吸引器不可能取代的作用。胎头吸引器容易使用，对母体损伤小，但对胎儿的损伤可能较大。不过目前对两者新生儿智力影响的长期观察的文献较少，因此尚待今后的材料说明。表25－3以William（1991）胎头吸引术及40例产钳对新生儿的影响，以资参考。

表25－3　胎头吸引术与产钳分娩的新生儿损伤

并发症	分娩方式	
	胎头吸引器（41例）	产钳分娩（40例）
Apgar评分		
1分钟<7	4（10%）	4（10%）
5分钟<8	4（10%）	1（2%）
头部血肿		
轻度	6（15%）	3（10%）
中度	1（2%）	2（7%）
胎头水肿	14（34%）	7（14%）
面部损伤	1（2%）	7（18%）
Erbs瘫痪（轻度）	1（2%）	0
锁骨骨折	1（2%）	0
胆红素升高	8（20%）	4（10%）
视网膜出血		
轻度	6/37（16%）	3/36（8%）
中度及严重	8/37（22%）	3/36（8%）

（龚水萍）

第四节　臀位牵引术

臀位是一种并不少见的异常胎位，占4%～8%。臀位分娩时，身体中径线最大、变形能力最差的头恰在身体各部分娩出后最后娩出，阴道没有充分的适应性扩张，因此具有较大的危险性；加以臀位分娩术，臀位中的膝先露不能将宫颈全部填满，而容易发生脐带脱垂，胎儿即可发生严重窒息而死亡。所以产科医生很重视这种异常胎位，在产前检查时尽量用手法纠正为头位，如在分娩时仍为臀位则予以特殊处理。

臀位分娩可分为三种。

1. 臀位自然分娩　整个分娩过程完全依靠自然产力，未借助外力。

2. 臀位助产　臀位的臀部及下肢系自然娩出，而胎儿的躯体、上肢及胎儿的头部以牵引及特殊手法协助完成分娩。

3. 臀位牵引术　胎儿的全部分娩过程均借牵引及特殊手法完成。

臀位助产和臀位牵引术虽然是两个手术名称，但实际上臀位牵引术包括了臀位助产术，当臀位牵引术进行到胎儿的臀部、两下肢娩出后所余的手术步骤就和臀位助产一样，故本节的叙述以臀位牵引术为主。

一、指征及反指征

1. 指征

（1）凡臀位分娩临产后宫口开全，胎臀已达盆底，在助产过程中，胎心变化持续 >160 次/min 或 <100 次/min 或有脐带脱垂，应作臀位牵引术。

（2）第二产程超过两小时而无进展。

（3）母亲有并发症如中至重度妊高征、妊娠合并心脏病等。

（4）横位或双胎第一胎儿娩出后因各种原因第二胎儿急需娩出而行内倒转术后。

2. 反指征

（1）无骨盆狭窄，胎儿估计超过 3500g 以上。

（2）臀位胎头仰伸。

（3）宫颈口未开全。

（4）骨盆狭窄。

二、麻醉

可用阴部神经阻滞加会阴局部作 0.5% 普鲁卡因的匐行浸润。如在产程中已用硬膜外阻滞镇痛则无需另作麻醉。

三、手术步骤

（1）患者取膀胱截石位。

（2）导尿排空膀胱。

（3）阴道检查。

1）宫口是否开全：一般宫口开全则宫颈边缘已消失。宫口是否开全极为重要，胎体一般易于娩出，而胎头是全身径线的最大部，有时因宫颈口未开全而阻隔于宫颈上面而无法牵引出，脐带受压，胎儿迅速死亡；如强行牵引，可以发生宫颈裂伤，故宫口未开全则应耐心等待，决不可轻率从事。但有时可扪及一极薄而软的 0.5 ~ 1cm 长的宫颈边缘，这类宫颈再行等待亦难完全消失，所以可以作为宫口开全的处理。

2）有无狭窄：发生臀位的原因之一是骨盆狭窄。关于骨盆狭窄的检查，在第二节产钳的阴道检查已有初步的叙述，唯需补充者为骶岬是否突出。如骶岬明显突出提示骨盆入口前后径狭窄，则有可能阻滞胎头入盆，以剖宫产终止妊娠为宜。

（4）会阴切开：阴道检查宫口开全，无明显头盆不称，决定作臀位助产术。如为初产妇，待胎臀完全下降并使会阴部明显隆起时可行会阴切开术后即行手术。如为臀位牵引，则宫口开全后决定行牵引术时可即行会阴切开术。

（5）下肢及躯干的娩出：胎儿的单足或双足已显露于外阴部，有时则在阴道内，术者以手将单足或双足拉下，并轻轻向下牵引使躯体娩出。但如为单纯臀位，两腿及足上举，胎位下降后术者可以将食指伸入阴道紧钩住髂腹股沟处，并向下牵引，有时所需的力较大，一旦向下滑动，另一侧髂腹股沟亦已向下显露，则可以由另一手食指伸入对侧髂腹股沟处向下牵引使胎臀娩出，此时术者可用手术巾包住胎儿臀部向上翻，使胎儿腹部、胸部显露并娩出于外阴，此时胎儿双下肢亦同时自然娩出。有时胎儿两上肢交叉护于胸前，当单纯臀位的双足自由落下时胎儿的双下肢亦自然娩出。在单纯臀位中，亦有在胎位较高时以手探入宫腔点压胎儿下肢腘窝使下肢屈曲，握住足根向下牵引，但此法容易引起骨折，故少用。但如为完全臀位或足先露则需术者协助将足娩出。

（6）肩及上肢的娩出：当胎儿的胸、腹部娩出后，术者应持续向外作牵引，并同时向逆时针方向旋转，此时因胎头及胎儿上肢两个同心圆的活动，使上肢向下滚动，术者以食指沿胎儿肩部探入阴道，以保护胎儿左上肢的肱骨，然后轻轻向下压，使左上肢显露并自阴道娩出，此时将胎体又向顺时针方向旋转，以同法娩出胎儿右侧上肢。

（7）胎头的娩出：当胎儿的躯体和上肢全部娩出后，应将胎儿的背部向上，平置于术者的左手臂上，左手食指经阴道伸入胎儿口中，压住胎儿舌头以钩住胎儿的下颌部，右手则以食指、中指分别置于胎儿颈背部两侧，手掌骑跨于胎儿颈项及胎背上，两手合力向下牵引，助手此时亦在产妇腹部耻骨联合上方加压以协助胎头俯屈，当枕骨结节抵达耻骨弓下缘时，以此为支点，将胎头向上向外牵引，胎儿的下颌、口、鼻、眼及额部迅即娩出。

（8）注意点：①臀位牵引时，脐部露出后 8 分钟内头部应娩出，因时间超过 8 分钟可导致胎儿严重窒息，此为臀位接生中第一要点。②下肢娩出困难时，用手指钩住腹股沟时用力拉，切忌用暴力以免股骨骨折。③上肢高举时，切忌不旋转即用食指钩住向下拉，此时易发生肱骨骨折。④后出头牵拉时有一定技巧，臀位牵引失败往往发生于后出头牵引，Piper 产钳可有助于胎头的娩出，方法是胎体及上肢躯体娩出，胎头试以手牵引失败，即改用 Piper 产钳，该产钳的特点是柄长，但一样有胎头弯面及骨盆弯度，术者立即用一包巾包住胎儿胸、腹及上肢，同时提起胎儿下肢，交给助手迅即上举，以露出会阴部及胎儿颈部，以上头位产钳法，先置入左叶产钳，后置入右叶产钳，握住产钳，徐徐牵引出胎头，此时下颌、口、鼻、额部相继露出会阴部，Piper 产钳助产甚为有效，因此在臀位阴道分娩时应为必要工具。⑤新生儿娩出后，常常 Apgar 评分较低，处于窒息状态，此时应备有氧气、吸管、婴儿直接喉镜、插管等器械，以及各种针剂，同时应有新生儿科医生在旁，以急行抢救。

（龚水萍）

第五节　剖宫产术

剖宫产（cesarean section）的定义是切开腹壁及子宫壁取出胎儿的方法，它并不包括经腹取出腹腔妊娠胎儿的手术。虽然传说中 2000 年以前著名的朱理亚·恺撒（Julius Caesar）是剖宫产分娩的，故有帝王分娩之称。但剖宫产真正有可靠记录的发展仅有百余年历史，更多的人认为名字的来源是公元前罗马统治者纽玛·庞佩利乌斯（Numa Pompilius）规定凡妊娠已近足月的妇女因故死亡，安葬前必须切开子宫取出胎儿而有此名称。

在 20 世纪 50～60 年代各个国家的剖宫产率都在 5% 上下，但是自 70 年代以来，剖宫产率不断上升，目前在美国及大多数国家剖宫产已达15%～20%，个别国家甚至高达25%～30%，剖宫产率的上升，学者们认为主要和以下因素有关：第一胎分娩比例增高，特别是只希望分娩一次的产妇增多；第一胎高龄孕妇的增多，例如在美国90年代与70年代相比，高龄第一胎孕妇增加了2倍，在我国也是如此。胎儿电子监护仪发展以来，胎儿窘迫的发生率明显增加，剖宫产率也随之增高；臀位的剖宫产率增加；阴道中位产钳助产的明显减少使剖宫产增加。为避免医疗纠纷而使医务人员不恰当的放松剖宫产指征在我国则是重要因素，个别城市的剖宫产率竟高达40%以上。至于经济收入问题，Gaild（1989）曾报道在高经济收入（>80 000美元/年）的剖宫产率为23%，而在低经济收入（<11 000美元/年）则为13%，从医院的这两种分娩方式的收费（1993），剖宫产为11 000美元，阴道分娩为6430美元，也间接反映了医务人员的经济观点；另外还有高体重人员的增加，对希望分娩男婴等各种次要因素的增加。所以剖宫产率增加是一个十分复杂的问题，其中有医疗因素，亦有社会因素。剖宫产率增加到一定程度，并不能使围生儿死亡率下降。例如从1965年开始，至1980年美国的剖宫产率从5%上升到15%，而爱尔兰都柏林的剖宫产率仍为4%～8%，前者围产儿死亡率自3.20%下降至1.75%，后者却自4.0%下降至1.7%，较前者为低。因此近年来美国等一些国家的剖宫产率开始回落。例如美国1986－1992年的剖宫产率持续在24%左右，1992－1993年回落至22%～23%，至今仍稳定在22%上下。另外需要指出剖宫产毕竟是一个中型手术，其孕产妇死亡率高于阴道分娩，其中麻醉就是主要危险。

一、剖宫产指征

1. 头盆不称（cephalo－pelvic disproportion）　孕妇骨盆正常，但因胎儿偏大或胎头位置异常如枕后位，胎头高直位导致产程延长或无进展，胎头不下降，患者疲惫，甚至出现肠胀气，尿潴留，而不得不行剖宫产。

2. 巨大儿　近年来，胎儿平均体重增加，巨大儿发生率增高，产程延长或停滞是常见现象，加以巨大儿肩难产发生率增高，特别是体重预测在4500g以上者是剖宫产指征。

3. 臀位　臀位分娩如得到正确处理，除了膝先露因有脐带脱垂的可能以及胎儿较大而产程延长或停滞而作剖宫产以外，完全有可能阴道分娩，但因有后出头困难发生胎儿窒息及肱骨、股骨骨折的可能性，剖宫产率越来越高。加上有些医疗单位因惧怕外倒转发生脐带缠绕可致胎盘早剥而放弃外倒转，使臀位剖宫产在所有剖宫产中比例增加。

4. 胎儿窘迫　目前监测胎儿宫内状况的手段较多，胎儿电子监护仪，胎儿脐血流S/D测定，B超胎儿羊水量测定已广泛用于产科，所以胎儿窘迫的发生率升高，虽然以上检查有一定的假阳性率，但在事先难以准确估计而仍选用剖宫产。

5. 妊娠并发症和并发症　近年来由于内科学和新生儿学的发展使部分有内科并发症的妇女得到较好的处理而使妊娠得到继续，即使需要比较早地终止妊娠，产妇及早产儿都能安全度过产褥期及新生儿期。如妊娠合并心脏病、妊娠高血压综合征等。这类剖宫产比例正在增加。

6. 前次剖宫产　在欧美国家前次剖宫产是剖宫产的重要指征，即所谓的“一次剖宫产，次次剖宫产”。第一次剖宫产如非绝对指征，例如为臀位，第二次妊娠为头位，胎儿及胎位均属正常固然仍可阴道试产，但事实上常以剖宫产终止妊娠。

7. 其他　关于欧美国家近年剖宫产指征的变化及各种剖宫产指征在分娩中所占的比例，见表25－4。

表 25－4　1990 年各种指征的剖宫产占所有

指征	挪威	苏格兰	瑞典	加拿大	美国
前次剖宫产	1.3	3.1	3.1	5.5	8.5
臀位	2.1	2.0	1.8	2.6	2.6
难产	3.6	4.0	1.7	4.5	7.1
胎儿窘迫	2.0	2.4	1.6	2.5	2.3
其他	3.7	2.7	2.4	5.2	3.2
总计	12.8	14.2	10.7	20.3	23.6

二、剖宫产的方式及手术步骤

1. 子宫体部切开剖宫产　这是一种最古老的剖宫产，19 世纪七十年代所施行的剖宫产均用体部切开剖宫产称为古典式剖宫产，目前很少使用，因切开部位为子宫体部，出血多，故仅在胎盘附着于子宫下段前壁及子宫内口的前置胎盘患者使用。具体方法为在下腹部正中作直切口切开腹壁各层进腹腔后，在子宫前壁正中作一长约 10cm 的垂直切口，切开子宫肌层，破胎膜，进入羊膜腔后用手抓住胎儿的脚以臀位分娩方式使胎儿从切口处娩出，助手立即清除新生儿口腔及呼吸道羊水、黏液，断脐；主刀在胎儿娩出后立即在子宫体部注射缩宫素 10 单位及麦角新碱 0.2mg，子宫收缩，胎盘有剥离征兆后，即剥离胎盘，清理宫腔，检查胎盘，证实宫腔内无胎盘残留，开始间断以 0 号肠线缝合子宫内 1/3 层，再缝合子宫中 1/3 层和外 1/3 层，一般用连续法缝合，或连续锁边方式缝合，缝合以达到止血目的为主，不宜过密。术毕常规检查两侧卵巢有无病变，关腹。

2. 子宫下段剖宫产　子宫下段剖宫产是由 Kronig 创造的，他利用足月妊娠时膀胱腹膜反折有较大的推移范围，在此作直切口，并以产钳取出胎儿，然后缝合切口，并埋于腹膜后，这一术式由 Beck 引入美国并有 Delee 在 1922 年加以推广，1926 年由 Kerr 用子宫下段横切口代替直切口作了重要改良，该横切口方法一直沿用至今，而且成为剖宫产最基本术式。

（1）腹部切口选择：脐下正中纵切口，是一种最快的进入子宫下段的方式，切口必须够大，可根据胎儿大小而定。在手术中应注意分离腹直肌，使切口下缘尽量靠近骨盆入口，利于术者取胎头。

横切口即改良式 Pfannenstiel 切口，为耻骨联合正中上 2cm 为最低的两侧向上的对称弧形切口，切口长 12cm～14cm，切开皮肤及皮下脂肪，横形切开腹肌筋膜，分离腹直肌与筋膜，高度达脐下，暴露腹直肌，纵形分离腹直肌，暴露腹膜；横切口的优点是美观，术后切口疼痛轻，缺点是不能如纵切口在必要时延长切口，而前次为横切口手术，再次进腹的时间较长。

（2）子宫切口：进腹后，如下段已形成，切口覆盖在子宫下段的膀胱腹膜反折，并向下分离，推下膀胱，暴露子宫下段，根据胎头高低选择切口位置。如胎头偏低，术者性急，下刀过重，可能伤及胎儿面或头。横行切开子宫下段后，可用两手的食指伸入切口，向两侧横行撕拉子宫下段，约 10cm，亦可用绷带剪刀以横弧形剪开子宫下段约 10cm。应注意的是一般子宫均有右旋转，故应根据右转程度掌握切口于正中部位，否则有可能切开子宫左侧血管而发生大出血。

（3）挖取胎头：挖取胎头是剖宫产中一个十分重要的步骤，如胎头为枕前位，入盆不深，则胎头易于挖取，如为枕后位，镶嵌不深，挖取时仍不很困难。但若胎头已深入骨盆，可以以手指伸入胎儿口中，钩住胎儿下颌骨，向上外牵拉，使头部移动，另一手沿胎头部伸入骨盆深部，将头托出。亦可用小型出口产钳伸入切口，沿胎头置入，先左叶，后右叶，将产钳依靠耻骨联合上缘作为支点，将产钳柄倒向产妇下肢一侧，使胎头松动，并脱出骨盆，此时可以将手伸入骨盆托出胎头。胎儿娩出处理同前，最后缝合子宫。

（4）子宫下段切口的缝合：缝合前先仔细辨别切口上下缘。谨防子宫下段后壁突起而误认为子宫下段前壁的下缘，故最好用卵圆钳夹注，一方面止血，一方面便于辨认及缝合，对个别明显的出血点以单独结扎为妥，缝合时以 0 号或 1 号可吸收缝线，传统以铬制缝线，亦可用合成可吸收缝线。缝合上下段肌层时最好不穿过黏膜，以防止子宫内膜异位症。缝合切口一端角部时最好超过角部顶端 0.5cm 以防角部的血管内陷而被漏缝以致出血。然后锁扣连续缝合下段肌层，至另一侧角部，缝合不能过紧过密。对下段是缝合一层还是缝合两层有不同意见。传统的方法是两层，但亦有缝合一层者。对下段过薄者仍以缝合两层为宜，以防止出血。亦可在个别区域加缝 8 字缝合以达到增强目的。

Haulth 等（1992 年）曾对 761 例剖宫产随机分成用 1 号铬制线一层缝合及两层缝合组，结果是单层缝合手术者时间明显缩短，而产褥期两组的其他变化相同。在止血及缝合结束后，将切开的腹膜反折覆盖于切口，并以 0 号缝线与切开上部的肌层缝合，但目前亦有不予缝合的报告。认为手术时间缩短有利于术后肠麻痹的恢复，但不增加粘连的形成（Hull 及 Varner 1991，Tulandi 等 1998）。子宫下段的缝合处理完毕后，应常规检查输卵管及卵巢，如有异常可及时处理。如有医疗指征结扎双侧输卵管可在此时进行。腹腔内手术的一切工作完毕后，应清点纱布，吸清腹腔内液体，取出血块（包括直肠陷凹），准备关腹。

（5）关闭腹腔各层：腹膜以缝线连续缝合。腹直肌复位，对各出血点认真止血。缝合腹肌筋膜，间断缝合皮下脂肪，对腹壁下脂肪薄于 15～20mm 者可不必缝合而直接缝合皮肤。手术中出血多而手术较为复杂者闭腹前应仔细清点纱布。

3. 腹膜外剖宫产　在抗生素发明以前，细菌性感染是产妇的主要死亡原因之一，因此在疑有感染的情况下，不经腹腔而经腹膜外作剖宫产取出胎儿可以避免腹膜炎减少死亡。1907 年 Frank 首次介绍了腹膜外剖宫产，以后 Latzko（1909）及 Waters（1940）介绍了各种腹膜外剖宫产的方法，至今已有很多单位采取腹膜外剖宫产作为其基本术式之一。腹膜外剖宫产的优点主要是在胎膜早破，产程中可疑有感染而需作剖宫产者，经腹膜外剖宫产其感染可能性小。术后反应小，患者恢复快，但对不够熟练者，其手术时间长，损伤脏器（膀胱）的可能增加。

腹膜外剖宫产术前首先要安置导尿管，放空小便后，注入亚甲蓝溶液 200ml 使膀胱充盈并将导尿管夹紧，利于分离时提示有无膀胱损伤。术时先切开腹壁至分离腹直肌后，充分暴露膀胱前筋膜，切开膀胱筋膜，在近膀胱底部将筋膜横行切开，直达筋膜与膀胱间隙，钝性分离膀胱肌层与周围筋膜，使部分膀胱游离，可以在膀胱左侧角寻找黄色脂肪，此处组织较疏松易于分离，用手指钝性分离后即可进入膀胱腹膜反折，然后由此逐渐将膀胱顶部与腹膜分离而充分暴露子宫下段，以上方法称为顶入法。亦可先由膀胱侧壁开始分离，逐步暴露子宫下段，而将子宫膀胱腹膜反折推开再充分暴露子宫下段，此为侧入法。在已充分暴露下段后，将膀胱内液体放空，然后按子宫下段剖宫产方法进行手术。在子宫切口缝合后，将膀胱复位，逐层关闭腹壁。

胎儿已有宫内窘迫或胎儿过大者不宜行此手术。

三、剖宫产并发症

1. 母体术中并发症

（1）子宫出血：剖宫产往往因产程过长、子宫收缩乏力，亦可能因前置胎盘或胎盘早期剥离而施行，故可因子宫收缩不良、胎盘种植部位血窦不能有效关闭而出血，出血可迅速而大量，以致使产妇迅速进入休克状态，故术者应熟悉剖宫产各种子宫出血的处理步骤。对子宫收缩不良出血可用热盐水纱布包绕子宫底部并不断按摩以促进其收缩，同时肌层再注射缩宫素10～20U，麦角新碱0.2mg，静脉中点注缩宫素，必要时可用$PGF_{2\alpha}$ 1mg体部肌层注射，效果良好。如上述方法效果不佳，可以结扎子宫动脉上行支，甚至结扎髂内动脉，以达到止血的目的。对前置胎盘剥离面的出血，如为活动性的则可以用8字形缝扎法处理，当出血减少后仅为渗血时可以用纱条进行宫腔填塞以达到止血的目的。

（2）切口撕裂及血肿：当胎儿巨大、胎头嵌入骨盆过深取头困难等情况下，可以发生切口撕裂及血肿，撕裂可表现为切口横向撕裂，因子宫右旋，故撕裂常在左侧，并易累及子宫静脉丛以致发生大量出血。如有出血，先用纱布压迫，放松后看清出血点，8字形缝扎。切忌大块钳夹，以免伤及输尿管，撕裂部位可以对端缝合。撕裂亦可以发生在子宫下段切口的下唇的垂直裂伤，可以长达4～5cm，不一定伴有大量出血，应予对端缝合。血肿常发生在阔韧带内，血块先予清除，止血，止血不满意可以用纱布填塞，纱布置于腹膜外，一端在腹部切口露出，24～48小时取出。止血时亦应注意避免输尿管损伤。

（3）膀胱损伤：易发生于进腹时或在腹膜外剖宫产时，发生后立即修补，并留置导尿，一般愈合良好。

（4）输尿管损伤：在子宫横切口撕裂出血时盲目钳夹、缝合，可以缝扎或缝及输尿管，如遇到此类情况时，应及时作膀胱镜输尿管插管以明确是否损伤输尿管，以便及时处理。如当时被忽略，术后患者感腰酸，可作B超观察，如有肾盂扩张，应及时检查处理。对剖宫产术后不久（数周内）阴道溢液较多者亦应警惕输尿管的损伤。

（5）肠道损伤：少见，偶然因前次剖宫产肠道粘连于原纵切口，术时不慎而误切开肠管。

（6）羊水栓塞：少见，但需警惕，一旦发现可疑现象，按羊水栓塞处理原则处理。

2. 母体术后并发症

（1）子宫腔积血：患者返回病房后，疏于对子宫收缩的处理以致宫腔积血；出血迅速者往往在术后数小时即可发生，有时因恶露极少而发现宫腔积血。术后大量快速的宫腔积血，子宫往往表现为柔软无张力，病情恶化者立即切除子宫，如已历时稍长而子宫不甚大者经阴道扩张宫颈后将积血去除。

（2）子宫晚期出血：术后24小时后出血称晚期剖宫产后出血。出血原因：子宫内膜炎、胎盘残留及子宫切口感染愈合不良切口裂开。三者中以后者最为严重，常发生在子宫切口左侧角，往往与缝合过密坏死感染有关。出血早在术后4～5天，晚可以至60天，大都在10天左右。可用腹部B超协助诊断。如出血不多，即予抗生素、子宫收缩剂、雌激素。如出血快而多，需紧急处理，子宫动脉栓塞术或子宫切除术，对有生育要求者，可以保留子宫，仅对患部作楔形切除，但有再次出血之虞。

（3）迟发性羊水栓塞：于术中进入母体循环的羊水发生羊水栓塞，于术后半至一小时内发生出血，一般均无心肺功能衰竭症状，出血由少而多，血不凝。

（4）子宫肌炎及盆腔炎症。

（5）切口感染。

3. 新生儿并发症

（1）新生儿窒息：除原有发生窒息的可能外，出头困难可发生或加重新生儿窒息。

（2）新生儿面部或臀部皮肤划伤。

（3）新生儿股骨骨折。臀位取腿不当所致。

四、剖宫产并发症的预防

（1）剖宫产要掌握好指征和时机，因剖宫产有发生并发症的可能，无剖宫产指征者不应作剖宫产。剖宫产必须掌握好时机，试产过久可能造成胎头娩出困难，需予警惕。

（2）剖宫产内、外切口均应够大，以免取头困难及切口撕裂。

（3）切开子宫壁先作小切口使羊水缓缓流出，避免羊水栓塞。

（4）取胎头为剖宫产最重要的技术，应掌握徒手、手牵引下颌、产钳等多种方法。

（5）胎盘以自然剥离后再取最好，主动剥离容易使出血增加，剥离困难，注意有无胎盘粘连和植入。

（6）手术按步骤进行，不抢时间。

（7）术毕要检查两侧附件并注意无纱布遗留。

（龚水萍）

第六节　脐带脱垂复位术

（一）适应症

临产过程中发生脐带脱垂，胎心仍存在者。

（二）手术步骤

取头低臀高的膀胱截石位，消毒外阴及脱出的脐带部分。

术者用纱布将脱出的脐带松松地包成一团，轻握于右手中，左手在腹部或经阴道将胎先露上送，使其与骨盆之间有空隙，可容右手将脐带还纳入宫腔。尽可能将脐带还纳到较高处，然后从腹部压迫宫底，将胎先露推至骨盆入口，等待宫缩使其下降衔接。与此同时，右手缓缓退出阴道。如果胎先露尚不能衔接，还纳后应将患者臀部垫高，以防脐带再次脱出。

亦有人采用将脐带用纱布条轻系于一末端有侧孔的橡皮管内的金属芯条上，然后将此橡皮管在左手示、中指引导下送入宫腔，抽出金属芯条，脐带即被还纳于宫腔内。

（三）术中要点

1. 发现脐带脱垂应立即采取头低臀高位，并经阴道或腹部上推胎先露以减少脐带受压，否则，脐带受压时间过久，即使脐带还纳成功，亦会因胎儿窒息时间过长而难于抢救。

2. 徒手或借助器械还纳脐带时，均应注意尽量不要紧握或压迫脐带，以免加重胎儿窘迫。

3. 脐带还纳成功后，如果宫口已开全，应继续以产钳术或臀位牵引术娩出胎儿。如宫口未开全可行剖宫产术，在准备手术及胎儿娩出前，可由一医护人员经阴道上推胎先露，以减少对脐带的压迫。倘若不具备剖宫产条件或家属不同意剖宫产者，则应密切观察胎心变化，有条件还应行电子胎心监护，以利及时掌握胎儿情况，采取相应处理措施。

4. 本手术因系宫腔内操作，故全部程序均应严格注意无菌技术要求，以防引起感染。术后应予抗生素。

（芦延峰）

第七节　产后出血手术

一、徒手剥离胎盘术

（一）适应症

胎儿娩出后，胎盘部分或全部粘连，不能及时从子宫壁的蜕膜层剥离者。

（二）手术步骤

在静脉开放、有输血准备的前提下，重新消毒外阴，术者更换手套、戴袖套，右手手指并拢呈圆锥状，经阴道及宫颈进入宫腔，左手在腹部固定子宫，且与右手配合，右手在宫腔内循脐带触到胎盘，找到胎盘边缘与子宫壁的附着处，四指并拢、半屈状，手指背侧贴子宫内侧壁，用指端尺侧缘仿裁纸样动作，缓缓将胎盘从子宫壁蜕膜层裁下，胎盘完全剥离后握于手中，然后将握胎盘的手自宫腔中退出。

取出胎盘后，必须仔细检查胎盘小叶及蜕膜是否完整，必要时可再次入宫腔进行清理。

术后应予宫缩药及抗生素预防感染。

（三）术中要点

1. 剥离胎盘时，右手的动作应当规范、轻巧，切不可强行抠挖，否则不但不能完整取出胎盘，而且有造成子宫壁穿破的可能。

2. 如果找准胎盘在子宫壁上的附着处，剥离的界面正确，手术一般无大困难。但是，如果在剥离胎盘时感到胎盘与子宫肌壁密切相连而无法操作时，应考虑到有植入性胎盘的可能，切勿勉强剥离，必要时应根据情况改行子宫切除术。

3. 手术中必须强调无菌操作，因为产妇产后本就体虚，且已有大出血，抵抗力极低，一旦造成感染则后果严重。

二、子宫腔纱条填塞术

（一）适应症

因分娩后子宫收缩乏力造成产后出血，经使用宫缩药及按摩子宫等处理收效不显著，又期望保留子宫者；或处于偏远地区、基层医疗单位，不具备开腹手术条件，须转送患者。

（二）手术步骤

经阴道分娩须行填塞术时，助手或术者用手在腹部拢住子宫底以作指示，另一手持填塞钳夹住宽纱条的一端，经阴道送入宫腔底部，然后循序将纱条依次自上而下填满宫腔。如果子宫口尚未回缩时，术者亦可直接用手将纱条送入宫腔内。要注意边填塞，边将纱条压实，不可留有空隙，以免填至最后再压实会有内松外紧之弊。

剖宫产产后出血时，填塞方法是用两根长5m的宽纱条，自子宫切口处分别紧填塞于子宫上、下段，均填塞至子宫切口水平，缝合子宫切口至尚余4cm长度时，继续填塞纱条，将多余纱条剪掉，缝合两纱条断端使其连接，纱条另一端置于宫颈口，以便以后取出，然后继续完成子宫切口的缝合。

（三）术中要点

1. 手术中，填塞的每一步均须务求坚实，不得留有空隙，确实起到压迫止血作用；否则会适得其反，因有纱条堵塞血液不能外流而造成隐性出血。

2. 填塞纱条后一定要继以大量宫缩药使子宫处于持续收缩状态中，否则子宫收缩迟缓，则原本填塞坚实的纱条，会相对松虚而给继续出血形成空间。

3. 操作中各环节一定要谨守无菌操作规程，且术后应给予足量抗生素以预防感染的发生。大出血患者本身抵抗力低下，倘若再继发感染，则后果堪忧。

4. 以填塞钳进行填塞时务必谨慎操作，警惕发生子宫穿孔。纱条一般在术后12～24h取出，取纱条前应先注缩宫素，取出时要缓慢牵拉。

5. 宫腔填塞专用的宽纱条为长5m、宽8cm、8层厚的无菌纱布条，在手术室及产房均应常备并定期消毒，以应不时之需。

三、子宫动脉缝扎术

（一）适应症

当剖宫产术中发生子宫收缩乏力性出血，经加大宫缩药用量后仍无好转时，可考虑行双侧子宫动脉缝扎术。

（二）手术步骤

在子宫下段横切口的稍下方水平偏左触清左侧子宫动脉，然后在子宫动脉内侧2～3cm处，用大圆针将1号可吸收线从前向后穿过子宫肌层，再将大圆针自后方从子宫动脉外侧的阔韧带无血管区向前穿出，并结扎。右侧子宫动脉的缝扎则是在触清子宫动脉后，在子宫动脉外侧的阔韧带无血管区，将大圆针从前向后穿过，再将大圆针在距子宫动脉内侧2～3cm处，以子宫后壁向前穿出，并结扎之。

（三）术中要点

1. 子宫动脉缝扎术必须选用可吸收线，以便术后吸收、脱落，子宫血管仍可再通。

2. 缝扎子宫动脉时，须缝入较多子宫肌层组织，这样一则可避免损伤子宫血管，同时，亦可将其间更多的血管分支阻断，达到更好的止血效果。

3. 子宫动脉缝扎中只用单纯贯穿缝合，不可行8字缝合，以免由于组织的损伤、坏死，造成子宫动静脉瘘。

4. 子宫动脉缝扎后，产妇可因子宫缺血，出现较剧烈的宫缩痛，持续24～36h，必要时可用哌替啶（杜冷丁）等药物予以镇痛。

四、子宫背带式缝合

（一）适应症

产后难以控制的子宫弛缓性出血，使用宫缩药仍不能奏效者。尤其适用于剖宫产术中的子宫松弛型出血。

（二）手术步骤

患者置导管全身麻醉或连续硬膜外麻醉下，取膀胱截石位，以便能从阴道观察出血的控制情况，用适当大小的 Pfannenstiel 切口打开腹部，如果患者是剖宫产后出血，则将原切口再打开，托出子宫，双手把子宫握紧，然后观察阴道出血控制情况，以估计使用此种缝合法成功的可能性。如果握紧子宫后阴道出血能被控制，则按如下程序操作：①用穿有 2 号可吸收线的 70mm 圆针，从子宫切口右下缘下方 3cm，并距右侧缘 3cm 处穿入子宫。②此针在子宫切口上缘上方 3cm，并距侧缘约 4cm（因为子宫向上面渐变宽）处穿出。③带针的可吸收线越过宫底，并压在距右宫角 3～4cm 的宫底处。④被送到后侧的针线在与前侧进针点同一水平处垂直地穿入子宫后壁。⑤从后壁与右侧相同的标志处穿出，由助手尽力压迫，帮助拉紧可吸收线。⑥穿到后方的可吸收线像右侧一样垂直地绕过宫底到前方，压在左侧宫底，并将针线在与右侧相对应处穿入宫腔，再在前方距切口左下缘下方 3cm 处出针。用两手加压拉紧可吸收线两端，尽可能避免损伤而达到加压目的，在这样的压迫下，检查阴道出血是否被控制。如果获得了良好的止血效果，即可由助手压迫子宫，术者将可吸收线打 4～5 个结，以确保张力。按常规方法关闭子宫切口与腹壁。

（三）术中要点

该技术简单易行，适用于需急速处理的产后出血，缝合后能立即估计止血是否满意。若其失败仍可改用其他更彻底的手术方法，并且此法能保留子宫和生育力。因此，该手术是在宫缩药不能控制产后出血时，先于所有其他手术之前的一种手术选择。但术中须注意以下几点。

1. 在行背带式缝合术之前，用双手压迫子宫，然后观察阴道出血能否被控制，这一步骤是决定施行本手术能否成功的关键。

2. 如果双手压迫能达到止血，则手术的要点在于拉紧缝线，使子宫能被扎紧，而在拉紧缝线时要注意用力的方向须垂直于子宫壁的平面，不要斜向拉拽，以免充满血窦的子宫壁在拉紧缝线时损伤，造成缝合处出血。

3. 缝合后，打结要牢靠，以免缝线松脱影响手术效果。术后须再次检查阴道出血是否确已被控制。

五、子宫切除术

（一）适应症

1. 剖宫产或经阴道胎儿胎盘娩出后，子宫收缩乏力性出血，经各种止血方法无效者。
2. 严重胎盘早期剥离致子宫卒中而不收缩者。
3. 植入性胎盘。
4. 严重子宫破裂或子宫颈裂伤上延至子宫者。

5. 子宫有严重感染者。

（二）手术步骤

1. 开腹步骤　同剖宫产术。

2. 断扎圆韧带　用鼠齿钳提起一侧圆韧带，在近子宫角处用两把止血钳钳夹并切断圆韧带，用7号丝线缝扎远侧断端，保留结扎线作牵引之用。同法断扎对侧圆韧带。

3. 断扎双侧附件　用示指将一侧阔韧带后叶向圆韧带切断处顶起，在无血管区剪开阔韧带后叶，造成一洞，再用三把弯 Kocher 钳钳夹该侧卵巢固有韧带及输卵管根部，使钳尖均通过洞孔。在近子宫角侧的第一、二把钳间切断。用7号丝线贯穿缝扎远侧断端两次。同法断扎对侧卵巢固有韧带和输卵管。

因产妇多为年轻妇女，如无特殊情况均应保留双侧附件，手术操作即如上述，倘因有卵巢异常或其他情况须切除附件时，则应用三把弯 Kocher 钳钳夹、切断骨盆漏斗韧带，然后用7号丝线贯穿缝扎远侧断端两次。

4. 打开膀胱子宫反折腹膜　用长弯剪刀自一侧圆韧带断端处，向中间弧形分离并剪开疏松的膀胱子宫反折腹膜，直达对侧圆韧带断端处。

5. 分离膀胱　用止血钳钳夹并向上牵拉膀胱反折腹膜切口的下缘，用示指沿膀胱筋膜与宫颈筋膜间的疏松组织，将膀胱向下推离子宫下段及宫颈。

6. 处理子宫血管　将宫旁组织稍做分离，至相当于子宫颈内口水平，即已抵达子宫血管处。可用手指捏住，体会子宫动脉的搏动，以作证实。然后用三把 Kocher 钳紧贴宫颈侧钳夹、切断子宫血管，并用7号丝线行双重贯穿缝扎，对侧子宫血管同法处理。

7. 切除子宫　向上提子宫，于宫颈与宫体连接处楔形切除子宫，宫颈断端用1号可吸收线间断8字缝合。

8. 缝合盆腔腹膜　检查创面及各缝扎的断端确无出血后，即可用0号可吸收线将盆腔前后叶腹膜从一侧圆韧带断端连续缝合至另一侧断端。

（三）术中要点

1. 临床上发生产后子宫收缩乏力性出血各种止血方法均未奏效时，应立即果断决定行子宫切除术。当出血危及患者生命时，子宫切除是控制出血最可靠、最快捷的一种措施。子宫切除手术本身难度并不很大，关键是决定手术的时机极为重要，决定过早常令人惋惜，然而，下决心过晚，又会因患者情况危急，手术无法进行而失去机会。

2. 如为剖宫产术中，胎儿胎盘娩出后出血不止，临时决定做子宫切除术者，可立即用粗丝线连续缝合子宫切口，然后行子宫次全切除术或全子宫切除术，亦可用鼠齿钳钳夹剖宫产子宫切口的血窦，同时在宫腔内填以大纱布垫压迫止血，再行子宫切除术。

3. 妊娠子宫及周围组织血管扩张纡曲，手术中要仔细分离、结扎，以免造成损伤及出血。

4. 产后子宫体满布血窦，且组织水肿、脆性增加，术中切不可用有齿钳钳夹宫底用作牵引，以免撕破子宫肌层而造成出血。

5. 由于妊娠子宫下段增宽，使输尿管贴近子宫颈，故处理子宫血管时必须动作准确，切勿伤及输尿管。

6. 向下剥离膀胱腹膜反折时要适可而止，不要过度，以防损伤膀胱或造成剥离面难以控制的出血。

7. 缝扎子宫血管及卵巢血管时必须牢靠，缝扎时既不可遗漏血管，亦应避免因缝扎组织过多而结扎不紧。

8. 如因子宫严重感染而行子宫切除术者，在关腹前可经阴道断端处引出一腹腔引流管，以利腹腔渗液排出。亦可直接将阴道断端环形毯边缝合，使断端开放，便于引流。

（芦延峰）

第八节　毁胎术

毁胎术是当死胎、胎儿畸形或少数特殊情况时，为减少分娩中造成母体损伤所采取的缩减胎儿体积的手术措施，手术方式有多种，须结合临床具体情况选择。常用的有穿颅术、断头术、锁骨切断术、除脏术等。

一、穿颅术

穿颅术是指用器械穿破胎儿头颅，排出脑组织，缩小胎头径线，以使胎儿经阴道娩出的一种毁胎术。

（一）适应症

1. 已确诊为死胎，为避免经阴道分娩时造成软产道损伤者。
2. 臀位后出胎头困难，胎儿已死亡者。
3. 胎儿脑积水。

（二）手术条件

1. 子宫颈口开全或近开全。
2. 骨盆不过分狭窄，估计经穿颅缩小胎头后能从阴道娩出者。

（三）手术步骤

1. 消毒、铺巾、导尿　患者取膀胱截石位，按阴道手术常规消毒外阴，铺无菌巾，导尿。

2. 阴道检查　了解子宫口开大情况，是否具备穿颅术的条件，如胎头位置高低、囟门及矢状缝的位置等。

3. 穿颅

（1）固定胎头：可由助手于下腹部将胎头固定于骨盆入口处，亦可经阴道用鼠齿钳在直视下钳夹胎儿头皮，向下牵拉，使胎头固定。

（2）穿颅部位：可根据具体情况选择胎头前囟、矢状缝；臀位后出胎头者可经枕骨大孔处穿入，面先露时则可经额缝或眼窝处刺入。

（3）穿刺方法：助手牵拉夹住头皮的鼠齿钳作为固定，术者先用长剪刀剪开准备穿刺部位的头皮，右手持闭合的穿颅器，在直视下或在左手示、中指引导保护下，刺入囟门或颅缝。

（4）排出脑组织：穿颅器刺入颅腔后，打开穿颅器末端的锁，在颅腔内反复旋转开合，用穿颅器前端的锐刃剪碎脑组织，与此同时，被破坏的脑组织即由穿刺口处流出，然后将穿颅器合拢后取出。为使脑组织尽可能排出，可用卵圆钳自胎头的穿刺孔处进入，钳夹脑组织，亦可用吸引管在负压下进行抽吸。

（5）置碎颅钳：术者在左手指引导下，将碎颅钳的颅内匙叶（钳叶为实心者）自穿刺孔处插入颅腔内，直达颅底，使其凸面朝向胎儿面部，由助手固定。再将颅外匙叶（钳叶为中空者）在左手的引导下，置于胎头外与子宫壁之间，钳叶的凹面位于胎儿面部。检查无宫颈或阴道壁被夹入，则可将内外两叶钳扣合，旋紧钳柄的螺旋。

（6）牵引：可按低位产钳术的方法进行牵引，牵引中脑组织继续流出，颅腔体积进一步缩小，故一般情况下牵引多无困难，牵出胎头后，取下碎颅钳，其后胎体娩出则与一般分娩无异。

（四）术中要点

穿颅术的要点，是在不造成母体不必要损伤的前提下，娩出已死的胎儿，因此，在操作中要特别注意以下几点。

1. 穿颅前先用剪刀或刀剪割开准备穿刺部位的头皮，可防止穿刺时遇头皮打滑，失去控制而损伤母体。

2. 剪开头皮，穿刺及置碎颅钳必须在直视下进行，如果实在难以直视亦须确实辨清解剖关系，在左手引导保护下进行操作。

3. 穿刺时一定要固定好胎头，刺入时用力方向必须与头颅面垂直，以免用力穿刺时穿颅器滑脱而损伤母体。

4. 穿颅器的结构较为特殊，当其两柄张开时，前端的剪刀呈合拢状，而当握合两柄时，前端的剪刀两叶分开，术者应先了解此器械的性能，然后再行操作。

5. 放置和取出穿颅器时，必须先使其前端的剪刀呈合拢状，并注意用手遮挡保护，以免穿颅器锐利的刃缘损伤软产道。

6. 胎儿娩出后，应在良好照明下，直视检查软产道有无损伤，并做相应处理。

7. 如果在胎头娩出后，发生胎肩娩出困难，可行锁骨切断术，然后娩出胎儿。

二、断头术

断头术是将胎颈离断后，分别娩出胎儿躯干及胎头的一种毁胎术。

（一）适应症

1. 忽略性横位胎儿死亡，其手臂已从阴道脱出者。

2. 双胎分娩时发生两头交锁时，为保存第二胎儿须将第一胎儿行断头术。

（二）手术条件

1. 宫口开全或近开全，胎膜已破。

2. 无先兆子宫破裂者。

（三）手术步骤

1. 消毒、铺巾、导尿　取膀胱截石位，消毒外阴及脱出的胎臂，铺无菌巾，导尿。

2. 阴道检查　了解宫颈扩张情况及胎颈的部位。

3. 断头　由助手将脱出的胎臂向胎头相反方向牵拉，使胎颈位置尽量降低以便于操作。术者以一手示、中指夹住线锯的一端，自胎颈的后侧送入，弯曲此二指，使线锯绕过胎颈，交与同手的拇指，从胎颈前侧引出。然后将两个拉柄分别勾入线锯两端的小环内，两手各持一拉柄，将线锯交叉，用两把阴道拉钩牵开保护阴道壁，往复抽动线锯即可锯断胎颈。一般不割断胎颈下面的皮肤，以便以后娩出胎头。

4. 牵出胎体　离断胎颈后，术者牵拉已脱出的手臂，胎体很容易娩出。

5. 牵出胎头　术者一手在腹部固定并向骨盆方向下压胎头，另一手伸入宫腔，以中指勾住胎嘴，依臀位后出儿头分娩机转向下牵拉，两手配合即可牵出胎头。倘颈部皮肤已被离断，胎头在宫腔内向下牵拉有困难时，可用宫颈钳夹住胎颈断端的背侧，另手入宫腔勾住胎嘴，同时向下牵拉，即可将其娩出。

（四）术中要点

1. 该手术的难点之一是线锯的放置，须靠术者一手的示中指与拇指的配合，助手牵拉胎臂也会有助于手术操作。另外，由于断头线锯相当锋利，使用时必须注意保护阴道壁，放置时亦可用一块纱布包住线锯的一端，然后送入，这样既便于操作也较安全。

2. 如无断头线锯时，亦可用不锈钢避孕环剪断拉直后代替。

3. 胎儿、胎盘娩出后，必须详查子宫及软产道有无损伤，并做相应处理。

三、锁骨切断术

锁骨切断术是通过切断胎儿锁骨，缩小胎儿肩带周径，以使胎儿经阴道娩出的一种手术，可用于死胎毁胎，亦可用作活胎的巨大胎儿发生娩肩困难时的一种处理方法。

（一）适应症

1. 宫内死胎经穿颅胎头娩出后，发生胎肩娩出困难者。

2. 活胎的巨大胎儿发生肩部难产，采取其他处理未能奏效者。

（二）手术步骤

胎头娩出后，对于能在牵引下于阴道口处见到胎儿锁骨者，可在直视下，用剪刀剪断锁骨。

如果胎肩位置较高或嵌塞于骨盆入口处时，术者可用长剪刀在另手指引和保护下，深入阴道内剪断锁骨。

术者亦可用一手入阴道遁胎颈触到锁骨，将中指置于锁骨上窝侧，示指及环指置于锁骨的另一侧作为支点，中指用力勾拉锁骨即可将其钝性折断，于是肩带周径缩短，胎儿即可通过产道。

倘若一侧锁骨切断后，胎儿娩出仍有困难，可将另一侧锁骨亦行切断。

（三）术中要点

剪断锁骨法由于常在非直视下操作，剪刀有误伤母体的可能，另外，剪断的锁骨断端锐缘露于皮肤之外，分娩中亦有造成软产道损伤的可能。指压钝性折断锁骨法，由于胎儿锁骨较细指压折断多无困难，操作较简单，且皮肤完整，不会因锁骨断端的锐缘造成母体损伤，因而更为安全。

偶尔，为抢救发生肩部难产尚存活的胎儿时，也可行此手术，但须强调折断锁骨时用的力应是朝离开胸腔的方向，以避免折断的锁骨穿破胎儿胸膜。分娩后锁骨不需很长时间即可对合。

四、除脏术

除脏术是通过剥除胎儿胸腹腔脏器，使胎儿体积缩小，以利于胎儿自阴道娩出的一种手术。

（一）适应症

1. 忽略性横位，胎儿死亡，其胸腹部嵌入产道较深者。
2. 胎儿有胸腹部畸形，影响娩出者。
3. 联体双胎。

（二）手术步骤

1. 取膀胱截石位，消毒外阴及脱出的手臂，铺无菌巾，导尿。
2. 将忽略性横位脱出的胎臂向胎头一侧牵拉，在直视或用另一手作引导下，寻及胎儿腋窝，用长剪刀沿腋下的肋间隙剪开胸壁，然后，用卵圆钳自此处进入胸腔，夹出其中的脏器，再自胸腔经横膈进入腹腔，钳夹出腹腔内脏器。胸腹腔塌陷后，牵引脱出的胎臂、胎体即可折叠娩出。亦可将躯干及下肢勾出，然后按臀位分娩机转牵出胎头。

（三）术后要点

1. 助手尽量向下牵拉脱出的胎臂，以便于暴露及固定。
2. 剪开胸壁时，尽可能在直视下进行，如确实不能在直视下操作，则引导手必须定位准确，且该手应兼有保护作用。剪刀的前端不必张开过大，以免伤及周围组织。
3. 术后应仔细检查子宫及软产道有无损伤，并做相应处理。

（芦延峰）

第四篇

妇产科疾病的常见护理及管理

第二十六章　妇科疾病的护理

第一节　妊娠滋养细胞疾病

妊娠滋养细胞疾病是一组来源于胎盘滋养细胞的疾病。根据组织学可分为葡萄胎、侵蚀性葡萄胎、绒毛膜癌和极少见的胎盘部位滋养细胞肿瘤。

一、葡萄胎

葡萄胎是因妊娠后胎盘绒毛滋养细胞增生、间质水肿，而形成大小不一的水泡，水泡相互间有细蒂相连成串，形似葡萄而得名。葡萄胎可分为完全性葡萄胎和部分性葡萄胎。

葡萄胎可发生在生育期任何年龄的妇女，其病变局限于子宫腔内，不侵入肌层，也不发生远处转移，是一种良性滋养细胞疾病。其病理特点为滋养细胞呈不同程度的增生，同时绒毛间质水肿；间质内血管消失，但部分性葡萄胎的绒毛血管不一定完全消失。病变的绒毛失去吸收营养的作用，致使胚胎早期死亡。由于部分性葡萄胎患者尚存部分正常绒毛，胚胎可能存活。

（一）病因

葡萄胎的发病原因尚不完全清楚。目前认为可能与种族、营养状况、社会经济因素、病毒感染、卵巢功能失调、细胞遗传异常及免疫功能等有关。

（二）临床表现

1. 病史　100%的患者有停经史，停经时间为4～37周，平均为12周。

2. 症状

（1）停经后阴道出血：是最常见的症状。多数患者在停经8～12周发生不规则阴道出血，开始量少，呈咖啡色黏液状或暗红色血样，以后出血量逐渐增多，时出时停。若葡萄胎组织从蜕膜剥离，可发生阴道大量出血，导致休克，甚至死亡。阴道出血时间长、未及时有效治疗的患者可导致贫血及继发感染。

（2）子宫异常增大、变软：由于葡萄胎的迅速增长以及宫腔内出血，子宫体积一般增长较快，约有50%以上的患者子宫大于相应月份的正常妊娠子宫，且质地极软。1/3的患者子宫大小与停经月份相符。少数患者子宫小于停经月份，其原因可能与水泡退行性变、停止发展有关。

（3）卵巢黄素化囊肿：由于大量 hCG 刺激卵巢卵泡内膜细胞发生黄素化而形成囊肿，称卵巢黄素化囊肿。常为双侧，也可是单侧，囊肿大小不等，表面光滑，活动度好，切面为多房，囊壁薄，囊液清。其一般不产生症状，偶因急性扭转而致急腹症。黄素化囊肿在葡萄胎清除后，随着 hCG 水平下降，于 2～4 个月自然消失。

（4）妊娠呕吐及妊娠高血压综合征：由于增生的滋养细胞产生大量 hCG，因此患者呕吐往往比正常妊娠严重且持续时间长。发生严重呕吐且未能及时纠正时，可导致水电解质平衡紊乱。又因患者子宫增长速度较快，子宫内张力大，患者在妊娠早、中期即可出现妊娠高血压综合征，葡萄胎患者在孕 24 周前即可出现高血压、水肿、蛋白尿，而且症状严重，容易发展为先兆子痫。

（5）腹痛：由于子宫急速扩张而引起下腹阵发性疼痛，其常发生在阴道出血前，疼痛一般不剧烈，可耐受。但如是黄素化囊肿急性扭转则为急腹痛。

（三）辅助检查

1. 人绒毛膜促性腺激素（hCG）测定　葡萄胎患者由于滋养细胞增生，产生大量 hCG，血清中 hCG 滴度高于相应孕周的正常值，而且在停经 8～10 周以后，随着子宫增大仍继续持续上升。但少数葡萄胎患者，特别是部分性葡萄胎患者血清中 hCG 水平升高不明显。

2. 超声检查　B 型超声是诊断葡萄胎的重要辅助手段。完全性葡萄胎典型的超声影像学表现为子宫明显大于相应孕周，无妊娠囊或胎心搏动，宫腔内充满不均质密集状或短条状回声，呈“落雪状”，若有较大的水泡则形成大小不等的回声区，呈“蜂窝状”。常可见两侧或一侧卵巢囊肿。部分性葡萄胎宫腔内可见由水泡状胎块所引起的超声图像的改变及胎儿或羊膜腔，胎儿常合并畸形。

（四）治疗方法

1. 清除宫腔内容物　葡萄胎的诊断一经确定后，应立即给予清除。清宫前应做好全身检查，注意有无休克、子病前期、甲状腺功能亢进、水电解质紊乱及贫血等。必要时要先对症处理，稳定病情后再行清宫术。清除葡萄胎时应注意预防出血过多、穿孔及感染，并应尽可能减少以后恶变的机会。

2. 预防性化疗　葡萄胎患者是否进行预防性化疗尚存在争议，建议对有高危因素的患者给予预防性化疗，其余的患者则进行严密的随诊。高危因素包括：①年龄 >40 岁。②葡萄胎排出前 β－hCG 值异常升高（>100 000U/L）。③葡萄胎清除后，hCG 下降曲线不呈进行性下降，而是降至一定水平后即持续不降或始终处于较高值。④子宫明显大于停经月份。⑤黄素化囊肿直径 >6cm。⑥第二次清宫仍有滋养细胞高度增生。⑦无条件随访者。预防性化疗一般选用单药化疗，如氟尿嘧啶（5－FU）、放线菌素 D（KSM）、甲氨蝶呤（MTX）等。

3. 卵巢黄素化囊肿的处理　因黄素化囊肿在葡萄胎排出后可自行消退，一般不需处理。若发生急性扭转，可在 B 超下或腹腔镜下进行穿刺吸出囊液，如囊肿发生坏死，则需做患侧附件切除术。

4. 子宫切除术　单纯切除子宫只能去除病变侵入局部组织的危险，不能防止转移的发生。对于年龄超过 40 岁，无生育要求的患者可行全子宫切除术，保留附件；子宫小于妊娠

14 周可直接进行子宫切除术，若子宫超过孕 14 周大小，应考虑吸出葡萄胎组织后再行子宫切除术。

（五）护理评估

1. 病史　采集个人既往史、家族病史，特别是有无滋养细胞疾病史。个人的月经史、生育史。

2. 身心状况　此次妊娠的反应情况，有无恶心、呕吐，呕吐的程度。有无阴道出血，阴道出血量、质、时间，是否有水泡状物排出。患者有无妊娠高血压综合征症状。有无腹部的不适感或阵发性隐痛。评估患者及家属的心理状况，有无焦虑或恐惧等情绪表现。

（六）护理问题

1. 潜在的并发症　出血：与葡萄胎清宫前后随时有可能大出血有关。

2. 自理能力缺陷　与长期的阴道出血、化疗及手术。

3. 有感染的危险　与长期的阴道出血、化疗或手术，机体抵抗力降低有关。

4. 知识缺乏　缺乏疾病及其防护知识。

5. 恐惧　与不了解病情及将要接受的清宫手术有关。

6. 自尊紊乱　与对分娩的期望得不到满足及对将来妊娠担心有关。

（七）护理措施

1. 心理护理　详细评估患者对疾病的心理冲突程度及对接受治疗的心理准备，鼓励其表达不良情绪，并认真倾听。向患者讲解有关疾病的知识及清宫手术的过程，以解除顾虑和恐惧，增强信心。

2. 病情观察　密切观察腹痛及阴道出血情况，检查阴道排出物内有无水泡状组织并保留会阴纸垫，以评估出血量及出血性质。出血过多时，密切观察血压、脉搏、呼吸等。

3. 预防感染　患者阴道出血期间，保持局部的清洁干燥，每日冲洗会阴 1 次，监测体温，及时发现感染征兆。

4. 生活护理　患者卧床期间，护士应经常巡视，做好生活护理，满足患者的基本生活需要。

5. 清宫术的护理　葡萄胎一经诊断应立即行清宫术，为防止术中大出血，术前建立有效的静脉通路。备血，准备好抢救措施。术前协助患者排空膀胱。术中严密观察患者一般情况，注意有无面色苍白，出冷汗，口唇发绀的表现，及时测量血压、脉搏，防止出血性休克发生。术后注意观察阴道出血及腹痛情况。

6. 预防性化疗的护理　部分患者需要进行预防性化疗，按妇科肿瘤化疗患者护理。

7. 健康及随访指导

（1）避孕：葡萄胎后应避孕 1 年，至少半年，以免再次妊娠与恶变鉴别困难，并且患者机体的康复也需要时间。避孕方法宜选用阴茎套及阴道隔膜。

（2）随诊：葡萄胎患者随访非常重要，定期随访可以早期发现滋养细胞肿瘤并及时处理。随访内容包括：①血 hCG 的变化，葡萄胎清宫后应每周 1 次，直至连续 3 次正常，然后每月 1 次，至少 6 次。此后每半年 1 次，共 2 年。②月经情况，应注意有无不规则阴道出血，有无咳嗽、咯血及其他转移症状，并做妇科检查，必要时进行 B 型超声和影像学检查。

二、恶性滋养细胞肿瘤

恶性滋养细胞肿瘤包括侵蚀性葡萄胎和绒癌，其60%继发于葡萄胎，30%继发于流产，10%继发于足月妊娠或异位妊娠。恶性滋养细胞肿瘤发生在葡萄胎排空半年以内的多数为侵蚀性葡萄胎；而1年以上者多数为绒癌；半年至1年者，侵蚀性葡萄胎和绒癌均有可能，但一般来说时间间隔越长，绒癌的可能性越大。继发于流产、足月妊娠、异位妊娠后者组织学诊断多为绒癌。

侵蚀性葡萄胎是指葡萄胎组织侵入子宫肌层引起组织破坏，其恶性程度一般不高，多数仅造成局部侵犯，仅有4%的患者并发远处转移，一般预后较好。

绒癌是一种高度恶性的滋养细胞肿瘤，早期就可以通过血液转移至全身各个组织器官，并引起出血坏死。在化疗药物问世以前，其死亡率高达90%以上。由于现代诊疗技术及化疗药物的发展，绒癌患者的预后已经得到极大的改善。

（一）病理改变

侵蚀性葡萄胎大体检查可见子宫肌壁内有大小不等、深浅不一的水泡状组织，宫腔内原发病灶可有可无。当侵蚀性葡萄胎接近子宫浆膜层时，子宫表面可见紫蓝色结节。病变较深时可穿透子宫浆膜层或阔韧带。镜下可见侵入肌层的水泡状组织的形态和葡萄胎相似，可见绒毛结构和滋养细胞增生和分化不良，但绒毛结构也可退化，仅见绒毛阴影。

绒癌多数原发于子宫，肿瘤常位于子宫肌层内，也可突向宫腔或穿破浆膜，单个或多个，大小不等，与周围组织分界不清，质地软而脆，伴出血坏死。镜下特点为细胞滋养细胞和合体滋养细胞不形成绒毛或水泡状结构，成片高度增生，排列紊乱，并广泛侵入子宫肌层和破坏血管，造成出血坏死。肿瘤中不含间质和自身血管，瘤细胞靠侵蚀母体血管而获取营养物质。

（二）临床分期

滋养细胞肿瘤的临床分期对于病情监测、指导治疗及估计预后有非常重要的作用。目前国内主要应用FIGO妇科肿瘤委员会于2000年审定的临床分期。

Ⅰ期：病变局限于子宫；

Ⅱ期：病变扩散，但仍局限于生殖器官（附件、阴道、阔韧带）；

Ⅲ期：病变转移至肺，有或无生殖系统病变；

Ⅳ期：所有其他转移（脑、肝、肠、肾等处）。

（三）临床表现

1. 病史　侵蚀性葡萄胎基本上继发于葡萄胎清除术后6个月以内。

2. 阴道出血　为侵蚀性葡萄胎最常见的症状。多发生在葡萄胎排除后，阴道不规则出血，量多少不定。阴道出血可以在葡萄胎排除后持续不断，或断续出现，亦可先有几次正常月经，再发生阴道出血。合并有阴道转移结节，破溃时可发生反复大出血。

3. 腹痛　一般无腹痛，但当子宫病灶穿破浆膜层时可引起急性腹痛及腹腔内出血症状。若子宫病灶坏死继发感染时也可引起腹痛及脓性白带。

4. 黄素化囊肿　由于hCG的持续作用，患者黄素化囊肿持续存在。当黄素化囊肿发生急性扭转时患者可出现急性腹痛。

5. 假孕症状 由于肿瘤分泌的 hCG 及雌、孕激素的作用，患者可出现假孕症状。如，乳房增大，外阴、宫颈着色。

6. 转移灶表现 转移灶表现大多是绒癌，特别是继发于流产、足月妊娠、异位妊娠后的绒癌，其转移发生早而且广泛。滋养细胞肿瘤是通过血行转移的，最常见的转移部位是肺，其次是阴道、盆腔、肝和脑等。由于滋养细胞生长特点之一是破坏血管，所以各转移部位症状的共同特点是局部出血。

（1）肺转移：表现为胸痛、咳嗽、咯血及呼吸困难。

（2）阴道转移：阴道转移病灶常位于阴道前壁，呈紫蓝色结节，破溃时引起不规则阴道出血，甚至大出血。大量出血患者可在较短时间内出现出血性休克。

（3）肝转移：一般情况下肝转移的患者同时伴有肺转移，患者表现为上腹部或肝区疼痛，若病灶有穿破肝包膜可出现腹腔内出血的表现，导致死亡。

（4）脑转移：脑转移的患者按病情进展分为 3 期：第 1 期为瘤栓期，患者表现为一过性脑缺血症状，如突然跌倒、暂时性失语、失明等。第 2 期为脑瘤期，即瘤组织继续增生侵入脑组织形成脑瘤，表现为头痛、喷射性呕吐、偏瘫、抽搐直至昏迷。第 3 期为脑疝期，因脑瘤增大及周围组织出血、水肿，造成颅内压进一步增高，脑疝形成，压迫呼吸中枢，最终死亡。

（四）辅助检查

1. 人绒毛膜促性腺激素（hCG）测定 对于葡萄胎后滋养细胞肿瘤的患者 hCG 水平是诊断及治疗监测的重要依据。一般认为，葡萄胎清除后 9 周以上，或流产、足月产、异位妊娠后 4 周以上，hCG 应降至正常范围。如 hCG 仍持续高水平，或曾一度降至正常水平后又迅速升高，即考虑发生妊娠滋养细胞肿瘤。

2. B 型超声检查 超声检查常可以发现广泛的肌层内肿瘤血管浸润及低阻性血流频谱。超声检查有助于早期确定滋养细胞疾病的性质。

3. X 线胸片 是诊断肺转移的重要检查方法。肺转移典型表现为棉球状或团块状阴影。转移灶以右侧肺及中下部较多见。

4. CT 和磁共振检查 CT 对发现肺部较小病灶和脑、肝等部位的转移灶有较高的诊断价值。磁共振主要用于脑转移和盆腔转移病灶的诊断。

5. 组织学诊断 在子宫肌层内或子宫外转移灶内若见到绒毛或退化的绒毛阴影，则诊断为侵蚀性葡萄胎；若仅见到成片的滋养细胞浸润及坏死出血，未见绒毛结构者，则诊断为绒癌。

（五）治疗方法

滋养细胞肿瘤的治疗原则以化疗为主，手术和放疗为辅。

1. 化学治疗 目前可应用于滋养细胞肿瘤的化疗药物很多，常用的一线化疗药物有：氟尿嘧啶、放线菌素 - D、依托泊苷、甲氨蝶呤、环磷酰胺、异环磷酰胺、长春新碱等。化疗方案要根据患者全面情况，如病情、分期、骨髓功能、肝肾功能等制定。低危患者应用单药化疗，高危患者需选用联合化疗。

2. 手术治疗 手术为主要的辅助治疗方法。其对控制大出血、消除耐药病灶和缩短化疗疗程等方面有一定作用。

患者病变在子宫或肺、化疗疗程较多但效果差者，可考虑手术治疗。肺转移可行肺叶切除术，病变在子宫者可行子宫切除术，生育期妇女应保留卵巢。年轻患者需要保留生育功能的可行病灶挖除术。

3. 放射治疗　目前应用较少，主要用于肝、脑转移和肺部耐药病灶的治疗。

三、滋养细胞肿瘤转移患者的护理

滋养细胞疾病的患者一般病情重且变化快，护士应对患者进行全面的评估，同时要重视对患者心理状态的观察，及时给予适宜的帮助和护理，使患者能够早日康复。

（一）恶性滋养细胞肿瘤病肺转移的护理

1. 护理评估

（1）病史：了解患者的婚育情况，月经周期、末次月经的时间、有无葡萄胎病史等。

（2）身心状况：了解患者阴道出血时间、量、颜色等，评估一般情况、呼吸情况，有无呼吸困难、咯血、胸闷等症状；了解患者患病后的心理状态。

2. 护理问题

（1）潜在的并发症——出血与肺部转移病灶可能破溃出血有关。

（2）有感染的危险与肺转移可并发肺部感染有关。

3. 护理措施

（1）密切观察病情：护士应密切观察患者有无咳嗽、咯血、胸闷、胸痛等症状，遵医嘱给予镇静药物以减轻症状。

（2）吸氧：呼吸困难的患者可间断给予吸氧，取半坐卧位，有利于呼吸及痰液排出。

（3）血胸的护理：患者出现血胸时需保持安静，避免剧烈活动；出血多、症状重的患者应遵医嘱进行胸腔穿刺，穿刺时应严格无菌操作，防止胸腔感染，同时注意观察患者的脉搏、呼吸的变化。当肺部转移病灶破溃大出血时，立即将患者置于头高脚低位，头偏向一侧，以利于引流，同时通知医师，受时清除口腔及呼吸道的血块，保持呼吸道通，建立静脉通路，配合医生抢救。

（4）化疗：患者按化疗护理常规护理：

（二）滋养细胞肿瘤阴道转移的护理

恶性滋养细胞肿瘤阴道转移瘤多发生在阴道前壁，尤多见于尿道下，瘤体数目不一，大小不等，多位于黏膜下，呈紫蓝色，破溃后引起大出血，容易发生感染。由于阴道黏膜静脉丛血流丰富且无瓣膜，出血往往是大量、活跃，可致休克，甚至危及生命。如能及时采取有效的治疗，转移结节可完全消失。因此，护士要严密观察精心护理，防止转移结节破溃出血，一旦发现出血应能立即采取抢救措施。

1. 护理评估　评估患者阴道转移结节的大小、位置、有无破溃出血、近期治疗和用药情况、一般情况、心理状况。

2. 护理问题

（1）潜在的并发症——出血：与阴道转移结节随时有大出血的可能有关。

（2）有感染的危险：与阴道出血有关。

（3）生活自理能力受限：与卧床、静脉输液有关。

（4）知识缺乏：缺乏疾病相关知识及保健知识。

3. 护理措施

（1）预防出血

1）阴道转移患者应尽早开始应用化疗，以便结节尽快消失。

2）阴道转移结节未破溃的患者应以卧床休息为主，活动时勿用力过猛过重，以免因摩擦引起结节破溃出血。

3）减少一切增加腹压的因素，如患者出现恶心、呕吐、咳嗽时应及时给予有效的处理，同时保持大便通畅，必要时给予缓泻药。

4）注意饮食。保证热量及蛋白质的需要，同时要粗细搭配及维生素的供给。

5）做好大出血抢救的药物及物品的准备。备好无菌填塞包及止血药，止血药物应装入喷雾器内备用。

6）避免不必要的阴道检查及盆腔检查。如必须检查要先做指检，动作要轻柔，防止碰破结节引起出血。阴道转移的患者严禁行阴道冲洗。

7）加强巡视，严密观察病情变化。

（2）大出血的抢救

1）护士必须具备大出血抢救的基本知识，操作熟练。当发现患者有阴道大出血时及时通知医生，以最快的速度建立静脉通路、备好抢救物品及药品，积极进行抢救。

2）滋养细胞阴道转移结节大出血时，立即将患者移至治疗室并用双拳压迫腹主动脉以达到紧急止血的目的，同时请其他人员通知医师，配血，配合医师进行阴道填塞。当患者出血多、病情危急时，抢救可在床边进行。

3）阴道填塞过程中，护士要严密观察患者血压、脉搏、呼吸及面色的变化，定时测量血压，必要时应用心电监护仪，以随时了解病情变化，防止发生出血性休克。

（3）阴道填塞后护理

1）心理护理：患者发生阴道出血后多表现为紧张、焦虑并担心再次出血，此时要多与患者交谈，了解患者的心理状况及需要，及时解除患者的心理负担，使其能积极配合治疗。

2）加强生活护理：填塞后的患者需绝对卧床休息，做好患者生活护理，满足其基本生活需要。

3）饮食护理：阴道填塞后患者可根据病情给予相应的饮食，但要注意保持大便通畅，必要时可应用缓泻药或用1%肥皂水低压灌肠，以减少增加腹压因素，避免再次出血。

4）加强巡视：必要时每15分钟巡视1次，严密观察填塞纱条有无渗血，如出现较多渗血，及时通知医生并保留会阴垫，以估计出血量。

5）留置尿管的护理：阴道填塞期间为防止纱条脱落和小便污染填塞纱条，要置保留尿管，操作时注意无菌操作防止感染，每日更换尿袋，保持尿管通畅。

6）保持外阴清洁：每日用消毒剂或无菌生理盐水擦洗外阴，大便后亦应擦洗，切忌冲洗外阴。

7）观察体温的变化：每日测3～4次体温，体温升高时要警惕感染发生，必要时遵医嘱使用抗生素。

8）更换阴道填塞纱条：阴道填塞纱条应每24小时更换1次。第1次填塞之纱条亦不应超过36h，以免填塞时间过长发生感染。更换纱条应在抢救措施准备好的情况下进行。

（三）滋养细胞肿瘤脑转移的护理

滋养细胞肿瘤脑转移瘤是由于肺内瘤细胞向上沿颈内动脉或脊椎动脉进入脑血管而形成的。脑转移患者病情变化快，因此，护士要随时观察病情变化，特别是早期症状的观察是非常重要的，以便抓住治疗抢救时机，以挽救患者生命。

1. 护理评估　评估患者的生命体征，特别注意患者的意识、瞳孔及血压，肢体活动情况，有无偏瘫；评估患者的语言能力、听力、视力等。有无一过性症状、有无喷射性呕吐等，注意相关的辅助检查如：脑脊液的蛋白测定、hCG 测定等。心理状况的评估。

2. 护理问题

（1）头痛：与颅内压升高有关。

（2）有皮肤完整性受损的危险：与脑转移引起偏瘫、昏迷使局部皮肤长期受压有关。

（3）生活自理能力受限：与卧床、昏迷、静脉输液有关。

（4）有受伤的危险：与脑转移引起意识障碍有关。

3. 护理措施

（1）病室环境：脑转移患者应置于单间并有专人护理，病室内保持空气新鲜，暗化光线，防止强光引起患者烦躁、紧张、头痛而加重病情。抽搐的患者应安置床挡，防止发生意外。

（2）病情观察：绒癌脑转移是病情已进入晚期，患者可出现因瘤栓引起的一过性症状，如猝然摔倒，一过性肢体失灵，失语，失明等约数分钟或数小时可恢复。亦可因瘤体压迫致颅压增高，或瘤体破裂引起颅内出血，出现剧烈头痛、喷射性呕吐、偏瘫、抽搐、昏迷等，以上症状往往来势凶猛，护士应随时观察病情变化，认真倾听患者的主诉，以便能及时发现病情变化及时进行抢救。

（3）生活护理：做好生活护理，满足患者的基本生活需要，保持口腔卫生，协助其每日用生理盐水漱口。

（4）皮肤护理：保持皮肤的清洁干燥及床单位的清洁无污物，偏瘫、昏迷的患者要定时翻身，防止压疮的发生。

（5）严格准确记录出入量：认真书写病情记录及准确记录出入量，注意患者每天的总入量应限制在 2 000 ~ 3 000ml，以防止加重脑水肿，同时应尽量控制脑转移患者钠的摄入量。应用脱水药物时，应根据药物的特性掌握好输入速度，以保证良好的药效。

（6）脑转移抽搐的护理：脑瘤期的患者，由于肿瘤压迫，患者可突然出现抽搐，当抽搐发生时应立即用开口器，以防舌咬伤，同时通知医生进行抢救。保持呼吸道通畅，定时吸痰，有假牙的患者取下假牙防止吞服。抽搐后，患者常有恶心，呕吐，此时为防止患者吸入呕吐物，应使其去枕平卧，头偏向一侧。大小便失禁者给予保留尿管长期开放。昏迷患者要定时翻身叩背，并做好口腔及皮肤护理，防止肺部并发症及压疮的发生。

（7）腰穿的护理：绒癌脑转移患者进行腰穿目的是：①测定颅内压及脑积液生化及 hCG 的变化。②注入化疗药物达到治疗目的。可以说腰穿是诊断和治疗的重要手段之一。因此做好腰穿患者的护理是非常重要的。

腰穿前护士协助患者摆好体位，患者去枕侧卧，背齐床边，低头手抱双膝，腰部尽量后凸，使腰椎间隙增宽，便于操作。腰穿一般选择第 3 或第 4 腰椎间隙。在治疗过程中，要严格无菌操作，防止感染。护士要观察患者的呼吸，脉搏，瞳孔及意识的变化。如有异常发现应停止操作，进行抢救。操作时应注意放脑脊液的速度不可过快，防止形成脑疝。留取脑脊液标本时，1次不可超过6ml。腰穿后患者宜头低脚高位6h，平卧24h，以便达到较好的治疗目的，亦可防止低颅压性头痛。腰穿前疑有颅内压升高或体温升高的患者不行腰穿，控制体温及降低颅压后再进行。

四、妇科恶性肿瘤化疗患者的护理

（一）化疗药物的种类

妇科肿瘤患者常用的化疗药物包括：烷化剂、抗代谢药物、抗肿瘤植物药、抗肿瘤抗生素等。

（二）作用机制

主要有：影响去氧核糖核酸（DNA）的合成；直接干扰核糖核酸（RNA）的复制；干扰转录；抑制信使RNA（mRNA）的合成；阻止纺锤丝的形成；阻止蛋白质的合成。

（三）化疗不良反应

临床上常见的化疗不良反应包括：造血功能障碍（骨髓抑制）；消化道反应；皮肤、黏膜的损伤及肝、肾功能的损伤等。

（四）化疗护理

1. 化疗前准备

（1）护士应熟练掌握化疗的基础知识。应严格执行无菌技术原则和三查七对制度。做好化疗防护工作。同时做好患者的心理护理。

（2）准确测量患者体重。

2. 化疗中的护理　根据医嘱正确溶解和稀释药物，并做到现配现用。注意保护血管，提高成功率。加强巡视，保证化疗药物准确、按时输入。

3. 化疗不良反应的护理

（1）造血系统反应的护理：①白细胞减少的护理。保持环境的清洁，病室每日定时通风。注意病情的观察，应随时注意患者的血象变化。给予营养支持，指导患者增加蛋白质、维生素类食物的摄入。保持口腔的清洁，每日要清洁外阴，注意保暖，避免感冒。在进行治疗的过程中应严格遵守无菌技术原则，预防感染发生。必要时遵医嘱给予抗生素、升白细胞药物，并注意观察用药后的反应。②血小板降低的护理。应随时注意患者的血象变化。根据病情，适当限制患者的活动，防止活动时发生意外。嘱患者用软毛刷刷牙，防止牙龈出血。鼓励患者改掉不良习惯，如抠鼻、咬指甲等。忌食辛辣、坚硬粗糙的食物，防止因过强的刺激造成消化道出血。多喝水、吃新鲜水果及蔬菜，避免患者出现便秘。同时，在进行各种治疗操作时应动作轻柔。

（2）消化道不良反应的护理：①食欲缺乏、恶心、呕吐的护理。给予心理疏导，减轻患者心理压力。鼓励患者多进食清淡、易消化的食物，可少食多餐。患者出现恶心、呕吐时，及时清理呕吐物，且协助患者漱口，更换污染衣被。详细记录患者的呕吐量。遵医嘱给予镇静、止吐药物，必要时给予静脉营养输注。②口腔溃疡的护理。保持口腔清洁，用盐水、硼酸水漱口。患者若已发生口腔溃疡，护士应依溃疡程度给予口腔护理。患者进食前用0.03%的丁卡因喷口腔及咽部止痛。鼓励患者多咀嚼，多说话，以利唾液（内含溶菌酶）的分泌。饮食应以较清凉、质软、无刺激性食物为主，急性期的患者应以流食少渣为主。

③腹痛、腹泻的护理。详细记录患者每天的大便次数，并观察其量、性质及颜色。在化疗的过程中患者出现腹泻，应立即停止化疗药的使用。做好饮食指导。对疑似假膜性肠炎的患者，要及时进行床边隔离。

（3）皮肤、黏膜损害的护理：保护血管，防止药物外渗。在输注化疗药物，特别是对血管刺激性强的化疗药物时，出现外渗现象，应立即停止用药。局部采取封闭治疗。

（4）脱发的护理：护士应帮助患者正确面对自身形象的改变。协助患者选择假发、围巾、帽子等装饰物，以增进患者的自尊。

（5）肾功能损害的护理：在化疗的过程中应通过静脉给予大量液体，保证尿量。详细记录24h出入量。注意观察患者有无泌尿系统症状，发现问题及时通知医师。遵医嘱及时给予解救药。

（崔明华）

第二节　闭经

一、疾病概要

闭经是妇科疾病中常见症状。通常将闭经分为原发性闭经和继发性闭经两类。原发性闭经是指年龄超过16岁、第二性征已发育，或年龄超过14岁、第二性征尚未发育，无月经来潮者。继发性闭经指曾建立正常月经，后月经停止6个月以上者，或按自身原来月经周期计算停经3个周期以上者。根据闭经的原因，又分为生理性闭经和病理性闭经两大类。青春期前、妊娠期、哺乳期及绝经后的月经不来潮均属生理现象，本节不讨论。

正常月经的建立和维持有赖于下丘脑－垂体－卵巢轴的神经内分泌调节以及靶器官子宫内膜对性激素的周期性反应，其中任何一个环节发生障碍都会出现月经失调，甚至导致闭经。根据闭经的常见原因和病变部位闭经可分为4种。

1. 子宫性闭经　闭经的原因在子宫，而月经调节功能正常，第二性征发育也可正常，但子宫内膜受到破坏或对卵巢激素不能产生正常的反应，如先天性无子宫、子宫内膜损伤、宫腔粘连、子宫内膜炎、子宫内膜结核、子宫切除后或子宫腔放疗后，从而引起闭经。

2. 卵巢性闭经　闭经的原因在卵巢。因卵巢性激素水平低落，子宫内膜不发生周期性变化，如先天性卵巢发育不全或缺如（单纯性腺发育不全、特纳综合征）、卵巢功能早衰、卵巢已切除或放疗后、卵巢功能性肿瘤和多囊卵巢综合征等而导致闭经。

3. 垂体性闭经　闭经的原因在垂体。腺垂体器质性病变或功能失调，如垂体肿瘤、垂体梗死（如Sheehan综合征）、原发性垂体促性腺功能低下，可影响促性腺激素的分泌，继而影响卵巢功能而引起闭经。

4. 下丘脑性闭经　是最常见的一类闭经。中枢神经系统－下丘脑功能失调可影响垂体，进而影响卵巢而引起闭经。其病因最复杂。

（1）精神性因素：精神压抑、紧张、恐惧、创伤、环境改变、盼子心切或畏惧妊娠等精神因素可使机体处于紧张的应激状态，扰乱内分泌的调节功能而发生闭经。闭经多为一时性，通常很快自行恢复，也有持续时间较长者。

（2）体重下降和营养缺乏：神经性厌食者通常由于内在情感的剧烈矛盾或为保持体形

而强迫节食，当体重下降到标准体重的85%以下时，即可引起下丘脑功能失调，使促性腺激素释放激素、促性腺激素和雌激素水平均低下而发生闭经。

（3）剧烈运动：如长跑、芭蕾舞、现代舞等训练易致闭经。初潮发生和月经的维持有赖于一定比例（17%～20%）的机体脂肪，若运动员的肌肉/脂肪的比率增加或总体脂肪减少，可使月经异常。因为脂肪是合成甾体激素的原料，同时运动加剧后促性腺激素释放激素（GnRH）释放受到抑制，也可引起闭经。

（4）药物：除垂体腺瘤可引起闭经溢乳综合征外，长期服用甾体类避孕药、某些药物如吩噻嗪及其衍生物（奋乃静、氯丙嗪）、利血平等，偶尔也可出现闭经和异常乳汁分泌。药物所致的闭经常常是可逆的，一般在停药后3～6个月月经自然恢复。

（5）颅咽管瘤：是较罕见的原因，当瘤体增大压迫下丘脑和垂体柄时，可引起闭经、生殖器官萎缩、肥胖、颅压增高、视力障碍等症状，又称为肥胖生殖无能营养不良症。

（6）特发性因素：是闭经中最常见的原因之一。其确切机制不明，但表现为促性腺激素释放激素的脉冲式分泌异常，这种改变与中枢神经系统的神经传递或下丘脑功能障碍有关。

5. 其他内分泌功能异常　肾上腺、甲状腺、胰腺等功能异常也可引起闭经。常见的疾病为甲状腺功能减退或亢进、肾上腺皮质功能亢进、肾上腺皮质肿瘤、糖尿病等均可通过下丘脑影响垂体功能而造成闭经。

处理原则为纠正全身健康情况，进行心理和病因治疗。因某种疾病或因素引起的下丘脑－垂体－卵巢轴功能紊乱者，可用性激素替代治疗。

二、护理评估

1. 健康史　询问患者的成长发育过程，有无先天性缺陷或其他疾病。了解家族中有无相同疾病者。详细询问月经史，包括初潮年龄、第二性征发育情况、月经周期、经期、经量、有无痛经，了解闭经前月经情况。已婚妇女询问其生育史及产后并发症。此外，还要询问闭经时间及伴随症状，发病前有无引起闭经的诱因，如精神因素、环境改变、体重增减、剧烈运动、各种疾病及用药影响等。

2. 身体状况　观察患者的精神状态、营养、身高、体重、智力情况、全身发育状况、第二性征发育情况，观察双乳有无乳汁分泌。妇科检查内、外生殖器的发育，注意有无缺陷、畸形或肿瘤。

3. 心理社会因素　闭经患者担心对自己的健康、性生活和生育能力的影响。病程过长及反复治疗效果不佳时，又会加重患者和家属的心理压力，造成紧张焦虑，反过来又会加重闭经。

4. 辅助检查

（1）诊断性刮宫：适用于已婚妇女。了解子宫大小、宫颈管或宫腔有无粘连。刮取子宫内膜做病理检查，了解子宫内膜对卵巢激素的反应，确定子宫内膜结核的诊断，刮出物可同时做结核菌培养。

（2）子宫输卵管碘油造影：了解宫腔形态、大小及输卵管情况，诊断生殖系统发育不良、畸形、结核及宫腔粘连等病变。

（3）子宫镜检查：在子宫镜直视下观察子宫腔及内膜有无粘连、可疑结核病变，常规取材送病理学检查。

(4) 孕激素试验：用以评估内源性雌激素水平。黄体酮每天20mg肌注，连用5天，停药3~7天后出现撤药性出血（阳性反应），提示子宫内膜已受一定水平雌激素的影响，无排卵，为Ⅰ度闭经。如孕激素试验无撤药性出血（阴性反应），说明患者体内雌激素水平低下，对孕激素无反应，应进一步做雌、孕激素序贯试验。

(5) 雌、孕激素序贯试验：每天服用己烯雌酚1mg，连续20天，最后10天加用甲羟孕酮，每天口服10mg，停药后3~7天发生撤药性出血为阳性，提示子宫内膜功能正常，闭经是由于患者体内雌激素水平低落所致，为Ⅱ度闭经，应进一步寻找原因。如无撤药性出血为阴性，可再重复试验一次，若两次试验均阴性，提示子宫内膜有缺陷或被破坏，可诊断为子宫性闭经。

(6) 垂体兴奋试验：又称Gn-RH刺激试验，用以了解垂体功能减退是否起因于垂体或下丘脑。静脉注射LHRH 100μg，15~60分钟后黄体生成素（LH）较注射前高2~4倍以上，说明垂体功能正常，病变在下丘脑；若经多次重复试验，LH值仍无升高或增高不显著，提示引起闭经的病变在垂体。

(7) 激素测定：①血雌二醇、黄体酮及睾酮的放射免疫测定：若雌、孕激素浓度低，提示卵巢功能不正常或衰竭；若睾酮值高，提示有多囊卵巢综合征、卵巢男性化肿瘤或睾丸女性化等疾病的可能。②血催乳激素（PRL）、促卵泡素（FSH）、黄体生成素（LH）放射免疫测定：PRL>25μg/L时称高催乳激素血症，PRL>100μg/L时应进一步做头颅X线摄片或CT检查，以排除垂体肿瘤；FSH>40U/L提示卵巢功能衰竭；LH>25U/L，高度怀疑为多囊卵巢；FSH、LH均<5U/L，提示垂体功能减退，病变可能在垂体或下丘脑。

(8) 影像学检查：①疑有垂体肿瘤时，应做蝶鞍X线摄片，阴性时需再做CT或MRI检查。②B超检查：可发现子宫畸形、多囊卵巢、肾上腺皮质增生或肿瘤，也可动态监测卵泡发育及排卵情况。

(9) 其他检查：可相应做染色体核型分析及分带检查，测定T_3、T_4、尿17-酮、17-羟类固醇或血皮质醇。

三、护理诊断及相关合作性问题

1. 焦虑　与担心疾病对健康、性生活、生育的影响有关。
2. 自尊紊乱　与长期闭经，不能每月正常月经来潮而自我否定有关。
3. 功能障碍性悲哀　与担心失去女性形象有关。

四、护理目标

1. 患者能够主动诉说病情及担心。
2. 患者能够接受闭经的事实，客观地评价自己。
3. 患者能够主动、积极地配合诊治方案。

五、护理措施

1. 一般护理　单纯性营养不良则需要增加营养，保持标准体重；体重过重而肥胖的妇女闭经，需进低热量饮食，但饮食需富含维生素和矿物质。此外，要鼓励患者加强锻炼，经常进行适当的体力劳动，增强体质，保证睡眠。

2. 治疗配合

（1）配合医生对患者进行全身治疗：急性或慢性疾病引起的闭经首先考虑全身性治疗，闭经若由器质性病变引起，应针对病因治疗。如宫颈、宫腔粘连者，可行宫腔镜宫颈－宫腔粘连分离，然后放置避孕环。先天性畸形如处女膜闭锁、阴道横隔或阴道闭锁均可手术切开或行成形术，使经血畅流。结核性子宫内膜炎者应积极抗结核治疗。卵巢或垂体肿瘤者应制订相应治疗方案。

（2）性激素替代疗法：常用雌激素替代疗法，雌、孕激素序贯疗法和雌、孕激素合并疗法。雌激素可促进或维持生殖器官和第二性征的发育，并对下丘脑和垂体产生反馈作用。用雌、孕激素作人工周期，模仿自然月经周期进行治疗。雌、孕激素合并治疗可抑制垂体分泌促性腺激素，停药后可能出现反跳作用，使月经恢复及排卵。

（3）诱发排卵：下丘脑垂体性闭经而卵巢功能存在且要求生育者，可根据临床情况选用促排卵药，如氯米芬（CC）、人绝经期促性腺激素（HMG）、人绒毛膜促性腺激素（HCG）、溴隐亭治疗。

3. 心理护理　在闭经治疗中占重要位置，如精神性闭经应行精神心理疏导疗法，神经性厌食症者应进行精神心理方面的治疗。护理人员要与患者建立良好的护患关系，鼓励患者表达自己的感情，对健康问题、治疗和预后提出问题。向患者提供诊疗信息，帮助其澄清一些观念，解除患者担心疾病及其影响的心理压力。

4. 健康指导　鼓励患者与同伴、亲人交往，参与力所能及的社会活动，保持心情舒畅，正确对待疾病。要告知患者闭经的原因很多，诊断时间较长，要耐心地按规定接受有关检查，得到正确结果，取得满意治疗效果。

（胡　俊）

第三节　痛经

一、疾病概要

凡在月经来潮前后或月经期出现下腹疼痛、坠胀、腰酸或并发头痛、乏力、头晕、恶心等其他不适，影响生活和工作质量者称为痛经。痛经分为原发性和继发性两类。原发性痛经是指生殖器官无器质性病变的痛经；继发性痛经是指由于盆腔器质性病变，如子宫内膜异位症、盆腔炎或宫颈狭窄等引起的痛经。本节只叙述原发性痛经。

原发性痛经多见于青少年时期，其疼痛的原因与子宫肌肉活动增强所导致的子宫张力增加和过度痉挛性收缩有关。痛经患者子宫内膜和月经血中前列腺素（PG）含量较正常妇女明显升高，前列腺素诱发子宫平滑肌收缩，使下腹痉挛性绞痛。子宫平滑肌的过度收缩，又造成子宫供血不足，引起子宫缺血，而发生痛经。原发性痛经的发生也可能受内分泌、遗传、免疫、精神、神经因素等影响。痛经常发生在有排卵的月经周期，无排卵的月经周期一般不伴有腹痛。

处理原则以对症治疗为主，疼痛不能忍受时使用镇痛、镇静、解痉药，口服避孕药有治疗痛经的作用，未婚少女可行雌、孕激素序贯疗法减轻症状，还可配合中医中药治疗。

二、护理评估

1. 健康史　了解患者的年龄、月经史与婚育史，了解诱发痛经的相关因素，是否服用止痛药缓解疼痛及伴随的症状。

2. 身体状况　月经期下腹痛是主要症状，以胀坠痛为主，重者呈痉挛性。可伴有恶心、呕吐、腹泻、头晕、乏力等症状，严重时面色发白、四肢厥冷、出冷汗。妇科检查无异常发现，偶尔可触及子宫过度的前倾前屈或过度的后倾后屈。

3. 心理社会因素　一般妇女对痛经都能耐受，对疼痛较为敏感的人，反应强烈，甚至恐惧，表现出神经质的性格，影响工作、学习及生活质量。

4. 辅助检查　为排除盆腔病变，可选择超声检查、腹腔镜检查、子宫输卵管造影、宫腔镜检查，用于排除子宫内膜异位、子宫肌瘤、盆腔粘连、感染、盆腔瘀血综合征等疾病。腹腔镜检查是最有价值的辅助诊断方法。

三、护理诊断及相关合作性问题

1. 恐惧　与长时期痛经造成的精神紧张有关。

2. 疼痛　与子宫收缩，子宫缺血缺氧有关。

四、护理目标

1. 患者月经来潮前及经期无恐惧感。

2. 患者的疼痛症状缓解。

五、护理措施

1. 一般护理　注意休息，避免紧张；腹部热敷和进食热的饮料如热汤或热茶。

2. 治疗配合　遵医嘱服用止痛药。如每一次经期都习惯性服用止痛药，则应防止产生药物依赖和成瘾。疼痛不能忍受时，可适当应用镇痛、镇静、解痉药。对于要求避孕的痛经妇女，可口服避孕药。未婚少女可行雌－孕激素序贯疗法，或经前7～10天口服醋酸甲羟孕酮减轻症状。吲哚美辛（消炎痛）25mg，月经来潮即开始服药，连续2～3天，疗效迅速而安全。

3. 药物处理　有两种药物可以有效地治疗原发性痛经，即口服避孕药和前列腺素合成酶抑制剂。避孕药适用于要求避孕的痛经妇女，用药后可抑制子宫内膜生长，使月经量减少；药物抑制排卵，使黄体缺乏，无内源性黄体酮产生，而黄体酮刺激为子宫内膜合成前列腺素所必需，从而使月经血中前列腺素浓度降低。前列腺素合成酶抑制剂可抑制环氧合酶系统而减少前列腺素的产生。

4. 应用生物反馈法　增加患者的自我控制感，使身体放松，以解除痛经。

5. 心理护理　重视精神心理护理，关心并理解患者的不适和恐惧心理，阐明月经期可能有一些生理反应，如小腹坠胀和轻度腰酸，讲解有关痛经的生理知识。患者疼痛不能忍受时，要为其提供非麻醉性镇痛药治疗。

6. 健康教育　进行月经期保健的教育工作，包括注意经期清洁卫生，经期禁止性生活，加强经期保护，预防感冒，注意合理休息和充足睡眠，加强营养。

（胡　俊）

第四节　围绝经期综合征

围绝经期是指妇女自生殖年龄过渡到无生殖年龄的生命阶段，包括从出现与绝经有关的内分泌、生物学和临床特征起，至最后 1 次月经后 1 年。绝经综合征（MPS）是指妇女绝经前后出现性激素波动或减少所致的一系列躯体及心理症状。是每一个妇女生命进程中必然发生的生理过程。

绝经可分为自然绝经和人工绝经两种。自然绝经是由于卵巢卵泡活动的丧失引起月经永久停止，无明显病理或其他生理原因。实践中将 40 岁或以后自然绝经归为生理性，40 岁以前月经自动停止为过早绝经，视为病理性。人工绝经是指手术切除双侧卵巢（切除或保留子宫）或因其他方法停止卵巢功能（如化学治疗或放射治疗）。单独切除子宫而保留一侧或双侧卵巢者，不作为人工绝经，判断绝经，主要根据临床表现和激素的测定。人工绝经较自然绝经更易发生围绝经期综合征。

一、病因及发病机制

绝经年龄的早晚与卵泡的储备数量、卵泡消耗量、营养、地区、环境、吸烟等因素有关，而与教育程度、体形、初潮年龄、妊娠次数、末次妊娠年龄、长期服用避孕药等因素无关。

1. 内分泌因素　卵巢功能减退，血中雌－孕激素水平降低，使正常的下丘脑－垂体－卵巢轴之间平衡失调，影响了自主神经中枢及其支配下的各脏器功能，从而出现一系列自主神经功能失调的症状。在卵巢切除或放疗后雌激素急剧下降，症状更为明显，而雌激素补充后可迅速改善。

2. 神经递质　血 β－内啡肽及其自身抗体含量明显降低，引起神经内分泌调节功能紊乱。神经递质 5－羟色胺（5－HT）水平异常，与情绪变化密切相关。

3. 种族、遗传因素　个体人格特征、神经类型，以及职业、文化水平均与绝经期综合征的发病及症状严重程度可能有关。围绝经期综合征患者大多神经类型不稳定，且有精神压抑或精神上受过较强烈刺激的病史。另外，经常从事体力劳动的人发生围绝经期综合征的较少，即使发生症状也较轻，消退较快。

二、临床表现

约 2/3 的围绝经期妇女出现临床症状。

1. 月经紊乱　月经周期改变是围绝经期出现最早的临床症状，多数妇女经历不同类型和时期的月经改变后，逐渐进入闭经，而少数妇女可能突然绝经。月经改变的形式取决于卵巢功能的变化。

2. 血管舒缩症状　主要表现为潮热、出汗，是围绝经期最常见且典型的症状。约 3/4 的自然绝经或人工绝经妇女可出现。患者感到起自胸部的，向颈、及面部扩散的阵阵上涌的热浪，同时上述部位皮肤有弥散性或片状发红，伴有出汗，汗后又有畏寒。持续时间短者 30s，长则 5min，一般潮红与潮热同时出现，多在凌晨乍醒时、黄昏或夜间，活动进食、穿衣、盖被过多等热量增加的情况下或情绪激动时容易发作，影响情绪、工作、睡眠，患者感到异常痛苦。此种血管舒缩症状可历时1年，有时长达5年或更长。自然绝经者潮热发生率超过50%，人工绝经者发生率更高。

3. 精神神经症状　焦虑、抑郁、多疑、缺乏自信、注意力难以集中、烦躁易怒、恐怖感均可发生于围绝经期女性。围绝经期是抑郁症高发的一个时期，卵巢激素低落是造成这一现象的主要原因，社会经济状况、家庭生活和自身健康状况也对这些心理症状产生了重要影响。

4. 心血管系统症状　一些绝经后妇女血压升高或血压波动；心悸时心率不快，心律失常，常为期前收缩，心电图表现为房性期前收缩，或伴有轻度供血不足的表现。绝经后妇女冠心病发生率及心肌梗死的病死率也随年龄增长而增加。

5. 泌尿生殖系统症状　主要表现为泌尿生殖道萎缩，外阴瘙痒、阴道干燥疼痛、性交困难，子宫脱垂；膀胱、直肠膨出；排尿困难，尿急，压力性尿失禁，反复发作的尿路感染。

6. 骨质疏松　妇女从圈绝经期开始，骨质吸收速度大于骨质生成，促使骨质丢失而骨质疏松。骨质疏松出现在绝经后9～13年，约1/4的绝经后妇女患有骨质疏松。患者主诉为不同程度、不同部位的骨骼和关节疼痛，常伴有腰腿乏力、下肢抽筋，翻身、行走、弯腰、下蹲等活动受到限制或困难。骨质疏松严重时，反复发生骨折，甚至轻微外力即可导致骨折，出现剧烈骨痛和肢体活动受限。

7. 皮肤和毛发的变化　皮肤皱纹增多，毛发脱落，面部和手臂色素沉着；上皮菲薄，皮肤干燥、瘙痒，易受损伤。

8. 视力下降　绝经后视力下降，眼睛干、红、反复出现干性眼炎。

9. 老年性痴呆　一种神经退行性疾病，表现在脑功能逐渐衰退，造成记忆力受损并严重影响日常生活。

三、辅助检查

1. 促卵泡激素（FSH）测定、LH、E2　绝经过渡期FSH > 10U/L，提示卵巢储备功能下降，FSH > 40U/L提示卵巢功能衰竭。

2. B型超声检查　排除子宫、卵巢肿瘤，了解子宫内膜厚度。

3. 影像学检查　测定骨密度等，确诊有无骨质疏松。

4. 子宫内膜病理检查　除外子宫内膜肿瘤。

四、治疗要点

2/3的围绝经期妇女出现症候群，但由于精神状态、生活环境各不相同，其轻重差异很大，有些妇女不需任何治疗，有些只需要一般性治疗，就能使症状消失，少数妇女需要激素替代治疗才能控制症状。

（一）一般治疗

围绝经期精神症状可因神经类型不稳定或精神状态不健全而加剧，故应进行心理治疗。心理治疗是围绝经期治疗的重要组成部分，它使围绝经期妇女了解围绝经期是自然的生理过程，以积极的心态适应这一变化。必要时可辅助使用适量的镇静药以助睡眠，谷维素调节自主神经功能，治疗潮热症状。为预防骨质疏松，应坚持体育锻炼，增加日晒时间，饮食注意摄取足量蛋白质及含钙丰富食物，并补充钙剂。

（二）激素替代治疗（HRT）

绝经综合征主要是卵巢功能衰退，雌激素减少引起，HRT 是为解决这一问题而采取的临床医疗措施。在有适应证，无禁忌证的情况下科学、合理、规范的用药并定期监测。

1. 适应证

（1）绝经相关症状。

（2）泌尿生殖萎缩的问题。

（3）低骨量及绝经后骨质疏松症。

2. 禁忌证

（1）已知或怀疑妊娠。

（2）原因不明的阴道出血或子宫内膜增生。

（3）已知或怀疑患有乳腺癌。

（4）已知或怀疑患有与性激素相关的恶性肿瘤。

（5）6 个月内患有活动性静脉或动脉血栓栓塞性疾病。

（6）严重肝肾功能障碍。

（7）血卟啉症、耳硬化症、系统性红斑狼疮。

（8）与孕激素相关的脑膜瘤。

3. 用药时机　在卵巢功能开始减退及出现相关症状后即可应用。

4. 药物种类

（1）雌激素：如雌二醇、戊酸雌二醇、雌三醇等。

（2）孕激素：如炔诺酮、甲羟孕酮等。

（3）雌、孕、雄激素复方药物：如利维爱等。

5. 用药途径　有经肠道和非肠道两种，各有优缺点，可根据病情及患者意愿选用。

五、护理评估

1. 一般资料评估　详细询问并记录病史，包括月经史、生育史、肝病、高血压、其他内分泌腺体疾病等。了解患者的年龄职业和文化程度等；了解患者的家庭状况，如患者在家庭中的地位、家庭成员关系及经济收入等。

2. 身体评估　进行全身状况的体格检查，包括精神状态、贫血程度、出血倾向、高血压程度及症状、肺部及泌尿系统检查，皮肤、毛发改变，乳房萎缩、下垂等。

3. 心理评估　患者的心态千差万别，复杂多变，通过观察了解患者病情，掌握患者的心理需要，满足其合理部分，对不合理部分子以正确引导。

六、护理问题

1. 自我形象紊乱　与围绝经期综合征的症状有关。

2. 有感染的危险　与围绝经期内分泌及局部组织结构改变，抵抗力下降有关。

3. 焦虑　与内分泌改变引起的精神神经症状有关。

七、护理措施

1. 心理护理　提供精神心理支持，解除患者的思想顾虑。向患者讲解清楚更年期是一个生理现象，更年期综合征是一过性的病理现象，经过一段时期，通过神经内分泌的自我调节，达到新的平衡，症状就会消失。应与患者建立良好的护患关系，倾听她们的诉说，并给予充分的理解和支持。同时向周围人特别是家属讲解更年期综合征的有关知识，对患者出现的不良情绪应予谅解，避免冲突，帮助患者安全度过更年期。

2. 疾病护理

（1）血管舒缩失调症状的护理：鼓励患者参加有益身心健康的活动，以转移注意力、消除心理症状。提醒患者衣被冷暖要适度，发热出汗时不可过度地减少衣服，适当进食冷饮，症状消失后要立即增加衣被。病室宜清静，空气要新鲜，光线勿过强。饮食在避免辛辣油腻刺激、不易消化的前提下，提倡增加食物的花样品种，强调食物的色、香、味，以增进患者食欲，顺从患者的心意。

（2）泌尿生殖系统症状的护理：注意个人卫生，保持皮肤、阴部清洁，温水洗浴，内裤勤换洗并于阳光下曝晒。鼓励患者多饮水以冲洗尿道，减轻炎症反应，症状严重者应卧床休息。此外，应保持和谐的性生活，注意避孕。饮食应富于营养易于消化，勿食生冷隔餐饭菜及辛辣刺激食物。

（3）心血管系统症状的护理：合理安排工作，劳逸结合；清淡饮食，少食高脂、高糖食物，绝对禁烟忌酒，以保护心血管的功能。

（4）皮肤症状的护理：避免皮肤冻伤、烧伤；外出行动小心谨慎，以免造成创伤难愈合；常食新鲜易消化的蔬菜、瓜果，多进含钙、蛋白质、维生素丰富的食物。

（5）保证充足睡眠：指导患者注意安排好工作、生活与休息，睡眠时间要充足。对于心悸、失眠者应保持周围环境的安静舒适，光线柔和，避免声、光、寒冷等刺激，睡前避免喝浓茶、咖啡，看紧张、刺激的小说或电视等。

（6）指导正确用药：近年来，国内外多项研究成果表明补充雌激素类药物治疗是针对病因的预防性措施。因此应让患者了解雌激素替补治疗的机制、药物剂量，用药途径及不良反应，告诫患者严格按医嘱用药。并定期随访指导用药。调整用药量以适合个体的最佳用药量，防止不良反应的发生。

（7）注意补充营养：饮食上注意荤素搭配、粗细搭配，多食蔬菜和水果。由于更年期妇女易发生骨质疏松，应给予蛋白质饮食，如豆类、鱼、牛奶、瘦肉等，必要时补充钙剂，应让其到户外活动。晒太阳等，以补充骨钙的丢失。

（8）积极参加体育活动：指导患者参加适当的体育活动，如：跑步，打太极拳，羽毛球、散步等，并选择适合自己的运动方式。研究表明适度的运动可减轻思想压力，消除紧张情绪。也可以听音乐，跳舞等分散注意力，以缓解身体的不适。

（9）情绪疗法：可培养患者做各种适合自己的工作，从而取得心理平衡。

（胡　俊）

第五节　子宫内膜异位症

一、疾病概要

当具有生长功能的子宫内膜组织出现在子宫腔被覆黏膜以外的身体其他部位时，称为子宫内膜异位症。本病多发生于25～45岁妇女。异位的子宫内膜可出现在身体不同部位，但以侵犯卵巢最为多见（约占80%），其次可在子宫骶韧带、直肠子宫陷凹及盆腔腹膜发病，也可累及宫颈、阴道、外阴，个别可在脐、膀胱、输尿管、肺、乳房及四肢等处发病。目前其发病原因尚未完全明了。

治疗原则是：去除病灶、减轻症状、促进妊娠、预防复发。在总的治疗原则下，还要强调治疗的个体化，需考虑到患者的年龄、症状、部位、浸润深度以及生育状况、需求。

二、护理评估

1. 健康史　详细询问患者的月经史，尤其要询问是否有痛经及痛经发生的时间、痛经的程度和特点，月经周期是否有改变，详细询问孕产史。

2. 身体状况

（1）痛经：进行性加重的痛经是子宫内膜异位症的典型症状。疼痛常于月经前1～2天开始，表现为下腹部和腰骶部坠痛，常可放射至会阴、肛门或大腿部。经期第一天最重，以后逐渐减轻，至月经干净时消失。疼痛的程度与病变部位有关，一般在直肠子宫陷凹表面的病灶引起的痛经最严重。在晚期患者中，由于盆腔广泛粘连，疼痛可持续存在。

（2）月经失调：表现月经过多、经期延长或月经前点滴出血。月经失调可能与卵巢实质被异位的内膜破坏或卵巢被粘连包裹，导致功能紊乱有关。

（3）不孕：有30%～40%的不孕症患者患有不同程度的子宫内膜异位症。其原因主要与盆腔内广泛粘连、输卵管和卵巢功能异常等有关。

（4）性交痛：当子宫直肠陷凹有异位病灶或因病变导致子宫后倾固定的患者常有性交不适、性交痛，尤以经前性交痛更为明显。

妇科检查发现子宫多为后倾固定，子宫后壁、直肠子宫陷凹、子宫骶骨韧带处可触及大小形态不规则的韧性结节，触痛明显。子宫一侧或双侧附件处扪及与子宫相连的不活动囊性包块，有压痛。有时在阴道后穹隆部有紫褐色结节。

3. 辅助检查　①B超检查：显示囊肿壁较厚，且粗糙不平，与周围脏器粘连较紧。囊内容物可分为囊性、混合性和实性3种，以囊性最为多见。②CAl25值测定：CAl25值可升高，它的变化还可用于监测该病的疗效。③腹腔镜检查：是目前诊断子宫内膜异位症的最佳方法。在腹腔镜下对病变组织活检，可达到确诊的目的。

4. 心理社会因素　本病虽属良性病变，但因病程长，治疗效果不明显，患者多因长期忍受慢性病痛而产生恐惧和无助感，心理负担较重。尤其对尚未生育的患者精神压力更大，在自己和家庭、社会的期望中，更难接受根治性治疗。

三、护理诊断及相关合作性问题

1. 性生活形态改变　与子宫内膜异位症病灶发生在直肠子宫凹有关。
2. 个人应对无效　与长期受疼痛折磨、身心脆弱有关。
3. 功能障碍性悲哀　与不孕有关。

四、护理目标

1. 患者和家属能了解此病疼痛的特点，愿意试着改变性交方式以减轻痛苦。

2. 患者能掌握综合止痛的手段，止痛效果有所改善，情绪好转。

3. 患者和家属明白保守性手术与生育的关系，考虑接受手术治疗。

五、护理措施

1. 预防措施

（1）对有严重子宫后倾、阴道闭锁、宫颈狭窄的患者应尽早治疗，以免经血逆流入盆腔引起子宫内膜的异位种植。

（2）指导患者在行经期尽量避免过度或过强的活动，以防止剧烈的体位和腹压变化引起的经血倒流。

（3）医护人员应避免在经期进行宫腔内操作，指导患者避免月经期及月经刚净时同房，以免将脱落的子宫内膜经输卵管送入盆腔，减少发病因素。

（4）鼓励产后尽早做产后体操，以防子宫后倾。

2. 病情监测

（1）观察痛经时有无肛门坠胀，有无进行性加重。

（2）巧克力囊肿在剧烈运动或过度充盈时会发生扭转或破裂，因此要密切观察有无巧克力囊肿扭转或破裂的征象，做好急诊手术的准备。

（3）观察药物疗效，月经紊乱情况。

（4）对非手术治疗的患者，观察痛经有无减轻，有无药物不良反应出现。

（5）对手术治疗患者，观察术后伤口是否愈合，症状是否减轻，是否怀孕。

3. 心理护理　子宫内膜异位症虽然是良性疾病，但患者身心痛苦，影响生活和工作，而且广泛转移，易复发，治疗比较复杂，每个患者都有不同的治疗方案，因此，护士要鼓励患者充分了解自己的疾病，对治疗充满信心，共同寻求最佳的治疗方案。

4. 治疗配合

（1）非手术疗法：适用于症状轻，要求生育的年轻患者。①孕激素：常用药物有炔诺酮（妇康片）、甲羟孕酮（安宫黄体酮）、甲地孕酮（妇宁片）或异炔诺酮。自月经周期第6~25天服药，每日口服上述一种药5~10mg，可连续服用3~6个周期。有此法可抑制排卵，并使异位内膜退化。有人主张用大剂量合成孕激素3~10个月，辅以小剂量雌激素防止突破性出血，以造成类似妊娠的人工闭经，称为假孕疗法。②雄激素：常用甲睾酮5mg，每日2次，舌下含服，或丙酸睾酮25mg，每周2次，肌注，连用6~8周为一疗程，两疗程之间停药4周，可试用2个疗程观察效果。③丹那唑：常用量为每日400~800mg，分为2~4次口服。当出现闭经后，剂量逐渐减少至每日200mg，为维持量。一般从月经第5天开始服药，连续治疗6个月，在停药后30~45天即能恢复排卵，并可提高受孕率。此药具有轻度雄激素和类孕激素作用。它可通过丘脑下部抑制排卵前LH高峰的出现，并能直接作用于子宫内膜雌激素受体，以抑制内膜生长，使痛经症状迅速消失。目前普遍认为丹那唑是治疗子宫内膜异位症较为理想的激素类药物。由于其对肝肾功能有不良影响，用药期间应注意肝肾功能。④内美通（孕三烯酮）：是一种合成的类固醇激素，具有较强的抗雌激素、孕激素和抗促性腺激素作用，其治疗效果类似丹那唑。用法简单，从月经周期第1天开始服2.5mg，每周2次，连服6个月。⑤三苯氧胺（TMX）是一种非甾体抗雌激素药物，与雌激素竞争雌激素受体，具有雌激素和抗雌激素双重效应。用法：10mg，每日2次，连用3~6个月。

⑥促性腺激素释放激素激动剂（GnRH－a）：连续应用后消耗垂体的 GnRH，导致促性腺激素分泌减少，卵巢分泌的性激素下降，造成药物性卵巢切除。如戈舍瑞林（诺雷德）是一种长效制剂，月经第一天皮下注射 3.6mg，每隔 28 天注射一针，共 3～6 次。

（2）手术治疗：适用于药物治疗后症状不缓解，局部病变加剧，生育功能仍未恢复者；或卵巢子宫内膜异位囊肿直径超过 5～6cm，特别是迫切希望生育者。可剖腹或在腹腔镜下行病灶切除。手术方式有 3 种：保留生育功能手术（仅将异位灶取净，保留子宫、双侧卵巢、一侧卵巢或部分卵巢），适用于病情较轻、希望保留生育功能年轻妇女；保留卵巢功能手术（切除子宫及盆腔病灶，保留一侧或部分卵巢，以维持卵巢的内分泌功能），适用于年龄在 35 岁以下但无生育要求的妇女；根治性手术（行全子宫、双附件及盆腔内病灶切除），适用于近绝经期或病情严重的年轻妇女。

手术方式选用根据患者年龄、病情及有无生育要求选择。一般术后可给 3～6 个月孕激素治疗，从而提高手术疗效。

5. 一般护理　向患者解释痛经的原因，指导患者在月经期注意休息，保暖，保持心情愉快，疼痛时可用热水袋热敷下腹部。

6. 健康指导　①指导患者加强营养，注意劳逸结合，保持心情舒畅。②做好宣教工作，让患者了解疾病及手术的相关知识：对用药患者告知假绝经疗效原理，出现闭经是正常现象，可能疗效会更好，不能因此停药，否则可能出现子宫出血，造成月经紊乱，并影响疗效；对实施保留生育功能手术的患者，应指导其术后半年到一年内受孕；增强患者对病情及治疗的认识，指导其手术伤口的护理；进行性生活的指导，强调按时复诊的重要性。

（胡　俊）

第六节　子宫脱垂

一、疾病概要

子宫从正常位置沿阴道下降，宫颈外口达坐骨棘水平以下，甚至子宫全部脱出于阴道口以外，称为子宫脱垂。子宫脱垂常伴发有阴道前壁和后壁膨出。近年来，随着接产技术的提高及对妇女保健工作的重视，其发病率已有显著下降。

1. 影响因素

（1）分娩损伤：是最主要的发病原因。在分娩过程中，如宫口未开全过早屏气用力、阴道助产或第二产程延长者，盆底肌、筋膜以及子宫韧带均过度延伸，张力降低，甚至撕伤，而分娩结束后未进行修补或修补不佳，导致支持子宫的筋膜及韧带不能恢复。

（2）产褥期早期体力劳动：分娩以后，支持子宫的筋膜、韧带恢复要经过一定的过程，一般需要 42 日，如产后产妇过早参加体力劳动，子宫即沿阴道方向下降而发生脱垂。

（3）长期腹压增加：由于长期的慢性咳嗽、直肠狭窄引起的排便困难、经常重体力劳动及腹腔的大肿瘤、腹水等，可使腹压增加，直接长期压力作用于子宫，使子宫下移，导致脱出。

（4）盆底组织松弛：多系先天性盆底组织发育不良或营养不良所致。此类患者常伴有其他脏器下垂，一些年老者及长期哺乳的妇女，由于雌激素水平的下降，导致盆底组织缺乏弹性、萎缩、退化，也可引起子宫脱垂。

2. 治疗原则

（1）支持疗法：加强营养，增强体质，注意适当休息，保持大便通畅，避免增加腹压和重体力劳动，治疗慢性咳嗽、习惯性便秘等。

（2）非手术治疗：采用子宫托。适用于Ⅰ、Ⅱ度子宫脱垂及阴道前后壁膨出者。重度子宫脱垂伴盆底肌肉明显萎缩以及宫颈、阴道壁有炎症、溃疡者不宜使用。

（3）手术治疗：用于非手术治疗无效及Ⅱ度、Ⅲ度子宫脱垂或有症状的膀胱、直肠膨出者。根据患者的年龄、生育要求、全身情况采取阴道前后壁修补术、阴道前后壁修补术加主韧带缩短术及宫颈部分切除术、经阴道子宫全切术及阴道前后壁修补术或阴道纵隔形成术等。

二、护理评估

1. 健康史　注意了解患者有无产程过长、阴道助产及盆底组织撕裂伤史；有无慢性咳嗽、便秘等。同时，应了解患者产褥期是否充分休息，什么时候开始重体力劳动；是否有营养不良或先天性盆底组织发育不良。同时，注意评估患者是否伴有其他器官下垂等。

2. 身体状况

（1）下坠感及腰背酸痛：由于下垂子宫对韧带的牵拉、盆腔充血所致。常在久站、走路、蹲位、重体力劳动以后加重，卧床休息以后症状减轻。

（2）肿物自阴道脱出：常在走路、蹲便等用力时，阴道口有一肿物脱出，脱出的子宫及阴道壁由于长期暴露摩擦，可见宫颈及阴道壁溃疡，有少量出血及脓性分泌物。

（3）压迫症状：由于膀胱、尿道的膨出，常出现排尿困难、尿潴留或尿失禁，出现咳嗽时溢尿。如伴发有直肠膨出，患者可有便秘、排便困难。

（4）体征：以患者平卧用力向下屏气时子宫下降的程度，将子宫脱垂分为3度（图26－1、图26－2）。Ⅰ度：轻型为宫颈外口距离处女膜缘小于4cm，但未达处女膜缘；重型为宫颈已达处女膜缘，但未超出该缘，检查时在阴道口可见到宫颈。Ⅱ度：轻型为宫颈已脱出阴道口，但宫体仍在阴道内；重型为宫颈或部分宫体已脱出阴道口。Ⅲ度：子宫颈和子宫体全部脱出至阴道口外。

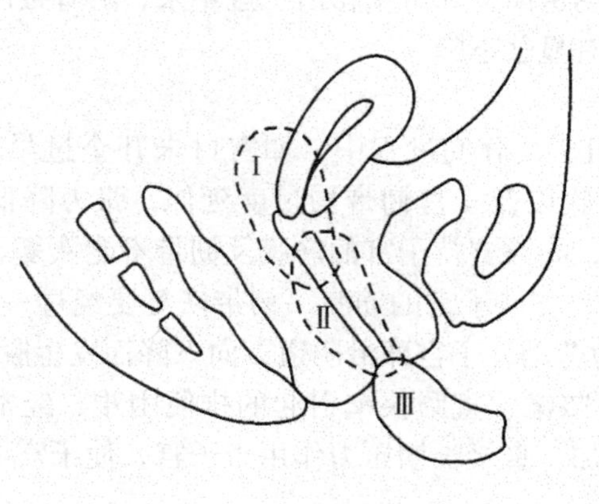

图26－1　子宫脱垂分度

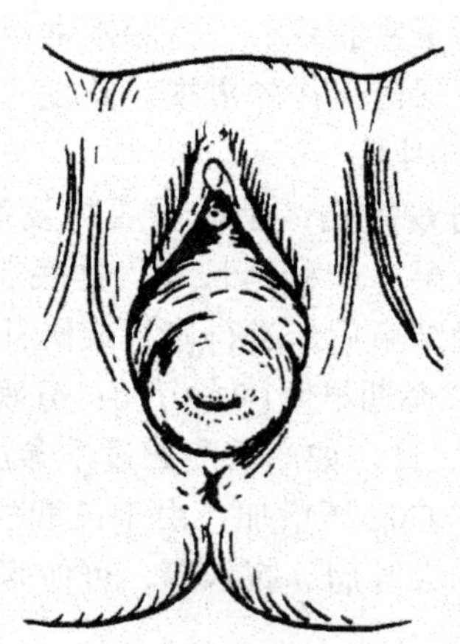
图26－2　子宫脱垂

3. 心理社会因素　由于长期的子宫脱出使行动不便，工作受到影响，使患者烦恼；严重者性生活受到影响，患者常出现焦虑、情绪低落等。

三、护理诊断及相关合作性问题

1. 焦虑　与长期的子宫脱出影响性生活有关。
2. 组织完整性受损　与宫颈、阴道前后壁膨出暴露在阴道外有关。
3. 慢性疼痛　与子宫下垂牵拉韧带、宫颈，阴道壁溃疡有关。
4. 尿失禁、尿潴留　与膀胱膨出、尿道膨出有关。

四、护理目标

1. 患者焦虑程度减轻或消失。
2. 上托或手术前脱出阴道口外的组织炎症消失。
3. 患者疼痛减轻或消失。
4. 患者排尿方式恢复。

五、护理措施

1. 预防措施

（1）分娩期应严密观察产程，提高助产技术，避免第二产程延长和滞产。

（2）对头盆不称产妇应尽早行剖宫产术结束分娩。

（3）产妇产后避免参加重体力劳动，积极治疗慢性咳嗽、便秘等疾病。

2. 病情监测

（1）观察患者有无外阴部异物感，子宫脱垂的程度。

（2）注意有无大小便困难。

（3）注意阴道分泌物的性状、颜色、气味等。

3. 治疗配合

（1）教会患者使用子宫托的方法，以喇叭形子宫托为例（图 26－3）：①放托：先将手洗净，取半卧位或蹲位，两腿分开，手持托柄，托面向上，将托盘后缘沿阴道后壁推入，直至托盘达子宫为止。若阴道松弛，可用丁字带支持固定。②取托：取下时的姿势和放置时相同，用手指捏住托柄轻轻摇晃，待托盘松动后取下。③使用子宫托的注意事项：选择大小适宜的子宫托，以放置后既不脱出又无不适感为度；教会患者放托方法，并告诉患者每晚取出洗净，次日晨放入，以免放置过久，阴道壁受托盘摩擦或压迫发生组织缺血坏死，造成尿瘘或粪瘘；保持阴道清洁，月经期和妊娠期停止使用；用托后 1、3、6 个月各复查一次。

（2）做好术前准备，增加患者舒适感：Ⅰ度子宫脱垂患者应每日坐浴 2 次，一般采取 1∶5 000 的高锰酸钾或 1∶20 的碘附液。对Ⅱ、Ⅲ度子宫脱垂的患者，特别是有溃疡者，应阴道灌洗，在冲洗以后，局部涂 40% 紫草油或抗生素软膏。注意冲洗液的温度，一般在 41～43℃为宜。然后戴上无菌手套，将脱垂的子宫还纳于阴道内，让患者平卧于床上半小时。

（3）术后护理：术后除按一般外阴、阴道手术患者的护理外，应卧床休息 7～10 日；导尿管留置 10～14 日；避免增加腹压的动作，如蹲、咳嗽等，术后用缓泻药预防便秘。同时，每天行外阴冲洗。观察阴道分泌物的特点，并遵医嘱按时、按量应用抗生素。术后休息3个月，半年内避免重体力劳动，出院后1月到医院复查。

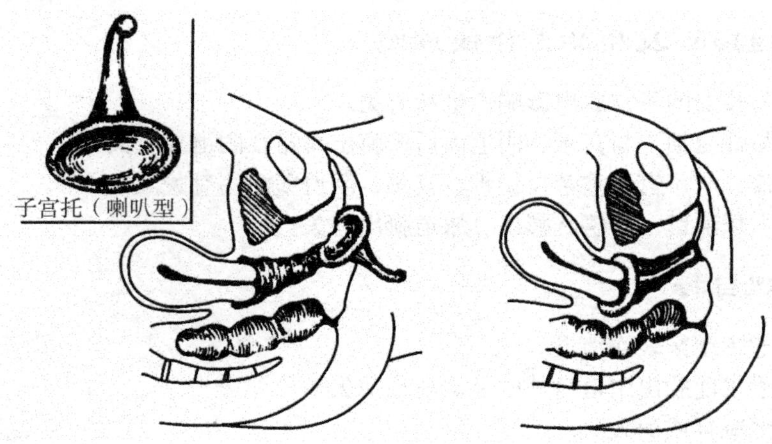

图 26-3　喇叭形子宫托及其放置

4. 心理护理　子宫脱垂一般病程较长，患者往往有烦躁情绪，护士应亲切地对待患者，理解患者，让患者说出自己的疾苦；向患者解释子宫脱垂的知识和预后；同时，做好家属的工作，让家属也理解患者，协助患者渡过难关，早日康复。

5. 一般护理　改善患者一般情况，加强患者营养，卧床休息，并教会患者做盆底肌肉、肛门肌肉的运动，增强盆底肌肉、肛门括约肌的张力。同时积极治疗原发疾病，如慢性咳嗽、便秘等。

6. 健康指导　讲解盆底的解剖及生理功能，让患者学会增加盆底支撑力的方法；宣传产后护理知识，告诉患者积极进行产后锻炼，产褥期避免重体力劳动，实行计划生育。

（胡　俊）

第七节　妊娠期高血压疾病

妊娠期高血压疾病（hypertensive disorder complicating pregnancy）是妊娠期特有的疾病，以高血压、蛋白尿为主要特征。该病严重影响母婴健康，是孕产妇及围生儿死亡的重要原因之一。

一、高危因素与病因

（一）高危因素

初产妇、孕妇年龄过小或大于35岁、子宫张力过高（如羊水过多、双胎妊娠、糖尿病巨大儿等）者、妊娠高血压病史及家族史、慢性高血压、慢性肾炎、糖尿病、肥胖、营养不良、精神过度紧张或因受到刺激、寒冷季节等。

（二）病因

1. 异常滋养层细胞侵入子宫肌层　研究认为，子痫前期患者胎盘有不完整的滋养层细胞侵入子宫动脉，蜕膜血管与血管内滋养母细胞并存，子宫螺旋动脉发生血管内皮损伤、组成血管壁的原生质不足、肌内膜细胞增殖及脂类聚集的变化，最终发展为动脉粥样硬化，进而导致动脉瘤性扩张和螺旋动脉腔狭窄、闭锁，引起胎盘血流量灌注减少，引发妊娠期高血压疾病一系列症状。

2. 神经内分泌机制　肾素－血管紧张素－前列腺素系统的平衡失调可能与本病的发生有一定关系。研究证实，妊娠期高血压疾病患者对肾素血管紧张素Ⅱ敏感性增高，从而使血管收缩，血压升高。近年又发现有两种前列腺素类似物，即前列环素（prostacyclin，PGI_2）和血栓素 A_2（thromboxane，TXA_2）对妊娠期高血压的发病可能更具有重要意义。PGI_2 具有抑制血小板凝集及增强血管扩张的作用；而 TXA_2 则具有诱发血小板凝集及增强血管收缩作用。正常妊娠时二者处于平衡状态。妊娠期高血压时，PGI_2 明显下降，而 TXA_2 却增高，从而使血管收缩，血压升高，并可引起凝血功能障碍。

3. 免疫机制　妊娠是成功的自然同种异体移植。正常妊娠的维持有赖于母胎之间免疫平衡的建立和稳定。免疫学观点认为：妊娠期高血压疾病的发生是由于胎盘某些抗原物质免疫反应的变态反应。

4. 遗传因素　研究发现血管紧张素原基因变异 T295 的妇女妊娠期高血压疾病的发生率较高。也有发现妇女纯合子基因突变有异常滋养细胞浸润。遗传性血栓形成可能发生子痫前期。

5. 营养缺乏　已发现低清蛋白血症、钙、镁、锌、硒等缺乏与子痫前期发生发展有关。研究发现妊娠期高血压疾病患者细胞内钙离子升高，血清钙下降，导致血管平滑肌细胞收缩，血压上升。对有高危因素的孕妇自孕 20 周起每天补钙 2g 可降低妊娠期高血压疾病的发生率。若自孕 16 周开始每日补充维生素 E400U 和维生素 C100mg 可使妊娠期高血压疾病的发生率下降 18%。

6. 胰岛素抵抗　研究发现妊娠期高血压疾病患者存在胰岛素抵抗，高胰岛素血症可导致 NO 合成下降及脂质代谢紊乱，影响前列腺素 E_2 的合成，增加外周血管的阻力，升高血压。

二、病理生理变化

全身小血管痉挛是本病的基本病变。由于小血管痉挛，造成管腔狭窄，周围阻力增大，内皮细胞损伤，血管通透性增加，体液和蛋白质渗漏，临床表现为水肿、血压升高、蛋白尿等。因缺血、缺氧，全身各组织器官受到不同程度损害，严重时可导致抽搐、昏迷、脑水肿、脑出血，心肾衰竭，肺水肿－肝细胞坏死，胎盘绒毛退行性变、出血和梗死，胎盘早剥以及凝血功能障碍等，病情危重者可导致母儿死亡。

三、分类与临床表现

见表 26－1。

表 26－1　妊娠期高血压疾病分类及临床表现

分类	临床表现
妊娠期高血压（gestational hypertension）	妊娠期首次出现 BP≥140/90mmHg，并于产后 12 周恢复正常；尿蛋白（－）；少数患者可伴有上腹不适或血小板减少；产后方可确诊

续 表

分类	临床表现
子痫前期（preclampsia）	
轻度	妊娠20周后出现BP≥140/90mmHg；尿蛋白≥300mg/24h或随机尿蛋白（+）；可伴有上腹不适、头痛等症状
重度	BP≥160/110mmHg；尿蛋白≥2.0g/24h或随机球蛋白（++）；血清肌酐>106μmol/L，血小板<100×10⁹/L；血LDH升高；血清ALT或AST升高；持续头痛或其他脑神经或视觉障碍；持续性上腹不适
子痫（eclampsia）	子痫前期孕妇抽搐而不能用其他原因解释
慢性高血压并发子痫前期高血压（pre-eclampsia superpmposed upon chronic hypertension）	高血压孕妇妊娠20周以前无蛋白尿，若出现蛋白尿≥0.3g/24h；高血压孕妇妊娠20周后突然蛋白尿增加或血压进一步升高或血小板<100×10⁹/L
妊娠合并慢性高血压（chronic hypertension complicating pregnancy）	妊娠前或妊娠20周前舒张压≥90mmHg（除外滋养细胞疾病），妊娠期无明显加重，或妊娠20周后首次诊断高血压并持续到产后12周后

子痫前可有不断加重的重度子痫前期，但子痫也可发生于血压升高不显著、无蛋白尿或水肿的病例。通常产前子痫较多，约25%发生于产后48h。

通常正常妊娠、贫血及低蛋白血症均可发生水肿，妊娠期高血压疾病之水肿无特异性，因此不能作为其诊断标准及分类依据。

血压较基础血压升高30/15mmHg时，然而低于140/90mmHg时，不作为诊断依据，但必须严密观察。

重度子痫前期是妊娠20周后出现高血压、蛋白尿且伴随以下至少一种临床症状或体征者（表26-2）。

表26-2 重度子痫前期的临床症状和体征

收缩压≥160~180mmHg或舒张压≥110mmHg
24h尿蛋白>5.0g或随机尿蛋白（卅）以上
中枢神经系统功能障碍
精神状态改变和严重头痛（频发，常规镇痛药不缓解）
脑血管意外
视物模糊，眼底点状出血，极少数患者发生皮质性盲
肝细胞功能障碍，肝细胞损伤，血清转氨酶至少升高2倍
上腹部或右上腹部痛等肝包膜肿胀症状，肝被膜下出血或肝破裂
少尿，24h尿量<500ml
肺水肿，心力衰竭
血小板<100×10⁹/L
凝血功能障碍
微血管病性溶血（血TLDH升高）
胎儿生长受限，羊水过少，胎盘早剥

子痫抽搐进展迅速，前驱症状短暂，表现为抽搐、面部充血、口吐白沫、深昏迷；随之

深部肌肉僵硬，很快发展成典型的全身高张阵挛惊厥、有节律的肌肉收缩和紧张，持续1～15min，其间患者无呼吸动作；此后抽搐停止，呼吸恢复，但患者仍昏迷，最后意识恢复，但困惑、易激惹、烦躁。

四、诊断检查

1. 病史　患者有本病的高危因素及上述临床表现者，特别应注意有无头痛、视力改变、上腹不适等。

2. 高血压　高血压的定义是持续血压升高至收缩压≥140mmHg或舒张压≥90mmHg。舒张压不随患者情绪变化而剧烈变化是妊娠期高血压诊断和评估预后的一个重要指标。若间隔4h或4h以上的2次舒张压≥90mmHg，可诊断为高血压。为确保准确性，袖带应环绕上臂周长至少3/4，否则测量值偏高；若上臂直径超过30cm，应用加宽袖带。

3. 尿蛋白　尿蛋白的定义是指24h内尿液中蛋白含量≥300mg或相隔6h的两次随机尿液蛋白浓度为30mg/L（定性+）。蛋白尿在24h内有明显波动，应留取24h尿做定量检查。避免阴道分泌物或羊水污染尿液。

4. 水肿　体重迅速增加是多数患者的突发症状，孕妇体重突然增加≥0.9kg/周或2.7kg/4周是子痫前期的信号。水肿特点是自踝部逐渐向上延伸的凹陷性水肿，经休息后不缓解。水肿局限于膝下为“+”，延及大腿为“++”，延及外阴及腹壁为“+++”，全身水肿或伴有腹水为“++++”。

5. 辅助检查

（1）血液检查：包括全血细胞计数、血红蛋白含量、血细胞比容、血黏度、凝血功能，根据病情轻重可反复检查。

（2）肝肾功能测定：肝细胞功能受损可致ALT、AST升高。患者可出现清蛋白缺乏为主的低蛋白血症，白/球蛋白比值倒置。肾功能受损时，血清肌酐、尿素氮、尿酸升高，肌酐升高与病情严重程度相平行。尿酸在慢性高血压患者中升高不明显，因此可用于本病与慢性高血压的鉴别诊断。重度子痫前期与子痫应测定电解质与二氧化碳结合力，以早期发现酸中毒并纠正。

（3）尿液检查：应测尿比重、尿常规，当尿比重≥1.020时说明尿液浓缩，尿蛋白（+）时尿蛋白含量300mg/24h，当尿蛋白（++++）时尿蛋白含量5g/24h。尿蛋白检查在重度子痫前期患者应每日1次。

（4）眼底检查：视网膜小动脉的痉挛程度反映全身小血管痉挛之程度，可反映本病的严重程度。通常眼底检查可见视网膜小动脉痉挛、视网膜水肿、絮状渗出或出血，严重时可发生视网膜剥离，出现视物模糊或失明。

（5）其他：根据病情变化，可行心电图、超声心动图、胎儿成熟度、胎盘功能等检查。

五、治疗原则

1. 妊娠期高血压

（1）休息：保证充足睡眠，取左侧卧位，休息不少于10h。左侧卧位可减轻子宫对腹主动脉、下腔静脉的压迫，使回心血量增加，改善子宫胎盘的血供。有研究发现左侧卧位24h可使舒张压降低10mmHg。

（2）镇静：对于精神紧张、焦虑或睡眠欠佳者可给予镇静药。如地西泮 2.5～5mg，每日 3 次，或 5mg 睡前服用。

（3）密切监护母儿状态：应询问孕妇是否出现头痛、视力改变、上腹不适等症状。嘱患者每日监测体重及血压，每 2 日复查尿蛋白。定期监测血液、胎儿发育状况和胎盘功能。血压继续增高，按轻度子痫前期治疗。

（4）间断吸氧：可增加血氧含量，改善全身主要脏器和胎盘的氧供。

（5）饮食：应包括充足的蛋白质、热量，不限盐和液体，但对于全身水肿者适当限制盐的摄入。

2. 子痫前期　需住院治疗，防止子痫及并发症的发生。治疗原则为休息、镇静、解痉、降血压、合理扩容及必要时利尿、密切监测母胎状态、适时终止妊娠。

（1）休息：同妊娠期高血压。

（2）镇静：适当镇静可消除患者的焦虑和精神紧张．达到降低血压，缓解症状及预防子痫发作的作用。常用药物有地西泮、冬眠药物及苯巴比妥钠、异戊巴比妥钠、吗啡。

（3）解痉：首选药物为硫酸镁。①作用机制：此药能抑制运动神经末梢释放乙酰胆碱，使骨骼肌松弛；镁离子可以刺激血管内皮细胞合成前列环素，降低机体对血管紧张素Ⅱ的反应，预防并控制子痫发作；同时，镁离子可以提高孕妇和胎儿血红蛋白的亲和力，改善氧代谢。②用药指征：控制子痫抽搐及防止再抽搐；预防重度子痫前期发展成为子痫；子痫前期临产前用药预防抽搐。③用药方案：静脉给药结合肌内注射。静脉给药为首次负荷剂量 25% 硫酸镁 20ml 加于 10% 葡萄糖注射液 20ml 中，缓慢静脉注入，5～10min 推完；继之 25% 硫酸镁 60ml 加于 5% 葡萄糖注射液 500ml 静脉滴注，滴速为 1～2g/h。根据血压情况决定是否加用肌内注射，用法为 25% 硫酸镁 20ml 加 2% 利多卡因 2ml，臀肌深部注射，每日 1～2 次。每日总量为 25～30g，用药过程中可监测血清镁浓度。

（4）降血压：降血压的目的是为了延长孕周或改变围生期结局。对于血压≥160/110mmHg，或舒张压≥110mmHg 或平均动脉压≥140mmHg 者，以及原发性高血压、妊娠前高血压已用降压药者，须应用降血压药物。降血压药物选择的原则：对胎儿无不良反应，不影响心排血量、肾血浆流量及子宫胎盘灌注量，不致血压急剧下降或下降过低。常用药物有硝苯地平、肼屈嗪、拉贝洛尔、硝普钠、尼莫地平等。

（5）扩容：一般不主张应用，仅用于严重的低蛋白血症、贫血，可选用人血清白蛋白、全血、血浆等。

（6）利尿药物：一般不主张应用，仅用于全身性水肿、急性心力衰竭、肺水肿、血容量过多且伴有潜在性肺水肿者。常用药物有呋塞米、甘露醇等。

（7）适时终止妊娠：终止妊娠是治疗妊娠期高血压疾病的有效措施。

终止妊娠的指征：子痫前期患者经积极治疗 24～48h 仍明显好转者；子痫前期患者孕周已超过 34 周；子痫前期患者孕龄不足 34 周，胎盘功能减退，胎儿已成熟者；子痫前期患者，孕龄不足 34 周，胎盘功能减退，胎儿尚未成熟者，可用地塞米松促胎肺成熟后终止妊娠；子痫控制后 2h 可考虑终止妊娠。

终止妊娠的方式①引产：适用于病情控制后，宫颈条件成熟者。②剖宫产：适用于有产科指征者，宫颈条件不成熟，不能在短时间内经阴道分娩，引产失败，胎盘功能减退，或已有胎儿窘迫征象者。

延长妊娠的指征。①孕龄不足32周经治疗症状好转，无器官功能障碍或胎儿情况恶化。②孕龄32～34周，24h尿蛋白定量<5g，轻度胎儿生长受限、胎儿监测指标良好；羊水轻度过少，彩色多普勒超声测量显示无舒张期脐动脉血反流；重度子痫前期经治疗后血压下降；无症状、仅有实验室检查提示胎儿缺氧经治疗后好转者。

产后子痫多发生于产后24h直至10d内，故产后不应放松子痫的预防。

3. 子痫　子痫是妊娠期高血压疾病最严重的阶段，是妊娠期高血压疾病所致母儿死亡的最主要原因，应积极处理。立即左侧卧位减少误吸，开放呼吸道，建立静脉通道。处理原则为控制抽搐、纠正缺氧和酸中毒，控制血压，抽搐控制后终止妊娠。

（1）控制抽搐：25%硫酸镁20ml加于25%葡萄糖注射液20ml静脉推注（>5min），继之以2～3g/h静脉滴注，维持血药浓度，同时应用有效镇静药物，控制抽搐；20%甘露醇250ml快速静脉滴注降低颅压。

（2）血压过高时给予降血压药。

（3）纠正缺氧和酸中毒：面罩和气囊吸氧，根据二氧化碳结合力及尿素氮值给予适量4%碳酸氢钠纠正酸中毒。

（4）终止妊娠：抽搐控制2h可考虑终止妊娠。对于早发性子痫前期治疗效果较好者，可适当延长孕周，但须严密监护孕妇和胎儿。

六、护理措施

（一）妊娠期高血压疾病的预防

1. 加强健康教育　使孕妇及家属了解妊娠期高血压疾病的知识及其对母儿的危害，从而自觉于妊娠早期开始做产前检查，并坚持定期检查。

2. 指导孕妇合理饮食　减少脂肪摄入，不过分限制盐和液体摄入，增加蛋白质、维生素以及富含铁、钙、锌等微量元素的摄入，多食新鲜蔬菜和水果。

3. 保证休息　孕妇应保证足够的休息和心情愉快，采取左侧卧位以增加胎盘血液供应。

（二）妊娠期高血压疾病患者的护理

1. 保证休息　轻度患者可在家休息，适当减轻工作，保证充足睡眠（8～10h/d）。休息和睡眠时左侧卧位以改善子宫胎盘的血液循环。

2. 保持心情愉快　可阅读优美的文学作品、听轻音乐，从事一些力所能及的手工艺等活动，使孕妇既不紧张劳累，又不单调郁闷。

3. 调整饮食　与孕妇一起设计适宜的食谱，保证足够的蛋白质、水分、纤维素和适量盐的摄入。盐（全身水肿者除外）不必严格限制。

4. 加强产前保健　适当增加产前检查次数，加强母儿监测措施，防止发展为重症。同时向孕妇及家属讲解妊娠期高血压疾病相关知识，并督促孕妇每天数胎动，监测体重。

（三）子痫前期患者的护理

1. 一般护理

（1）做好心理护理，为孕妇提供与病情有关的信息，解释治疗及护理计划，可减轻孕妇及家属因不了解病情而产生的焦虑，并能在异常情况发生时及时得到处理。

（2）住院治疗，左侧卧位卧床休息。保持病室安静，避免各种刺激。护士应准备好呼叫器、床挡，急救车、吸引器、氧气、开口器、产包，以及急救药品，如硫酸镁、葡萄糖酸钙等。

（3）密切注意病情变化，需每天监测尿蛋白、血压、水肿状况，异常时及时与医师联系、尽快处理；注意患者的主诉，如出现头晕、头痛、目眩等自觉症状，则应提高警惕，防止子痫的发生。

（4）注意胎心变化，以及胎动有无改变。

（5）重度患者适当限制食盐入量，每天少于3g。监测体重，记出入量，监测24h尿蛋白定量及肝肾功能变化。

2. 用药护理　硫酸镁是目前治疗中、重度妊娠期高血压疾病的首选解痉药物。硫酸镁的用药方法、不良反应以及注意事项如下。

（1）用药方法：可采用肌内注射或静脉用药。①肌内注射，通常于用药2h后，血液浓度达高峰，且体内浓度下降缓慢，作用时间长，但局部刺激性强。注射时应注意使用长针头、深部肌内注射，也可加利多卡因于硫酸镁溶液中，以缓解疼痛刺激，必要时可行局部按摩或热敷，促进肌肉组织对药物的吸收，注射后注意预防注射部位感染。②静脉滴注或推注，可使血中浓度迅速达到有效水平，用药后约1h血浓度可达高峰，可避免肌内注射引起的不适。临床多采用两种方式互补长短，以维持体内有效浓度。

（2）毒性反应；硫酸镁的治疗浓度和中毒浓度相近。正常孕妇血清镁离子浓度为0.75～1mmol/L，治疗有效浓度为2～3.5mmol/L，若血清镁离子浓度超过5mmol/L即可发生镁中毒。首先表现为膝反射减弱或消失，随着血镁浓度的增加可出现全身肌张力减退、呼吸困难、复视、语言不清，严重者可出现呼吸肌麻痹，甚至呼吸停止、心跳停搏。

（3）注意事项：护士在用药前及用药过程中均应监测孕妇血压、同时还应检测膝腱反射必须存在、呼吸不少于16/min、尿量每小时不少于25ml或每24h不少于600ml，尿少提示肾排泄功能受到抑制，镁离子易积聚中毒；随时准备好10%的葡萄糖酸钙注射液10ml，1g葡萄糖酸钙静脉推注可以逆转轻至中度的呼吸抑制。肾功能不全时应减量或停用硫酸镁；产后24～48h停药。

（四）子痫患者的护理

1. 控制抽搐　遵医嘱采取药物控制抽搐，首选药物为硫酸镁，必要时加用镇静药、降血压药等，注意在抽搐时切忌选用硫酸镁注射，因为疼痛刺激可能诱发抽搐。

2. 专人护理，防止受伤　发生子痫时，使患者取头低、左侧卧位，以防黏液吸入呼吸道，必要时，用吸引器吸出喉部黏液或呕吐物，以免窒息；立即给氧，用开口器或在患者上、下臼齿之间放置一缠好纱布的压舌板，用舌钳固定舌头以防咬伤或舌后坠；拉起床挡，放置枕头于患者与床挡之间，以免患者受伤；在患者昏迷或未完全清醒时，禁止给予一切饮食和口服药，防止误入呼吸道而致吸入性肺炎。

3. 严密监护　监测生命体征的变化，密切观察尿量，可留置导尿，同时记录出入量，并按医嘱及时做尿常规、血液化学检查、心电图和眼底检查等。另需特别注意观察瞳孔变化、肺部呼吸音、四肢运动情况、腱反射等，以及早发现脑出血、肺水肿、肾功能不全及药物中毒的征兆，观察有无宫缩、胎儿的状况，并判定是否已临产。

4. 减少刺激，以免诱发抽搐　将患者安排于单人暗室，避免声、光刺激；限制探视以防干扰其休息；医护动作轻柔，避免因外部刺激而诱发抽搐。

5. 做好终止妊娠的准备 子痫发作者往往在发作后自然临产。如经治疗病情得以控制仍未临产者，应在孕妇清醒后24～48h内引产，或子痫患者经药物控制后6～12h，需考虑终止妊娠。护士做好终止妊娠的准备。

（五）分娩期的护理

若经阴道分娩，在第一产程中，应密切监测患者的生命体征、尿量、胎心及宫缩情况以及有无自觉症状。尽量缩短第二产程，避免产妇用力。第三产程中须预防产后出血，在胎儿娩出前肩后立即静脉推注缩宫素（禁用麦角新碱），及时娩出胎盘并按摩宫底，观察血压变化，重视患者主诉。病情较重者于分娩开始即需开放静脉。胎儿娩出后测血压，病情稳定者2h后可送回病房。

（六）产褥期的护理

产后24h至5d内仍有发生子痫的可能，故产褥期仍需继续监测血压。产后48h内应至少每4小时测量血压1次，重症患者产后应继续硫酸镁治疗1～2d。使用大量硫酸镁的孕妇，产后易发生子宫收缩乏力，故应密切观察子宫复旧及恶露情况，严防产后出血。

妊娠期高血压疾病的患者很容易产生产后忧郁症，护士应鼓励产妇说出内心的感受，增加家属探视及与新生儿接触的机会，随时为其提供有效的支持。如果此次妊娠失败，要协助患者及其家庭度过哀伤期，增强其再次妊娠的信心。同时应使患者及家属了解其属于高危人群，在下次妊娠时应予以重视并随诊，尽早接受孕期保健指导。

（崔明华）

第八节 妊娠期肝内胆汁淤积症

妊娠期肝内胆汁淤积症（ICP）是妊娠中、晚期特有的并发症，临床上以皮肤瘙痒和黄疸为特征，主要危害胎儿。本病具有复发性，本次分娩后可迅速消失，再次妊娠或口服雌激素避孕药时常会复发。ICP发病率0.8%～12.0%。

一、病因

目前尚不清楚，可能与女性激素、遗传及环境等因素有关。

1. 激素作用 妊娠期胎盘合成雌激素，孕妇体内雌激素水平大幅增加，雌激素可使Na^+-K^+-ATP酶活性下降，能量提供减少，导致胆酸代谢障碍；雌激素使肝细胞膜中胆固醇与磷脂比例上升，流动性降低，影响对胆酸的通透性，使胆汁流出受阻；雌激素作用于肝细胞表面的雌激素受体，改变肝细胞蛋白质合成，导致胆汁回流增加。上述因素综合作用可导致ICP的发生。

2. 遗传和环境因素 流行病学研究发现，ICP发病率与季节有关，冬季高于夏季。在母亲或姐妹中有ICP病史的妇女中ICP的发生率明显增高，其完全外显及母婴垂直传播的特性符合孟德尔优势遗传规律。

3. 药物 一些减少胆小管转运胆汁的药物，如肾移植后服用的硫唑嘌呤可引起ICP。

总之，ICP可能是多因素引起的，其中遗传因素决定患者的易患性，而非遗传性因素决定ICP的严重程度。

二、对母儿影响

1. 对孕妇的影响　ICP患者脂溶性维生素K的吸收减少，致使凝血功能异常，导致产后出血，也可发生糖、脂代谢紊乱。

2. 对胎婴儿的影响　胆汁酸毒性作用使围生儿发病率和病死率明显升高。还可发生胎膜早破、胎儿宫内窘迫、自发性早产或孕期羊水胎粪污染。此外，尚有胎儿生长受限、不能预测的胎儿突然死亡、新生儿颅内出血、新生儿神经系统后遗症等。

三、临床表现

1. 瘙痒　几乎所有患者的首发症状为孕晚期发生无皮肤损伤性的瘙痒，约80%患者在30周后出现，有的更早。瘙痒程度不一，常呈持续性，白昼轻，夜间加剧。一般从手掌和脚掌开始，逐渐向肢体近端延伸甚至可到面部，但极少侵及黏膜。瘙痒症状常在实验室检查异常结果之前，平均约3周，于分娩后数小时或数日内迅速消失。

2. 其他症状　严重瘙痒可引起失眠和疲劳、恶心、呕吐、食欲缺乏及脂肪痢。

3. 体征　四肢皮肤可见抓痕。20%～50%患者在瘙痒发生数日或数周内出现轻度黄疸，部分病例黄疸与瘙痒同时发生者，于分娩后数天内消退，同时伴尿色加深等高胆红素血症表现。

四、诊断

1. 血清胆酸测定　胆汁中的胆酸主要是甘胆酸（CG）及牛磺酸，ICP患者血CG浓度在30周时突然升高至2～2.5μmol/L，可达正常水平100倍左右，并持续至产后下降，5～8周恢复正常。血清胆酸升高是ICP最主要的特异性实验室证据，在瘙痒症状出现或转氨酶升高前几周血清胆酸就已升高，其水平越高，病情越重，出现瘙痒时间越早。因此测定母血胆酸是早期诊断ICP最敏感的方法。

2. 肝功能测定　大多数ICP患者的门冬氨酸转氨酶（AST）、丙氨酸转氨酶（ALT）轻至中度升高，为正常水平的2～10倍，ALT较AST更敏感。部分患者血清胆红素轻－中度升高，其中直接胆红素占50%以上。

3. 病理检查　ICP患者肝组织活检见肝细胞无明显炎症或变性表现，仅肝小叶中央区胆红素轻度淤积，毛细胆管胆汁淤积及胆栓形成。电镜切片发现毛细胆管扩张合并微绒毛水肿或消失。

五、治疗原则

1. 一般处理　适当卧床休息，取左侧卧位以增加胎盘血流量，给予吸氧、高渗葡萄糖、维生素类及能量。定期复检肝功能、血胆酸了解病情。

2. 药物治疗　减轻孕妇临床症状，改善胆汁淤积的生化指标和围生儿预后。常用药物有：①腺苷蛋氨酸：为治疗ICP的首选药物。该药对雌激素代谢物起灭活作用，防止雌激素升高所引起的胆汁淤积，保护肝脏，改善症状，延缓病情发展。②熊去氧胆酸：抑制肠道对疏水性胆酸重吸收，降低胆酸，改善胎儿环境从而延长胎龄。③地塞米松：可减少胎儿肾上腺脱氢表雄酮的分泌，降低雌激素的产生减轻胆汁淤积。能促进胎肺成熟，避免早产儿发生呼吸窘迫综合征，可使瘙痒症状缓解甚至消失。④苯巴比妥：增加胆汁流量，改善瘙痒症状，但生化参数变化不明显。

3. 产科处理

（1）产前监护：从孕 34 周开始每周行无激惹试验（NST），必要时行胎儿生物物理评分，以便及早发现隐性胎儿缺氧。NST 基线胎心率变异消失可作为预测 ICP 胎儿缺氧的指标。

（2）适时终止妊娠：孕妇出现黄疸，胎龄已达 36 周；无黄疸、妊娠已足月或胎肺已成熟者；有胎盘功能明显减退或胎儿窘迫者应及时行剖宫产终止妊娠。

六、护理措施

1. 心理护理　焦虑是 ICP 患者首先出现的心理问题。经常性的瘙痒干扰孕妇的睡眠，使之产生焦虑。可以边做好解释工作，告之孕妇此症状一般于产后 1 周内消失，边通过药物治疗和配合物理疗法减轻症状，消除孕妇的焦虑心理。此外，请多孕妇会自责自己饮食不当心，担心是否患肝炎、是否会传染给下一代或亲友等，护士应向患者解释该病是妊娠肝损，无传染性，产后该病自然会缓解，消除不必要自责和自卑，增强其自信心。

2. 积极主动的母胎监护　护士应指导孕妇自测胎动情况，及时监测，正确留取血尿标本，了解雌三醇浓度，掌握胎盘变化情况，协助孕妇完成胎儿监护，B 超和生物物理五项指标等监测，了解胎儿、胎盘情况。同时注意患者胆酸浓度变化，一旦异常升高变化，迅速的配合医师终止妊娠，防止胎死宫内。对于准备阴道分娩的 ICP 患者应加强动态观察和持续的母儿监测，一则观察产程进展、破膜情况和羊水颜色变化；二则加强胎心变化监测，防止发生胎儿窘迫，以便及时处理。

3. 回乳护理　对于产后需回乳者，应采用大剂量维生素 B_6 口服或麦芽煎茶饮，配合皮硝外敷乳房 1/d，或根据具体情况增加外敷次数，但禁用苯甲酸雌二醇等雌激素类针剂注射回乳，因应用大剂量的雌激素可造成并加重可逆性胆汁淤积。

（袁修琼）

第二十七章　正常产褥期妇女的护理

从胎盘娩出至产妇全身各器官（除乳腺外）恢复至妊娠前状态，一般为6周，这一时期是产褥期。产褥期，产妇生殖系统发生较大的生理变化，心理和角色也发生了变化，需要一个适应的过程。

第一节　产褥期妇女的身心变化

一、生殖系统

1. 子宫复旧　胎盘娩出后，子宫逐渐恢复到妊娠前的大小和功能的过程称为子宫复旧。分娩结束时，子宫约重1000g，产后6周后恢复到50～60g；子宫高度在脐平以下，以后每天下降1～2cm，约10d后在腹部触及不到子宫。

2. 子宫内膜修复　胎盘剥离后，表层组织因为坏死而剥落，剥落部位的边缘及内膜底层便开始细胞的增生，胎盘剥离部位的修复需要42d形成新的子宫内膜。

3. 子宫颈　产后子宫颈松软，外口如袖管状，紫红色，水肿，厚约1cm。之后宫口张力逐渐恢复，产后1周子宫内口关闭，宫颈管形成。产后4周宫颈形成恢复正常。初产后宫颈两侧不可避免的有轻度裂伤，故子宫颈外口呈横裂状，无法恢复到原来的椭圆形。

4. 排卵和月经的重现　排卵和月经的复潮多发生于产后6～8周，纯母乳喂养婴儿的妇女，排卵和月经的重现时间可延后。

5. 阴道　由于受激素的影响及分娩过程中强力的伸展，阴道皱褶便消失不见。产后阴道逐渐地恢复其形状和弹性，皱褶再度出现完全恢复致孕前的紧张度需要6周时间。分娩过程中处女膜破碎撕裂，产后妇女的处女膜呈现不规则的形状，此称为处女膜痕。

6. 会阴　产后会阴有轻度水肿，2～3d消失。因产时会阴切开、裂伤、伤口水肿或痔疮而引起疼痛，约1周后会阴不适才会渐渐消失。

7. 乳房　乳房的主要变化为分泌乳汁。婴儿出生后与母亲进行皮肤接触，吸吮乳房时，感觉冲动从乳头传到大脑。垂体反应性地分泌泌乳素。下丘脑经神经垂体分泌催产素。泌乳素、催产素经血液循环到达乳房，泌乳素使泌乳细胞分泌乳汁。哺乳约30min后，催乳素在血液中达到高峰，它使乳房为下次哺乳而产奶。催产素使腺泡周围的肌细胞收缩，使存在腺泡内的乳汁流到乳头处。

二、循环系统

子宫胎盘循环结束后，大量血液从子宫进入产妇的体循环，加之妊娠期潴留在组织中的液体亦进入母体循环中。产后72h内，产妇血容量增加15%～25%，此时心脏负担明显加重，患有心脏病的产妇应注意预防心力衰竭的发生。一般产后2～6周血容量恢复到孕前水平。产褥早期血液仍处于高凝状态，可减少产后出血，容易形成血栓。

三、泌尿系统

孕期潴留在体内的大量液体，在产褥早期主要通过肾脏排出。产后第1周，一般为多尿期。由于分娩过程中膀胱受压，黏膜充血、水肿对膀胱充盈感下降，不习惯卧床排尿以及外阴疼痛使产妇出现一过性尿潴留。

四、消化系统

产后1～2周消化功能逐渐恢复正常。产褥早期胃肠肌张力仍较低，产妇食欲欠佳，喜进汤食。加之产妇活动少，肠蠕动减弱，容易发生便秘。

五、产褥期的心理调适

妊娠和分娩对妇女是一种压力，产妇的生理、心理的改变及新生儿的出生对产妇是一种新的变化，需要调整及适应。

美国心理学家鲁宾于1977年针对产后妇女的行为和态度将产妇的心理调适分为3期，即依赖期、依赖－独立期和独立期。

1. 依赖期　产后1～3d是产妇的依赖期。产妇疲劳，对睡眠需求很强烈，兴奋、喜欢谈论妊娠及分娩的感受，需要医务人员、家人帮助，照顾新生儿及自身的生活护理。在依赖期，丈夫及家人的关心，医务人员的帮助指导极为重要。耐心倾听她们的感受，满足其心理需求。

2. 依赖－独立期　产后3～14d是产妇的依赖一独立期。表现出较为独立的行为，热衷于学习和护理新生儿，主动参与婴儿护理，能独立进行母乳喂养，对自身的产后康复十分关注。

3. 独立期　产后2周至1个月是产妇的独立期。这时新家庭形式已经建立，产妇开始适应哺育孩子、照顾家务及维持夫妻关系的各种角色。

（胡　俊）

第二节　产褥期妇女的护理

1. 产后24h内护理　对自然分娩的产妇实施Ⅰ级护理，卧床休息，24h后Ⅱ级护理，鼓励下床活动，促进血液循环、恶露排出、子宫复旧。

2. 生命体征监测　产后产妇血压一般无明显改变，妊娠合并高血压的产妇要严密观察血压的变化。大多数产妇体温在正常范围，如产程长、过度疲劳，产妇会有疲劳热，产后24h之内体温略升高，不超过38℃。不需要任何处理，休息后恢复正常。产后3d左右，乳房肿胀，体温会有升高但不超过38℃，按摩乳房、将乳汁吸出、乳腺管通畅后体温恢复正常。

3. 严密观察子宫收缩及阴道出血情况　产后4h内每小时按摩子宫、观察阴道出血。24h内是产后出血多发期，要严密观察及护理。

4. 产后恶露　胎盘娩出后，子宫蜕膜脱落，含有血液及坏死蜕膜等组织经阴道排出称为恶露。根据其颜色及内容物的不同分为血性恶露、浆液性恶露、白色恶露。

（1）血性恶露：其颜色鲜红，出现在产后最初3～4d，内容包含蜕膜碎片、上皮细胞、红细胞、白细胞及偶有的胎粪、胎脂和胎毛。血性恶露的时间过长，表示子宫复旧不良。

（2）浆性恶露：其颜色淡红，出现在产后3～10d，内容包含蜕膜碎片、红细胞、白细胞、细菌、子宫颈黏液。以后逐渐变为白色恶露。

（3）白色恶露：其颜色淡乳黄色，出现在产后10d后，持续3～4周干净，成分包括白细胞、细菌、一些蜕膜细胞、上皮细胞、脂肪、子宫颈黏液和胆固醇。

正常恶露有血腥味，无臭味，总量可达500ml。约3/4的恶露在产后1周内排出，但个体差异很大。日间恶露量较多，夜间较少。若有胎盘、胎膜残留或感染，可使恶露持续时间延长并有臭味，需进一步检查其原因。

5. 会阴护理　保持外阴清洁，每天会阴清洗2次，及时更换会阴垫。外阴肿胀者，用50%硫酸镁、95%乙醇湿热敷。侧切伤口3d后拆线，Ⅰ、Ⅱ度裂伤2d后拆线。

6. 保持排尿通畅　产后多饮水，督促产妇排尿，产后6h不能自排小便者，可热敷下腹部、温水冲洗外阴、按摩膀胱，扶产妇去厕所，肌内注射新斯的明帮助排尿，必要时行导尿术。

7. 饮食　应进高蛋白、高维生素、易消化的食品，少食多餐，多食蔬菜水果防止便秘；食物要清淡。

8. 乳房护理及母乳喂养　产后预防乳房肿胀和乳头皲裂，生后立即母婴皮肤接触，婴儿早吸吮，早开奶，按需哺乳，可预防乳房肿胀。帮助母亲掌握正确哺乳体位、新生儿掌握正确含接姿势可预防乳头皲裂。

9. 做好健康指导及母乳喂养知识及技巧的宣教　产褥期卫生、新生儿护理知识及操作、母乳喂养的知识及技巧。

（胡　俊）

第三节　正常新生儿的护理

新生儿：胎龄≥37周至<42周，出生体重在2500～3999g，从出生至满28d的婴儿。

一、正常新生儿的生理特点

1. 呼吸系统　新生儿出生后，脐循环停止，血中二氧化碳升高刺激呼吸中枢，同时新生儿受到冷、声、光的刺激，产生呼吸运动。新生儿代谢快，需要氧气量多，因此呼吸较快，在每分钟40次左右。新生儿呼吸中枢发育不健全，容易发生呼吸暂停，要注意观察。

2. 循环系统　新生儿出生后，动脉导管关闭，肺循环开始。心率每分钟120～160次。

3. 消化系统　新生儿胃容量小，肠道容量相对较大，蠕动较快能适应较大量流质食物。出生时吞咽功能虽近完善，但因食管无蠕动，胃贲门括约肌不发达，故哺乳后容易发生溢乳。新生儿消化蛋白质的能力较好，母乳喂养是哺育新生儿的最佳选择。

新生儿出生后第1日排出的墨绿色黏稠大便称为胎粪（meconium）。胎粪含黏液、胆汁、肠道分泌物、上皮细胞、胎儿吞咽的胎毛及胎脂等，但不含细菌。哺乳后，粪便渐变为黄色，呈糊状。

4. 泌尿系统　新生儿出生时的肾发育尚不成熟，滤过能力差，排钠的能力也较低。记录第 1 次排尿的时间（正常在出生后 12 ~ 24h），描述尿量、颜色。新生儿排尿的次数是判断纯母乳喂养的婴儿是否吃饱的标准，每天有 6 次小便证实新生儿得到了充足的乳汁。

5. 免疫系统　新生儿对多种传染病有特异性免疫，从而在出生后 6 个月内对麻疹、风疹、白喉等有免疫力，但本身的主动免疫力尚未发育完善。所以在日常护理工作中应做好消毒隔离，以预防感染。出生后，母乳喂养、初乳能增强婴儿的免疫力。

二、新生儿生理现象

新生儿在出生后会出现几种特殊的生理现象，这些是暂时的，生理的现象。随着年龄的增长，这些现象都会逐渐地消失，不需要治疗。

1. 生理性黄疸　大部分新生儿在生后 2 ~ 3d 皮肤及黏膜出现黄染，全身情况良好，无其他不适，黄疸在 1 ~ 2 周消退。

（1）新生儿胆红素代谢的特点：新生儿生理性黄疸的发生与新生儿胆红素代谢的特点有关。胆红素产生相对过多，胆红素与白蛋白联结运送的能力不足，肝细胞摄取间接胆红素的能力差，肝脏系统发育不成熟，肠肝循环增加。

（2）生理性黄疸的临床表现：生理性黄疸大多在生后 2 ~ 3d 出现，第 4 ~ 5 日最明显，多在生后 10 ~ 14d 消退，早产儿黄疸程度较重，消退也较迟，可延迟至第 3 ~ 4 周消退。黄疸先见于面、颈，然后可遍及躯干及四肢，一般稍呈黄色，巩膜可有轻度黄染，但手心、足底不黄。除黄疸外，小儿全身健康状况良好，不伴有其他临床症状，无贫血，肝功能正常，不发生核黄疸，大小便颜色正常，血中间接胆红素升高。

（3）实验室检查：正常新生儿脐血胆红素最高约 51.3μmol/L（3mg/dl），在生后 4d 左右达高峰，一般不超过 171 ~ 205μmol/L（10 ~ 12mg/dl），早产儿不超过 256.5μmol/L（15mg/dl），以后逐渐恢复。

（4）生理性黄疸的护理：每天哺乳次数较少的新生儿黄疸较重并消退慢。我们应该鼓励母亲加强早期喂养，增加哺乳次数。及早建立肠道正常菌群，促进胎粪尽早排出，增加大小便次数，帮助胆红素的排出，减少肠壁再吸收胆红素，减少肠肝循环。加强婴儿皮肤的护理，着重是脐部和臀部的护理，防止感染。保持室内适应的温度与湿度，每日开窗进行有效通风，保持空气新鲜。

2. 生理性体重下降　新生儿在出生 1 周内往往有体重减轻的现象，这是正常的生理现象，是因为新生儿出生后吸吮能力比较弱，进食量少，再加上胎粪、尿液的排出、汗液的分泌，以及由呼吸和皮肤排出一些水分，造成新生儿暂时性的体重下降。一般生后 3 ~ 4d 体重的减轻可累积达出生时体重的 6% ~ 9%，不能超过 10%，出生后 4 ~ 5d 体重开始回升，7 ~ 10d 恢复到出生时体重。如果下降太多、回升过慢应寻找原因并给予处理。体重下降程度及恢复速度，与新生儿开始喂奶时间及进入量有关。做到早开奶，按需哺乳。母婴同室的温度应在 22 ~ 24℃，过热可造成新生儿液体丢失过多。如果生后 10d 新生儿仍未恢复到出生时体重，则要寻找原因，是否因为哺乳量不够充足、牛奶冲调浓度不符合标准或有无疾病等。

正常情况下，前半年每月平均增长 600 ~ 900g，后半年每月平均增长 300 ~ 500g。4 ~ 5 个月时体重增至出生时的 2 倍，1 周岁时增至 3 倍。

3. 新生儿假月经　有些女性新生儿生后 1 周内，可出现大阴唇轻度肿胀，阴道流出少量黏液及血性分泌物，称之为假月经，又称为“新生儿月经”。假月经是由于母亲体内雌性激素在孕期经胎盘进入胎儿体内，而生后突然中断而导致，是新生儿早期的生理现象之一，一般2~3d即消失，不必做任何处理。

三、新生儿生后护理

（一）新生儿保暖

1. 分娩时新生儿的保暖　分娩室的室温应该在26~28℃。新生儿出生后放在辐射台上保暖。出生后将新生儿放在温暖、干净、干燥的布单上，用干毛巾擦干新生儿的全身和头发。拿掉身下湿布单。鼓励产妇和新生儿尽可能皮肤密切接触，将裸体新生儿放在妈妈胸腹部进行皮肤接触，给新生儿盖上柔软干净的被子。如果产妇有并发症，不能进行皮肤接触，给新生儿穿好衣服，用干净、温暖的被子包裹新生儿，放在婴儿床上，盖上毯子，如果室温低或新生儿小，将新生儿放在辐射台上。

2. 母婴同室新生儿的保暖　保持室温，母婴同室温度在22~24℃为宜。母婴注意保暖，如果室温偏低，加盖被子或进行母婴皮肤密切接触。给产妇讲解新生儿保暖的重要性。医院为新生儿准备好清洁舒适的衣服、被子、毯子。皮肤接触后立即给新生儿穿上衣服，包裹被子，戴上帽子给新生儿保暖。实行24h母婴同室，没有并发症的情况母婴不能分离。每4小时检查1次新生儿，并评价保暖情况，如果新生儿冷，体温不能保持在正常范围内（36.5~37.5℃）加盖毯子，或让新生儿和产妇睡在一起，拥抱新生儿。半小时后再评价。应在出生6h后给新生儿洗澡。沐浴室温度在26℃以上。沐浴的水温39~41℃为宜。洗澡后立即擦干新生儿，继续保暖。不要给新生儿包裹太紧，使其手脚能自由活动。

（二）新生儿喂养

1. 母乳喂养

（1）母乳喂养的重要性：①母乳喂养对婴儿的重要性，母乳能够提供6个月孩子的同时期生长发育的营养，易于消化、吸收，促进孩子的生长发育。②初乳是孩子的第1次免疫，能减少孩子感染性疾病，特别是危及生命的呼吸系统及肠道系统疾病。母乳里有抗体，母亲体内已有的IgG及乳汁中特异的SIgA、铁蛋白溶菌酶、白细胞及吞噬细胞、淋巴细胞等。③母乳促进孩子胃肠道的发育，提高对母乳营养素的消化、吸收、利用，如生长因子、胃动素、胃泌素、乳糖、双歧因子（促进乳酸杆菌、双歧杆菌等益生菌在肠道的生存）。又如消化酶，乳糖酶、脂肪酶。④母乳促进孩子神经系统发育。母乳含有必需营养素：热能营养素、无机盐、维生素、胆固醇、必需脂肪酸。如牛磺酸、DHA。喂养过程中的良性神经系统刺激，如温度、气味、接触、语言、眼神；能促进婴儿嗅觉、味觉、温度觉、听觉、视觉、触觉的发育。末梢感觉神经传递良性刺激，促进中枢神经系统发育，形成反射弧。促进孩子对外环境的认识及适应。⑤母乳可减少成年后代谢性疾病：母乳喂养儿生后1~2年生长正常，减少成年后肥胖、高血压、高血脂、糖尿病、冠心病的概率。

（2）母乳喂养的方法：母亲要学会如何抱孩子，掌握哺乳体位的4个要点，是母乳喂养成功的重要技巧。①孩子的头及身体应呈一直线；②孩子的脸对着乳房，其鼻子对着乳头；③母亲抱着孩子贴近她自己；④若是新生儿，母亲不只是托其的头及肩部还应托着其的臀部。帮助新生儿掌握正确的含接姿势，是新生儿吸吮到乳汁，防止乳房肿胀、乳头皲裂的关键。母亲用C字形的方法托起乳房，用乳头刺激孩子的口周围，使孩子建立觅食反射，当孩子的口张到足够大时，将乳头及大部分乳晕含在新生儿嘴中。

（3）正确含接姿势的要点：①嘴张得很大；②下唇向外翻；③舌头呈勺状环绕乳晕；④面颊鼓起呈圆形；⑤婴儿口腔上方有更多的乳晕；⑥慢而深地吸吮，有时突然暂停；⑦能看或听到吞咽。

为了保证母亲有乳汁充足，护理人员要帮助母婴进行皮肤接触，早吸吮，早开奶，实行母婴同室，鼓励母亲按需哺乳，不给新生儿其他的辅食及饮料，保证纯母乳喂养。

2. 人工喂养　母亲或新生儿因各种原因不能母乳喂养时，则需要选择母乳代用品喂养婴儿，称为人工喂养。

奶量的确定：世界卫生组织推荐正常新生儿出生当日给予80ml/kg，以后每日增加10～20ml/kg，每日分为8次哺喂，3h哺喂1次（表27－1）。

不同体重新生儿人工喂养的奶量存在着个体差异，因此要监测小儿每日入量；根据小儿具体情况逐渐增加至上述推荐的喂乳量。每次喂乳后需要认真做好奶具的清洁、消毒工作。

表27－1　按体重推算每次喂奶量（ml）参照表

体重（kg）	出生日数							
	0	1	2	3	4	5	6	7
1.5～1.9	15	17	19	21	23	25	27	27＋
2.0～2.4	20	22	25	27	30	32	35	35＋
>5.0	25	28	30	35	40＋	45＋	50＋	

（三）新生儿皮肤护理

1. 新生儿沐浴　沐浴的目的是：清洁皮肤，避免感染，促进舒适。新生儿皮肤比较娇嫩，稍有轻微外力即易引起损伤与感染。而真皮内血管丰富，毛细血管网稠密，皮肤感染后又容易扩散，因此应重视新生儿的皮肤护理。沐浴可以保持皮肤清洁，促进血液循环，活动新生儿肢体，使其感到舒适；同时可观察全身皮肤，及时发现异常情况。

（1）沐浴的准备：工作人员准备着装整洁、洗手、做好解释工作。①物品准备：准备大、小毛巾各1条、新生儿襁褓、婴儿专用皂（或婴儿沐浴液）、清洁衣裤、尿布、脐带布、无菌敷料、婴儿爽身粉、液状石蜡、5%鞣酸软膏、消毒植物油、抗生素眼液、棉球、棉签、海绵垫、软塑料布、婴儿磅秤、沐浴装置（盆浴者备消毒澡盆）。②环境准备：温暖、舒适。调节室温到24～28℃，低温天气时关闭门窗。

（2）浴法操作步骤及要点：①备齐用物，核对新生儿，向母亲解释沐浴的目的，调节水温至38～40℃，可以用手腕试水温。水温不可过高或过低，防止烫伤或着凉。②开包被，护士系上围裙，洗手、戴口罩，将新生儿置于沐浴台上，解开包被，检查婴儿手圈，核对床号、姓名、去掉尿布，测量体重，同时注意观察婴儿哭声、活力、皮肤颜色、脐带情况等。③第1次沐浴的新生儿，用消毒棉签蘸消毒植物油擦去皮肤上的胎脂，注意擦颈、四肢皱褶、腋下、腹股沟、女婴阴唇间隙等处。胎脂结痂者，不要强行擦洗掉，可涂消毒植物油后次日再洗。④清洗脸部，面部不宜涂婴儿香皂。⑤洗头洗身，用浴水湿润头发及全身，用手将婴儿专用皂（或婴儿沐浴液）搓出泡沫，再抹在新生儿身上，依次洗头、颈、上肢、腋下、躯干、腹股沟、臀部及下肢，用浴水冲净。冲洗头部时，须用手掩住新生儿耳孔，防止浴水进入耳内，注意洗净皮肤皱褶处，尤其是男婴的阴囊。⑥用大毛巾擦干新生儿全身，在颈部、腋下和腹股沟等处扑婴儿爽身粉，臀部涂上5%鞣酸软膏，在护理中注意观察耳、眼、鼻有无异常，如有分泌物，可用棉签轻轻拭去，同时预防红臀的发生。⑦穿衣，兜好尿布，检查手圈字迹是否清晰，核对并别上胸卡，将新生儿抱送到母亲面前，告诉其婴儿情况。如寒冷时，可放在远红外线辐射台上穿衣整理。整理用物。

2. 新生儿臀部护理

（1）正常新生儿臀部护理：①选用柔软吸水性良好、大小适中的尿布，每次喂奶前排便后及时更换，保持臀部皮肤清洁干燥。②大便后用温水洗净臀部，或用婴儿护肤湿巾从前向后擦拭干净，并涂护臀膏。③保持臀部干燥，尿布必须兜住整个臀部和外阴，经常查看尿布有无污湿，做到及时发现及时更换。④尿布包兜不可过紧、过松，不宜垫橡胶单或塑料布。

（2）新生儿轻度红臀的护理：重要的是采取预防措施，保持臀部清洁、干燥。不可用肥皂清洁臀部，并轻兜尿布。在温暖的季节或室温条件允许时，可仅垫尿布于臀下，使臀部暴露于空气中。患儿臀部暴露在阳光下，每日2~3次，每次10~20min，注意保暖。发生红臀后可以用红外线灯照射，有加速渗出物吸收和抗炎抑菌的作用。

3. 新生儿脐带护理

（1）出生时的脐带护理：①用2%~3%碘附消毒脐带根部及周围皮肤，消毒范围为以脐轮为中心呈放射状向外周消毒，直径5cm。以脐轮为中心向上消毒脐带，长度约为5cm。②再用75%乙醇脱碘2遍，脱碘的范围不超过碘附消毒的范围，注意要将碘脱干净，以免损伤新生儿皮肤。③在距脐根部1cm处用止血钳夹住，并在止血钳上方剪断脐带，将脐带夹套在或夹在距脐带根部0.5cm处。④用2%~3%碘附消毒脐带断端，注意药液不可触及新生儿皮肤以免灼伤。⑤以无菌纱布包好，用弹性绷带或脐带纱布包扎固定。

（2）沐浴后的脐部护理：①新生儿沐浴前，拿掉脐纱，脐部可以用清水洗。每天沐浴后，用消毒干棉签蘸干脐窝里的水及分泌物，再以棉签蘸乙醇溶液消毒脐带残端、脐轮和脐窝。②保持脐带干燥，不要用脐纱包扎脐带。尿布的上端勿遮挡脐部，避免尿、粪污染脐部。③可用干净的衣物，轻轻盖住脐部。

（3）脐带脱落后的护理：脐带脱落后应继续用乙醇消毒脐部直到不再有分泌物。

（4）注意事项：①观察脐部有无异常分泌物，有无出血、渗血、红肿等异常情况。保持脐敷料干燥，如有潮湿应及时更换敷料。②勤换尿布，尿布的折叠勿盖住脐部，防止尿液污染脐部，尿布潮湿或污染时，应随时给予护理。每日进行脐部护理1次。③脐带脱落前，勿试图将其剥脱。④操作中动作轻柔，注意保暖。

（四）新生儿免疫接种

1. 乙型肝炎疫苗接种

（1）接种目的：通过人工自动免疫，使新生儿体内产生抗体，预防乙型肝炎（简称乙肝）病毒感染。

（2）物品准备：治疗盘1个，内有75%乙醇，1.5%碘附，棉签，1ml注射器，药物，乙肝疫苗接种卡片。

（3）操作步骤：①将新生儿推至治疗室，严格三查七对。②用1ml注射器抽取10μg乙肝疫苗。③暴露新生儿右上臂外侧三角肌，常规消毒皮肤后进行肌内注射。④整理用物，填写乙肝接种卡片。

（4）注意事项：①生后 24h 内注射乙肝疫苗。②无论产妇是否感染乙肝病毒均注射 10μg。

2. 卡介苗接种

（1）接种目的：通过人工自动免疫产生抗体，预防结核杆菌感染。

（2）物品准备：治疗盘 1 个，内有 75% 乙醇，棉签，1ml 注射器，卡介苗药及溶液，小铝盒，卡介苗接种卡片。

（3）操作步骤：①将新生儿推至治疗室，严格三查七对。②将卡介苗溶液充分混合，用 1ml 注射器抽取 0. 1ml 药液。③暴露新生儿左臂三角肌下缘，用 75% 乙醇消毒皮肤，待干后皮内注射 0. 1ml 药液。④将接种后的用物如注射器，安瓿，棉签放入小铝盒中，写上时间，送供应室高压消毒后再弃之。⑤填写卡介苗接种卡。

（4）注意事项：①卡介苗是活菌苗，应保存在冰箱内（2～8℃），使用前核对卡介苗品名、剂量、批号和有效期，接种前须先振荡菌苗使之均匀，吸入注射器内也应随时摇匀，如发现有不可摇散的颗粒、药瓶有破漏、瓶签不清楚以及菌苗过期等情况都应废弃。接种时注意记录批号。②安瓿打开后应在 1h 内用完，不可在阳光下接种，否则影响效果。③严格掌握操作规程，接种用具均须经高压消毒，注射时要用消毒的干针筒及针头，做到一人一针一筒，用毕后先消毒后清洁处理。④卡介苗为低毒性活结核杆菌，多余菌苗应先用 75% 的乙醇灭活再送高压灭菌，不可乱丢。⑤不可与其他预防接种同时进行，应尽可能间隔 1 个月，不可在同一胳膊接种。

（五）婴儿抚触

婴儿抚触是经过科学指导的、有技巧的对婴儿的抚摸和按触，通过抚触者的双手对被抚触者的皮肤各部位进行有次序的、有手法技巧的抚摩。

四、婴儿抚触的作用

（1）婴儿抚触是肌肤的接触，促进母婴情感交流，纯母乳喂养率提高。

（2）婴儿抚触不仅能促进宝宝的健康成长，更能增加家人与宝宝的亲情交流。

（3）促进新生儿神经系统的发育，增加小儿应激能力和情商，促进睡眠。

（4）能加快婴儿免疫系统的完善，提高免疫力。促进婴儿生长发育。

（5）抚触可以促进食物吸收、激素分泌（胃泌素、胰岛素），使奶量摄入增加，从而促进体重增长。

（6）接受抚触的婴儿体重增长是没有接受抚触婴儿的 1. 47 倍，并且抚触后的婴儿觉醒 - 睡眠节律更好，反应也更灵敏。

（7）抚触应用于产科使剖宫产率下降；硬膜外麻醉的应用降低；缩宫素应用减少；产钳应用减少。

五、抚触要点

1. 出生 24h 后的新生儿可开始皮肤抚触。一般建议在沐浴后，2 次哺乳间进行。每次抚触时间一般为 10～15min，每天 2 次为佳。室温：婴儿抚触时应注意室内温度最好在 28℃以上，全裸时，应在可调温的操作台上进行，台面温度 36～37℃。

2. 可播放一些柔和的轻音乐，使婴儿保持愉快的心情。

六、注意事项

1. 根据小儿状态决定抚触时间，一般时间为 10 ~ 15min，饥饿时或进食后 1h 内不宜进行婴儿抚触。每天 1 ~ 2 次为佳，建议最好在沐浴后进行。

2. 抚触者应洗净双手再把润肤露倒在手中，揉搓双手温暖后，再进行抚触。

3. 婴儿抚触进行到任何阶段，如出现以下反应：哭闹、肌张力提高，神经质活动、兴奋性增加，肤色出现变化等，应暂缓抚触，如持续 1min 以上应完全停止抚触。

4. 抚触全身使小儿皮肤微红，抚触者和小儿需进行语言和情感交流。

5. 住院期间，护士教会母亲抚触，便于母亲回家后继续进行。

6. 注意婴儿个体差异，如健康情况，行为反应，发育阶段等。

七、操作步骤

顺序由头部→胸部→腹部→上肢→下肢→背部→臀部，要求动作要到位，抚触要适当用力，太轻柔的安抚会使婴儿发痒，引起其反感和不适。整套动作要连贯熟练。

动作要求每个部位的动作重复 4 ~ 6 次。

1. 头面部

（1）两拇指指腹从眉间向两侧推。

（2）两拇指从下颌部中央向两侧以上滑行，让上下唇形成微笑状。

（3）一手托头，用另一手的指腹从前额发际抚向脑后，停在耳后乳突部；换手，同法抚触另半部。

2. 胸部　两手分别从胸部的外下方（两侧肋下缘）向对侧上方交叉推进，至两侧肩部，在胸部划一个大的交叉，避开婴儿的乳腺。

3. 腹部　示、中指依次从婴儿的右下腹至上腹向左下腹移动，呈顺时针方向画半圆，避开婴儿的脐部和膀胱。

4. 四肢

（1）两手交替抓住婴儿的一侧上肢从上臂至手腕轻轻滑行。

（2）然后在滑行的过程中从近段向远端分段挤捏。

（3）对侧及双下肢做法相同。

5. 背部　用脊椎为中分线，双手与脊椎成直角，往相反方向重复移动双手，从背部上端开始移向臀部，最后由头顶沿脊椎抚摸至骶部。

（袁修琼）

第二十八章 生殖系统炎症妇女的护理

第一节 概述

女性生殖系统炎症是指子宫、卵巢、输卵管、盆腔腹膜、盆腔结缔组织以及外阴、阴道、宫颈的炎症，防止外界微生物污染。

一、女性生殖系统解剖生理特点

1. 两侧大阴唇自然合拢，遮掩尿道口、阴道口，防止外界微生物污染。

2. 在盆底肌的作用下阴道口闭合，阴道前、后壁紧贴，可以防止外界的污染。

3. 阴道具有自净作用，阴道上皮在雌激素的作用下增生变厚，增加了对病原体的抵抗力；阴道上皮内含有丰富的糖原，在阴道杆菌的作用下糖原分解为乳酸，维持正常的阴道酸性环境 pH≤4.5（pH3.8～4.4），使适应弱碱环境中繁殖的病原体受到抑制。

4. 宫颈黏膜为柱状上皮细胞，黏膜层中的腺体分泌的碱性黏液形成黏液栓将宫颈管与外界隔开。

5. 宫颈阴道部为鳞状上皮细胞，它们具有较强的抗感染能力。

6. 输卵管的蠕动以及输卵管黏膜上皮细胞的纤毛向子宫腔方向摆动，对阻止病原体的侵入有一定的作用。

7. 育龄期妇女子宫内膜周期性脱落，可及时消除子宫腔内的感染。此外，子宫内膜分泌液也含有乳铁蛋白、溶菌酶，可抑制细菌侵入子宫内膜。

二、引起生殖系统炎症的病原体

1. 需氧菌　大肠埃希菌、乙型溶血型链球菌、淋病奈瑟菌（简称淋菌）、阴道噬酸杆菌等。

2. 厌氧菌　脆弱类杆菌、消化链球菌属、消化球菌属、放线菌属等。

3. 原虫　如阴道毛滴虫。

4. 真菌　如白色念珠菌。

5. 病毒　如人乳头瘤病毒。

6. 螺旋体　如梅毒螺旋体。

7. 衣原体　如沙眼衣原体。

8. 支原体　为条件致病菌是阴道正常菌群的一种。

三、临床表现

1. 症状

（1）下生殖道感染：外阴、阴道瘙痒，白带增多且性状改变，有特殊的味道或不规则阴道出血。

（2）上生殖道感染：不规则阴道出血、腰骶部疼痛、盆腔部下坠痛，严重者可出现恶心、呕吐、腹胀、腹泻等腹膜炎的症状。

2. 体征　不同部位的炎症可出现下列不同的体征。

（1）外阴：局部充血、肿胀、糜烂、溃疡、皮肤增厚、粗糙；有抓痕、压痛；阴蒂、大小阴唇、肛门周围、尿道口、阴道口等部位有无乳头状疣，丘疹或斑疹。

（2）阴道：阴道黏膜炎性改变；阴道分泌物增多且呈泡沫状或豆渣样白带。

（3）宫颈：宫颈举痛、宫颈充血、水肿、糜烂、肥大、息肉、裂伤、外翻、宫颈腺体囊肿等。

（4）子宫：宫体有压痛，反跳痛等。

（5）附件：宫旁一侧或两侧压痛且有片状增厚。

四、辅助检查

1. 阴道分泌物检查　在阴道分泌物中寻找病原体，必要时做细菌培养。

2. 宫颈脱落细胞学检查

（1）已婚妇女每年 1 次宫颈癌筛查。

（2）宫颈及宫颈管炎症需除外恶变者。

3. 分段诊刮术　对除月经以外的非正常阴道出血者，应做该项检查与子宫恶性肿瘤相鉴别。

4. 阴道镜检查

（1）宫颈细胞学检查异常者。

（2）有临床异常症状者，如血性白带；接触性出血等。

（3）有临床可疑体征者，如宫颈表面不光滑，有溃疡、糜烂、突起、血管粗大等。

（4）外阴、阴道、宫颈有人乳头瘤病毒（HPV）感染者。

（5）外阴、阴道、宫颈癌前病变和癌治疗后追踪随访者。

5. 聚合酶链反应（PCR）　此方法灵敏度高，特异性强，是检测和确诊人乳头瘤病毒感染、淋病奈瑟菌感染的主要方法。

6. 局部活体检查　可明确诊断。

7. 腹腔镜　直接观察子宫、输卵管浆膜面，可以在病变处取活体组织检查或取腹腔液做细菌培养。

8. 超声波检查　用于了解子宫及附件情况。

五、治疗要点

1. 病因治疗　寻找病因，针对病因给予治疗，找出病原体选用相应的抗生素。

2. 局部治疗　热敷、坐浴、冲洗、放药。

3. 物理治疗　微波、冷冻、激光。

4. 手术治疗　宫颈锥形切除术等。

六、护理问题

1. 焦虑 与疾病本身及治疗效果不佳有关。
2. 睡眠形态紊乱 与局部瘙痒不适或住院环境改变等有关。
3. 组织完整性受损 与局部组织破溃有关。

七、护理措施

（一）一般护理

1. 急性炎症期 注意休息，避免过度劳累。
2. 饮食指导 进食高蛋白，高维生素饮食；避免进食辛辣等刺激性的食物。
3. 心理护理 及时沟通，消除患者恐惧和焦虑，做好心理护理疏导。
4. 预防为主 提高个人卫生意识，经常更换内裤，保持外阴清洁干燥，减少疾病的发生。

（二）疾病护理

1. 正确执行医嘱，保护患者隐私，协助患者完成治疗。
2. 加强巡视，注意病情观察并做好记录。
3. 指导患者正确用药，改正陋习，促进舒适、缓解症状。
4. 注意观察患者用药后的反应。
5. 为需要接受手术治疗的患者提供手术前后的常规护理。

（三）健康教育

1. 讲解生殖系统炎症发病的原因和预防复发的相关知识。
2. 教育患者养成良好的卫生习惯，保证女性生殖器官不受病原体侵害。
3. 指导患者定期体检，做到早发现、早治疗。
4. 教会患者正确用药的方法及注意事项，保证疗程和疗效。

（彭传琴）

第二节 外阴部炎症

【外阴炎】

外阴炎主要指外阴部的皮肤与黏膜的炎症。

一、病因与发病机制

1. 体液的长期刺激，局部潮湿。
2. 内衣过紧，经期使用卫生巾造成会阴部通透性差。

二、临床表现

1. 症状 外阴瘙痒、疼痛、红肿、烧灼感，严重者可出现外阴溃疡。
2. 体征 外阴部充血、肿胀、糜烂，有抓痕，重者溃疡或湿疹；慢性患者外阴皮肤或黏膜增厚、粗糙、皲裂。

三、辅助检查

1. 阴道分泌物检查。在阴道分泌物中寻找病原体，必要时做细菌培养。
2. 必要时检查血糖，以及除外蛲虫病。

四、治疗要点

1. 病因治疗　消除局部刺激来源。
2. 局部治疗　使用1 ：5000 高锰酸钾液坐浴，有溃疡者局部可涂抹抗生素软膏。

五、护理措施

（一）一般护理

1. 针对病因指导患者消除刺激的来源。
2. 患病期间减少辛辣食物的摄入。
3. 局部不使用刺激性的药物或清洗液清洗，避免搔抓。

（二）疾病护理

1. 治疗指导　教会患者坐浴方法及注意事项。

（1）局部使用1 ：5000 高锰酸钾溶液坐浴，水温在40℃左右，每次15～30min，每日2～3 次．若有溃疡可用抗生素软膏涂抹。

（2）坐浴时应将会阴部浸没于药液中。

（3）月经期间禁止坐浴。

2. 指导患者做好外阴部的护理　减少局部摩擦和混合感染的发生。

（三）健康教育

1. 讲解引起外阴炎症的原因及预防护理的相关知识。
2. 指导患者保持外阴清洁、干燥，注意经期、孕期、产褥期卫生。
3. 指导患者纠正不正确的饮食及生活习惯。

【前庭大腺炎】

前庭大腺炎是前庭大腺的炎症，包括前庭大腺脓肿和前庭大腺囊肿。

一、病因及发病机制

1. 病原体　常为葡萄球菌、大肠埃希菌、链球菌、肠球菌、淋病奈瑟菌及厌氧菌的混和感染。

2. 急性炎症发作时　细菌先侵犯腺管，管口因炎症肿胀阻塞，渗出物不能外流，积存而形成脓肿。

3. 急性炎症消退后　腺管口粘连闭塞，分泌物不能排出，脓液逐渐转为清液而形成前庭大腺囊肿。

二、临床表现

1. 症状　局部皮肤红肿、疼痛、灼热感、行走不便，可出现发热等全身症状。

2. 体征　局部皮肤红肿、发热、压痛明显，当脓肿形成时，表面皮肤发红、变薄、可触及波动感、周围组织水肿。

三、治疗要点

1. 急性期　卧床休息，给予抗生素治疗，局部使用1 ：5000高锰酸钾液坐浴或热敷。
2. 手术治疗　脓肿形成后切开引流并行前庭大腺造口术。

四、护理措施

（一）一般护理

1. 急性期嘱卧床休息，减少局部压迫和摩擦。
2. 指导患者做好会阴部的护理，保持外阴部干燥、清洁。

（二）疾病护理

1. 教会患者坐浴的方法及注意事项。
2. 按医嘱给予抗生素及镇痛药。
3. 注意体温变化，协助医师进行检查、治疗。
4. 切开术后，局部用引流条引流，引流条需每日更换，保持外阴清洁。

（三）健康教育

1. 讲解引起前庭大腺炎的原因及预防护理的相关知识。
2. 指导患者保持外阴清洁、干燥。
3. 指导患者做好外阴部的护理减少局部压迫和摩擦。
4. 教育患者遵医嘱合理使用抗生素，避免阴道炎的发生。

（彭传琴）

第三节　阴道炎症

【滴虫阴道炎】

滴虫阴道炎是由阴道毛滴虫引起的常见的阴道炎症，属性传播疾病。

一、病因及发病机制

滴虫呈梨形，后端尖，为多核白细胞的2～3倍大，虫体顶端有鞭毛纺根，体部有波动膜，后端有轴柱凸出。活的滴虫透明无色，呈水滴状，诸鞭毛随波动膜的波动而摆动。适宜滴虫生长的温度为25～40℃、pH为5.2～6.6的潮湿环境。滴虫的生活史简单，只有滋养体而无包囊期，滋养体生命力较强，能在3～5℃生存21d，46℃生存20～60min，在半干燥环境中约生存10h；在普通肥皂水中也能生存45～120min。在pH为5.0以下或7.5以上的环境中则不生长。滴虫阴道炎患者的阴道pH一般在5～6.6，多数>6.0。月经前后阴道pH发生变化，经后接近中性，故隐藏在腺体及阴道皱襞中的滴虫于月经前后常得以繁殖，引起炎症的发作。它能消耗或吞噬阴道上皮细胞内的糖原，阻碍乳酸生成。滴虫不仅寄生于阴道，还常侵入尿道或尿道旁腺，甚至膀胱、肾盂以及男性的包皮皱褶、尿道或前列腺中。

二、传染方式

1. 经性交直接传播。
2. 经公共浴池、浴盆、浴巾、游泳池、坐式便器、衣物等间接传播。
3. 医源性传播：通过污染的器械及敷料传播。

三、临床表现

1. 潜伏期　为4～28d。25%～50%患者感染初期无症状，其中1/3将在6个月内出现症状。

2. 症状　稀薄的泡沫状白带增多及外阴瘙痒，可伴有烧灼感，疼痛和性交痛，如伴尿道感染时，有尿频、尿急、尿痛或血尿。

3. 体征　阴道黏膜充血；严重者有散状出血斑点；白带呈灰白色、黄白色或黄绿色脓性泡沫状。

四、辅助检查

1. 生理盐水悬滴法　低倍显微镜下找寻滴虫，阳性率可达60%～70%。
2. 培养法　可疑者但悬滴法多次未找到滴虫时，可送培养，阳性率可达98%左右。
3. 聚合酶链反应（PCR）　该方法较培养法简单，且敏感性、特异性与培养法相似。

五、治疗要点

1. 全身用药　口服甲硝唑，治愈率为90%～95%。
2. 局部用药　甲硝唑泡腾片阴道放药，单独局部用药疗效较差，其治愈率≤50%。
3. 性伴侣治疗　性伴侣需要同时治疗，治疗期间禁止性交。

六、护理措施

（一）一般护理

1. 保持外阴阴道卫生，避免不洁的性生活。
2. 饮食指导。治疗期间避免进食辛辣等刺激性的食物。
3. 教会患者自我护理的方法，保持外阴清洁干燥，避免交叉感染。

（二）疾病护理

1. 治疗期间勤换内裤，避免性生活。
2. 指导患者注意局部用药前、后手的卫生，减少感染的机会。
3. 指导阴道用药的患者在放药前，用酸性溶液灌洗阴道后再采取下蹲位将药片送入阴道后穹窿部。
4. 指导患者配偶同时进行治疗，如：口服甲硝唑或替硝唑2g顿服。并告知患者服药期间及停药24h内禁酒。
5. 因甲硝唑可透过胎盘到达胎儿体内，故孕20周前禁用此药。
6. 哺乳期全身用药，因甲硝唑可通过乳汁排泄，服药期间及服药后24h内不宜哺乳。

7. 及时发现用药后的不良反应，并报告医师停药。

七、健康教育

1. 指导患者配合检查，讲解滴虫的特性，提高滴虫检出率。

2. 告之患者治愈的标准及随访要求是：滴虫性阴道炎易于月经期后复发，应在月经干净后复查，连续3次滴虫检查阴性者为治愈。

3. 教育患者养成良好的卫生习惯，避免无保护性交，减少疾病的发生。

【外阴阴道假丝酵母菌病（VVC）】

外阴阴道假丝酵母菌病是假丝酵母菌在一定条件下侵犯人体组织引起阴道、外阴的炎症。

一、病因及发病机制

引起VVC的病原体80%～90%为白假丝酵母菌，10%～20%为光滑假丝酵母菌，近平滑假丝酵母菌等。假丝酵母菌是一种条件致病菌。它适宜在温度为25～40℃、酸性、潮湿环境中生长。当机体抵抗力下降，阴道内糖原增加，阴道pH下降或性激素水平增高时，均可引起假丝酵母菌的生长繁殖。常见于妊娠、糖尿病患者及大量接受雌激素或大量应用免疫抑制药治疗者。VVC可通过自身传染；性交直接传染；接触被污染的衣物间接传染。

二、传染途径

1. 内源性传染　VVC主要通过自身传染；
2. 性交直接传染　少部分患者可通过性交直接传染；
3. 接触性传染　接触被污染的衣物间接传染。

三、临床表现

1. 症状　外阴瘙痒，灼痛，可伴有尿频、尿痛及性交痛，部分患者阴道分泌物增多。外阴瘙痒的程度居各种阴道炎症之首。VVC患者的白带呈豆渣样。

2. 体征　外阴有抓痕，黏膜有白色膜状物，急性期可见糜烂及浅表溃疡。

四、辅助检查

1. 悬滴法　将阴道分泌物涂片滴入10% KOH镜下找芽孢和假菌丝，阳性率为70%～80%。

2. 革兰染色法　阳性率为80%。

3. 培养法　阳性率很高，多用于难治性VVC或复发性VVC患者的检查。

五、治疗要点

1. 消除诱因　积极治疗糖尿病，及时停用广谱抗生素、雌激素、皮质类固醇激素。
2. 局部用药　2%～4%碳酸氢钠溶液坐浴或冲洗阴道并阴道上药。
3. 全身用药　适用于未婚无性生活女性；外出不方便局部用药或月经来潮者。
4. 性伴侣的治疗　对于难治性VVC、复发性VVC患者或性伴侣有真菌性龟头炎者应给予该项治疗。

六、护理措施

（一）一般护理

1. 温水清洗外阴，避免使用刺激性洗液。
2. 保持外阴清洁干燥，非月经期不使用卫生护垫，选择使用棉制且通透性好的内裤。
3. 饮食指导：患病期间避免进食辛辣等刺激性的食物。

（二）疾病护理

1. 基本同滴虫性阴道炎，强调坚持用药，按时复查。
2. 妊娠期合并感染者，为避免胎儿感染，应坚持局部治疗。
3. 患者治疗同时性伴侣也应进行假丝酵母菌的检查和治疗以免重复感染。
4. 注意糖尿病患者的血糖变化，消除病因减少刺激。

七、健康教育

1. 向患者讲解引起 VVC 发生的因素及疾病治疗护理的相关知识。
2. 为妊娠患病妇女讲解坚持治疗的意义，消除顾虑配合治疗。
3. 教育患者养成良好的卫生习惯，平日切勿进行阴道冲洗。
4. 教育患者避免长期使用或滥用抗生素。
5. 告之患者随访要求是：VVC 容易在月经前复发，经过治疗后应在月经前复查阴道分泌物。

【细菌性阴道病（BV）】

细菌性阴道病是生育年龄妇女最常见的阴道感染，它的自然病史表现为自愈性或复发性。未予治疗，部分 BV 患者可自愈。BV 不是性传播疾病，无性经历女性也可发生 BV。

一、病因及发病机制

细菌性阴道病为阴道内菌群失调所致的一种混合感染，当阴道内的优势菌乳酸杆菌减少，其他细菌如加德纳菌、各种厌氧菌等大量繁殖，破坏了正常阴道菌群之间的相互平衡时将引起阴道疾病。

二、临床表现

1. 症状　10% ~40% 患者无任何症状，有症状者主诉白带增多并有难闻的臭味或鱼腥味。可有轻度外阴瘙痒或烧灼感。
2. 体征　白带为均匀一致的量较多的稀薄白带，阴道黏膜无红肿或充血等炎症表现。

三、辅助检查

1. 氨试验　将阴道分泌物涂抹在玻片上，滴 1 ~2 滴 KOH 产生烂鱼样腥臭味即为阳性。
2. 线索细胞检查　将阴道分泌物涂抹在玻片上，滴 1 滴生理盐水混合后，高倍显微镜下寻找线索细胞，当线索细胞 >20% 时为阳性。

3. 阴道 pH 检查　pH 在 4.7～5.7。

四、治疗要点

无症状者可不予治疗。

1. 全身用药　口服甲硝唑连续 7d。
2. 局部用药　甲硝唑置于阴道内，连续 7d。
3. 性伴侣治疗　对于反复发作或难治性 BV 患者方给予性伴侣治疗。
4. 妊娠妇女的治疗　因本病在妊娠期有合并上生殖道感染的可能，故对于有无症状的孕妇都应给予治疗。口服甲硝唑连续 7d。

五、护理措施

（一）一般护理

1. 注意性卫生避免过频或无保护的性生活。
2. 孕期注意个人卫生，保持外阴阴道卫生。
3. 教会患者自我护理的方法，保持外阴清洁干燥，避免交叉感染。

（二）疾病护理

同滴虫阴道炎。

六、健康教育

1. 向患者讲解 BV 发生的原因及疾病治疗护理的相关知识。
2. 为妊娠患病妇女讲解治疗的必要性，消除顾虑配合治疗。
3. 教育患者养成良好的卫生习惯，平日切勿进行阴道冲洗。
4. 教育患者洁身自好，避免不洁的性行为。

【老年性阴道炎】

老年性阴道炎常见于自然绝经及卵巢去势后妇女。

一、病因及发病机制

绝经后妇女卵巢功能减退，雌激素水平降低，阴道黏膜萎缩变薄，乳酸杆菌减少，阴道 pH 上升，局部抵抗力下降，引起致病菌的侵入和繁殖，而引发阴道炎症。

二、临床表现

1. 症状　阴道分泌物增多，白带呈稀薄淡黄色或血性白带，外阴瘙痒，灼热感。
2. 体征　检查见阴道呈老年性改变；上皮萎缩；皱襞消失；上皮平滑；菲薄；阴道黏膜充血；常有小出血点。

三、实验室检查

1. 阴道分泌物检查　显微镜下可见大量白细胞及基底层细胞，无滴虫及假丝酵母菌。
2. 宫颈防癌涂片检查　与子宫恶性肿瘤相鉴别。

3. 局部活组织检查　阴道溃疡者与阴道癌相鉴别。

四、治疗要点

原则：增加阴道抵抗力，抑制细菌的生长繁殖。

1. 增加阴道酸度　1%乳酸或0.11～0.5%醋酸液冲洗阴道每日1次。
2. 局部用药　甲硝唑200mg阴道内放药，共用7～10d。
3. 雌激素替代疗法　乳癌及子宫内膜癌者禁用。

五、护理措施

（一）一般护理

1. 注意个人卫生，常换内裤，保持会阴部清洁干燥。
2. 加强锻炼，增强机体抵抗力。
3. 不用过热或有刺激性的清洗液清洗外阴。

（二）疾病护理

基本同滴虫阴道炎护理常规，由于老年人阴道放药有一些困难，应将放药的方法告之家属或护士按医嘱给药。

六、健康教育

1. 教育患者养成良好的卫生习惯，尽量避免使用盆浴，必要时专人专盆。
2. 指导患者便后擦拭应遵循从前到后的顺序，防止粪便污染外阴。
3. 教育患者注意性生活卫生，必要时可用润滑剂以减少对阴道的损伤。

【婴幼儿外阴阴道炎】

婴幼儿阴道炎是由大肠埃希菌及葡萄球菌、链球菌、淋病奈瑟菌、滴虫等病原体通过患病母亲或保育员的手、衣物、浴盆、毛巾等引起的炎症，多与外阴炎同时存在。常见于5岁以下幼女。

一、病因及发病机制

婴幼儿外阴未发育，不能遮盖尿道口及阴道前庭，加之缺乏雌激素阴道上皮较薄细菌极易侵入；阴道pH呈中性适合病原菌的生长和繁殖；婴幼儿卫生习惯不良，大便污染、外阴不洁、外阴损伤或蛲虫感染，阴道异物等都会引起炎症。

二、临床表现

1. 外阴痛痒，患儿烦躁不安、哭闹不止或手抓外阴部。
2. 分泌物增多，外阴、阴蒂、尿道口、阴道口黏膜充血、水肿有脓性分泌物自阴道口流出。

三、实验室检查

1. 阴道分泌物检查　找滴虫或假丝酵母菌。

2. 阴道分泌物涂片染色　做病原学检查。
3. 阴道分泌物培养　细菌培养。

四、治疗要点

1. 针对病原体选择相应的口服抗生素治疗。
2. 局部用0.5%～1%乳酸液通过小号导尿管做阴道冲洗。
3. 如有异物，可在麻醉下取出。

五、护理措施

（一）一般护理

1. 保持外阴清洁、干燥，减少摩擦。
2. 避免穿开裆裤，减少污染机会。
3. 养成良好的卫生习惯，便后清洗外阴。
4. 防止交叉感染，专盆专用。

（二）疾病护理

1. 指导家长对患儿外阴护理。
2. 指导家长用药的方法。

六、健康教育

1. 教育家长及时治疗所患疾病，防止将病原体传染给孩子。
2. 教会家长对所用物品及双手进行消毒。

（彭传琴）

第四节　子宫颈炎

子宫颈炎包括宫颈阴道部及宫颈管黏膜炎症，是妇科最常见的疾病，约有50%的已婚妇女患过此病，临床有急性和慢性两种，急性子宫颈炎症常与急性子宫内膜炎或急性阴道炎同时发生，临床上以慢性宫颈炎为常见。

一、病因及发病机制

（一）急性宫颈炎病因及发病机制

常见病因是由淋病奈瑟菌，沙眼衣原体引起的感染。它们均感染宫颈柱状上皮，可累及宫颈黏膜的腺体，并沿着黏膜表面扩散或致浅层感染。以宫颈病变最为明显，淋病奈瑟菌同时还会侵袭尿道上皮、尿道旁腺及前庭大腺；其他病原体如链球菌、葡萄球菌和肠球菌等可直接侵入宫颈间质深部，通过宫颈淋巴管引起急性盆腔结缔组织炎，常见于感染性流产和产褥感染。

（二）慢性宫颈炎病因及发病机制

此病的病原体主要为葡萄球菌、链球菌、大肠埃希菌及厌氧菌，近年来淋病奈瑟菌及沙眼衣原体也已成为常见的病原体。慢性宫颈炎是最常见的妇科疾病，多由急性宫颈炎治疗不彻底转变而来，多见于流产、分娩或手术损伤宫颈后，病原体侵入而引起感染。此外局部卫生不良或雌激素缺乏以及局部抵抗力差，也会引起慢性宫颈炎。

二、临床表现

（一）急性宫颈炎临床表现

大量脓性白带；腰酸；下腹坠痛；尿频；尿急；体温升高；检查见宫颈充血；肿大；有脓性白带从宫口流出。

（二）慢性宫颈炎临床表现

1. 症状　白带增多；腰骶部疼痛；盆腔部下坠痛或者不孕；尿路刺激症状。

2. 体征　妇科检查可见宫颈糜烂；肥大；有时质较硬；有时可见息肉；裂伤；外翻及宫颈腺囊肿。

（三）宫颈糜烂分度和分型

根据糜烂面积大小分为 3 度。

1. 轻度　糜烂面积小于整个宫颈面积的 1/3。

2. 中度　糜烂面积占整个宫颈面积的 1/3 ~ 2/3。

3. 重度　糜烂面积占整个宫颈面积 2/3 以上。

根据宫颈糜烂的深浅程度分为：单纯型、颗粒型和乳突型。

三、辅助检查

1. 阴道分泌物悬滴法　显微镜下找滴虫及多形核白细胞。

2. 宫颈分泌物涂片检查　行革兰染色查找淋病奈瑟菌，此法女性患者的检出率低。

3. 培养法　阳性率较高，同时可做药敏试验。

4. 聚合酶链反应（PCR）　此方法灵敏度高，特异性强，是检测和确诊淋病奈瑟菌感染的主要方法。

5. 宫颈脱落细胞学检查

（1）已婚妇女每年 1 次宫颈癌筛查。

（2）宫颈及宫颈管炎症需除外恶变者。

四、治疗要点

（一）急性宫颈炎的治疗

针对病原给予全身抗生素治疗，治疗期间禁止性生活。

（二）慢性宫颈炎的治疗：以局部治疗为主

1. 物理治疗　激光、冷冻、微波。

2. 药物治疗　局部上药。

3. 手术治疗　宫颈锥切术。

五、护理问题

1. 舒适的改变　与腰骶部疼痛及下坠感有关。
2. 焦虑　与月经间期和接触性出血有关。
3. 排尿形态改变　与炎症刺激有关。
4. 知识缺乏　与缺乏疾病相关知识有关。

六、护理措施

1. 急性宫颈炎的护理措施

（1）做好生活护理，保证患者充分休息。

（2）及时更换内衣物，保持外阴及阴道清洁。

（3）给予高蛋白、高维生素饮食。

（4）密切观察病情变化及时给予心理上的关怀。

（5）积极治疗急性宫颈炎、预防慢性宫颈炎。

（6）遵医嘱针对病原给予全身抗生素治疗，不用局部治疗避免因炎症扩散而引起急性盆腔炎。注意观察病情变化及用药后反应。体温增高者给予物理降温。

2. 慢性宫颈炎的护理措施

（1）注意个人卫生，保持局部清洁干燥。

（2）指导育龄妇女如何采取避孕措施，减少人工流产的发生。

（3）指导患者注意局部用药前、后手的卫生，减少感染发生。

（4）教会患者正确的阴道放药方法，使药物送达准确位置。

（5）手术及物理治疗术前后护理。术前：月经干净3～7d，无同房史，无急性生殖器炎症，宫颈防癌涂片正常者方可治疗；做好心理疏导消除患者恐惧心理。术后：保持外阴清洁，每日清洗外阴2次；嘱患者于手术后次日晨将阴道内尾纱取出；术后10d左右为局部脱痂期，应避免剧烈活动及搬运重物以免引起出血量过多；禁同房和盆浴2个月，并于术后2周、4周、2个月复查。

七、健康教育

1. 教育患者养成良好的卫生习惯，避免不洁的及无保护的性生活。
2. 评估患者对宫颈炎病因、注意事项的了解程度。
3. 有针对性地对患者进行健康指导。
4. 指导患者局部用药，提高慢性宫颈炎的治疗效果。
5. 指导妇女定期体检，及时发现宫颈病变并给予治疗。
6. 采取预防措施，避免分娩时或器械损伤宫颈。

（彭传琴）

第五节　盆腔炎

盆腔炎是女性内生殖器及其周围结缔组织、盆腔腹膜发生的炎症。盆腔炎多发生在性活跃期及未绝经的妇女。炎症可局限1个部位也可累及多个部位。分为急性和慢性2类。急性盆腔炎治疗不及时可引起弥漫性腹膜炎、败血症、感染性休克。甚至危及生命。慢性盆腔炎可反复发作，久治不愈，导致不孕、异位妊娠、慢性盆腔痛，严重影响患者的身心健康和生活质量。

一、病因及发病机制

导致盆腔炎的病原体有两个来源，一个是来自原寄生在阴道的菌群，另一个是来自外界的病原体。当机体抵抗力下降、内分泌失调或组织损伤，性交等外来因素，破坏了阴道正常的生态平衡时，寄生在阴道的菌群上行，成为致病菌引起感染。急性盆腔炎常见于产后感染、宫腔内手术操作后感染、性生活不洁或过频、经期不注意卫生、邻近器官炎症蔓延等。慢性盆腔炎常见于急性盆腔炎治疗不彻底或机体抵抗力低下病程迁延不愈以及慢性输卵管、卵巢、盆腔组织的炎症而形成的瘢痕粘连、盆腔充血。

二、感染途径

1. 沿着生殖道黏膜上行蔓延　是非妊娠期和非产褥期盆腔炎的主要感染途径，淋病奈瑟菌及葡萄球菌常沿此途径扩散。

2. 经淋巴系统蔓延　是产褥感染，产后感染及宫内节育器放置后感染的主要途径，厌氧菌、大肠埃希菌、链球菌多沿此途径蔓延。

3. 经血传播　病原体首先侵入身体其他系统，然后在经血液循环感染生殖器官，它为结核菌的主要感染途径。

4. 直接蔓延　腹腔内的其他脏器感染后，直接蔓延到内生殖器，如阑尾炎可直接感染右输卵管引起输卵管炎。

三、临床表现

（一）急性盆腔炎临床表现

1. 症状　下腹痛伴发热，严重者可出现高热，寒战等，消化系统症状（腹膜炎时），膀胱刺激症状或直肠刺激症状。

2. 体征　患者呈急性病容，体温升高，心率加快下腹有压痛、反跳痛、宫颈充血有举痛、子宫体增大，有压痛，活动受限，双侧附件压痛明显。

（二）慢性盆腔炎临床表现

1. 症状　下腹坠痛、腰骶部酸痛、月经前后加重；月经量增多，可伴有不孕。

2. 体征　子宫及双侧附件有轻度压痛、子宫一侧或双侧有增厚，压痛，宫骶韧带增粗、变硬、有触痛。

四、辅助检查

1. 宫颈或阴道分泌物检查　有淋病奈瑟菌或（和）结核菌感染。

2. 血液检查　血沉增快，白细胞增高，C反应蛋白增高。

3. 影像学检查　有盆腔或输卵管积液、输卵管卵巢肿物。

五、治疗要点

1. 支持疗法　卧床休息、取半坐卧位以利于浓液积聚于直肠子宫陷凹，给予高热量、高蛋白、高维生素流食，高热者给予物理降温。

2. 抗生素药物治疗　及时正确的抗生素治疗可清除病原菌，改善症状及体征。减少后遗症。

3. 手术治疗　主要用于治疗抗生素控制不满意的输卵管卵巢脓肿或盆腔脓肿。手术方式可选择开腹手术或腹腔镜手术。手术范围的原则以切除病灶为主，但应根据病变范围、患者年龄、一般情况等全面考虑。

4. 中药治疗　主要应用活血化瘀、清热解毒药物。

5. 物理治疗　改善局部血液循环，促进炎症的吸收和消退。

六、护理问题

1. 高热　与脓肿形成有关。

2. 舒适的改变　与腰骶部疼痛及下坠感有关。

3. 焦虑　与病程长，治疗效果不明显有关。

七、护理措施

1. 急性宫颈炎的护理措施

（1）做好生活护理，保证患者充分休息。避免着凉。

（2）给予高蛋白、高热量、高维生素、易消化的饮食。

（3）勤更换衣裤，保持内衣清洁干燥。

（4）注意患者病情变化，及时给予心理支持。

（5）严格执行无菌操作，防止医源性感染。

（6）患病期间协助患者保持半坐卧位，以促进浓液局限，减少炎症扩散。

（7）遵医嘱静脉给予足量抗生素，注意观察输液反应，及时发现电解质紊乱及酸碱平衡失调状况。

（8）对高热患者给予物理降温，注意观察体温变化及不适。

（9）观察患者疼痛的改变，及早发现病情恶化给予积极处理。

（10）对腹胀严重的患者给予胃肠减压，注意保持减压管通畅。

（11）预防炎症扩散，禁止阴道冲洗，尽量避免阴道检查。

（12）为需要手术的患者做好术前准备、术后护理。

2. 慢性盆腔炎的护理措施

（1）为患者提供心理支持，减轻患者心理压力，增强战胜疾病的细心。

（2）指导患者遵医嘱用药，不中途停药，确保疗效。

（3）减轻患者不适，遵医嘱给予镇静、镇痛药，注意观察用药后反应。

（4）为需手术治疗的患者提供手术前后护理。

八、健康教育

1. 教育患者保持良好的卫生习惯，注意劳逸结合，增强机体抵抗力，预防慢性盆腔炎急性发作。

2. 做好经期、孕期、产褥期的卫生教育及性卫生指导，避免不洁的性生活，控制性传播疾病，禁止经期性行为。

3. 为患者讲解盆腔炎发病原因及预防复发的相关知识。

4. 做好心理疏导减轻患者心理压力，取得患者的配合。

5. 指导患者连续彻底用药，防止转为慢性盆腔炎。

（彭传琴）

第二十九章　外阴、阴道手术妇女的护理

第一节　外阴、阴道创伤

一、病因

分娩是导致外阴、阴道创伤的主要原因。此外还有外伤、受到强暴至局部软组织损伤及初次性交导致阴道组织损伤等。创伤有时可伤及阴道，或穿过阴道损伤尿道、膀胱或直肠。

1. 分娩损伤　分娩损伤是导致外阴阴道损伤最常见的原因。主要除了子宫收缩过强、产程进展过快、胎儿过大或头过硬、骨盆狭窄、会阴软组织异常等原因外，也与手术产及接产手法不当、缩宫素使用不当等相关，其中初产妇的发生率明显高于经产妇。

2. 性交损伤　由性交引起的外阴阴道损伤多为粗暴性行为、性姿势不正确或强奸所致。初次性生活准备不足，外阴阴道发育不良、畸形，哺乳期和绝经期妇女由于雌激素水平的下降，阴道组织变脆，外阴阴道术后导致局部组织弹性降低，阴道变短等均易发生性交损伤。

3. 外伤性损伤　多因不慎猛然摔跌碰撞到坚硬的物体引起，如骑自行车后摔倒，可造成外阴及阴道的损伤。

二、临床表现

根据外阴、阴道创伤的部位、深浅、范围不同，临床表现也存在着差异。

1. 疼痛　疼痛是外阴、阴道创伤的主要症状。

2. 局部肿胀　水肿或血肿，为常见表现。由于外阴、阴道组织疏松、血管丰富，损伤后导致组织液渗出，及出血不易自然停止，往往形成血肿。

3. 外出血　由于局部组织损伤，血管破裂，有活动出血，量可多可少，出血量多时可引起贫血及休克。

4. 其他　由于疼痛，患者常出现坐卧不安，行走困难；出血量多时，可有头晕、乏力、心慌、出汗等休克前期症状；合并感染时可有发热和局部红、肿、热、痛等。形成外阴血肿时，可见外阴部有紫蓝色块状物突起，压痛明显；伤及膀胱、尿道，可有尿液自阴道流出；伤及直肠，可见直肠黏膜外翻等。

三、辅助检查

1. 病史　通过仔细的病史询问。了解损伤的原因及部位。

2. 妇科检查　明确损伤的部位、范围、程度。

3. 实验室检查　出血多的患者红细胞计数及血红蛋白下降；伤口感染者可见白细胞数目增高。

4. 影像学检查　了解有无邻近脏器损伤。

四、治疗方法

外阴、阴道创伤的治疗原则是确切止血、镇痛、抢救休克、防治感染。

1. 有活动性出血　应立即输液、输血，纠正休克治疗。

2. 局部血肿的处理　外阴、阴道小血肿，可行压迫、冷敷，使血管收缩减少出血，并严密观察血肿的情况；如血肿不继续增大，24h 后改为热敷，可服中药，促进吸收。对外阴、阴道大的血肿，应立即行血肿切开缝合术，缝合出血点，关闭死腔，彻底止血。并在缝合后放置橡皮引流条，用纱条填塞压迫。当血肿巨大，止血困难时，可行选择性盆腔动脉栓塞术治疗。

3. 局部伤口的处理　对局部伤口应先清理伤口，有活动性出血点应先缝扎止血，然后用肠线缝合裂伤。注意无菌操作，勿留残腔，勿损伤周围组织器官。术后防止感染，禁止性生活，直至伤口完全愈合。

4. 行手术修补　直肠、尿道、膀胱的裂伤应分别予以缝合，后穹窿盆腹腔贯通伤腹腔内出血者，应急诊行开腹探查和修补术。

5. 抗感染　外阴、阴道血肿容易并发感染，术后应给予抗生素治疗。

五、护理评估

1. 病史　了解导致损伤的原因，以帮助准确判断病情。

2. 身心状况　了解患者全身状况及局部损伤，评估疼痛的性质、程度及相关因素。了解患者受损伤后的心理状态及心理反应。

六、护理问题

1. 疼痛　与外阴、阴道创伤有关。

2. 恐惧　与突发创伤事件有关。

3. 潜在的并发症　失血性休克。

七、护理措施

1. 严密观察病情　对有活动性出血的患者，应密切观察生命体征及尿量的变化，并准确记录，以早期发现休克前期症状，及早治疗。注意观察血肿的大小及其变化。出血量多的患者应遵医嘱给予输血、输液及吸氧治疗。遵医嘱使用镇痛药物镇痛。

2. 心理护理　了解患者及家属的心理状态，评估其焦虑、恐惧等不良情绪的程度，适时做好心理护理。鼓励患者及家属面对现实，积极配合治疗，使病情尽快恢复。

3. 非手术治疗患者的护理　对血肿小，采取非手术治疗者，应嘱患者采取正确的体位，避免血肿受压；及时给予止血、镇痛药物；24h 内冷敷，使血管收缩，并降低局部神经敏感性，以达到止血镇痛的目的。24h 以后可行热敷或外阴部烤灯，促进局部水肿或血肿的吸收。治疗期间要保持外阴部的清洁、干燥，每天行外阴冲洗 3 次，大便后及时清洁外阴。

4. 做好术前准备　患者需要进行手术治疗前，应做好配血，皮肤准备，并禁食禁水。向患者及家属讲解手术的必要性及注意事项，以取得配合，使患者在良好的心理状态下接受手术治疗。

5. 术后护理　术后应积极为患者镇痛。血肿切开缝合术后置导尿管，患者需卧床休息，阴道内填塞纱条一般在术后 24 ~48h 取出，纱条取出或外阴包扎松解后应密切观察阴道及外阴伤口有无出血及有无进行性疼痛加重或阴道、肛门坠胀等再次形成血肿的症状。保持外阴部清洁、干燥。

（沈　慧）

第二节　先天性无阴道

先天性阴道闭锁是双侧副中肾管发育不良或双侧副中肾管尾端发育不良所致。先天性无阴道几乎均合并无子宫或仅有始基子宫，卵巢功能多正常。有些患者的外阴前庭，在相当于阴道口处，可见一浅凹或很短的管腔，此为泌尿生殖窦演变所致。

一、病因

病因不清，一方面是阴道始基与尿生殖窦在正常阴道分化中的完整性存在争议，一方面判断确切的病因必须包括内分泌和遗传发生等调节因素。目前所知，先天性阴道闭锁既非单基因异常的结果，也非致癌物质所致。

二、临床表现

患者体格、第二性征、外阴发育均正常，但无阴道口，或仅在前庭后部见一浅凹，偶见短浅阴道盲端。常伴子宫发育不良，多合并无子宫或仅有痕迹子宫。45% ~50% 患者伴泌尿道异常，10% 患者伴脊椎异常。极少数子宫发育正常的患者因经血倒流，可有周期性腹痛。

三、辅助检查

1. 妇科检查　外阴检查未见阴道口或在阴道外口处有一浅窝。有正常子宫的患者出现宫腔积血时，可扪及下腹部包块。

2. B 超检查　了解盆腔内生殖器情况。

四、治疗原则

手术治疗是唯一有效的方法，尽早发现、及时行人工阴道成形术。

常见的手术方式有：①羊膜法阴道成形术；②盆腔腹膜阴道成形术；③乙状结肠代阴道成形术；④皮瓣阴道成形术；⑤外阴阴道成形术（Williams 手术）。若有正常子宫，应使阴道与子宫颈连通。

五、护理评估

1. 病史　了解患者的年龄，月经：有无原发性闭经、周期性腹痛。婚姻：是否结婚，未婚者拟定何时结婚？已婚者有无性生活困难。

2. 身心状况　了解先天性阴道闭锁患者的心态、承受力、对手术的期望值。

六、护理问题

1. 自尊紊乱　与性生活困难及缺乏生育能力有关。
2. 焦虑　与担心手术的效果有关。
3. 疼痛　与手术及术后置放模具有关。
4. 有感染的危险　与手术后及模具护理不当有关。
5. 知识缺乏　缺乏术后相关知识。

七、护理措施

1. 心理护理　尊重患者，保护隐私。先天性阴道闭锁的患者往往羞于启齿，不愿谈论疾病，更不愿让同屋病友得知其诊断。针对患者的心理状态，在与患者的接触中，尽量选择在一个独立的、不被他人干扰的环境，努力创造轻松的氛围，以取得患者的信任。在与患者交流中应耐心倾听患者的心声，了解她们的担忧、顾虑，有针对性地给予指导，使她们能面对现实，努力配合治疗，以期达到最佳疗效。

2. 术前特殊准备　根据患者情况选择适当型号的阴道模具，并准备 2 个以上的模具和丁字带，消毒后备用。另外，需根据手术方式做相应的准备，如行皮瓣阴道成形术需对一侧大腿内侧中部进行皮肤准备；行羊膜法阴道成形术需术前备好羊膜。结肠代法阴道成形术，由于需做肠吻合，术前需要进行肠道准备。

3. 术后护理

（1）阴道成形术易造成会阴静脉丛、淋巴管的破坏，使会阴部静脉、淋巴回流受阻，导致外阴水肿，患者出现肿胀、疼痛感。因此，在行会阴冲洗时要注意观察患者有无会阴部的水肿，如出现水肿可遵医嘱使用50% $MgSO_4$ 湿热敷，每日 2 次，每次 20～30min 以促使水肿的消退。

（2）患者行阴道成形术后，由于在人工腔道内填有软模具，可主诉有大便感，甚至伤口胀痛难忍，需及时通知医师并遵医嘱给予药物镇痛。少部分患者在服用镇痛药后仍无缓解，为防止软模具对人工腔道过紧的压迫，造成局部组织的缺血坏死，医师会酌情考虑提前拆线，并将软模具更换成由玻璃或硅胶制成的硬模具。

（3）正常情况下手术后 7～10d 拆线更换硬模具，由于伤口较新鲜，患者常会有明显的疼痛感，难以配合，因此，放置前半小时应遵医嘱给予镇痛药物，以缓解疼痛；放置时嘱患者深吸气，以减轻症状。

（4）手术及伤口邻近尿道、直肠，创面又有异物填塞和渗出，极易导致感染的发生，因此需加强局部护理。在术后 1d 起，每天为患者行会阴冲洗 2 次；大便后，需随时行会阴冲洗。更换硬模具后会阴冲洗改为每日 1 次。在留置尿管期间做好尿管的护理，注意有无血尿，以观察发现膀胱是否受损。注意防止尿管脱出，每日清洁尿管。同时应监测患者生命体征、血白细胞、阴道渗出物的变化；保持床单位的清洁、嘱患者勤换内裤；遵医嘱给予抗生素；开窗通风、限制探视陪伴等，以避免感染的发生。

4. 教会患者更换阴道模具的方法　向患者讲解有关手术的方法、术后注意事项及置放阴道模具的重要性，使患者能够清楚地认识到正确置放模具是手术成功的关键。出院前，护士应评估患者是否已掌握了正确的放置方法。

5. 健康及随访指导

(1) 健康指导：①模具更换：出院回家后，每日需更换1次模具。更换模具前，一定要先清洗双手，再用1 ∶ 40的络合碘溶液冲洗阴道，并将无菌模具全部放入阴道内，之后使用卫生带兜紧。一旦不慎使模具脱落，一定要在15～20min重新放入1个无菌阴道模具。在家，模具清洗及用含氯消毒液浸泡后，可采用煮沸或络合碘浸泡消毒法进行消毒。②术后由于伤口疼痛和活动不便，加之饮食不当容易出现便秘。便秘时，腹压增加，极易使模具脱出。因此，患者除进高蛋白、高维生素、易消化的饮食外，更需富含粗纤维的饮食及增加饮水量，同时适当活动，保证大便的通畅。

(2) 随访指导：患者出院后仍需要不间断地置放模具3～6个月，以后定期随诊，根据具体情况，遵医嘱可酌情减少带模具的时间。

（沈 慧）

第三节 尿瘘

尿瘘是指生殖道与泌尿道之间形成的异常通道，表现为尿液自阴道流出，不能控制。包括膀胱阴道瘘、尿道阴道瘘、输尿管阴道瘘等，其中最常见的是膀胱阴道瘘，尿瘘管是一种极为痛苦的损伤性疾病。由于不能自行控制排尿，外阴部长期浸泡在尿液中，不仅给患者带来肉体上痛苦，精神上的负担也很重。

一、病因

导致泌尿生殖瘘的原因很多，常见的病因是产伤和盆腔手术损伤。

1. 产伤　是引起尿瘘的主要原因（约占90%）。主要由于头盆不称、胎位异常、胎儿过大，产程延长，尤其是在第二产程，阴道前壁、膀胱、尿道被挤压在胎头和耻骨联合之间，导致局部组织缺血坏死形成尿瘘。在产科手术中直接造成的损伤。

2. 妇科手术损伤　经腹或经阴道进行盆腔的妇科手术损伤均可能导致尿瘘。通常是由于分离组织粘连造成的损伤。

3. 其他原因　外伤、放疗后、晚期生殖泌尿道肿痛、子宫托安放不当等均可造成尿瘘。

二、临床表现

1. 漏尿　是最主要的症状。尿液不能控制地从阴道流出。膀胱阴道瘘、膀胱尿道阴道瘘，瘘孔位于尿道内口及（或）以上者，如瘘孔较大，尿液全部由阴道内漏出，而患者完全不能排尿；若瘘孔较小，而瘘孔周围有肉芽形成瓣状，患者往往能控制一部分尿液，而当膀胱过度充盈时，有溢尿现象。

2. 局部刺激　外阴部、臀部、大腿内侧皮肤，由于长期受尿液的浸渍，发生不同程度的皮炎、皮疹和湿疹，造成局部刺痒与灼痛，影响日常生活。

3. 尿路感染　尿瘘患者有时可有不同程度的泌尿系感染症状，出现尿频、尿急、尿痛及下腹部不适等症状。

4. 闭经　可能由于精神创伤，15%的尿瘘患者可有继发性闭经或月经失调。

5. 精神痛苦　由于漏尿，影响患者的学习和生活，特别是影响其社交活动，给患者带来巨大的精神痛苦，以致出现精神抑郁。

三、辅助检查

1. 亚甲蓝试验　可明确瘘孔位置和辨认小瘘孔。将 100 ~ 200ml 亚甲蓝稀释液注入膀胱，自阴道壁有蓝色液流出者为膀胱阴道瘘。自宫颈口或其裂伤中流出者，可为膀胱宫颈瘘或膀胱子宫瘘。如无蓝色液体流出，则应怀疑为输尿管瘘。

2. 靛胭脂试验　目的在于诊断输尿管瘘。凡经亚甲蓝试验阴道无蓝色液体流出者，可静脉注入靛胭脂 5ml，5 ~ 10min 后观察阴道有无蓝色液体流出，有则可诊断输尿管阴道瘘。

3. 膀胱镜、输尿管镜检查　了解膀胱容积、黏膜情况，有无炎症、结石等，明确瘘孔位置、大小、数目及其与膀胱三角的关系等。输尿管镜检查可以明确输尿管受阻的部位。

4. 静脉肾盂造影　有助于了解肾功能、输尿管通畅情况。方法是静脉注入 76% 泛影葡胺，分别在注射后 5min、15min、30min、45min 摄片，据显影情况做出诊断。

5. 肾图　目的在于了解肾功能及上尿路通畅情况。

四、治疗方法

尿瘘的治疗以手术修补为主。非手术治疗仅限于分娩或手术后 1 周内发生的膀胱阴道瘘和输尿管小瘘孔，置留置尿管 2 ~ 4 周有愈合的可能。

手术治疗中重要的是手术时间的选择。直接损伤的尿瘘应尽早手术。其他原因所致的尿瘘应等 3 ~ 6 个月，待组织水肿消退、局部血液供应恢复正常再行手术。如修补手术失败，应至少等 3 个月后再进行第 2 次修补术。

五、护理评估

1. 病史　了解患者产史及盆腔手术史。了解患者既往病史，如肿瘤、结核及是否接受放射治疗等情况。

2. 身心情况　评估患者漏尿情况，有无自主排尿等。评估患者的心理状态及患病后的心理感受等。

六、护理问题

1. 焦虑　与疾病造成的生活质量下降有关。
2. 有皮肤完整性受损的危险　与溢尿时尿液刺激皮肤有关。
3. 社交孤独　与长期漏尿，不愿意与人交往有关。
4. 有感染的危险　与长期溢尿及手术有关。
5. 知识缺乏　与缺乏疾病及术后相关知识有关。

七、护理措施

1. 心理护理　热情接待患者，主动关心患者，认真倾听患者的主诉。讲解有关疾病的知识及手术前后的注意事项，让患者了解手术方法及效果，增进其治疗疾病的信心，使其主动配合治疗及护理。

2. 适当体位　对有些妇科手术后所致的小瘘孔，给予保留尿管，病根据瘘孔的位置采用正确的体位，使小瘘孔自行愈合。一般采用使瘘孔高于尿液液面的位置。

3. 保证液体入量 由于有漏尿的症状，患者往往不愿意喝水，造成尿液呈酸性，这样漏出的尿液对皮肤刺激更大。因此，应嘱咐患者多饮水，一般每天入量不要少于3000ml，必要时按医嘱静脉输液．以保证液体入量，达到稀释尿液、自动冲洗膀胱的目的，减少漏出的尿液对患者皮肤的刺激。

4. 做好术前准备 除按一般外阴阴道手术前准备外，协助患者每天用低浓度的消毒液坐浴，常用的有1 ∶ 5000的高锰酸钾和0.02%的碘伏液等。外阴局部有湿疹的患者，可在坐浴后进行红外线照射治疗，然后涂氧化锌软膏，使局部干燥，患者舒适。按医嘱使用抗生素治疗。老年妇女和闭经者遵医嘱术前1周开始服用雌激素，或阴道局部应用含雌激素的软膏，以促进术后阴道上皮生长，有利于伤口愈合。

5. 术后护理 术后患者的护理是手术成功的关键，除一般护理外，应根据患者瘘孔的位置选择体位。如膀胱阴道瘘中，如瘘孔在膀胱后底部者，应取俯卧位；瘘孔在侧面者应健侧卧位，使瘘孔居于高位，减少尿液对修补伤口处的浸泡。保留尿管者，应注意防止尿管脱落，勿打折、堵塞，保持其通畅，避免膀胱过度充盈影响伤口愈合。一般情况尿管要保留10～14d，拔管后协助患者每1～2小时排尿1次，以后可慢慢延长排尿时间，但应避免膀胱过度膨胀。术后要加强盆底肌肉的锻炼，同时积极预防咳嗽、便秘等使腹压增加的因素及避免增加腹压的动作。

6. 健康教育

（1）患者出院后应按医嘱服用药物，告知患者服药的方法及注意事项。

（2）出院3个月内禁止性生活及重体力劳动。

（3）如出现咳嗽、便秘等应积极治疗。

（4）保证营养物质的摄入，进食高蛋白、高维生素、高纤维素、低脂的饮食，注意粗细粮的搭配。

（5）如再次出现漏尿要及时到医院就诊。

（6）保持外阴清洁干燥，每日清洗外阴，勤更换内裤。

（沈 慧）

第四节 盆底功能障碍性疾病

盆底肌肉群、筋膜、韧带及其神经构成辅助的盆底支持系统，其相互作用和支持、维持盆腔器官的正常位置。女性盆底功能障碍是各种原因导致的盆底支持薄弱，进而盆腔脏器移位所引发其他盆腔器官的位置和功能异常。盆底功能障碍性疾病是中老年女性常见病，人群中的发病率约为40%，主要包括盆腔器官脱垂及压力性尿失禁。随着人口老龄化，盆腔器官脱垂发病率还将上升。

一、女性盆底组织解剖和功能

女性盆底是由封闭骨盆出口的多层肌肉和筋膜组成，有尿道、阴道和直肠经此贯穿而出。盆底肌肉群、筋膜、韧带及其神经构成了复杂的盆底支持系统，其互相作用和支持，承托并保持子宫、膀胱和直肠等盆腔脏器的正常位置。

盆底前方为耻骨联合下缘，后方为尾骨尖，两侧为耻骨降支、坐骨升支及坐骨结节。盆底由外、中、内3层组织构成。外层即浅层筋膜与肌肉；中层即泌尿生殖膈，由上下2层坚韧的筋膜及一层薄肌肉组成；内层为盆底最坚韧的一层，由肛提肌及筋膜所组成。

盆底肌肉是维持盆底支持结构的主要成分，其中，肛提肌起着最主要的支持作用，其对盆腔脏器有很强的支持作用。

二、子宫脱垂

子宫从正常位置沿阴道下降或脱出，当宫颈外口达坐骨棘水平以下，甚至子宫全部脱出阴道口以外，称子宫脱垂。

（一）病因

1. 分娩损伤　是发生子宫脱垂的解剖学基础。分娩过程中软产道及其周围盆底组织极度扩张，肌纤维拉长或断裂，特别是第二产程延长和助产手术分娩所导致的损伤。产后过早从事重体力劳动，也会影响盆底组织张力的恢复，导致尚未复旧的子宫有不同程度的下移。常伴有阴道前后壁膨出。

2. 支持子宫组织疏松薄弱　①绝经后雌激素水平的降低，使盆底组织萎缩退化而薄弱。②营养不良导致的子宫支持组织薄弱。③盆底组织先天发育不良。④多产妇、多次分娩影响盆腔支持组织的恢复。

3. 腹腔内压力增加　长期慢性咳嗽、长期站立工作、长期重负荷体力劳动、久蹲、便秘、腹水或盆腹腔巨大肿瘤等造成长期腹压增加，可加重或加快发生子宫脱垂。

（二）临床分度

1. 子宫脱垂分度　子宫脱垂是以患者平卧用力向下屏气时子宫下降的最低点为分度标准，将子宫脱垂分为3度。

Ⅰ度：子宫颈下垂距处女膜 <4cm，但未脱出阴道口外。轻型：宫颈外口距处女膜缘 <4cm，未选处女膜缘。重型：宫颈已达处女膜缘，阴道口可见子宫颈。

Ⅱ度；子宫颈及部分子宫体已脱出阴道口外。轻型：宫颈脱出阴道口，宫体仍在阴道内。重型：部分宫体脱出阴道口。

Ⅲ度：子宫颈及子宫体全部脱出阴道口外。

2. POP－Q分类法　目前国际上多采用国际节制协会1996年公布的POP－Q评估系统。此系统是分别利用阴道前壁、阴道顶端、阴道后壁上的2个解剖指示点与处女膜的关系来界定盆腔器官的脱垂程度。与处女膜平行以0表示，位于处女膜以上用负数表示，处女膜以下用正数表示。阴道前壁上的2个点分别为Aa和Ba。阴道顶端的2个点分别为C点和D点。阴道后壁上的2个点分别与阴道前壁的2个点是对应的，分别是Ap和Bp。另外包括阴裂（gh）的长度，会阴体（pb）的长度，以及阴道的总长度（TVL）。测量值均厘米表示（表29－1）。

表29－1　盆腔器官脱垂分度（POP－Q分类法）

分度	内容
0	无脱垂Aa、Ap、Bp均在－3cm处，C、D点在阴道总长度和阴道总长度－2cm之间，即C或D点量化值 < [TVL－2cm]
Ⅰ	脱垂最远端在处女膜平面上 >1cm，即量化值 < －1cm

续 表

分度	内容
Ⅱ	脱垂最远端在处女膜平面上<1cm，即量化值>-1cm，但<+1cm
Ⅲ	脱垂最远端超过处女膜平面>1cm，但<阴道总长度-2cm，即量化值>+1cm，但<［TVL-2cm］
Ⅳ	下生殖道呈全长外翻，脱垂最远端即宫颈或阴道残端脱垂超过或阴道总长-2cm，即量化值>［TVL-2cm］

阴裂（gh）的长度为尿道外口正中线到处女膜后缘的中线距离。

会阴体（pb）的长度为阴裂的后端边缘到肛门中点距离。

阴道的总长度（TVL）为总阴道长度。

（三）临床表现

轻度患者一般无自觉症状。Ⅱ、Ⅲ度子宫脱垂对子宫韧带有牵拉，患者会出现盆腔充血，有不同程度的腰骶部酸痛或下坠感，站立过久或重体力劳动后症状明显，卧床休息后会减轻。重度患者常伴有直肠、膀胱膨出，出现排便、排尿困难，易发生尿路感染。患者外阴“肿物”脱出，行动不便，轻者卧床后“肿物消失”，重者“肿物”一直存在，不可还纳。暴露在外的宫颈由于长期受到摩擦，组织增厚、角化、出现溃疡、分泌物增多或因感染导致脓性分泌物。子宫脱垂很少影响月经，也不影响受孕、妊娠、分娩，但子宫脱垂不可还纳者，可因子宫颈水肿而宫颈扩张困难导致难产。

（四）辅助检查

1. 妇科检查时嘱患者平卧，并向下屏气或加腹压，判断子宫脱垂的程度，并予分度，同时观察有无溃疡及溃疡的大小、部位、深浅等情况。在患者膀胱充盈时嘱其咳嗽，观察有无溢尿。

2. 宫颈细胞学检查。

3. 做双合诊检查子宫两侧有无包块。

（五）治疗原则

治疗方法应根据患者的情况进行选择，但要以安全、简单和有效为原则。

1. 支持治疗　加强营养，适当安排休息和工作，避免重体力劳动，保持大便通畅，积极治疗使腹压增高的咳嗽、便秘等慢性疾病。加强盆底肌肉和筋膜张力，促进盆底功能恢复。

2. 非手术治疗

（1）子宫托：子宫托是一种支持子宫和阴道壁并使其维持在阴道内而不脱出的工具。适用于不同程度的子宫脱垂和阴道前后壁脱垂的患者，但不能应用于重度子宫脱垂伴盆腔明显萎缩以及宫颈或阴道壁有炎症和溃疡的患者，经期和妊娠期停用。目前以环形、喇叭花形和球形的子宫托最为常用。使用时要选用大小合适的子宫托，第1次使用要在医生的指导下进行安置。白天使用，晚上取出洗净备用，使用后每3个月复查1次。

（2）盆底肌肉（肛提肌）锻炼：适用于轻度子宫脱垂者。可配合服用中药补中益气汤同时进行。

（3）改善全身情况：治疗使腹压增高的慢性疾病；绝经者在妇科内分泌医生指导下适

量补充雌激素；注意劳逸结合。

3. 手术治疗　适用于非手术治疗无效、子宫脱垂Ⅱ度及以上或 POP－Q 分期Ⅲ度以上的患者。手术治疗原则为恢复正常子宫解剖位置或切除子宫及阴道壁多余黏膜，缝合修补盆底肌肉，特别是肛提肌，重建会阴体，合并中度以上压力性尿失禁应同时行膀胱颈悬吊术。手术方式根据患者年龄、生育要求及全身健康情况选择。常用的手术方法有曼式手术、经阴道子宫全切术及阴道前后壁修补术、阴道封闭术、子宫悬吊术。

（六）护理评估

1. 病史　评估患者的饮食习惯，了解月经史、孕产史及产后是否过早重体力劳动等情况。了解其有无慢性病，如便秘、慢性咳嗽、盆腹腔巨大包块等。

2. 身心状况　子宫脱垂的分度，脱出物是否可回纳，若不可回纳，有无糜烂、破溃，患者的排尿、排便情况。若有这些症状，可给患者带来极大的生理、心理上的痛苦。

（七）护理问题

1. 组织完整性受损　与子宫脱垂后子宫颈、体及阴道前后壁摩擦所致的糜烂、溃疡有关。

2. 有感染的危险　与摩擦所致的溃疡有关。

3. 自我形象紊乱　与子宫脱垂及切除子宫有关。

4. 知识缺乏　与缺乏相关知识有关。

（八）护理措施

1. 心理护理　子宫脱垂病程较长，护士应亲切地对待患者、理解患者；鼓励患者说出自己的疾苦；讲解疾病知识和预后，协助患者早日康复。

2. 日常护理　指导患者①重度脱垂者如子宫脱出后应及时回纳，避免过久的摩擦。病情重，不能回纳者需卧床休息，减少下地活动次数、时间。②保持外阴部的清洁、干燥，每只使用流动的清水进行外阴冲洗，禁止使用酸性或碱性等刺激性药液。若出现溃疡需遵医嘱于冲洗后涂抹溃疡油；有感染时，需遵医嘱使用抗生素。③冲洗后嘱患者更换干净的棉制紧内裤，或用清洁的卫生带、丁字带，它们可有效地支托下垂的子宫，避免或减少摩擦。④使用纸垫时需选择吸水性、透气性均佳的用品。⑤进食高蛋白、高维生素的饮食，促进溃疡面愈合，增加机体抵抗力。

3. 子宫托的使用　使用子宫托的患者需注意：选择合适的型号、详细学会放置的方法、保持子宫托及阴道的清洁，防止感染发生。另外，子宫托应每天早上放入阴道，睡前取出消毒后备用，避免放置过久压迫生殖道而致糜烂、溃疡，甚至坏死造成生殖道瘘。上托后，分别于第 1 个月、3 个月、6 个月时到医院检查 1 次，以后每 3 ~ 4 个月到医院检查 1 次。

4. 手术前护理　术前 5d 开始阴道准备，根据患者子宫脱垂的程度可进行坐浴或阴道冲洗，有溃疡的患者冲洗后局部涂抹抗生素软膏。因子宫颈无感觉，冲洗时要注意冲洗液的温度，一般在 41 ~ 43℃为宜。其他护理同外阴阴道手术护理。

5. 术后护理　术后除按一般外阴阴道手术护理外，应注意子宫脱垂患者术后应卧床休息 7 ~ 10d。留置尿管 10 ~ 14d，保持尿管通畅。避免增加腹压的动作；术后要保持大便通畅，并每天进行外阴冲洗 2 次。

6. 术后宣教　子宫脱垂术后存在复发的可能，因此患者术后仍需注意休息。不能从事重体力劳动、举重物、长时间站立、行走，预防咳嗽及便秘等使腹压增加的活动及慢性病。术后要坚持做肛提肌的锻炼，使松弛的盆底组织逐渐恢复张力并起到进一步的预防作用。术后一般休息3个月，出院后1、3个月时进行复查。

7. 预防措施 ①实行计划生育，避免多孕、多胎。②医护人员提高助产技术。③进行产后体操锻炼，帮助机体恢复。④产后避免重体力劳动，以免影响盆底支持组织的恢复。⑤盆底肌肉组织的锻炼：每日做收缩肛门运动2～3次，每次10～15min。⑥积极治疗使腹压增加的慢性疾病，如咳嗽、便秘等。⑦避免长时间的站立、行走、久蹲。⑧更年期及绝经期的妇女在妇科内分泌医生的指导下使用激素替代疗法，并定期复查。⑨注意饮食结构，保证营养物质及粗纤维的摄入，防止便秘。⑩注意体育锻炼，提高身体素质。

（沈 慧）

第五节 外阴、阴道手术护理

一、手术种类

外阴手术是指女性外生殖器部位的手术，主要包括外阴癌根治切除术、前庭大腺切除术、处女膜切开术、阴式子宫切除术、阴道成形术、阴道前后壁修补术、尿瘘修补术等。

二、手术护理

1. 手术前准备

（1）做好心理护理：帮助患者积极配合治疗。

（2）皮肤准备：常在术前1d进行，其范围上至耻骨联合上10cm，下包括外阴部、肛门周围、臀部及大腿内侧上1/3。

（3）肠道准备：同腹部手术涉及肠道者。

（4）阴道准备；术前3d开始进行阴道准备，一般行阴道冲洗或坐浴，每天2次，常用1∶5000高锰酸钾等溶液。术日晨用消毒液进行阴道和宫颈消毒。必要时宫颈涂甲紫。

2. 手术后护理

（1）体位：处女膜闭锁及有子宫的先天性无阴道患者，术后应采取半卧位，以利于经血的流出；外阴根治术后的患者则应取平卧位，双腿屈膝外展，膝下垫软枕，以减轻腹股沟及外阴部的张力，有利于切口的愈合；行阴道前后壁修补术或盆底修补术后的患者以平卧位为宜，禁止半卧位，从而降低外阴、阴道张力，促进切口的愈合。

（2）疼痛护理：护士应该正确评估患者的疼痛情况，采取多种措施镇痛，如更换体位、应用自控镇痛泵、按医嘱及时给予镇痛药物等，并及时、准确地评价镇痛效果。

（3）切口护理：外阴部肌肉组织较薄、张力大，切口不易愈合，有的外阴部手术需加压包扎或阴道内留置纱条压迫止血。应观察切口有无渗血、红肿热痛等炎性反应征象；并仔细观察切口周围皮肤的颜色、温度、湿度以及有无皮肤或皮下组织坏死等。

（4）保持外阴清洁干燥：每天行外阴擦洗2次，观察阴道分泌物的量、性质、颜色及有无异常气味。手术3d后可行外阴烤灯，以保持切口干燥，促进血液循环，有利于切口的愈合。

（5）保持大小便通畅：外阴、阴道手术一般留置尿管 5 ~ 7d，应注意保持尿管的通畅，并做好保留尿管患者的护理；拔除尿管以后，观察患者自排小便情况。为防止大便对切口的污染及排便时对切口的牵拉，以控制术后 5d 大便为宜。术后第 3 天开始可服用液状石蜡 30ml，每晚 1 次，使大便软化，避免排便困难。

（6）出院指导：嘱患者避免增加腹压的动作，如蹲、用力大便等，以免增加切口局部的张力，影响切口的愈合；逐渐增加活动量，避免重体力劳动；保持外阴部的清洁，防止感染；出院 1 个月后到门诊检查术后恢复情况，术后 3 个月再次到门诊复查，经医生检查确定切口完全愈合后方可恢复性生活；休息过程中，如有切口异常应及时就诊。

（沈　慧）

第三十章　护理质量管理

第一节　概述

一、护理质量管理的概念

（一）质量概念

质量通常有两种含义，一是指物体的物理质量，另外是指产品、工作或服务的优劣程度。现在讲的护理质量用的是后者。从后者的定义可以看出，质量不仅指产品的质量，也包括服务质量。服务包括技术性服务，也包括社会性服务。在医疗护理服务中，既有技术服务质量，也有社会服务质量。质量概念产生于人们的社会生产或社会服务中，质量具有以下特性：

1. 可比较性　可比较性是指质量是可分析比较和区别鉴定的。同一服务项目有的深受用户满意，有的导致用户意见很大。同一规格、型号的产品有的加工精细，有的粗糙，有的使用寿命长，有的寿命短，这种差别是比较的结果。人们可运用比较与鉴别的方法来选择质量好的产品和服务。因而，人们对产品或服务质量预定的标准，便于他们进行对比、鉴定。有的产品或服务可以进行定量分析，有的产品或服务只能进行定性分析，我们由此分别称之为计量和计数质量管理。在医院管理中，对生化的质量控制、药品质量控制是计量质量管理，而更多的是定性分析和计数判定的质量管理。

2. 客观规定性　质量有它自身的形成规律，人们是不能强加其上的。客观标准必须符合客观实际，离开客观实际需要的质量标准是无用的。质量受客观因素制约，在经济和技术发达的国家或地区所生产的产品及所提供的服务质量要比经济技术不发达的国家或地区好。同一经济技术水平的行业和部门人员素质高，管理科学严格，其产品质量或服务质量较好，相反就差。由此可见质量的客观规定性。

（二）护理质量管理

质量管理是对确定和达到质量所必需的全部职能和活动的管理。其中包括质量方针的制定，所有产品、服务方面的质量保证和质量控制的组织和实施。

所谓护理质量，是指护理工作为患者提供护理技术和生活服务效果的程度，即护理效果的好坏反映护理质量的优劣。护理质量是护理工作“本性”的集中体现。护理质量反映在护理服务的作用和效果方面。它是通过护理服务的计划和实施过程中的作用、效果的取得经信息反馈形成的，是衡量护理人员素质、护理领导管理水平、护理业务技术水平和工作效果的重要标志。有关专家认为，医院护理质量包括以下几个方面：①是否树立了护理观念，即从患者整体需要去认识患者的健康问题，独立主动地组织护理活动，满足患者的需要。②患者是否达到了接受检诊、治疗、手术和自我康复的最佳状态。③护理诊断是否全面、准确，是否随时监护病情变化及心理状态的波动和变化。④能否及时、全面、正确地完成护理程序、基础护理和专科护理，且形成了完整的护理文件。⑤护理工作能否在诊断、治疗、手术、生活服务、环境管理及卫生管理方面发挥协同作用。

护理质量管理按工作所处的阶段不同，可分为基础质量管理、环节质量管理和终末质量管理。

1. 基础质量管理　基础质量管理包括人员、医疗护理技术、物质、仪器设备、时间的管理。

（1）人员：人员素质及行为表现是影响医疗护理质量的决定因素。人员的思想状况、行为表现、业务水平等都会对基础医疗质量产生重要影响，而医务人员的业务水平和服务质量则起着至关重要的作用。

（2）医疗护理技术：包括医学和护理学理论、医学和护理学实践经验、操作方法和技巧。医、护、技、生物医学和后勤支持系统等高度分工和密切协作，各部门既要自成技术体系，又要互相支持配合，才能保障高水平的医疗护理质量。

（3）物质：医院所需物质包括药品、医疗器械、消毒物品、试剂、消耗材料及生活物质等。

（4）仪器设备：现代医院的仪器设备对提高医疗护理质量起着重要作用。包括直接影响质量的诊断检测仪器、治疗仪器、现代化的操作工具、监护设备等。

（5）时间：时间就是生命，时间因素对医疗护理质量有十分重要的影响。它不仅要求各部门通力合作，更主要的是体现高效率，各部门都要争分夺秒，为患者提供及时的服务。

2. 环节质量管理　环节质量管理是保证医疗护理质量的主要措施之一，是各种质量要素通过组织管理所形成的各项工作能力。环节质量管理包括对各种服务项目、工作程序或工序质量进行管理。

3. 终末质量管理　终末质量管理是对医疗护理质量形成后的最终评价，是对整个医院的总体质量的管理。每一单项护理工作的最后质量，可以通过某种质量评价方法形成终末医疗质量的指标体系来评价。终末质量管理虽然是对医疗质量形成后的评价，但它可将信息反馈于临床，对下一循环的医疗活动具有指导意义。

二、护理质量管理的意义

护理质量管理是护理工作必不可少的重要保证。护理工作质量的优劣直接关系到服务对象的生命安危，因此护理质量保证是护理工作开展的前提。提高护理工作质量是护理管理的核心问题，通过实施质量管理、质量控制，可以有效地保证和提高护理质量。另外，护理质量是医院综合质量的重要组成部分，实施护理质量管理是促进医疗护理专业发展、提高科学管理的有效举措。随着现代医学科学的发展，护理工作现代化也势在必行，现代医学模式要求护理工作能提供全面的、整体的、高质量的护理，以满足患者身心各方面的需求，这就不仅要求护理人员全面掌握知识，提高专业水平，而且要有现代化的质量管理。建立质量管理体系是现代化管理的重要标志，所以，护理质量管理不仅对开展护理工作具有重要意义，而且对于促进护理学科的发展和提高人员的素质也具有深远意义。

三、护理质量管理的特点

护理质量管理的特点包括以下几个方面。

（一）护理质量管理的广泛性和综合性

护理质量管理具有有效服务工作质量、技术质量、心理护理质量、生活服务质量及环境管理、生活管理、协调管理等各类管理质量的综合性，其质量管理的范围是相当广泛的。因此，不应使护理质量管理局限在临床护理质量管理的范围内，更不应该仅是执行医嘱的技术质量管理。这一特点，充分反映了护理质量管理在医院服务质量管理方面的主体地位。

（二）护理质量管理的程序性与连续性

护理质量是医疗质量和整个医院工作质量中的一个大环节的质量。在这个大环节中，又有若干工作程序质量。例如，中心供应室的工作质量就是一道完整的工作程序质量，临床诊断、治疗等医嘱执行的技术质量，也是这些诊断、治疗工作质量的工作程序质量。工作程序质量管理的特点，就是在质量管理中承上启下，其基本要求就是对每一道工作程序的质量进行质量把关。不论护理部门各道工作程序之间或是护理部门与其他部门之间，都有工作程序的连续性，都必须加强连续的、全过程的质量管理。

（三）护理质量管理的协同性与独立性

护理工作既与各级医师的诊断、治疗、手术、抢救等医疗工作密不可分，又与各医技科室、后勤服务部门的工作有着密切联系。大量的护理质量问题，都从它与其他部门的协调服务和协同操作中表现出来，因此，护理质量管理必须加强与其他部门协同管理。另外，护理质量不只是协同性的质量，更有其相对的独立性，因此护理质量必须形成一个独立的质量管理系统。

（薛晓英）

第二节　护理质量管理的基本方法

一、质量管理的基本工作

进行质量管理工作必须具备的一些基本条件、手段和制度，是质量管理的基础。护理质量管理也不例外。

首先，要重视质量教育，使全体人员树立“质量第一”的思想。质量管理教育包括两个方面：一是技术培训，二是质量管理的普及宣传和思想教育。通过教育要达到以下目的：①克服对质量管理认识的片面性，进一步理解质量管理的意义，树立质量管理人人有责的思想。②使每个护理人员掌握有关的质量标准、管理方法和质量管理的工具，如会看图表等。③使全体人员弄清质量管理的基本概念、方法及步骤。

除进行质量管理教育外，还要建立健全质量责任制，即将质量管理的责任明确落实到各项具体工作中，使每个护理人员都明白自己在质量管理中所负的责任、权力、具体任务和工作关系，在其位，任其责，形成质量管理的体系，并与奖惩制度联系起来。

二、质量管理的工作循环

全面质量管理保证体系运转的基本方式是以 PDCA（计划—实施—检查—处理）的科学程序进行循环管理的。它是 20 世纪 50 年代由美国质量管理专家戴明根据信息反馈原理提出的全面质量管理方法，故又称戴明循环。

（一）PDCA 循环的步骤

PDCA 循环包括质量保证系统活动必须经历的四个阶段八个步骤，其主要内容是：

1，计划阶段（plan） 计划阶段包括制定质量方针、目标、措施和管理项目等计划活动，在这阶段主要是明确计划的目的性、必要性。这一阶段分为四个步骤：①调查分析质量现状，找出存在的问题。②分析影响质量的各种因素，查出产生质量问题的原因。③找出影响质量的主要因素。④针对主要原因，拟定对策、计划和措施，包括实施方案、预计效果、时间进度、负责部门、执行者和完成方法等内容。

2. 执行阶段（do） 执行阶段是管理循环的第五个步骤。它是按照拟定的质量目标、计划、措施具体组织实施和执行，即脚踏实地按计划规定的内容去执行的过程。

3. 检查阶段（check） 第三阶段即检查阶段，是管理循环的第六个步骤。它是把执行结果与预定的目标对比，检查拟定计划目标的执行情况。在检查阶段，应对每一项阶段性实施结果进行全面检查、衡量和考查所取得的效果，注意发现新的问题，总结成功的经验，找出失败的教训，并分析原因，以指导下一阶段的工作。

4. 处理阶段（action） 处理阶段包括第七、八两个步骤。第七步为总结经验教训，将成功的经验加以肯定，形成标准，以便巩固和坚持；将失败的教训进行总结和整理，记录在案，以防再次发生类似事件。第八步是将不成功和遗留的问题转入下一循环中去解决。

PDCA 循环不停地运转，原有的质量问题解决了又会产生新的问题，问题不断产生而又不断解决，如此循环不止，这就是管理不断前进的过程。

（二）PDCA 循环的特点

（1）大环套小环，互相促进：整个医院是一个大的 PDCA 循环，那么护理部就是一个中心 PDCA 循环，各护理单位如病房、门诊、急诊室、手术室等又是小的 PDCA 循环。大环套小环，直至把任务落实到每一个人；反过来小环保大环，从而推动质量管理不断提高。

（2）阶梯式运行，每转动一周就提高一步。PDCA 四个阶段周而复始地运转，而每转一周都有新的内容与目标，并不是停留在一个水平上的简单重复，而是阶梯式上升，每循环一圈就要使质量水平和管理水平提高一步。PDCA 循环的关键在于“处理这个阶段”，就是总结经验，肯定成绩，纠正失误，找出差距，避免在下一循环中重犯错误。

（三）护理质量的循环管理

护理质量管理既是一个独立的质量管理系统，又是医院质量管理工作中的一个重要组成部分，因此，它是在护理系统内不同层次上的循环管理，也是医院管理大循环中的一个小循环。所以，护理质量循环管理应结合医院质量管理工作，使之能够纳入医院同步惯性运行的循环管理体系中。

我国大多数医院在护理管理中实施计划管理，即各层次管理部门有年计划、季计划、月安排、周重点，并对是否按计划达标有相应的检查制度及制约措施。

各护理单元及部门按计划有目的地实施，护理各层管理人员按计划有目的地检查达标程度，所获结果经反馈后及时修订偏差，使护理活动按要求正向运转。具体实行时可分为几个阶段：①预查：以科室为单位按计划、按质量标准和项目对存在的问题进行检查，为总查房做好准备。②总查房：护理副院长、护理部主任对各科进行检查，现场评价，下达指令。③自查：总查房后，科室根据上级指令、目标与计划和上月质量管理情况逐项分析检查，找出主要影响因素，制定下月的对策、计划、措施。④科室质量计划的实施：科室质量计划落实到组或个人，进行 PDCA 循环管理。这种动态的、循环的管理办法，就是全面管理在护理质量管理中的具体实施，对护理质量的保证起了重要作用。

（薛晓英）

第三节　护理质量评价

一、评价的目的与原则

（一）目的

（1）衡量工作计划是否完成，衡量工作进展的程度和达到的水平。

（2）检查工作是否按预定目标或方向进行。

（3）根据实际提供的护理数量、质量，评价护理工作需要满足患者的程度、未满足的原因及其影响因素，为管理者提高护理管理质量提供参考。

（4）通过评价工作结果肯定成绩，找出缺点和不足，并指出努力的方向。也可以通过比较，选择最佳方案来完成某项工作。

（5）检查护理人员工作中实际缺少的知识和技能，为护士继续教育提供方向和内容。

（6）促进医疗护理的质量，保障患者的权益。

（7）确保医疗设施的完善，强化医疗行政管理。

（二）原则

1. 实事求是的原则　评价应建立在事实的基础上，将实际执行情况与原定的标准和要求进行比较。这些标准必须是评价对象能够接受的，且在实际工作中可以测量的。

2. 可比性的原则　评价与对比要在双方水平、等级相同的人员中进行，制定标准应适当，标准不可过高或过低。过高的标准不是每位护士都能达到的。

二、护理质量评价的内容

（一）护理人员的评价

护士工作的任务和方式是多样化的，因此在评价时应从不同的方面去进行，如护士的积极性和创造性、完成任务所具备的知识基础、与其他人一起工作的协作能力等。对护士经常或定期地进行评价，考察护理工作绩效，为护理人员的培养、职称的评定、奖罚提供依据。一般从人员素质、护理服务效果、护理活动过程的质量或将几项结合起来进行评价。

1. 素质评价　从政治素质、业务素质、职业素质三个方面来综合测定基本素质，从平时的医德表现及业务行为看其政治素质及职业素质；从技能表现、技术考核成绩、理论测试等项目来考核业务素质。方法可用问卷测评方式或通过反馈来获得综合资料，了解护士的基本情况，包括他们的道德修养、积极性、坚定性、首创精神、技能表现、工作态度、学识能力、工作绩效等素质条件。

2. 结果评价　结果评价是对护理人员服务结果的评价。由于很多护理服务的质量不容易确定具体目标，评价内容多为定性资料，不易确定具体的数据化标准，所以结果评价较为困难。并且在评价后，只能告诉护理人员是否达到了目标，并不能告诉他以后怎样去达到目标，因此应采用综合方法进行评价，以求获得较全面的护理人员服务质量评价结果。通过信息反馈，指导护理人员明确完成护理任务的具体要求和正确做法。

3. 护理活动过程的质量评价　这类评价的标准注重护士的实际工作做得如何，评价护理人员的各种护理活动，某医院病室对主班护士任务的执行情况进行评价。

这种评价的优点是给工作人员以具体的标准、指标，使评价对象知道如何做才是正确的，有利于护理人员素质和水平的提高。不足之处是费时间，且内容限制在具体任务范围之内，比较狭窄，对人的责任评价范围小，只能评价护理人员在具体岗位上的工作情况。

4. 综合性评价　即用几方面的标准综合起来进行评价，凡与护理人员工作结果有关的活动都可结合在内，如对期望达到的目标、行为举止、素质、所期望的工作结果和工作的具体指标等进行全面的考核与评价。

（二）临床护理质量评价

临床护理质量评价，就是衡量护理工作目标完成的程度，衡量患者得到的护理效果。临床护理质量评价的内容有：

1. 基础质量评价　基础质量评价着重评价进行护理工作的基本条件，包括组织机构、人员素质与配备、仪器、设备与资源等。这些内容是构成护理工作质量的基本要素。具体评价以下几个方面：

（1）环境：各护理单位是否安全、清洁、整齐、舒适。

（2）护理人员的素质与配备：是否在人员配备上做出了合适的安排、人员构成是否适当、人员素质是否符合标准等等。

（3）仪器与设备：器械设备是否齐全、性能完好情况、急救物品完好率、备用无菌注射器的基数以及药品基数是否足够等。

（4）护理单元布局与设施：患者床位的安排是否合理、加床是否适当、护士站离重患者的距离有多远等。

（5）各种规章制度的制定及执行情况，有无各项工作质量标准及质量控制标准。

（6）护理质量控制组织结构：可根据医院规模，设置不同层次的质控组织，如护理部质控小组、科护长质控小组、护士长质量控制小组。

2. 环节质量评价　主要评价护理活动过程中的各个环节是否达到质量要求，其中包括：

（1）是否应用护理程序组织临床护理活动，向患者提供身心整体护理。

（2）心理护理，健康教育开展的质量。

（3）是否准确及时地执行医嘱。

（4）病情观察及治疗效果的观察情况。

（5）对患者的管理如何，如患者的生活护理、医院内感染等。

（6）与后勤及医技部门的协调情况。

（7）护理报告和记录的情况。

此外，也可按三级护理标准来评价护理工作的质量。在环节质量的评价中，还常用定量评价指标来评价护理工作质量，其具体内容如下：

（1）基础护理合格率。

（2）特护、一级护理合格率

（3）护理技术操作合格率。

（4）各种护理表格书写合格率

（5）常规器械消毒灭菌合格率。

（6）护理管理制度落实率。

3. 终末质量评价　终末质量评价是评价护理活动的最终效果，是从患者角度评价所得到的护理效果与质量，是对每个患者最后的护理结果或成批患者的护理结果进行质量评价。终末评价的选择和制定是比较困难的，因为影响的因素比较多，有些结果不一定能说明护理的效果，如伤口愈合率与治愈率的高低不一定完全是护理的结果。根据现代医学模式，护理结果的评价应当包括患者的生理、心理、社会、精神等各个方面。

将上述三个方面相结合来进行评价，即综合评价，能够全面说明护理服务的质量。评价结果所获的信息经反馈纠正偏差，达到质量控制的目的。

三、护理质量的评价方法

（一）建立健全质量管理和评价组织

质量管理和评价要有组织保证，落实到人。

（二）加强信息管理

信息是计划和决策的依据，是质量管理的重要基础。护理质量管理要靠正确与全面的信息，因此应注意获取和应用信息，对各种信息进行集中、比较、筛选、分析，从中找出影响质量的主要的和一般的、共性的和特性的因素，再从整体出发，结合客观条件作出指令，然后进行反馈管理。

（三）采用数理统计指标进行评价

建立反映护理工作数量、质量的统计指标体系，使质量评价更具有科学性。在运用统计方法时，应注意统计资料的真实性、完整性和准确性，注意统计数据的可比性和显著性。应按照统计学的原则，正确对统计资料进行逻辑处理。

（四）常用的评价方式

常用的评价方式有同级间评价、上级评价、下级评价、服务对象评价（满意度）、随机抽样评价等。

（五）评价的时间

评价的时间可以是定期的检查与评价，也可以是不定期的检查与评价。定期检查可按月、季度、半年或一年进行，由护理部统一组织全面检查评价。但要注意掌握重点问题、重点单位。不定期检查评价主要是各级护理管理人员、质量管理人员深入实际，随时按质量管理的标准进行检查评价。

四、临床护理服务评价程序

评价工作是复杂的活动过程，也是不断循环的活动过程。一般有如下步骤：

（一）确定质量评价标准

1. 标准要求　理想的标准和指标应详细说明所要求的行为或成果，将其存在的状况、程度和应存在的行动或成果的数量写明。制定指标的要求：①具体（数量、程度和状况）。②条件适当，具有一定的先进性和约束力。③简单明了，易于掌握。④易于评价，可以测量。⑤反映患者需求与护理实践。

2. 制定标准时要明确　①建立标准的类型。②确定标准的水平是基本水平或最高水平。③所属人员参与制定，共同确定评价要素及标准。④符合实际，可被接受。

标准是衡量事物的准则，是医疗护理实践与管理实践的经验总结，是经验与科学的结晶。只有将事实与标准比较之后，才能找出差距，评价才有说服力。

（二）收集信息

收集信息可通过建立汇报统计制度和制定质量检查制度来进行。对护理工作数量、质量的统计数字应及时准确，做好日累计、月统计工作。除通过统计汇报获得信息外，还可采用定期检查与抽查相结合的方式，将检查所收集到的信息与标准对照，获得反馈信息，计算达标程度。

（三）分析评价

应反复分析评价的过程，如分析：①评价标准是否恰当、完整，被评价者是否明确。②收集资料的方式是否正确、有效，收集的资料是否全面，能否反映实际情况。③资料与标准的比较是否客观。④所采用的标准是否一致，等等。

（四）纠正偏差

将执行结果与标准对照，分析评价过程后找出差距，对评价结果进行分析，提出改进措施，以求提高护理工作的数量与质量。

五、评价的组织工作

（一）评价组织

在我国，医院一般是在护理部的组织下设立护理质量检查组，作为常设机构或临时组织。由护理部主任（副主任）领导，各科、室护士长参加，分项（如护理技术操作、理论、临床护理、文件书写、管理质量等）或分片（如门诊、病区、手术室等）检查评价。多采用定期自查、互查互评或上级检查方式进行。

院外评价经常由上级卫生行政部门组成，并联合各医院评价组织对医院工作进行评价。其中护理评审组负责评审护理工作质量。

（二）临床护理服务评价的注意事项

1. 标准恰当　制定的标准恰当，评价方法科学、适用。

2. 防止偏向　评价人员易产生宽容偏向，或易忽略某些远期发生的错误，或对近期发生的错误比较重视，使评价结果发生偏向，应对此加以克服。

3. 提高能力　为增进评价的准确性，需提高评价人员的能力，必要时进行培训，学习评价标准、方法，明确要注意的问题，使其树立正确的评价动机，以确保评价结果的准确性与客观性。

4. 积累资料　积累完整、准确的记录以及有关资料，既能节省时间，便于查找，又是促进评价准确性的必要条件。

5. 重视反馈　评价会议前准备要充分，会议中应解决关键问题，注意效果，以达到评价目的。评价结果应及时、正确地反馈给被评价者。

6. 加强训练　按照标准加强对护理人员的指导训练较为重要。做到平时按标准提供优质护理服务质量，检查与评价时才能获得优秀结果。

（薛晓英）

第四节　医院分级管理与护理标准类别

一、医院分级管理与医院评审的概念

（一）医院分级管理

医院分级管理是根据医院的不同功能、不同任务、不同规模和不同的技术水平、设施条件、医疗服务质量及科学管理水平等，将医院分为不同级别和等次，对不同级别和等次的医院实行标准有别、要求不同的标准化管理和目标管理。

（二）医院评审

根据医院分级管理标准，按照规定的程序和办法，对医院工作和医疗服务质量进行院外评审。经过评审的医院，达标者由审批机关发给合格证书，作为其执业的重要依据；对存在问题较多的医院令其限期改正并改期重新评审；对连续三年不申请评审或不符合评审标准的医院，一律列为“等外医院”，由卫生行政部门加强管理，并根据情况予以整顿乃至停业。

二、医院分级管理和评审的作用

医院分级管理和评审的作用有：

（1）促进医院医德、医风建设。

（2）医院分级管理和评审制度具有宏观控制和行业管理的功能。

（3）促进医院基础质量的提高。

（4）争取改革的宽松环境，为逐步整顿医疗收费标准提供科学依据。

（5）有利于医院总体水平的提高。

（6）有利于调动各方面的积极性，共同发展和支持医疗事业，体现了大卫生观点。

（7）有利于三级医疗网的巩固和发展。

（8）有利于充分利用有限的卫生资源。

（9）有利于实施初级卫生保健。

三、医院分级管理办法

（一）医院分级与分等

我国医院分级与国际上三级医院的划分方法一致，由基层向上，逐级称为一级、二级、三级。直接为一定范围社区服务的医院是一级医院，如城市的街道医院、农村的乡中心卫生院；为多个社区服务的医院是二级医院，如农村的县医院、直辖市的区级医院；面向全省、全国服务的医院是三级医院，如省医院等。各级医院分为甲、乙、丙三等，三级医院增设特等，共三级十等。医院分等以后，可以通过竞争促使医院综合水平提高而达到较好的等次，体现应有的价值。

（二）医院评审委员会

医院评审委员会是在同级卫生行政部门领导下，独立从事医院评审的专业性组织。可分为部级、省级、地（市）级三级评审会。

部级由卫生部组织，负责评审三级特等医院，制定与修订医院分级管理标准及实施方案，并对地方各级评审结果进行必要的抽查复核。

省级由省、自治区、直辖市卫生厅（局）组织，负责评审二、三级医院。

地（市）级由地（市）卫生局组织，负责评审一级医院。

评审委员会聘请医院管理、医学教育、临床、医技、护理和财务等有关方面有经验的专家若干人，要求其成员作风正派，清廉公道，不徇私情，身体健康，能亲自参加评审。

四、标准及标准化管理

（一）标准

标准是对需要协调统一的技术或其他事物所做的统一规定。标准是衡量事物的准则，要求从业人员共同遵守的原则或规范。标准是以科学技术和实践经验为基础，经有关方面协商同意，由公认的机构批准，以特定的形式发布的规定。因此，标准具有以下特点：①明确的目的性。②严格的科学性。③特定的对象和领域。④需运用科学的方法制定并组织实施。

（二）护理质量标准

护理质量标准是护理质量管理的基础，是护理实践的依据，是衡量整个工作、或单位及个人工作数量、质量的标尺和砝码。护理质量标准应是以工作项目管理要求或管理对象而分别确定的。

（三）标准化

标准化是制定和贯彻执行标准的有组织的活动过程。这种过程不是一次完结，而是不断循环螺旋式上升的，每完成一次循环，标准化水平就提高一步。标准是标准化的核心。标准化的效果有的可在短期或局部范围内体现，多数要在长期或整体范围内才能体现，已确定的标准需要经常深化，经常扩张。

（四）标准化管理

标准化管理是一种管理手段或方法。即以标准化原理为指导，把标准化贯穿于管理的全过程，是以增进系统整体效能为宗旨、以提高工作质量与工作效率为根本目的的一种科学管理方法。标准化管理具有以下特征：①一切活动依据标准。②一切评价以事实为准绳。

五、综合医院分级管理标准及护理标准（卫生部试行草案）

（一）综合医院分级管理标准

1. 范围　我国当前制定的综合医院分级管理标准（专科医院标准另订）的范围包括两个方面：一是医疗质量，尤其是基础质量，二是医疗质量的保证体系。

“标准”涉及管理、卫生人员的资历与能力、患者与卫技人员的培训与教育、规章制度、医院感染的控制、监督与评价、建筑与基础设施、安全管理、医疗活动记录（病案、报告、会议记录）和统计指标等十个方面的内容。以上内容分别在各级医院的基本条件和分等标准中作了明确规定。

2. 医院分级管理标准体系及其指标系列　医院分级管理标准体系由一、二、三级综合医院的基本标准和分等标准所构成。每部分既含定性标准，又含定量标准。

（1）基本标准：基本标准是评价医院级别的标准，是最基本的要求，达不到基本标准的医院不予参加评定等次。基本标准与等次标准两者分别进行考核评定。基本标准系列由以下七个方面组成：医院规模；医院功能与任务；医院管理；医院质量；医院思想政治工作与医德医风建设；医院安全；医院环境。

（2）分等标准：各级综合医院均被划分为甲、乙、丙三等，三级医院增设特等的标准。评审委员会依据分等标准评定医院等次，同时也将会促进医院的发展建设。分等标准中，根据一级医院的特殊性，与二、三级医院的评审范围有所不同。分等标准归类包括：各项管理标准；各类人员标准；物资设备标准；工作质量、效率标准；经济效果标准；卫生学管理标准；信息处理标准；生活服务标准；医德标准；技术标准。

在评审中，采取千分制计算方法评定。合格医院按所得总分评定等次。分等标准考核，甲等须达900分以上（含900分）；乙等须达750分至899分（含750分）；丙等在749分以下。三级特等医院除达到三级甲等医院的标准外，还须达到特等医院所必备的条件。

各级医院统计指标的系列项目有所区别，一级医院共39项，二级医院共41项，三级医院共50项。其中含反映护理方面的统计指标7～10项，例如五种护理表格书写合格率、护理技术操作合格率、基础护理合格率、特护和一级护理合格率、陪护率、急救物品完好率、常规器械消毒合格率、开展责任制护理百分率、一人一针一管执行率，以及昏迷和瘫痪患者褥疮发生率等。

（二）护理管理标准及评审办法

护理管理标准是评审各级医院护理工作的依据，是目前全国统一执行的护理评价标准。护理管理标准以加强护理队伍建设和提高基础护理质量为重点。

1. 护理管理标准体系　护理管理标准体系中的基本标准包括五部分内容。①护理管理体制：含组织领导体制、所配备的护理干部的数量及资格、护理人员编制的结构及比例等。②规章制度：含贯彻执行1982年卫生部颁发的医院工作制度与医院工作人员职责有关护理工作的规定，结合医院实际，认真制定和严格执行相应的制度，包括护理人员职责、疾病护理常规和护理技术操作规程、各级护理人员继续教育制度等，并要求认真执行。③医德医风：即贯彻执行综合医院分级管理标准中相应级别医院医德医风建设的要求，结合护士素质，包括仪表端庄，言行规范，患者对护理工作、服务态度的满意度达到的百分率要求。④质量管理：包括设有护理质量管理人员；有明确的质量管理目标和切实可行的达标措施；有质量标准和质控办法，定期检查、考核和评价；严格执行消毒隔离及消毒灭菌效果监测的制定；有安全管理制度及措施，防止护理差错、事故的发生。⑤护理单位管理：包括对病房、门诊（注射室、换药室）、急诊室、手术室、供应室等管理应达到布局合理，清洁与污染物品严格区分放置，基本设备齐全、适用；环境整洁、安静、舒适、安全，工作有序。

2. 分等标准　分等标准包括护理管理标准、护理技术水平及护理质量评价指标三部分。①护理管理标准：包括护理管理目标、年计划达标率的要求；设有护理工作年计划、季安排、月重点及年工作总结；有护理人员培训、进修计划，年培训率达标要求；有护理人员考核制度和技术档案，年考核合格率要求；有护理质量考评制度，定期组织考评；有护理业务学习制度，条件具备的组织护理查房；有护理工作例会制度；有护理差错、事故登记报告制度，定期分析讨论；对护理资料进行登记、统计；三级医院要求对资料动态分析与评价，并达到信息计算机管理。②技术水平：包括护理人员三基（基本知识、理论、技能）平均达标分数；掌握各科常见病、多发病的护理理论、护理常规、急救技术、抢救程序、抢救药品和抢救仪器的使用，有不同要求；掌握消毒灭菌知识、消毒隔离原则及技术操作；不同级别医院分别承担初、中、高等护理专业的临床教学任务；二、三级医院分别承担下级医院的护理业务指导、护理人员的进修、培训和讲学任务；开展护理科学研究工作、学术交流，发表论文、开展护理新业务、新技术的能力与数量要求，对不同级别医院均应达到相应标准；二、三级医院应能熟练掌握危、急、重症的监护，达到与医疗水平相适应的护理专科技术水平。③护理质量评价指标：参考以下护理质量指标及计算方法。

3. 护理质量指标及计算方法　医院分级管理中护理标准要求的质量指标共计十七项，各级医院的质量标准原则相同，指标要求有所差别。例如五种护理表格书写合格率，一级医院≥85%，二级医院≥90%，三级医院≥95%。五种护理表格包括体温单、交班本、医嘱本、医嘱单、特护记录单，其标准是：①字迹端正，清晰，无错别字，眉栏填齐，卷面清洁，内容可靠、及时。②护理记录病情描述要点突出，简明通顺，层次分明，运用医学术语。③体温绘制点圆线直，不间断、不漏项。④医嘱抄写正确、及时，拉丁文或英文字书写规整，用药剂量、时间、途径准确，签全名。

十七项护理质量标准中，责任制护理开展病房数与陪护率对一级医院不设具体规定指标。

4. 三级特等医院标准　三级特等医院其护理管理总体水平除达到三级甲等医院标准外，要求全院护理人员中取得大专以上学历或相当大专知识水平证书者≥15%；医院护理管理或重点专科护理在国内具有学科带头作用；有独立开展国际护理学术交流的能力。

5. 护理管理标准评审办法　评审中采取标准得分与分等标准得分分别计算方法，各按100分计算。两项得分之和除以2，计入医院总分。基本标准得分必须≥85%分才可进入相应等次，<85分时在医院总分达到相应等次的基础上下降一等。

基本标准与分等标准内各项具体分值见表30－1。

表 30－1　护理管理标准评分要求

项目	比重%	分值
一、基本标准		
（一）护理管理体系	25	25
（二）规章制度	20	20
（三）医德医风	20	20
（四）质量管理	15	15
（五）护理单位管理	20	20
小计		
二、分等标准		
（一）管理标准	25	25
（二）技术水平	25	25
（三）护理质量评价指标	50	50
小计	100	100
合计	200%	200

（薛晓英）

第三十一章　护士长管理

护士长是医院护理管理系统中数量最多的管理人员，包括科护士长和病房护士长，而病房护士长常简称护士长。科护士长是护理管理系统中的中层管理者，起着沟通上下信息的桥梁作用，协调科室内外关系，担负着科室以及所属病房管理和专科护理业务技术直接指导的任务，为提高医院整体护理水平起着重要作用。护士长是医院护理管理中最基层的管理者，是病房或护理单元工作的具体领导者和组织者，在完成病房管理和基础护理业务技术管理中起着主导作用。从管理学角度来探讨护士长的角色模式，了解护士长的职责，熟悉其工作方法，对提高护士长的管理能力及护理质量有着积极作用。

第一节　护士长的角色

一、护士长角色的概念

（一）角色概念

“角色”是社会学、社会心理学中的一个专门术语，是描述一个人在某位置或状况下被他人期望的行为总和。“角色”也可以是社会结构中或社会制度中的一个特定位置，有其特定的权利和义务。例如，老师和学生是两个不同的角色，都是学校人员结构中特定的位置，教师担负有教导学生的权利和义务，学生有向教师请教的权利和认真学习知识的义务。然而，每一种角色并不能代表一个人的整体，只能反映一个人的一方面。一个人常常担负有多种角色，一种角色也可以由许多不同的社会个体来承担。例如，一个人既是医生，也是他妻子的丈夫，还是他儿子的父亲，又是他父母的儿子等。一个人可以充当多重角色，但在一定场合中只是一种角色的承当者，否则，会发生角色冲突。

（二）护士长的角色

护士长角色是医院护理管理中的一个特定位置，它被赋予护士长的权利和义务。护士长在医院护理管理中主要是一个管理者，在病房是具体的领导者和组织者，指导和带领全科护士共同完成护理任务，处理病房的各种危机和突发事件。护士长在医院护理管理系统中，上有护理部领导，下有护理人员期望，在信息沟通中承上启下，既是桥梁，又是纽带。护士长还是医护、护技以及护患关系的协调者。护士长常常会承担多重角色，在工作中应以管理者为主，良好地适应这一角色，满足护士长角色的期望。

护士长角色的期望主要有：医院、科室、护理组织要求护士长严格执行各项规章制度和岗位职责；满足患者的需要；树立良好的护理专业价值观；满足护士群体利益的需要以及加强与护理相关部门、科室、人员的有效沟通与合作等。

二、护士长的角色模式

根据护士长的工作任务和特点，不同专家对护士长的角色模式作了不同的探讨和分析。

行政管理学者明兹伯格（Mintzberg）将护士长的工作特点分析归纳为 10 种角色、3 大类型，即“三元”角色模式。他认为护士长主要承担有关人员关系、资讯以及决策三大方面的角色，即领导者、联系者、陪伴者、监督者、传播者、患者的代言人、企业家、资源调配者、调停者和协调者 10 种角色。

另外，霍尔（Holle）和布兰兹勒（Blatchley）提出了“胜任者”角色模式，认为护士长的角色模式正如英语单词“competence”即胜任的意思。下面就以首写字母组成的这一单词的整体内容说明如下：

C（care – giver professional）　专业照顾的提供者

O（organizer）　组织者

M（manager of personal）　人事管理者

P（professional manager of care）　患者照顾的专业管理者

E（employee educator）　员工的教育者

T（team strategist）　小组的策划者

E（expert in human relation）　人际关系的专家

N（nurse – advocator）　护理人员的拥护者

C（change – agent）　变革者

E（executive and leader）　行政主管和领导者

综上所述，结合护士长在基层护理管理工作中实际扮演的多种角色，护士长的角色可以归纳如下。

（一）领导者

护士长在病房 8h 工作，24h 负责，指导并带领下属护理人员共同完成护理任务，主持各种病室会议，组织查房，考核下属的行为表现和工作成绩，管理病室教学和科研，负责排班等。工作中以身作则，为人表率，以良好的言行激励下属满怀信心地实现护理目标。

（二）联络者

护士长在工作中不断地与护理人员、上级领导、医师、其他医技人员、患者及家属、后勤人员等进行沟通，其他为创造一个良好的工作场所和有利于患者治疗康复的环境提供保障。

（三）代表者

在处理行政、业务工作中，护士长代表病房参加护理部及院方的各种会议，并接待来访、介绍环境和设施等。有人称护士长为“病房的象征”。

（四）监督者

护士长监督并审核病房的各项护理活动与资料。护士长经常巡视病房，收集患者的病情信息，检查护理计划的实施情况，查对处理医嘱，检查每班护士的交班记录、技术操作、护理质量，听取医师、患者及家属的反映，监督各项规章制度的落实，促进各项护理活动顺利进行。

（五）传达者和宣传者

主持病室各种会议，将上级的文件、指令、命令和政策精神等传达给护理人员；宣传有关的方针、规定及有关护理知识等；同时收集患者、家属及护理人员的信息，上传给上级管理部门。

（六）护患代言人

护士长满足下属护理人员的群体利益，代表护理人员与其他医务人员协商业务工作，与行政及后勤部门协商争取护理人员的权益。同时，代表患者反映其要求，与相关人员联络沟通，以解决患者的问题，满足他们健康的要求。

（七）计划者

规划病房护理业务，制定年度、季和月工作计划，提出工作改进方案，以促进护理质量的提高；协助护理人员制定修改患者护理计划；提出修改病房有关规章制度、护理人员岗位职责的意见和建议等。

（八）冲突处理者

病房发现任何人员之间的冲突和矛盾，护士长帮助矛盾双方协商、劝告、相互理解、达成一致，使矛盾化解，调停解决。

（九）资源调配者

护士长负责病房资源的分配。护士长派班时，选择一定数量的具有适当工作能力的人承担适当的护理工作，充分发挥人力资源。负责各种医疗仪器、设备、文具用品、病室用物的计划、申请、领取、保管、维修和报废，使各项工作准备充分，调整合理，保证工作质量和工作效率。

（十）协商谈判者

护士长经常与有关部门人员进行正式、非正式的协商和谈判。如向上级申请调整护理人员，增添医疗仪器设备，改造病室环境，讨论护理人员的培训计划、福利待遇、医护协作问题等。

（十一）教育者

病房是实施患者健康教育最直接的场所。护士长巡视病房，召开患者会议，开展某些教育项目，向患者及家属进行护理指导、健康教育。另外，护士长是护理人员、进修护士、护生业务技术的指导者和教育者。

（十二）变革者

护士长是医院临床第一线的管理者，有着丰富的基础护理管理经验，最能发现护理管理上的问题，对病房护理管理有一定的权威性。在病房护理的服务模式上有较大的自主权，可以大胆变革、创新，提高护理服务的质量。

（十三）护理学科带头人

护士长除承担病房管理工作外，还承担专科护理、教学和科研发展的任务。现代护理理论的学习、推广、应用，新业务、新技术的引进和开展，护理人员的业务训练与提高，护理科研的开展，护理疑难问题的解决等，在护理人员中，护士长是考虑这些问题的首要人物。

（薛晓英）

第二节　护士长的工作方法

医院护理工作是一项由许多护理人员共同参与的群体性、连续性的工作。护士长被看作是群体的领导者，其功能主要有两个方面：一是领导群体成员采取一定的手段以实现组织目标；二是协调群体内各成员之间的关系，使各成员之间保持团结、和谐的气氛。护士长主要是基层护理的管理者，护理质量的好坏是护士长指挥效能的体现。所以，除具有良好的思想品德、扎实的专业理论知识和精湛的操作技术以外，护士长还应是一个被护理人员拥护的领导者和一个出色的管理者。这要求护士长了解他们基本的工作方法，掌握一定的管理技巧。

一、工作方法

护士长的工作方法与其他管理者的工作方法有很多相似之处，从大的范围上说有目标管理方法、重点管理方法、行政方法、思想工作方法、信息方法、科学统计方法等。在护士长具体的实践工作中，经常运用调查研究、组织学习、说服教育、会议交流、计划总结、表彰批评等措施。下面就护士长工作的实际需要，介绍目标管理与重点管理。

（一）目标管理

目标管理的概念和特点等在前面的章节中已进行了详细论述，护士长的目标管理是在充分发挥护理人员职能基础上的以工作目标为中心的管理。目标管理的目的是让护士长与下属护理人员一起，依据护理部的总体目标，共同参与制定各层目标，使护理人员既明确护理单元目标，又明确个人目标。目标的确定者就是目标的执行者，在工作中实现自我管理的控制，取代单纯的自上而下的命令和控制，增强护理人员的责任心和压力感，激励下属努力实现工作目标。

目标管理的实施方法及注意事项：①科护士长、护士长应明确目标管理的方法、目的、优缺点，并对下属护理人员进行“目标管理”宣传教育，统一认识。②实行“参与管理”方式，上下结合制定目标。科护士长、病房护士长在制定一个科、一个护理单元的护理目标时，必须根据护理部总体目标要求，上下一起确定共同目标。这样，下属护理人员对各层目标就有比较清楚的了解和认识，从而根据上级目标制定合适的个人目标。总目标逐级分解时，各分目标均以总目标为依据，形成上下方向一致，相互合作，共同努力，协调一致，实现目标。③目标内容清晰、明确、定量、定时、具体且实际。目标制定的高低要适当，目标制定过高下属完成困难，会失去信心或产生挫折感，目标过低则不具有挑战性。④护理单元和个人目标得到认可后，护士长应创造良好的工作环境，让护理人员在实现目标的过程中实现自我控制，充分发挥工作主动性。护士长不过多干涉，给予护理人员充分的自主权。⑤定期检查、考核。在实现目标的过程中，护理人员自我检查，或由科护士长、护士长对一些具体的、可衡量的工作效果共同商讨，发现问题及时解决，必要时修订目标。在目标完成的预定期限进行考核评价，对目标实现的最终结果，即成绩或不足相结合进行评价，并给以相应的奖罚，以激励下属做出更好的成绩。⑥根据目标实现的情况，再次修订新的目标而进入目标管理的另一循环。目标的期限一般定为半年或一年。

（二）重点管理法

护士长的工作往往是千头万绪，而要将自己从繁杂的工作中解脱出来，做到忙而不乱，则要求护士长抓住关键，以解决主要矛盾，保证重点，即实施重点管理。管理者常应用ABC分析法来找出事情的重点，即把要做的事情分成ABC三类，按轻重缓急不同而实施重点管理。护士长的实际工作中，在许多工作纷纭而至的时刻可以对应表格进行ABC分类处理，举例如表31－1。

表31－1 ABC事件的分类特征及管理要点

类别	工作项目	特征	管理要点
A	1. 某病人病情危重需派特护	1. 最重要	1. 重点管理
	2. 病房厕所被堵	2. 最迫切	2. 必须马上解决好
		3. 后果影响大	
B	1. 一患者约护士长谈话	1. 重要	1. 一般管理
	2. 病人被服报废，补充	2. 一般迫切	2. 最好自己去做，亦可授权他人办理
C	1. 年度总结	1. 影响小	暂可不必管理
	2. 申请新的护理设备	2. 影响小或无后果影响	

在A类项目的事件中，既紧急又重要，护士长应当即刻处理。B类是重要的但不紧张，也要安排好。像患者的要求也要予以满足，否则会影响护理质量；被服不及时报废、补充，更换被服时数量不够可成为紧迫工作。C类虽不紧迫，暂可放一放，但也需处理完重点后进行处理。表格的使用可以提醒护士长按轻重缓急处理工作，对做过的可以注明情况，便于小结；对未做过的可预定完成的日期。同时，经常使用这种分类法可以帮助护士长对紧急、重要事件即刻作出明确判断，提出处理措施，提高工作效率。

另外，在抓工作中的重点时，还可以参考"重要的少数与次要的多数"原理，意思是尽管是少数，但是很重要；虽然是多数，但都属次要。在护理管理中，这一原理的应用也十分广泛。比如，少数护理单元承担着大部分疑难危重患者的护理任务，而多数护理单元承担的护理任务一般；少数护理人员成果多、论文多，而多数人成果和论文都很少；少数护理人员经常会发生护理差错，而多数人工作不出问题或很少出问题等等。护理管理就是要在总体中寻找重要的，抓住重点而进行重点管理。

（三）非权力性影响

护士长作为护理管理的基层管理者，要带领下属护理人员齐心协力完成护理工作任务，单靠行使上级组织赋予的权力还不够，往往还需要一定的非权力性影响，如道德品行、人格、才能因素、知识因素、感情因素等，使下属从心理上信服、尊敬、顺从和依赖，并改变他们的行为。

护士长平时在工作中，以良好的品格影响下属，做到平等待人、平易近人、办事公正、宽宏大量、坦率诚实、言行一致；在自我才干表现方面，护士长应多投入临床实践活动，以成功的事实赢得下属敬佩；在知识方面，以渊博的知识、精湛的技艺获得下属的信赖；在感情方面，与下属建立亲切的相互关系，动之以情，晓之以理，以取得上下级之间良好的感情沟通，使全体护理人员自愿地为完成共同的工作任务而努力。

二、管理艺术

管理是科学，又是艺术。护士长管理同样是一门艺术。管理艺术是管理者在运用管理理论进行管理实践时，所表现出的个人行为态度与行为方式的特点。一位富有管理艺术的管理者，善于用简练的言语表达自己的意图；善于做思想工作，抓住对方心理，即使批评对方也能接受，达到预期的效果；善于交往，能够与各种不同意见的人沟通思想；善于明察秋毫，辨明是非，具有敏捷的思维和准确的判断力，能及时发现问题，做出正确的决策，应付自如，工作效率高且成功率高等等。而一些缺乏管理艺术的管理者，讲话条理不清、生硬、死板、枯燥、乏味；下达任务不明确，不善言谈，交流与沟通困难，成不了群众的朋友；办事拘谨，工作中抓不到重点，整天忙忙碌碌，工作效率不高。至于那种专横、粗暴、“一言堂”的领导就更无艺术可谈了。护士长面对各种性格不一、社会背景不一的护理人员、服务对象等，实施适当的管理，这就需要一定的管理艺术。

护士长主要的管理艺术有：

（一）决策艺术

决策是科学管理的前提。决策艺术是管理艺术的核心。护士长作为基层决策者，科学决策的基本程序是：掌握准确信息，确立关键问题，确定明确目标，拟定多种方案，评估各种方案作出正确决策。决策要集思广益和实事求是，讲民主，确立问题时要有多维思维。护士长个人能决断的问题，要果敢决断，而重大问题应集体研究。然而，在面对护理中的突发事件时，则要求护士长具有一定的创造力和判断力，根据实际情况作出及时的非程序化的决策。

（二）指挥艺术

决策的实施有赖于管理的指挥功能。指挥是护士长依靠权威指派护理人员从事护理活动。护士长的指挥效能常体现在病房突发事件的处理上，如危重患者的抢救、集体性的护理活动等，以适应客观情况变化的需要。

（三）交谈艺术

谈话是一种信息交流，是人与人之间的一种交往形式，具有很强的感情色彩。护士长会经常进行一些正式性或非正式性谈话。交谈中要善于激发下属谈话的愿望，需注意自己谈话的态度、方式、语调等，并开诚布公，使下属愿意谈出自己的内心愿望。谈话中应抓住重要问题，善于掌握谈话的分寸，言辞缓和，结论意见的表达宜谨慎、客观，让下级易于采纳，谈话心平气和、不激怒。谈话中还可用表情、姿势、插语鼓励等表示尊重下级，对谈话有兴趣，善于耐心倾听，同时给予及时适当的反馈。

（四）激励艺术

激励是激发鼓励之意。激励是护士长调动和发挥护理人员积极性的主要手段。激励的方法很多，主要有目标激励、领导行为激励、嘉奖激励和信息激励。护士长应尽量满足护理人员的愿望，如合理的调班；采取宽容的态度，耐心帮助受挫折者；公平合理地分配报酬；对有突出成绩者给予一定的物质奖励；对表现好者，经常予以口头表扬、精神鼓励，满足尊重的需要；推荐护理人员参选先进工作者、优秀护士；在护士长工作权限范围内，指定小组长、负责护士等。

（五）协调人际关系的艺术

护士长在建立和改善护理系统内外人际关系中具有重要的责任，应平易近人，善于与各种人交往，如主动与患者、家属、护理人员及其他医务人员等交往，根据他们的不同经历、不同文化程度深入浅出地交往，自觉地引导他人朝积极的人际关系发展。护士长在工作中应鼓励大家分工协作，团结共事，利用八小时之外组织必要的文娱活动或参与其他有关社交活动，使护士们感情融洽，理解加深，误会减少。另外，护士长在管理中应掌握好人际交往的主要原则：给予和索取要大致相等。注意人与人的关系是一种精神上的交往，双方公平合理，反对庸俗的“关系学”。工作中要善于听取下属的建议，为护理人员及患者争取合法的权益，满足他们的特殊需求。同时，护士长应尊重下属及患者、家属的人格，决不要滥用职权，以势压人。

（薛晓英）

第三节　护士长的职责

职责就是担任各种职务的人员所应履行的责任。各级护理人员都有其相应的职责。护士长是医院护理系统中最基层的管理者，工作责任重大、涉及面广，既要带领本科室或本病区护理人员同心协力，按要求完成护理工作任务而承担行政上的护理管理职责，又要指导下属护理人员的护理业务技术管理职责。因此，护士长的职责包括护士长行政管理职责和业务技术管理职责。

一、护士长行政管理职责

护士长行政管理职责主要是对本病房护理人员给予指导、与他们沟通，运用各种方式统一意见，充分发挥护理人员的工作积极性，从而保证各项护理活动的顺利进行。其具体职责如下：

（1）在护理部副院长、护理部主任及科护士长的领导下进行工作。

（2）根据护理部和科内工作计划，制定本病区的具体工作计划，并付诸实施。按期做好总结，取得经验，推动工作。

（3）负责开展本病室护理人员的政治思想工作，使他们热爱护理事业，加强责任心，改善服务态度，全心全意为人民服务。

（4）负责病室人员的分工和派班工作，合理安排人力。

（5）深入病房了解患者的思想情况，定期召开工作座谈会，以便改进工作。

二、护士长业务技术管理职责

护士长业务技术管理职责主要是督促本病室护理人员严格执行各级护理规章制度、技术操作规程和护理常规，组织和指导下属护理人员的业务学习和技术训练，具体解决本病区护理技术上的疑难问题，做好病区护理新业务、新技术的引进和技术训练工作，积极开展护理科研活动，采取有效措施搞好病房管理，保证护理质量。其具体职责如下：

（1）在护理副院长、护理部主任及科护士长的指导下进行工作。

（2）根据护理部和科内业务技术管理的要求，制定本病区业务技术管理具体计划，按计划实施，并定期评价，改进工作。

（3）负责检查护理质量，督促护理人员认真执行各项护理常规，严格执行各项规章制度和技术操作规程。密切观察病情，做好传、帮、带。

（4）组织病室护理查房和护理会诊，并积极开展新业务、新技术及护理科研。

（5）随同科主任和主治医师查房，参加会诊以及大手术或新手术前、疑难病例和死亡病例的讨论。

（6）指定专人领取和清理本病室的药品、仪器、设备、医疗器材、被服和办公用品等，并分别指定专人负责保管、保养和定期检查，遇有损坏或损失应查明原因，并提出处理意见。

（7）负责护生的见习、实习和护士进修工作，并指定有经验和教学能力的护师或有护师职称以上的人员担任带教工作。

（薛晓英）

第三十二章 护理管理经济效用

护理的各项经费占了医院经费的很大一部分，护理部门对成本的控制、对预算的操纵，将对整个医院的经济利益产生深刻影响。成本核算是提高医疗卫生单位经济管理水平的重要手段，通过实行成本管理，可以降低成本，提高效率，向社会提供更好的医疗卫生服务。

第一节 护理成本控制

一、护理成本概述

成本是在生产过程中的生产资料和劳动消耗。医疗卫生领域中，成本是指实施某项卫生规划或方案所要投入的人力、物力和财力等全部卫生资源的消耗价值。成本通常可以用货币单位统一计量，卫生经济评价要求将成本划分成两部分：一是直接成本，即某方案实施过程中卫生资源的直接消耗，如与疾病直接相关的诊断、治疗等费用；二是间接成本，即人们由于疾病或死亡给社会造成的经济损失，如疾病引起的休工、休学等造成的经济损失。

护理成本是医疗单位在护理服务过程中所消耗的物质资源价值和必要的劳动价值的货币表现。卫生经济评价要求将护理成本划分为两部分，即直接护理成本和间接护理成本。直接护理成本是与护理服务直接相关的卫生资源的直接消耗，如护理人员的工资和护理材料消耗。间接护理成本并不与护理工作直接有关，但是为护理服务的提供起必要的支持作用，如物质资料消耗所转移的价值，包括房屋、医疗器械设备折旧等劳动资料和医院为进行护理业务活动所开支的各项管理费用。

护理成本分类：根据会计核算和医院管理目的的不同，对成本进行不同的分类。

（一）按成本与服务量的关系分类

（1）固定成本：有些成本总额在一定时期内和一定服务量范围内，不受服务量增减变化的影响而保持不变关系，称为固定成本。如护理部主任的固定工资，在一定时期及一定业务量范围内，其总额不随工作量的变动而变动。

（2）变动成本：有些成本总额与业务量增加呈正比例变动关系，称为变动成本，但每一单位成本额保持不变，变动成本包括卫生材料费、低值易损耗品等。如医院使用的一次性注射器的成本总额，随注射人数的增加而增加，此类成本为变动成本。

（3）总成本：指在特定技术水平和要素价格条件下，生产某一特定产量所需要的成本总额，是固定成本与变动成本之和。

（4）混合成本：有些成本总额随医疗服务量变动而变动，但不保持正比例变动关系，这种兼有固定成本和变动成本特性的成本，称为混合成本。比如电费，医院或护理院要花费一定的成本用于走廊等公共区的照明，而病房只有在有患者时才回收照明费。因此，尽管包括一部分固定成本，电费还是随患者住院天数的增加而增长。

（5）阶梯固定成本：阶梯式成本与固定和变动成本相关，在一定范围内变动，但在较小的范围内保持不变。如在一定工作负荷下，一个护理单元需要聘用5名护士，一旦超出此范围就会聘用6名，显然，患者越多、病情越重，就需要更多的护理时数，如果按每个住院患者需要4.2h的护理时数配置护士，医院不会因为增加了1名患者，而为了多出的4.2h的护理时数去增加1名护士。

（二）按成本的计入方法分类

（1）直接成本：直接成本是指护理服务过程中耗费的可依据凭证直接计入护理服务成本的费用，如工资、卫生材料及低值易耗品。

（2）间接成本：间接成本是指在护理服务过程中无法直接计入某服务项目，而需经过合理分摊进行分配的成本，如行政管理、后勤辅助部门的费用等。

（三）按成本的可控性分类

（1）可控成本：可控成本是指某一时期内，在某个部门或某个人职责范围内能够直接确定和控制的成本。如医疗服务中的药品费、卫生材料费。

（2）不可控成本：不可控成本是指在一定时期内，某个特定部门无法直接掌控，或不受某个特定部门服务量直接影响的成本。如固定资产折旧、大修理费等。

一般情况下，变动成本属于可控成本，固定成本属于不可控成本；直接成本属于可控成本，间接成本属于不可控成本。

（四）按成本在经营决策中的属性分类

（1）机会成本：指某项资源未能得到充分利用而放弃掉的机会所带来的成本，在卫生决策中，选择了一种方案，必然放弃其他一些方案，在被放弃的方案中最好的一个方案的效益，就是所选择方案的机会成本。机会成本并非实际支出，不计入账册，只是在评价和决策时作为参考依据。

（2）边际成本：指增加一单位的产量所要增加的成本量，即总成本对应于总产量的变化率。

（3）沉没成本：指过去的规划已支付的成本，与目前要进行的决策无关。

二、护理成本核算

成本核算是提高医疗卫生单位经济管理水平的重要手段，通过实行成本管理，可以使有限的卫生投入，依靠技术进步、科学管理和结构调整，来降低成本，提高效率，向社会提供更好的医疗卫生服务。

（一）护理成本核算的作用

（1）成本核算是降低医疗护理成本的有效途径：通过护理成本核算，可以明确为患者服务过程中实际消耗的护理人力、物力和财力，真实地反映护理资源的耗费，从而提出最有效的护理方案，以降低护理成本，减轻患者负担，达到以较低的成本提供较高质量服务的目的。因此，加强护理成本核算和成本分析，对节省护理资源、降低卫生费用有重要意义。

（2）成本核算是确定护理服务价格的重要依据：护理服务价格是护理服务价值的货币表现，依据成本定价是医院得以维持并为人民提供医疗服务的保证。护理服务消耗需通过合理收费得到合理补偿，护理成本核算可为国家、卫生部门、医院制定合理护理价格提供正确依据。

（3）成本核算是评价护理工作效益的基础：护理服务成本的高低表示护理服务过程中耗费劳动量的大小，通过劳动耗费与劳动成果的比较，可以发现管理中的问题和薄弱环节，有利于促使医院不断挖掘和充分利用潜在力量，达到向管理要效益的目的。护理服务成本在很大程度上反映了护理服务的社会效益和经济效益，是反映医院工作质量的一个重要指标，成本核算同时也为评价卫生服务综合效益提供信息资源。

（二）护理成本核算的原则

成本核算的目标是努力提供实际成本信息，要提高成本信息的质量，发挥成本核算的作用，必须遵循以下原则。

（1）按实际成本计价的原则：护理成本必须正确反映实际发生的经济资源耗费，成本计算应当按实际发生额核算成本，不得以估价成本、计划成本代替。

（2）分期核算原则：成本核算应与整个会计分期一致，分别核算各期成本，以确认成本发生的时间和分配时间，一般按月进行，同一项成本，计算期内核算的支出、收入和起止日期必须一致。

（3）责权发生制原则：这一原则是按收益原则正确进行成本计算的基础，凡是应由成本负担的支出，不论是否在本期支付，都应计入本期成本，本期支付应由本期和以后各期负担的费用，应按一定标准分别计入本期和以后各期；凡是不应由本期成本负担的费用，即使在本期支付，也不应计入本期成本。

（4）一致性原则：成本核算时各种成本费用的计价方法、固定资产折旧方法、成本核算的对象、成本计算项目、间接费用的分摊方法等，前后会计期间必须保持一致，不得随意更改，这样才能具有可比性。

（5）重要性原则：指在成本核算过程中应基于管理的要求区分主次，对于那些对成本有重大影响的内容和项目，应重点处理，力求简洁；对无重大影响的成本，可简化处理，以提高效率。

（三）护理成本核算的内容

（1）护理人力成本：包括各级护理人员的工资、奖金及补贴。

（2）材料成本：主要指护理过程中消耗的卫生材料和低值易耗品的消费。

（3）设备成本：固定资产折旧及大修费。

（4）药品成本：护理过程中使用的药品费用。

（5）作业费：公务费、卫生业务费、供应消毒费、洗涤费。

（6）行政管理费。

（7）教学及研究费用。

（四）护理成本测算方法

（1）项目法：项目法是以护理项目为对象，归集费用与分配费用来核算成本的方法，如一级护理中更换床单、口腔护理、预防压疮护理成本的核算。制定计算护理项目成本可以为指定和调整护理收费标准提供可靠的依据，也可以为国家调整对医院的补贴提供可靠依据。但是项目法不能反映每一疾病的护理成本，也不能反映不同严重程度疾病的护理成本。

（2）床日成本核算：护理费用的核算包含在平均的床日成本中，护理成本与住院时间直接相关，床日所包含的服务内容虽有一定的差别，但一般常规性服务项目都包含在内，这种方法并未考虑护理等级。

（3）相对严重度测算法：将患者的严重程度与利用护理资源的情况相联系。

（4）患者分类法：以患者分类系统为基础，测算护理需求或工作量的成本核算方法，根据患者的病情程度判定护理需要，计算护理点数及护理时数，确定护理成本和收费标准。

（5）病种分类法：病种分类法是以病种为成本计算对象，归集预分配费用，计算出每一病种所需护理照顾的成本的方法．以病种服务收费是将全部的病种按诊断、手术项目、住院时间、并发症和患者的年龄、性别分成467个病种组，对同一病种组的任何患者，无论实际住院费用是多少，均按统一的标准对医院补偿。

（6）综合法：即计算机辅助法，结合患者分类系统及疾病诊断相关分类法（diagnosis，relatedgroups，DRGs）分类，应用计算机技术建立相应护理需求的标准实施护理。

（沈　慧）

第二节　预算管理

一、预算相关概念

预算就是计划，是经营决策所确定的具体目标，通过有关数据集中而系统地反映出来就是预算，预算控制是通过预算形式对企业未来经营活动发生的成本、费用、收入、利润等加以干预、协调和指导过程。

（一）预算的分类

（1）操作预算：操作预算是由日进出量得到年收入与支出的计划，如果显示收入大于支出，意味着1年有望获利；如果是以盈利为目的的医院，那么一些利润将以股息的形式支付给股东，至于非盈利的医院赚得的利润将用来更换设备、修缮旧建筑或扩大服务范围。

操作预算中的收入从医疗保险、医疗补助、其他个人保险、自费医疗和捐助中获得。操作预算也是每个部门经营的计划。

（2）零基预算：零基预算是对任何一笔预算收支，都必须以零为起点，从根本上去考虑他们的必要性和规律。这样能使所编制的预算数字更切合当期的实际情况，从而使预算充分发挥其控制实际收支的作用。

（3）长期预算：长期预算是管理者建立的长远计划，操作预算只是对第2年的详细计划，而医院的许多部门需要一个长期计划。可以是未来的3年、5年或10年的规划，通常长期预算不必很详细。

（4）项目预算：项目预算是分析特定项目的预算，一般用于发展新项目或对现有项目的检测，项目预算不仅仅是对第2年的收入与支出的计划，其目的是做决定，即是否采用此新项目。即使是基本项目，也面临如何选择的问题。通常，特定项目的预算是长期预算的结果，项目预算经常跨越几个部门，他们必须由几个主要部门组成的委员会来决定。

（5）资金预算：卫生保健机构项目的许多花费需要一年多的时间，这些被称为资金花费，在整个项目前不必考虑，也不会影响整个项目的预算，资金预算只需与一个部门或单元关联，可能是已有项目的一部分，但资金花费经常涉及特定目的的大量资金。资金项目着眼于投资，资金预算可以超出现金，用更广的视角看待成本与利润，可考虑到给组织带来的一般利益，为了机构生存，管理者必须知道哪些会有利润、哪些会亏损，要有足够的营利活动去弥补那些亏损。

（6）产品线预算：卫生保健机构的预算部门主要着眼于科室或部门，如放射科、营养科、护理部等分别制定自己部门的预算。在实施部门预算的时候，卫生保健机构已开始了产品线预算。产品线是指一群具有共同特征可以归类的患者，如同一诊断的患者。

（7）现金预算：现金是机构的活力，机构的生存依赖于持有足够的现金，使其能满足支出的需要，操作预算注重于机构的收入和支出，如果机构亏损，将会反映在操作预算上，但是，即使没有亏损，机构也可能面临现金危机。组织的现金花费是很普遍的，如工资通常按月、双周或周支付，但现金收入如果因患者账单或其他原因在某些部门拖延，即使机构盈利，也逐渐用完现金，而且这种情况会随着患者的增多而日益严重。

另一现金问题与主要资金费用有关，仅一年的资金花费可以在操作预算中表示来年的花费，比如机构预算增加1000万元的设备，预算寿命为20年，那么每年花费1/20，也就是每年有50万元作为折旧费在操作预算中，但这1000万元必须以用现金支付才能建成，结果将比操作预算中多花费950万元。

（8）绩效预算：绩效预算是一种用于根据成本中心所取得的成就，以及取得此成就所需的成本来评估中心活动的预算方法。它是一种以具体设计来评估成本中心复合成果的预算方法，而不是一种单一的预算产出。

（二）预算方法

（1）预算准备的合适时间：管理者经常遇到这样的问题：何时做预算？做的频率如何？这个问题随预算种类而定，有些只做1次，有些10年做几次，有些1年1次。

一次预算：有些特殊目的预算，只需准备1次，项目预算是在机构提供新服务新项目评估时必须考虑的，预算项目对于给定项目一般只用一次，如果项目被拒绝，就没必要定时回顾了，如果被采用，则需要定时回顾，并比较实际的预算和结果。

很少做的预算：长期预算一般很少做，这种预算会跨越5年或10年，虽然一些机构每年都会做调整，但预算的主题在这几年内仍不改变，以保持其计划执行的稳定性，长期预算每年还需回顾一下是否有没预料到的情况出现，及时修正计划。长期预算比项目预算简略，所以没必要像项目预算那么长的时间准备，但它不是只与一个部门、科室项目有关，而是关于机构为什么存在和其发展方向这些核心问题，如果机构确定发展方向有困难，将要花费几个月的时间使机构和雇员对计划意见达成一致。

年度、月度预算，操作、资金、现金、进展预算均是这种，每年都必须做，但也有必要把年度预算分成几个短的时期控制成本，如果把科室、部门、机构作为一个整体，等到年底做预算很不方便，因为到年底很多问题已经出现，应该在中途就改正；也有些问题虽然可以在来年预算中改正，但到那时只能等到来年年底才能知道是否成功，所以月度预算对控制运行很重要。

连续预算，一个系统中常注重于操作和现金的年度预算，实际上，如果预算做的烦琐些，一些弱点就可以克服，连续预算是每个月做来年这个月的预算，比如知道了一月份的实际结果，就可在二月份中或二月份底做来年一月份的预算。连续预算与传统年度预算相比有4个问题能被解决，即对预算的态度、时间的管理、预算的精确性和对将来的把握。

（2）态度：许多管理者发现预算与他们的工作相去甚远。预算 1 年 1 次，与日常工作有很大的不同，需要用几周或更多时间去完成明年的预算，因此很不情愿面对。但是，如果将预算建立在每个月计划的基础上，使它成为正常工作的一部分而不是插入部分。管理者就不会觉得繁重。

（3）时间管理：时间问题与态度问题息息相关。在连续预算中，有很多事要做，整整一年庞大的计划被摆出来，如果 1 个月中有几天不工作，这个月里就没有什么重大的进展，1 个月有几周不工作就有很多事要被拖延，要花几个月的努力赶上。所以在预算中时间管理很重要，不可使预算任务在拖延中变得繁重。

（4）精确性：在今年七月份过去时做明年七月份的预算，可使明年七月份的预算更实际、精确地反映七月份的状况，连续预算发展的月预算并不是最终批准的预算，每年要做 1 次协商和改进。

二、护理预算目的及程序

预算对于大医院或小的医疗机构都很重要，无论是卫生管理机构、社区、医院还是养老院的护理管理人员，都需要进行预算及掌握预算技巧。

（一）预算的目的

（1）有效运用资源：财务管理者曾经尝试给护理部和科室提供预算，护理管理者只要被告知自己需要雇佣多少护士，需要花费多少就可以，然而，这种方法提供预算注定要失败，因为财务管理者不是能监控影响护理的因素，然而，护士由于直接统计疾病种类的变动和护理技术的改变，并要知道医生要进一步治疗还是终止．知道哪些患者需要住院多长时间，因此，只有工作在护理部或科室的护士才可以合理评估所需的护理资源。

（2）提供管理绩效评价的标准：预算是各部门、各职工要努力达到的标准，也是评定和考核业绩的依据。预算并不与临床工作相隔离，相反，预算常常直接面对临床护理工作量及工作方式，在护士为患者制订护理计划时，同样应把预算作为计划贯穿于临床护理中，应提供什么样的临床护理，只有这样才能使每一位患者都受益。

（3）提供管理的功能：预算可以使护理部更好地计划自己的活动和控制成本，并在财政范围内提供尽可能好的服务，预算是护理管理者的一种工具，使管理者将资源更好地服务于患者，避免浪费，管理者必须了解预算项目及过程．才能建立合理、可行、有效地预算。预算中制定的数量目标就是工作中应控制的标准，在预算执行过程中，管理者要关注于预算过程而不是完成一份标准的表格。

（4）提供沟通的功能：预算使管理者必须先做计划，让他们提前注意到问题和机会，有足够的时间应对，预算可以使科室及部门之间更高效地合作，避免重复劳动并及时共享重要的信息，通过编制预算可以正确处理各部门之间的关系，协调他们的工作。

（5）作为决策的基础：医院编制各种预算就是制定各种具体目标，编制全面预算就是制定全部计划的总目标。预算实质上是反映管理部门和职工的期望。因此，编制预算的过程也是制定和明确目标的过程，同时，通过预算平衡，可以把各个部门的工作有机结合起来，统一于一个共同的奋斗目标中，从而有目的、有计划地安排好各项工作。

（二）编制预算的程序

编制预算的程序概括起来就是有两种类型：一种是自上而下的由各级领导编制，最后让下级部门执行的工作程序；另一种是最先由最低层编制自身的预算，然后交上级审查，反复修改平衡后交最高领导批准的自上而下的工作程序，这种编制预算的程序叫做“自我参与预算”，西方企业大部分采用“自我参与预算”的程序，因为，这种预算受到广大职工的欢迎和支持，容易贯彻执行，能较好地完成预算确定的各项目标和任务。为了更好地完成编制预算的工作，西方大中企业还成立了专门的预算指导机构，即预算委员会。预算委员会由各部门负责人参加，财务副总经理等高级会计领导人主管，委员会负责各部门预算的协调工作，解决冲突，作出决定。医院编制预算的程序具体分为以下几步。

（1）预算期前，医院最高领导人提出战略，这是各级、各部门编制预算的标准。

（2）在预算期前一定时间（一般为1个月），由各基层部门主管人员根据战略目标和群众意见做出详细的部门预算。

（3）部门领导人审定所属机构的预算，并在预算期前报预算委员会。

（4）预算委员会审查各部门的预算，经过反复协调和平衡后汇编全面预算，并报最高领导人审批。

（5）在临近预算期，企业最高领导人把审批的全面预算交预算委员会并分别下达到所属各部门贯彻执行。

三、绩效预算

绩效预算可根据成本中心所取得的成就及所花费的成本来评估成本中心的活动。它是一种以具体设计来评估组织成果的预算方法，通过绩效预算可以更好地理解资源投入与产出水平以及质量三者之间的关系，绩效预算是护理管理者应掌握的一种重要工具。

传统意义上说．预算主要强调的是部门或成本中心使用的资源，如护士的数量和工资、一次性使用物品的价格和消耗、护理培训教育费用等医院为了达到目标所需要的资源投入。绩效预算将注意力从计划要使用的资源转移到达到的目的上。绩效预算的步骤如下。

（一）辨明成本中心的绩效领域

绩效领域是指科室的目标或所要达到成果的领域，在开发绩效领域时，管理者应当考虑许多问题，比如：需要测量哪些重要目标？护士长应掌握哪些绩效因素，哪些绩效还未掌握？护士长如何最有效地利用工作时间？护理人员如何最有效地利用工作时间？常见的绩效领域包括护理质量、患者满意度、工作人员满意度、生产率和创新。

进行绩效预算首先应了解目标管理，目标管理是一种预算技术。当管理者及其下属制定并认同了一组目标，这组目标将被视为绩效测量的基础，目标管理要求给每位护士长一套具体的、可测量的目标，这些目标代表了管理者的业绩，并非整个医院的业绩。护理管理人员必须努力地为护理单元工作，配置员工，控制成本，提高生产率，改善患者和员工的满意度，革新和进行长期规划，这些都是护理管理者和医院的一些关键绩效领域。

（二）评估现行成本中心的项目预算

绩效评估可用来评估成本中心的操作预算成本，在一个护理单元里这种预算包括下列一些项目的成本，如护理管理人员的工资、临床护理人员的工资、教育培训费和低值易耗品费用等。

（三）决定每一绩效领域中资源的应用分配比例

通过开发资源分配模型，能够使管理人员去思考哪些是工作中真正重要的部分，以及他们的重要程度，例如：患者的满意度对医院非常重要，那么管理人员就必须思考在提高患者满意度方面，是否投入了足够的时间和精力。因此，护理管理人员进行提高患者满意度这一绩效预算时，在资源的分配上，就应考虑自身投入多少时间、护士投入多少时间，以及其他资源投入多少。

由于资源的有限性，为了达到预期目标，护理管理者将决定如何来分配资源，总投入将按照一定比例投到不同的绩效领域，如在护理质量管理上需投入多少资源。此外，每种资源都根据不同需要进行分配，例如护士长将其时间的5%，临床护士时间的35%和低价易耗品的90%用于患者的直接护理。资源的分配应以医院工作重点为基础，但最初进行绩效预算时，管理者可根据历史信息来决定资源的分配。信息可以通过两种途径获得：一是让所有护理人员对几个星期的工作时间进行记录；二是让他们对自己的工作时间进行一个恰当的估计。一旦绩效预算完成了，护理管理人员就能获得更多的信息，同时也能做出更明确的选择，以更有效的方式重新分配资源。

（四）将中心的预算成本按比例分配到各自的绩效领域中去

一旦决定了每种资源应用到每一绩效领域的百分比，接下来就必须计算有多少资金将被用于每一绩效领域。方法为：用每一被分配到对应绩效领域项目的百分比乘以预算中心该项目的资金总数。例如：若护理管理人员的薪水是50 000元，其工作时间的10%用于改善护理质量，那么花在质量管理上的资金就是5000元，如果此单位的护理人员总共赚了5000 000元，他们花了自己的5%的时间去改善质量，那么就有另外25 000元被用于改善质量，最终用于质量提高这一绩效领域的总成本为30 000元。

（五）为每一绩效领域选择绩效测量法，确定各部门的目标成本

不同绩效领域可以有不同的绩效测量方法，护理管理者根据所选测量法来决定各部门每一目标的预算成本。例如：护理管理人员要以给药错误的次数来测量护理质量提高的效果，假设该绩效预算要达到减少30次的给药错误，上面提到30 000元被计划用于质量提高，那么可以说减少每例给药错误的预算为1000元，第2年的绩效预算仍需要这样一笔资金，以确保护理质量保持在这一水平上。

我们需要选择合适的绩效领域，选择适当的绩效测量方法，从而使护理管理人员明确每一关键领域中工作的完成情况，明确领域达到的各项目标，例如：绩效预算要确定究竟会减少多少次给药差错；还要确定未达到这一目标究竟需要投入多少。所以，为达到减少给药差错这一目标，就要对护理人员投入的时间进行预算，这样才能使目标与资源投入相匹配。

（沈　慧）

第三十三章　病区科和急诊科护理管理制度

第一节　病区管理制度

一、病区工作管理制度

（1）各护理单元实行护士长负责制，护士长在护理部、科护士长领导及科主任业务指导下，负责全病区护理工作。

（2）各护理单元应有各级护理人员岗位职责、工作流程、质量标准、操作规范、疾病护理常规、消毒隔离制度、护理文件书写标准等，并严格执行。

（3）各护理单元须有与护理部相对应的护理质量、安全、教学等匹配的兼管人员，并认真履行职责。

（4）各种抢救设备、仪器、物品，定点放置，专人管理，定时清点，定期检查、维护，定量供应，呈备用状态。

（5）加强病区药品管理。严格执行药品、制剂分类管理，各类药品管理符合要求。

（6）病区设施安全、规范，物品放置有序，位置固定，病区仪器、设备除全院调配外未经护士长同意，不得随意外借、挪用或任意搬动，禁止使用电炉、明火，病房冰箱不准放置私人物品。

（7）病区保持整齐、舒适、安全、安静，避免噪声，禁止吸烟，工作人员做到走路轻、说话轻、开门关门轻、操作轻。

（8）病区使用护理部统一标识、指示、警示牌，提示牌应醒目、清晰、明确、温馨，使用规范，病区走廊、各出入口、通道保持通畅、安全。

（9）加强对患者及陪护人员安全知识教育和管理，确保人身及财产安全。

（10）病区应备有护理安全约束保护用具以及轮椅平车等，并保持功能良好，使用安全、方便。

（11）病区财产、设备、精密贵重仪器，建立账目，定期清点，有记录，如有损坏或遗失应及时查明原因，及时维修，保证安全使用，指定专人管理。管理人员变动时，应办妥交接手续。

（12）病区每天按时进行卫生清扫，保持病区清洁卫生，注意通风。住院患者要穿病员服，床单位的被套、床单、枕套定时换洗，保持清洁卫生。出院后，按医院感染要求终末处理。

（13）在班医务人员，必须穿工作服、戴工作帽，着装整洁。进行无菌操作必须戴口罩。在班期间不准在办公室聊天、打闹嬉笑、玩牌等，无特殊情况不准打私人电话，不准干私活和看非医学书籍、报纸、杂志。

（14）定期对患者及家属进行健康教育、科普知识宣传，定期召开座谈会沟通交流，征求意见，改进工作。做好陪护的管理工作。

（15）督促患者自觉遵守住院规则。患者未经许可不得进入办公室及治疗室等工作场所。未经医师或护士同意不得随意离开病房。

（16）护士长负责召开本护理单元护士工作讨论会或护理质量讲评会。

二、病区安全管理制度

1. 有健全的护理安全告知制度　凡为患者进行有创性检查及特殊治疗时，必须认真履行告知制度，如深静脉穿刺置管、化疗等，实行口头或书面告知，并填写“知情同意书”，签署全名存档。如患者不能自理，依照法律法规向具有法律监护资质人员告知和签署“知情同意书”。

2. 有规范的护理安全警示制度　对安全隐患应及时、规范使用警示标识，如药物变态反应、注射特殊药物、防滑、防跌倒、防走失、防坠床等，提示适时、醒目，做到防患于未然。

3. 有护理安全制度　各护理单元定期查找安全隐患，进行安全教育，强化安全意识，加强安全管理。

4. 有安全保护措施和保护用具　护理人员须掌握职业暴露和职业防护基本知识；医院应提供必需的防护用具如手套、口罩、隔离衣等；为危重患者提供正确、规范并有效使用护理安全防护用具，如约束带、护栏等。

5. 有完善的安全检查制度　护理部定期对各护理单元进行安全检查；护理单元定期对本病区护理用具、仪器、设备、建筑通道等进行安全检查，发现隐患及时上报，督促维修并做好记录。

6. 有严格的护理缺陷管理制度及上报流程　发现缺陷、事故及时汇报，采取补救措施，将损害减至最轻。及时组织讨论分析，吸取教训，制定有效措施，严防重复发生。

7. 有护理危险因素防范预案和应急处理流程　有跌倒、坠床、烫伤、压疮、自杀、药液外渗等预防措施及发生后的应急处理流程。护士应人人知晓，熟练运用。

三、病区规范要求

1. 病室规范

（1）病室要安静整洁、优雅美观，空气新鲜，温、湿度适宜。

（2）病床摆放合理，方便检查和治疗。

（3）患者床单应整洁、无杂物并按要求设置，如暂空床、备用床、麻醉床等。

（4）患者床头柜内食品、用物，分开放置。

（5）病室窗台、小桌、地面、暖器上无杂物，无悬挂物。桌面、窗帘保持清洁、无破损、无污渍。床号、门号按规定位置粘贴。

（6）患者呼叫系统，放置合理，方便患者使用。

（7）护理标记齐全，全院统一规格。

（8）患者一览表卡上的病危、一级护理、二级护理有标记。

（9）床头卡眉栏齐全，饮食、护理级别、药物变态反应有标记。

2. 病房各工作室及楼道规范

（1）办公室家具摆放整齐有序、固定、整洁无灰尘，室内无杂物。

（2）仪器存放整齐、清洁、有专人保管，设有使用说明和维修记录本，定期检查保持完好。

（3）各种治疗盘位置固定，盘内有用物名称卡片，设有专人管理。

（4）护士站台面、水池及周围环境干净、整齐，无食物及私人用品。

（5）各抽屉、柜内物品按要求放置，确保干净、整齐。

（6）病房走廊清洁，无多余物品。

（7）禁止随便粘贴宣传画、广告画、告示、通告及便条等。

（8）紧急通道及公共区域不堆放杂物，保证通道畅通。

（9）护士休息室整洁、美观，床褥叠放整齐，不放置白大衣，个人用物放置在柜内。

（10）垃圾筐或垃圾篓及时清理，无溢出。

四、病区交接班制度

1. 交接班制度

（1）护理人员实行24h三班轮流值班制，特殊情况科室根据工作需要排班。值班人员应严格遵照医嘱和护士长安排，对患者进行护理。

（2）每班必须按时交接班，接班者应提前10～15min进入科室，阅读交班记录、病历等记录，做好各种物品、药品等交接，及时记录。

（3）在接班者未到之前，交班者不得离开岗位。

（4）值班者必须在交班前完成本班的各项工作，遇有特殊情况，必须做详细交待，与接班者共同做好交接工作方可离去，必须完成交班记录及护理记录等，实习护士、未取得执业资格护士等须有带教老师确认签名。处理好用过的物品。白班为夜班做好用物准备，如消毒敷料、试管、标本瓶、注射器、常备器械、被服等，便于夜班工作。

（5）交班中如发现病情、治疗、器械、物品交代不清，应立即查问。接班时如发现问题，应由交班者负责。接班后如因交班不清，发生差错、事故或物品遗失，应由接班者负责。

（6）晨会集体交班由护士长主持，全体人员应严肃认真地听取夜班交班报告。要求做到交班记录要写清、口头要讲清、患者床头要看清，如交代不清不得下班。

2. 交接班内容

（1）患者总数，出院、入院、转科、转院、分娩、手术、死亡人数，危重症患者、抢救患者，大手术前后或有特殊检查处理，病情变化及思想情绪波动的患者均应详细交班。

（2）医嘱执行情况，重症护理记录，各种检查标本采集及各种处置完成情况，对尚未完成的工作，应向接班者交代清楚。

（3）查看昏迷、瘫痪等危重病患者有无压疮，基础护理完成情况，各种导管固定和通畅情况。

（4）常备、贵重、毒、麻、精神药品及抢救药品、器械、仪器的数量、技术状态等，交接班者均应签全名。

（5）交接班者共同巡视检查病房是否达到清洁、整齐、安静的要求及各项工作的落实情况。

3. “五看”“五查”“一巡视”

(1) 五看：

1) 看计算机：医嘱是否录入，是否执行无误。

2) 看病室报告：包括全日患者流动情况，新入院患者、危重手术及有特殊变化患者的重点病情，给予的医疗处理及护理措施等是否记录正确，有无遗漏。

3) 看体温本：是否按要求测试体温，有无高热或突然发热患者。

4) 看各项护理记录：是否真实、客观、准确、及时、完整，有无遗漏或错误。

5) 看特殊治疗、护理是否落实。

(2) 五查：

1) 查新入院患者的初步处理是否妥善，病情有特殊变化者是否已及时处理。

2) 查手术患者准备是否完善。

3) 查危、重、瘫痪患者是否按时翻身，床铺是否平整，有无压疮。

4) 查尿、便失禁患者护理是否到位，皮肤、被服是否清洁干燥。

5) 查大手术后患者创口有无渗血，敷料是否妥帖，是否排气、排尿，各种管道是否通畅。

(3) 一巡视：对危重、大手术及病情有特殊变化的患者，交接班人员应共同巡视，进行床旁交接班。

五、病区消毒隔离制度

(1) 严格执行无菌操作规程，做无菌操作时必须衣帽整齐，戴口罩，无菌器械、容器、敷料筒、持物钳等定期清洗、消毒、灭菌和更换，并注明灭菌日期和开启日期。

(2) 治疗室、换药室要坚持清洁、消毒制度，地面湿式清扫，用消毒液擦地，工作人员进入治疗室要戴帽子、口罩，私人物品不准带入室内，抹布、拖把专室专用。

(3) 治疗室、产房、手术室、换药室要定期进行空气消毒及空气培养。

(4) 病室定期通风换气，晨间护理采用湿式扫床，一床一套，床头桌每日擦拭，一桌一布，均浸泡消毒后晾干。

(5) 每周至少更换被服一次，并根据情况随时更换，脏被服放入污物车内。

(6) 暖瓶、痰盂、便盆等用具专人专用。

(7) 体温计一人一表，用后浸泡消毒。

(8) 注射操作实行一人一针一管一止血带，用后消毒。

(9) 单位隔离：

1) 隔离患者有条件时住单间或相对独立区域，病室内或病室门口要备隔离衣，悬挂方法正确。

2) 清洁区挂避污纸，以便随时使用。

3) 隔离单位门外应备有洗手盆，内盛消毒液。

4) 患者专用体温表、药杯、便器，应用一次性注射器、输液器、餐具，使用后回收集中处理。

5) 隔离患者用过的医疗器械应用1%～2%含溴或含氯消毒剂浸泡消毒，血压计、听诊器等用消毒液擦拭，血压计袖带若被血液或体液污染，应在清洁的基础上使用含有效溴或有效氯的消毒剂浸泡30分钟，然后清洗干净，晒干备用。

（10）凡患者有气性坏疽、铜绿假单胞菌等特殊感染伤口，应严格隔离。所用的器械、被服均要进行“双蒸”处理，所用敷料放入专用塑料袋烧毁。口腔科、放射科要求一律使用一次性漱口杯，口腔科牙钻针必须经过高压灭菌方可使用。

（11）对麻醉机螺旋管、呼吸气囊、气管套管、氧气用的湿化瓶、牙垫、舌钳、开口器等使用后应严格消毒灭菌。

（12）各种内镜使用后必须认真清洗，彻底消毒，对乙肝患者应固定内镜，用后进行严格消毒。

（13）诊疗、换药、注射、处置工作前后，认真洗手，必要时用消毒液泡手。

（14）出院患者做好终末消毒处理，床、床头橱用消毒液擦拭。

六、病房医嘱制度

（1）医嘱一般在上班后2h内开出，要求层次分明，内容清楚，转抄和整理必须准确，如需更改撤销时，要用红笔填“取消”并签名。临时医嘱必须及时向护理人员交代清楚，医嘱要按时执行。

（2）开写、执行医嘱必须有医、护人员用楷书签全名，要注明时间。

（3）医师开出医嘱后要仔细复查，无误后交护理人员执行，护理人员对可疑医嘱必须询问清楚后方可执行。

（4）在抢救和手术中，不得不下达口头医嘱时，由经治医师下达口头医嘱，护士复述一遍，经医师核实无误后方可执行，事后医师要及时补记医嘱。

（5）医师下达医嘱要认真负责，不允许不见患者下医嘱。

（6）计算机打印出输液卡、注射单、处置单、口服药单、化验粘贴单，须经两人核对后方可执行。一人当班处理医嘱，准确执行后，须由下一班再次查对，并于注射单和输液卡上签名。

（7）医嘱每天大查对1次，阶段小核对4次，做到“五看”：看输液卡、注射单、口服药单、病历、记事板，护士长每周总查对2次并签名。

（8）手术后和产后患者要停止术前和产前医嘱，重开医嘱，并且分别转抄于医嘱本和各项执行单上。

（9）需要下一班护士执行的临时医嘱交接班时，要说明并在护士值班记录上标明。

（10）一般情况下，无医嘱，护士不得对患者做对症处理。如在抢救危重症患者的紧急情况下，医师不在场，护士可针对病情给予临时的必要处理，但处理后做好记录，并及时向主治医师报告。

七、分级护理制度

分级护理是指患者在住院期间，医护人员根据患者病情和生活自理能力，确定并实施不同级别的护理。分级护理分为四个级别，即特级护理、一级护理、二级护理和三级护理。分别设有标记。

1. 特级护理

（1）病情依据：①重症监护患者。②病情危重，随时可能发生病情变化需要进行抢救的患者。③各种复杂或大手术后的患者。④严重创伤或大面积烧伤的患者。⑤使用呼吸机辅助呼吸，并需要严密监护病情的患者。⑥实施连续性肾脏替代治疗（CRRT），并需要严密监护生命体征的患者。⑦其他有生命危险，需要严密监护生命体征的患者。

（2）护理要求：①严密观察患者病情变化，监测生命体征。②根据医嘱，正确实施治疗、给药措施。③根据医嘱，准确测量出入量。④根据病情，正确实施基础护理和专科护理，如口腔护理、压疮护理、呼吸道护理及管路护理等，实施安全措施。⑤保持患者的舒适和功能体位。⑥实施床旁交接班。

2. 一级护理

（1）病情依据：①病情趋向稳定的重症患者。②各种大手术后需严格卧床休息以及生活不能自理的患者。③生活部分自理，但病情随时可能发生变化的患者。④生活完全不能自理且病情不稳定的患者。

（2）护理要求：①每小时巡视患者，观察患者病情变化。②根据患者病情，测量生命体征。③根据医嘱，正确实施治疗、给药措施。④根据患者病情，正确实施基础护理和专科护理，如口腔护理、压疮护理、呼吸道护理及管路护理等，实施安全措施。⑤提供护理相关的健康指导。

3. 二级护理

（1）病情依据：①病情趋于稳定，仍需要卧床的患者。②生活部分自理的患者。

（2）护理要求：①每 2 小时巡视患者，观察患者病情变化。②根据病情，测量生命体征。③根据医嘱，正确实施治疗、给药措施。④根据患者病情，正确实施护理措施和安全措施。⑤提供护理相关的健康指导。

4. 三级护理

（1）病情依据：①生活基本自理且病情稳定的患者。②生活基本自理且处于康复期的患者。

（2）护理要求：①每 3 小时巡视患者，观察患者病情变化。②根据患者病情，测量生命体征。③根据医嘱，正确实施治疗、给药措施。④提供护理相关的健康指导。

八、患者入院管理制度

（1）入院患者应持门诊、急诊医师签发的入院证到住院处，办理入院手续。护士在护送危重患者时应密切观察病情，注意保暖，防止输液或用氧中断。注意外伤者体位，以确保安全。

（2）病房护士接到入院通知后应准备床位及用物，对急诊手术或危重患者，需先做预处理：吸氧、吸痰、开放静脉通道等，等医师赶到后立即配合抢救。

（3）病房护士应与门诊急诊科护士做好交接工作，做到治疗、病情、护理处置清楚，并尽快将患者安置到病房。

（4）测量体重体温、脉搏、呼吸、血压。填写住院病历及各种登记手续，必须要验证患者的医保病历并核对照片、姓名、性别、年龄，防止冒名顶替住院。

（5）护士应了解患者参保参合类型，并告知患者及时备齐医保局审批资料。

（6）除危重患者需要立即投入抢救及其他特殊情况外，应仔细评估患者并向患者详尽地做入院宣教，包括住院规则和有关病房制度、安全告知，协助患者熟悉环境，主动了解病情和患者的心理状态、生活习惯等。对危重、老年患者进行跌倒、烫伤、压疮、导管等高危状况评估，酌情采取护理保护措施和上报。药物过敏者根据医院规定悬挂统一醒目的标识。填写安全告知书，并请患者及家属签名。

(7) 通知医师检查患者，及时准确执行医嘱。

九、患者住院管理制度

(1) 护士有职责不断向患者进行安全、健康教育；住院患者应尊重医务人员，听从医护人员的指导，遵守住院规则，遵从医嘱，与医护人员密切合作，为治疗疾病，恢复健康，共同努力创建和谐就医环境。

(2) 患者应按时作息。在查房、诊疗时间内请勿擅自离开病房。特殊情况外出时，应请假并签字，经值班医务人员同意后方可离开。

(3) 搞好个人卫生，患者原则上穿病服，定时更换。

(4) 患者请勿进入治疗室和医护办公室，不得翻阅医疗文书，不准私自到院外求医购药，或自行邀请院外医师到医院为个人诊治。

(5) 患者的饮食、护理级别由医师根据病情决定，不得随意更改。陪护人员送来的食物，须经医务人员同意后方可食用。

(6) 患者可携带必需生活用品，其他物品谢绝带入病房。

(7) 患者请勿串病房或私自调换床位，非探视时间不会客，预防院内交叉感染。

(8) 管理好医院及个人财产，病区内禁止吸烟及使用电器，节约水、电，爱护公物，保持病区环境整洁、安静、安全、舒适。

(9) 发扬团结友爱精神，患者之间应当做到互相关心，互相爱护，互相帮助。

(10) 医护患密切配合，凡事进行有效沟通，避免信息不畅造成的隐患，特别是进行有创治疗、检查、护理前须沟通和告知；住院期间患者对治疗、护理、管理方面有意见可向护士长和科主任反映，管理者应及时处理、反馈。

(11) 病员如有不遵守院规或违反纪律者，院方必要时可以给予劝阻教育。

十、患者出院管理制度

(1) 患者出院由主治医师和经管医师决定，护士按医嘱预先通知患者及其家属。病情不宜出院而患者或家属要求出院者，医师应加以劝阻，如说服无效，应报上级医师和科主任批准，并由患者或其家属签字。应出院而不出院者，通知有关部门或所在单位接回或送走。

(2) 护理人员应根据医嘱办理出院手续。停止住院期间的一切治疗、护理，撤出所有诊疗、治疗、护理卡片，核对治疗、护理、检查、实验室检查等项目申请单与费用，做好出院登记，办理出科。

(3) 将出院卡片、出院小结及诊断证明交与患者，嘱患者及家属携带相关资料到住院收费处办理结算手续。

(4) 取得出院结算清单后，做好出院指导，告知注意事项，将出院带药交给患者，并说明服用方法，主动征求患者对医院的意见。对患者或家属提出的相关问题做出说明。

(5) 协助患者整理物品，收回医院用物。热情送患者至电梯口，向患者道别。

(6) 整理病床单位，按常规进行各类物品的终末消毒处理。

(7) 按出院病历顺序整理病历，及时归档。

十一、危重患者抢救制度

(1) 抢救危重患者应按照病情严重程度和复杂情况决定抢救组织工作，一般抢救工作应有值班医师和护士负责；危重患者抢救应由科主任和护士长组织抢救；遇有大批患者、严重多发伤等情况时，应立即报告医务科、护理部，由医院组织相关科室共同抢救。

(2) 临床护士遇有危重患者，应及时通知值班医师，做好抢救准备工作，并给予必要的处理，如吸氧、吸痰、测体温、血压、脉搏、呼吸等。

(3) 参加抢救的医护人员要严肃认真、积极主动，听从指挥，既要明确分工，又要密切协作。

(4) 抢救工作中遇有治疗、技术操作等方面的困难时，应及时请示上级护士或护士长，迅速予以解决，必要时上级护士或护士长迅速参加抢救工作。

(5) 一切抢救工作均要做好记录，做到及时、准确、清楚、扼要、完整，并要注明执行时间。

(6) 口头医嘱要准确、清楚，尤其是药名、剂量、给药途径与时间等，护士要复述一遍，避免有误，及时记录于病历上，并补开医嘱和处方。

(7) 各种急救药物的安瓿、输液空瓶、输血空袋等用完后应暂行保留，以便统计与查对，避免医疗差错。

(8) 一切急救用品实行“四固定”制度（定数量、定地点、定人管理、定期检查维修），各类仪器要保证性能良好。急诊室抢救物品一律不外借，用后归放原处，清理补充。

(9) 严格交接班，详细交接病情、治疗、护理及注意事项等情况。

(10) 急救中心的患者经抢救病情稳定或需转入病房或需手术室治疗者，应专人护送，病情不允许搬动者，应专人看护或经常巡视。

(11) 抢救工作结束后，应认真总结抢救的经过，并做好记录。

十二、危重患者转交接制度

(1) 凡大手术、危重患者转运，必须由护理人员全程陪护。

(2) 根据转科医嘱，评估患者，填写急危重患者院内转科交接本，电话通知转入科室。

(3) 保证转运工具功能完好，确保患者在转运过程中的安全，酌情准备应急物品及药品。

(4) 转入科室在接到患者转科通知后，护士立即准备备用床及必需物品。

(5) 患者入科时，护士主动迎接并妥善安置患者。

(6) 认真评估患者，转出、转入双方必须做到“五交清”：患者生命体征要交清、患者身上各种导管要交清、患者使用各种仪器要交清、患者皮肤情况要交清、患者病情要交清。据实填写急危重患者院内转科交接本及护理记录单，并通知医师诊治患者。

十三、患者饮食管理制度

(1) 患者饮食由医师根据病情决定，护士根据医嘱，输入电脑，新患者通知营养室。

(2) 进餐前30分钟停止一切非紧急的治疗及检查，停止清扫工作，保持安静整洁的环境。住院患者的床头牌上应有饮食标记，禁食患者应在饮食牌或床尾设有醒目标志，并告诉患者禁食的原因和时限。掌握当日需要禁食或限量以及延迟进食等要求，防止差错。

（3）对卧床患者协助洗手，扶持老弱患者坐起。

（4）患者进食时护士应巡视并观察患者的进食情况，随时征求患者的意见，及时与营养室联系，对不能自行进食的患者协助进食。

（5）护士有责任主动关心患者家属送来的食物，在病情允许情况下指导患者食用。进食后，协助危重患者漱口或口腔护理，必要时做好记录。

（6）特殊病情需要的饮食，如鼻饲流质、无渣饮食及对温度、时间、喂食量有严格要求的饮食，护士应严格执行医嘱，必要时对家属给予指导。

（7）对治疗饮食、试验饮食的患者向患者说明治疗饮食的目的，对禁食或限制的食品要多向患者解释，争取配合。开饭时护士必须亲临患者床边，指导患者正确进食。

（8）新患者入院后已过开饭时间，应主动关心与配餐员和营养室联系，保证患者吃到热饭、热菜。

（9）餐具每餐消毒，传染病患者使用一次性餐具。

（10）饮食护理中注意患者文化差异，尊重患者风俗习惯，尽量给予满足。

十四、患者告知制度

患者作为一名特殊的消费者，有权利了解自己患病的信息和治疗、护理方案，并做出适当选择。因此护理人员必须自觉维护患者的合法权益，充分尊重患者的知情同意权、选择权、健康自主权及隐私权，侵袭性操作前，护士有义务如实告知，并尊重其选择。

（1）护理人员在实施护理过程中，应与患者和家属进行有效的交流沟通，及时解答患者和家属的有关问题，在不影响治疗前提下，应如实告知患者和家属护理计划、护理措施、护理风险等，以取得患者和家属的理解、知情和合作，酌情做相应记录。

（2）患者入院后须先征求患者意见是否需要委托他人履行自己在医院期间的有关法律手续，如需要应由患者亲自签订委托书，并告知住院期间注意事项。

（3）患者病情危重时，医师出示病危通知，告知并交与家属。

（4）患者住院期间，病情突变，急需抢救、手术等，应立即告诉监护人和委托人，来不及告知应报告院总值班或医务科。

（5）尊重患者的自主权、知情权，给患者实施特殊治疗、检查、用药、护理时，做到知情同意，特别是实施化疗、创伤性护理、治疗，护理人员须切实履行告知义务，必要时填写“告知书”。

（6）护士执行护理活动中，应尊重患者人格，保护患者的隐私权，任何人任何时间不得向他人泄露患者的隐私，各类检查室均有隐私保护性措施。

以下列举一些告知技巧：

1）告知态度要诚恳、和蔼、耐心、诚心，充满关切，忌训斥、命令。语言要通俗易懂，忌用医学术语、暗示诱导、误导、欺骗、隐瞒，确保患者在理解的基础上行使自己的权利。

2）告知内容应有利于治疗操作或康复，无关内容不可告知。一次告知内容不能太多，使用资料、数据准确无误，不能含混。

3）告知过程中，对患者提问耐心解答，难以理解的应反复解释，防止用语不当。

4）操作失误时，要诚恳道歉，操作结束时，要感谢患者及家属的合作。

十五、探视、陪护制度

（1）应当按医院规定探视患者，监护室患者、新生儿病房患儿不得入室探视、陪护，传染病患者（儿童除外）不得陪护。

（2）每次探视要领取“探视证”，每次不超过2人，不得带学龄前儿童入病房。

（3）需要陪护的患者由主治医师、护士长共同商讨并发给“陪护证”，停止陪护时应将陪护证收回。

（4）探视和陪护人员必须遵守院规，文明礼貌，服从医护人员的管理并遵守以下规定：

1）不得翻阅医疗文书及资料，查房或进行诊疗工作时，陪护应退出病房。不得谈论有碍患者健康的事宜，不得私自将患者带出院外。

2）探视和陪护者只允许到所探视、陪护的病房，不得进入其他病房或进入办公区域逗留。

3）不得使用患者的用具，吃患者的膳食，不得在患者的床上坐、卧和在病区（病房）内洗涤。

4）探视和陪护者发生传染性疾病（如上呼吸道感染时），不得探视和陪护。

5）爱护公物，节约水、电，保持病区（病房）的清洁整齐，不得在病房内吸烟和随地吐痰。

十六、健康教育制度

（1）患者入院后，首诊护士应热情接待安置患者，应在入院4h内对患者或家属进行入院介绍，包括病区环境、疾病相关知识、生活作息制度、饮食、安全等有关事宜，语言通俗易懂，态度平易近人。

（2）结合患者疾病具体情况，制定有关疾病治疗、饮食、用药、护理、功能锻炼及注意事项等健康教育计划，分阶段实施，并及时评估患者认识水平和自我管理现状。

（3）结合病区收治的病种、季节变化等特点，对病区患者、家属、陪护进行健康知识普及和安全防范教育，也可利用工休座谈会进行相关内容的传播。

（4）各病区备有语言简明、通俗易懂的健康教育宣传手册、宣传折页供患者自行阅读。

（5）各病区备有展板，进行专科疾病健康知识普及，展板做到标题醒目、图文并茂。

（6）患者出院前，责任护士必须做好出院前健康指导，如出院后药物治疗的重要性，药物的疗效、剂量、不良反应及饮食起居、康复训练、复诊等事宜。

（7）护士长、护理部定期对患者健康教育实施情况进行评估、调查，及时反馈，确保健康教育的覆盖率和知晓率符合医院质量标准。

十七、医疗文件管理制度

（1）由病房护士长负责医疗文件的管理，护士长不在时，由主班护士负责管理。各班人员均须按管理要求执行。

（2）各护理单元应当严格管理医疗文件，病历中各种表格应排列整齐，病历不得随意放置，应放置于病历柜内并上锁，病历用后必须归还原处，严禁任何人涂改、伪造、隐匿、销毁、抢夺、窃取病历。

（3）患者不得翻阅病历及自行携带病历出病区。住院病历因医疗活动或复印、复制等需要带离病区时，由病区指定专门人员负责携带和保管。

（4）患者出院或死亡后，病历须按规定排列整齐，由情报信息科负责保管。

（5）病室工作日志交情报信息科保管。

十八、紧急病例、实物封存管理制度

（1）发生医疗事故争议时，需要紧急封存的病历内容死亡病例讨论记录、疑难病例讨论记录、上级医师查房记录、会诊意见、病程记录。

（2）应当在医患双方在场的情况下封存和启封并加盖印记证明。封存的病历资料可以是复印件，由医疗机构保管。

（3）疑似输液、输血、注射、药物等引起不良后果的，医患双方应当共同对现场实物（包括输液器、注射器、残存的药液、血液、药物以及服药使用的器皿等）进行封存和启封，封存的现场实物由医疗机构保管；需要检验的，应当由双方共同指定的、依法具有检验资格的检验机构进行检验；双方无法共同指定时，由卫生行政部门指定。封存物品送检启封时，也要双方当事人共同在场，在场的双方当事人应具有完全民事行为能力，均保证人以上。

（4）封存病历前护士应完善的工作：

1）完善护理记录，要求护理记录完整、准确、及时，护理记录内容全面，与医疗记录一致，如患者死亡时间、病情变化时间、疾病诊断等。

2）检查体温单、医嘱单记录是否完整，包括医师的口头医嘱是否及时记录。

3）病历封存后，由医务科指定专职人员保管。

（5）可复印病历资料。门（急）诊病历和住院病历中的住院日志（即入院记录）、体温单、医嘱单、化验单（检验报告）、医学影像检查资料、特殊检查、治疗同意书、手术同意书、手术及麻醉记录单、病历报告、护理记录、出院记录。

十九、护理病例讨论制度

（1）在护理工作中凡遇有特殊病例、危重抢救病例、疑难病例均应进行会诊、讨论，集思广益，提高护理质量。

（2）对需要特别护理的抢救患者，护士长应组织全体护理人员进行讨论，分析病情，拟订护理计划，并成立特别护理小组进行护理或转 ICU 病房。

（3）如需要其他科室协助制定护理方案的，应由护士长提出会诊讨论申请，由护理部组织相关科室的护士长或高年资护师（主管、副主任护师）参与讨论；讨论时由科室责任护士介绍病情及护理过程，提出需要讨论和协助解决的难题，参与会诊者应查看患者、分析病历，提出解决问题的方法。

（4）在疑难病例护理讨论过程中，可邀请主管医师参与讨论。

（5）讨论情况经整理后，记录在护理查房记录本中。

二十、护理会诊制度

（1）对于本专科不能解决的护理问题，需进行护理会诊的患者，先汇报护理部，护理部组织相关科室进行会诊。

（2）护理部负责会诊的组织协调工作，确定会诊时间、通知申请科室，负责组织有关护理人员进行护理会诊。

（3）非多科护理会诊的患者由会诊科室填写护理会诊申请单（注明患者一般资料，填写请求护理会诊的理由等），经护士长签字后方可进行会诊。

（4）会诊地点常规设在申请科室。

（5）护理会诊的意见由会诊人员写在护理会诊单上。

（6）参加护理会诊的人员应是由护士长选派的主管护师职称以上的人员。

二十一、抢救室工作制度

（1）抢救室专为抢救患者而设，非抢救患者原则上不得占用。

（2）抢救室应备齐一切抢救药品、物品、器械和敷料等，并放在固定位置，有明显标记，不准任意挪动、挪用或外借。

（3）药品、器械用后均需立即清理、消毒，然后放回原处，消耗部分及时补充，以备再用。对药品还应经常检查，发现过期或变质等情况要随时报告并更换。

（4）抢救室一切物品、药品、器械应指定专人负责管理，定期检查核对，必须每班交接，并认真做好记录。

（5）无菌物品须注明灭菌日期，每周定期消毒灭菌，保证在有效期内。

（6）抢救室严禁烟火，每周彻底清扫、消毒 1 次，保证整洁及安全。

（7）抢救时，抢救人员按照各种疾病的常规抢救程序进行工作，并做好记录。每次抢救结束后，要总结经验。

二十二、治疗室工作制度

（1）进入治疗室必须穿工作服、戴工作帽及口罩，非工作人员严禁入内。

（2）器械、物品放在固定位置，及时请领，上报损耗，严格执行交接手续。

（3）各种药品分类放置，标签醒目，字迹清楚。

（4）医用毒性药品、精神药品、麻醉药品、贵重药品及特殊药品应加锁保管，严格交接班。

（5）严格执行无菌技术操作原则。无菌物品开启后记录开启时间，保持无菌物品的有效性，定时更换。保存的无菌物品、消毒物品必须注明有效期，超过有效期应重新消毒灭菌。消毒瓶每周定期消毒灭菌 2 次。

（6）碘酒、乙醇盛于已消毒瓶内，注意随时加盖并保持其有效浓度。

（7）已用过的一次性注射器、输液器、针头，要随手清理、分类处置，并存放于专用箱内，每日由专人回收 1～2 次。

（8）随时保持室内清洁，每做完一项处置，须随时清理。每日行紫外线照射消毒 1 次，照射时间为 30～60min，并做好记录。每日用消毒液擦拭台面、桌面及拖地至少 2～3 次。

（9）按“五常法”管理治疗室。室内每周大扫除1次，指定专人对室内物品、药品、器械做好清点、消毒、保养工作。每日必须检测各消毒液浓度并登记。

二十三、换药室工作制度

（1）严格执行无菌技术操作规程，非换药人员不得入内。

（2）换药室内物品定数量、定位置、定专人管理，用后及时请领补充。一切换药物品均需保持无菌，并注明灭菌日期和有效期时间。

（3）换药时，先处理清洁伤口，后处理感染伤口，特殊感染不得在换药室处理。

（4）无菌物品开启后，注明开启时间，无菌敷料有效使用不超过24h，无菌干罐有效使用不超过4h。

（5）随时保持换药室清洁，每日紫外线照射消毒1次，照射时间为30～60min，并做好记录。每日用消毒液擦拭台面、桌面及拖地至少2～3次。

二十四、更衣室管理制度

（1）更衣室是医护人员上、下班更衣的场所，非本科室工作人员不得随意进入。

（2）保持室内卫生清洁，衣物放置有序，每日清扫，护士长定期检查。

（3）室内不得存放变质、腐烂、有异味的食品，严禁存放易燃、易爆物品，禁止将自行车和其他私人用物存入室内。

（4）个人贵重物品，应放入更衣柜并上锁，出入更衣室应随手关门，确保安全。

（5）工作服应挂在固定的位置上，更衣架上不准乱挂其他衣物，以防交叉感染。

（6）上班更换护士工作鞋，保持鞋面清洁，下班后鞋放于更衣橱内。

（7）调离本科室时，及时交回更衣柜钥匙和更衣室钥匙。

二十五、引流管专项护理要求

（1）向患者介绍带管的不适和防止管道脱出的注意事项。

（2）妥善固定，管道不可扭曲、受压，各接口衔接好。

（3）保持引流管通畅，及时排空引流物。

（4）观察引流液的颜色、性质、量，做好记录，如有异常及时汇报主管医师。

（5）管道及附属装置按要求更换。

（6）管道及周围皮肤清洁无胶布残留痕迹。

（7）引流部位的敷料清洁干燥。

（8）做好患者带管的健康教育指导。

二十六、导管滑脱管理制度

（1）护理人员应认真评估患者管道情况，如管道数量、置入部位、固定情况等，并在护理记录单上进行记录。

（2）做好管道护理的交接班。

（3）对患者及其家属进行必要的宣教，使其充分了解预防管道滑脱的重要性、预防方法以及发生管道脱落时应及时向医务人员报告。

（4）加强巡视，观察患者管道固定情况，并做好护理记录。

（5）制定管道滑脱紧急处理预案。发生管道滑脱时，护理人员要采取补救措施，避免或减轻对患者的伤害。

（6）患者发生管道滑脱后应填写“护理不良事件上报表”。上报表由护士长或责任护士填写，24h 内上报护理部。患者发生较严重伤害或引起纠纷时应立即上报护理部。

（7）护士长组织相关人员认真分析讨论管道滑脱发生的原因，制定针对性的改进措施并实施。

（8）护理部对管道滑脱管理质量定期进行评价。每个月对所发生的管道滑脱事件进行汇总分析，找出管道滑脱原因，提出进一步防范的对策并传达到各科室。

二十七、使用保护性约束具告知制度

（1）根据病情对患者实施保护性约束，如应用有创通气、治疗不配合、烦躁等患者。

（2）通知家属说明目的和必要性，取得家属理解和配合。

（3）清醒患者需实施保护性约束时，应向患者讲清保护性约束的必要性，取得患者的配合。

（4）对昏迷或精神障碍患者，先向家属讲清必要性，取得家属的理解和配合后实施强制性约束，以保证患者的医疗安全。

（5）注意做好约束处皮肤的护理，防止不必要的损伤。

（6）对昏迷或精神障碍患者，若家属不同意保护性约束则需要签字注明，由此发生的意外后果自负。

二十八、压疮防治管理制度

（1）入院 8 小时内用住院评估表完成对新患者跌倒的风险评估。用跌倒评估表对住院期间病情发生变化有跌倒倾向或发生跌倒后的患者进行再次评估。

（2）病区张贴“预防跌倒 10 知道”标牌，卫生间、配餐间有“小心湿滑跌倒”标牌。

（3）对所有的新患者及家属、陪护人员进行跌倒预防的健康教育，指导后评价患者及照顾者对于指导内容的了解程度。

（4）保持病房光线充足，地面干燥，地面无障碍物。

（5）定期对病房呼叫系统、床单元等安全设施进行检测并有记录；发现仪器设施有问题时，及时与相关部门联系维修。

（6）跌倒风险高的患者床头贴“预防跌倒”标识。

（7）中、夜班护理人员主动协助跌倒风险高的患者完成临睡前如厕的需求（特别是睡前服用镇静催眠药者）以及告知夜间活动需注意事项。

（8）尽可能将患者于夜间可能使用的物品，如眼镜、拖鞋、拐杖或助行器、轮椅、便器、呼叫器等固定并置于随手可取得之处。

（9）患者发生跌倒应填写“护理不良事件上报表”。上报表由护士长或责任护士填写，24 小时内上报护理部。患者发生较严重伤害或引起纠纷时应立即上报护理部。

二十九、病房物品、器械管理制度

（1）急救车、急救物品、仪器定位放置，专人管理，不得随意挪动。

（2）仪器要标牌注明仪器的名称、产地、型号、操作常规、注意事项及负责人姓名。

（3）医疗器械定期检查维修、保养、消毒，保持性能良好。

（4）了解各种仪器的性能及保养方法，严格遵守操作规程，用后及时清洗、消毒。

（5）特殊抢救仪器如临时起搏器等，要班班交接有记录，保证用物齐全，以备随时使用。

（6）急救车专人管理，车内物品定量放置，每日清点、补充、整理并登记签名。

（7）一般物品要建立账目，分类保管，定期检查，做到账物相符。

（8）各类物品有护士长指定专人管理，每周核对，每月清点，每半年或一年与有关科室核对一次，如有不符，查明原因并登记。

（9）借出物品必须有登记手续，贵重物品经护士长许可后方可借出。

三十、静脉输液管理制度

（1）加强责任心，严把药物及器具关。液体使用前要认真查看标签是否清晰、有无过期。检查瓶盖有无松动及缺损，瓶身、瓶底及瓶签处有无裂纹。药物有无变色、沉淀、杂质及澄清度的改变。输液器具及药品按有效期先后使用。

（2）严格执行无菌操作及查对制度，预防感染及差错事故的发生。

（3）合理用药，注意药物配伍禁忌。配置粉剂药品要充分振摇，待药物完全溶解方可使用。液体现用现配可避免毒性反应及溶液污染。

（4）根据病情需要安排输液顺序，并根据治疗原则，按急、缓及药物半衰期等情况合理分配药物。

（5）对需要长期输液的患者，要注意保护和合理使用静脉，一般从远端小静脉开始穿刺（抢救时可例外）。

（6）输液前要排尽输液管及针头内的空气，药液滴尽前要及时更换输液瓶或拔针，严防空气栓塞的发生。

（7）严格掌握输液的速度。对有心、肺、肾疾病的患者，老年患者、婴幼儿以及输注高渗、含钾或升压药液的患者，要适当减慢输液速度。

（8）输液过程中加强巡视，观察有无输液反应、穿刺部位有无肿胀、有无静脉炎发生，及时处理。

（9）若为静脉留置针输液法，要严格掌握留置针时间。一般静脉留置针可以保留 3 ~ 5 天。

（10）经外周穿刺中心静脉置管术导管的日常维护请参考《静脉治疗临床实践指南》。

（11）一次性用物分类放置、集中销毁，其他物品经初步处理后送消毒供应中心消毒。

三十一、输血、输液反应的处理报告制度

1. 输液反应的处理报告制度　当输液患者可疑或发生输液反应时，及时报告值班医师，积极配合对症治疗，寒战者给予保暖，高热者给予冰敷，必要时吸氧，并按医嘱予药物处

理，同时做好下列工作：

（1）立即停止输液，更换新的输液器，改用静脉滴注生理盐水维持静脉通路，并通知值班医师。

（2）严密监测生命体征，配合值班医师对症治疗、抢救。

（3）留取标本及抽血培养。

（4）检查液体质量，输液瓶是否有裂缝，瓶盖是否有松脱；记下药液、输液器及使用的注射器名称、剂量、厂家、批号，用消毒巾、保鲜袋把输液瓶（袋）连输液器包好放冰箱保存，与药剂科、检验科联系，填写药物不良反应报告单，上报至药剂科。输液器等用具送检验科细菌室做相关的细菌学检验。

（5）上述各项均应填写输液反应报告表，24 小时内上报护理部，并做好护理记录及交班工作。

（6）准确记录病情变化及处理措施。

2. 输血反应的处理报告制度输血中应先慢后快，再根据病情和年龄调整输注速度，并严密观察受血者有无输血不良反应，出现异常情况应及时处理。处理要求如下：

（1）减慢或停止输血，使用新的输液管静脉注射生理盐水维持静脉通道。

（2）立即通知值班医师和输血科值班人员，报告医务科、护理部，及时检查、治疗和抢救，并查找原因，做好记录。

（3）疑为溶血性或细菌污染性输血反应，应立即停止输血，启用新的滴管滴注，静脉注射生理盐水维持静脉通路，及时报告上级医师，在积极治疗抢救的同时，做以下核对检查：

1）核对用血申请单、血袋标签、交叉配血试验记录。

2）尽早检测血常规、尿常规及尿血红蛋白，如怀疑细菌污染，除上述处理外，应做血液细菌培养。

3）将血袋连输血管包好，送血库做细菌学检验。

4）准确做好护理记录。

三十二、青霉素注射管理制度

（1）注射青霉素类制剂前必须做青霉素皮肤试验（皮试），阴性者方可注射。凡医师开具青霉素免试单或免试验医嘱时，护士必须询问患者有无青霉素类药物过敏史及最后一次青霉素使用日期。

（2）皮试前必须询问患者“三史”，即用药史、过敏史、家族史。有过敏史者禁止做青霉素皮试，并做好“青霉素阳性”标记；如对患者青霉素阳性史有怀疑，必须在有医嘱和医师在场、备好急救药品、严密观察下重做皮试。

（3）皮试期间嘱咐患者不要离开病房、不做剧烈运动、不要按压注射部位。如出现气急、胸闷、皮肤发痒等症状应立即处理，并通知医师。

（4）青霉素皮试阳性患者禁用青霉素，同时在白板、医嘱单、治疗单、门诊病历、住院病历首页、护理记录单及电脑内注明青霉素阳性，并在床头挂青霉素阳性标记，告知患者、家属以及分管医师。

（5）每次注射青霉素类制剂时，应严格执行三查八对制度，并询问青霉素过敏史。

（6）注射青霉素类制剂时必须现配现用，并加强巡视，严密观察用药后反应。一旦患者有不适主诉，应立即停止输液，通知医师，配合对症处理并加强观察。

（7）停青霉素类制剂超过3天或更换其他批号者，如需再次注射，须重做青霉素皮试。

（8）不在空腹状态下注射青霉素类制剂，注射过程中严密观察患者有无过敏反应，注射完毕后嘱咐患者30分钟内不要离开，以便观察。

（9）正确判断过敏反应及掌握处理方法（青霉素过敏抢救措施）。

1）立即停药，就地抢救，同时呼叫，将患者平卧，保暖。

2）立即用0.1%盐酸肾上腺素1ml皮下注射，如症状不缓解，可每隔30分钟皮下或静脉注射0.5ml，直至脱离危险。同时建立静脉通道，保持通畅。

3）心搏骤停者立即行胸外按压，吸氧，并通知麻醉科，做好气管插管准备。

4）按医嘱快速、正确应用激素、呼吸兴奋药、血管活性药物等，并做好记录。

5）保持镇静，抢救争分夺秒，密切观察体温、呼吸、脉搏、血压及尿量、神志等变化。

6）安慰患者，在相应各处标明青霉素阳性，并将注意事项告知患者及家属。

三十三、化疗药物注射管理制度

（1）执行静脉化疗护理人员的资格要求：护师以上职称，从事本专科护理1年以上，静脉穿刺技术娴熟、准确率高。

（2）建立静脉化疗患者档案，掌握每位化疗患者的所有资料，包括一般资料、诊断、手术、化疗方案、血管评估表等，为执行化疗的护理人员提供完整的资料。

（3）操作前必须确认有效医嘱，并由经治医师向患者或家属说明化疗药物可能引起的不良反应，获得患者（家属）知情同意书。经双人核对床号、姓名、剂量、用药途径。

（4）护士必须了解患者病情及化疗方案。熟悉药物的剂量、用法、治疗作用、并发症、药物间的关系、配伍禁忌、避光等注意事项，药物必须现配现用，严格按照药物说明书配制药液和给药，联合化疗时，应注意化疗药物的先后顺序。

（5）操作前必须向患者及家属解释化疗程序、注意事项及可能出现的不良反应等，如静脉输入期间患者出现躁动不安，陪伴家属不得随意离开，如需离开必须向护士说明，以免化疗药物外渗。

（6）做好自我防护和隔离工作：戴口罩、帽子、手套，穿一次性隔离衣等。配药时最好在有生物层流室的操作台上。怀孕和哺乳期的工作人员应避免接触化疗药物。

（7）严格执行无菌操作和“三查八对一注意”制度，确保化疗药物安全输入。选择粗且弹性较好的静脉，有计划地使用静脉，提高一针见血率并妥善固定。静脉条件差或长期化疗者应考虑中心静脉穿刺。

（8）注射时必须用生理盐水做引导，确认在血管内后，方可注入化疗药，注射期间必须经常检查回血情况以及局部有无肿胀，注意倾听患者主诉，一旦滑出，立即停止，及时妥善处理，注射完毕后也必须用生理盐水冲洗，并用于棉球按压进针处5～10分钟，甚至更长时间。

（9）使用过的废弃物应放置在专用的塑料袋内集中封闭处理，以免药物蒸发污染室内空气。

（10）必须加强巡视制度，原则上30～60分钟巡视一次，主要观察输注局部有无肿胀、疼痛，滴液是否通畅及全身反应，在输液卡上做好巡视记录，并给予健康宣教和心理支持。

（11）加强交接班制度，在执行静脉化疗操作时，应有专人负责护理，从药物的核对、配制、静脉穿刺、用药到结束，尽量在当班内完成，如需交班，应严格床边交接。并详细记录，发现异常应及时处理并逐级上报。

（12）如果发生化疗药物外渗，要按规范及时处置并填写护理缺陷报告单，逐级上报，并进行跟踪监控。

（13）并发症处理

1）化疗药物外渗。①立即停止，回抽针头中残留的化疗药物，予生理盐水冲洗血管。②24小时内依据不同的化疗药物特点，局部给予冰袋冷敷或25%硫酸镁湿敷或金黄散外敷；或局部用利多卡因5ml＋地塞米松5ml局部封闭，每日1次，连续3天（根据情况）。必要时请医师选用相关拮抗药治疗。③抬高患肢。④如局部已形成溃疡，必须按时换药处理。

2）栓塞性静脉炎。局部用硫酸镁或金黄散湿敷。

3）对白细胞严重减少的患者，应采取保护性隔离措施。

（14）建立定期随访制度，化疗结束患者出院时，必须提供详细的出院指导，出院后还要定期随访，了解化疗后患者的恢复情况，为患者提供必要的指导，保证下个周期化疗按期顺利执行。

三十四、病房药品管理制度

（1）病房内所有基数药品，只能供住院患者按医嘱使用，其他人员不得私自取用。

（2）病房内基数药品，应指定专人管理，负责领药、退药和保管工作。

（3）每日清点并记录，检查药品数量及质量，防止积压、变质，如发现药品有沉淀、变色、过期、标签模糊时，立即停止使用并报药房处理。

（4）抢救药品必须放置在抢救车内，定量、定位放置，标签清楚，每日检查，保证随时急用。

（5）特殊及贵重药品应注明床号、姓名，单独存放并加锁。

（6）需要冷藏的药品（如冻于血浆、血清蛋白、胰岛素等）要放在冰箱冷藏室内，以保证药效。

（7）患者个人专用的特殊药物，应单独存放，并注明床号、姓名，停药后及时退药。

三十五、毒麻药品管理制度

（1）病房内毒麻药品只能供应住院患者按医嘱使用，其他人员不得私自取用和借用。

（2）毒麻药品应定期检查，如有变质、过期应及时更换。

（3）毒麻药品实行班班交接，必须交接清楚并签全名，护士长每周检查核对一次并签名。

（4）设专人管理、专柜加锁、专用账册、专用处方、专册登记，并按需保持一定基数。

（5）医师开医嘱及专用处方后，方可给患者使用，使用后保留空安瓿。

（6）建立毒麻药使用登记本，注明患者姓名、床号、药名、使用日期、用法、剂量、批号、时间，有护士签名。

（7）如遇“prn”医嘱，当患者需要使用时，仍需由医师开出医嘱及专用处方后，方可给患者使用。

三十六、高危药品管理制度

（1）危险药品、毒性较大的药品应单独存放，标识明确。

（2）易引起过敏的药物分开放置。

（3）毒性较大的药物除严格做好三查八对外，在加药前应与第二人核对药物的名称、剂量、有效期，两人再次核对无误后方可加药。

（4）护士应掌握药物的作用、不良反应、注意事项及用法。

（5）对易发生过敏的药物或特殊用药应密切观察，如有过敏现象、中毒反应应立即停止用药，并报告医师对症处理，做好记录、封存及检验等工作。

（6）做好用药知识指导，使患者了解药物的作用、不良反应及用药后的注意事项。

（7）用药过程中定时巡视，发现异常及时处理。

三十七、急救物品、药品管理制度

（1）抢救车保持清洁、整齐、规范，放置于固定位置。

（2）急救物品、仪器定位放置，专人管理，不得随意挪动，抢救车内急救物品、仪器除抢救患者外不得挪用。

（3）抢救药品必须放置在抢救车内，定量、定位放置，标签清楚，每日检查，保证随时急用。

（4）抢救药品及一次性医疗用品（如输液器、注射器、输血器等）保证一定基数，无过期，用后应及时补充。

（5）抢救物品、仪器、药品做到班班交接检查，每周总查一次，检查有无过期、变质，基数是否相符，抢救仪器是否性能完好等，交接、检查后签全名。

（6）抢救物品如舌钳、开口器等用后需消毒备用。

三十八、用药观察制度

（1）护士应熟练掌握常用药物的疗效和不良反应。

（2）对易发生过敏的药物或特殊用药应密切观察，如有过敏、中毒反应立即停止用药，并报告医师，做好记录，及时封存实物，做好检验监测等工作。

（3）应用输液泵、微量泵或化疗药物时，应建立巡视登记卡，密切观察用药效果和不良反应，及时处理，确保用药安全。

（4）根据病情和药物性质调整输液滴速，观察有无发热、皮疹、恶心、呕吐等不良反应，发现异常及时通知医师进行处理。

（5）做好患者的用药指导，使其了解药物的一般作用和不良反应，指导正确用药和应注意的问题。

（6）护士长要随时检查各班工作，注意巡视病房，发现问题及时处理。

三十九、护理差错、纠纷登记报告制度

（1）在护理活动中必须严格遵守医疗卫生管理法律、行政法规，部门规章和诊疗护理

规范、常规，遵守护理服务职业道德。

（2）各护理单元有防范处理护理差错、纠纷的预案，预防差错事故的发生。

（3）各护理单元应建立护理差错登记本，及时据实登记病区的护理差错。

（4）发生护理差错事故后，要及时上报，积极采取挽救或抢救措施，尽量减少或消除由于差错事故造成的不良后果。

（5）发生差错事故后，有关的记录、标本、实验室检验结果及造成差错事故的药品、器械均应妥善保管，不得擅自涂改、销毁。

（6）凡发生差错，当事人应立即报告值班医师，由病区护士长当日报科护士长，科护士长报护理部，并提交书面报表。

（7）各科室应认真填写护理差错报告表，由本人登记发生差错的经过、原因、后果及本人对差错的认识。护士长应对差错及时调查研究，组织科内讨论并制定整改措施，防止差错再度发生，讨论结果形成文字材料 1 周内报送护理部。

（8）对发生的护理差错，组织护理差错鉴定委员会对事件进行讨论，提交处理意见；差错造成不良影响时，应做好有关善后工作。

（9）发生差错后，护士长对差错发生的原因、影响因素及管理等各个环节应做认真分析，及时制定改进措施，并且跟踪改进措施落实情况，定期对病区的护理安全情况分析研讨，对工作中的薄弱环节制定相关的防范措施。

（10）发生护理差错事故的科室或个人，如不按规定报告，有意隐瞒，事后经领导或他人发现，须按情节严重给予处理。

（11）护理事故的管理按《医疗事故处理条例》参照执行。

四十、护理投诉管理制度

（1）设专人负责，并执行首次负责制（专人不在时，首次接待者负责或引给他人）。

（2）接待者态度应诚恳，倾听要认真，尽力选择合适的环境，让投诉者能无拘束地畅述不满事件及观点，酌情做有理有节的解释和说明，禁忌粗暴、冷落、强词夺理、不礼貌等行为，避免引发新的冲突。

（3）接待者必须详细记录事件概况、地点、人员、投诉者的意见、观点等。

（4）各病区设有意见箱，专人定时开启。

（5）接到投诉，应尽快做调查核实，及时反馈，责任科室、责任者必须认真分析原因、总结经验，接受教训，提出整改措施，并向投诉者反馈、致歉、致谢，护理部应根据事件情节和有关条例，给予相应的处理。

（6）事件处理完毕后，各级管理者应结合事例进行剖析、讲评，引以为戒，避免类似事件重新发生。

四十一、医疗废物分类管理制度

（1）临床科室医务人员要严格按照《医疗废物管理条例》、《医疗机构医疗废物管理办法》及有关配套文件的规定执行医疗废物管理。

（2）护士长负责本科室医务人员有关医疗废物管理知识的培训、指导、监督和管理。

（3）护士长要加强对本科室医疗废物的管理，防止医疗废物泄漏、丢失、买卖事件发生。

(4) 在进行医疗废物分类收集中，医务人员要加强自我防护，防止职业暴露。

(5) 临床科室要对从事医疗废物分类、收集的人员提供必要的职业防护措施。

(6) 医疗废物不得与生活垃圾混放，感染性废物、病理性废物、损伤性废物、药物性废物及化学性废物不能混合收集。少量的药物性废物可以混入感染性废物，但应在标签上注明。医疗废物包装袋（箱）颜色为黄色，生活垃圾包装袋为黑色。

(7) 盛装医疗废物前，应当对医疗废物包装袋（箱）进行认真检查，确保无破损、渗漏。

(8) 每个盛装医疗废物的包装袋（箱）外表面有警示标识。盛装的医疗废物达到包装物或者容器的3/4时，由临床科室工作人员采用有效的封口方式进行封口，确保封口的紧密、严实，然后在每个包装袋（箱）上粘贴警示标识、不同类别医疗废物的中文标签，填写中文标签的内容：单位、科室、日期、医疗废物类别。

(9) 包装袋（箱）的外表面被感染性废物污染时，应当对被污染处进行消毒处理或者增加一层包装袋。

(10) 隔离的传染病患者或者疑似传染病患者产生的医疗废物应当使用双层包装物，并及时密封。

(11) 科室的医疗废物暂时存放点有分类收集方法的示意图或者文字说明。

(12) 每天医疗废物交接完毕后，科室工作人员对医疗废物暂存地进行清洁和消毒。

(13) 科室工作人员按照规定时间与医疗废物专职接收人员履行医疗废物交接，并登记、签名。医疗废物登记本等应资料保存3年。

四十二、临终关怀服务制度

(1) 针对濒死患者的病痛和症状予以相应专业的支持性治疗和全身心照料，尽力解除患者的痛苦，提高有限生命阶段的生活质量。

(2) 帮助濒死患者维持正常的生活形态，给予人道主义的同情、关心、体贴，尊重患者的人格、权利、尊严。

(3) 鼓励临终患者之间的彼此沟通和互助。

(4) 加强心理治疗，医护人员发挥内在力量给予濒死患者情感、身心最大安慰和最有力的支持，消除恐惧心理。

(5) 向临终患者家属提供温馨的照料和帮助。

(6) 向濒死患者提供保持独立性、隐私性需要的生活空间。

（薛晓英）

第二节 急诊科护理管理制度

一、急诊预检工作管理制度

(1) 预检应由急诊工作3年以上，具有一定临床经验的护理人员担任。

(2) 遇有涉及刑事案件者应向保卫部门和派出所报告。

(3) 对传染病或疑似传染病患者，应直接送传染病专科诊室就诊。

(4) 对就诊伤（病）员要简要询问伤病情况，做好诊前处理，如测量生命体征，分诊后迅速通知有关科室医师及时救治。

(5) 按伤情分轻、重、急依次组织就诊，对危重伤（病）员应立即送抢救室并通知医师和抢救室护士，迅速组织抢救。

(6) 遇有严重工伤事故或集体中毒就诊的大批伤（病）员时，应立即报告科主任、行政总值班及院领导。

(7) 严格执行登记制度，做好传染病登记、预检登记、急救患者转接登记、死亡登记、入院登记。

(8) 坚持首诊医师负责制，不得随便涂改科别，或让患者去预检分诊更改科别。

(9) 掌握急救绿色通道的适应证，保证绿色通道畅通。

(10) 在预检中遇有困难时，应向护士长或有关医师汇报，共同协商解决，提高预检质量。

(11) 努力钻研业务技术，不断提高预检分诊质量，防止误检、漏检，严防差错事故。

二、急诊护理工作管理制度

(1) 急诊护理工作人员必须遵守各项规章制度，以高度的人道主义精神和责任心，严肃认真接待患者。

(2) 急诊护理人员应具有 2 年以上临床经验，应掌握急症患者的抢救基本技术、胸外心脏按压术、人工呼吸等基础复苏技术及各种抢救仪器和药品的使用。

(3) 急诊值班人员必须坚守工作岗位，不得擅离职守，如有正当理由需短时间离开时应有人替班，并向值班护士说明去向。

(4) 严格执行交接班及查对制度，严格无菌操作，掌握配伍禁忌，根据医嘱合理用药。工作中做到迅速、准确，既要减少患者等候的时间，又要防止差错的发生。

(5) 抢救药品、物品齐全，抢救仪器性能良好，均须放在指定位置，并有明显标识，不准任意挪用和外借。

(6) 抢救药品、物品及仪器用后及时清理消毒，消耗部分及时补充，放回原处，备用。

(7) 遇有危及生命的急诊患者，必须分秒必争，在最短时间内集中医力抢救，不得以任何理由延误抢救时间，必要时报告上级主管部门。

(8) 若遇大批急诊需多方面配合抢救时，应及时向科主任、院领导报告，夜间则报院总值班，以便于组织有关科室人员协助处理。

(9) 重患者入院时，护士先与病房联系，并亲自护送至病房，与病房护士做好交接。

(10) 对传染病患者或疑似传染病患者，应做好登记及报告工作，并按常规做好消毒隔离。

(11) 遇有交通事故、吸毒、自杀等患者涉及公安、司法情况时，应由值班人员按规定上报。

(12) 凡来历不明的急诊患者，接诊护理人员必须在登记本上注明陪送人员姓名、单位、地址及发现患者的地点、时间等，必要时报警，请警方协助 查找家属。

(13) 任何部门或人员不容许以任何理由延误危及生命的抢救及拒收患者，违者承担相应责任。

三、急诊抢救工作制度

(1) 急诊抢救工作必须组织健全，分工周密，做到随时能投入抢救工作。建立并完善各种急危重症的抢救程序。

(2) 参加抢救的医护人员要严肃认真，分秒必争，工作紧张而有序，分工明确，密切协作。

(3) 抢救时抢救人员必须熟练掌握抢救室中各种仪器的使用，在抢救过程中严密观察病情，采取果断措施，并有正确完善的抢救记录。

(4) 抢救工作中遇有治疗、技术操作上的困难时，应及时请示，迅速解决。医护人员要密切配合，口头医嘱要核实准确清楚，并及时记录。

(5) 抢救室是危重患者急救的场所，设备要齐全，制度要严格，一切急救用品必须定点、定数量、定人管理，定期检查、消毒及维修。做到班班交接，数目相符，性能良好并做好记录。

(6) 抢救中急救药物的空安瓿、输液空瓶、输血空瓶等要集中存放，以便核对。

(7) 患者经抢救后，如病情允许，应迅速送入病房、监护室或手术室继续治疗，并预先通知病房或手术室做好准备。

(8) 抢救室物品使用后，要及时归还原处，清理补充，并保持清洁整齐。

四、急诊抢救室管理制度

(1) 抢救室专为抢救急、危重患者设置，其他情况不得占用。患者病情一旦允许搬动，应转出抢救室，以备再来抢救患者的使用。

(2) 抢救药品、物品、器械、敷料均须放在指定位置，并有明显标记，不经护士长同意，不得任意挪用、外借。

(3) 药品、器械用后均须及时清理、消毒，消耗品应及时补充，放回原处备用。每日核对，班班交接，做到账物相符，有记录。

(4) 无菌物品须注明灭菌日期、消毒标识、品名、打包人姓名，按要求进行灭菌，无过期物品。

(5) 每日常规清洁消毒，每周彻底清扫消毒 1 次，室内禁止吸烟。

(6) 抢救时护理人员按岗就位，遵医嘱及疾病护理常规进行。

(7) 突发公共卫生事件，执行医院相关预案。

(8) 抢救完毕抢救室应彻底清洁、消毒，做好抢救记录及各种登记。

五、急诊手术室管理制度

(1) 进入手术室人员必须衣帽整齐，更换拖鞋及手术衣、裤、口罩，外出时应更换外出鞋，着外出衣。每次手术完毕，手术衣、裤、口罩、帽子、拖鞋须放回指定地点，外人不得擅入手术室。

(2) 手术室内应保持安静，整洁，禁止吸烟及大声谈笑。

(3) 手术人员应精神集中，严肃认真，严格遵守无菌操作规范，有菌手术与无菌手术应分室进行。手术前后手术室护士应详细清点手术器械、敷料及缝针等数目，应及时消毒、清洗、处理污染的器械和敷料。

(4) 室内的药品、敷料、器械专人保管，定期查对，及时补充或维修，固定位置存放；

急诊手术器材、设备定期检查，以保证手术正常进行。毒、麻、限制药品标识明显，严格管理。不得擅自外借一切器械、物品。

（5）严格执行交接班制度。手术室设24小时值班，坚守岗位，随时接收急诊抢救，不得擅自离岗。

（6）急诊手术由值班医师通知手术室，并填写手术通知单。需特殊器械或有特殊要求，应在手术通知单上注明。如有变更，应预先通知。

（7）严格执行消毒隔离制度，做好无菌管理，防止交叉感染。

六、急诊留观管理制度

（1）急诊伤病员、病情危重、诊断不明或有生命危险需监护者，由值班医师酌情决定留院观察。留观的伤病员，应留一名陪护人员，但不得携带躺椅，不得随便离开观察室。

（2）决定留观的伤病员，值班医师通知观察室护士，对于危重疑难患者接诊医师应当面向观察室医师交代病情。

（3）可疑传染病、肺结核、精神病患者，不予留观。

（4）患者到达观察室后，护士应与陪伴者交点用物和告知留观注意事项，并立即报告观察室值班医师，及时查看患者。观察室医师开出医嘱进行治疗、护理、观察。

（5）观察室医师、护士对留观患者要密切观察病情变化，要随找随到，以免贻误病情。

（6）值班护士随时巡视患者，按时进行诊疗护理并及时记录，反映情况。

（7）值班医护人员对观察床患者要按时、认真地进行交接班，必要时有书面记录。

（8）急诊科主任、护士长每日要查看留观患者，及时发现问题并解决。

（9）留观患者离室时，有值班医师下达医嘱，护士向患者交代办理离室手续，办理好出室手续和归还借用的物品后，方可离室。

七、急诊处置室管理制度

（1）主动热情接待患者，对重症和不能走动的患者，处置时应给予关照和方便。

（2）处置室保持清洁、整齐、安静、安全、空气流通、温度适宜，每日紫外线消毒两次。

（3）处置室所有器械、药品、用具、敷料等排列有序，定位放置，定期检查，保养维修，保证使用，按管理制度执行。

（4）做好处置前的一切准备工作，检查各种消毒治疗包、器械、敷料用具等是否备齐、合格。工作完毕，所有物品分别终末处置，分类整理包装送供应室消毒。

（5）严格执行查对制度、消毒隔离制度和无菌操作规范，操作时应戴口罩、帽子、手套，做好自我防护，防止交叉感染。

（6）处置时，先处理清洁伤口，后处理感染伤口。

（7）特殊感染不得在处置室内处理。

八、多发伤抢救制度

1. 多发伤抢救程序

（1）伤员到达诊室后，应先抢救后挂号，由预检护士立即通知医师、急诊科主任和医务科。

（2）首诊医师应迅速检查伤情后，立即通知急诊护士请有关科室会诊，在会诊医师到达前，首诊医师应抓紧进行抗休克等应急处理，护士在伤病员到达后应立即测量血压，并建立静脉通道。

（3）病区接到急诊室传呼抢救的电话后，应迅速通知有关人员，以免延误抢救时机。

（4）有关科室接到多发伤员的通知后，应立即由主治医师以上人员及时迅速赶到急诊室，争分夺秒地做好早期抢救。

（5）会诊的组织。由急诊科主任或医务科领导召集相关科室主治医师以上人员会诊，共同协商抢救方案和明确诊断，并积极参与抢救，会诊意见均应坚持谁提出谁执行的原则，在明确收治诊断后方可离开。如决定手术，由护士提前通知手术室。

（6）在病情需要搬动时，应由医务人员护送至手术室或病房。

（7）抢救结束，参加抢救的人员进行总结。

2. 多发伤抢救要求

（1）所有参加抢救人员必须有高度的责任心和爱心、全力以赴、争分夺秒进行抢救。

（2）参加抢救的医务人员必须以主人翁的态度进行工作，不得推诿、拒收拒治，以免延误抢救时机。

（3）各科之间、医护之间要一切从伤病员利益出发，互相配合，互相支持。

（4）医技科室和其他有关科室都必须为抢救伤员提供方便，保证各种辅助检查随到随查。

九、危重症患者护理抢救制度

（1）对危重症患者需抢救者，应立即通知相关医师进行紧急抢救。在医师未到场前，护士应立即予以急救处理：吸氧、建立静脉通路等（注：静脉通路尽量建立在右上肢）。

（2）根据病情将患者移入抢救室或安置在监护室，并制定特别护理计划，严格执行各项诊疗护理措施。

（3）备好各种急救药品及器械，建立危重症患者护理记录，密切观察病情变化，并保持呼吸道及各种管道通畅，及时准确填写危重症患者护理记录单。凡因抢救未及时记录的要在抢救结束后6小时内据实补记。危重症患者护理记录及抢救记录填写要求认真、及时、准确，时间精确到分钟。

（4）积极配合医师进行抢救，认真、及时、正确地执行医嘱，在执行口头医嘱时，必须大声复述，二人核对后方可执行，并记录在危重症患者护理记录单内。

十、特殊患者处理制度

（1）对于自杀、他杀、交通事故、斗殴致伤及其他涉及法律问题的伤病员，护理人员应本着人道主义精神，积极救治，同时应增强法律观念，提高警惕。

（2）预检护士应立即通知医务科，并报告相关执法部门。

（3）病历书写应实事求是，准确清楚，检查应全面仔细。病历要注意保管，切勿遗失或被涂改。

（4）开具验伤单及证明单时，要实事求是，并经上级医师核准。对医疗工作以外的其他问题不随便发表自己的看法。

（5）对服毒患者，须保留呕吐物和排泄物送毒物鉴定。

（6）对昏迷患者，需与陪送者共同清点患者的财务。家属在场时应交给家属，无人时，值班护士代为保管，但应同时有两人共同签写财务清单。

（7）涉及法律问题的伤员在留观期间，应与公安部门联系，派人看护。

十一、输液室管理制度

（1）输液室环境必须保持清洁，空气流通，每日用消毒液擦拭桌面、椅子及拖地 1 次。

（2）有必备的抢救设备，呈备用状态，方便患者的设施呈安全、卫生状态。

（3）热情接待患者，严格执行查对制度，凡各种注射应按医嘱执行，如有疑问及时与医师联系，对易致过敏的药物，必须按规范做好注射前的过敏试验。

（4）严格执行无菌技术规范，医务人员操作时必须戴口罩、帽子，做到一人一针一管制，用过的针筒、针头、止血带按规定集中处理。

（5）做好输液的相关告知制度及解释工作，传染病患者不得在输液室内注射，以免交叉感染。

（6）急诊输液必须按轻重缓急处理，急救用物、药品和设备呈备用状态，遇到过敏反应做到分秒必争，就地抢救。

（7）合理安排护士人力，输液流程合理，尽量缩短患者等候时间。主动巡视、关心患者，及时更换补液。

（8）输液操作室每天紫外线消毒上、下午各 1 次，每次 30 ~60 分钟。

十二、注射室管理制度

（1）护理人员自觉遵守规章制度，坚守工作岗位，不迟到、不早退，不脱岗，不聊天。

（2）严格执行无菌操作规程，操作时应戴口罩、帽子，操作前后要洗手。

（3）凡各种注射应按处方和医嘱执行，严格执行三查八对一注意，防止差错，对待患者热情、体贴。

（4）对易致过敏的药物，必须按规定做好注射前的药物过敏试验，询问有无过敏史。用多种药物时要注意有无配伍禁忌，掌握常用注射药剂量、用法、药理作用。

（5）配药前要检查药品质量，注意有无变质，安瓿有无裂痕，有效期和批号。凡不符合要求、标签不清者不得使用。

（6）注射时，如患者提出疑问，应及时查清，方可执行。

（7）肌内注射必须使用一次性注射器。

（8）密切观察注射后的情况，若发生注射反应或意外，应及时进行处置并通知医师。

（9）备齐抢救药品及器械，放于固定位置，定期检查，及时补充更换。

（10）严格执行消毒隔离制度，防止交叉感染。

（11）做好室内清洁卫生，注射室每天通风换气，室内紫外线消毒每日 2 次，有使用时间登记、监测记录、灯管超过有效期及时更换。

（12）有定期空气培养达到标准值，并有记录。

（13）药品管理有序，清洁整齐，分类放置，标签清楚，有清点交接制度。

（14）合理使用冰箱，物品放置有序，药品标签清楚，有定期清洁化冰制度。

（15）室内保持整洁，工作有序，布局合理，清洁区与非清洁区有明显标识。

（16）医疗废物与生活垃圾严格分类，有专人回收和处理。

十三、急诊科消毒隔离制度

(1) 工作人员服装整洁，诊疗活动时执行无菌操作规程。

(2) 护士严格分诊，疑似传染病患者使用备用诊室、隔离留观室，按相关传染病要求进行隔离，防止交叉感染。传染病患者离开后，进行终末消毒。

(3) 治疗室、输液室、注射室、抽血室，整洁有序，区域划分合理，标识清楚。无菌物品单柜存放，有标识。每日紫外线消毒，每次30～60分钟。每季做空气培养1次。

(4) 各室物体表面、地面、平车、轮椅等每日清洁消毒2次，抹布、墩布分室使用，有污染随时消毒。

(5) 各种急救仪器使用后按规定清洁消毒，规范放置，运行良好，呼吸机管路按医院感染管理要求进行消毒和监测。

(6) 留观室每日清洁，每日通风2次，每次至少30分钟。

(7) 留观室做到一桌一抹布、一床一套，污被服放入污衣袋内。患者离开进行终末消毒。诊床、平车铺单及输液室椅套更换按医院感染管理规定执行。

(8) 抽血要做到一人一针一管一巾。

(9) 各室设流动水装置或消毒设施，护士操作前后洗手，严格执行无菌操作，必要时戴手套，做到一用一消毒或更换。

(10) 医疗废物管理执行医院感染管理规定。

十四、急诊患者绿色通道制度

1. 开设急诊绿色通道的目的是以患者为中心，以医疗质量和医疗安全为核心，保证急诊绿色通道的安全、畅通、规范、高效，保障急危重患者得到有效救治，提高危重患者抢救成功率，最终达到提高人民健康水平的目的。

2. 急诊绿色通道的范围

(1) 急性循环、呼吸、肾、神经、肝等各种脏器急危重症，如心脑血管病、急性消化道出血等。

(2) 各种原因导致的休克、大出血、严重水电解质紊乱。

(3) 各种危象及意识障碍。

(4) 各种急性中毒。

(5) 急性外伤。

(6) 各种严重急腹症。

(7) 其他急危重症患者。

3. 急诊绿色通道的实施措施　急诊的首要任务是抢救急危重患者，急诊科工作人员在工作中，要认真细致地做好各个环节的工作，对急诊患者进行及时、早期的处理。

(1) 急诊护士对急诊患者须准确、及时分诊，并立即通知医师进行抢救。凡心力衰竭、呼吸衰竭、肾功能衰竭等脏器功能衰竭，休克，多发伤，急性大出血，急性中毒，电击伤，溺水，需心肺复苏或紧急手术挽救生命的急危重患者，凭医保证、身份证、工作证、离退休证、保险卡或银行卡等有效证件可直接进入急诊绿色通道进行救治，然后再补办挂号手续。

(2) 来急诊就医的急危重患者按病情的急缓、轻重享受优先服务。检查、转诊、住院和手术由医务人员陪送。

（3）急诊绿色通道严格执行首诊负责制，使患者顺利进入急诊绿色通道。病情需要会诊时，会诊医师必须在接到电话后及时到位。必要时，急诊部值班主任与医务处有权调动院内有关专家参与抢救。急诊科急、危重患者的诊断以及是否需要手术由急诊科及有关专科总住院医师以上人员决定。

（4）设“医院急诊”印章一枚，由急诊科护士管理，根据本制度第二条规定，界定需开通绿色通道救治的患者在其处方、检查单、收费单、住院证、会诊单等盖上急诊印章。相关科室人员见此印章，必须给予紧急优先处置，不得无故推诿。

（5）需紧急抢救或紧急手术，但经费一时确有困难者，由急诊部值班主任签字同意给予临时记账，事后由患者家属及时补交诊疗或住院费用，相应专科协助催交。

（6）遇大批伤病员、中毒或传染病、严重多发伤、复合伤、外籍伤病员、高级领导干部应及时向急诊部值班主任汇报，同时向医务处、医院行政值班室或医院领导报告，以便组织抢救。

（7）必须确保急诊绿色通道的药物、仪器、设备及其他用品的充足、完全（图 33－1）。

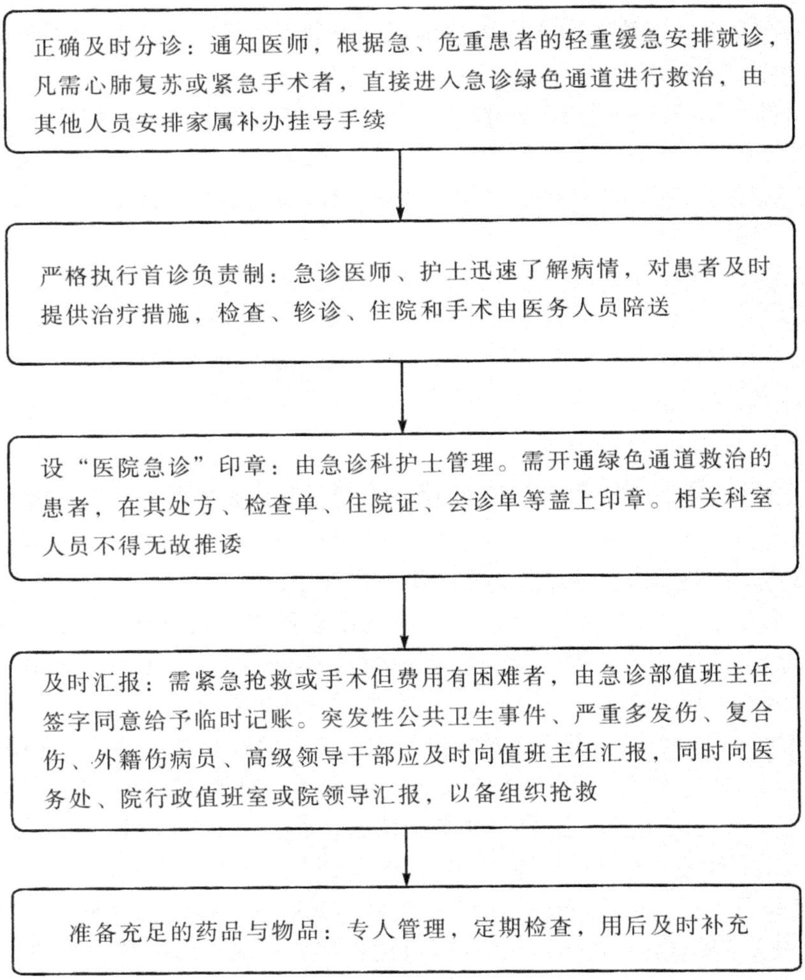

正确及时分诊：通知医师，根据急、危重患者的轻重缓急安排就诊，凡需心肺复苏或紧急手术者，直接进入急诊绿色通道进行救治，由其他人员安排家属补办挂号手续

↓

严格执行首诊负责制：急诊医师、护士迅速了解病情，对患者及时提供治疗措施，检查、转诊、住院和手术由医务人员陪送

↓

设“医院急诊”印章：由急诊科护士管理。需开通绿色通道救治的患者，在其处方、检查单、住院证、会诊单等盖上印章。相关科室人员不得无故推诿

↓

及时汇报：需紧急抢救或手术但费用有困难者，由急诊部值班主任签字同意给予临时记账。突发性公共卫生事件、严重多发伤、复合伤、外籍伤病员、高级领导干部应及时向值班主任汇报，同时向医务处、院行政值班室或院领导汇报，以备组织抢救

↓

准备充足的药品与物品：专人管理，定期检查，用后及时补充

图 33－1　急诊绿色通道流程图

十五、急诊医嘱管理制度

（1）一般医嘱处理程序常规急诊医嘱处理需医师填写医嘱单，护士按照医嘱执行治疗，执行医嘱后签名。在药品使用前要检查药品质量，有无变质、混浊、沉淀、絮状物等。查看药物名称、批号及有效期，不符合要求者不得使用。如对医嘱有疑问，应问清后再执行。交接班时要交代清楚，以免延误治疗。

（2）抢救时医嘱处理程序抢救患者时，以医师下达口头医嘱为主，医师可暂时不开书面医嘱，但应在空闲时或抢救后及时补记。护士听到口头医嘱时，应复述一遍，准备的药品应由二人核对后方可执行，并保留药瓶以便核对。致敏药物使用前应严格询问过敏史，做好药物过敏试验，使用毒、麻药品时应反复核对，严格按医嘱执行。所有抢救用药都要详细记录。

十六、急诊文书管理制度

（一）急诊医疗文书管理要求

1. 急诊医疗文书　急诊医疗文书包括病历、抢救治疗记录、急诊手术记录、各种检查结果等。急诊病历要简明扼要、及时、准确、字迹清楚。

2. 体格检查　体格检查既要全面细致，又要重点突出；生命体征如体温、脉搏、呼吸、血压、瞳孔等记录应写具体数据，不能以“正常”代替；症状应记录其发生的时间、部位及性质；对中毒者应写明接触毒物的时间、毒物名称、剂量、来院时间等；各种申请检查报告完整，粘贴有序。

3. 诊断及鉴别诊断　诊断及鉴别诊断要有依据；各类医嘱、病情变化、交接班以及患者来院和离院均应记录时间；对复杂、疑难、危重患者，随时记录病情变化以及上级医师、会诊医师意见及处理效果等；抢救和死亡病历应记录抢救时间和抢救过程；急诊手术记录准确、及时，麻醉记录齐全。

（二）急诊护理文书管理要求

1. 急诊登记本　急诊的各种登记本的建立方便了急诊日常护理工作的连续，也便于护理工作量和流行病学的统计和分析。书写时需按照规定的内容填写，字迹清晰、工整，不刮、粘、涂改，以方便查阅。常见急诊登记本类别如下：

（1）预检登记本：预检登记记录的是急诊就诊患者的一般信息，要求记录患者就诊日期、就诊时间，患者姓名、性别、年龄、工作单位或家庭住址（电话），科别，初步诊断等内容，每页需由值班护士签名、签时间，每24小时总结患者总数。

（2）发热患者预检登记：发热患者预检登记是严重急性呼吸综合征（SARS）流行以后开始建立的登记，是为了将疑似SARS的患者专册载录，便于SARS的预防及管理。记录内容包括日期，序号，患者姓名、性别、年龄、体温、症状、分诊科别、住址及证件号、联系方式、患者来源（本区、外区、外地）、接触史（疫区、患者）等。

（3）传染病登记：传染病登记记录的是在急诊就诊的、确诊为某种传染病的患者的一般信息，便于传染病的预防及管理。其内容包括科室、日期、门诊号或住院号，患者姓名、性别、年龄、职业、家庭住址、工作单位及地址，发病日期、初诊日期、报告日期、诊断依据（临床、实验室），处理情况（住院、转院、留观），备注（病种、病名）等。

（4）死亡登记本：死亡登记本记录的是在急诊死亡的患者的信息，内容包括日期，科别，患者姓名、年龄、性别、出生年月、死亡原因，抢救医师，抢救护士，医保、非医保，留观、非留观，家庭住址，备注等。

（5）留观患者登记本：留观患者登记记录的是急诊留观患者的一般信息及流动情况，内容包括患者姓名、床号、性别、年龄、地址、科别、诊断、是否病危、入院日期，转院日期，转至何院、转归日期（留观、死亡、出院）等。

（6）急诊抢救患者记录：急诊抢救患者记录是对在急诊抢救室接受抢救的患者的一般信息及抢救情况的记录，内容包括患者姓名、年龄、性别、单位、住址、入院时间、入院情况（既往史、主要辅助检查结果），体检情况：体温（T）、脉搏（P）、呼吸（R）、血压（BP），入院诊断、抢救经过、最后诊断、患者转归（留观、住院、出院、死亡）、转归时间等，并有首诊医师、抢救医师和抢救护士的签名。

（7）院前急救登记本：院前急救登记本是院前急救患者一般情况的资料记录，也是统计院前急救工作量的依据。内容包括出诊日期、呼救电话号码、接诊电话时间、通知急救人员出诊时间、出诊地点、出诊院前急救人员姓名、患者的一般资料（姓名、性别、年龄、生命体征等）、初步诊断、患者去向、接诊医师签名、备注等。

2. 急诊体温单

（1）书写内容：体温单是记录体温、脉搏、呼吸以及患者其他重要信息的表格，除体温、脉搏、呼吸等以外的信息，还包括：①患者出入观、出入院、死亡等情况。②摄入液体量、各种排出量、各种引流量、血压、体重等情况。③个人信息：患者姓名、年龄、性别、入院时间、入院诊断等情况。

（2）书写要求

1）用蓝黑墨水笔填写眉栏中的内容，字迹工整，客观真实，不得涂改。

2）用红墨水笔填写手术（分娩）后天数，以手术（分娩）次日为手术后第一天，依次填写直至14天为止。第二次手术在日期栏内写Ⅱ，手术后日数填写同上。若术后日期已填好，而在14天内又行二次手术，则在原日数的后面加一斜线，再写上Ⅱ，二次手术的术后日数以同法表示。

3）40～42℃的相应时间栏内，用红墨水笔纵行填写入院或死亡时间及手术、分娩、转科、出院等。

4）用蓝笔将所测体温绘于体温单上，口温用“。”表示，腋温用“×”表示，肛温用“○”表示，两次体温之间用蓝直线相连。

5）用红笔将所测脉搏绘于体温单上，用红“。”表示，两次脉搏之间用红直线相连。如遇脉搏与体温重叠，则先画体温，再将脉搏用红圈画于其外。脉搏短绌的患者，其心率用红“○”表示，两次心率之间亦用红直线相连，在心率与脉搏曲线之间用红斜线填满。

6）用蓝笔将所测呼吸绘于体温单上用，蓝“○”表示，两次呼吸之间用蓝直线相连，如无自主呼吸而应用人工呼吸机（器），则不需记录，只留空格。

3. 护理记录单护理记录单包括一般患者护理记录单、危重患者护理记录单、特殊护理记录等。

（1）一般患者护理记录单

1）书写内容：包括患者姓名、留观床位号、页码号、记录日期和时间、病情观察情况、护理措施和效果、护士签名等。对于新留观患者，护理记录单主要书写入院时间、主诉、病情、曾行何种治疗、目前的病情、留观给予何种处置、即刻给予的治疗护理及效果，并交代下一班须观察及注意的事项。

2）书写要求：原则为客观、真实、及时、完整和准确。要求护士应根据医嘱和病情对患者留观期间的护理过程进行客观的记录。

凡一、二、三级护理患者（除病危、病重患者书写“危重患者护理记录单”外）均要求书写一般患者护理记录单。新入观患者首次记录应由当班护士完成，以后班班记录；一级护理患者，病情变化随时记录，记录时间应具体到分钟，病情稳定后每天至少记录1次；二、三级护理患者，有特殊病情变化时需及时记录，记录时间具体到分钟。出观指导有记录，有创检查应有记录。

护理记录单一律用蓝笔填写，必须字迹清楚，不得涂改。护士长应定期检查护理记录的书写情况，用红笔修改并签名。责任护士要求及时书写并做好交接班。青霉素试验阳性者首次记录体现在护理记录单上，同时落实在交班本上。护理记录单应妥善保管，随病历存档。

（2）危重患者护理记录单

1）适用范围：危重患者护理记录单适用于病危、病重、抢救患者。

2）书写要求：护士应根据医嘱和患者病情对其在留观期间的护理过程进行客观记录，记录应根据相应专科特点书写。记录内容包括患者姓名、留观床号、页码、日期和时间、出入液量、体温、脉搏、呼吸、血压等病情观察、护理措施和效果、护士签名等。记录时间应具体到分钟。

记录单书写应当文字工整，字迹清晰，表述准确，语言通顺，标点正确。书写过程中出现错字时，应用双线画在错字上，不得采用刮、粘、涂等方法掩盖或去除原来的字迹。

危重患者护理记录单一律用蓝黑墨水钢笔书写，危重患者记录需每班进行小结，24小时进行总结。日班小结上下用蓝黑钢笔画两条横线，晚夜班用红色墨水笔画上下两条红线。对危重患者小结应顶格写，先交本班内（除夜班记录24小时外）出入量，然后用文字小结本班情况。病情变化随时记录，并签名。日期用阿拉伯数字表示，月、日间以短线连接，如“12－31”；跨年份时要在月、日前注明新的年份。除口服用药外，其他应注明药物用法，如“im”、“iv”、“胃管内注入”等。入量、出量后面免写“ml”等体积单位；所有用药应填写在摄入栏内，患者用药后的动态变化应记录在病情栏内。在小结或总结时，入量中的血及血制品、钾等应分类小结，出量中的尿、粪便、呕吐物等均应根据需要分类小结。病情每班需小结，签全名。

病情记录要体现客观性、真实性、准确性、及时性、完整性，避免主观性描述。青霉素试验阳性者首次记录应体现在危重患者护理记录单上，以后落实在交班本上。停止危重患者护理记录应遵医嘱且有病情说明，病情动态变化详见“一般患者护理记录单”。危重患者护理记录单应妥善保管，随病历存档。

（3）特殊护理记录

1）特殊护理记录类别：特殊护理记录包括血糖、尿糖监测记录单；液体出入量记录单；各种护理告知书，如：输血告知书、各导管防脱落告知书等；护理风险评估表，如压疮评分表、跌倒坠床评估表等。

2）书写要求：用蓝黑墨水笔按表格要求内容认真填写，书面整洁，字迹工整；记录内容要客观、真实、及时、准确、完整，不得刮、粘、涂改；使用英文符号及缩写要应用医学术语和公认代号，不得随意书写；护士记录后均需签名，真实落实“谁观察、谁记录、谁签名”的记录原则。

4. 急诊交接班记录

（1）书写内容：书写内容包括全天急诊患者总数、危重病人数、抢救患者数、死亡数、患者诊断、生命体征、病情变化、治疗观察要点以及各班次患者的流动情况及新入院患者、出院患者、有病情变化患者的一般信息等。

（2）书写要求：急诊交接班记录要求及时、准确，各班次护士交接签全名，字迹清楚、整洁，不得有任何污迹和刮擦、涂改痕迹。如有特殊情况记录在特殊记事栏。记录内容必须与患者相符，禁止提前书写记录。

5. 护理文书书写规范

（1）一般护理文书：护理文书具有法律效力，应严格按照要求书写，以使其切实成为有价值的参考资料或法律证据。具体要求如下：①记录内容必须客观、及时、准确、真实、完整。②文字简明扼要，应用医学术语和公认的缩写代号；除专有名词外，不可用中英文掺杂叙述。③文笔流畅，字迹工整，书面清洁，不写非正式简体字和自造字。若有书写错误，需在错处划两条横线以示去除，不得刮、粘、涂改。④必须按照格式要求逐项填全各栏项目，除特别规定外，应逐行记录，不可有空行。若有空行时，应以斜线画去。⑤各种记录一律用蓝笔或红钢笔书写，并签全名。

（2）末梢循环观察记录：末梢循环观察记录适用于因石膏或夹板等固定，可能引起肢体循环功能障碍或不良，需要监测肢端循环情况的患者。监测内容包括监测部位、色泽、温度、感觉、运动、肿胀程度、毛细血管充盈时间、动脉搏动程度等。

常用记录符号：①观察指标均与健康侧比较正常用“√”表示。②正常无肿胀用“√”表示。③皮纹加深用“－”表示。④肿胀但皮纹存在用“＋”表示。⑤肿胀明显且皮纹消失用“＋＋”。⑥极度肿胀并出现水疱用“＋＋＋”。⑦毛细血管充盈时间，正常用“√”表示，减慢用“↓”表示，加快用“↑”表示，消失用“－”表示。

十七、院前急救管理制度

1. 急救站管理制度

（1）急救站实行站长负责制。对急救医疗管理、人员管理、车辆管理等负全面责任。

（2）急救站实行24小时值班制度。每班保持1～2辆救护车值班，救护车必须停靠在指挥中心指定的地点。

（3）值班人员必须遵守各种劳动纪律，按时上班，不迟到，不早退，不出现脱岗现象。

（4）上班后要做好出车准备，对车辆、急救药品及器械严格检查，做到万无一失。待命期间坚守岗位，不得离站外出。

（5）遵守电话及急救终端的使用规定，使之时时处于正常工作状态。保持急救站与指挥中心的联络畅通，出现故障及时修理，并向中心报告维修情况。

（6）值班人员负责随时接收并记录调度指令。严格服从调度安排，做到令行禁止。接到调度指令后必须及时出车，6：30至21：30在2分钟内出车，21：30至次日6：30在3分钟内出车。

（7）出诊人员在接受指令后出发、到达现场、完成任务、返回急救站后15分钟内由医师、护士按规定向指挥中心报告急救情况。

（8）出车人员对待患者及家属要文明礼貌，廉洁正派，热情服务。

（9）司机行车要坚持安全第一、安全与速度相统一的原则，遵守交通规则，严格按物价标准收取相关费用，同时做好行车记录。

（10）医师或护士负责抢救药品、物品、仪器设备的应用、补充和维护，并遵守相关制度和操作规程，药品、物品、氧气等当班使用，当班补充，保证仪器设备性能良好。

（11）司机负责救护车的使用、维护和保洁。

（12）在出车过程中出现医疗或行车方面的困难和问题时，应立即向站长及指挥中心汇报。

（13）急救站内一切物品的管理要负责到人，保持室内整洁，保持室内外的环境卫生。

（14）驾驶员、随车医师、护士为一抢救小组，在执行任务时要密切配合，相互协作。说话时应注意方式方法，在抢救患者的途中不得讨论与患者病情无关的话题。

（15）各站的出车单必须逐项登记清楚。

（16）要组织安排好驾驶员的安全检查工作，各急救站站长要做好车辆、人员的调配，不得随意空岗，保证急救用车。

（17）急救站布局合理，应便于组织实施抢救。

2. 急救站调度室管理制度

（1）在中心和急救站的统一领导下，调度室实行24小时专人值班制。

（2）调度员必须遵守各项劳动纪律，按时上下班，不迟到，不出现脱岗现象。

（3）调度员必须熟记本市地形与交通分布情况，掌握救护车运行状况，保证急救站不出现空巢现象。

（4）调度员要认真检查各种设备是否正常运行，电脑每天重启1次，交换机、服务器每周重启1次，出现故障及时向中心报告，及时处理。

（5）调度员必须遵守终端设备的使用规定，严禁在电脑上运行外来不明程序和擅自修改计算机设置，保证急救站与中心网络的24小时通畅。

（6）调度员负责接受调度指令，合理调派和督促出车人员出诊。

（7）严禁用调度室电话聊天和处理私事，严禁出现漏接电话和漏接出车指令。

（8）遇有重大事故和非120指令出车时，调度员要及时向中心报告有关信息。

（9）调度员负责记录回站患者的病情、人数和转归等信息。

（10）保持调度室各种物品的整洁，电器设备要防水、防潮、防盗，注意安全。

（11）爱护公物，遇有人为损坏或遗失的，照价赔偿。

3. 急救站出诊制度

（1）出诊医护人员在接到出车指令时，按规定时间出车。

（2）医护人员出车救护时，应按规定着装，对患者或家属要态度热忱，文明礼貌。

（3）对就地救治未收住院的或送往他院的按规定收取出诊费、救护车费等费用。

（4）对患者应有高度负责的精神，进入现场立即检查患者情况，如有必要需患者家属签字。

（5）抢救患者要严格遵守急救医疗工作程序及急救原则，按急救医疗规范及服务标准处理患者，合理用药，确保医疗安全。

（6）接送过程中医护人员应在患者身旁密切观察生命体征变化，便于及时处理，如遇危急情况时，在保证安全的情况下，可送就近医院抢救，杜绝责任事故的发生。

（7）保管好急救器材和药品，当班使用，当班补充，保持仪器设备处于良好状态。

4. 救护车管理制度

（1）科主任、护士长对救护车进行严格管理，救护车只做医疗救护用，不得挪做他用。

（2）护士长、救护车司机每天检查救护车的车况、车容、设备和药品。

（3）药品、器材、物品用后均由出诊护士及时补充、清洁、消毒，使其保持完好备用。发现抢救仪器有故障应及时报告科主任、护士长，及时修理。

（4）救护车离开本市本省执行任务，上报科室、医院领导和市紧急医疗救援中心。

（5）车内禁止吸烟，摆放杂物。

（6）救护车司机定期做好车辆的检修、保养和救护车的清洁、消毒工作，保持车况良好，随时处于待命状态。

（7）救护车辆存在以下情况应给予更新或报废：因各种原因造成救护车辆严重损坏，无法修复的；一次大修费用为新车价格的50%以上的；车型陈旧性的进口或国产非定型杂牌车，无配件来源，技术状况低劣又不宜修复的；排污量及噪声均超过国家标准，无法修复的；油耗超过国家定型出厂标准，经修理仍不达标的；车辆使用已超过8年的。

5. 急救车医疗舱管理制度

（1）急救车分为驾驶舱和医疗舱。

（2）医疗舱由医务人员负责管理，物品摆放整齐有序，保持清洁。

（3）药品器械柜按规定存放抢救器材、设备、药品及一次性用品，严禁放置与医疗无关用品。

（4）医疗舱为患者抢救场所，无关人员不得任意逗留。

6. 急救车消毒制度

（1）急救车医疗舱是抢救患者的医疗场所，应严格进行消毒。

（2）医疗舱内每班次用消毒液擦拭车内地面、扶手、担架、座椅及设备。

（3）每班次应对车辆做全面消毒。

（4）使用过的抢救设备应及时清洗消毒。

（5）一次性床单用后应集中处理。

（6）对传染病患者使用后的车辆应一车一消毒，一次性用品、排泄物按规范消毒处理。

（7）对死亡患者用过的车辆应及时进行终末消毒处理。

（8）急救车消毒后，应及时登记，包括时间、车号、病种、消毒药品名称及消毒方法等。

7. 重大事故现场救护报告规定

（1）急救人员到达现场后，应立即向120指挥中心如实报告现场情况。

（2）报告内容为事故性质、事发地点、人员伤亡情况、主要伤情及需增援急救力量等。

（3）根据人员伤亡情况，立即开展检伤分类救治。

（4）危重患者应积极实施现场抢救，根据病情按先重后轻分批转送。

（5）患者需要转送时立即向120指挥中心报告，并与转送医院联系做好抢救准备，转送途中仔细观察病情变化和生命体征。

8. 院前急救患者转接诊制度

（1）院前急救医务人员在接诊急救患者时必须严格遵循患者自愿的原则。

（2）如患者要求转送到其他医院时，在病情许可的情况下，由患者本人或家属签署《救治知情同意书》后，送往患者要求的医院。

（3）在病情不许可的情况下，患者坚持要求送往指定医院时，出诊医师要向患者或家属明确告知病情的严重性，并要求患方严格履行签字手续。

（4）出诊人员向120指挥中心报告情况，要求通知接诊医院做好抢救准备。

（5）到达患者指定医院时，出诊人员应将患者护送至抢救室，并与接诊医师进行严格交班，认真填写转接诊单，双方履行签字手续。

（6）接诊医院医务人员应协助出诊人员收取院前急救费用。

（7）任何出诊医务人员不得无故将急救患者丢弃。

9. 患者家属签字规定院前急救中下列情况应有患者或家属签字：

（1）不接受病史询问及体格检查。

（2）不接受治疗。

（3）不接受转送医院。

（4）需现场抢救但家属要求只单纯转送。

（5）家属指定转送医院的。

（6）病情危重随时可能发生意外的。

10. 传染病患者转送防护须知

（1）甲类传染病按《传染病防治法》和国家卫生部的防护要求严格采取防护措施，认真做好个人防护。

（2）法定传染病按呼吸道、肠道等不同传播途径采取不同的防护措施。

（3）按传染病收治规定转送定点医院。

11. “三无”人员处理制度

（1）因自身无力解决食宿、无亲友投靠，又不享受城市最低生活保障或者农村五保供养、正在城市流浪乞讨度日的人员定为“三无”人员。

（2）接到120指令，按急救患者现场救护流程进行处理。

（3）市救助站确定是“三无”人员后，根据市政府《救助管理办法》规定，将需要后续治疗的患者、传染病患者、精神病患者送至相应定点医院。

（4）护送者应详细介绍病情，与收治单位严格交接，做好签字手续。

12. 心肺复苏规定

（1）在院前急救中医务人员到达患者发病现场后，经临床诊断已确诊心脏、呼吸停止的患者，应报告家属征得同意立即进行心肺复苏。

（2）在抢救和转送过程中呼吸、心搏骤停的患者必须立即进行心肺复苏，时间不得少于30分钟。经心电图检查确诊死亡应向家属告知临床死亡，经家属同意后方可放弃抢救。

（3）在进行徒手心肺复苏时应立即进行药物复苏。

（4）详细记录徒手心肺复苏和药物复苏的时间。

（5）复苏成功后临床死亡均应做心电图以作为评价依据。

13. 开具死亡证明规定

（1）填写死亡证明书必须严肃认真，用黑色或蓝色墨水填写，字迹清楚，不得涂改，并盖有医院公章。

（2）死亡证明由负责救治的医师填写，不得由其他医师任意填写。

（3）凡可疑为非正常死亡者，需经 110 判断后方可开具死亡证明书。

（4）死者必须有户口本、身份证为依据才能填写死亡证明书，否则不能开具死亡证明书。

（5）死亡证明书必须按规定填写，死亡原因用医学专业术语，命名尽量完整，不准使用外文或外文缩写，要有被调查者签名及联系电话。

（6）遇有外籍和港澳台同胞死亡者，开具死亡证明的手续与国内人士基本相同，但必须具有法定证明护照或港澳通行证，并均要有 110 警员在场或到公证处进行公证。

（薛晓英）

第三十四章　重症监护病房的管理与护理

第一节　概述

重症监护病房（intenslve care unit，ICU）是根据现代医学理论，利用先进仪器设备，运用现代医疗护理技术对急危重症患者进行集中监测和强化治疗的一种特殊场所，能及时地发现可危及生命的或可导致患者残疾、死亡的危险因素，并及时处理，从而提高医疗护理质量，减少并发症，降低死亡率，ICU 是现代化医院不可缺少的专门单位。

ICU 的特点有三个集中：①集中了各种病情多变、危象丛生的危重患者；②集中了众多先进的监护仪器、急救设备及生命支持装置；③集中了最新的理论、知识、技术与方法。

一、ICU 的组织与管理

（一）ICU 模式

ICU 模式主要根据医院的规模和条件决定，主要分为以下几种模式。

1. 专科 ICU　专科 ICU 是某一专科建立的重症监护病房，专门收治本专科的危重患者，从属于该专业科室管理，对抢救本专业的危重患者有较丰富的经验，但其缺陷是病种单一，不能接受其他科室的危重患者，如心血管内科的 CCU（cardiac care unit）、呼吸内科的 RICU（respiratory ICU）、神经外科的 NICU（neurosurgical ICU）、急诊的 EICU（emergency ICU）等。

2. 综合 ICU　综合 ICU 为一个独立的临床科室，跨学科面向全院收治各科危重患者，直接从属于院部管理，能合理地利用医院卫生资源，充分发挥设备效益，因地制宜地处理各科情况，应急处理大规模抢救事件。

3. 部分综合 ICU　部分综合 ICU 介于专科 ICU 与综合 ICU 之间，是由多个邻近专科联合建立的 ICU，如外科 ICU、内科 ICU、麻醉科 ICU 等。

（二）ICU 的设置

1. 环境设置　ICU 为独立的监护单元，是收治各类急危重症患者，对其实施系统、整体的集中监测和强化治疗的地方。综合 ICU 收治的患者可来自急诊室、手术室、术后恢复室或医院其他科室。因此，综合 ICU 应位于医院的中心地带，以便于患者的转运、检查、治疗和抢救，最好远离人流量大的交通要道，以减少对患者的打扰和对环境的污染，同时应靠近联系频繁的相关科室，如血库、手术室、化验室、放射科等，以便进行紧急手术、输血、化验等。专科 ICU 一般设在专科病房之中，便于管理和调配医护人员。

2. 病房设置　ICU 的病房应兼顾通风、保温、降噪、易清洁等各项要求（图 34－1）。

ICU 的病房建筑装饰必须遵循不产尘、不积尘、耐腐蚀、防潮、防霉、防静电、容易清洁和符合防火要求的总原则。地面覆盖物、墙壁和天花板应尽量采用高吸音的建筑材料，以降低噪声。ICU 白天的噪声最好不超过45 分贝，傍晚不超过40 分贝，夜晚不超过20 分贝。

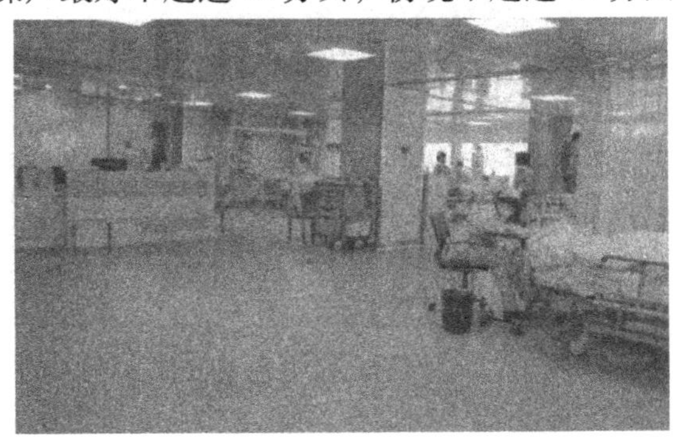

图 34－1 ICU 的病房

房间应具备良好的通风、采光条件。设空气过滤装置，有条件者最好装配气流方向从上到下的空气净化系统。每张病床配强光源照明灯和地灯，强光源照明灯供急救时使用，地灯供晚间使用。室内设空调和温度、湿度调节设备，使室温保持在 20～22℃，湿度保持在 50%～60%。室内应挂有日历、时钟，使患者有日夜、时间区分，防止个体生物钟紊乱。

病房布局一方面要使患者有安全感、舒适感，另一方面要满足医护人员对危重患者进行监测、治疗和护理的需要。病房常以护士站为中心，呈环形、扇形和长方形结构布局。可设小室和大室，小室应有 1～2 个床位，大室可设多个床位。同时应有 1～2 个单间，面积稍大，用于特殊患者的隔离。室内空间要足够大，各种仪器设备应布局合理，以方便抢救治疗和减少患者间的相互干扰。每室应配有洗手池，便于洗手。

基本辅助用房包括医师办公室、主任办公室、工作人员休息室、治疗室、更衣室、储藏室、污物处理室、盥洗室等，有条件的可配置示教室、家属接待室等。所有辅助用房应设在 ICU 清洁区以外，更衣室紧靠 ICU 入口。

3. 床位设置　ICU 的床位设置要根据医院规模、总床位数来确定。一般综合性医院，综合 ICU 的床位数量占全院总床位数的1%～2%，一般认为 8～12 个床位较为经济、合理，但在某专科，如心脏外科，这一比例可高达10%以上。

ICU 病床应是多功能的，有脚轮及制动装置，并可调节高度及倾斜度，床头、床脚可摇高或摇低，并能拆装，两侧有可调动栏杆（图 34－2）。每个床位应配置氧气、负压吸引插口各 2～3 个，不同型号的电源插座 8～10 个，床上天花板应设天轨，其上有可移动输液悬吊装置及围帘。每张床占地 $15m^2$，床距不少于 1.5m。

4. 中心监护站设置　护士中心监护站原则上应设在所有病床的中央地区，要出入方便，以稍高出病室地面为宜，以能直接观察到所有患者为佳。病床围绕中心监护站呈扇形或环形排列。中心监护站可设中心监护仪、电子计算机等设备。

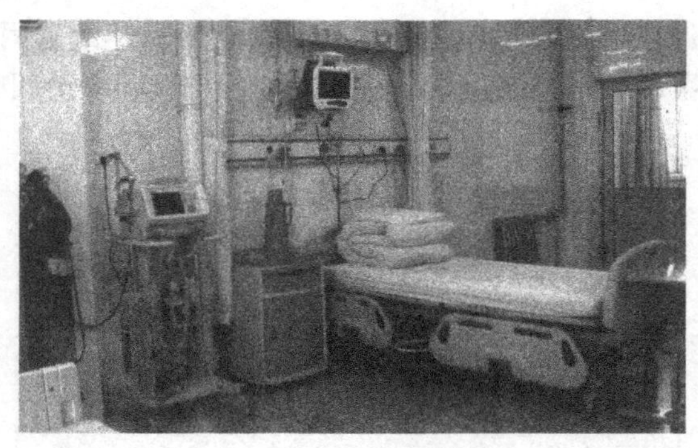

图 34－2 ICU 病床

5. 仪器设置 ICU 除具备普通病区日常所需设备以外，必须配置必要的监护设备和治疗设备。

常用的监护设备：多功能生命体征监测仪、血流动力学监测设备、呼吸功能监测装置、血气分析仪、心电图机、脑电图仪、颅内压检测仪等。影像学检查仪器包括床边 X 线机、床旁 B 超仪、纤维支气管镜等。

常用的治疗设备：简易呼吸器、呼吸机、除颤仪、临时心脏起搏器、主动脉球囊反搏装置、血液净化装置、气管插管及气管切开置管术所需急救器材、输液泵、微量注射泵、雾化器、降温毯、冰帽、营养液配置净化台等。

6. 人员设置 综合 ICU 的医护人员应固定，要求具有强健的体魄，能适应紧张的工作，有较高的业务素质、较强的责任感和无私奉献的精神。

医师的数量根据工作量而定，一般医师数与床位数的比例为（1.5～2）：1。护士数与床位数的比例要求为（3～4）：1，在班护士数与床位数比例应保证在（2～3）：1，这样才能保证 ICU 的正常运转。主管护师、护师、护士形成梯队，注意以资历较深、经验丰富的技术骨干与年轻护士相结合，以适应紧张繁重的工作。设护士长 1～2 名，负责护理和培训工作，并参与行政管理。

（三）ICU 的管理

1. 制度管理 ICU 是危重患者集中监护和强化治疗的场所，又是一个多专业、多部门协作单位，为了保证工作有秩序地进行，必须建立健全一整套具有 ICU 专科特点的规章制度，包括 ICU 出入制度、医患沟通制度、岗位责任制度、查房制度、会诊制度、抢救制度、交接班制度、消毒隔离制度、探视制度等。同时还需建立健全各种常规，包括体外循环术后监护常规、休克监护常规、呼吸机治疗常规、气管造口护理常规、各种导管和引流管护理常规及基础护理常规等。

2. 设备管理 ICU 除配备有普通病区日常所需设备以外，还配置有多种监护和治疗设备。

（1）ICU 医护人员应熟悉、掌握各种仪器的操作，了解其性能和使用注意事项。

（2）由专人负责仪器的清洁、消毒、定期检查和维修。一旦发生故障，要及时报告、记录，由专人负责修理。

（3）搬动机器时应先关机，注意防震或磁场干扰。

（4）ICU仪器一律不准外借或挪用，每班均要对仪器设备进行交接和记录。

（5）对各种仪器、设备应建立档案、登记造册、保存说明书及维修卡等。

（6）仪器使用后应及时调整和检查，使其处于良好的备用状态。

（7）各种设备做到“五定”和“五防”。“五定”即定人保管、定点放置、定量供应、定期检查、定期消毒，“五防”即防潮、防震、防热、防尘、防腐蚀。

3. 安全管理 ICU由于应用多种仪器设备，用电安全及防火是十分突出的问题，需引起足够警惕，避免发生漏电和意外事故。

转运患者时要保证安全。转运前要选择转运途中需要使用的监测仪器及药物，选择至少两名合适的随行人员，选择静脉通路维持设备，以便转运途中及时抢救患者。转运患者的平车必须有床栏保护。心电监护、血压监测、血氧饱和度监测要持续进行。机械通气患者转运途中需有供氧装置，以便继续维持呼吸功能，并准备简易呼吸器备用。昏迷患者需开通气道，头颈部外伤患者需有颈托，颅内压增高患者需镇静。ICU转运患者必须做好转运前准备及转运途中监护，转运期间必要的支持治疗不能停止。

患者在ICU住院期间要注意安全。视觉障碍、意识改变、麻醉未醒阶段患者及小儿等需常规使用床栏。使用约束带者应记录使用约束带的类型、部位、时间及终止时间，需每小时检查约束部位的血液循环情况并记录，不需要时应及时解除。严格执行交接班制度，对需要特殊观察的患者要做好交接工作，交代清楚注意事项，防止发生疏漏。

二、ICU的感染控制

ICU是院内感染的高发区，也是细菌耐药区域。其原因：①患者病情重，各科患者并存，感染的患者相对集中；②患者机体功能受损，免疫力降低，易感因素增加；③常驻细菌大都是对多种抗生素耐药的菌株。降低ICU院内感染的发生率是提高抢救成功率的关键，因此在ICU设计、管理、护理上均应考虑有效的感染控制措施。

（1）设计合理：ICU应与外界隔离，空气流通，最好安装层流净化装置，空气经过净化后进入病室，空气应从清洁端流向非清洁端。无条件的医院可采用循环风紫外线空气消毒器或静电吸附式空气消毒器，将消毒后的空气引入室内。人口处铺设吸尘垫，设置缓冲间，每室装备洗手设备，最好用感应水龙头。设单间用以收治严重创伤、感染及免疫力低下的患者。

（2）限制人员出入：ICU应严格管理和限制人员出入，严格控制人员的流动。除ICU专职医护人员外，尽可能地减少其他人员在ICU内流动，限制探视人员的数量及停留时间，患者家属进入ICU后在室内停留时间不应超过10min，减少较多人参加大查房活动。同时在保障有效治疗护理的前提下，减少医师、护士不必要的出入。

（3）严格执行更衣、换鞋制度：医护人员进入ICU必须穿工作服、戴工作帽、换工作鞋，外出时换外出工作服和工作鞋；治疗和护理感染患者时，应穿隔离衣；探视者进入ICU也应更换医院备用的清洁外衣和鞋子。

（4）严格执行有效的洗手制度：医院内感染可以通过医护人员的双手传播，ICU的医护人员应有较强的预防感染的意识。在接触患者时、各种技术操作前后、护理两个患者之间、进入或离开ICU时，均应认真执行有效的洗手制度或使用免洗手消毒剂。接触患者的血液、体液、排泄物、分泌物时必须戴一次性手套。

(5) 严格执行消毒隔离制度：各项操作均应严格执行无菌技术。凡患者使用过的器械均需进行消毒－清洗－灭菌。感染患者使用过的器具与非感染患者使用的器具要分开处理。呼吸机湿化液、氧气湿化瓶每日更换，呼吸机管路每次使用后更换。各种抢救及监护仪器使用后应进行表面消毒或浸泡。了解和掌握感染监测的各种知识和技能，定期进行手、物体表面及空气的细菌培养，严格控制细菌菌落数，保证手及物体表面细菌菌落数小于 5cfu/m^3，空气细菌菌落数小于 200cfu/m^3。

(6) 重视室内卫生：室内应采用湿式清扫，防止灰尘飞扬。每日用含氯消毒液拖地 4 次，每周彻底清扫室内卫生 1 次，每月进行 1 次密闭式消毒。室内空气每日用紫外线照射消毒，每日开窗通风 2～3 次。

(7) 尽量使用一次性器械及护理用品，使用后集中消毒处理。

(8) 引流物及分泌物常规反复进行培养，有创导管拔出时均应常规进行细菌培养，以便进行流行病学调查和研究。

(9) 保持创面、穿刺和插管部位干燥无菌。在病情允许时，尽早终止侵入性治疗。

(10) 合理使用抗生素。

(11) 加强患者基础护理，防止皮肤、口腔、肺部、泌尿系统等部位感染。

(12) 患者转科或出院后需彻底消毒病房及床单元，患者死亡后要严格按要求进行终末消毒。

(13) 建立 ICU 院内感染监控和管理组织，定期分析感染发生情况、细菌耐药情况，修订和落实各项隔离消毒措施。发现感染暴发应迅速查清原因，组织力量给予控制，防止进一步蔓延。

（薛晓英）

第二节　重症监护病房护理工作

一、ICU 收治对象

因急性器官功能不全或有症状表示即将发生器官功能不全而危及生命，或需要用特殊的医疗监护仪器施行系统监测，并需要医护人员提供不间断的医疗救护的患者均可收入 ICU。

(一) 适宜对象

(1) 心肺脑复苏术后需要生命支持及监护者。

(2) 各种手术后易发生意外的高危患者。

(3) 因呼吸功能障碍需行呼吸管理或呼吸支持者。

(4) 严重创伤、多发伤、复合伤者。

(5) 急性心肌梗死、严重心律失常、急性心力衰竭、不稳定型心绞痛者。

(6) 严重水、电解质及酸碱失衡者。

(7) 严重代谢障碍性疾病，如甲状腺、肾上腺、胰岛和垂体等内分泌系统危象者。

(8) 急性物理、化学因素导致的危重患者，如中毒、溺水、触电、中暑等。

(9) 各类休克、大出血及多器官功能衰竭者。

（二）排除对象

（1）脑死亡者。

（2）并存急性传染病者。

（3）恶性肿瘤晚期患者。

（4）老龄自然死亡濒死期患者。

（5）无急性症状的慢性病患者。

（6）治疗无望或因某种原因放弃治疗者。

二、ICU 患者收治程序

（1）ICU 专科医师决定是否收入 ICU：ICU 收治对象可以来自院内住院患者，也可来自急诊。凡拟转入 ICU 的患者，均应由患者所在科室医师提出会诊申请，经 ICU 专科医师诊断后，根据患者病情、转入原因及需要监护治疗的主要问题等决定是否收入 ICU。对救治预后差或不属于 ICU 适应证的应严格禁止收入 ICU，以免耗资很高而收效甚小。

（2）接诊：患者转入 ICU 后，ICU 护士应根据患者的诊断、治疗、病情发展情况及转入目的准备好床单位、呼吸机、监护仪及所需常规用品。

患者由所在科室医师及护士陪同转入，严格做好交接班工作。ICU 接班护士要全面评估患者的神志、瞳孔、生命体征、皮肤、肢体活动、静脉通路等情况，并了解患者的出入量、用药、各种引流、最近一次检验结果等情况。

（3）下病危通知书，交代病情：患者转入 ICU 后，医师应常规下病危通知书，并向家属交代病情，以取得其理解与配合。

三、治疗原则

患者入 ICU 后主要由 ICU 主治医师负责管理与治疗，主要任务是解决威胁患者生命的主要问题，进行全身器官功能监测与支持，包括维持气道通畅、气管插管、机械通气、胸外心脏按压、除颤、起搏、脑复苏、持续生命体征及各脏器功能监测、各脏器功能支持、营养支持等。

患者的原病情仍由原专科的主管医师负责，原来的经管医师仍然是该患者的主管医师，对于专科问题，专科医师负有直接和主要的责任。ICU 医师应充分听取原专科医师的意见，把更多的原发病处理交给专科医师。专科医师有义务经常巡视转入到 ICU 的患者，一般要求每天至少巡视一次，并向 ICU 医师提出要求和建议。ICU 医师有义务将患者病情和治疗计划详细地向专科医师报告，并充分听取专科医师的意见，及时调整治疗方案。任何时候，ICU 医师请求专科会诊时，专科医师都应及时到场。ICU 主治医师负责解决威胁患者生命的主要问题及全身器官功能监测与支持。患者的原发病由专科医师负责。

四、监护内容与监护分级

（一）监护内容

ICU 的重要功能就是利用先进精密的医疗设备及现代医疗护理技术，对危重患者的生理指标进行多方面的监护，根据所得到的资料，进行综合分析并及时采取相应的治疗措施，从而达到挽救生命、治愈疾病的目的，还可有效预防意外事件的发生。

ICU 监护的内容很广，包括一般监护和专科系统监护。一般监护的内容：患者的意识、瞳孔、生命体征；血糖、尿糖、尿比重、血气、电解质；皮肤、口腔、泌尿系统是否舒适及有无并发感染；患者心理；饮食及营养；各种引流管是否通畅，引流物的性状如何；出入量；四肢活动及功能锻炼情况；所使用仪器设备的工作状态；各种化验数据和用药情况等。专科系统监护可按呼吸系统、循环系统、消化系统、泌尿系统、血液系统、内分泌系统和中枢神经系统划分。临床上常用的监护项目有 20 多项，如心电图、血压、中心静脉压、动脉血气分析、脑电图等。

（二）监护分级

ICU 的监护内容广泛，如能根据不同病种及病情，有目的地选择适宜监护项目，就可以避免给患者增加不必要的痛苦和经济负担，减少不必要的浪费。因此，临床上将 ICU 监护分为三级。

1. 一级监护　一级监护适用于有两个以上脏器衰竭的患者，这种患者病情重、死亡率高。

（1）连续监测心电图、动脉血压，每 2～4h 测中心静脉压和（或）肺毛细血管楔压，每 8h 测心排出量。

（2）连续监测血氧饱和度，每小时测呼吸频率，每 4～6h 进行动脉血气分析。

（3）测每小时尿量及尿比重，每 4～6h 总结出入量。

（4）每 12h 测血糖及电解质，每日检测血常规、血尿素氮及血肌酐。根据情况，随时进行胸部 X 线检查。

（5）每 4～6h 测体温，必要时连续监测。

2. 二级监护　二级监护患者的病情重，一般适用于有一个或两个脏器功能衰竭的患者，需进行受损脏器支持治疗。

（1）连续监测心电图，每 1～2h 测动脉血压，每 2～4h 测中心静脉压。

（2）每小时测呼吸频率，每 8h 进行动脉血气分析。

（3）每 2h 测尿量及尿比重，每 8h 总结出入量。

（4）每日检测血常规、尿常规、血糖、电解质、血尿素氮。根据情况，可以随时进行胸部 X 线检查。

（5）每 8h 测体温。

3. 三级监护　三级监护适用于经过积极治疗，已脱离危险的恢复期患者和大手术后的患者。

（1）连续监测心电图，每 1～2h 测动脉血压。

（2）每 1～2h 测呼吸频率，每日进行动脉血气分析。

（3）监测尿量及尿比重，每 24h 总结出入量。

（4）每日检测血常规、尿常规、血糖、电解质，必要时进行肝、肾功能及胸部 X 线检查。

（5）每 8h 测体温。

监护的分级是人为划分的，监护的项目及时间应根据患者的病情变化随时调整，不可一成不变，以免耽误患者的病情及治疗。

（薛晓英）

第三节　常用监护技术

利用先进精密的医疗设备及现代医疗护理技术对危重患者进行持续生理指标监护，可以估计各器官功能状况，早期发现危及生命的征象，防止各器官功能进一步损伤及发生并发症，从而有利于病情的判断及治疗。因此，ICU 护士要学会掌握各项常用监护技术。

一、温监护

体温是一项反映病情变化的指标，对危重患者进行体温监护，有助于疾病诊断及治疗效果的判断。人体的体温调节是通过自主神经系统而实现的，体温调节中枢在丘脑下部，各种原因致使机体的体温调节中枢功能紊乱以及物理作用的影响，均可造成体温高于或低于正常，所以对危重患者进行体温监护是不可缺少的一项重要工作。

（一）正常体温

成人正常体温随测量部位不同而异，一般腋温为 36 ~ 37℃，口温为 36.3 ~ 37.2℃，肛温为 36.5 ~ 37.7℃。昼夜间体温可有轻微波动，清晨稍低，起床后逐渐升高，下午或傍晚稍高，剧烈运动、劳动或进餐后体温也可略升高，但波动范围一般不超过 1℃。妇女在月经前及妊娠期体温稍高于正常，老年人因代谢率稍低，体温相对低于青壮年人。

（二）异常体温

体温异常分为体温升高（发热）和体温降低两种。

体温升高按发热的程度（腋温）分为：低热 37.4 ~ 38℃，中度发热 38.1 ~ 39℃，高热 39.1 ~ 41℃，超高热 41℃以上。发热的热型有稽留热、弛张热、间歇热和不规则热等。

体温降低按程度（腋温）分为：浅低温 35 ~ 33℃，中度低温 33 ~ 28℃，深低温 28 ~ 18℃，超低温小于 18℃。

（三）测温部位

1. 体表温度　体表温度常用测量部位为口腔和腋下，腋温一般比口温低 0.3 ~ 0.5℃，将腋温加 0.5 ~ 1℃则与肛温接近，因口温在临床上应用有诸多不便，已逐渐被腋温代替。

2. 中心温度　临床上常用中心温度测量部位有直肠、食管、鼻咽、鼓膜。直肠温度（肛温）较恒定，临床上应用较多，但易受粪便影响，中心温度变化时反应较慢。食管上端接近气管、支管中段，温度易受周围空气影响。食管远端接近心脏和大血管，温度随中心温度改变迅速。深部鼻咽温度接近颅底，可反映脑部温度。鼓膜温度可反映流经脑部血流的温度，与脑温非常接近。

（四）临床意义

1. 体温升高见于感染、创伤、手术后、中暑、肿瘤及免疫性疾病等。

2. 体温降低见于严重脓毒症、循环衰竭、机体抵抗力极度下降、代谢水平低下或过长时间暴露在低温环境等。

3. 正常情况下体表温度与中心温度之差应小于 2℃。如果体表温度低于中心温度 3 ~ 4℃，提示可能有低血容量、心力衰竭、疼痛、低氧血症、酸中毒等致微循环功能不良的情况存在。连续监测，可以帮助判断外周循环灌注是否减少或改善。如果温差进行性扩大，提示病情恶化。

二、呼吸系统功能监护

呼吸功能障碍将威胁到人的生命，对危重患者的呼吸系统功能进行监护，判断呼吸系统功能情况，及时发现病情变化以便尽早给予预防、治疗及抢救是 ICU 中极为重要的一项工作内容，具有重要的临床意义。

（一）呼吸观察

在呼吸中枢调节下，机体通过呼吸摄取外界环境中的氧，并排出自身产生的二氧化碳。呼吸异常可影响氧的吸收和（或）二氧化碳的排出，所以对危重患者的呼吸情况要进行密切观察。

1. 呼吸频率　正常成人在安静状态下呼吸频率为 16～20 次/分，超过 24 次/分称呼吸增快，低于 10 次/分称呼吸减慢。发热、疼痛、贫血和甲状腺功能亢进症等可引起呼吸增快，麻醉剂、镇静剂过量和颅内压增高等可引起呼吸减慢。

2. 呼吸深度　正常呼吸规则、平稳。糖尿病酮症酸中毒和尿毒症酸中毒等患者为了排出较多的二氧化碳可出现深而大的深度呼吸。呼吸机麻痹、肺及胸膜疾病和濒死患者可出现浅而不规则的浅快呼吸。

3. 呼吸节律　正常呼吸节律规则。脑炎、脑膜炎、颅内压增高及中毒等患者因呼吸中枢兴奋性降低，可出现潮式呼吸。临终前的患者可发生呼吸和呼吸暂停交替出现的间断呼吸。

4. 呼吸声音　正常呼吸均匀无声。声带附近有阻塞者，如喉头水肿、喉头异物的患者，在吸气时可发出似蝉鸣样的呼吸声。昏迷及咳嗽无力患者的气管或支气管内有较多分泌物潴留，可出现鼾声呼吸。

5. 呼吸型态　正常成年男性及儿童以腹式呼吸为主，成年女性以胸式呼吸为主。肺、胸膜或胸壁疾病（如肺炎、胸膜炎、肋骨骨折等）患者，为了减轻呼吸时的疼痛，胸式呼吸可减弱，而腹式呼吸增强。腹膜炎、大量腹腔积液或腹腔占位病变等患者膈肌下降受限，腹式呼吸减弱，而胸式呼吸增强。

6. 有无呼吸困难　正常呼吸不费力。上呼吸道部分梗阻者，如气管异物、喉头水肿患者可因吸气费力而出现吸气性呼吸困难。下呼吸道部分梗阻者，如支气管哮喘、慢性阻塞性肺气肿患者可因呼气费力而出现呼气性呼吸困难。重症肺炎、广泛肺纤维化、大面积肺不张及大量胸腔积液等肺部病变使呼吸面积减少，可出现混合性呼吸困难。

（二）脉搏血氧饱和度监测

ICU 患者因各种原因，容易发生氧合障碍，因此需密切监测动脉血氧饱和度，以及早发现患者有无缺氧。脉搏血氧饱和度（SpO_2）监测是一种无创性监测动脉血氧饱和度的方法，简单、方便，对患者无损伤，可连续监测。因此，在 ICU 该技术被广泛应用，在很多情况下被列为标准监测项目，也被称为第五生命体征监测，正常值为 96%～100%。

SpO_2 与动脉血氧分压（PaO_2）在一定范围内成线性相关，SpO_2 升高，PaO_2 也随之升高。PaO_2 下降，SpO_2 也下降，特别是当 PaO_2 小于 60mmHg 时，SpO_2 下降比 PaO_2 降低更为迅速。所以通过 SpO_2 监测间接了解患者 PaO_2 的高低十分可靠，有助于及时发现危重患者的低氧血症，可以指导临床机械通气模式和吸氧浓度的调整。另外，一氧化碳中毒患者不能用 SpO_2 值评估其氧合情况，否则会贻误病情。

（三）呼气末二氧化碳分压监测

ICU 危重患者需密切监测其通气功能，以便及早发现问题并给予处理。将红外线二氧化碳分析仪的传感器直接放置在气管导管接头处，或面罩与通气系统之间，或患者呼出气体的通路上可测出患者的呼气末二氧化碳分压（$PETCO_2$），从而来监测其通气功能。该法耗费低廉，可以实时采样，反应时间快，对患者无损伤。正常值为 30～45mmHg。

$PETCO_2$ 与动脉血二氧化碳分压（$PaCO_2$）在一定范围内相关性良好，在大多数情况下可代替 $PaCO_2$，可据此间接估计 $PaCO_2$，从而了解危重患者的通气情况，指导临床确定气管插管位置，发现呼吸机故障，调节呼吸机参数及指导撤机。

（四）经皮氧分压监测

经皮氧分压（$PtcO_2$）监测的基本原理是通过探头中的加热器对局部皮肤加温，使皮肤温度升高，增加探头下组织的血流量和提高氧气透过皮肤角质层时的扩散速度。当氧弥散出毛细血管进入组织间质，穿过皮肤到达紧贴皮肤表面的测定探头时，电极探头就能测定到皮肤表面的氧浓度，测到的信号经仪器的电子系统处理，以数字形式显示出 $PtcO_2$ 值。

在相对正常的心排出量和局部血流正常的情况下，$PtcO_2$ 可以很好地反映 PaO_2，特别是在新生儿中（除外严重心脏疾病者），所以它已成为许多新生儿的 ICU 常规监测方法。

$PtcO_2$ 值不仅受动脉血氧分压的影响，同时受全身和局部组织灌注的影响，如果 $PtcO_2$ 降低，说明患者可能会有低氧血症或处于组织低灌注状态。因此，$PtcO_2$ 除了用于监测氧合功能，还被用于监测组织灌注情况。在成人患者，同时监测 $PtcO_2$ 及 SpO_2，如果 SpO_2 没有严重低氧血症表现，而 $PtcO_2$ 降低，提示组织灌注不良。

$PtcO_2$ 监测因为使用的是加热电极，所以每 4～6h 应更换监测部位一次，以避免皮肤热损伤。

（五）经皮二氧化碳分压监测

经皮二氧化碳分压（$PtcCO_2$）监测是将加热电极直接放置于患者皮肤上，在加热至皮肤温度超过正常体温时，皮肤血管可发生主动性扩张。当二氧化碳通过皮肤到达紧贴皮肤表面的测定探头时，就能测定到皮肤表面的二氧化碳浓度，测到的信号经仪器的电子系统处理，以数字形式显示出 $PtcCO_2$ 值。

二氧化碳比氧的溶解性强，组织对于二氧化碳就像一个缓冲液，所以血流和代谢状态对 $PtcCO_2$ 值的影响较小，$PtcCO_2$ 值与 $PaCO_2$ 相关性也更显著。此外，该监测具有简便、无损伤、速度快和可持续监测等特点，故其在临床上已成为通气功能监测的一种常用及重要方法，特别是在新生儿 ICU 中。

（六）肺功能监测

肺功能的监测包括肺容量、肺通气和肺换气功能的监测，临床上主要监测以下指标。

1. 潮气量　潮气量（VT）指平静呼吸时，每次吸入或呼出的气体量。正常自主呼吸时 VT 为 5～7mL/kg。肺不张、肺炎、气胸、使用中枢神经系统抑制药物或呼吸肌肌力受影响等可使 VT 降低。相反，发热、疼痛及酸中毒等可使 VT 增加。VT 可用呼气流量表或呼吸监测仪测定。机械通气患者必须动态监测 VT，最后参考血气分析结果确定 VT 是否适宜，以进行相应调整。对于自主呼吸患者，监测 VT 可以判断是否需要人工通气，VT <5mL/kg 时，是接受人工通气的指征之一。

2. 肺活量　肺活量（VC）指用力吸气后再用力呼气时所能呼出的气体量，主要用于判断肺和胸廓的膨胀度。正常值为 65～75mL/kg。肺实质病变、胸廓及呼吸肌的运动受限、肌无力等都可使 VC 降低。VC 可用呼气流量表、呼吸监测仪或肺活量计测定。VC <15mL/kg 为使用呼吸机进行人工通气的指征，VC >15mL/kg 为撤掉呼吸机的指征之一。

3. 功能残气量　功能残气量（FRC）指平静呼气后肺内所残留的气体量。正常值为 20%～30%。FRC 严重降低可导致小气道狭窄，甚至关闭，流经肺泡的血液就会因无肺泡通气而失去气体交换的机会，结果使通气/血流（V/Q）比值失调，导致低氧血症发生，如果不能及时纠正，可发生肺萎陷和肺不张。FRC 降低见于肺纤维化、肺水肿患者。

4. 每分通气量　每分通气量（VE）指平静呼吸时，每分钟吸入或呼出的气体量。每分通气量等于潮气量与呼吸频率的乘积，即 VE = VT × RR。用肺活量计测定，正常值男性为 6.6L/min，女性为 4.2L/min。VE 是肺通气功能最常用的测定项目之一，大于 10L/min 提示过度通气，小于 3L/min 提示通气不足。

5. 每分肺泡通气量　每分肺泡通气量（VA）指平静呼吸时，每分钟吸入气量中能到达肺泡进行气体交换的有效通气量。每分肺泡通气量等于潮气量减去死腔量后与呼吸频率的乘积，即 VA =（VT - VD）× RR。正常值为 4.2L/min。VA 不足可致缺氧及二氧化碳潴留，是低氧血症、高碳酸血症的主要原因。

6. 死腔量及死腔量/潮气量　死腔量（VD）指潮气量中没有参加气体交换的那部分气体量，等于解剖死腔量加肺泡死腔量的和。每次吸入的气体，一部分将留在从上呼吸道至呼吸性细支气管以前的呼吸道内，这部分气体不参与肺泡与血液之间的气体交换，称解剖死腔，容积约为 150mL。进入肺泡的气体，因血流在肺内分布不均，有部分可能未与血液进行气体交换，未能发生交换的这一部分肺泡容量称为肺泡死腔。健康人平卧时，生理死腔等于或接近解剖死腔。临床常用死腔量/潮气量（VD/VT）表示死腔通气的大小，VD/VT 正常值为 0.25～0.40。当 VD/VT >0.6 时，肺泡通气效率很低，出现呼吸衰竭。

7. 最大吸气力　最大吸气力（MIF）指患者用力吸气时所产生的气道内负压值，是评价呼吸机械功能的重要参数。正常值为 75～100cmH_2O。当 MIF <25cmH_2O，提示呼吸机械功能严重受损，需要人工通气支持治疗。

8. 气道阻力　气道阻力指气流通过气道时的阻力。气道阻力受气流速度、气流模式和气道管径大小等因素的影响。气流速度慢，阻力小；气流速度快，阻力大。气流平直，阻力小；气流呈涡流，阻力大。气道管径大，管壁光滑，阻力小；气道管径狭窄、曲折，阻力大。气道阻力峰值突然增高可能是气胸、气道阻塞的一个有价值的早期指标。如气管内有黏液、渗出物或肿瘤、异物等，可用排痰、清除异物、减轻黏膜肿胀等方法减少湍流，降低阻力。

9. 顺应性　顺应性指在一定压力下，肺容量扩张的难易程度，以单位压力引起的肺容量变化表示。总顺应性正常值为 0.1L/cmH_2O。顺应性降低见于支气管痉挛、呼吸道梗阻、肺水肿、肺纤维化、胸部或呼吸肌活动受限、术中体位改变、手术操作及麻醉药的影响。急性呼吸窘迫综合征（ARDS）患者的肺顺应性可降低到 20mL/cmH_2O。进行机械通气的患者如果发生肺顺应性突然降低，应考虑有急性呼吸道梗阻或气胸的可能。

（七）动脉血气分析

氧气和二氧化碳的吸收、输送及排泄等过程对生命功能的维持具有重要的意义。因此，ICU 病房采取动脉血气分析是一种基本的、常规的、不能缺少的监护手段。动脉血气分析有助于对呼吸状态进行全面而精确的分析，可为疾病诊断提供生理线索，可对指导抢救危重患者提供重要依据。对于使用呼吸机的患者，动脉血气分析可以指导参数调节、疗效分析和预后判断。

1. 动脉血酸碱度　动脉血酸碱度（pH 值）反映机体内环境酸碱平衡状态，受呼吸和代谢两方面因素的影响。正常 pH 值为 7.35～7.45。pH 值小于 7.35 为失代偿性酸中毒（失代偿性代谢性酸中毒或失代偿性呼吸性酸中毒）。pH 值大于 7.45 为失代偿性碱中毒（失代偿性代谢性碱中毒或失代偿性呼吸性碱中毒）。pH 值在正常范围内，说明无酸碱失衡或处于酸碱失衡的代偿阶段。酸碱失衡时，如果 pH 值变化较大，则对机体代谢和内脏功能均有明显影响，人体能耐受的最低 pH 值为 6.90，最高 pH 值为 7.70。

2. 动脉血氧分压　动脉血氧分压（PaO_2）指物理溶解于动脉血中的氧分子所产生的压力。PaO_2 是反映机体氧合状态的重要指标，对于缺氧的诊断和程度的判断有重要意义，受年龄和其他生理因素的影响，并与肺通气、肺泡毛细血管通透性、通气/血流比值以及氧耗量等因素有关。正常值为 80～100mmHg。PaO_2 值降低表示机体缺氧，见于呼吸功能衰竭、心力衰竭、先天性心脏病等。PaO_2 值为 60～80mmHg，为轻度缺氧，40～60mmHg 为中度缺氧，20～40mmHg 为重度缺氧。呼吸空气时，$PaO_2 < 60$mmHg，诊断为呼吸衰竭。$PaO_2 <$ 40mmHg，表明病情危重。$PaO_2 < 20$mmHg，大脑皮质不能从血液中摄取氧，生命将会停止。PaO_2 值增高见于红细胞增多症、血液浓缩和高浓度氧吸入者。

3. 动脉血氧饱和度　动脉血氧饱和度（SaO_2）指血液中血红蛋白实际结合氧量与应当结合氧量之比，即 $SaO_2 = HbO_2/(Hb + HbO_2) \times 100\%$。$SaO_2$ 反映了血液与氧结合的程度。正常值为 96%～100%。SaO_2 降低见于缺氧患者。如果患者有低氧血症而 SaO_2 不低，表示患者有效血红蛋白不足或有异常血红蛋白血症。

4. 动脉血氧含量　动脉血氧含量（CaO_2）指 100mL 动脉血中含氧的体积，包括与血红蛋白结合的氧和溶解于血浆中的氧。正常值为 16～20mL/dL。CaO_2 值降低见于缺氧及贫血患者，CaO_2 值增高见于红细胞增多症及血液浓缩等。

5. 动脉血二氧化碳分压　动脉血二氧化碳分压（$PaCO_2$）指物理溶解于动脉血中的二氧化碳分子所产生的压力，是衡量肺泡通气量是否适当的一个客观指标，受肺泡通气程度与机体代谢状态影响。因为二氧化碳的弥散能力是氧的弥散能力的 20 倍，所以 $PaCO_2$ 值不受弥散和静脉分流的影响。$PaCO_2$ 正常值为 35～45mmHg。$PaCO_2$ 值升高表示通气不足，体内有 CO_2 潴留，见于肺、胸疾病以及中枢神经系统和神经、肌肉疾病者。呼吸空气时，$PaCO_2 >$ 50mmHg，可诊断为呼吸衰竭。$PaCO_2 > 80$mmHg，患者往往无法生存。$PaCO_2$ 值降低表示通气过度，见于神经系统疾病、高热、疼痛、登山、机械通气治疗不当及酸中毒等。动脉血氧分压和动脉血二氧化碳分压是呼吸机参数调节的最可靠依据之一。

6. 二氧化碳总量　二氧化碳总量（TCO_2）指血液中 CO_2 的总含量。主要受 HCO_3^- 与 $PaCO_2$ 的影响，HCO_3^- 和（或）$PaCO_2$ 升高，TCO_2 升高。HCO_3^- 和（或）$PaCO_2$ 降低，TCO_2 降低。正

常值为28~35mmol/L。TCO_2 增加表示通气不足、CO_2 潴留或代谢性碱中毒。TCO_2 降低表示通气过度、CO_2 排除过多或代谢性酸中毒。

7. 实际 HCO_3^-　实际 HCO_3^-（AB）指血液内 HCO_3^- 的实际含量。随游离酸和 $PaCO_2$ 的变化而变化，故受代谢和呼吸双重因素的影响。正常值为25±3mmol/L。AB升高见于代谢性碱中毒或呼吸性酸中毒，AB降低见于代谢性酸中毒或呼吸性碱中毒，AB正常，不一定无酸碱失衡。

8. 标准 HCO_3^-　标准 HCO_3^-（SB）指血液在37℃、$PaCO_2$ 为40mmHg时测得的 HCO_3^- 含量。由于对 $PaCO_2$ 进行了标准化，SB受呼吸因素的影响比较小，主要受代谢性因素影响。SB正常值为（25±3）mmol/L。SB升高见于代谢性碱中毒，SB降低见于代谢性酸中毒。临床常结合AB和SB来进行分析，AB和SB均升高见于代谢性碱中毒，AB和SB均降低见于代谢性酸中毒。

9. 缓冲碱　缓冲碱（BB）指血液中一切具有缓冲作用的碱（阴离子）的总和，主要包括 HCO_3^-、血红蛋白、蛋白质及磷酸盐。它反映机体对酸碱紊乱的缓冲能力。正常值为45~55mmol/L。BB升高见于代谢性碱中毒或呼吸性酸中毒，BB降低见于代谢性酸中毒或呼吸性碱中毒。

10. 碱剩余　碱剩余（BE）指在标准条件下（温度为37℃，$PaCO_2$ 值为40mmHg，SaO_2 值为100%）用强酸或强碱滴定1L全血至pH值到7.40时所需的酸或碱的量。若滴定所需要的是酸，说明血液为碱性，BE值为正值。若滴定所需要的是碱，说明血液是酸性的，BE值为负值。BE值受呼吸因素的影响较小，为一可靠的代谢性指标。正常值为±3mmol/L。BE正值增大，表示代谢性碱中毒。BE负值增大，表示代谢性酸中毒。

三、循环系统功能监护

维持ICU患者循环系统功能稳定，直接关系着患者的预后。所以必须严密监护循环系统功能，以便早期发现问题，及时治疗。监护的方法有无创和有创两大类。无创性循环功能监护指应用对组织器官没有机械损伤的方法，经皮肤或黏膜等途径间接获取有关心血管功能的各项参数，具有无创伤、操作简便、可重复、费用低等优点。有创性循环功能监护指经体表插入各种导管或探头到心脏和（或）血管腔内，利用各种监护仪或装置直接测定各项生理参数的监护方法，具有测量准确的优点。循环系统功能监护的项目有以下几项。

（一）心率

心率（HR）指每分钟心跳的次数。正常成人安静时HR为60~100次/分。HR>100次/分称心动过速，提示存在应激反应、血容量不足、心功能损害、感染、发热、疼痛、焦虑等情况。HR<60次/分称心动过缓，常见于病窦综合征、房室传导阻滞、迷走神经兴奋等。

（二）血压

血压（BP）指血流对血管壁的侧压力，是衡量循环功能状态的基本参数，受心排血量、循环血容量、周围血管阻力、血管壁的弹性和血液黏滞度等因素的影响。正常成人收缩压为90~140mmHg，舒张压为60~90mmHg，平均动脉压为70~105mmHg，脉压为30~40mmHg。

监测血压方法有无创血压监测和有创血压监测两种。

1. 无创血压监测　无创血压监测通常使用充气袖带。袖带充气时，阻断动脉，当动脉血流搏动到达时就可以测量血压。可用水银血压计，采用听诊的方法，手动控制袖带充气来测血压，也可用自动无创血压计来测血压。自动无创血压计是采用振荡技术的原理来测量血压，即当充气袖带逐渐排气时，动脉的搏动逐渐恢复，使袖带中的压力发生变化，形成振荡电信号，振荡最大时为平均压，而收缩压和舒张压的值是由计算机的程序通过检测压力振荡变化率而得到。自动无创血压计能够自动显示收缩压、舒张压和平均动脉压，是临床上急危重症患者中应用最广泛的血压监测方法。

无创血压监测的优点是无创伤、可重复、操作简便、省时、省力。缺点是不能够显示动脉波形，无法反映每一个心动周期的血压，低温、血容量不足、血压低等可影响测量结果的准确性。临床使用心电监护仪或腕式电子血压计测量血压时，所测肢体不能有任何抖动，否则会影响测量结果的准确性。

2. 有创血压监测　有创血压监测是将导管置入动脉测量血压的方法。将导管插入动脉内，与压力换能器连接，通过压力换能器将血液所施加的机械能转化成电信号，最后以图形及数字形式在监护仪的屏幕上显示出动脉搏动的波形、收缩压、舒张压及平均动脉压。插管选用的动脉可以是桡动脉、尺动脉、肱动脉、股动脉、足背动脉和腋动脉，首选桡动脉，因为其置管容易，且易发生严重并发症。

有创血压监测可根据动脉压的波形初步判断心脏功能，对于血管痉挛、休克、体外循环转流的患者其测量结果更为可靠，还可通过留置的动脉导管取动脉血标本进行血气分析及血生化检查。但该监测法具有创伤性，易发生出血、感染、血栓形成阻塞血管甚至引起肢体缺血坏死、假性动脉瘤、动静脉瘘等并发症。所以要严格掌握指征，熟练掌握穿刺技术和测血压的原理和操作，监测过程中要加强护理，注意观察肢端血运情况。

（三）中心静脉压

中心静脉压（CVP）指胸腔内上、下腔静脉或右心房的压力，主要反映右心功能和静脉回心血量，不能反映左心功能情况。

CVP 监测是通过经皮穿刺颈内静脉、锁骨下静脉或股静脉，将中心静脉导管置入上腔静脉或下腔静脉而测定。适用于：各类休克、脱水、失血和血容量不足及心肺功能不全患者；各类手术，尤其是心血管、颅脑和胸部的手术；大量静脉输液、输血等情况。图 34－3 所示为简易中心静脉压测压装置。

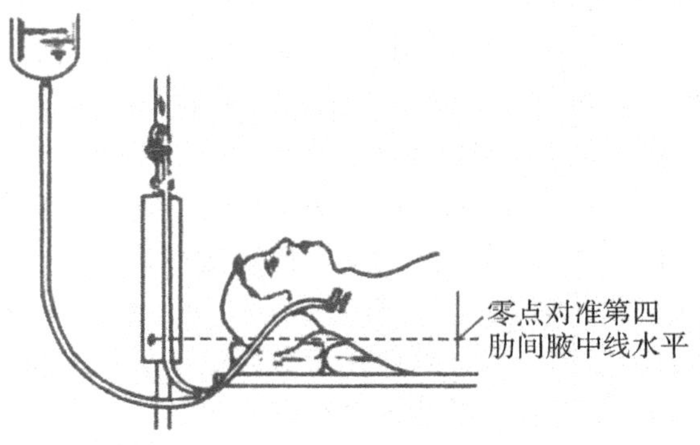

图 34－3　简易中心静脉压测压装置

CVP 监测为有创监测，可引起出血、血肿、气胸、血胸、心包填塞、神经和淋巴管损伤、感染、血栓、气栓等并发症。所以置入导管时要确定导管插入上、下腔静脉或右心房无误，监测期间要确保静脉内导管和测压管道系统内无凝血、空气，管道无扭曲，严格遵守无菌操作。CVP 正常值为 5 ~ 12cmH_2O。CVP < 5cmH_2O 表示右心充盈不佳或血容量不足，CVP > 15cmH_2O，表示右心功能不全或血容量超负荷 CVP 除受右心功能及静脉回心血量影响外，还受静脉壁张力及顺应性、胸内压影响。因此，交感神经兴奋，体内儿茶酚胺、肾素、血管紧张素和醛固酮分泌增加或应用血管收缩药等导致静脉张力增加的因素及张力性气胸、血胸、慢性阻塞性肺部疾病、心包填塞、缩窄性心包炎、纵隔压迫、机械通气等导致胸内压增加的因素均可使 CVP 升高。各种原因引起的外周血管扩张，如神经源性休克、过敏性休克、麻醉过深、椎管内麻醉、应用血管扩张药物等均可使 CVP 降低。

CVP 受多种因素的影响，持续监测其动态变化，比单次监测更具指导意义，临床常结合血压值来进行综合分析，指导治疗。表 34 - 1 所示为 CVP、血压变化的临床意义与治疗原则。

表 34 - 1 CVP、血压变化的临床意义与治疗原则

CVP	血压	临床意义	治疗原则
低	低	血容量不足	补液
低	正常	血容量轻度不足	适当补液
高	低	心功能不全，血容量相对过多	强心、利尿、扩血管
高	正常	容量血管收缩	扩血管
正常	低	心功能不全、血容量不足或容量血管收缩	补液试验

（四）肺动脉压和肺毛细血管楔压

要全面准确判断危重患者循环功能情况，还必须了解左心功能情况，从而指导治疗。左心室舒张末压（LVEDP）可代表左心室前负荷，但临床测量较困难，而肺动脉压（PAP）和肺毛细血管楔压（PCWP）在一定条件下，近似于 LVEDP，故监测 PCWP 可间接用于监测左心功能。

PAP 及 PCWP 监测是通过置入肺动脉漂浮导管而测定的。经颈内静脉、锁骨下静脉或股静脉穿刺（常选右侧颈内静脉），将漂浮导管经外鞘管送入到腔静脉，再随血流到达右心房、右心室、肺动脉，最后嵌入肺动脉分支。通过漂浮导管可以直接测量 CVP、右房压（RAP）、右室压（RVP）、PAP 及 PCWP，并配合温度稀释法测量心排血量（CO）、计算心脏指数（CI）等指标，进而对患者的循环状态得出全面的评价。

RAP 正常值为 1 ~ 6mmHg。升高见于右心功能不全、血容量超负荷、张力性气胸、心包填塞、缩窄性心包炎、肺动脉高压等，降低反映血容量不足。

RVP 正常值为收缩压 15 ~ 25mmHg，舒张压 0 ~ 8mmHg。收缩压升高多见于肺动脉高压、肺动脉狭窄、肺血管阻力增加等，降低见于血容量不足、心源性休克。舒张压升高见于血容量超负荷、右心功能不全、心包填塞及缩窄性心包炎等，降低见于血容量不足。

PAP 正常值为收缩压 15 ~ 25mmHg，舒张压 8 ~ 15mmHg。收缩压升高见于肺部疾病、肺血管阻力增加、二尖瓣病变及左心衰竭，收缩压降低见于血容量不足、肺动脉瓣及三尖瓣狭窄等。

PCWP 可反映左房压及左室舒张末压，是反映左心容量负荷及左心功能的指标，正常值为 6～12mmHg。PCWP 升高见于左心功能不全、二尖瓣狭窄、血容量超负荷等。PCWP >18mmHg 时，可出现肺淤血。PCWP >30mmHg 时，可出现肺水肿。PCWP 降低见于血容量不足，要进行扩容治疗。

肺动脉导管在置管及留管过程中都可发生并发症，如导管刺激引起心律失常、导管打结、肺动脉破裂、气囊破裂、心脏瓣膜损伤、血栓形成和栓塞、感染等，所以要严格掌握适应证，熟练及规范操作，加强导管管理。

（五）心排出量

心排出量（CO）指一侧心室每分钟射出的血量，正常时左、右心室基本相同。CO 是反映心泵功能的重要指标，受心肌收缩力、前负荷、后负荷、心率等因素影响。通过测定 CO，可判断心脏功能，诊断心力衰竭和低心排综合征，指导补液、强心、血管活性药物等的使用及判断治疗效果和估计预后，在心脏手术及危重患者抢救中具有重要的意义。

正常人 CO 为 5～6L/min。CO 降低主要见于血容量不足、心肌收缩力减弱、肺动脉或主动脉高压，CO 增多主要见于容量负荷过多。

通过 CO 结合心血管系统各压力参数，还可以计算出如下血流动力学正常值（表 34－2）。

表 34－2　血流动力学参数计算方法及正常值

参数	计算方法	正常值
心脏指数（CI）	CO/BSA（体积）	2.8～4.2L/（min·m^2）
每搏输出量（SV）	CO/HR	60～90mL/beat
心搏指数（SI）	SV/BSA	40～60mL/（beat·m^2）
左室做功指数（LVSWI）	SI×（MAP－PAWP）×1.36/100	45～60（g·m）/m^2
右室做功指数（RVSWI）	SI×（MAP－CVP）×1.36/100	5～10（g·m）/m^2
外周血管阻力（SVR）	（MAP－CVP）×80/CO	900～1500dyn·S·m^{-5}
肺血管阻力（PVR）	（PAP－PCWP）×80/CO	150～250dyn·S·m^{-5}

（六）心电监测

心电图反映心脏的电生理活动，通过持续监测，可以了解心率、心律，发现心律失常，评估起搏器的功能。另外，通过观察 ST 段改变，可以帮助分析有无心肌缺血及电解质异常。特征性的心电图改变和演变也是诊断心肌梗死最可靠和最实用的方法。所以心电监测已成为 ICU 的一项常规监测项目，特别是对于各种心脏疾病、心脏手术、各类休克、严重电解质失衡患者及老年患者，其监测尤为重要。

临床上常用心电监护仪进行连续监测，心电监护仪的屏幕可以显示心电图波形、心率，通过屏幕连续示波观察，可以分析有无心律失常、心肌损害和电解质失衡等。心电监护仪还具有记录、储存、分析和报警功能，对有意义的波形可暂时“冻结”于屏幕或描记保留，以便分析。

临床上还可使用动态心电图监测仪（Holter）进行心电监测。Holter 可分析和记录 24h 心电图波形，结合日常活动的量、时间及出现的自觉症状，了解一些不易察觉的短暂异常。主要用于冠心病和心律失常诊断，也可用于监测起搏器的功能，寻找晕厥原因及观察应用抗心律失常药的效果。

进行心电监测时要注意以下事项：①在放置电极贴片前，皮肤应当清洁、干燥，以保证能捕捉到足够的心电信号；②检查电线有无断裂或绝缘层磨损，以减少干扰信号；③电极片老化、干燥、接触不良可以影响监测，要注意避免；④电极放置于适宜的位置，可使心电图图形比较清晰，受肢体活动干扰少。

四、中枢神经系统功能监护

脑具有复杂的解剖结构和生理功能，在神经系统中起主导作用。急危重症患者常因严重失血、贫血、休克、心跳及呼吸骤停、脑外伤、脑出血等原因引起脑循环障碍，导致脑组织缺血、缺氧，以及发展至脑水肿、颅内高压，严重者发生脑疝甚至死亡。因此，对各种原因引起的脑损害急危重症患者，必须密切监护脑功能，以便及时有效地处理。

（一）意识状态评估

意识状态是反映中枢神经系统功能的重要指标，是中枢神经系统功能监护的重要方面。正常人意识清醒，某些疾病在其发展过程中可出现意识障碍。意识障碍程度和持续时间是判断颅脑疾病最可靠、最敏感的指标。按障碍程度不同，意识状态分为清醒、意识模糊、浅昏迷、中昏迷、深昏迷。

目前常用国际通用的格拉斯哥昏迷评分法（Glasgow coma scale，GCS）评估意识状态。它根据患者地睁眼反应、语言反应和运动反应三项指标的15项检查计分结果来判断患者的昏迷程度及意识障碍程度，方法简单实用，可较客观地反映意识状态（表34－3）。评分总分合计15分，意识障碍程度越重，评分越低。一般小于8分者为昏迷，最低分3分，提示预后不良或脑死亡。

表34－3　格拉斯哥昏迷评分法（GCS）

睁眼反应	评分	语言反应	评分	运动反应	评分
自动睁眼	4	正常交谈	5	能按指令运动	6
呼唤睁眼	3	回答不正确	4	对刺痛能定位	5
刺激睁眼	2	只能说出答非所问的单词	3	对刺痛能躲避	4
任何刺激不睁眼	1	能发出无法理解的声音	2	刺痛时肢体屈曲	3
		无语言能力	1	刺痛时肢体伸直	2
				对刺痛无反应	1

（二）颅内压监测

颅腔容纳着脑组织、脑脊液和血液三种内容物，以使颅内保持一定的压力。某些因素的异常，可使三者与颅腔容积平衡失调，导致颅内压增高。颅内压增高可影响脑循环及脑功能，而且当颅内压增高到超过脑灌注压时，脑供血将中断，脑循环将停止，从而导致脑功能衰竭以及脑死亡。因此，持续颅内压监测，是观察颅脑疾病危重患者的一项重要指标。

根据患者的临床表现，即意识、瞳孔及有无颅内压增高“三主征”（头痛、呕吐、视神经乳头水肿）等间接了解患者颅内压情况。此法虽简单方便，但不准确。对一些颅脑疾病患者，还需采用有创的方法，在颅内插入导管或放置探头，连接颅内压监测装置，进行持续监测。根据导管或探头放置的部位，有脑室内测压、硬膜下测压和硬膜外测压三种。

正常成人颅内压为0.7～2.0kPa（70～200mmH_2O）。2～2.67kPa（200～270mmH_2O）为轻度增高，2.67～5.33kPa（270～530mmH_2O）为中度增高，5.33kPa（530mmH_2O）以上为重度增高。一般应保持颅内压低于2.67kPa（270mmH_2O）。对于颅脑损伤患者，如果经处理颅内压仍高于2.67kPa（270mmH_2O），应考虑手术治疗。如果经各种积极治疗颅内压仍持续在5.33kPa（530mmH_2O）以上，提示患者预后极差。

（三）脑电图监测

脑电图监测是应用脑电图记录仪，将脑部产生的自发性生物电流放大100万倍后，记录获得的图形。通过监测脑电活动的频率、振幅、波形变化，可了解大脑的功能和状态。检查方法简单、经济、方便，便于在疾病过程中反复监测。

此法以前主要用于癫痫的诊断，近年来逐渐用于昏迷患者、麻醉监测以及复苏后脑功能的监测和预后判断。结合患者症状、体征及其他辅助检查结果，还用于脑死亡的诊断。

（四）脑血流监测

脑是机体代谢最旺盛的器官之一，重量仅为体重的2%，血流量却占心输出量的15%。脑功能需要依赖足够的血供才能维持，一旦血供障碍或中断，功能就难以维持而将发生一系列病理、生理变化，甚至发生脑死亡。故通过脑血流监测，可反映脑功能状态。

可通过脑血管造影检查了解脑血流情况，但此法为有创检查。临床多用无创检查的方法，常用的有脑血流图检查和多普勒超声脑血流测定。

1. 脑血流图检查　脑血流图又称脑电阻图。它是利用电阻变化的原理，描记随心脏跳动而变化的脑血流波动图形。主要反映心动周期内脑血管充盈及血容量动态变化时脑阻抗的变化。可反映脑部血液供应情况、血管弹性及紧张度等血管机能状态，广泛应用于临床，判断脑血管和脑功能状态。

2. 多普勒超声脑血流测定　多普勒超声脑血流测定是将超声探头置于所测部位，利用超声多普勒效应，根据声音变化用荧光屏显示图形的方式，来反映脑部受检动脉的血流速度。根据血流速度的减慢或加快来推测病变部位和狭窄程度以及脑功能状态。

（五）脑CT

对脑外伤患者，行脑CT检查可以了解脑水肿的范围、血肿体积变化、脑室有无受压及中线结构有无移位、有无脑积水及脑萎缩，从而来指导治疗。

五、肾功能监护

肾脏是调节体液平衡的重要器官。当创伤、休克、严重感染、中毒、急性溶血等导致肾脏及血液成分改变时，可引起肾脏功能性或器质性变化，出现尿量减少、水及电解质失衡、酸中毒等急性肾功能衰竭表现。肾功能监护可以动态了解肾功能状态，评估组织灌注、体液平衡与否及心血管功能，对急性肾功能衰竭的预防和治疗有着重要作用。

（一）尿量

尿量是肾功能监护最基本、最直接的指标，临床上通常记录每小时或24h尿量。为了记录准确，一些患者需留置尿管以进行观察。

正常成人24h尿量为1 000～1 500mL。24h尿量超过2 500mL称为多尿，24h尿量少于

400mL 或每小时尿量小于 17mL 称为少尿，24h 尿量少于 100mL 称为无尿。多尿主要见于肾脏浓缩功能障碍、糖尿病及尿崩症等。少尿和无尿主要见于血容量不足或肾功能障碍。

（二）尿比重

尿比重是测量肾脏稀释与浓缩功能简单易行的方法。浓缩尿液是肾脏的重要功能之一，主要发生在肾小管，而肾功能衰竭常有肾小管受损，因此尿比重测量对肾功能衰竭的监测有重要意义。

正常尿比重为 1.015 ~ 1.025。尿比重降低，表示肾脏浓缩功能下降，见于肾功能不全患者。肾功能损害严重者，尿比重可固定在 1.010 左右，称为等张尿。

对于少尿患者结合尿比重，可以判断少尿是血容量不足引起还是肾功能障碍引起。尿量减少，尿比重增加，见于血容量不足，应补充血容量。尿量减少，尿比重降低，提示肾功能不全，重者需行透析治疗，以清除体内代谢废物，调节水、电解质及酸碱平衡。

（三）尿渗透压及尿渗透压/血渗透压

尿渗透压指每升尿内所含渗透离子的浓度，反映肾脏的浓缩与稀释功能。浓缩尿液的过程主要发生在肾小管，因此尿渗透压可反映肾小管功能。

尿渗透压正常值为 600 ~ 1 000mmol/L。升高主要见于有效循环血容量不足、糖尿病等，降低主要见于慢性肾盂肾炎、多囊肾、急性肾小管坏死、慢性肾炎等引起的肾小管浓缩功能障碍。

临床常用尿渗透压与血渗透压的比值来反映肾小管的浓缩功能。正常血渗透压为 280 ~ 310mmol/L，尿渗透压/血渗透压比值为（3 ~ 4.5）：1，肾小管浓缩功能发生障碍时其比值可能降低到 1：1，或更低。

（四）血尿素氮

尿素氮是体内蛋白质代谢产物，主要经肾小球滤过，随尿排出。当肾实质有损害时，由于肾小球滤过功能降低，可导致血尿素氮浓度增高。因此，测定血尿素氮的含量，可以判断肾小球的滤过功能。

血尿素氮（BUN）的正常值为 2.9 ~ 6.4mmol/L。血尿素氮增高主要见于肾脏本身的疾病，如慢性肾炎、肾血管硬化症、肾功能衰竭、尿毒症等。一般肾脏的有效肾单位损害达 60% ~ 70% 时，血尿素氮才升高，故血尿素氮测定不是一项反映肾小球滤过功能的敏感指标。但尿毒症患者的血尿素氮增高程度与病情严重程度成正比，故血尿素氮测定对尿毒症患者的病情判断和预后评价有重要意义，血尿素氮进行性升高是肾功能损害进行性加重的重要指标之一。

感染、高热、脱水、尿路梗阻、消化道出血、进食高蛋白质饮食等也可使血尿素氮升高。

（五）血肌酐

肌酐是人体肌肉代谢产物，主要经肾小球滤过，随尿排出。当肾实质有损害时，由于肾小球滤过功能降低，可导致血肌酐浓度增高。因此，测定血肌酐的含量，可以判断肾小球的滤过功能。

血肌酐（Scr）正常值为 83 ~ 177μmol/L。Scr 增高主要见于各种类型的肾功能不全。

血尿素氮与血肌酐是临床判断肾功能是否受损的常用指标。

（六）内生肌酐清除率

人体肌肉代谢的产物肌酐，主要经肾小球滤过，随尿排出。单位时间内肾脏排出血浆中内生肌酐的能力，被称为内生肌酐清除率（尿肌酐/血肌酐），可以反映肾小球的滤过功能。

内生肌酐清除率（Ccr）正常值为 80～120mL/min。肾小球滤过功能轻度受损，血肌酐、血尿素氮测定仍在正常范围时，Ccr 已经降低，故 Ccr 测定能较早发现肾功能受损。Ccr 为 70～51mL/min 提示肾小球滤过功能轻度受损，50～31mL/min 为中度受损，小于 30mL/min 为重度受损。

（薛晓英）

第三十五章　康复护理管理与护理

第一节　康复病房管理

良好的病房环境是保证医疗、护理工作顺利进行，促进患者康复的重要条件，创造优美、整洁、舒适的休养环境是每一位医务人员的责任和义务。康复病房是每一位从事康复工作的医务人员事业的基础，作为科室的全体员工应该齐心协力、爱科敬业、以患者为中心、以质量为生命，为了科室的发展共同努力，并且自觉遵守康复病房的管理规范。

一、康复病房管理办法

1. 成立科室的护理管理小组，科室由小组成员共同管理，由护士长全面协调、统一管理。

2. 分管责任人应各负其责，定期向护士长汇报出现的问题和处理结果，共同制定具体措施，并通知全体护士，统一规范管理。

3. 分管责任人的职责

（1）康复病房管理：由高年资护理责任组长负责。

（2）病区感染控制：由高年资护理责任组长负责。

（3）护理文件书写和网络管理：由高年资护理责任组长负责。

（4）急救仪器药品和治疗室管理：责任护士负责。

（5）基础护理和专科技术操作管理：教学组长负责。

二、康复护理质量管理规范

1. 护理查房工作制　护士长或护理责任组长带领值班护士每周一至周五早上对全科患者行常规查房；危重患者随时查房和下班前查房；每晚 8 点，值班护士随同值班医师进行全科查房；周末值班护士负责全科查房；查房目的是根据患者的病情讨论决定患者专科康复护理目标和方案。

2. 基础护理工作制　责任护士要按照护理级别实施基础护理，安排并告知患者每日治疗时间、健康宣教的时间、各种住院须知及规章制度等。

3. 专科康复护理工作　主管护士负责实施护理组查房时确定的专科康复护理目标和方案，实施专科康复护理过程中应尽量与患者沟通，说明费用情况，减少误会；合理安排康复患者每天的康复治疗时间，并督促其完成；负责实施出入院康复指导；熟悉患者病情，及时了解康复治疗后反应；对于治疗效果差或出现病情变化应及时通知医生。

4. 交接班制度　严格执行交接班制度，确保医疗护理质量。

5. 康复护理质量保证基本程序

（1）专题讲座：每周 1 次，由教学组长统一安排。

（2）读书报告：每周 1 次，由教学组长统一安排。

（3）技术交流：每周 1 次，由护士长或护理责任组长主持。

三、设备管理

康复病房的设备和仪器较多，所以必须建立设备使用和维护规程。

1. 科室应成立设备管理小组　由科主任、护士长、治疗师长及设备管理小组长构成。并建立设备使用情况和维护记录登记本，每周登记一次。

2. 实行设备专人管理，若人为损坏，应负全责。

3. 治疗师应熟练掌握各种设备仪器的使用方法和注意事项，若出现异常应及时通知设备维修部进行维护。

4. 注意防火、防盗，每年年底之前对所有仪器设备进行检修。

（薛晓英）

第二节　康复护理文档管理

康复护理文档包括用手工方式填写的各种申请单、治疗单、护理记录单、医嘱本（单）、报告单、体温单、评估单、各种单据、报表等。对医疗文书的设计应以提高护士工作效率，减轻工作负担，标题准确规范，责任分明为原则。对各式表格的填写要求都应有明确的规定，文书处理要准确限时，重要的康复护理过程必须有详细的文字记载，以作为病案分析的临床资料和康复护理质量评价的完整依据，同时也可以作为经济成本核算、法律仲裁方面的根据。

一、护理文档的功能

护理文档的功能是为医疗护理工作沟通提供方式、为患者的诊断和治疗提供依据、为护理质量监控提供资料、为教学和科研提供信息、为法律仲裁提供证据。

1. 为医疗护理工作的沟通提供方式　护理文书记录患者有关资料和护理工作中处理问题的方法，是护士与其他医务人员之间进行文字沟通的主要形式。在护理工作中，无论是科室与科室、护士与护士、护士与医师及其他医务人员之间，都需要通过文书的形式增进沟通，了解基本工作及患者的状况。

2. 为患者的诊断和治疗提供依据　护士把有关患者的各项检查、治疗护理与病情观察真实客观地记录在病历上，可以协助医师，为患者的诊断治疗提供依据，同时，也为护士在制订护理计划或实施整体护理中提供有价值的资料。完整详细的病历，可以缩短医务人员查询病情，获取过去病史等搜集资料的时间，借助护理文书可以评价患者接受某项护理措施的程度，实现高质量、高效率的医疗护理服务。

3. 为护理质量监控提供可靠资料　通过护理文书可以检查和监控各项护理工作，护理记录单可以反映危重患者、手术患者及其他患者的护理质量；体温单可反映患者的各项生命体征的变化；治疗单可以提供患者各项治疗内容，使护士一目了然；整体护理文书可反映整体护理实施过程中，各个阶段的护理措施和护理效果；交班报告反映出当天新患者、危重、手术等重点患者的护理及各个班次护士的工作情况。

4. 为教学及科研提供相关信息　病历中有关患者的症状、检查结果、诊断、治疗、药物疗效、护理记录等均可作为实习生的教学资料。此外，医务人员可以根据病历提供的信息进行科学研究工作，总结经验教训，进一步提高医疗护理水平。

5. 为法律仲裁提供证据　护理文书可以作为护理人员在护理服务中有无疏忽的证明，并且为患者的生命安全提供保障，同时，还可以作为保险公司或司法部门判决责任的证明，为医学会及医学专家的鉴定提供资料。因此，护理文书的书写必须坚持及时、准确、客观的原则，才能公正地为法律提供真实的、有价值的证据。

二、护理文档的管理

1. 护理文书的书写

（1）书写的基本要求：①护理文书的书写应当客观、真实、准确、及时、完整。②应当使用蓝黑墨水或碳素墨水。③应使用中文和医学术语。通用的外文缩写和无正式中文译名的症状、体征、疾病名称等可使用外文书写。④护理文书书写要求文字工整，字迹清晰，表述准确，语句通顺，标点符号正确。书写过程中如果出现错字，应当在错字上划双横线，不得采用刮、粘、涂等方法掩盖或去除原来的字迹。⑤护理文书要求按照规定的内容书写，并由相应的医务人员签名。如是实习、进修护士书写的，应当经过本医疗机构合法执业的护理人员审阅、修改并签名。

（2）书写的原则：

1）准确、简洁：护理记录的内容，必须真实准确，所记录的资料不能是含糊不清或模棱两可的，应尽量明确地用具体或可测量的方式描述。例如压疮面积是4cm×3cm，为Ⅱ度压疮；患者疼痛的部位是右侧肩关节，性质是酸胀痛，持续时间为6小时等。并写明记录的日期、时间，字迹清楚并签名。

2）统一规范：护理文书是由多个护理人员共同完成的，必须按照有关标准和规定，统一规范地认真书写。

3）时效性：有些护理记录因工作繁忙可延迟到有空的时间再写，但是有些医嘱、护理记录等必须在发生时及时完成，以免在尚未完成记录之前，又有新的病情变化等情况。如是抢救患者，可在抢救结束后6小时内补记。

2. 护理文书的责任制　护士应承担提供准确、及时、完整、简明等具有合法性护理文书的责任。护士长在护理文书管理中承担培训、指导、检查、纠正、审核、保管等责任。

3. 护理文档的保存　卫生部和国家中医药管理局共同制定的《医疗机构病历管理规定》是护理文档管理的重要依据。护理文档的保存分为两部分：

（1）病历中的护理文档部分包括体温单、医嘱单、护理记录单、各种护理专项记录单等，住院期间的病历放在医师办公室或护士站内保管，出院病历是由病案部门管理。

（2）另一部分在病历之外的护理文档包括护士交班报告本、出院患者登记本、治疗单等可保存在科室库房或资料室。保存时间一般为2～3年。

4. 护理文档的使用　护理文档是护士对患者疾病护理过程及观察的真实记录。对病历进行系统、科学的管理，不仅可以促进护理质量和病案质量的提高，还可以充分发挥在科学研究、医院信息及规范化管理中的作用。

三、康复护理病历

康复护理记录是医院住院患者医疗文书中的一个重要组成部分，是护士记录住院患者生命体征、病情观察、医嘱及康复护理措施的客观资料，它记载着患者康复治疗、护理的全过程，反映患者病情演变过程，是康复护理质控的重要部分。在评价患者住院期间有医疗纠纷时，康复护理记录起着重要的举证作用，根据中华人民共和国国务院令第351号《医疗事故处理条例》规定，患者有权复印或复制医嘱单、护理记录等相关资料，因此，康复护理记录书写质量和法律责任越发显得重要。

（一）康复护理记录

康复护理记录反映护士在观察、处置患者过程中的行为，是检查和衡量康复护理质量的重要原始文字记载，是解决医疗纠纷，处理保险赔付的重要法律依据，因此护理记录不仅要求文字清晰，表达准确，还要求能真实、客观、清楚地反映患者病情的发生、发展与治疗护理活动的全过程。同时，也要反映护理人员准确、及时执行医嘱的过程。康复护理记录作为客观资料必须客观、真实、准确、及时、完整。

（二）康复护理病历

康复护理病历是医院各种医疗文件中的一种，是患者入院就医的重要记录。康复护理病历除包括一般护理病历的内容外，还应着重记录有关康复护理的内容：

1. 入院时基本情况记录　一般情况、体检结果、病情记录、残存能力的评价（ADL能力评价）。

2. 护理目标及护理措施。

3. 训练过程中的功能评价。

4. 出院前ADL评价记录，提出存在的护理问题，出院前的康复护理指导。

康复护理病历必须书写及时，明了清晰，语言精炼，描述准确、全面，有系统性和连续性，字迹工整，用规定标准进行评价。

（三）康复护理病历书写

运用康复护理程序护理患者，要求有系统、完整、能反映康复护理全过程的记录，包括有关患者的资料，构成护理病历。书写要求详细记录，突出重点，主次分明，符合逻辑，文字清晰，并正确应用医学术语。

1. 首页　首页多为表格式，主要内容为患者的一般情况、简要病史、心理状态及康复护理体检等。在记录中应注意：

（1）反映客观，不可存在任何主观偏见。从患者及其家属处取得的主观资料要用引号标明。

（2）避免难以确定的用词，如“尚可”、“稍差”、“尚好”等字眼。

（3）除必须了解的共性项目外，还应根据个体情况进一步收集资料，以判断确定护理问题。

2. 病程记录　康复护理病程记录是对患者病情动态及病情恢复和进展情况的记录，包括评估资料的记录，康复护理措施，医嘱执行情况的记录以及患者对康复医疗和护理措施的反应。

（1）病程记录频率取决于患者的状况，一般患者5～7天记录1次，危重患者每天记录，特殊情况随时记录。

（2）记录方法、具体内容和要求。根据《护理病历细则》要求，每位住院患者均应建立《一般患者护理记录单》。明确护理工作范围，护理工作范围按功能划分为3种：

1）独立性护理功能：如对患者病情的观察，采取增进患者舒适的护理措施，健康教育及效果观察等。

2）合作性护理功能：如与医生配合对患者的诊断及治疗，与营养师配合对患者进行饮食方面的指导，与治疗师配合指导患者康复训练等。

3）依赖性护理功能：如遵医嘱对患者应用各种药物等。

4）ADL能力康复护理指导：

衣——穿、脱衣裤。

食——鼻饲、喂饭、自行进餐。

住——翻身、起床、移动。

行——户外活动、交流。

洗漱——卫生自理。

（3）确定必须记录的具体内容。记录的内容应是康复护理工作范围内的。

1）记录病情观察情况：包括患者自觉症状，心理活动，神志，生命体征，皮肤，睡眠饮食，大小便情况，相关疾病的客观体征。发现病情变化及时记录，并记录及时报告医生的时间具体到分。

2）运动处方内容：康复训练安排及训练中注意事项。

3）执行运动处方的时间，康复治疗反应及效果，反馈给医生的时间。

4）进行健康教育、心理护理的主要内容，效果观察情况，嘱咐患者各种检测、检查、治疗、用药等的注意事项内容。

5）增进患者体位舒适感，预防皮肤、口腔、泌尿生殖系等并发症所实施的护理措施及效果应记录。

6）实施的安全保护措施及效果应记录。

7）意外事件的发生及处理经过应记录。

8）擅自离院，特别是未在病房住宿和拒绝接受检查、治疗、康复护理等情况应记录，并注明报告医生的时间。

（四）康复护理小结

康复护理小结是患者住院期间护士按康复护理程序对患者进行护理的概括记录。包括患者入院时的状态，康复护理措施实施情况，护理效果是否满意，护理目标是否达到，护理问题是否解决，有否护理并发症，护理经验教训和存在的问题等。

（五）出院指导

出院指导是指在患者出院前夕所给予的指导和训练。出院指导是住院护理计划的继续，有助于患者从医院环境转换到家庭环境，使患者获得自理能力，巩固康复疗效，提高生活质量。

出院指导的原则是根据患者的疾病特点、个性特征、文化程度、社会地位、经济条件做到重点突出，通俗易懂，因人施导，达到个体化要求。

针对患者身心现状与对疾病的认识程度，提出出院指导的内容，包括饮食、用药、休息、继续功能训练、卫生保健、定期复查等方面的注意事项。

责任护士应将对患者出院后的健康指导记录在护理小结（出院小结）之后，另写一份交给患者。

（六）电子病历

许多医院开展无纸化办公，设置电子病历软件，康复护理文档输入电脑，既环保又便于保存，同时又节省书写时间，是护理文档管理的方向。

（薛晓英）

第三节 康复护理

一、护理的定义

康复护理是在康复医学理论的指导下，围绕全面康复的目标，与其他康复专业人员紧密协作，采取符合康复医学要求的专门护理措施，帮助病、伤、残者最大限度恢复功能，为重返社会创造条件的康复技术。康复护理学是二门研究病、伤、残者的康复护理理论、知识、技能的学科，与保健护理、预防护理、临床护理共同构成全面护理。

康复护理针对的是因各种原因导致的功能障碍和功能障碍者，是全面落实康复计划的重要组成部分，贯穿于康复的全过程。

二、康复护理的原则

（一）突出功能训练的原则

康复护理针对的核心问题是“功能”，这和康复医学是一脉相承的。功能训练对于康复的帮助是多方面的，它能预防残疾及继发性残疾的发生，能最大限度地保持和恢复患者的功能，可对整个机体产生广泛而良好的影响。因此，康复护理强调，在对患者功能及功能障碍全面了解的基础上，将护理工作融人到整个康复计划当中去，采取适当的方法，持之以恒地对患者进行功能训练，促进患者的功能恢复以重返社会。

（二）突出自我护理或护理援助的原则

在一般的基础护理中，替代性的护理是主要策略。即在患者日常生活能力受损的情况下，采取喂饭、洗漱、更衣、移动等方式，替代患者完成某些活动。在这种情况下，患者是完全被动的，处于被照料的状态。康复护理则强调“给予最低限度的帮助”，侧重于千方百计地使患者从传统的被动接受护理，转变为在援助下完成护理，逐步实现自己对自己进行护理，突出患者在护理过程中的主动性。自我护理实际上也可以看作是一种功能训练，在自我护理的过程中患者受损的功能可以得到经常性的训练，残余功能可以得到最大限度的发挥，这为功能恢复创造了条件。当然，替代护理在患者完全丧失日常生活能力的阶段也是必须的，如脑卒中的急性期等。

（三）高度重视心理护理的原则

康复的对象比较特殊，他们都有不同程度的功能障碍，即所谓残疾。残疾对康复患者的影响并不仅仅是生理上的，对其生活、家庭、社会地位等的影响也是深刻的，而且势必引起周围人对其态度的变化，进而引起患者一系列的心理反应问题。这些问题不是孤立存在的，还会持续影响到患者的行为，进而影响整个康复进程。因此，康复护理要有足够的耐心、充足的信心和正确的方法，要及时阻断患者的不良心理反应，引导患者及家庭成员正确对待残疾和应对其带来的各种改变，促使患者保持良好的精神状态和保持有益于康复的家庭环境。

（四）坚持团队协作的原则

康复协作组（team work）是康复医学的基本工作方式，它包含了包括康复医师、康复护士在内的多类康复专业人员，是一种跨学科、跨专业的工作组。在康复协作组中，每个人都围绕着共同的目标，但却有不同的特长和分工，都是不可替代的。在实际工作中，协作组成员彼此之间必须保持密切的联系，及时交流信息，共同调整方案，唯有如此才能确保康复计划的有效实施．患者才能得到最大限度、最全面的康复服务，这是实现整体康复的必要保证。

三、康复护理的基本内容

（一）观察和记录残疾状况

对患者功能障碍、残存功能情况和患者在康复过程中的功能进展及变化进行了解和记录，并随时与协作组其他成员进行交流和沟通，为康复的顺利实施提供基础信息。

（二）预防继发性残疾及并发症

协助和指导患者采取必要措施，防止继发性残疾和并发症的发生。如指导患者经常改变体位预防压疮发生，经常运动预防肌肉萎缩、关节挛缩等，可以给予必要的协助。

（三）训练患者自我护理

在病情允许的情况下，指导和训练患者进行床上活动、就餐、移动、排泄等活动，提高患者日常生活活动能力。需要指出的是，康复的目的是重返社会，前述能力仅是维持基本生活的必须能力。因此，康复护理还需要学习和掌握其他功能训练技术，以帮助患者提升“社会层面”的自我护理能力。比如行走、辅助器具使用、语言交流、个人修饰等。

（四）心理护理

培养患者积极的情绪状态、帮助患者正确地采取心理应对策略、纠正错误的认知和行为是心理护理的重点。同时，要时刻注意防止医源性的心理影响，康复护理人员的业务水平、心理素质、医德等都会直接或间接影响到患者，因此一定要注意自己的言行，有时候甚至一个表情、一种语气都会对患者产生积极或消极的影响。还要注意建立康复联盟，重视和发挥患者家属、社会因素的积极作用。

（五）发挥好一般护理的作用

这里所称的“一般护理”是指基础护理、临床护理等非专门针对功能障碍的护理措施，它们在康复护理中带有基础性质。这些内容在本套教材的其他课程中将做详细讲解，本书不再赘述。需要指出的是，由于康复医学是一门新兴学科，其他医学学科虽然已广泛接受康复医学的基本观点，但在应用上仍存在滞后的现象，甚至有一些矛盾的地方。比如针对心血管系统疾病，一般的观点认为要以降低心脏负担为前提，严重一点的患者甚至被要求卧床休息，而康复医学则认为，在确保安全的前提下，坚持适当、适量的运动不但不会加重病情，反而能维持甚至增加患者的心力储备，从而将疾病的发展方向引入良性循环的轨道。在具体的护理工作中，要密切注意患者的整体状况，以采取最恰当的护理措施，在治病、救命的同时，帮助患者最大限度地恢复功能，最终重返社会。

四、康复护理人员在康复中的角色

（一）观察者

护理工作的性质决定了护理人员与患者有最频繁的接触。在这个过程中，能第一时间观察和记录到患者的功能状况、心理状态、训练情况、康复进展等，这些都是进一步实施康复计划、修订康复方案的客观依据。

（二）实施者

康复护理人员是康复计划中大量康复护理措施的实施者。同时，许多康复训练也需要在康复护理人员的监督、指导和帮助下进行，以最大限度地确保康复训练的质量，避免因不当训练而导致意外事故的发生。

（三）教育者

康复护理人员要帮助患者及家属认识到自我护理的重要性，以及如何有效预防和减轻功能障碍。要督促患者及家属按康复计划主动开展康复训练，并提供如何做好康复训练的咨询和资料。要为患者及家属提供出院后继续开展康复训练的知识和技术指导，以促进康复目标的全面实现。

（四）心理干预者

心理因素对康复过程和最终效果有至关重要的影响。康复护理人员处于心理干预的第一线，要像对待亲人一样对待患者，在精神上给予慰藉和鼓励，在社交上给予支持和帮助，在训练中给予指导和照顾，要通过态度、言行在日常接触中给患者以积极的影响，最终达到帮助患者恢复心理平衡状态的目的。

（五）协调者

整体康复的实现是康复协作组各种专业人员共同完成的，作为其中不可或缺的一部分，康复护理人员要做好与其他人员的信息交流、情况沟通，以使整个协作组步调一致、形成合力。同时，要通过自己的影响力，做好患者家庭关系的协调，促使他们和协作组一起为实现患者的康复共同努力。

（六）病房管理者

要营造有利于康复的病房环境，及时发现和改进环境中不利于康复的因素。要协调好患者间的关系，使病房充满温馨和谐的氛围。要留心患者的利益诉求，有时这种诉求表达的比较隐晦或模糊，当患者受到不公正待遇时要及时采取措施维护其权益。

（薛晓英）

第三十六章 异常产褥的护理

第一节 产褥感染

产褥感染是产时或产后病原体侵入生殖器官，在产褥期引起生殖器局部或全身感染性病变。产后24h到产后10d内体温有2次超过38℃称为产褥病率，多见原因为产褥感染、上呼吸道感染、泌尿系统感染、乳腺炎等。

一、病因

病原体可来自产妇生殖系统或其他部位原来存在者，也可因早破水，手术操作而带入生殖系统。产妇身体抵抗力下降，产妇生殖道防御功能下降是诱因。

二、临床表现

1. 发热 产后24h后发热，要仔细检查原因，努力寻找感染病灶，可做血常规、尿常规、X线胸片、血、尿及宫颈分泌物培养，白细胞增高、中性粒细胞增高，C反应蛋白阳性。

2. 会阴伤口感染 局部红肿、压痛、有分泌物或化脓，全身反应轻，可有低热。

3. 子宫内膜炎 多在产后3~5d发病，可有发热、无力，白细胞增高等全身症状，恶露多，且有臭味，色粉红、浑浊；如为致病力低的菌种感染，恶露量少、无味，但体温高达39℃以上，为致病力高的菌种感染。子宫体缩复差，有压痛。炎症可扩散到子宫肌层。

4. 盆腔结缔组织炎 子宫内膜炎治疗不及时或未控制，向宫旁组织扩散，产后7天左右全身症状更为明显，寒战，高热，白细胞升高，宫旁一侧或双侧有明显压痛或包块形成，B超可协助诊断。

5. 盆腔腹膜炎 除上述盆腔结缔组织炎症状外，全身症状更为明显，出现盆腔腹膜刺激症状，肠胀气，排尿困难，下腹剧痛、压痛、反跳痛明显。

6. 弥漫性腹膜炎 全身痛，可有肠麻痹，全腹压痛反跳痛，感染中毒症状明显。可致周围循环衰竭。

7. 败血症或中毒性休克 稽留热，体温高达40℃，甚至出现休克。血培养阳性。

8. 血栓性静脉炎 症状多发生在产后1~2周，寒战、高热，病变之静脉肿、硬、触之为硬索状物，有压痛，而且局部血液回流障碍，多见髂静脉，股静脉、腘静脉，患肢肿胀压痛，严重至“股白肿”。如栓子脱落，可有转移病灶，如腹膜炎、肺炎、肺脓肿、肾周围脓肿等。

三、辅助检查

1. 血常规 白细胞计数增高。

2. 阴道拭子宫颈拭子阳性，血液细菌培养有致病菌。
3. B 型超声　检查子宫及盆腔组织，了解感染部位及病变情况。

四、治疗要点

1. 病因治疗　针对病原菌选用抗生素。革兰阴性杆菌，多用氨苄西林、头孢菌素、甲硝唑等。革兰阳性球菌，多用青霉素、红霉素。厌氧菌感染可用甲硝唑。常为混合感染，故可选用广谱抗生素或两种及以上抗生素合用。病情急、重可通过静脉给药，缓轻者，可肌内注射或口服。如复方阿莫西林（安灭菌）可用48g/d，或头孢曲松（罗氏芬）2g/d，甲硝唑（灭滴灵）0.5～1g/d。治疗用抗生素要足量，足疗程。如有效，体温正常，症状消失后继续3～7d。如72h无效，再考虑改药，忌不断换药，造成耐药菌种，血栓静脉炎可用低分子肝素5000U每日皮下注射5d。

2. 支持疗法

（1）物理降温，半卧位，以利引流及病灶局限。

（2）高热量、高蛋白、高维生素饮食。若饮食不好，要静脉补充能量及大量维生素C，纠正贫血，维持水电解质平衡等。

（3）病情重，可少量分次输血或血浆，以增加抵抗力。也可在广谱抗生素基础上加用泼尼松或地塞米松，停药时先停激素，后停用抗菌药。

（4）外科处理：如宫腔有残留物或积脓，可在抗生素控制感染后清理宫腔；腹腔或盆腔脓肿时，应经腹或经阴道引流，无法控制的败血症时，行子宫切除等。

五、护理问题

1. 体温过高　与产褥感染有关。
2. 舒适的改变　与产褥感染、高热有关。
3. 疼痛　与感染部位炎性浸润有关。
4. 焦虑　与担心自身健康和婴儿喂养有关。

六、护理措施

（一）一般护理

保持病室的安静、清洁、空气新鲜，每日通风，并注意保暖。保持床单位及衣物、用物洁净。保证产妇获得充足休息和睡眠；给予高蛋白、高热量、高维生素易消化饮食；鼓励产妇多饮水，保证足够的液体摄入，必要时可静脉输液补充体液。对患者出现高热、疼痛、呕吐时按症状进行护理，解除或减轻患者的不适。做好心理护理，解除产妇及家属的疑虑，提供母婴接触的机会，减轻产妇的焦虑。

（二）病情观察

评估产妇的全身情况，是否有发热、寒战、恶心、呕吐、全身乏力、腹胀、腹痛等症状。同时评估产妇有无下肢持续性疼痛，局部静脉压痛及下肢水肿等。并做好生命体征，恶露的颜色、性状与气味，子宫复旧情况，腹部体征及会阴伤口情况的记录。

（三）治疗配合

根据医嘱进行支持治疗，纠正贫血和水、电解质失常，增加蛋白质、维生素的摄入。根据细菌培养和药敏试验结果选择抗生素，注意需氧菌与厌氧菌及耐药菌株的问题。感染严重者，首选广谱高效抗生素等综合治疗，按医嘱必要时短期加用肾上腺糖皮质激素，以提高机体应激能力。注意抗生素使用的间隔时间，维持血液中有效浓度。做好脓肿引流术、清宫术、阴道后穹窿穿刺术等的术前准备及护理。配合医师清除宫腔残留物，包括对盆腔脓肿要切开排脓或穿刺引流等。对血栓性静脉炎患者，按医嘱可加用肝素，并口服双香豆素，也可用活血化瘀中药及溶栓类药物。严重病例有感染性休克或肾衰竭者应积极配合抢救。

（四）预防生殖道感染和并发症

工作人员、家属、患者均要注意手的清洁。待产或分娩时工作人员严格执行无菌操作技术，分娩时避免过多的阴道检查，以减少伤口感染。单独特殊处理被褥染的物品如衣物、床单等。做好健康教育与出院指导，鼓励和帮助产妇做好会阴部护理，及时更换会阴垫，外阴伤口每天 2 次用 1 ：5000 高锰酸钾温水溶液擦洗，如伤口有红肿可用红外线照射会阴部进行伤口理疗。指导患者采取半卧位或抬高床头，促进恶露流出，炎症局限，防止感染扩散。

（五）产后生殖道感染的健康教育和心理护理

由于产妇的伤口愈合不良或全身感染症状严重，影响正常的哺喂新生儿，甚至造成母婴分离，护士应向产妇讲解感染等并发症的症状、诊断、检查与治疗，以减少焦虑情绪，使其配合各项治疗与护理措施，做好治疗、休息、饮食、活动、用药的健康指导，提供产妇有效的自我护理及新生儿护理，有问题及时报告医师，告知产妇产后检查的时间和咨询电话。

（彭传琴）

第二节　晚期产后出血

分娩 24h 后到产后 42d 内，大量子宫出血称为晚期产后出血。

一、病因

常因胎盘胎膜残留；子宫复旧不全所致。宫产子宫伤口裂开，止血不彻底；感染坏死引起出血；也可见于滋养叶细胞肿瘤出血。

二、临床表现

1. 产后血性恶露持续时间长，间或有鲜血或大出血。胎盘附着部位复旧不全，引起出血好发在产后 1 ~4 周，胎盘胎膜残留多在产后 10d 内。

2. 子宫复旧不好，宫口松弛，有时可触及残留之组织物堵塞宫口外。

3. 有剖宫产子宫伤口感染、坏死常在术后 10 ~28d 发生，出血间断反复发生，大量活跃性阴道出血，可引起休克。

三、辅助检查

1. B 超协助检查子宫复旧、宫腔残留物及子宫剖宫产切口愈合情况。

2. 血常规　了解感染与贫血情况。

四、治疗要点

1. 查明出血原因。

2. 出血量不多时，可用药物治疗，益母草、产复康、生化汤等口服，配用抗生素及止血药物。

3. 出血多或B超提示宫腔有残留物，则应在输血或输液下行刮宫术，清理宫腔，刮出组织送病理检查，可明确诊断；剖宫产术后出血，B超未提示有残留物则不必刮宫，可用抗生素及宫缩药，卧床休息，非手术治疗；如反复出血，或造成出血休克则需子宫切除。有条件时可做介入治疗。

4. 纠正贫血，加强营养，抗感染。

五、护理措施

1. 病情观察　密切观察生命体征，血压、脉搏、面色、出血量，注意有无休克发生。同时注意观察恶露的性质、量、气味、子宫复旧等，出血时应保留会阴垫。

2. 配合抢救　大出血出现休克时，应积极配合医师抢救，输血、输液、补充血容量，保留静脉通道。

3. 预防感染　产妇在出血期间，应保持床单位的清洁干燥，严格会阴护理，遵医嘱使用抗生素。同时注意产妇的体温及血象变化。

4. 心理护理　产妇因出血时间长、量大，心情烦乱和恐慌，护士应多关心产妇、解释相关治疗和护理问题，缓解产妇压力。

5. 加强生活护理　因产妇身体虚弱，生活上应给予更多关照，帮助并协助产妇日常生活起居，满足基本生理需求。

6. 健康教育　指导产妇学会自我检查子宫复旧的方法，观察恶露的变化。有贫血的产妇应根据自己的体力适量活动。加强营养，补充含铁的食物，注意休息。观察体温的变化，预防感染发生。加强母乳喂养，促进子宫复旧。

（彭传琴）

第三十七章　异常分娩的护理

第一节　产力异常

分娩能否顺利进行的4个主要因素是产力、产道、胎儿及产妇的精神心理状态。这些因素在分娩过程中相互影响．其中任何1个或1个以上的因素发生异常，或这些因素之间不能相互适应而使分娩过程受阻，称为异常分娩，俗称难产（dystocia）。产力包括子宫收缩力、腹肌和膈肌收缩力以及肛提肌收缩力，其中以子宫收缩力为主，子宫收缩力贯穿于分娩全过程。在分娩过程中，子宫收缩的节律性、对称性及极性不正常或强度、频率有改变，称为子宫收缩力异常。子宫收缩力异常临床上分为子宫收缩乏力和子宫收缩过强两类。每类又分为协调性子宫收缩和不协调性子宫收缩。

一、子宫收缩乏力

（一）病因

子宫收缩乏力的原因是综合性的，常见有以下因素。

1. 产道与胎儿因素　由于胎儿先露部下降受阻，不能紧贴子宫下段及子宫颈部，不能刺激子宫阴道神经丛引起有力的反射性子宫收缩，是导致继发性子宫收缩乏力的最常见原因。

2. 精神因素　多见于初产妇，尤其是35岁以上的高龄初产妇，恐惧心理及精神过度紧张，干扰了中枢神经系统的正常功能而影响子宫收缩。

3. 子宫因素　子宫肌纤维过度伸展（如双胎、羊水过多、巨大胎儿等）使子宫肌纤维失去正常收缩能力；经产妇使子宫肌纤维变性、结缔组织增生影响子宫收缩；子宫肌瘤、子宫发育不良、子宫畸形（如双角子宫）等均能引起宫缩乏力。

4. 内分泌失调　临产后，产妇体内雌激素、催产素、前列腺素、乙酰胆碱等分泌不足，孕激素下降缓慢，子宫对乙酰胆碱的敏感性降低等，均可影响子宫肌兴奋阈，致使子宫收缩乏力。电解质（钾、钠、钙、镁）异常尤其子宫平滑肌细胞内钙离子浓度降低也影响子宫肌纤维收缩的能力。

5. 药物影响　临产后使用大剂量镇静药与镇痛药，如吗啡、哌替啶、氯丙嗪、硫酸镁、巴比妥等可使宫缩受到抑制。

6. 其他　营养不良、贫血和一些慢性疾病所致体质虚弱者，临产后进食与睡眠不足、过多的体力消耗、产妇过度疲劳、膀胱直肠充盈、前置胎盘影响先露下降等均可使宫缩乏力。

（二）临床表现

1. 协调性子宫收缩乏力　子宫收缩具有正常的节律性、对称性和极性，但收缩力弱，宫腔压力低，<15mmHg，持续时间短，间歇期长且不规律，宫缩 <2/10min。在收缩的高峰期，子宫体不隆起和变硬，用手指压宫底部肌壁仍可出现凹陷，此种宫缩乏力多属继发性宫缩乏力，产程开始子宫收缩正常，于第一产程活跃期后期或第二产程时宫缩减弱，常见于中骨盆与骨盆出口平面狭窄，持续性枕横位或枕后位等头。此种宫缩乏力对胎儿影响不大。

2. 不协调性子宫收缩乏力　多见于初产妇，其特点为子宫收缩的极性倒置，宫缩的兴奋点不是起自两侧子宫角部，而是来自子宫下段的一处或多处冲动，子宫收缩波由下向上扩散，收缩波小而不规律，频率高，节律不协调。宫腔内压力达 20mmHg，宫缩时宫底部不强，而是中段或下段强，宫缩间歇期子宫壁不能完全松弛，这种宫缩不能使宫口如期扩张和先露部如期下降，属无效宫缩。此种宫缩乏力多属原发性宫缩乏力，故需与假临产鉴别。鉴别方法是给予强镇静药哌替啶 100mg 肌内注射。能使宫缩停止者为假临产，不能使宫缩停止者为原发性宫缩乏力。此种宫缩容易使产妇自觉宫缩强，持续腹痛，拒按，精神紧张，烦躁不安，体力消耗，产程延长或停滞，严重者出现脱水、电解质失常、肠胀气、尿潴留。由于胎儿－胎盘循环障碍，可出现胎儿宫内窘迫。

3. 产程曲线异常　产程进展的标志是宫口扩张和胎先露部下降。宫缩乏力导致产程曲线异常有 8 种。

（1）潜伏期延长：从临产规律宫缩开始至宫口开大 3cm 为潜伏期。初产妇潜伏期正常约需 8h，最大时限 16h，超过 16h 为潜伏期延长。

（2）活跃期延长；从宫口开大 3cm 开始至宫口开全为活跃期。初产妇活跃期正常约需 4h，最大时限 8h，超过 8h 为活跃期延长。

（3）活跃期停滞：进入活跃期后，宫口不再扩张达 2h 以上。

（4）第二产程延长：第二产程初产妇超过 2h，经产妇超过 1h 尚未分娩。

（5）第二产程停滞：第二产程达 1h 胎头下降无进展。

（6）胎头下降延缓：活跃期晚期至宫口扩张 9～10cm，胎头下降速度初产妇每小时 <1cm，经产妇每小时 <2cm。

（7）胎头下降停滞：活跃期晚期胎头停留在原处不下降达 1h 以上。

（8）滞产：总产程超过 24h。

（三）对母儿影响

1. 对产妇的影响

（1）体力损耗：由于产程延长，产妇休息不好、进食少，重者引起脱水、酸中毒、低钾血症；产妇精神疲惫及体力消耗可出现肠胀气、尿潴留等，加重子宫收缩乏力。

（2）产伤：由于第二产程延长，膀胱被压迫于胎先露部（特别是胎头）与耻骨联合之间，可导致组织缺血、水肿、坏死脱落以致形成膀胱阴道瘘或尿道阴道瘘。

（3）产后出血：子宫收缩乏力影响胎盘剥离、娩出和子宫壁的血窦关闭，容易引起产后出血。

（4）产后感染：产程进展慢、滞产、多次肛查或阴道检查、胎膜早破、产后出血等均增加产后感染的机会。

2. 对胎儿的影响　由于产程延长、子宫收缩不协调而致胎盘血液循环受阻，供氧不足；或因胎膜早破脐带受压或脐带脱垂易发生胎儿窘迫，新生儿窒息或死亡；因产程延长，导致手术干预机会增多，产伤增加，新生儿颅内出血发病率和病死率增加。

（四）治疗原则

1. 协调性子宫收缩乏力　一旦出现协调性宫缩乏力，首先应寻找原因，检查有无头盆不称与胎位异常，阴道检查了解宫颈扩张和先露部下降情况。若发现有头盆不称，估计不能经阴道分娩者，应及时行剖宫产术。若判断无头盆不称和胎位异常，估计能经阴道分娩者，应采取加强宫缩的措施。

（1）第一产程

1）一般处理：消除紧张恐惧心理，鼓励多进食，适当的休息与睡眠。不能进食者每日液体摄入量应不少于2500ml，可将维生素C 1～2g加入5%～10%的葡萄糖液500～1000ml静脉滴注。对酸中毒者补充适量5%碳酸氢钠。低钾血症时应给予氯化钾缓慢静脉滴注。补充钙剂可提高子宫肌球蛋白及腺苷酶活性，增加间隙连接蛋白数量，增强子宫收缩。自然排尿困难者，先行诱导法，无效时及时导尿。破膜12h以上应给予抗生素预防感染。

2）加强子宫收缩：①人工破膜。宫颈扩张3cm或以上，无头盆不称，胎头已衔接者，可行人工破膜。破膜后先露下降紧贴子宫下段和宫颈内口，引起反射性宫缩，加速宫口扩张。现有学者主张胎头未衔接、无明显头盆不称者也可行人工破膜，认为破膜后可促进胎头下降入盆。破膜前必须检查有无脐带先露，破膜应在宫缩间歇、下次宫缩将开始时进行。破膜后术者手指应停留在阴道内，经过1～2次宫缩待胎头入盆后，术者再将手指取出。②缩宫素静脉滴注。适用于协调性宫缩乏力、宫口扩张3cm、胎心良好、胎位正常、头盆相称者。先用5%葡萄糖液500ml静脉滴注，调节为8～10滴/min，然后加入缩宫素2.5～5U，摇匀，每隔15min观察一次子宫收缩、胎心、血压和脉搏，并予记录。如子宫收缩不强，可逐渐加快滴速，一般不宜超过每分钟40滴，以子宫收缩达到持续40～60s，间隔2～4min为好。评估宫缩强度的方法有3种；触诊子宫；电子监护；应用Montevideo单位（MU）表示，置羊水中压力导管测子宫收缩强度mmHg×10min宫缩伏数，比如10min有3次宫缩，每次压力为50mmHg，就等于150MU。一般临产时子宫收缩强度为80～120MU，活跃期宫缩强度为200～250MU，应用缩宫素促进宫缩时必须达到250～300MU时，才能引起有效宫缩。若10min内宫缩超过5次、宫缩持续1min以上或听胎心率有变化，应立即停滴。外源性缩宫素在母体血中的半衰期为1～6min，故停药后能迅速好转，必要时加用镇静药。若发现血压升高，应减慢滴注速度。由于缩宫素有抗利尿作用，水的重吸收增加，可出现尿少，需警惕水中毒的发生。③地西泮静脉推注。地西泮能使宫颈平滑肌松弛，软化宫颈，促进宫口扩张，适用于宫口扩张缓慢及宫颈水肿时。常用剂量为10mg，间隔4～6h可重复使用，与缩宫素联合应用效果更佳。

（2）第二产程：出现子宫收缩乏力时，在无头盆不称的前提下，也应加强子宫收缩，给予缩宫素静脉滴注，促进产程进展。若胎头双顶径已通过坐骨棘平面，等待自然分娩，或行会阴后－侧切开以胎头吸引术或产钳术助产；若胎头仍未衔接或伴有胎儿窘迫征象，应行剖宫产术。

（3）第三产程：为预防产后出血，于胎儿前肩娩出时静脉推注麦角新碱0.2mg或静脉推注缩宫素10U，并同时给予缩宫素10～20U静脉滴注，使宫缩增强，促使胎盘剥离与娩出及子宫血窦关闭。凡破膜时间超过12h，总产程超过24h，肛查或阴道助产操作多者，应用抗生素预防感染。

2. 不协调性子宫收缩乏力　原则是恢复子宫收缩的生理极性和对称性，给予适当的镇静药哌替啶100mg或吗啡10～15mg肌内注射或地西泮10mg静脉推注，确保产妇充分休息，醒后不协调性宫缩多能恢复为协调性宫缩，产程得以顺利进展。如经上述处理无效，有胎儿窘迫或头盆不称，均应行剖宫产术。若不协调性子宫收缩已被控制，而子宫收缩力仍弱，可按协调性子宫收缩乏力处理，但在子宫收缩恢复其协调性之前，严禁应用缩宫素。

（五）护理措施

1. 协调性子宫收缩乏力者　明显头盆不称不能从阴道分娩者，应积极做刮宫产的术前准备。估计司经阴道分娩者做好以下护理。

（1）第一产程的护理

1）改善全身情况：①保证休息，关心和安慰产妇、消除精神紧张与恐惧心理。对产程时间长，产妇过度疲劳或烦躁不安者遵医嘱可给予镇静药，使其休息后体力、子宫收缩力得以恢复。②补充营养、水分、电解质，鼓励产妇多进易消化、高热量饮食，对入量不足者需补充液体。③保持膀胱和直肠的空虚状态。初产妇宫颈口开大不足3cm、胎膜未破者，可给予温肥皂水灌肠，以促进肠蠕动，排除粪便与积气，刺激子宫收缩。自然排尿有困难者可先行诱导法，无效时应予导尿，因排空膀胱能增宽产道。经上述处理后，子宫收缩力可加强。

2）加强子宫收缩：如经上述护理措施后仍子宫收缩乏力，且能排除头盆不称、胎位异常和骨盆狭窄，无胎儿窘迫，产妇无剖宫产史，则按医嘱加强子宫收缩。在用缩宫素静脉滴注时，必须专人监护，随时调节剂量、浓度和滴速，以免发生子宫破裂或胎儿窘迫。

3）剖宫产术的准备：如经上述处理产程仍无进展，或出现胎儿宫内窘迫，产妇体力衰竭等，立即行剖宫产的术前准备。

（2）第二产程的护理：应做好阴道助产和抢救新生儿的准备，密切观察胎心、宫缩与胎先露下降情况。

（3）第三产程的护理：与医师继续合作，预防产后出血及感染。密切观察子宫收缩、阴道出血情况及生命体征的各项指标。注意产后及时保暖及饮用一些高热量饮品，利于产妇体力恢复。

2. 不协调性宫缩乏力者　医护人员要关心患者，指导产妇宫缩时做深呼吸、腹部按摩及放松技巧，减轻疼痛。陪伴不协调性宫缩乏力的产妇，稳定其情绪。多数产妇均能恢复为协调性宫缩。若宫缩仍不协调或伴胎儿窘迫、头盆不称等，应及时通知医师，并做好剖宫产术和抢救新生儿的准备。

二、子宫收缩过强

（一）病因

1. 急产几乎都发生于经产妇，其主要原因是软产道阻力小。

2. 缩宫素应用不当，如引产时剂量过大、误注子宫收缩药或个体对缩宫素过于敏感，分娩发生梗阻或胎盘早剥血液浸润肌层，均可导致强直性子宫收缩。

3. 产妇的精神过度紧张、产程延长、极度疲劳、胎膜早破及粗暴地、多次宫腔内操作等，均可引起子宫壁某部肌肉呈痉挛性不协调性宫缩过强。

（二）临床表现

子宫收缩过强有两种类型，临床表现也各异。

1. 协调性子宫收缩过强　子宫收缩的节律性、对称性和极性均正常，仅子宫收缩力过强（宫腔压力大于50mmHg）、过频10min内有5次或以上的宫缩且持续达60s或更长），若产道无阻力，宫颈口在短时间内迅速开全，分娩在短时间内结束，宫口扩张速度 >5cm/h（孕产妇）或10cm/h（经产妇），总产程 <3h结束分娩，称为急产。经产妇多见。急产产妇往往有痛苦面容，大声叫喊。若伴头盆不称、胎位异常或瘢痕子宫，有可能出现病理缩复环或发生子宫破裂。

2. 不协调性子宫收缩过强　有两种表现。

（1）强直性子宫收缩：通常不是子宫肌组织功能异常，几乎均由外界因素异常造成，例如临产后由于不适当地应用缩宫素，或对缩宫素敏感，以及胎盘早剥血液浸润子宫肌层等，使子宫强力收缩，宫缩间歇期短或无间歇，均可引起宫颈口以上部分的子宫肌层出现强直性痉挛性收缩。产妇烦躁不安、持续腹痛、拒按。胎方位触诊不清，胎心音听不清。有时可在脐下或平脐处见一环状凹陷，即病理性缩复环。肉眼血尿等先兆子宫破裂的征象。

（2）子宫痉挛性狭窄环：子宫壁某部肌肉呈痉挛性不协调性子宫收缩所形成的环状狭窄，持续不放松，称子宫痉挛性狭窄环。狭窄环发生在宫颈、宫体的任何部位，多在子宫上下段交界处，也可在胎体某一狭窄部，以胎颈、胎腰处多见。产妇出现持续性腹痛、烦躁、宫颈扩张缓慢、胎先露下降停滞、胎心律不规则。此环特点是不随宫缩上升，阴道检查可触及狭窄环。

（三）对母儿的影响

1. 对母体的影响　子宫收缩过强、过频，产程过快，可致初产妇宫颈、阴道以及会阴撕裂伤，若有梗阻则可发生子宫破裂危及母体生命，接产时来不及消毒可致产褥感染。产后子宫肌纤维缩复不良易发生胎盘滞留或产后出血。子宫痉挛性狭窄环虽不是病理性缩复环，但因产程延长，产妇极度痛苦、疲劳无力也容易致产妇衰竭，手术产机会增多。

2. 对胎儿的影响　宫缩过强、过频影响子宫胎盘的血液循环，胎儿在子宫内缺氧，易发生胎儿窘迫、新生儿窒息，甚至胎死宫内。胎儿娩出过快，胎头在产道内受到的压力突然解除可致新生儿颅内出血。如果来不及消毒即分娩，新生儿易发生感染。若坠地可致骨折、外伤等。

（四）治疗原则

1. 凡有急产史的产妇，在预产期前1～2周不宜外出，宜提前住院待产。

2. 产兆开始即应做好接生及抢救新生儿窒息的准备。胎儿娩出时嘱产妇勿向下屏气。产后仔细检查宫颈、阴道、外阴，如有撕裂应及时缝合，并给予抗生素预防感染。

3. 如发生早产，新生儿应肌内注射维生素 K_1 10mg预防颅内出血，并尽早肌内注射破伤风抗毒素1500U和抗生素预防感染。

4. 强直性子宫收缩，应及时给子宫缩抑制药，如25%硫酸镁20ml加入5%葡萄糖20ml缓慢静脉推注，或肾上腺素1mg加入5%葡萄糖250ml内静脉滴注。如属梗阻性原因，应立即行剖宫产术。

5. 子宫痉挛性狭窄环，首先寻找原因，及时给予纠正。停止一切刺激，如禁止阴道内操作、停用缩宫素等。如无胎儿窘迫征象，可给予镇静药，如哌替啶100mg或吗啡10mg肌内注射，一般可消除异常宫缩。当子宫收缩恢复正常时，可行阴道助产或等待自然分娩。如经上述处理不能缓解，宫口未开全，胎先露部高，或伴有胎儿窘迫征象，均应行剖宫产术。

（五）护理措施

1. 预防宫缩过强对母儿的损伤　密切观察孕妇状况，嘱其勿远离病房，一旦发生产兆，卧床休息，最好左侧卧位；需排大小便时，先查宫口大小及胎先露的下降情况，以防分娩在厕所内造成意外伤害；有产兆后提供缓解疼痛、减轻焦虑的支持性措施；鼓励产妇做深呼吸，提供背部按摩，嘱其不要向下屏气，以减慢分娩过程；与产妇交谈分散其注意力，向其说明产程进展及胎儿状况，以减轻产妇的焦虑与紧张。

2. 密切观察宫缩与产程进展　常规监测宫缩、胎心及母体生命体征变化；观察产程进展，发现异常及时通知医师；对急产者，提早做好接生及抢救新生儿准备。

3. 分娩期及新生儿的处理　分娩时尽可能做会阴侧切术，以防会阴撕裂，如有撕裂伤，应及时发现并予缝合。新生儿按医嘱给维生素 K_1 肌内注射，预防颅内出血。

4. 做好产后护理　除观察宫体复旧、会阴伤口、阴道出血、生命体征等情况外，应向产妇进行健康教育及出院指导。新生儿如出现意外，需协助产妇及家属顺利度过哀伤期，并提供出院后的避孕指导。

（沈　慧）

第二节　产道异常

产道异常包括骨产道（骨盆腔）异常及软产道（子宫下段、宫颈、阴道、外阴）异常，产道异常可使胎儿娩出受阻，临床上以骨产道异常多见。

一、骨产道异常

骨盆径线过短或形态异常，致使骨盆腔小于胎先露可通过的限度，阻碍胎先露下降，影响产程顺利进展，称狭窄骨盆。狭窄骨盆可以为一个径线过短或多个径线过短，也可以一个平面狭窄或多个平面狭窄，当一个径线狭窄时，要观察同一平面其他径线的大小，再结合整个骨盆腔大小与形态进行综合分析，做出正确判断。狭窄骨盆的分类如下。

1. 骨盆入口平面狭窄　分 3 级：Ⅰ级为临界性狭窄，骶耻外径 18cm，入口前后径 10cm，绝大多数可经阴道自然分娩；Ⅱ级为相对性狭窄，骶耻外径 16.5～17.5cm，入口前后径 8.5～9.5cm，须经试产后才能决定是否可以经阴道分娩；Ⅲ级为绝对性狭窄，骶耻外径≤16.0cm，入口前后径≤8cm，必须以剖宫产结束分娩。扁平骨盆常见有两种类型。

（1）单纯扁平骨盆（simple flat pelvis）：骨盆入口呈横扁圆形，骶岬向前下突出，使骨盆入口前后径缩短而横径正常。

（2）佝偻病性扁平骨盆：骨盆入口呈横的肾形，骶岬向前突，骨盆入口前后径短。骶骨变直向后翘。尾骨呈钩状突向骨盆出口平面。

2. 中骨盆及骨盆出口平面狭窄　分 3 级：Ⅰ级为临界性狭窄，坐骨棘间径 10cm，坐骨结节间径 7.5cm；Ⅱ级为相对性狭窄，坐骨棘间径 8.5～9.5cm，坐骨结节间径 6.0～7.0cm；Ⅲ级为绝对性狭窄，坐骨棘间径≤8.0cm，坐骨结节间径≤5.5cm。我国妇女常见以下两种类型。

（1）漏斗骨盆（funnel shaped pelvis）：骨盆入口平面备径线正常，两侧骨盆壁向内倾斜，状似漏斗。其特点是中骨盆及出口平面明显狭窄，坐骨棘间径＜10cm，坐骨结节间径＜8cm，耻骨弓角度<90°。坐骨结节间径与出口后矢状径之和<15cm，常见于男型骨盆。

（2）横径狭窄骨盆（transversely contracted pelvis）：与类人猿型骨盆类似。骨盆入口、中骨盆及骨盆出口的横径均缩短，前后径稍长，坐骨切迹宽。测量骶耻外径值正常，但髂棘间径及髂嵴同径均缩短。临产后先露入盆不困难，但胎头下降至中骨盆和出口平面时，常不能顺利转为枕前位，形成持续性枕横位或枕后位，产程进入活跃晚期及第二产程后进展缓慢，甚至停滞。

3. 骨盆3个平面狭窄　骨盆外型属女性骨盆，但骨盆每个平面的径线均小于正常值2cm或更多，称均小骨盆（generally contracted pelvis）。多见于身材矮小、体形匀称的妇女。

4. 畸形骨盆　骨盆失去正常形态称畸形骨盆。仅介绍下列两种。

（1）骨软化症骨盆（osteomalacic pelvis）：现已罕见。系因缺钙、磷、维生素D以及紫外线照射不足，使成年人期骨质矿化障碍．被类骨组织代替，骨质脱钙、疏松、软化。由于受躯干重力及两股骨向内上方挤压，使骶岬突向前，耻骨联合向前突出，骨盆入口平面呈凹三角形，粗隆间径及坐骨结节间径明显缩短，严重者阴道不能容纳2指。一般不能经阴道分娩。

（2）偏斜骨盆（obliquely contracted pelvis）：系一侧髂翼与髋骨发育不良所致骶髂关节固定，以及下肢和髋关节疾病，引起骨盆一侧斜径缩短的偏斜骨盆。

二、软产道异常

软产道包括子宫下段、宫颈、阴道及外阴。软产道异常所致的难产少见，容易被忽视。应在妊娠早期了解软产道有无异常。

（一）外阴异常

1. 会阴坚韧　多见于初产妇，尤其35岁以上高龄初产妇更多见，由于组织坚韧，缺乏弹性，会阴伸展性差，使阴道口狭窄，在第二产程常出现胎先露部下降受阻，且可于胎头娩出时造成会阴严重裂伤。分娩时，应预防性会阴后侧切开。

2. 外阴水肿　妊娠期高血压疾病、重度贫血、心脏病及慢性肾炎孕妇在全身水肿的同时，可有重度外阴水肿，分娩时妨碍胎先露部下降，造成组织损伤、感染和愈合不良等。在临产前，可局部应用50%硫酸镁液湿敷；临产后，仍有严重水肿者，可在严格消毒下进行多点针刺皮肤放液。分娩时，可做会阴后一侧切开。若瘢痕过大，扩张困难者，应行剖宫产术。

（二）阴道异常

1. 阴道横膈　横膈较坚韧，多位于阴道上、中段。在横膈中央或稍偏一侧常有一小孔，易被误认为宫颈外口。若仔细检查，在小孔上方可触及逐渐开大的宫口边缘，而该小孔的直径并不变大。阴道横膈影响胎先露部下降，当横膈被撑薄，此时可在直视下自小孔处将膈做X形切开。带分娩结束再切除剩余的膈，用可吸收线间断或连续锁边缝合残端。若横膈高而坚厚，阻碍胎先露部下降，则需行剖宫产术结束分娩。

2. 阴道纵隔　阴道纵隔若伴有双子宫、双宫颈，位于一侧子宫内的胎儿下降，通过该侧阴道分娩时，纵隔被推向对侧，分娩多无阻碍。当阴道纵隔发生于单宫颈时，有时纵隔位于胎先露部的前方，胎先露部继续下降，若隔膜较薄可因先露扩张和压迫自行断裂，隔膜过厚可影响胎儿娩出。阴道瘢痕性狭窄轻者因妊娠后组织变软，不影响分娩。若瘢痕广泛、部位高者可影响先露下降。此外阴道尖锐湿疣于妊娠期生长迅速，患者于分娩时容易发生阴道裂伤、血肿及感染。

3. 阴道囊肿和肿瘤　阴道壁囊肿较大时，阻碍胎先露部下降，此时可行囊肿穿刺抽出其内容物，待产后再选择时机进行处理。阴道内肿瘤阻碍胎先露部下降而又不能经阴道切除者，均应行剖宫产术，原有病变待产后再行处理。

（三）宫颈异常

1. 宫颈外口黏合　多在分娩受阻时发现。当宫颈管已消失而宫口却不扩张，仍为一很小的孔，通常用手指稍加压力分离黏合的小孔，宫口即可在短时间内开全。但有时为使宫口开大，需行宫颈切开术。

2. 宫颈水肿　多见于扁平骨盆、持续性枕后位或滞产，宫口未开全过早使用腹压，致使宫颈前唇长时间被压于胎头与耻骨联合之间，血液回流受阻引起水肿，影响宫颈扩张。轻者可抬高产妇臀部，减轻胎头对宫颈的压力，也可于宫颈两侧各注入 0.5% 利多卡因 5～10ml 或地西泮 10mg 静脉推注，待宫口近开全，用手将水肿的宫颈前唇上推，使其逐渐越过胎头，即可经阴道分娩。若经上述处理无明显效果，宫口不继续扩张，可行剖宫产术。

3. 宫颈坚韧　常见于高龄初产妇，宫颈缺乏弹性或精神过度紧张使宫颈挛缩，宫颈不易扩张。此时可静脉推注地西泮 10mg。也可于宫颈两侧各注入。0.5% 利多卡因 5～10ml，若不见缓解，应行剖宫产术。

4. 宫颈瘢痕　宫颈锥形切除术后、宫颈裂伤修补术后感染、宫颈深部电烙术后等所致的宫颈瘢痕，虽于妊娠后软化，若宫缩很强，宫口仍不扩张，不宜久等，应行剖宫产术。

5. 宫颈癌　此时宫颈硬而脆，缺乏伸展性，临产后影响宫口扩张，若经阴道分娩，有发生大出血、裂伤、感染及癌扩散等危险，故不应经阴道分娩，应行剖宫产术，术后放疗。若为早期浸润癌，可先行剖宫产术，随即行广泛性子宫切除术及盆腔淋巴结清扫术。

6. 宫颈肌瘤　生长在子宫下段及宫颈部位的较大肌瘤，占据盆腔或阻塞于骨盆入口时，影响胎先露部进入骨盆入口，应行剖宫产术。若肌瘤在骨盆入口以上而胎头已入盆，肌瘤不阻塞产道则可经阴道分娩，肌痛待产后再行处理。

7. 子宫下段异常　随着剖宫产率的增加，剖宫产术后并发症也随之升高，子宫下段切口感染，瘢痕较大，血管闭塞，血供障碍，子宫下段组织硬韧，遇到梗阻性难产可发生子宫下段破裂。分娩时要严密观察有无病理缩复环出现及血尿等，有异常及时处理。

三、诊断检查

1. 病史　询问孕妇有无佝偻病、脊髓灰质炎、脊柱和髋关节结核以及外伤史。若为经产妇，应了解有无难产史及新生儿有无产伤等。

2. 一般检查　观察产妇的体型、步态有无跛足，有无脊柱及髋关节畸形，米氏菱形窝是否对称，有无尖腹及悬垂腹等体征。身高 <145cm 者，应警惕均小骨盆。

3. 腹部检查

（1）腹部形态：注意观察腹型，尺测耻上子宫长度及腹围，B 型超声观察胎先露与骨盆的关系，还须测量胎头双顶径、胸径、腹径、股骨长度，预测胎儿体重，判断能否顺利通过骨产道。

（2）胎位异常：骨盆入口狭窄往往因头盆不称，胎头不易入盆导致胎位异常，如臀先露、肩先露。中骨盆狭窄影响已入盆的胎头内旋转，导致持续性枕横位、枕后位。

（3）估计头盆关系：正常情况下，部分初孕妇在预产期前2周，经产妇于临产后，胎头应入盆。若已临产，胎头仍未入盆，则应充分估计头盆关系。检查头盆是否相称的具体方法：孕妇排空膀胱，仰卧，两腿伸直。检查者将手放在耻骨联合上方，将浮动的胎头向骨盆腔方向推压。若胎头低于耻骨联合平面，表示胎头可以入盆，头盆相称，称为跨耻征阴性；若胎头与耻骨联合在同一平面，表示可疑头盆不称，称为跨耻征可疑阳性；若胎头高于耻骨联合平面，表示头盆明显不称，称为跨耻征阳性。对出现跨耻征阳性的孕妇，应让其取两腿屈曲半卧位，再次检查胎头跨耻征，若转为阴性，提示为骨盆倾斜度异常，而不是头盆不称。

4. 骨盘测量

（1）骨盆外测量：骨盆外测量的结果，可以间接反映出真骨盆的大小。骨盆外测量各径线 < 正常值 2cm 或以上为均小骨盆；骶耻外径 < 18cm 为扁平骨盆。坐骨结节间径 < 8cm，耻骨弓角度 < 90°，为漏斗型骨盆，骨盆两侧斜径（以一侧髂前上棘至对侧髂后上棘间的距离）及同侧直径（从髂前上棘至同侧髂后上棘间的距离），两者相差 > 1cm 为偏斜骨盆。

（2）骨盆内测量：骨盆外侧量发现异常，应进行骨盆内测量。对角径 < 11.5cm，骶岬突出为骨盆入口平面狭窄，属扁平骨盆。中骨盆平面狭窄及骨盆出口平面狭窄往往同时存在。应测量骶骨前面弯度、坐骨棘间径、坐骨切迹宽度（即骶棘韧带宽度）。若坐骨棘间径 < 10cm，坐骨切迹宽度 < 2 横指，为中骨盆平面狭窄。若坐骨结节间径 < 8cm，应测量出口后矢状径及检查骶尾关节活动度，估计骨盆出口平面的狭窄程度。若坐骨结节间径与出口后矢状径之和 < 15cm，为骨盆出口平面狭窄。

5 B 型超声检查　观察胎先露与骨盆的关系，测量胎头双顶径、胸径、腹径、股骨长度，预测胎儿体重，判断能否顺利通过骨产道。

四、对母儿的影响

1. 对母体的影响　若为骨盆入口平面狭窄，影响胎先露部衔接，容易发生胎位异常，引起继发性子宫收缩乏力，导致产程延长或停滞。若中骨盆平面狭窄，影响胎头内旋转，容易发生持续性枕横位或枕后位。胎头长时间嵌顿于产道内，压迫软组织引起局部缺血、水肿、坏死、脱落，于产后形成生殖道瘘；胎膜早破及手术助产增加感染机会。严重梗阻性难产若不及时处理，可导致先兆子宫破裂，甚至子宫破裂，危及产妇生命。

2. 对胎儿的影响　头盆不相称容易发生胎膜早破、脐带脱垂，导致胎儿窘迫，甚至胎儿死亡；产程延长，胎头受压，缺血缺氧容易发生颅内出血；产道狭窄，手术助产机会增多，易发生新生儿产伤及感染。

五、治疗原则

（一）骨产道异常

明确狭窄骨盆的类别和程度，了解胎位、胎儿大小、胎心、宫缩强弱、宫颈扩张程度、破膜与否，结合年龄、产次、既往分娩史，综合判断，选择合理的分娩方式。

1. 轻度头盆不称　在严密监护下可以试产，试产过程一般不用镇静、镇痛药，少肛查，禁灌肠。密切观察胎儿情况及产程进展。勤听胎心音，破膜后立即听胎心音，观察羊水性状，必要时行阴道检查，了解产程进展，有无脐带脱垂。若胎头未衔接，胎位异常已破膜的产妇应抬高床尾。试产 2 ~ 4h，胎头仍未入盆，并伴胎儿窘迫者，则应停止试产，及时行剖宫产术结束分娩。

2. 中骨盆狭窄　主要影响胎头俯屈，使内旋转受阻，易发生持续性枕横位或枕后位。若宫口已开全，胎头双顶径达坐骨棘水平或更低，可用胎头吸引、产钳等阴道助产术，并做好抢救新生儿的准备；若胎头未达坐骨棘水平，或出现胎儿窘迫征象，应行剖宫产术结束分娩。

3. 骨盆出口狭窄　出口平面是产道最低部位，应在临产前对胎儿大小、头盆关系作充分估计，决定分娩方式，出口平面狭窄者不宜试产。若出口横径与后矢状径之和 >15cm，多数可经阴道分娩；两者之和为 13 ~ 15cm 者，多数需阴道助产；两径之和 <13cm，足月胎儿不易经阴道分娩，应行剖宫产术结束分娩。

4. 胎儿娩出　胎儿娩出后，及时注射宫缩药，使用抗生素预防产后出血和感染。

（二）软产道异常

对软产道异常应根据局部组织的病变程度及对阴道分娩的影响，选择局部手术治疗处理，或行剖宫产术结束分娩。

六、护理措施

（一）产程处理过程的护理

1. 有明显头盆不称、不能从阴道分娩者，按医嘱做好剖宫产术的术前准备与护理。

2. 对轻度头盆不称的试产者其护理要点如下。

（1）专人守护，保证良好的产力：关心产妇饮食、营养、水分、休息。必要时按医嘱补充水、电解质、维生素 C。

（2）密切观察胎心、羊水变换及产程进展情况，发现异常及时通知医师并做好剖宫产的术前准备。

（3）注意子宫破裂的先兆，用手放在孕妇腹部或用胎儿电子监护仪监测子宫收缩及胎心率变化，发现异常时，立即停止试产，及时通知医师及早处理，预防子宫破裂。

3. 中骨盆或骨盆出口狭窄者，护士必须配合医师做好阴道助产的术前准备或按医嘱做好剖宫产的术前准备。

（二）心理护理

向产妇及家属讲清楚阴道分娩的可能性及优点，增强其自信心；认真解答产妇及家属的疑问，使其了解目前产程进展的状况；向产妇及家属讲明产道异常对母儿的影响，解除对未知的焦虑，建立对医护人员的信任感，以取得良好的合作。

（三）预防产后出血和感染

按医嘱使用宫缩药、抗生素。保持外阴清洁，每天冲（擦）洗会阴 2 次，使用消毒会阴垫。胎先露长时间压迫阴道或出现血尿时，应及时留置导尿管 8 ~ 12d，必须保证导尿管通畅，定期更换，防止感染。

（四）新生儿护理

胎头在产道压迫时间过长或经手术助产的新生儿，应按产伤处理，严密观察颅内出血或其他损伤的症状。

（沈　慧）

第三节　胎位异常

胎位异常（abnormal fetal position）包括胎头位置异常、臀先露及肩先露，是造成难产的常见因素。

一、持续性枕后位、枕横位

在分娩过程中，胎头以枕后位或枕横位衔接。在下降过程中，胎头枕部因强有力宫缩绝大多数能向前转135°或90°，转成枕前位自然分娩。仅有5%～10%胎头枕骨持续不能转向前方，直至分娩后期仍位于母体骨盆后方或侧方，致使分娩发生困难者，称持续性枕后位。国外报道发病率为5%左右。

（一）病因

1. 骨盆异常　常发生于男型骨盆或类人猿型骨盆。这两类骨盆的特点是骨盆入口平面前半部较狭窄，不适合胎头枕部衔接，后半部较宽，胎头容易以枕后位或枕横位衔接。这类骨盆常伴有中骨盆平面及骨盆出口平面狭窄，影响胎头在中骨盆平面向前旋转，为适应骨盆形态而成为持续性枕后位或持续性枕横位。由于扁平骨盆前后径短小，均小骨盆各径线均小，而骨盆入口横径最长，胎头常以枕横位入盆，由于骨盆偏小，胎头旋转困难，胎头便持续在枕横位。

2. 胎头俯屈不良　若以枕后位衔接，胎儿脊柱与母体脊柱接近，不利于胎头俯屈，胎头前囟成为胎头下降的最低部位，而最低点又常转向骨盆前方，当前囟转至前方或侧方时，胎头枕部转至后方或侧方，形成持续性枕后位或持续性枕横位。

3. 子宫收缩乏力　影响胎头下降、俯屈及内旋转，容易造成持续性枕后位或枕横位。

4. 头盆不称　头盆不称使内旋转受阻，而呈持续性枕后位或枕横位。

5. 其他　前壁胎盘、膀胱充盈、子宫下段宫颈肌瘤均可影响胎头内旋转，形成持续性枕横位或枕后位。

（二）诊断

1. 临床表现　临产后胎头衔接较晚及俯屈不良，由于枕后位的胎先露部不易紧贴子宫下段及宫颈内口，常导致协调性宫缩乏力及宫口扩张缓慢。因枕骨持续位于骨盆后方压迫直肠，产妇自觉肛门坠胀及排便感，致使宫口尚未开全时过早使用腹、压，容易导致宫颈前唇水肿和产妇疲劳，影响产程进展。持续性枕后位常致活跃期晚期及第二产程延长。若在阴道口虽已见到胎发，历经多次宫缩时屏气却不见胎头继续顺利下降时，可能是持续性枕后位。

2. 腹部检查　在宫底部触及胎臀，胎背偏向母体后方或侧方，在对侧明显触及胎儿肢体。若胎头已衔接，有时可在胎儿肢体侧耻骨联合上方扪到胎儿颏部。胎心在脐下一侧偏外方听得最响亮，枕后位时因胎背伸直，前胸贴近母体腹壁，胎心在胎儿肢体侧的胎胸部位也能听到。

3. 肛门检查或阴道检查　若为枕后位，感到盆腔后部空虚，查明胎头矢状缝位于骨盆斜径上。前囟在骨盆右前方，后囟（枕部）在骨盆左后方则为枕左后位，反之为枕右后位。查明胎头矢状缝位于骨盆横径上，后囟在骨盆左侧方，则为枕左横位，反之为枕右横位。当出现胎头水肿、颅骨重叠、囟门触不清时，需行阴道检查，借助胎儿耳郭及耳屏位置及方向判定胎位，若耳郭朝向骨盆后方，诊断为枕后位；若耳郭朝向骨盆侧方，诊断为枕横位。

4. B 型超声检查　根据胎头颜面及枕部位置，能准确探清胎头位置以明确诊断。

（三）分娩机制

胎头多以枕横位或枕后位衔接，在分娩过程中，若不能转成枕前位时，其分娩机制如下。

1. 枕左（右）后位　胎头枕部到达中骨盆向后行 45°内旋转，使矢状缝与骨盆前后径一致。胎儿枕部朝向骶骨呈正枕后位。其分娩方式如下。

（1）胎头俯屈较好：胎头继续下降，前囟先露抵达耻骨联合下时，以前囟为支点，胎头继续俯屈使顶部及枕部自会阴前缘娩出。继之胎头仰伸，相继由耻骨联舍下娩出额、鼻、口、颏。此种分娩方式为枕后位经阴道助娩最常见的方式。

（2）胎头俯屈不良：当鼻根出现在耻骨联合下缘时，以鼻根为支点，胎头先俯屈，从会阴前缘娩出前囟、顶部及枕部，然后胎头仰伸，便鼻、口、颏部相继由耻骨联合下娩出。因胎头以较大的枕额周径旋转，胎儿娩出更加困难，多需手术助产。

2. 枕横位　部分枕横位于下降过程中无内旋转动作，或枕后位的胎头枕部仅向前旋转 45°。成为持续性枕横位。持续性枕横位虽能经阴道分娩，但多数需用手或行胎头吸引术将胎头转成枕前位娩出。

（四）对母儿影响

1. 对产妇的影响　胎位异常导致继发性宫缩乏力，使产程延长，常需手术助产，容易发生软产道损伤，增加产后出血及感染机会。若胎头长时间压迫软产道，可发生缺血坏死脱落，形成生殖道瘘。

2. 对胎儿的影响　第二产程延长和手术助产机会增多，常出现胎儿窘迫和新生儿窒息，使围生儿病死率增高。

（五）治疗

持续性枕后位、枕横位在骨盆无异常、胎儿不大时，可以试产。试产时应严密观察产程，注意胎头下降、宫口扩张程度、宫缩强弱及胎心有无改变。

1. 第一产程

（1）潜伏期：需保证产妇充分营养与休息。若有情绪紧张，睡眠不好可给予哌替啶或地西泮。让产妇朝向胎背的对侧方向侧卧，以利胎头枕部转向前方。若宫缩欠佳，应尽早静脉滴注缩宫素。

（2）活跃期：宫口开大 3 ~ 4cm 产程停滞，除外头盆不称可行人工破膜，若产力欠佳，静脉滴注缩宫素。若宫口开大每小时 1cm 以上，伴胎先露部下降，多能经阴道分娩。在试产过程中，出现胎儿窘迫征象，应行剖宫产术结束分娩。替经过上述处理效果不佳，每小时宫口开大 <1cm 或无进展时，则应剖宫产结束分娩。宫口开全之前，嘱产妇不要过早屏气用

力，以免引起宫颈前唇水肿，影响产程进展。

2. 第二产程　若第二产程进展缓慢，初产妇已近2h，经产妇已近1h，应行阴道检查。当胎头双顶径已达坐骨棘平面或更低时，可先行徒手将胎头枕部转向前方，使矢状缝与骨盆出口前后径一致，或自然分娩，或阴道助产（低位产钳术或胎头吸引术）。若转成枕前位有困难时，也可向后转成正枕后位，再以产钳助产。若以枕后位娩出时，需做较大的会阴后－斜切开，以免造成会阴裂伤。若胎头位置较高，疑有头盆不称，需行剖宫产术，中位产钳禁止使用。

3. 第三产程　因产程延长，容易发生产后宫缩乏力，胎盘娩出后应立即静脉注射或肌内注射子宫收缩药，以防发生产后出血。有软产道裂伤者，应及时修补。新生儿应重点监护。凡行手术助产及有软产道裂伤者，产后应给予抗生素预防感染。

二、胎头高直位

胎头以不屈不仰姿势衔接于骨盆入口，其矢状缝与骨盆入口前后径相一致，称胎头高直位。发病率国内文献报道为1.08%，国外资料报道为0.6%～1.6%。胎头枕骨向前靠近耻骨联合者称胎头高直前位，又称枕耻位；胎头枕骨向后靠近骶岬者称胎头高直后位，又称枕骶位。胎头高直位对母儿危害较大，应妥善处理。

（一）病因

胎头高直位的病因尚不清楚，可能与下述因素有关。

1. 头盆不称，骨盆入口平面狭窄，胎头大，腹壁松弛，胎膜早破，均可使胎头矢状缝有可能被固定在骨盆前后径上，形成胎头高直位。

2. 腹壁松弛及腹直肌分离，胎背易朝母体前方，胎头高浮，当宫缩时易形成胎头高直位。

3. 胎膜突然破裂，羊水迅速流出，宫缩时胎头矢状缝易固定于骨盆入口前后径上，形成胎头高直位。

（二）诊断

1. 临床表现　由于临产后胎头不俯屈，进入骨盆入口的胎头径线增大，胎头迟迟不衔接，使胎头不下降或下降缓慢，宫口扩张也缓慢，致使产程延长，常感耻骨联合部位疼痛。

2. 腹部检查　胎头高直前位时，胎背靠近腹前壁，不易触及胎儿肢体，胎心位置稍高在近腹中线听得最清楚。胎头高直后位时，胎儿肢体靠近腹前壁，有时在耻骨联合上方可清楚触及胎儿下颏。

3. 阴道检查　因胎头位置高，肛查不易查清，此时应做阴道检查。发现胎头矢状缝与骨盆入口前后径一致，后囟在耻骨联合后，前囟在骶骨前，为胎头高直前位，反之为胎头高直后位。

4. B型超声检查　可探清胎头双顶径与骨盆入口横径一致，胎头矢状缝与骨盆入口前后径一致。

（三）分娩机制

胎头高直前位临产后，胎头极度俯屈，以胎头枕骨在耻骨联合后方为支点，使胎头顶部、额部及颏部沿骶岬下滑入盆衔接、下降，双顶径达坐骨棘平面以下时，以枕前位经阴道分娩。若胎头高直前位胎头无法入盆，需行剖宫产术结束分娩。高直后位临产后，胎背与母体腰骶部贴近，妨碍胎头俯屈及下降，使胎头处于高浮状态迟迟不能入盆，即使入盆下降至盆底也难以向前旋转 180°，故以枕前位娩出的可能性极小。

（四）治疗

胎头高直前位时，若骨盆正常、胎儿不大、产力强，应给予充分试产机会，加强宫缩促使胎头俯屈，胎头转为枕前位可经阴道分娩或阴道助产，若试产失败再行剖宫产术结束分娩。胎头高直后位固很难经阴道分娩，一经确诊应行剖宫产术。

三、面先露

胎头以面部为先露时称为面先露，多于临产后发现。面先露以颏骨为指示点，有颏左前、颏左横、颏左后、颏右前、颏右横、颏右后 6 种胎位，以颏左前及颏右后位较多见。我国 15 所医院统计发病率为。0. 80‰ ~ 2. 70‰，国外资料为 0. 17‰ ~ 0. 2‰。经产妇多于初产妇。

（一）病因

1. 骨盆狭窄　有可能阻碍胎头俯屈的因素均可能导致面先露。胎头衔接受阻，阻碍胎头俯屈，导致胎头极度仰伸。

2. 头盆不称　临产后胎头衔接受阻，造成胎头极度仰伸。

3. 腹壁松弛　经产妇悬垂腹时胎背向前反曲，胎儿颈椎及胸椎仰伸形成面先露。

4. 脐带异常　脐带过短或脐带绕颈，使胎头俯屈困难。

5. 畸形　无脑儿因无顶骨，可自然形成面先露。先天性甲状腺肿，胎头俯屈困难，也可导致面先露。

（二）诊断

1. 腹部检查　因胎头极度仰伸，入盆受阻，胎体伸直，宫底位置较高。颏前位时，在孕妇腹前壁容易扪及胎儿肢体，胎心由胸部传出，故在胎儿肢体侧的下腹部听得清楚。颏后位时，于耻骨联合上方可触及胎儿枕骨隆突与胎背之间有明显凹沟，胎心较遥远而弱。

2. 肛门检查及阴道检查　可触到高低不平、软硬不均的颜面部，若宫口开大时可触及胎儿口、鼻、颧骨及眼眶，并依据颏部所在位置确定其胎位。

3. B 型超声检查　可以明确面先露并能探清胎位。

（三）分娩机制

面先露分娩机制包括：仰伸、下降、内旋转及外旋转。颏前位时，胎头以仰伸姿势衔接、下降，胎儿面部达骨盆底时，胎头极度仰伸，颏部为最低点，故转向前方，胎头继续下降并极度仰伸，颏部因位置最低而转向前方，当颏部自耻骨弓下娩出后，极度仰伸的胎颈前面处于产道小弯（耻骨联合），胎头俯屈时，胎头后部能够适应产道大弯，使口、鼻、眼、额、前囟及枕部自会阴前缘相继娩出，但产程明显延长。颏后位时，胎儿面部达骨盆底后，多数能经内旋转 135°后以颏前位娩出。少数因内旋转受阻，成为持续性颏后位，胎颈已极度伸展，不能适应产道大弯，故足月活胎不能经阴道自然娩出，须行剖宫产结束分娩。

（四）对母儿影响

1. 对产妇的影响　颏前位时，因胎儿颜面部不能紧贴子宫下段及宫颈内口，常引起宫缩乏力，致使产程延长；颜面部骨质不能变形，容易发生会阴裂伤。颏后位时，导致梗阻性难产，若不及时处理，造成子宫破裂，危及产妇生命。

2. 对胎儿的影响　胎儿面部受压变形，颜面皮肤发绀、肿胀，尤以口唇为著，影响吸吮，严重时可发生会厌水肿影响吞咽。新生儿于生后保持仰伸姿势达数日之久，需加强护理。

（五）治疗

颏前位时，若无头盆不称，产力良好，有可能自然分娩；若出现继发性宫缩乏力，第二产程延长，可用产钳助娩，但会阴后－斜切开要足够大。若有头盆不称或出现胎儿窘迫征象，应行剖宫产术。持续性颏后位时，难以经阴道分娩，应行剖宫产术结束分娩。若胎儿畸形，无论颏前位或颏后位，均应在宫口开会后行穿颅术结束分娩。

四、臀先露

臀先露是最常见的异常胎位，占妊娠足月分娩总数的3%～4%。多见于经产妇。因胎头比胎臀大，分娩时后出胎头无明显变形，往往娩出困难，加之脐带脱垂较多见，使围生儿死亡率增高，是枕先露的3～8倍。臀先露以骶骨为指示点，有骶左前、骶左横、骶左后、骶右前、骶右横、骶右后6种胎位。

（一）病因

妊娠30周以前，臀先露较多见，妊娠30周以后多能自然转成头先露。临产后持续为臀先露的原因尚不十分明确，可能的因素有以下几种。

1. 胎儿在宫腔内活动范围过大　羊水过多、经产妇腹壁松弛以及早产儿羊水相对偏多，胎儿易在宫腔内自由活动形成臀先露。

2. 胎儿在宫腔内活动范围受限　子宫畸形（如单角子宫、双角子宫等）、胎儿畸形（如无脑儿、脑积水等）、双胎妊娠及羊水过少等，容易发生臀先露。胎盘附着在宫底宫角部易发生臀先露，占73%，而头先露仅占5%。

3. 胎头衔接受阻　狭窄骨盘、前置胎盘、肿瘤阻塞骨盆腔及巨大胎儿等，也易发生臀先露。

（二）临床分类

根据胎儿两下肢所取的姿势分为以下3类。

1. 单臀先露或腿直臀先露　胎儿双髋关节屈曲，双膝关节直伸，以臀部为先露。最多见。

2. 完全臀先露或混合臀先露　胎儿双髋关节及双膝关节均屈曲，有如盘膝坐，以臀部和双足为先露。较多见。

3. 不完全臀先露　以一足或双足、一膝或双膝，或一足一膝为先露。膝先露是暂时的，产程开始后转为足先露。较少见。

（三）诊断

1. 临床表现　孕妇常感肋下有圆而硬的胎头。由于胎臀不能紧贴子宫下段及宫颈内口，常导致宫缩乏力，宫口扩张缓慢，致使产程延长。

2. 腹部检查　子宫呈纵椭圆形，胎体纵轴与母体纵轴一致。在宫底部可触到圆而硬、按压时有浮球感的胎头；若未衔接，在耻骨联合上方触到不规则、软而宽的胎臀，胎心在脐左（或右）上方听得最清楚。衔接后，胎臀位于耻骨联合之下，胎心听诊以脐下最明显。

3. 肛门检查及阴道检查　肛门检查时，触及软而不规则的胎臀或触到胎足、胎膝。若胎臀位置高，肛查不能确定时，需行阴道检查。阴道检查时，了解宫口扩张程度及有无脐带脱垂。若胎膜已破，能直接触到胎臀、外生殖器及肛门，此时应注意与颜面相鉴别。若为胎臀，可触及肛门与两坐骨结节连在一条直线上，手指放入肛门内有环状括约肌收缩感，取出手指可见有胎粪。若为颜面，口与两颧骨突出点呈三角形，手指放入口内可触及牙龈和弓状的下颌骨。若触及胎足时，应与胎手相鉴别。

4. B 型超声检查　能准确探清臀先露类型以及胎儿大小、胎头姿势等。

（四）分娩机制

以骶右前位为例加以阐述。

1. 胎臀娩出　临产后，胎臀以粗隆间径衔接于骨盆入口右斜径，骶骨位于右前方。胎臀逐渐下降，前髋下降稍快故位置较低，抵达骨盆底遇到阻力后，前髋向母体右侧行 45°内旋转，使前髋位于耻骨联合后方，此时粗隆间径与母体骨盆出口前后径一致。胎臀继续下降，胎体稍侧剧以适应产道弯曲度，后髋先从会阴前缘娩出，随即胎体稍伸直，使前髋从耻骨弓下娩出。继之双腿双足娩出。当胎臀及两下肢娩出后，胎体行外旋转，使胎背转向前方或右前方。

2. 胎肩娩出　当胎体行外旋转的同时，胎儿双肩径衔接于骨盆入口右斜径或横径，并沿此径线逐渐下降，当双肩达骨盆底时，前肩向右旋转 45°。转至耻骨弓下，使双肩径与骨盆出口前后径一致，同时胎体侧屈使后肩及后上肢从会阴前缘娩出，继之前肩及前上肢从耻骨弓下娩出。

3. 胎头娩出　当胎肩通过会阴时，胎头矢状缝衔接于骨盆入口左斜径或横径，并沿此径线逐渐下降，同时胎头俯屈。当枕骨达骨盘底时，胎头向母体左前方旋转 45°，使枕骨朝向耻骨联合。胎头继续下降，当枕骨下凹到达耻骨弓下时，以此处为支点，胎头继续俯屈，使颏、面及额部相继自会阴前缘娩出，随后枕部自耻骨弓下娩出。

（五）对母儿影响

1. 对产妇的影响　胎臀形状不规则，不能紧贴子宫下段及宫颈内口，容易发生胎膜早破或继发性宫缩乏力，使产后出血与产褥感染的机会增多，若宫口未开全而强行牵拉，容易造成宫颈撕裂甚至延及子宫下段。

2 对胎儿及新生儿的影响　胎臀高低不平，对前羊膜囊压力不均匀，常致胎膜早破，发生脐带脱垂是头先露的 10 倍，脐带受压可致胎儿窘迫甚至死亡；胎膜早破，使早产儿及低体重儿增多。后出胎头牵出困难，常发生新生儿童息、臂丛神经损伤及颅内出血，颅内出血的发病率是头先露的 10 倍。臀先露导致围生儿的发病率与死亡率均增高。

（六）治疗

1. 妊娠期　于妊娠 30 周前，臀先露多能自行转为头先露。若妊娠 30 周后仍为臀先露应予矫正。常用的矫正方法有以下几种。

（1）让孕妇排空膀胱，松解裤带，做胸膝卧位姿势，每日 2 次，每次 15min，连做 1 周后复查。这种姿势可使胎臀退出盆腔，借助胎儿重心改变，使胎头与胎背所形成的弧形顺着宫底弧面滑动而完成胎位矫正。

（2）激光照射或艾灸至阴穴，近年多用激光照射两侧至阴穴，也可用艾条灸，每日1次，每次15～20min，5次为1个疗程。

（3）应用上述矫正方法无效者，于妊娠32～34周时，可行外转胎位术，因有发生胎盘早剥、脐带缠绕等严重并发症的可能，应用时要慎重，术前半小时口服沙丁胺醇4.8mg。行外转胎位术时，最好在B型超声监测下进行。孕妇平卧，两下肢屈曲稍外展，露出腹壁。查清胎位，听胎心率。操作步骤包括松动胎先露部、转胎。动作应轻柔，间断进行。若术中或术后发现胎动频繁而剧烈或胎心率异常，应停止转动并退回原胎位观察半小时。

2. 分娩期　应根据产妇年龄、胎产次、骨盆类型、胎儿大小、胎儿是否存活、臀先露类型以及有无合并症，于临产初期做出正确判断，决定分娩方式。

（1）择期剖宫产的指征：狭窄骨盆、软产道异常、胎儿体重>3500g、胎儿窘迫、高龄初产、有难产史、不完全臀先露等，均应行剖宫产术结束分娩。

（2）决定经阴道分娩的处理

第一产程：产妇应侧卧，不宜站立走动。少做肛查，不灌肠，尽量避免胎膜破裂。一旦破膜，应立即听胎心。若胎心变慢或变快，应行肛查，必要时行阴道检查，了解有无脐带脱垂。若有脐带脱垂，胎心尚好，宫口未开全，为抢救胎儿，需立即行剖宫产术。若无脐带脱垂，可严密观察胎心及产程进展。若出现协调性宫缩乏力，应设法加强宫缩。当宫口开大4～5cm时，胎足即可经宫口脱出至阴道。为了使宫颈和阴道充分扩张，消毒外阴之后，使用“堵”外阴方法。当宫缩时，用无菌巾以手掌堵住阴道口，让胎臀下降，避免胎足先下降，待宫口及阴道充分扩张后才让胎臀娩出。此法有利于后出胎头的顺利娩出。在“堵”的过程中，应每隔10～15min听胎心1次，并注意宫口是否开全。宫口已开全再堵易引起胎儿窘迫或子宫破裂。宫口近开全时，要做好接产和抢救新生儿窒息的准备。

第二产程：接产前，应导尿排空膀胱。初产妇应做会阴后一斜切开术。有3种分娩方式①自然分娩：胎儿自然娩出，不做任何牵拉。极少见，仅见于经产妇、胎儿小、宫缩强、骨盆腔宽大者。②臀助产术：当胎臀自然娩出至脐部后，胎肩及后出胎头由接产者协助娩出。脐部娩出后，一般应在2～3min娩出胎头，最长不能超过8mm。后出胎头娩出有主张用单叶产钳，效果佳。③臀牵引术：胎儿全部由接产者牵拉娩出，此种手术对胎儿损伤大，一般情况下应禁止使用。

第三产程：产程延长易并发子宫收缩乏力性出血。胎盘娩出后，应肌内注射缩宫素或麦角新碱，防止产后出血。行手术操作及有软产道损伤者，应及时检查并缝合，给予抗生素预防感染。

五、肩先露

胎体纵轴与母体纵轴相垂直为横产式。胎体横卧于骨盆入口之上，先露部为肩，称肩先露，占妊娠足月分娩总数的0.25%，是对母儿最不利的胎位。除死胎及早产儿胎体可折叠娩出外，足月活胎不可能经阴道娩出。若不及时处理，容易造成子宫破裂，威胁母儿生命。根据胎头在母体左或右侧和胎儿肩胛朝向母体前或后方，有肩左前、肩左后、肩右前、肩右后4种胎位。发生原因与臀先露类同。

（一）诊断

1. 临床表现　胎先露部胎肩不能紧贴子宫下段及宫颈内口，缺乏直接刺激，容易发生宫缩乏力。胎肩对宫颈压力不均，容易发生胎膜早破。破膜后羊水迅速外流，胎儿上肢或脐带容易脱出，导致胎儿窘迫甚至死亡。随着宫缩不断加强、胎肩及胸廓一部分被挤入盆腔内，胎体折叠弯曲，胎颈被拉长，上肢脱出于阴道口外，胎头和胎臀仍被阻于骨盆入口上方，形成忽略性肩先露。子宫收缩继续增强，子宫上段越来越厚，子宫下段被动扩张越来越薄，由于子宫上下段肌壁厚薄相差悬殊，形成环状凹陷，并随宫缩逐渐升高，甚至可以高达脐上，形成病理缩复环，是子宫破裂的先兆，若不及时处理，将发生子宫破裂。

2. 腹部检查　子宫呈横椭圆形，子宫长度低于妊娠周数，子宫横径宽。宫底部及耻骨联合上方较空虚，在母体腹部一侧触到胎头，另侧触到胎臀。肩前位时，胎背朝向母体腹壁，触之宽大平坦；肩后位时，胎儿肢体朝向母体腹壁，触及不规则的小肢体。胎心在脐周两侧最清楚。根据腹部检查多能确定胎位。

3. 肛门检查或阴道检查　胎膜未破者，因胎先露部浮动于骨盆入口上方，肛查不易触及胎先露部。若胎膜已破、宫口已扩张者，阴道检查可触到肩胛骨或肩峰、肋骨及腋窝。腋窝尖端指向胎儿头端，据此可决定胎头在母体左或右侧。肩胛骨朝向母体前或后方，可决定肩前位或肩后位。例如胎头在母体右侧，肩胛骨朝向后方，则为肩右后位。胎手若已脱出于阴道口外，可用握手法鉴别是胎儿左手或右手，因检查者只能与胎儿同侧的手相握。例如肩右前位时左手脱出，检查者用左手与胎儿左手相握，余类推。

4. B 超　能准确探清肩先露，并能确定具体胎位。

（二）治疗

1. 妊娠期　妊娠后期发现肩先露应及时矫正。可采用胸膝卧位、激光照射（或艾灸）至阴穴。上述矫正方法无效，应试行外转胎位术转成头先露，并包扎腹部以固定胎头。若行外转胎位术失败，应提前住院决定分娩方式。

2. 分娩期　根据胎产次、胎儿大小、胎儿是否存活、宫口扩张程度、胎膜是否破裂、有无并发症等，决定分娩方式。

（1）足月活胎，伴有产科指征（如狭窄骨盆、前置胎盘、有难产史等），应于临产前行择期剖宫产术结束分娩。

（2）初产妇、足月活胎，临产后应行剖宫产术。

（3）经产妇、足月活胎，也可行剖宫产。若宫口开大 5cm 以上，破膜不久，羊水未流尽，可在乙醚深麻醉下行内转胎位术，转成臀先露，待宫口开全助产娩出。若双胎妊娠第二胎儿为肩先露，可行内转胎位术。

（4）出现先兆子宫破裂或子宫破裂征象，无论胎儿死活，均应立即行剖宫产术。术中若发现宫腔感染严重，应将子宫一并切除。

（5）胎儿已死，无先兆子宫破裂征象，若宫口近开全，在全身麻醉下行断头术或碎胎术。术后应常规检查子宫下段、宫颈及阴道有无裂伤。若有裂伤应及时缝合。注意产后出血，给予抗生素预防感染。

六、复合先露

胎先露部伴有肢体同时进入骨盆入口，称复合先露。临床以一手或一前臂沿胎头脱出最常见，多发生于早产者，发病率为0.80‰～1.66‰。

（一）病因

胎先露部不能完全充填骨盆入口或在胎先露部周围有空隙均可发生。以经产妇腹壁松弛者、临产后胎头高浮、骨盆狭窄、胎膜早破、早产、双胎妊娠及羊水过多等为常见原因。

（二）临床经过及对母儿影响

仅胎手露于胎头旁，或胎足露于胎臀旁者，多能顺利经阴道分娩。只有在破膜后，上臂完全脱出则能阻碍分娩。下肢和胎头同时入盆，直伸的下肢也能阻碍胎头下降，若不及时处理可致梗阻性难产，威胁母儿生命。胎儿可因脐带脱垂死亡，也可因产程延长、缺氧造成胎儿窘迫，甚至死亡等。

（三）诊断

当产程进展缓慢时，行阴道检查发现胎先露部旁有肢体即可明确诊断。常见胎头与胎手同时入盆。诊断时应注意和臀先露及肩先露相鉴别。

（四）治疗

发现复合先露，首先应查清有无头盆不称。若无头盆不称，让产妇向脱出肢体的对侧侧卧，肢体常可自然缩回。脱出肢体与胎头已入盆，待宫口近开全或开全后上推肢体，将其回纳，然后经腹部下压胎头，使胎头下降，以产钳助娩。若头盆不称明显或伴有胎儿窘迫征象，应尽早行剖宫产术。

七、胎位异常的护理措施

胎位异常应加强分娩期的监测与护理，减少母儿并发症。护理措施如下。

1. 有明显头盆不称，胎位异常或确诊为巨大胎儿的产妇，按医嘱做好剖宫产术的术前准备。

2. 选择阴道分娩的产妇应做好如下护理。

（1）鼓励待产妇进食，保持产妇良好的营养状况，必要时给予补液，维持电解质平衡；指导产妇合理用力，避免体力消耗。枕后位者，嘱产妇不要过早屏气用力，以防宫颈水肿及疲乏。

（2）防止胎膜早破：产妇在待产过程中应少活动，尽量少做肛查，禁灌肠。一旦胎膜早破，立即观察胎心，抬高床尾，如胎心有改变，及时报告医师，并立即行肛查或阴道检查，及早发现脐带脱垂情况。

（3）协助医师做好阴道助产及新生儿抢救的物品准备，必要时为缩短第二产程可行阴道助产。新生儿出生后应仔细检查有无受伤。第三产程应仔细检查胎盘，胎膜的完整性及母体产道的损伤情况。按医嘱及时应用宫缩药与抗生素，预防产后出血与感染。

3. 心理护理　针对产妇及家属的疑问、焦虑与恐惧，护士在执行医嘱及护理照顾时，应给予充分的解释。将评估产妇及胎儿状况及时告诉产妇及家属。提供使产妇在分娩过程中有舒适感的措施，如松弛身心、抚摸腹部等持续的关照。鼓励产妇更好地与医护配合，以增强其对分娩的自信心，安全度过分娩期。

（彭传琴）

参考文献

[1] 叶文琴，朱建英．现代医院护理管理学．上海：复旦大学出版社，2004.

[2] 李继平．护理管理学．北京：人民卫生出版社，2006：11.

[3] 郭子恒．医院管理学.5 版，北京：人民卫生出版社，2000：118.

[4] 曹洁，张玲娟，等．国外护理人力资源配置研究方法介绍．护理学杂志，2007，22（21）：89－91.

[5] 李秋萍．内科护理学．第 2 版．北京：人民卫生出版社，2010.

[6] 熊云新．外科护理学．第 2 版．北京：人民卫生出版社，2006.

[7] 乐杰．妇产科学，第 7 版．北京：人民卫生出版社，2008：236－255.

[8] 崔满华．妇产科感染性疾病规范诊疗手册．北京：人民军医出版社，2007.

[9] 刘朝辉，廖秦平．中国盆腔炎症性疾病诊疗策略．北京：人民军医出版社，2009.

[10] 曹泽毅．中华妇产科学．北京：人民卫生出版社，2005：1233－1235.

[11] 曹泽毅．妇科常见恶性肿瘤诊疗规范．第 2 版，北京：人民卫生出版社，2007.

[12] 王志启，王建六，魏丽惠．子宫内膜癌内分泌治疗的临床应用进展．中华医学杂志，2005.

[13] 苟文丽，吴连方．分娩学．北京：人民卫生出版社，2013：340－350.

[14] 张秀荣．产科急性弥散性血管内凝血 11 例分析．中国实用妇科与产科杂志，2006，12（5）：297－298.

[15] 宋鹤兰．产科 DIC 中肝素应用的临床探讨．铁道医学，2010，29（3）：602－604.

[16] 薛晓鸥主编．中西医结合妇科肿瘤学．北京：人民军医出版社，2010.

[17] 张玉珍．新编中医妇科学．北京：人民军医出版社，2010.

[18] 马宝璋，齐聪主编．中医妇科学．北京：中国中医药出版社，2012.

[19] 高思华等主编．中医基础理论．北京：人民卫生出版社，2012.